von Spreti ■ Martius ■ Steger

KunstTherapie

Mit Beiträgen von

Josef Bäuml
Daniel Behrmann
Katja Bonnländer
Karolina Breindl-Sarbia
Susanne Breit-Keßler
Monika Breuer-Umlauf
Anna Buchheim
Marianne Buchheim
Peter Buchheim
Rainer Buland
Senta Connert
Karin Dannecker
Johanna Eberl
Rita Eckart
Ulrich Elbing
Dietrich von Engelhardt
Myrtha Faltin
Thomas Fuchs
Ulrike Gehring
Gerhard Gerstberger
Brigitte Görnitz
Thomas Görnitz
Nurjehan Gottschild
Maria Graf
Alfred Haberkorn
Peter Hartwich
Thomas Hellinger
Peter Henningsen
Jens Hölmer
Johannes Junker
Tilman Kluttig
Günter Lempa
Silvio Lütscher
Diana Marten
Philipp Martius
Andreas Mayer-Brennenstuhl
Juliane Melches
Karl-Heinz Menzen
Jörg Oster
Gabriele Pitschel-Walz
Luise Reddemann
Michael Rentrop
Ingrid Riedel
Thomas Röske
Carolina Schindler
Gertraud Schottenloher
Christian Schubert
Constanze Schulze
Peter Sinapius
Flora von Spreti
Florian Steger
Hans Stoffels
Christa Sütterlin
Doris Titze
Ralf T. Vogel
Sigrid Völker
Gottfried Waser

KunstTherapie

Wirkung – Handwerk – Praxis

Herausgegeben von

Flora von Spreti
Philipp Martius
Florian Steger

Mit 127 Abbildungen und 15 Tabellen

Schattauer

Ihre Meinung zu diesem Werk ist uns wichtig!
Wir freuen uns auf Ihr Feedback unter
www.schattauer.de/feedback oder direkt über QR-Code.

Bibliografische Information der Deutschen Nationalbibliothek
Die Deutsche Nationalbibliothek verzeichnet diese Publikation in der Deutschen Nationalbibliografie; detaillierte bibliografische Daten sind im Internet über http://dnb.d-nb.de abrufbar.

Besonderer Hinweis:
Die Medizin unterliegt einem fortwährenden Entwicklungsprozess, sodass alle Angaben, insbesondere zu diagnostischen und therapeutischen Verfahren, immer nur dem Wissensstand zum Zeitpunkt der Drucklegung des Buches entsprechen können. Hinsichtlich der angegebenen Empfehlungen zur Therapie und der Auswahl sowie Dosierung von Medikamenten wurde die größtmögliche Sorgfalt beachtet. Gleichwohl werden die Benutzer aufgefordert, die Beipackzettel und Fachinformationen der Hersteller zur Kontrolle heranzuziehen und im Zweifelsfall einen Spezialisten zu konsultieren. Fragliche Unstimmigkeiten sollten bitte im allgemeinen Interesse dem Verlag mitgeteilt werden. Der Benutzer selbst bleibt verantwortlich für jede diagnostische oder therapeutische Applikation, Medikation und Dosierung.
In diesem Buch sind eingetragene Warenzeichen (geschützte Warennamen) nicht besonders kenntlich gemacht. Es kann also aus dem Fehlen eines entsprechenden Hinweises nicht geschlossen werden, dass es sich um einen freien Warennamen handelt.

E-Mail: info@schattauer.de
Internet: www.schattauer.de
Printed in Germany

Projektleitung: Ruth Becker
Lektorat: Birgit Albrecht, Berlin
Umschlagabbildung: R. Schnabbe
Satz: Fotosatz Buck, Zweikirchener Str. 7,
84036 Kumhausen/Hachelstuhl
Druck und Einband: Westermann Druck GmbH,
Zwickau

Auch als E-Book erhältlich:
ISBN 978-3-7945-6910-6

ISBN 978-3-7945-3098-4

Vorwort: Die Sprache der Kunst in der Therapie

In jedem Künstler, in jedem interessierten Kunsttherapeuten und im Besonderen in jedem Therapie-Forscher wecken die vielfältigen Möglichkeiten der Kunst als therapeutisches Instrument den Wunsch zu begreifen, wie und ob Kunst therapeutisch genutzt werden kann. Die Frage, ob Kunst im Patienten etwas „Heilsames" bewirken kann und ob es tatsächlich valide Wirkfaktoren gibt, wird sich auch für den kunsttherapeutisch Tätigen im Laufe seiner wachsenden therapeutischen Erfahrung immer häufiger stellen. Daher sind wir den Überlegungen, wie letztlich das „Therapeutische" in der Kunst klarer erfasst und beschrieben werden kann, im vorliegenden Buch intensiv nachgegangen und haben diesen Aspekt aus unterschiedlichen Blickwinkeln beleuchtet. Ebenso wichtig für den Kunsttherapeuten aber wird die Auseinandersetzung mit der Frage sein, was eigene künstlerische Tätigkeit für ihn selbst bedeutet und welchen Stellenwert die Kunst in seiner therapeutischen Identität, aber auch in seiner persönlichen Lebensgeschichte einnimmt. „Meine Kunst ist der ewige Widerstand gegen den Tod", ist beispielsweise ein Statement des Happening-Künstlers Wolf Vostell (Vostell 1980, S. 25).

Die Vision, über all diese unterschiedlichen, vielfältigen Aspekte der Kunst als therapeutisches Medium zu berichten, nahm für die Erstherausgeberin des Buches, als Vertreterin der beiden in dem Wort „Kunsttherapie" enthaltenen Begriffe – Kunst und Therapie –, im Laufe der Zeit immer mehr Gestalt an. Bei der Planung des Projektes ergab es sich auch diesmal – wie von selbst – ein solches Vorhaben nur im „Verbund" und mit Unterstützung von kompetenten Kollegen aus verschiedenen Fachrichtungen zu realisieren, die als Mitherausgeber wichtige und unterschiedliche Bereiche vertreten. Im klinischen Anwendungsbereich von Kunsttherapie, der eng verknüpft ist mit medizinischen und ethischen Fragen und ihren komplexen Bezügen zu Werk und Patient, ist der intensive professionelle Austausch zwischen den, auch der Kunsttherapie verbundenen Disziplinen, unserer Meinung nach unverzichtbar.

Dem Herausgeberteam gab die Zusammenarbeit die erweiternde Möglichkeit, nicht nur der eigenen Sichtweise Raum zu geben, sondern mit Autorinnen und Autoren aus vielen angrenzenden Bereichen, wie Philosophie, Soziologie, Kunstgeschichte, Psychoanalyse, Kunstpädagogik, Psychoneuroimmunologie, Kunst und Medizin, die Expedition in die – zu großen Teilen noch unerforschte – „terra incognita" der therapeutischen Wirkung von Kunst gemeinsam zu wagen. Die geheimnisvolle Metamorphose der Kunst zur Therapie zu erfassen, einen Einblick in Wirkweisen, Chancen und Grenzen der Methode zu erhalten und darüber hinaus drängenden Fragen nach einer, für die Kunsttherapie sinnvollen Forschung nachzugehen, waren dabei unsere wesentlichen Anliegen. Gerade zur rechten Zeit setzte die Begegnung mit dem aktuellen Fach der Psychoneuroimmunologie und ihren richtungsweisenden Forschungen einen weiteren wichtigen Akzent zur Sinnhaftigkeit künstlerischer Therapien und ihrer Anwendung bei Störungen des Leibes und der Seele. Die Bedeutung des Immunsystems und dessen Beeinflussung mittels künstlerischen Handelns ist daher im Buch ein wichtiges Thema.

Im sogenannten „Zeitalter der Erkenntnis" (Kandel 2012) wurden faszinierende Einblicke in die Funktionsweise des zentralen Nervensystems gewonnen und nach Jahrzehnten der Abgrenzungen bewegen sich wissenschaftliche Strömungen aus Medizin, Natur- und Geisteswissenschaft nun wieder aufeinander zu. So darf das Buch – und dies verständlicherweise in einem der Kunsttherapie angemessenen Rahmen – als Beitrag zur „Erkenntnis" des

Neurowissenschaftlers Eric Kandel verstanden werden:

„Im 21. Jahrhundert sind wir nun vielleicht zum ersten Mal in der Lage, (...) uns direkt mit folgenden Fragen auseinanderzusetzen: Inwiefern können Neurowissenschaftler von künstlerischen Experimenten profitieren? Und was lernen Künstler und Betrachter möglicherweise von Neurowissenschaftlern über künstlerische Kreativität, Mehrdeutigkeit und die perzeptuelle und emotionale Rezeption von Kunst?“ (Kandel 2012, S. 589)

Die fundierten theoretischen Beiträge des Werkes treten in Teil VIII des Buchs in einen direkten Dialog mit der kunsttherapeutischen Praxis, indem dort unterschiedliche Einsatzgebiete der Kunsttherapie in existentiellen Situationen des Lebens anhand von ausgewählten Beispielen geschildert werden. Unter anderem werden die Behandlung von Traumata und der gestalterisch-therapeutische Zugang zu Betroffenen aus Kriegs- und Krisengebieten, wie auch der Einsatz der Methode in Forensik und Strafvollzug thematisiert. Teil IX über das kunsttherapeutische Handwerk gibt eine Einführung in klinische Strukturen, beschreibt die Methoden, gibt Hinweise zum Umgang mit Material und macht zahlreiche Handlungsvorschläge für die kunsttherapeutische Praxis, er gibt aber ebenso auch Anregungen zu einer authentischen therapeutischen Haltung und einem ressourcenorientierten und nicht unbedingt störungsspezifischen Vorgehen. Zu zeigen, wie künstlerisches Handeln sinnvoll auf einer allgemeingültigen Verstehensbasis definiert und vermittelt werden kann, ist hier das Anliegen der Autoren.

In diesem Kontext versteht sich das Buch als Plädoyer für einen spezifischen künstlerischen Ansatz in der Kunsttherapie und dies in einem erweiternden und damit unverzichtbaren, offenen Dialog unterschiedlicher wissenschaftlicher Vorgehensweisen. Denn: „Dialoge sind am ehesten dann von Erfolg gekrönt, wenn die betreffenden Forschungsbereiche natürliche Verbündete sind, wie die Biologie des Geistes und die Wahrnehmung von Kunst, wenn die Ziele des Dialogs nicht zu hochgesteckt sind und alle beteiligten Disziplinen davon profitieren.“ (Kandel 2012, S. 593)

Der standhaften Retterin aus Not und kreativem Stillstand, Frau Ruth Becker vom Schattauer Verlag, und ihrem kompetenten Einsatz bei Stürmen und Flauten im unendlichen Meer der Buchbeiträge ist zu danken, dass dieses Buch fertig wurde. Doch hätte das Projekt keine Chance gehabt zu erscheinen, ohne die kontinuierliche, ermutigende und vor allem so geduldige Unterstützung durch den Verleger Dr. Wulf Bertram. Die fabelhafte Lektorin, Frau Birgit Albrecht, steuerte die Flut der Beiträge unerbittlich, aber stets zum Wohle des Werkes in den sicheren Hafen der Lesbarkeit. Dafür danken die Herausgeber.

Besonderer Dank gebührt natürlich allen Autorinnen und Autoren, ohne die dieses Buch nicht so facettenreich, vielfältig und fundiert hätte entstehen können. Auch für das geduldige Warten auf die glückliche „Geburt“ des Werkes danken wir allen Beteiligten – was lange währt, wird endlich gut!

Den Leserinnen und Lesern dieses Buches wünschen wir bei der Lektüre Freude, Erweiterung und Zugewinn an Erfahrung und Erkenntnis sowie lebendige, facettenreiche – auch kontroverse – innovative Einblicke in das faszinierende Gebiet der Kunst, die immer auch Therapie sein kann.

München, im Juni 2017

Flora von Spreti,
Philipp Martius und
Florian Steger

Literatur

Kandel E. Das Zeitalter der Erkenntnis. Die Erforschung des Unbewussten in Kunst, Geist und Gehirn von der Wiener Moderne bis heute. München: Pantheon Verlag 2012.

Vostell W. Ausstellungskatalog. Kunstverein Braunschweig 1980.

Anschriften

Herausgeber

Prof. h. c. Flora Gräfin von Spreti
Agricolastraße 8A, 80687 München
E-Mail: von.Spreti@lrz.tu-muenchen.de

Prof. Dr. med. Philipp Martius
Klinik Höhenried gGmbH
Abt. für Psychosomatik
82347 Bernried
E-Mail: philipp.martius@hoehenried.de

Univ.-Prof. Dr. Florian Steger
Universität Ulm
Institut für Geschichte, Theorie und Ethik der Medizin
Parkstraße 11, 89073 Ulm
E-Mail: florian.steger@uni-ulm.de

Autoren

Prof. Dr. med. Josef Bäuml
Klinikum rechts der Isar der TU München
Klinik für Psychiatrie und Psychotherapie
Ismaninger Straße 22, 81675 München
E-Mail: j.baeuml@lrz.tum.de

Daniel Behrmann
Bahnhofstraße 26, 67227 Frankenthal
E-Mail: danielbehrmann@gmail.com

Katja Bonnländer
Hirtenweg 14, 82544 Egling
E-Mail: katjabonnlaender@kulturserver.de

Karolina Breindl-Sarbia
Magdalenenstraße 7, 80638 München
E-Mail: Karolina.Sarbia@gmx.de

Regionalbischöfin Susanne Breit-Keßler
Landeskirchenamt der Evangelisch-Lutherischen Kirche in Bayern
Katharina-von-Bora-Str. 7–13,
80333 München
E-Mail: regionalbischoefin.muenchen@elkb.de

Monika Breuer-Umlauf
Krautze 4, 29439 Lüchow
E-Mail: breuerumlauf@yahoo.de

Prof. Dr. biol. hum. Dipl.-Psych. Anna Buchheim
Universität Innsbruck
Institut für Psychologie
Innrain 52, 6020 Innsbruck
Österreich
E-Mail: Anna.Buchheim@uibk.ac.at

Dr. med. Marianne Buchheim
Heinrich-Vogl-Straße 4 b, 82327 Tutzing

Prof. Dr. med. Peter Buchheim
Heinrich-Vogl-Straße 4 b, 82327 Tutzing
E-Mail: P.Buchheim@lrz.tu-muenchen.de

Prof. Dr. MAS Rainer Buland
Universität Mozarteum
Institut für Spielforschung
Schwarzstraße 24, 5020 Salzburg
Österreich
E-Mail: rainer.buland@moz.ac.at

Prof. Senta Connert
Akademie der Bildenden Künste München
Aufbaustudiengang Bildnerisches Gestalten
Akademiestraße 2–4, 80799 München
E-Mail: senta.connert@t-online.de

Prof. Dr. habil. Karin Dannecker
Weißensee Kunsthochschule
Studiengang Kunsttherapie
Schönstraße 90, 13086 Berlin
E-Mail: kdannecker@kunsttherapie-berlin.de

Johanna Eberl
Felix-Meindl-Weg 128, 84036 Landshut
E-Mail: johanna388@aol.com

Rita Eckart
Alte Allee 239, 81245 München
E-Mail: r.eckart@start-international.org

Prof. Dr. Ulrich Elbing
Hochschule für Wirtschaft und Umwelt
Fakultät Landschaftsarchitektur, Umwelt- und Stadtplanung
Studiengang Kunsttherapie
Sigmaringer Straße 15/2, 72622 Nürtingen
E-Mail: ulrichelbing@arcor.de

Prof. em. Dr. phil. Dietrich von Engelhardt
Fichtestraße 7, 76133 Karlsruhe
E-Mail: v.e@imgwf.uni-luebeck.de

Myrtha Faltin
Wacholderweg 2, 82194 Gröbenzell
E-Mail: m.faltin@start-international.org

Prof. Dr. med. Dr. phil. Thomas Fuchs
Universitätsklinikum Heidelberg
Klinik für Allgemeine Psychiatrie
Voß-Straße 4, 69115 Heidelberg
E-Mail: thomas.fuchs@med.uni-heidelberg.de

Prof. Dr. Ulrike Gehring
Universität Trier
FB III – Kunstgeschichte
54286 Trier
E-Mail: gehring@uni-trier.de

Gerhard Gerstberger
Rankestraße 10, 80796 München
E-Mail: gerhard@gerstberger.org

Dipl.-Psych. Dr. Brigitte Görnitz
Karl-Mangold-Straße 13, 81245 München
E-Mail: b.goernitz@t-online.de

Dipl.-Phys. Prof. Dr. Thomas Görnitz
Karl-Mangold-Straße 13, 81245 München
E-Mail: goernitz@em.uni-frankfurt.de

Nurjehan Gottschild
General Arnold Straße 13, 5020 Salzburg
Österreich
E-Mail: info@eulenhaus.eu

Maria Graf
Schwanthalerstraße 100, 80336 München
E-Mail: Mariagraf77@gmx.de

Alfred Haberkorn
Sebnitzerstraße 30, 01099 Dresden
E-Mail: half.red@gmx.de

Prof. Dr. med. Peter Hartwich
Klinik für Psychiatrie und Psychotherapie-Psychosomatik
Städtisches Klinikum Frankfurt am Main
Zuckschwerdtstraße 1, 65929 Frankfurt am Main
E-Mail: prof.hartwich@freenet.de

Thomas Hellinger
Kyffhäuser Straße 11, 01309 Dresden
E-Mail: Thomas.hellinger@canaletto.net

Univ.-Prof. Dr. med. Peter Henningsen
Klinikum rechts der Isar der TU München
Klinik und Poliklinik für Psychosomatische Medizin
Langerstraße 3, 81675 München
E-Mail: p.henningsen@tum.de

Jens Hölmer
Diplom-Heilpädagoge (Fachrichtung Kunsttherapie)
Madausstraße 4, 51109 Köln
E-Mail: gesiebt@gmx.de

Prof. Johannes Junker
Hochschule für Wirtschaft und Umwelt
Sigmaringer Straße 15/2, 72622 Nürtingen
E-Mail: j.junker@hfwn.de

Dipl.-Psych. Tilman Kluttig
Zentrum für Psychiatrie Reichenau
Klinik für Forensische Psychiatrie
und Psychotherapie
Feursteinstraße 55, 78479 Reichenau
E-Mail: t.kluttig@zfp-reichenau.de

Dr. med. Günter Lempa
Marktstraße 15, 80802 München
E-Mail: gulempa@aol.com

Silvio Lütscher
Casa Zita / Casa Torre
6694 Prato-Sornico/Lavizzara
Schweiz
E-Mail: silvioluetscher@sunrise.ch

Diana Marten
Diplom-Heilpädagogin/Kunsttherapeutin
Klinik Höhenried gGmbH
Abt. für Psychosomatik
82347 Bernried
E-Mail: diana.marten@hoehenried.de

Prof. Andreas Mayer-Brennenstuhl
Bismarckstr. 26/2, 72622 Nürtingen
E-Mail: info@ambweb.de

Juliane Melches
Sächsisches Krankenhaus Arnsdorf
Klinik für Kinder- und Jugendpsychiatrie
und -psychotherapie
Hufelandstraße 15, 01477 Arnsdorf
E-Mail: post@julianemelches.de

Prof. Dr. phil. habil. Karl-Heinz Menzen
Hornweg 4, 79271 St. Peter
E-Mail: Karl-Heinz.Menzen@t-online.de

Prof. Dr. Jörg Oster
HKT (Hochschulstudiengänge Künstlerische
Therapien)
in der Hochschule für Wirtschaft und
Umwelt Nürtingen-Geislingen,
Fakultät FLUS sowie
Universitätsklinik für Psychosomatische
Medizin und Psychotherapie
Albert-Einstein-Allee 23, 89081 Ulm
E-Mail: joerg.oster@uni-ulm.de

PD Dr. rer. biol. hum. Dipl.-Psych.
Gabriele Pitschel-Walz
Klinik und Poliklinik für Psychiatrie
und Psychotherapie der TU München
Klinikum rechts der Isar
Möhlstraße 26, 81675 München
E-Mail: Gabriele.Pitschel-Walz@tum.de

Prof. Dr. med. Luise Reddemann
Holzgasse 4, 53925 Kall
E-Mail: L.Reddemann@t-online.de

Dr. med. Michael Rentrop
TU München – Klinikum rechts der Isar
Klinik und Poliklinik für Psychiatrie
und Psychotherapie
Ismaninger Straße 22, 81675 München
E-Mail: michael.rentrop@tum.de

Prof. Dr. Dr. Ingrid Riedel
Sackgasse 1, 78464 Konstanz
E-Mail: dr.ingrid-riedel@t-online.de

PD Dr. phil. Thomas Röske
Leitung Sammlung Prinzhorn
Klinik für Allgemeine Psychiatrie
Zentrum für Psychosoziale Medizin
Universitätsklinikum Heidelberg
Voßstraße 2, 69115 Heidelberg
E-Mail: Thomas.Roeske@med.uni-heidelberg.de

Carolina Schindler
(Master of Arts Therapies, M.A.)
E-Mail: carolinaschindler1@gmail.com

Prof. Dr. Dipl.-Psych. Gertraud Schottenloher
Institut für Kunst und Therapie München
Germeringer Straße 6a, 82131 Gauting
E-Mail: iktmuenchen@gmail.com;
SchottenGer@gmail.com

Prof. Dr. Dr. Christian Schubert
Medizinische Universität Innsbruck
Dept. für Psychiatrie und Psychotherapie
Schöpfstraße 23A, 6020 Innsbruck
Österreich
E-Mail: Christian.Schubert@i-med.ac.at

Prof. Dr. Constanze Schulze
Hochschule für Künste im Sozialen
Am Wiestebruch 68, 28870 Ottersberg
E-Mail: c.schulze@hks-ottersberg.de

Prof. Peter Sinapius, PhD
Medical School Hamburg
University of Applied Sciences
Am Kaiserkai 1, 20457 Hamburg
E-Mail: peter.sinapius@medicalschool-hamburg.de

Prof. Dr. med. Hans Stoffels
Park-Klinik Sophie Charlotte
Private Fachklinik für Psychiatrie
Heubnerweg 2a, 14059 Berlin
E-Mail: hans.stoffels@klinik-sc.de

Dr. Christa Sütterlin
Max-Planck-Institut für Ornithologie
Eberhard-Gwinner-Straße (Haus 11),
82319 Seewiesen
E-Mail: suetter@orn.mpg.de

Prof. Doris Titze
Hochschule für Bildende Künste Dresden
Aufbaustudiengang KunstTherapie
Güntzstraße 34, 01307 Dresden
E-Mail: titze@hfbk-dresden.de

Prof. Dr. phil. Dipl.-Psych. Ralf T. Vogel
Praxis für Psychotherapie und Supervision
Uhlandstr. 11, 85055 Ingolstadt
E-Mail: Ralft.vogel@web.de

Prof. Sigrid Völker
Alanus Hochschule für Kunst und Gesellschaft
FB Künstlerische Therapien
und Therapiewissenschaft
Villestraße 3, 53347 Alfter
E-Mail: sigrid.voelker@alanus.edu

PD Dr. med. Gottfried Waser
Praxis für Psychiatrie/Psychotherapie
Rümelinbachweg 20, 4054 Basel
Schweiz
E-Mail: waser.gottfried@bluewin.ch

Inhalt

I Annäherung

II Kunst und Neurobiologie

III Sinn und Ursprung

IV Therapeutische Wirksamkeit der Kunst

V Kunst als therapeutische Methode

VI Trauma und Kreativität

VIII Kunsttherapie in existenziellen Settings

IX Handwerk Kunsttherapie

I Annäherung

1 Kunst und das »Als-ob«

Anthropologische Anmerkungen

Thomas Fuchs

Künstlerische Tätigkeit ist ihrem Wesen nach herausgehoben aus den Zweck-Mittel-Zusammenhängen, die das alltägliche Handeln regieren. Welche Absichten und Ziele der Künstler auch immer verfolgen mag, das Kunstwerk als solches ist kein »Werkzeug«, es dient keinem unmittelbaren Zweck oder Gebrauch, es steht für sich selbst. Insofern ist Kunst Ausdruck der spezifisch menschlichen Freiheit, sich von der unmittelbaren Notwendigkeit der Daseinsfristung zu emanzipieren. Was ist das Wesen dieser Freiheit, worum geht es bei ihr? Wir können uns dies vielleicht am besten anhand eines der ältesten Zeugnisse menschlicher Kreativität deutlich machen, der Produktion von Bildern, die ihren Anfang vor über 30.000 Jahren mit den Höhlenmalereien nahm. Welche besondere menschliche Fähigkeit ist es, die sich im bildnerischen Ausdruck manifestiert?

1.1 Zur Anthropologie des Bildes

Ein Bild ist ein eigenartiges Gebilde zwischen Sein und Nicht-Sein: Es zeigt uns etwas, was es doch selbst *nicht* ist. Es präsentiert etwas Abwesendes. Wir sehen nicht eine farbige Leinwand oder ein schwarzweißes Papier, sondern wir sehen gewissermaßen durch diese Materialien hindurch den dargestellten, den gemalten oder fotografierten Gegenstand. Der Kunsthistoriker Gottfried Boehm hat von der »ikonischen Differenz« zwischen Bild und Bildmaterial gesprochen (1994). Sie ist Ausdruck der spezifisch menschlichen Fähigkeit, das bloß Faktische gewissermaßen einzuklammern und es als ein anderes zu sehen. Wir sehen das Bild *als Bild*, d. h. wir sehen das Dargestellte so, *als ob* es das Wirkliche wäre. Der Rahmen des Bildes grenzt eine andere, fiktionale oder symbolische Welt von der gewöhnlichen Realität ab. So ist das Bild ein ganz anderes Ding als ein Stein, ein Apfel oder auch ein Tisch; Bilder gibt es nur für Wesen, die ihre Darstellungsfunktion, ihre »Als-ob«-Funktion begreifen, die also das Vermögen der *Fiktionalität* haben. Das lateinische *fictio* bedeutet Bildung, Formung, Gestaltung. Hans Jonas hat daher die Bildproduktion als das wesentliche Kriterium angesehen, das den Menschen vom Tier unterscheidet: Der Mensch zeigt sich zuallererst als Bilderschöpfer, als *homo pictor* (1973).

Diese Fähigkeit zur Fiktion, zum Als-ob ist aber nun keineswegs eine rein individuelle Errungenschaft, sondern an sich intersubjektiver Natur. Das erkennen wir bereits am Begriff der Darstellung: Dargestellt wird etwas immer *für jemand anderen*. Indem wir ein Bild als Bild sehen, denken wir immer schon jemanden mit, der dieses Bild gemacht hat. Und wenn wir auf den Ursprung der fiktionalen oder »Als-ob«-Funktion zurückgehen, so finden wir ihn in dem Sprung, den das Kind etwa um den 8./9. Lebensmonat herum macht, wenn es zum ersten Mal begreift, dass seine Mutter ihm mit dem ausgestreckten Finger etwas *zeigen* will; dass dieser Finger also nicht einfach ein Finger ist, sondern etwas *be-deutet*, nämlich das, was man findet, wenn man seine Richtung als vorgestellte Linie weiterverfolgt (Fuchs 2000). Zur gleichen Zeit beginnt das Kind auch, der Mutter Dinge zu zeigen, und vergewissert sich durch einen kurzen Blick zurück, ob die Mutter auch den gleichen Gegenstand sieht wie es selbst. Diese Fähigkeit der »gemeinsamen Aufmerksamkeit« (*joint attention*), wie es die Entwicklungspsychologie nennt, ist der eigentliche Beginn der Interpersonalität. Kinder lernen nun rasch zu begreifen, welche Dinge ein anderer aus seiner Warte sehen kann und welche nicht, so als ob sie an seiner Stelle wären. Eine Person zu sein heißt im Kern, die Intentionen anderer nachvollziehen zu können, also mit ihnen »in die gleiche Richtung zu blicken«.[1]

Die Fähigkeit, etwas als etwas anderes zu nehmen, wie etwa den gestreckten Finger als Zeigefinger, ist also untrennbar verknüpft mit der Fähigkeit, es aus der Sicht der Anderen zu sehen und ihre Perspektive mitzudenken. Auf dieser zentralen personalen Fähigkeit beruhen nun alle Darstellungs- und Symbolfunktionen, die sich in der Folge entwickeln, etwa die Fähigkeit des Kindes, im Spiel bestimmte Rollen und Haltungen von Erwachsenen einzunehmen und dabei so zu tun, als ob ein Holzknopf ein Stück Brot oder ein Pappkarton ein Schiff sei; die Fähigkeit, beim Malen einen wirklichen Gegenstand im Bild darzustellen; und schließlich die Fähigkeit, einen Gegenstand mit einem Wort zu bezeichnen. All dies sind Vermögen, in deren Ausübung die anderen als Teilnehmer immer mit enthalten und mitgedacht sind, selbst wenn dies dann auch ohne ihre Anwesenheit geschieht. Der mögliche Betrachter oder Hörer ist Teil der kreativen Äußerung; seine innerlich vorweggenommenen oder auch tatsächlichen Antworten wirken bei jedem künstlerischen Akt mit.

Das Bild ist also, wie Hans Jonas sagt, das Phänomen, an dem wir den Menschen erkennen können, denn in ihm manifestiert sich sein Vermögen der Fiktionalität, das immer ein gemeinsames, intersubjektiv begründetes Vermögen ist. Doch noch eine andere Fähigkeit liegt der Bildproduktion zugrunde, die freilich mit der Fiktionalität eng verwandt ist, nämlich die Vorstellungs- oder Einbildungskraft, die Imagination. Wie das Bild selbst, so vergegenwärtigt auch die Einbildung etwas Abwesendes, sie operiert mit Nicht-Physischem, nur Vorgestelltem, und so ist das Bild nichts anderes als die nach außen gesetzte Einbildung; die *Dar*stellung ist die materialisierte *Vor*stellung. Die menschliche Fantasie hat die Macht über die Bilder der Dinge und kann sie daher auch beliebig fingieren, verwandeln, umformen und neu kombinieren.

Mit der Fähigkeit zur Imagination und zur Fiktion ist eine ungeheure Freiheit gewonnen, ein unbegrenztes Reich des Möglichen eröffnet. Für Schiller ist der Mensch dort frei, »wo alles Wirkliche seinen Ernst verliert«, also seinen unmittelbar nötigenden Charakter, und wo er mit den Möglichkeiten spielen kann. Im Spiel und in der Kunst betritt er eine Welt des Als-ob, eine Welt des Scheins nicht im illusionär-täuschenden Sinn, sondern im Sinne der Freiheit von unmittelbarem Realitätsdruck (Schiller 1967). Der Wirklichkeitssinn erweitert sich um einen »Möglichkeitssinn«, wie Musil es nannte. Wir sehen nicht nur das

---

1 »[Personen] sind uns nur gegeben zusammen mit einer gemeinsamen Welt und so, dass wir sie verstehen, indem wir mit ihnen ›in die gleiche Richtung blicken‹, das heißt ihre Intention mitvollziehen.« (Spaemann 1996, S. 67). Vgl. zum Begriff und zur Entwicklung der Person auch Fuchs 2002.

Faktische, sondern zugleich immer auch das Mögliche im Faktischen. Die bildnerische und überhaupt künstlerische Produktion ist die Veräußerlichung dieser inneren Freiheit, die Rückübertragung der Imagination in die stoffliche und sichtbare Welt – ein Handeln, das dabei doch immer ein »Probehandeln« bleibt, da es sich im Rahmen der Kunst bewegt.

In dieser Verwandlung von vorgestellter Form in Stoff betätigt sich zugleich eine weitere Freiheit des Menschen, nämlich die, welche ihm die Beherrschung seines Körpers ermöglicht. Erst die freie Verfügung über die Motorik erlaubt es, die Glieder nicht nach einem festen Reiz-Reaktionsschema zu bewegen, sondern gemäß einer geistig entworfenen Form. Auch dies ist ja ein Vermögen, das wir am Künstler bewundern: seine Glieder gemäß den innerlich vorgebildeten Gestalten zu deren Ausführung zu leiten und so eine nur vage vorgestellte in eine reale, stoffliche und bestimmt geformte Gestalt überzuführen. Dieses Gestaltungsvermögen, in dem etwas zu etwas anderem gemacht, verwandelt und geformt wird, nannten die Griechen *»poiesis«*, und darin ist impliziert, dass der menschliche Leib als gestaltender selbst *»poietisch«*, künstlerisch verfasst ist.

Damit ist freilich zunächst eher die klassische, die Form betonende Auffassung der Kunst bezeichnet. In jedem künstlerischen Prozess liegt aber weiter die Möglichkeit, gefühlsmäßig Erlebtes auszudrücken, und das heißt ganz wörtlich: nach draußen zu bringen, es sich äußerlich gegenüberzustellen, es in die Distanz des sichtbaren Bildes zu rücken. Denn im Bild kehren nicht nur innere Bilder wieder, sondern auch die Ausdrucksgestalten und Gefühlstöne des Erlebens, die sich in den Farben, Formen und Motiven des Bildes niederschlagen. Das Bild hat die Eigenschaft, die Empfindungen seines Schöpfers widerspiegeln zu können, mag dies nun in sehr sublimierter oder in spontan-expressiver Weise geschehen. Und zugleich bedeutet jedes Gestalten eines empfundenen Gefühls auch einen Prozess des Ordnens, Feststellens und damit Zur-Ruhe-Bringens von Bedrängendem oder Aufwühlendem im eigenen Inneren.

Die *Wirkung*, die das so entstandene Bild nun auf den Betrachter ausübt, ergibt sich wesentlich daraus, dass er seinerseits an ihm seine Einbildungskraft betätigen kann – weshalb die Kunst ja oft gerade im Andeuten und Weglassen besteht, das der Imagination Raum lässt. Die Wirkung entsteht weiter aus den Leib- und Gefühlsempfindungen, die das Bild auch im Betrachter wachruft – seit der Entdeckung des neuronalen Spiegelsystems lässt sich dies auch auf neurobiologischer Ebene nachweisen (vgl. Freedberg u. Gallese 2007). Wir spüren das Beklemmende in Edvard Munchs Bild »Der Schrei«, weil wir die gesehene Gestalt in entsprechende leibliche Bewegungsimpulse übersetzen, weil wir uns selbst unwillkürlich ein wenig so fühlen, als seien wir selbst die Person, der sich der Schrei entringt. Wir nehmen den Schwung des Pinsels oder die feinen Tüpfelchen auf dem Bild unterschwellig so wahr, als hätten wir den Pinsel selbst in der Hand. Die besondere, über das Bild vermittelte Kommunikation zwischen Künstler und Betrachter liegt also darin, dass das ursprünglich vom Künstler Imaginierte, Empfundene und Erlebte im Bildbetrachter seinerseits ähnliche oder verwandte Imaginationen und Empfindungen auslöst.

Diese Überlegungen zur Anthropologie des Bildes und seiner Entstehung vermitteln eine andere Konzeption, als es die romantische Vorstellung einer Schöpfung aus den unbewussten Tiefen der Seele nahelegt. Künstlerische Tätigkeit ist nicht reiner Akt der Spontaneität. Jedes Bild setzt schon im Betrachten, erst recht aber im Schaffensprozess die Fähigkeit der Fiktionalität, die Erfassung des »Als-ob« voraus. Es entsteht in einem Möglichkeitsraum, der durch die Kraft der Vorstellung und Imagination eröffnet wird, und der dem Menschen die Freiheit des »Als-ob«, des Spiels und einer vom unmittelbaren Realitätsdruck befreiten Kreativität gibt. Das Bild entspringt unserem Möglichkeitssinn. Zugleich ist jedes Bild bereits intersubjektiver Natur, denn es enthält im Entstehen wie im Betrachten implizit die gemeinsame Aufmerksamkeit *(joint attention)* auf das Dargestellte. Jedes Bild ist ein Kommunikationsangebot an den Betrachter, der mit dem Bildschöpfer – selbst wenn er nicht anwesend ist – »in die gleiche Richtung blickt« und dabei nicht nur die geschaffenen Gestalten und Motive wiedererkennt, sondern auch ihren Ausdruck mimetisch in sich nachbildet und nachempfindet.

1.2 Das Bild der Kunsttherapie

Diese Überlegungen geben uns Hinweise auf die Rolle des künstlerischen Ausdrucks für psychisch kranke Menschen. Namentlich psychotische Patienten werden von inneren Bildern, wuchernden Assoziationen und intensiven äußeren Eindrücken überschwemmt, für die unsere alltägliche Sprache keine geeigneten Worte zur Verfügung stellt. In dieser Lage eröffnet ihnen das Bild eine abgegrenzte Sonderwelt, in der sie ihren bedrängenden, namenlosen Erlebnissen eine nicht-verbale Form und Gestalt geben können. Es ist gerade die eigentümliche Stellung des Bildes zwischen Sein und Nicht-Sein, die es zu einem Raum für das sonst Unsagbare, das Unwirkliche und das Schreckliche macht; zu einem Spiegel, in dem sich der Patient in seinem Erleben und Erleiden doch selbst wiedererkennen kann.

Psychisch kranke Menschen sind andererseits nur eingeschränkt in der Lage, auf ihre Umgebung aktiv Einfluss zu nehmen und in der gemeinsamen sozialen Realität zu agieren. Ihre Handlungsfreiheit ist mehr oder minder schwer beeinträchtigt. Nun bedeutet die künstlerische Gestaltung, wie wir sahen, zunächst die Freiheit, über den eigenen Körper und das Material zu verfügen und einen inneren Entwurf auch zu einer sichtbaren Ausführung zu bringen. Unabhängig davon, wie gut dies gelingt – den Raum des Bildes kann der Kranke oft leichter gestalten als die bedrohliche äußere Realität. So vermittelt die bildnerische Tätigkeit auf einfache Weise ein Erlebnis von Selbstwirksamkeit: Entwurf, Aktion und sichtbares Ergebnis schließen sich zu einem Kreis.

Statt sich mit der oft bedrohlichen Alltagsrealität direkt zu konfrontieren, kann der Kranke im bildnerischen Gestalten eine andere Wirklichkeit betreten, zu der er durch seine Imagination Zugang hat – das eigentümliche Zwischenreich der Kunst, des »Als-ob«. Wenn der Mensch dort frei wird, »wo das Wirkliche seinen Ernst verliert«, wie Schiller sagt, wo wir uns also im Spiel, in der Kunst vom unmittelbaren Realitätsdruck emanzipieren können, dann liegt darin auch für psychisch Kranke ein Weg, die Freiheit des Spiels mit den eigenen Möglichkeiten wiederzugewinnen.

Zugleich wird das Bild zu einem – wenn auch indirekten – Signal und einem Kommunikationsangebot für die anderen. Denn die präverbale Welt des Ausdrucks, der Farben und Formen ist uns allen gemeinsam, selbst wenn wir nicht die gleiche Sprache sprechen. Gerade die indirekte Weise der Mitteilung ist für psychisch kranke Menschen oft die Möglichkeit, in einer geschützten Weise mit anderen in Kontakt zu treten. Statt der häufig belastenden unmittelbaren Konfrontation der Blicke erlaubt es das Bild, sie zu parallelisieren, in die gleiche Richtung zu blicken und damit die personale Grundsituation der frühen Kindheit als sichere Basis wiederzufinden. So stellt das Bild eine einzigartige Brücke zur Welt des Kranken dar, die allerdings nicht einfach von vorneherein offen steht: Es kommt darauf an, die Möglichkeit dieser Brücke zu erkennen, ihre Entstehung zu fördern und zu begleiten. Dies ist die Aufgabe der künstlerischen Therapien.

Ihre wohl wichtigste Grundlage ist der innere Zusammenhang von Kreativität und Emotionalität: Sowohl der kreative als auch der emotionale Ausdruck stellen eine verbindende Beziehung zwischen Innen und Außen, Selbst und Anderem her. Gefühle enthalten eine Erlebnis- und eine Ausdruckskomponente: Ihre leibliche Resonanz in Form von

Psychomotorik, Muskelspannung, Herz-, Atemrhythmus usw. wirkt nach innen und nach außen zugleich. In Gefühlen nehmen wir eine persönlich bedeutsame Situation leiblich, ganzheitlich und bewertend wahr. Zugleich sind Gefühle immer auch interpersonale Signale, die leiblich-empathisch verstanden werden. Ihr Ausdruck wird zum Eindruck, den sie im Anderen auslösen. Gefühle sind die primäre Sprache der menschlichen Kommunikation.

So betrachtet setzt sich im kreativen Akt fort, was in der mimischen und gestischen Expressivität begonnen hat: Die Gestaltung intensiviert die im Gefühlsausdruck erlebte Resonanz nach innen und nach außen hin. Künstlerische Therapien sprechen nicht nur die sensorische und atmosphärische Wahrnehmung an, sondern auch das propriozeptive Leibempfinden, das unmittelbar mit dem emotionalen Erleben verknüpft ist. Damit fördern sie die Selbstwahrnehmung, den intuitiven Selbstsinn. Gerade dort, wo der unmittelbare Ausdruck gehemmt ist, stellt das künstlerische Medium einen über den Leib hinausreichenden Ausdrucksraum zur Verfügung. Zugleich richten sich die kreativen Gestaltungen indirekt an andere, seien es Therapeuten oder andere Beteiligte. Der potenzielle Betrachter ist Teil der kreativen Äußerung; seine innerlich vorweggenommenen oder auch tatsächlichen Antworten wirken bei der Entstehung jedes Bildes oder anderer Gestaltungen mit. So werden die Strukturen, Bewegungen und Farben des Bildes zu Trägern eines emotionalen Erlebens, das Künstler und Betrachter, Patienten und Therapeuten miteinander verbindet. Die Kunsttherapie vermag dieses Erleben ins Bewusstsein zu heben und die Bilder schließlich auch als Basis für die verbale Kommunikation zu nutzen. Sie eröffnet damit einen Zugang zu verborgenen Erlebnissen und Anteilen der Patienten, und ihre Botschaften bleiben nicht ungehört.

Literatur

Boehm G. Die Wiederkehr der Bilder. In: Boehm G (Hg). Was ist ein Bild? München: Fink 1994; S. 11–38.

Freedberg D, Gallese V. Motion, emotion and empathy in esthetic experience. Trends Cogn Sci 2007; 11(5): 197–203.

Fuchs T. Leib, Raum, Person. Entwurf einer phänomenologischen Anthropologie. Stuttgart: Klett-Cotta 2000.

Fuchs T. Der Begriff der Person in der Psychiatrie. Nervenarzt 2002; 73: 239–246. Wiederabgedruckt unter dem Titel: Maske, Selbst, Selbstentfremdung. Zur Anthropologie und Psychopathologie der Person. In: Fuchs T. Zeit-Diagnosen. Philosophisch-psychiatrische Essays. Kusterdingen: Die Graue Edition 2002; S. 135–163.

Fuchs T. Das Bild als Spiegel. In: Martius P, Spreti F v, Henningsen P (Hg). Kunsttherapie bei psychosomatischen Störungen. München: Urban & Fischer/Elsevier 2008; S. 27–32.

Jonas H. Homo pictor. Von der Freiheit des Bildens. In: Jonas H. Organismus und Freiheit. Ansätze zu einer philosophischen Biologie. Göttingen: Vandenhoeck & Ruprecht 1973; S. 226–257.

Schiller F. Über die ästhetische Erziehung des Menschen, 15. Brief. München: Fink 1967.

2 Kunst und Kosmos

Thomas Görnitz, Brigitte Görnitz

Seitdem der Mensch zum Menschen wurde, begegnet er der Wirklichkeit mit seiner eigenen Kreativität. Diese Kreativität findet ihren Ausdruck in der Entwicklung von technischen Mitteln, mit denen der Mensch versucht, seine Lebensumstände zu erleichtern und im Rahmen seiner sozialen Beziehungen Macht und Ansehen zu erlangen. Dabei wird der wissenschaftlich-technischen Kreativität durch das Wirken der Naturgesetze eine Begrenzung vorgegeben, die der Mensch nicht überschreiten kann.

In der künstlerischen Gestaltung der Kunstwerke hingegen ist die Kreativität freier. In Science-Fiction-Romanen ist man an kein Naturgesetz gebunden. In der Kunst ist das Ziel weniger die Befriedigung materieller Bedürfnisse – obwohl aktuelle Auktionsergebnisse zu einem diesbezüglichen Nachdenken über den Handel mit Kunst anregen –, sondern seit alters her eher der Versuch, sich dem Schönen und Erhabenen mit eigenen Werken zu nähern. Zugleich aber sollte Kunst natürlich auch immer dazu dienen, Bedeutsamkeit und Ruhm möglicher Auftraggeber zu versinnbildlichen und überdauern zu lassen.

Die interessanten Wechselwirkungen zwischen den bewussten Kenntnissen über das von der Wissenschaft popularisierte Weltbild einerseits und dessen unbewusster Verarbeitung im kreativen künstlerischen Prozess anderseits sollen etwas genauer beleuchtet werden. Ein wichtiges Resultat künstlerischer Betätigung für den Künstler selbst besteht in positiven Reaktionen auf die Verarbeitung auch unbewusst wirkender Vorstellungen. Der freie kreative Umgang öffnet Pforten, durch welche Signale und Symbole aus dem Unbewussten ins künstlerische Werk übergehen können.

Die immer wiederkehrenden Bestrebungen, die Kunst auch Zielen, z. B. politischen, unterzuordnen, die ihr ihrem Wesen nach fremd sind, führte ebenfalls immer wieder dazu, in der Auseinandersetzung damit die gängigen Ansichten über Schönheit zu hinterfragen. Kreativität in Verbindung mit Wahrhaftigkeit nötigt auch dazu, die dunklen Seiten der Wirklichkeit darzustellen. Aufseiten der Natur findet sich Entsprechendes. Neben der Schönheit ihres Entfaltens und Wachsens, neben Blühen und Gedeihen gibt es die schrecklichen Katastrophen, die verheerenden Unglücke von Wirbelstürmen und Überschwemmungen, von Vulkanausbrüchen und Erdbeben.

Als Metapher mag es erlaubt sein, die Natur um uns herum und den Kosmos insgesamt als den größten Künstler mit einer unerschöpflichen Kreativität zu bezeichnen. Diese Quelle von ständiger Inspiration kann Gefühle von Begeisterung und Ehrfurcht erwecken, aber auch in einer Gegenabhängigkeit dazu herausfordern, die menschliche Kreativität als etwas Eigenständiges besonders deutlich hervortreten zu lassen.

In der frühen Kunst wird die Relation der Kunst zum Kosmos in ihrem unübersehbaren religiösen und spirituellen Aspekt erkennbar. Der Blick über das Ganze hinaus in den Raum der Transzendenz wird sichtbar in Götterstatuen und in der Architektur der Tempel und Pyramiden. Bereits die steinzeitlichen Anlagen von Goseck und Stonehenge sind zugleich Kunstwerke, astronomische Beobachtungsstätten und Plätze für religiöse Zeremonien in einem. Eine gedankliche Beziehung zwischen dem Irdischen und den Erscheinungen des Kosmischen wird darin sichtbar, dass die kosmischen Gestalten, also Sonne, Mond und die Planeten, in Form von Göttern vergegenständlicht werden. Über die künstlerische Gestaltung werden auch die Vorstellungen eines magischen Einflusses auf die Wirklichkeit sichtbar.

Man kann also feststellen, dass sowohl die Kunst als auch jede therapeutische Arbeit von der Art und Weise beeinflusst wird, wie sich die Menschen in den Gesamtzusammenhang der Welt hineinprojizieren und welchen Sinn sie sich selbst dabei geben.

Mit der Neuzeit wird erkennbar, dass die Kunst sich von der alten engen Verbindung zum Religiösen weitgehend löst und so zu einem eigenständigen Aspekt der menschlichen Kultur wird. Während die überlieferten Götter in der Kunst immer mehr in den Hintergrund treten, widmet sich der andere kreative Bereich der Menschen, die Wissenschaft, immer stärker den himmlischen Körpern. Die Himmelskörper wandeln sich von unberechenbaren Göttern zu berechenbaren Materieklumpen. Aus der Berechnung von deren Verhalten entwickelte sich die neuzeitliche Naturwissenschaft.

Die großen und überraschenden Erfolge der klassischen Physik führten immer stärker zu einer Konzentration auf die materiellen Aspekte der Wirklichkeit. Natürlich war es ein spektakulärer Erfolg, dass es möglich gewesen war, allein aufgrund theoretischer Berechnungen einen neuen Planeten im Sonnensystem vorherzusagen. Auf der Basis dieser Vorhersagen wurde dann der Planet Neptun an der berechneten Stelle tatsächlich beobachtet. Das Leitbild der Wissenschaft im 19. Jahrhundert entwickelte sich immer mehr zu der auch gesellschaftlich allgemein akzeptierten Vorstellung, dass letztlich alle Erscheinungen in der Welt mechanistisch erklärt werden könnten.

Allerdings ist Kunst schwer in ein Weltbild einzugliedern oder gar ihm unterzuordnen, welches lediglich die sichtbare Materie als einzige Realität anerkennt, so wie es der Naturwissenschaft des 19. Jh. entspricht und wie es bis in die Gegenwart z. B. auch von tonangebenden Wissenschaftlern in der Hirnforschung vertreten wurde.

Der Ausdruck von Gedanken und Ideen sowie von Gefühlen und Empfindungen ist in der Literatur und in der bildenden Kunst höchst bedeutsam. Aber dabei handelt es sich nicht um Gegenständliches, sondern um das Wesentliche hinter den materiellen Erscheinungen. Die Konzentration der Wissenschaft auf die materiellen Aspekte der Wirklichkeit, auf Mechanik, Elektrodynamik und Thermodynamik, hatte zur Folge, dass eine sichtbare Beziehung zwischen der Kunst und der kosmischen Kreativität immer weniger wahrnehmbar war. Natürlich gab es stets wechselseitige Auswirkungen zwischen technischer und wissenschaftlicher Entwicklung und der Kunst. Die Entwicklung der Fotografie befreite die bildende Kunst von der Nötigung, die vordergründigen Aspekte der Wirklichkeit genau darstellen zu müssen. Diese wurden in der Fotografie einfacher, schneller und bequemer vermittelbar gemacht. Damit wurde die Kunst viel eher frei dafür, das ihr Wesentliche darzustellen, welches allein an der Oberfläche nicht sichtbar ist. Am Übergang zur Moderne wird dies für die Kunst z. B. an Bildern von van Gogh und später bei Picasso, Max Ernst und vielen anderen erkennbar.

Das Jahr 1900 und damit der Übergang zum 20. Jahrhundert ist in markanter Weise durch zwei Ereignisse gekennzeichnet. Sigmund Freud lenkte mit seiner Traumdeutung den Blick auf das Unbewusste als einen wesentlichen Bereich der inneren Wirklichkeit des Menschen. Für die äußere Wirklichkeit begründete Max Planck mit der Entdeckung des Wirkungsquantums eine neue Sicht auf die Realität. Die seit mehr als einem Jahrhundert andauernden Forschungen zur Quantentheorie haben immer deutlicher erkennen lassen, dass die mechanistische Weltsicht des 19. Jahrhunderts von der Wirklichkeit des Menschen und des Kosmos insgesamt lediglich Oberflächen und nur bestimmte Aspekte erfasst. Heute können wir durch die Quantentheorie feststellen, dass sich die Realität in ihrer Tiefe nicht durch Vorstellungen von »kleinsten materiellen Teilchen« fassen lässt. Dies gilt sowohl für die unbelebte Natur und vor allem und in besonderem Maße für die psychische Wirklichkeit des Menschen.

Überlegungen von Kandinsky und Marc suchen diesen Übergang bereits frühzeitig auch theoretisch zu fassen. Unter dieser Sichtweise wird eine wieder mögliche engere Beziehung zwischen Kunst und Wissenschaft vorstellbar. So schreibt Franz Marc in seinen Aphorismen: »Die kommende Zeit, die ›Epoche des Geistigen‹, wie sie Kandinsky nennt, wird ihre ethischen und künstlerischen Formen aus den Gesetzen des exakten Wissens schöpfen.« (Marc 2006, Nr. 46) »Schon Leibniz wollte erkannt haben, daß die Materie ›auch‹ Geist ist. Aber was für eines langen Weges (und Umweges über den Materialismus) hat es bedurft, um zu erkennen, daß die Welt nur Geist, nur Psyche ist und die zaubervollen Naturgesetze nur unsere zweite, geistigere, tiefere Form und Formel für die Psyche, für unsere eigene Psyche bedeuten. Die Naturgesetze sind das Werkzeug unsrer zweiten, besseren Einsicht, unsres zweiten Gesichts, mit dem wir das Weltgeschehen heute betrachten.« (ebd., Nr. 44)

Obwohl Planck und Freud beide selbst noch fest in den mechanistischen Vorstellungen des 19. Jahrhunderts beheimatet waren, waren sie doch so große Wissenschaftler, dass sie in ihrem wissenschaftlichen Werk den Weg in die neue Sichtweise der Psychoanalyse und der Quantenphysik eröffnen konnten. Während Freud noch am Weltbild der klassischen Physik des 19. Jahrhunderts festhält, ist hingegen bei Carl Gustav Jung auch durch dessen jahrzehntelangen Kontakt zum Physik-Nobelpreisträger Wolfgang Pauli eine Offenheit für die Ergebnisse und Sichtweisen der modernen Naturwissenschaft zu erkennen. Im Werk dieser beiden großen Psychoanalytiker ist eine Beziehung zur Kunst deutlich sichtbar. Freuds Eigenanalyse in Beziehung zu Leonardo Da Vinci und seine umfangreiche Sammlung antiker Figuren und Gegenstände verweisen darauf. In einem Brief an Stefan Zweig vom 7.2.31 schreibt er: »(…), daß ich bei aller gerühmten Anspruchslosigkeit viel Opfer für meine Sammlung griechischer, römischer und ägyptischer Antiquitäten gebracht und eigentlich mehr Archäologie als Psychologie gelesen habe …« (Freud 1960). Der Bezug zum Kosmischen wird bei Jungs Befassung mit dem Ganzen, dem Einen, dem »unus mundus«, in vielfältigen Mandala-Symbolen sichtbar. In seinem »Roten Buch« (2013) finden sich beeindruckende Beispiele davon (z. B. Mandala auf S. 163 aus dem Jahr 1928).

Für die naturwissenschaftliche Denkweise und damit auch für die Sicht auf den Menschen im Rahmen des kosmischen Geschehens hat die Quantentheorie ein Umdenken eingeleitet, welches allerdings auch nach einem Jahrhundert mit allen seinen Konsequenzen in der Breite der wissenschaftlichen Community noch nicht völlig verinnerlicht wurde. Dies gilt erstaunlicherweise, obwohl die Anwendungen der Quantentheorie heute bereits die Basis für über ein Drittel des Bruttosozialproduktes liefern (Görnitz 2016, S. 11). Computer, Handys, Laser usw. sind alles technische Geräte, die nur auf der Grundlage dieser Theorie entwickelt werden konnten. Auch nur auf der Basis der Gesetze der Quantentheorie lassen sich in der Chemie Moleküle berechnen.

Entgegen allen Unkenrufen über die Unverstehbarkeit und Weltfremdheit der Quantentheorie sind deren Grundprinzipien sehr nahe an unseren menschlichen Erfahrungen. Die Gehirnforschung hatte über lange Zeit die Existenz des Unbewussten geleugnet. Schließlich taucht es im Alltag definitionsgemäß nicht in unseren bewussten Überlegungen auf, sondern erst, wenn wir bereit sind, uns sehr genau auf unsere eigenen psychischen Strukturen einzulassen. In ähnlicher Weise werden die Phänomene der Quantenphysik auch erst dann bemerkbar, wenn wir sehr genau werden müssen und wenn dann die ungenauen Strukturen der klassischen Physik keine ausreichend gute Beschreibung der Wirklichkeit mehr ermöglichen.

Wenn man die mathematischen Grundstrukturen der Quantentheorie gründlich genug durchdacht hat, dann zeigt es sich, dass sie sich aus zwei fundamentalen Prinzipien herleiten lassen. Diese beiden Prinzipien sind so nahe an unserer Alltagswirklichkeit, dass man sich vielleicht wundern mag, wie lange die Physik ohne deren Berücksichtigung trotzdem erfolgreich arbeiten konnte. Die Quantenphysik kann gekennzeichnet werden als die Physik der Beziehungen und der Möglichkeiten. Beziehungen machen im Gegensatz zu einem bloßen Nebeneinander deutlich, dass ein Ganzes zumeist mehr ist als nur die Summe seiner Teile. Im Rahmen einer quantenphysikalischen Beschreibung von wechselwirkenden Systemen entsteht eine neue Ganzheit, deren Möglichkeiten sich auf eine multiplikative Weise aus denen der Ausgangsteile entfalten. Bei einem solchen multiplikativen Zusammenwirken entstehen Möglichkeiten, die zuvor undenkbar waren und die damit zugleich ein Ausdruck für die Kreativität der Natur sind. In dieser quantischen Struktur liegt auch die Quelle für die Kreativität des Menschen, welcher selbst ein Ergebnis der biologischen Entwicklung im Rahmen der kosmischen Evolution ist.

Dass unser Handeln nicht nur von den Fakten der Vergangenheit beeinflusst wird, sondern auch von den Möglichkeiten, welche wir erhoffen, erwarten oder befürchten, ist eine grundlegende menschliche Erfahrung. Dies ist so, weil nicht nur unser Körper, sondern auch unser Denken, Fühlen und Empfinden letztlich den Gesetzen der Quantentheorie folgt, und weil diese Theorie uns gelehrt hat, dass bereits in der unbelebten Natur die Möglichkeiten reale Wirkungen erzeugen können. Quantensysteme verhalten sich unterschiedlich, je nachdem, ob ihre Möglichkeitsbereiche eingeschränkt werden oder nicht.

Bereits an dem einfachen Doppelspaltversuch der Quantenphysik wird deutlich, dass ein einzelnes Quantenteilchen sich unterschiedlich verhält, je nachdem, ob es die Möglichkeit hat, unkontrolliert durch beide Spalte gelangen zu können oder ob die Möglichkeiten beeinträchtigt werden, sei es durch Fakten wie den Verschluss eines der Spalte oder dass es durch ein kontrollierendes Beobachten beeinflusst wird. Dies erinnert an eine Klasse von Schülern, deren Verhalten gänzlich verschieden sein kann, je nachdem, ob sie das Gefühl haben, eine Lehrperson könnte, wenn auch nur aus der Ferne, ihr Verhalten kontrollieren oder nicht.

Während also im Rahmen der klassischen Physik die Welt für ihre Beschreibung in einzelne Objekte zerlegt wird, deren gesamtes Verhalten als faktisch verstanden werden muss und zwischen denen Kräfte wirken, wird im Falle einer sehr hohen Genauigkeit die quantenphysikalische Korrektur wichtig. Die Quantenphysik zeigt, dass Wechselwirkungen Ganzheiten erzeugen, die sich ggf. wieder in etwas anderes als die Ausgangsteile zerlegen lassen, und dass auch dabei der Möglichkeitsaspekt der Wirklichkeit bedeutsam ist.

Die naturwissenschaftliche Beschreibung der Welt im Ganzen ist für uns Menschen unmöglich, wir können immer nur Teile erfassen. Wir benötigen daher die »dynamische Schichtenstruktur« (Görnitz 2002) von klassischer und quantischer Physik. Diese nimmt einerseits die Zerlegungen und Fakten ernst, erkennt aber zugleich die Notwendigkeit, im Genauen auch Beziehungen und Möglichkeiten zu berücksichtigen. Auch in der Therapie findet sich eine solche Schichtenstruktur. Natürlich sind Patientin und Therapeutin zwei getrennte Personen. In der Therapie bildet sich jedoch eine Beziehungsstruktur heraus, in der mehr möglich wird, als der Patientin zuvor erreichbar gewesen wäre. Zugleich verändern sich beide im therapeutischen Prozess.

Am Kunstwerk wird ebenfalls eine große Nähe zur Struktur der Quantentheorie deutlich. Auch ein Kunstwerk ist mehr als die Summe seiner Teile und die Möglichkeiten seiner Interpretationen und damit seiner Wirkungen reichen weit über seine bloße faktische Existenz hinaus.

Heute können wir erkennen, welche kreativen Entfaltungsmöglichkeiten in der Natur vom Beginn der Evolution des Kosmos bis zu der Herausbildung des menschlichen Bewusstseins am Werk sind. Hinter dieser unerhörten Vielfalt an Erscheinungen erkennen wir eine abstrakte und primär bedeutungsfreie Quanteninformation als letztes gestaltendes Prinzip und als Grundlage aller Erscheinungen. Was ist damit gemeint?

Das Ziel der naturwissenschaftlichen Beschreibung der Wirklichkeit besteht in der Reduktion dieser Vielfalt auf die einfachsten möglichen Strukturen. Dies gilt auch für die einzelnen Naturwissenschaften, deren Strukturen aufeinander aufbauen. Sie haben aber darauf fußend jeweils eigenständige Untersuchungs- und Beschreibungsmethoden entwickelt, die als praktikable Näherungen aus den Grundlagen entwickelt wurden. Die Physik untersucht die allereinfachsten Strukturen im Kosmos, die demgemäß auch überall zu finden sind. Mit der Quantentheorie als Basis ist die Chemie zu einer auch theoretischen Naturwissenschaft geworden. Sie beschreibt, wie aus Atomen mit den Molekülen Neues entsteht, welches vollkommen andere Eigenschaften aufweist als die Ausgangsstoffe. Ihr Geltungsbereich ist der Raum außerhalb der Sterne, die so heiß sind, dass in ihnen alle Moleküle sofort wieder zerlegt werden. Mit der Physik und der Chemie als Basis werden die Abläufe in den biologischen Strukturen erklärbar. Leben kennen wir im Kosmos bisher erst von der Erde, obwohl anzunehmen ist, dass es auf vielen der Milliarden Planeten in der Milchstraße vorkommt.

Die Quantentheorie zeigt uns, dass die einfachsten Strukturen auf keinen Fall als winzigste materielle Teilchen verstanden werden dürfen. Die einfachsten möglichen Strukturen der Quantentheorie entsprechen in ihrer mathematischen Gestalt dem, was in der Physik als Quantenbit bekannt ist. Etwas noch Einfacheres wäre aus logischen und auch aus mathematischen Gründen unmöglich. Eine solche binäre Struktur ist zwar das einfachste, was die mathematische Struktur der Quantentheorie zulässt, hinreichend viele dieser einfachsten Strukturen erlauben es jedoch, alle bekannten quantenphysikalischen Objekte zu modellieren. (Wird die »Zwei« beliebig oft miteinander multipliziert, so kann damit schließlich jede beliebige Zahl übertroffen werden, Produkte der »Eins« bleiben jedoch immer Eins.) Zwar erscheint diese mathematische Struktur auch bei der Beschreibung vom Quantenbit und vom Spin, der Eigenrotation eines Quantenteilchens, jedoch erzeugen beide Vorstellungen möglicherweise zu konkrete und wenig zutreffende Bilder. Da Information im alltäglichen Sprachgebrauch immer mit Bedeutung verbunden wird, jedoch Bedeutung stets einen mehr oder weniger großen subjektiven Anteil besitzt, kann bedeutungsvolle Information nicht Gegenstand einer aufs Objektive gerichteten Wissenschaft wie der Physik sein. Ein Spin ist stets mit einem Teilchen verbunden und erzeugt somit ebenfalls unzutreffende Vorstellungen.

Daher war es notwendig, für die quantenphysikalische Grundstruktur der Wirklichkeit einen Begriff zu verwenden, der wohl keinerlei Assoziationen – und somit auch keine falschen – zu erzeugen mag: Protyposis. Das griechische Wort Protyposis (προτύπωσις, das Vorbilden) enthält den Wortstamm *typeo* – ich präge ein, der auch in »Archetypus« vorkommt. Die Protyposis kennzeichnet die Grundsubstanz der Wirklichkeit, die sich zu einer Form, einer Struktur oder einer Bedeutung ausprägen, gestalten oder entwickeln kann. Vielleicht möchte man Vorstellungen für die Protyposis entwickeln, die noch nicht in eine gestaltete Form übergegangen ist. Die wohl zutreffendste ist die einer noch bedeutungsfreien, abstrakten und kosmologisch definierten Quanteninformation, die als eine Grundschwingung des kosmischen Raumes dargestellt werden kann. Die Protyposis als Informationsstruktur ist also eher unseren Gedanken als unserem Körper verwandt. Beim Menschen erscheint sie als strukturierte Quanteninformation in Gestalt der Materie des Körpers, als seine Energie sowie als bedeutungsvolle Quanteninformation.

Da wir durch die Quantentheorie eine einheitliche Grundsubstanz erkennen können, ist es kein Wunder, dass unsere Vorstellungen und Gefühle, unsere inneren Bilder sich nicht nur in der Kreativität der künstlerischen Gestaltungen ausdrücken, sondern dass sie zugleich auf die körperlichen Strukturen zurückwirken. Die psychosomatischen Zusammenhänge führen immer wieder im Laufe von Psychotherapien zu einer Reduzierung von körperlichen Beschwerden und lassen deren Bedeutung für den Patienten immer mehr in den Hintergrund treten.

Die Quantentheorie zeigt uns mit der Protyposis, dass die in der klassischen Naturwissenschaft unüberbrückbaren Erscheinungen in der Tiefe lediglich verschiedene Ausprägungen einer einheitlichen Grundsubstanz sind. So weiß man heute durch die Quantentheorie, dass Materie und Bewegung, Kraft und Stoff, Objekt und Eigenschaft und auch Fülle und Leere im Grunde äquivalent sind. Dabei meint »Äquivalenz«, dass die Erscheinungen ineinander überführbar bzw. umwandelbar sind.

Die Fülle der Protyposis ist in einem stetigen Wachstum begriffen. Eine andere Bezeichnung für diese Tatsache ist »Expansion des kosmischen Raumes«. Die Zunahme der Protyposis führte nach dem Urknall zur Herausformung der ersten Atome von Wasserstoff und Helium, die sich dann zu Sternen zusammenballten, und zur Bildung von riesigen schwarzen Löchern, welche die Zentren der Galaxien bilden. In den Sternen und am Ende von deren Existenz in Supernova-Explosionen werden sämtliche weiteren chemischen Elemente gebildet. Nach diesen Explosionen gibt es neben Gas auch Staub im Kosmos, sodass sich neben neuen Sternen auch so kleine Objekte wie Planeten bilden können. Wenn Planeten einen günstigen Abstand zu ihrer Sonne haben, so wird sich auf ihnen das Leben entfalten. Steht dem Leben ein genügend langer Zeitraum zur Verfügung, so werden sich schließlich auch bewusstseinsfähige Lebewesen entwickeln können.

Mit dem Menschen sind uns Lebewesen bekannt, die nicht nur über die kosmische Entwicklung nachdenken können, sondern die auch zu einem selbstständigen kreativen und künstlerischen Handeln fähig sind. Mit dem Protyposis-Konzept wird es möglich, auch aus naturwissenschaftlicher Sicht die Grundlage jeder künstlerischen Betätigung, nämlich das Bewusstsein mit seinen geistigen Inhalten als Quanteninformation, die sich selbst kennt und erlebt, und dessen unbewusste Basis, als eine wirksame Realität anerkennen zu können.

Durch die gesamte kosmische Entwicklung zieht sich die Schichtenstruktur von relativ festgelegt erscheinenden Entwicklungen, welche immer wieder durch Situationen abgelöst werden, in deren Beschreibung die quantenphysikalische Unbestimmtheit und damit die Offenheit der Zukunft nicht mehr ignoriert werden kann. Je mehr wir uns dem Leben nähern, desto öfter wird für ein Verständnis der Vorgänge ein Berücksichtigen der Quantentheorie bedeutsam. Ohne diese bereits in der unbelebten Natur vorgegebene Struktur wäre künstlerische Kreativität unmöglich, welche die Freiheit des Bewusstseins zur Voraussetzung hat. Entgegenlautende Thesen von einer angeblichen »Determiniertheit des Menschen« stehen im klaren Widerspruch zur Naturwissenschaft.

Durch die quantentheoretische Beschreibung des Kosmos, mit der abstrakten Quanteninformation als Basis, erscheint das Tor zur Transzendenz wieder offen und der Gedanke liegt nahe, dass in vielen künstlerischen Werken dieser Aspekt zum Ausdruck kommt.

Literatur

Freud EL. (Hg). Sigmund Freud: Briefe. Auszüge. Frankfurt a. M.: S. Fischer 1960.

Görnitz T. Quanten sind anders. Berlin, Heidelberg: Springer Spektrum 1999.

Görnitz T. Carl Friedrich v. Weizsäcker. Physiker, Philosoph, Visionär. Enger: Verlag der Carl Friedrich von Weizsäcker-Stiftung 2012.

Görnitz T, Görnitz B. Der kreative Kosmos. Berlin, Heidelberg: Springer Spektrum 2002.

Görnitz T, Görnitz B. Die Evolution des Geistigen. Stuttgart: Vandenhoeck & Ruprecht 2008.

Görnitz T, Görnitz B. Von der Quantenphysik zum Bewusstsein – Kosmos, Geist und Materie. Heidelberg: Springer 2016.

Jung CG. Das Rote Buch (hg. v. Sonu Shamdasani). München: Patmos 2013.

Marc F. Aphorismen. In: Hoberg A, Friedel H (Hg). Die Retrospektive von Franz Marc. München: Prestel 2006; S. 55.

3 Das Verrückte im Künstler oder die Kreativität des Wahnsinns

Dietrich von Engelhardt

3.1 Thematisches Spektrum

Die Verbindung von Wahnsinn und Kreativität ist durchgängig seit der Antike ein faszinierendes Thema der Kultur- und Medizingeschichte. Wahnsinn wird nicht nur als körperlich bedingte Krankheit mit psychischen Symptomen verstanden, ihr wird immer wieder ein geistiger Sinn zugeschrieben. Künstler widersprechen in ihrem Leben und ihren Schöpfungen gesellschaftlichen und etablierten Normen des Denkens, Fühlens und Verhaltens; Geisteskranke können ihrerseits kreativ sein und Kunstwerke hervorbringen. Vielfältig sind die Darstellungen und Deutungen des Wahnsinns oder der Geisteskrankheit in Literatur, Malerei und Musik. Allen Künsten werden therapeutische Funktionen zugeschrieben; Medizin selbst gilt nicht nur als Wissenschaft (*scientia*), sondern stets auch als Kunst (*ars*).

3.2 Chancen und Risiken

In der Antike gibt es die Rede vom göttlichen Wahnsinn (gr. *theía manía*), der den menschlichen Verstand übertrifft. Plato unterscheidet vier Formen: mantischer, mystischer, poetischer und erotischer Wahnsinn. Abweichende Positionen und Bewertungen zwischen Physik und Metaphysik stehen sich in jener Epoche gegenüber. Epilepsie (*epilambánein* = ergriffen werden) bedeutet Ergriffensein durch einen Geist; die Auffassung dieser Krankheit als »heilige Krankheit« (*morbus sacer*) wird vom Autor der hippokratischen Schrift »Von der heiligen Krankheit« (4. Jh. v. Chr.) entschieden abgelehnt, da sie eine ebenso natürliche Ursache wie alle anderen Krankheiten habe.

Sokrates stellt in den platonischen Dialogen dem Wahnsinn als menschlicher Krankheit den göttlichen Wahnsinn als Grund außergewöhnlicher Begabung und Leistungen in der Philosophie, Politik und Dichtung gegenüber: »Nun werden uns aber die bedeutendsten Güter durch Wahnsinn (*manía*) zuteil, sofern er als göttliche Gabe kommt.« (Plato 1993, S. 28) Kenntnisse, die nur über Ausbildung und Erfahrung gewonnen werden, gehen über durchschnittliches Niveau nicht hinaus: »Denn alle guten Ependichter singen nicht aufgrund eines Fachwissens (*téchne*), sondern in göttlicher Begeisterung (*éntheos*) und Ergriffenheit alle diese schönen Dichtungen, und die Liederdichter, die guten, ebenso.« (Plato 1963, S. 19) In dieser Perspektive ist auch Seneca von der aristotelischen Auffassung überzeugt: »Keine hohe Begabung gibt es ohne eine Beimischung von Wahnsinn (*dementia*)«; alltäglicher Verstand bringe nur Trivialitäten hervor, allein geistiger Schwung und »göttliche Eingebung« (*instinctus sacer*) schafften große Werke. (Seneca 1989, S. 173)

Mittelalter und Moderne setzen mit neuen Akzenten und veränderten Schwerpunkten diese Tradition fort. Offenbarungen und Prophetien manifestieren für scholastische Theologen den Einbruch von Transzendenz in die Immanenz, sind Dokumente aktiver Passivität oder geistige Akte in einem Modus des Erleidens. Glossolalie oder Xenolalie sind vom Heiligen Geist eingegebenes Verstehen und Sprechen, die über individuelle und damit beschränkte Möglichkeiten hinausreichen. »Und es erschienen ihnen Zungen wie von Feuer, die sich verteilten; auf jeden von ihnen ließ sich eine nieder. Alle wurden mit dem Heiligen Geist erfüllt und begannen, in fremden Sprachen zu reden, wie es der Geist ihnen eingab.« (Apostelgeschichte, 3–4)

Künstler können selbst ihr Schaffen vom Einfluss höherer Kräfte ableiten. Auf dem Bild »Der hl. Lukas malt die Madonna« (um 1520) von Jan Gossaert führt ein Engel dem Künstler die Hand. Albrecht Dürers sinnend-untätige Frauengestalt auf seinem Gemälde »Melencolia« (1514) zeigt die zeitüberdauernde Verbindung von Melancholie und Kreativität. Mit den Attributen Handwerksgeräte, magisches Quadrat, Leiter, Sanduhr, Waage, Komet, Putto, Hund, Fledermaus werden Beziehungen der Melancholie zu Theologie, Philosophie, Medizin, Technik und Künsten hergestellt. Biografische Hintergründe sind offensichtlich; Dürer leidet an schwermütigen Stimmungen, die Zahl 1514 auf dem Bild ist zugleich das Todesjahr seiner Mutter.

Philosophie und Theologie sind ihrerseits von diesen Zusammenhängen überzeugt. Friedrich Wilhelm Joseph Schelling erkennt eine innere Nähe von Verstand und Wahnsinn: »Was wir Verstand nennen, wenn es wirklicher, lebendiger, aktiver Verstand ist, ist eigentlich nichts als *geregelter* Wahnsinn.« Menschen ohne diesen verborgenen Wahnsinn hätten einen leeren und unfruchtbaren Verstand. Immer wieder müsse aber erlebt werden, dass die regulative und kompensatorische Kraft des Verstandes zu schwach sei und dieser dem Wahnsinn erliege: »Allein es gibt Fälle, wo auch der Verstand den in der Tiefe unseres Wesens schlummernden Wahnsinn nicht mehr bewältigen kann.« (Schelling 1983, S. 414)

Künstler sind sich der ständigen seelisch-geistigen Gefährdung als Preis ihrer Kreativität bewusst. Friedrich Hölderlin führt in antiker Tradition sein seelisches Leiden auf das Wirken überirdischer Mächte zurück: »Mich hat Apollo geschlagen.« (Hölderlin 1969, S. 362) Marcel Proust zählt physische und psychische Belastungen zu wesentlichen Voraussetzungen und Begleiterscheinungen künstlerischer Leistungen: »Wir genießen kunstvolle Musik, schöne Bilder, tausend erlesene Köstlichkeiten, aber wir wissen nicht, was sie ihre Schöpfer an Schlaflosigkeit, an Tränen, an krampfhaftem Lachen, an Nesselfieber, Asthma, Epilepsie gekostet haben oder an Todesangst, die schlimmer als alles ist.« (Proust 1975, S. 404 f.)

Der Psychiater und Philosoph Karl Jaspers, der die Beziehungen von Geisteskrankheit und Kreativität intensiv bei Strindberg, van Gogh, Hölderlin und Nietzsche untersucht hat, versteht »Enthusiasmus« ebenfalls nicht nur als psychologische Begeisterung, sondern in einem tieferen Sinn als Immanenzwerdung der Transzendenz, die bei Denkern und Künstlern zu beobachten und von mystischer Ekstase zu unterscheiden sei. »Immer bleibt der enthusiastischen Einstellung das Merkmal, daß *alles ans Ganze* gesetzt wird, dass das *Opfer der eigenen Individualität* (das aus allen begrenzten Einstellungen erlebnismäßig unbegreiflich ist) selbstverständlich wird, und daß jener einzigartige Seelenzustand mit Kraft lebendig ist, den Philosophen und Dichter immer wieder als Rausch, Schwärmerei, Liebe, Wahnsinn beschrieben haben.« (Jaspers 1971, S. 118)

Geisteskranke sind in allen Kunstarten schöpferisch tätig, nicht selten auch erst nach der Erkrankung; mit der Erkrankung kann die künstlerische Tätigkeit aber auch erlöschen. Bei Hölderlin bricht die Kreativität mit der schizophrenen Erkrankung nicht ab, sondern hält bis an sein Lebensende an. Von immanenter Resignation und transzendenter Hoffnung ist ein Gedicht aus dem Jahre 1812 erfüllt: »Die Linien des Lebens sind verschieden, wie Wege sind, und wie der Berge Grenzen. Was hier wir sind, kann dort ein Gott ergänzen, mit Harmonien und ewigem Lohn und Frieden.« (Hölderlin 1951, S. 268) Das Niveau von Hölderlins dichterischer Produktivität in den späteren Jahren bringt Jaspers in einen Bezug zu seiner geistigen Erkrankung. »Wie eine kranke Muschel Perlen entstehen läßt, so können schizophrene Prozesse einzigartige geistige Werke entstehen lassen.« (Jaspers 2013, S. 130) Bedeutende Beispiele der Malerei Geisteskranker enthalten die Sammlung Morgenthal der Psychiatrischen Klinik Waldau und die Sammlung Prinzhorn der Heidelberger Psychiatrischen Universitätsklinik. In der Landesnervenklinik Gugging bei Wien leben geisteskranke Maler und Dichter in einem Haus zusammen, das 2007 in ein Museum umgewandelt wurde.

3.3 Repräsentationen in Kunst und Literatur

Reich sind Literatur und Künste seit der Antike bis in die Gegenwart an Darstellungen und Deutungen der Verbindung von Wahnsinn und Kreativität.

Die prophetische Gabe der Seherin Sibylle von Cumae ist in Vergils »Aeneis« (29–19 v. Chr.) göttlichen Ursprungs mit Auswirkungen auf Leib und Seele. Als sie den Gott um den Schicksalsspruch bittet, »bleibt ihr Gesicht, ihre ganze Erscheinung nicht mehr dieselbe, nicht mehr geordnet ihr Haar, es keucht ihre Kehle, und in wildem Rasen (*rabies*) schwillt ihr die Brust. Größer erscheint sie, ihre Stimme hat nichts Menschliches mehr, denn es streift sie der Anhauch (*numen*) des Gottes, der ihr schon ganz nahe ist.« (Vergil 2005, S. 247)

Platonische Weisheit, paradiesische Einfalt, religiöse Begeisterung und Geisteskrankheit werden von Erasmus von Rotterdam im »Lob der Torheit« (1511) aufeinander bezogen. Wer aus dem Zustand der ekstatischen oder wahnsinnigen Entrücktheit *(dementia)* zurückkehrt, kann die normale Wirklichkeit nur schwer akzeptieren: »Sie erinnern sich nur nebelhaft und wie nach einem Traum, was sie gehört, gesehen, gesagt und getan haben, und wissen nur so viel, dass sie in tiefster Seligkeit waren, als sie so entzückt wurden. Deshalb bedauern sie auch, dass sie wieder zu Besinnung gekommen sind, und möchten am liebsten auf immer in solcher Verrücktheit (*insania*) von Sinnen sein.« (Erasmus von Rotterdam 1977, S. 111)

Wahnsinnsarien erklingen seit dem Barock, im 19. Jahrhundert vor allem in italienischen Opern von Gioachino Rossini, Vincenzo Bellini, Gaetano Donizetti, Giuseppe Verdi und Giacomo Puccini. Lucia in Donizettis »Lucia di Lammermoor« (1835) ermordet an ihrem Hochzeitstag in einem Ausbruch des Wahnsinns ihren verhassten Bräutigam, hält sich nun frei für ihren Geliebten, erleidet einen Zusammenbruch und stirbt. Instrumental werden bis in die Gegenwart Folliastücke komponiert.

Ursachen und Folgen des Wahnsinns werden ambivalent beurteilt. Francisco de Goya lässt auf dem Gemälde »El sueño de la razón produce mostruos« (1797/98) aus dem Schlaf oder Traum der Vernunft Monster entstehen. Fantasie ist schöpferisch, kann ebenso in Vernichtung und Krankheit münden: »Wenn die Menschheit als Ganzes träumen könnte, müßte [der geisteskranke Sittlichkeitsverbrecher] Moosbrugger entstehen.« (Musil 1984, S. 76) Wahnsinn soll das Bewusstsein aber auch für tiefe Wahrheiten öffnen können. »Heinrich von Ofterdingen« (1802) will, wie es bei Novalis heißt, »freiwilligen Wahnsinn« erleiden, um »den Sinn der Welt« zu erraten (Novalis 1981, S. 344). Wahn und Wahrheit berühren und unterscheiden sich: »Der Unterschied zwischen Wahn und Wahrheit liegt in der Differenz ihrer Lebensfunktionen. Der Wahn lebt von der Wahrheit die Wahrheit hat ihr Leben in sich.« (Novalis 1965, S. 414)

Bewusstseinserweiternde Fähigkeiten relativieren übliche normative Trennungen von Gesundheit und Krankheit. In den »Nachtwachen des Bonaventura« (1804) von E. A. F. Klingemann wird die irritierende Frage gestellt: »Ja, wer entscheidet es zuletzt, ob wir Narren hier in dem Irrenhause meisterhafter irren, oder die Fakultisten in den Hörsälen? Ob vielleicht nicht gar Irrtum, Wahrheit; Narrheit, Weisheit; Tod, Leben ist.« (Klingemann 1974, S. 120) Im Übrigen soll Wahnsinn, wovon Jean Paul überzeugt ist, aber auch nicht total das Bewusstsein erfassen, wie physische Krankheit ebenfalls nicht vollständig den Körper des Menschen: »Auch der Wahnsinn muss der Seele eine uneroberte heilige Nervenstelle lassen, wie die vernünftigen Träume und vernünftigen Sterbeaugenblicke der Wahnsinnigen beweisen.« (Jean Paul 1975, S. 1214)

Dem Ausbruch des Wahnsinns gehen in Honoré de Balzacs Roman »Louis Lambert« (1832) große geistige Leistungen voraus: »Eine tiefe Meditation, eine schöne Ekstase sind vielleicht beginnende Katalepsien.« (Balzac 1972, S. 574) Lamberts Sinnesorgane sind hoch entwickelt, vor allem trifft das für seinen Geruchssinn zu, er verfügt über das zweite Gesicht, leidet an Bewusstseinsabsencen, nervöser Hysterie und tiefer Melancholie, die mit Verzweiflung und Hoffnungslosigkeit einhergeht: »Und läßt mich das Nichts im Grund der gewissesten Reichtümer sehen.« (Balzac 1972, S. 516). Bei aller Trauer über die geistige Krankheit sollte die Möglichkeit überirdischer Weisheit Lambert weiterhin nicht abgesprochen werden: »Die Philosophen werden dem Blättersprossen nachtrauern, das in der Knospe vom Frost getroffen wurde; aber sicherlich werden sie seine erschlossenen Blüten in Regionen erblicken, die höher gelegen sind als die höchsten Stätten der Erde.« (Balzac 1972, S. 538)

Der Ich-Erzähler in Gérard de Nervals Novelle »Aurelia« (1855) fragt sich, ob sein Leiden wirklich Geisteskrankheit sei, »denn niemals habe ich meinesteils mich wohler gefühlt. Mitunter schien es mir, als hätten meine Kraft und mein Tätigkeitsdrang sich verdoppelt; ich glaubte, alles zu wissen, alles zu verstehen; meine Einbildungskraft (*imagination*) gewährte mir unendliche Entzückungen. Soll ich ihnen nachtrauern, nun, wo ich das, was die Menschen Vernunft nennen, wiedererlangt habe?« (Nerval 1989, S. 361)

Eine überweltliche Erweiterung des Bewusstseins erlebt Fürst Myschkin in der Aura vor seinen epileptischen Anfällen in F. M. Dostojewskijs Roman »Der Idiot« (1868/69): »Die Empfindung des Lebens, des Bewußtseins verzehnfachte sich in diesen Augenblicken, die nur die Dauer eines Blitzes hatten. Der Verstand, das Herz waren plötzlich von ungewöhnlichem Licht erfüllt; alle Aufregung, alle Zweifel, alle Unruhe löste sich gleichsam in eine höhere Ruhe auf, in eine Ruhe voll klarer, harmonischer Freude und Hoffnung, voll Sinn und letzter Schöpfungsursache.« (Dostojewskij 1963, S. 347 f.) Steigerung und Befreiung im Wahnsinn beschreibt der Psychiater und Schriftsteller Mario Tobino in seinem Roman »Die freien Frauen von Magliano« (1953). Eine seiner Patientinnen »machte ihrem Herzen Luft; ja sie war es, sie enthüllte ihre Seele, sie stieg auf die Bäume und sang; sehr behende war sie wie eine Seeräuberin, eine Heldin, mit reinen, rötlichen Gesichtszügen und feurigen Augen; die Fahne der Unterdrückten entfaltete sich in der Weite des Lichts; endlich war sie frei, in ihrem Reich, im Wahnsinn.« (Tobino 1988, S. 9)

3.4 Therapie Kunst

Wahnsinn und Kreativität stehen in wechselseitigem Zusammenhang, werden in Werken der Kunst und Literatur beschrieben und interpretiert, die selbst wieder zur Behandlung von Geisteskrankheiten beitragen können. Kunst ist Therapie, Therapie auch Kunst.

Vom Besuch der Tragödien erwartet Aristoteles kathartische Wirkungen: »Durch Mitleid (*éleos*) und Furcht (*phóbos*) bewirkt sie eine Reinigung eben dieser Gefühle.« (Aristoteles 2008, S. 9) Der Musik wird ebenfalls in jener Zeit heilende Kraft zugeschrieben, so auch im Alten Testament: »Sooft nun ein Geist Gottes Saul überfiel, nahm David die Zither und spielte darauf. Dann fühlte sich Saul erleichtert, es ging ihm wieder gut, und der böse Geist wich von ihm.« (1. Samuel 16, 23) Die antiken Ärzte Xenokrates und Asklepiades von Bithynien empfehlen Musik zur Therapie Geisteskranker. Auch in der arabischen Medizin werden der Musik heilende Kräfte zugesprochen und bei Geisteskrankheiten angewandt. Mit der Niederschrift ihrer Visionen lindert im Mittelalter die Äbtissin, Ärztin und Naturforscherin Hildegard von Bingen ihr lebenslanges Leiden an Körper, Seele und Geist. Mit Gespräch und Musik wird Shakespeares

»Pericles« (1607) von seiner Tochter Marina aus seiner Depression befreit. In Goethes »Wilhelm Meisters Lehrjahre« (1795) trägt der kranke Flavio zum Prozess seiner Genesung durch eigenes Dichten bei, zusätzlich unterstützt durch das Klavierspiel von Hilarie.

Künstler wissen aus eigener Erfahrung, dass Kunst auch belasten kann. In Conrad Ferdinand Meyers Novellenfragment »Der Gewissensanfall« bringt die Lektüre »Meine Gefängnisse« (1832/43) des italienischen Schriftstellers Silvio Pellico bei der Mutter des Majors die »Schwermut, die freilich schon lang in ihr gebrütet haben mochte, zum Ausbruch.« (Meyer 1976, S. 563) Nach Franz Kafka sollen Bücher wie »die Axt für das gefrorene Meer in uns« (Kafka 1958, S. 28) wirken. Gottfried Benn erwartet von Kunstwerken die Befreiung von »analytisch applanierten Psychen, hedonisierten Genitalien, Flucht in die Neurose: happy end« wie ebenfalls vom »Zivilisationsschotter« der Gegenwart (Benn 1987, S. 241). Graham Greene hält es dagegen für unbegreiflich, »wie alle jene, die nicht schreiben, komponieren oder malen, es zuwege bringen, dem Wahnwitz (*madness*), dem Trübsinn (*melancholia*) und der panischen Angst (*panic and fear*), die dem menschlichen Dasein innewohnen, zu entfliehen.« (Greene 1981, S. 306)

3.5 Gesellschaft Kultur

Mit dem Zusammenhang von Wahnsinn und Kreativität beschäftigen sich seit der Antike Psychiatrie, Psychologie, Philosophie, Theologie, Kunst und Literatur in den Ursachen, Erscheinungen und Möglichkeiten der Therapie, als Unterstützung und Beistand, in der Subjektivität des Kranken und Künstlers, in den sozialen Reaktionen. Die Erfahrungen, Initiativen und Theorien der Vergangenheit können zum besseren Verständnis der Kunst und des Künstlers, der Geisteskrankheit und des Geisteskranken in der Gegenwart beitragen. Der Raum der Geschichte und Kultur manifestiert das Spektrum menschlicher Möglichkeiten.

Kunst und Realität unterscheiden sich und sind zugleich aufeinander bezogen. Kunst stellt gängige Einstellungen gegenüber der Geisteskrankheit infrage, entwirft Anregungen für die Psychiatrie in Forschung, Lehre und Praxis, weist auf das ebenso substantielle wie komplexe Verhältnis von Normalität und Abweichung, Gesundheit und Krankheit, Behinderung und Begabung, Freiheit und Unfreiheit hin. Entscheidend sind Kreativität und Wahnsinn in ihren unterschiedlichen Formen, Toleranz und Solidarität der Menschen, Verbindung von Ästhetik und Ethik.

Literatur

Aristoteles. Poetik. Werke Bd. 5. Berlin: Akademie Verlag 2008.

Balzac H de. Louis Lambert. In: Die Menschliche Komödie. Bd. 12. München: Goldmann 1972; S. 417–593.

Benn G. Zur Problematik des Dichterischen (1930) Sämtliche Werke, Bd. 3. Stuttgart: Klett-Cotta 1987; S. 232–247.

Dostojewskij FM. Der Idiot (1868/69). München: Piper 1963.

Erasmus von Rotterdam. Das Lob der Torheit. Stuttgart: Reclam 1977.

Green G. Fluchtwege. Wien: Zsolnay 1981.

Hölderlin F. Sämtliche Werke Bd. 2. Stuttgart: Kohlhammer 1951.

Hölderlin F. Sämtliche Werke Bd. 10. Stuttgart: Kohlhammer 1969.

Jaspers K. Psychologie der Weltanschauungen. Berlin: Springer 1971.

Jaspers K. Strindberg und van Gogh. Versuch einer vergleichenden pathographischen Analyse. München: Piper 2013.

Jean Paul: Selina oder über die Unsterblichkeit der Seele. Werke, Abt. 1, Bd. 6. Darmstadt: WBG 2000; S. 1105–1236.

Kafka F. Briefe 1902–1924. Frankfurt a. M.: Fischer 1958.

Klingemann EAF. Die Nachtwachen des Bonaventura. Frankfurt a. M.: Insel 1974.

Meyer CF. Der Gewissensanfall. Sämtliche Werke, Bd. 2, München: DTV 1976; S. 556–564.

Musil P. Der Mann ohne Eigenschaften. Reinbek: Rowohlt 1984.

Nerval G de. Aurelia. In: Die Töchter der Flamme. Erzählungen und Gedichte. Werke, Bd. 3. München: Winkler 1989; S. 361–428.

Novalis. Vermischte Bemerkungen und Blüthenstaub. Schriften, Bd. 2. Darmstadt: WBG 1981; S. 412–470.

Novalis. Paralipomena zum »Heinrich von Ofterdingen«. Schriften, Bd. 1. Darmstadt: WBG 1981; S. 335–358.

Plato. Ion. München: Heimeran 1963.

Plato. Phaidros. Göttingen: Vandenhoeck & Ruprecht 1993.

Proust M. Auf der Suche nach der verlorenen Zeit. Werke, Bd. 5. Frankfurt a. M.: Suhrkamp 1975.

Schelling FWJ. Stuttgarter Privatvorlesungen. In: Schriften von 1806–1813. Darmstadt: WBG 1983; S. 361–428.

Seneca LA. Über die Seelenruhe. In: Philosophische Schriften, Bd. 2. Darmstadt: WBG 1989; S. 100–173.

Tobino M. Die freien Frauen von Magliano. Darmstadt: Luchterhand 1988.

Vergil. Aeneis. Zürich: Winkler 2005.

4 Bindung, Exploration und Kreativität

Anna Buchheim

Genie und Wahnsinn liegen manchmal dicht beieinander. Zwischen psychischer Krankheit, Bindungsstörungen und Kreativität gibt es einen Zusammenhang. »So wie die Verrücktheit, in einem höheren Sinn, der Anfang aller Weisheit ist, so ist Schizophrenie der Anfang aller Kunst, aller Fantasie.« Das schreibt z. B. Hermann Hesse in seinem Roman »Steppenwolf«. Muss man irre sein, um kreativ zu sein? Mindestens seit der Antike gibt es diesen Mythos, dass Genie und Wahnsinn dicht beieinanderliegen, verbreitet u. a. von Aristoteles und Seneca. Der Komponist Robert Schumann sei genannt, der in seinen manischen Phasen seine schönsten Werke kreiert hat und immens produktiv war, der aber auch melancholische Phasen hatte, in denen er fast nichts schuf. Oder als Paradebeispiel der Maler Vincent van Gogh, der sich im Wahn ein Ohr abschnitt. Die einen sind gefesselt von den exzentrischen Marotten der Künstler, die anderen wollen ihren eigenen seelischen Nöten einen Sinn verleihen. Der Künstler René Magritte hatte eine psychisch kranke Mutter. Er schuf das Bild mit dem Originaltitel »L'Esprit de géométrie« in den 1930er-Jahren. Auf den ersten Blick scheint das Bild einen Erwachsenen zu zeigen, der ein Kind auf dem Arm hält. Dem Betrachter wird jedoch beim genaueren Hinschauen sofort klar, dass etwas nicht stimmen kann. Der Kopf auf dem Erwachsenenkörper ist von einem Kind und der Kopf auf dem Kinderkörper der einer erwachsenen Frau. Indem die Köpfe von Mutter und Sohn vertauscht sind, findet auch eine Verkehrung der Rollen statt. Der Sohn trägt die Mutter. Die Kind-Mutter auf dem Arm wirkt alt und kindlich-hilflos. Gerade in der Kunst hat es sich häufig gezeigt, dass Kreativität als Kompensation für Bindungsprobleme wirksam wurde. Kreativität kann hier als Exploration und brennende Neugier bewertet werden, bei der Künstler trotz schwerwiegender Erfahrungen in der Biografie einen Weg gefunden haben, handlungsfähig zu sein und diese auf eine gelungene Weise zu verarbeiten.

Bindung und Exploration werden in der Bindungsforschung als integrale und sich ergänzende Systeme betrachtet, weil beide in einem verhaltensbiologischen und ontogenetischen Rahmen für die jeweilige Anpassung an die Lebensgegebenheiten zusammenwirken. Dies wird einmal in der Balance des Kleinkindes zwischen Nähe suchen und Exploration deutlich, aber auch in der Freiheit zu mentaler Exploration im Erwachsenenalter. Das Kapitel behandelt Grundlagen von Bindung und Exploration als Basis für die Ausformung von unterschiedlichen Bindungsmustern und deren Auswirkung auf kognitive Fähigkeiten in sozialen Situationen sowie Kreativität im Kindesalter. Weiterhin wird auf deren Bedeutung im klinisch-psychotherapeutischen Kontext bei Erwachsenen eingegangen und die Veränderbarkeit von unsicherer Bindung und die Erhöhung von mentaler Exploration exemplarisch dargelegt. Ein Ziel von Psychotherapie ist die Herstellung eines sicheren bzw. organisierten inneren Arbeitsmodells von Bindung, damit die Reaktionsbreite auf Belastung vom Schutz- und Hilfesuchen bis zur Exploration neuer sowie kreativer Bewältigungsstrategien verfügbar wird.

4.1 Einleitung

Bindung wird allgemein verstanden als langanhaltende emotionale Beziehung zu vertrauten Personen bzw. zu Bindungspersonen, die Schutz und Unterstützung bieten. Bindung stellt eine konkrete Entwicklungsbedingung für psychische Gesundheit und Selbstvertrauen dar und wurde in der Bindungstheorie von Bowlby (1960, 1973) erstmals umfassend beschrieben. Innere Arbeitsmodelle von Bindung werden als Organisationsstrukturen beschrieben, die Aufmerksamkeit, Gedächtnis und Handlungen und später auch Sprache beeinflussen (Bretherton u. Munholland 2008). Die Hauptfunktion des inneren Arbeitsmodells von Bindung ist es, die Ereignisse der realen Umwelt zu antizipieren und das eigene Verhalten entsprechend zu organisieren. Das Bindungssystem des Menschen ist dem Explorationssystem komplementär zugeordnet. Beide Systeme können somit nicht gleichzeitig aktiviert sein. Nur wenn ein Kind sich sicher fühlt und kein Bindungsverhalten aktivieren muss, kann es konstruktiv explorieren. Ist das Bindungsverhalten aktiviert, ist das Explorationsverhalten eingeschränkt bzw. deaktiviert. Das Explorationsverhalten fördert die Informationsgewinnung aus der Umwelt und dient somit der Entwicklung sozialer und kognitiver Kompetenzen (Spangler u. Zimmermann 1995). Kinder erlernen durch das Explorationsverhalten motorische Fähigkeiten, aktivieren Intelligenz- und Wahrnehmungsleistungen und erlernen neue kreative Erfahrungen über sich und ihre Umwelt. Unter Kreativität wird hier in Anlehnung an die Definition von Renzulli (1978) die Fähigkeit zur Lösung von Aufgaben verstanden, die originelles, produktives und eigenständiges Vorgehen voraussetzt und die ihre Motivation aus dieser Aufgabe selbst schöpft.

Wenn das innere Arbeitsmodell auf einer sicheren Bindung basiert, bietet diese Bindung eine gute Basis, auf der der Mensch in stressfreien Situationen seine Umwelt explorieren kann. Das sichere Arbeitsmodell von Bindung bildet demnach die Fähigkeit zu emotionaler Integrität und Kohärenz ab, sodass diese Person positive und negative Gefühle in sozialen Situationen wahrnehmen, sie realitätsgerecht einschätzen, kommunizieren und entsprechend aktiv, kreativ und wirklichkeitsgerecht handeln kann. Ein unsicheres Arbeitsmodell von Bindung erschwert eine realitätsangemessene Einschätzung in sozialen Situationen und führt zu einer Einschränkung von Wahrnehmung und Integration verschiedener Gefühle. Wirklichkeitsbezogenes Kommunizieren und konstruktives kreatives Handeln werden erschwert (Grossmann et al. 1988).

4.2 Bindung und Exploration im Kindesalter: Auswirkungen auf soziale Kompetenz und Kreativität

Die individuelle Qualität der Bindungsbeziehung zwischen einem Kleinkind (12–18 Monate) und seiner Bezugsperson wird mit der Versuchsanordnung »Fremde Situation« erfasst (Ainsworth et al. 1978). In dieser etwa 20-minütigen standardisierten Beobachtungssituation wird das Kind in aufeinander folgenden dreiminütigen Trennungsepisoden zunehmender Belastung ausgesetzt und damit sein Bindungssystem aktiviert. Ein sicher gebundenes Kind zeigt deutlich seinen Trennungsschmerz, kann sich aufgrund seiner Erfahrung einer vorhersehbaren Beruhigung durch die Bindungsfigur rasch wieder der Umwelt erkundend zuwenden. Ein Kind mit unsicherer Bindung hat dagegen gelernt, zu seiner Bindungsperson am besten die überlebensnotwenige Nähe aufrechtzuerhalten, indem es sie entweder vermeidet (vermeidende Bindung) oder in bedrohlichen Situationen weint, nachläuft und sein Umfeld wenig exploriert (ambivalente Bindung). Die Mehrzahl (50 bis 80 %) der untersuchten Kinder in einzelnen Studien von Normalpopulationen wurde als sicher gebunden klassifiziert (van IJzendoorn et al. 1992).

Während sichere Bindung einen Schutzfaktor für die weitere Entwicklung des Kindes darstellt, werden unsicher organisierte Bindungsmuster (unsicher-vermeidende und unsicher-ambivalente Bindung) als Vulnerabilitätsfaktoren angesehen. Bindungssicherheit bzw. Bindungsunsicherheit sagen positive bzw. eingeschränkte sozial-emotionale Kompetenzen im Vorschul- und Schulalter und im Jugendalter voraus (z. B. Grossmann et al. 1988), ebenso positive bzw. negative Selbstwerteinschätzung (z. B. Verschueren u. Marcoen 1999).

Lütkenhaus et al. (1985) legten dar, dass sicher gebundene Kinder ein höheres Neugierverhalten aufwiesen als unsicher gebundene Kinder und im Alter von drei Jahren mehr Leistungsanstrengung zeigten, während unsicher gebundene Kinder bei drohendem Misserfolg eher aufgaben. Sicher gebundene Kinder zeigten darüber hinaus größere Konzentration beim Spielen als unsicher gebundene Kinder (Suess et al. 1992). Garlichs und Leuzinger-Bohleber (1999) stellten ebenso fest, dass sicher gebundene Kinder im Alter von zwei bis drei Jahren konzentrierter und erfindungsreicher im Umgang mit einer Aufgabe sind und auch mehr Fantasie besitzen als unsicher gebundene Kinder. Bei Problemlöseaufgaben suchten sicher gebundene Kinder außerdem nach einiger Zeit des selbstständigen Probierens die Hilfe der Mutter, während unsicher gebundene Kinder aufgaben.

Zusammenfassend wird Bindungssicherheit als Schutzfaktor in Bezug auf soziale Fähigkeiten und Beziehungen sowie Handlungsfähigkeit, Neugierverhalten sowie Kreativität im sozialen Kontext auch durch aktuelle Befunde weiterhin belegt: In einer aktuellen Metaanalyse von Groh et al. (2014) basierend auf 80 unabhängigen Studien (N = 4441) zeigte sich ein signifikanter Zusammenhang zwischen Bindungssicherheit im ersten Lebensjahr und sozialer Kompetenz in der Peer-Group, während unsichere Bindung und desorganisierte Bindung mit niedriger sozialer Kompetenz assoziiert waren.

4.3 Bindungsrepräsentation und mentale Exploration im Erwachsenenalter

Die Bindungstheorie erschließt über Narrative einen objektivierbaren Zugang zu inneren Repräsentationen. Bindungssicherheit wird als das Resultat kohärenter Erfahrungen mit Bezugspersonen angesehen, während Bindungsunsicherheit auf Abwehrprozesse zurückgeführt wird. Im Bereich der klinischen Bindungsforschung lassen sich zwei Hauptlinien zur Diagnostik von Bindung nachzeichnen. Zum einen hat die Erwachsenenbindungsforschung ihre Wurzeln in der klinischen Entwicklungspsychologie, in deren Kontext das *Adult Attachment Interview (AAI)* (George et al. 1995; Main u. Goldwyn 1985–1998) und das *Adult Attachment Projective Picture System (AAP)* (George et al. 1999; George u. West 2012) entwickelt wurden. Beide Instrumente eignen sich dazu, unbewusste, strukturelle Aspekte der Bindungsorganisation valide und reliabel zu erfassen (Buchheim u. George 2012). Die zweite Wurzel liegt in der Persönlichkeits- und Sozialpsychologie und der Forschung zu Einsamkeit bzw. Partnerbeziehungen anhand von Fragebogenmethoden (Ravitz et al. 2010).

George und West (2012) entwickelten mit dem AAP ein reliables Interviewverfahren zur Erfassung von Bindungsrepräsentationen. Das AAP ist ein projektives Verfahren, bestehend aus sieben bindungsrelevanten Szenen. Die Versuchsperson soll zu den AAP-Bildern jeweils eine Geschichte erzählen, die folgende Elemente enthält:

- Wie kam es zu dieser Szene,
- was denken oder fühlen die Personen und
- wie könnte es in der Geschichte weitergehen?

Schwerpunkt der Analyse der Transkripte sind bindungsrelevante Aspekte (z. B. internalisierte sichere Basis, Hafen der Sicherheit, Handlungsfähigkeit, Verbundenheit, Synchronizität) sowie Abwehrprozesse. Sie führt nach einem festgelegten Manual zu einer der vier Bindungsklassifikationen: sicher, distanziert, verstrickt und unverarbeitetes Trauma (siehe genaue Darstellung Buchheim u. George 2012).

> Zahlreiche klinische Studien belegen, dass Personen mit einer sicheren Bindungsrepräsentation kooperativer und engagierter sind im Vergleich zu unsicher gebundenen, sie werden positiver wahrgenommen, suchen aktiver Hilfe, sie profitieren mehr von Therapien und entwickeln eine positivere, engere Arbeitsbeziehung (vgl. Zusammenfassung bei Strauss 2011).

Studien mit Adoleszenten zeigten, dass Bindungssicherheit und die damit verbundenen positiven Emotionen eine Puffer-Funktion gegen die Entwicklung einer Pathologie einnahmen (Kim et al. 2014; Iglesias et al. 2014). Im Erwachsenalter trägt Bindungssicherheit beispielsweise im Falle einer psychosomatischen Erkrankung dazu bei, dass diese Personen mehr soziale Unterstützung in Anspruch nehmen können und trotz Erkrankung mehr kreative Lebensqualität empfinden (Rabung et al. 2004).

Demnach kann angenommen werden, dass bindungssichere Personen auch mehr kreative Eigenschaften mitbringen, auch wenn dies bisher nicht explizit untersucht worden ist. Im AAP-Bindungsinterview zeigte sich bei einer sicheren Probandin aus unseren Studien ein solcher Hinweis zur kreativen Gestaltung, wenn sie zu einem potenziell bedrohlichen Bild (► Abb. 4-1), das ein »Kind in der Ecke« darstellt, eine konstruktive Geschichte erzählte: »Das ist ein Junge, der seit ein paar Monaten in einer Zirkusschule ist, also das ist sein neues Hobby, nachmittags in eine Zirkusschule zu gehen. Und sie haben bald einen Auftritt und er macht unter anderem dieses Mal einen Jungen, der Pantomime spielt, und er übt jetzt zu Hause seine Rolle noch mal, also er übt es noch mal, die Hände flach zu halten, so als ob es aussieht, dass eine Scheibe vor ihm ist. Und im gleichen Raum in der anderen Ecke ist sein Hund, der gerade den Sessel ankaut und deswegen dreht er sich um und meckert seinen Hund an, dass er das doch bitte lassen soll. Der Hund lässt es aber nicht, sondern er kaut fröhlich weiter an dem Sessel herum, sodass der Junge gleich zu ihm hingehen muss und ihn davon abhalten muss. Er setzt den Hund vom Sessel weg, dieser rennt dann doch wieder hin. So muss der Junge sich erst mit dem Hund ein paar Minuten beschäftigten, bevor er wieder zu seiner Übung zurückgehen kann.«

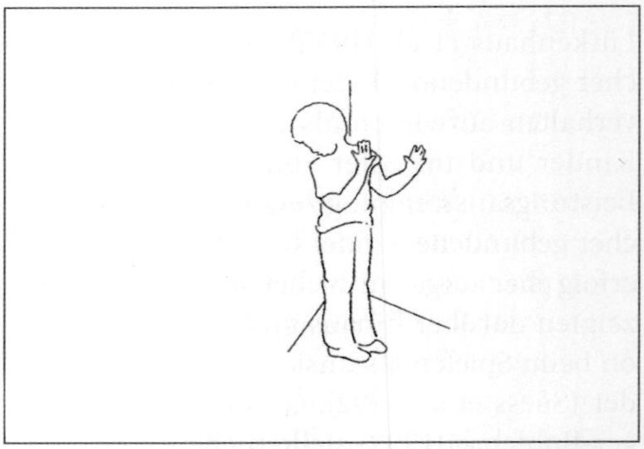

Abb. 4-1 AAP-Bild »Kind in der Ecke« aus dem Adult Attachment Projective Picture System © George et al. 1999, alle Rechte vorbehalten.

Im Vergleich dazu erzählt eine Probandin mit einer unsicheren Bindungsrepräsentation zu demselben Bild die folgende Geschichte, die Hilflosigkeit und Gewalt beinhaltet und aufgrund einer fehlenden internalisierten sicheren Basis nicht konstruktiv und kreativ verarbeitet werden konnte: »Ja, hier ist vielleicht Abscheu oder irgendwie so. Will der Junge vielleicht gar nicht, was mit ihm gerade gemacht wird, oder was mit ihm geredet wird? Ja, Abscheu denke ich mal. Wie könnte es da weitergehen? Ja, sicherlich mit Gewalt, denke ich mal. Weiß ich nicht. Oder er wird zu irgendwas gezwungen, was er nicht will, kann natürlich auch sein. Ja, dass er erst einmal, dass er erst einmal seinen Anschiss irgendwie kriegt sicherlich, denke ich mal. Ja und dann eventuell, ja, mit Schlägen vielleicht. Ich weiß es nicht. Oder mit irgendwelchen Verbotsregeln.«

Bowlbys Vorschläge für eine bindungsbezogene Psychotherapie werden heute noch von vielen Psychotherapeuten aufgegriffen. Aus seiner Perspektive wird die Bereitstellung einer sicheren Basis für die mentale Exploration als ein wesentliches, bindungsrelevantes Charakteristikum der therapeutischen Beziehung und Veränderung angesehen (Bowlby 1980).

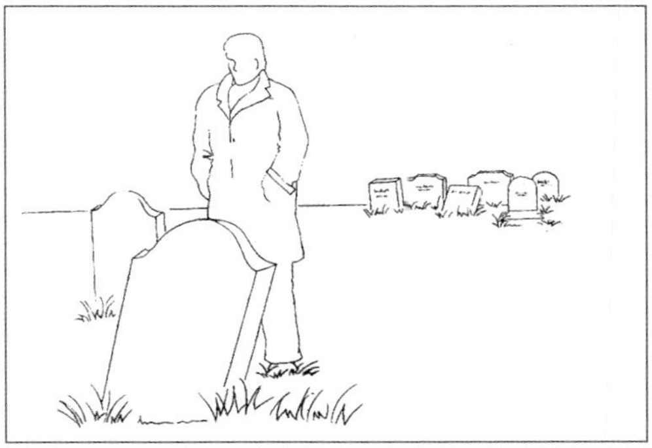

Abb. 4-2 AAP-Bild »Friedhof« aus dem Adult Attachment Projective Picture System © George et al. 1999, alle Rechte vorbehalten.

4.4 Die Veränderbarkeit mentaler Exploration und Reflexion durch psychodynamische Psychotherapien

Im Kontext der Psychotherapieforschung gibt es inzwischen einige Untersuchungen, die nachweisen, dass unsichere und desorganisierte Bindungsrepräsentationen durch psychodynamische Psychotherapie signifikant verbessert werden und mentale Exploration bzw. Reflexionsfähigkeit signifikant erhöht werden können (z. B. Levy et al. 2006; Buchheim et al. 2012; Fischer-Kern et al. 2015; Buchheim 2016).

In der Hanse-Neuropsychoanalyse-Studie (Buchheim et al. 2008) wurden beispielsweise n = 20 chronisch depressive Patienten zu Beginn und nach 15 Monaten psychoanalytischer Behandlung mit dem AAP-Interview befragt. Sie zeigten eine deutliche Veränderung im mentalen Umgang mit ihren Verlusterfahrungen zum zweiten Messzeitpunkt (Buchheim et al. 2012). Ein Narrativbeispiel soll dies verdeutlichen: Zu dem AAP-Bild »Friedhof« (► Abb. 4-2) erzählt eine Patientin aus der Studie zu Beginn der Behandlung folgende Geschichte: »Hier ist eine wichtige Person verstorben und der Mann vor dem Grab ist halt sehr traurig und fühlt sich hilflos, weiß halt nicht, was er machen kann, oder ob er überhaupt irgendwas machen kann. Also weiß halt auch nicht, also ist eigentlich für ihn unerträglich, dass diese Person nicht mehr da ist. Und, ja, ist ratlos, fühlt sich hilflos. Er hat die Person sehr geliebt. Er muss halt, also, er wird vermutlich noch oft ans Grab kommen bzw. irgendwann auch nicht mehr, weil es ihn halt immer schmerzt, wenn er da ist.«

In diesem Narrativ wird deutlich, dass der Mann in der Geschichte in seiner Hilflosigkeit und seinem Schmerz gefangen bleibt. Es ist für ihn unerträglich, dass die verstorbene Person nicht mehr da ist. Anzeichen einer mentalen Verarbeitung dieser bindungsrelevanten Szene fehlen aus bindungstheoretischer Sicht. Es sind keine Anzeichen von konstruktiver Handlungsfähigkeit oder einer internalisierten sicheren Basis zu erkennen.

Dagegen erzählt die gleiche Person nach 15 Monaten psychoanalytischer Behandlung zu dem AAP Bild »Friedhof« folgende Geschichte: »Das ist ein Mann der steht vor einem Grab und der Grabstein ist schief. Vielleicht ist es einfach so, dass er, auf der, also, z. B. einen alten jüdischen Friedhof besucht oder so und interessiert ist an der Situation oder an dem, was er da sieht … Und er scheint alleine da zu sein, was dann eigentlich, also vielleicht ist es auch ein Familienmitglied, das er da besucht oder dessen Grab er aufsucht, und auf jeden Fall ist er in Gedanken versunken und auch ernst, ja. … Er wird vielleicht da noch ein Weilchen dort verweilen und es anschauen und dann irgendwann geht er weiter … Und dann, ja, passieren wieder neue Dinge und er ist wieder in neuen Situationen, also jetzt in der Zukunft.«

In diesem Narrativ ist zu erkennen, dass der Mann über die Situation nachdenkt und wieder neue Dinge passieren, seine Explorationsfähigkeit hat sich erhöht. Die Verzweiflung und Hilflosigkeit wie in der obigen Geschichte zu Beginn der Behandlung ist nicht mehr präsent. Es wird evident, dass es um eine Zukunftsperspektive geht. Andere Themen, die das Bindungssystem bedrohen (wie z. B. emotionaler Schmerz) sind nicht mehr enthalten, was auf einen sogenannten verarbeiteten Bindungsstatus hinweist. Die Patientin hat konstruktive neue Bewältigungsmöglichkeiten erworben, mit dem Thema Verlust innerlich umzugehen.

Masla (2013) erforschte in einer gemeinsamen Studie die Verknüpfung von Bindungstheorie und der *Katathym-Imaginativen Psychotherapie* (KIP, Leuner 1954). Fragestellung war, inwieweit das Wissen um Bindungsrepräsentationen, erfasst mit dem AAP zu Beginn der Behandlung, sich als produktiv für den Prozess der Katathym-Imaginativen Psychotherapie erweisen könnte, da bei beiden Ansätzen innere Vorstellungen eingesetzt werden, um einen psychodynamisch relevanten szenischen Hergang zu entwickeln. Die drei Dimensionen der speziellen Wirksamkeit der KIP sind

1. die Konfliktzentrierung,
2. die Befriedigung tiefliegender (»archaischer«) Grundbedürfnisse und
3. die Förderung einer fantasiegetragenen und symbolvermittelten Kreativität, die zu spielerischem Probehandeln wie zu alternativen Optionen der Problemlösung befähigt (Ullmann 2012).

Ausgehend von der Bindungstheorie und dem Konzept der internalen Arbeitsmodelle von Bindung wurde in der Untersuchung angenommen, dass durch das katathyme Bilderleben reale Beziehungskonstellationen oder Introjekte (Anteile der Selbst- und Objektrepräsentanzen) auf der inneren Bühne abbildbar und therapeutisch bearbeitbar werden (Masla 2013).

24 Patienten erhielten während ihres stationären Aufenthaltes in einem Psychosomatischen Fachkrankenhaus über fünf Wochen eine Katathym-Imaginative Psychotherapie zu fünf ausgewählten Bindungsthemen. Eine Annahme der vorliegenden Studie war, dass Patienten, die diese Form der psychodynamischen Psychotherapie erhielten, eine signifikante Veränderung ihrer Bindungsrepräsentationen aufzeigen im Vergleich zu Patienten ohne diese Therapieeinheit. Die Ergebnisse bestätigten die Vermutung, dass die Teilnehmer der Behandlungsgruppe eine statistisch signifikante Zunahme der Bindungsklassifizierung »sicher« aufwiesen, ebenso eine statistisch signifikante Abnahme der Klassifizierung »Unverarbeitetes Trauma«. Dieses kann so interpretiert werden, dass durch die Behandlungen mit Imaginationen ein hoher Zugewinn an persönlicher Selbstwirksamkeit angestoßen wird, Patienten dadurch ein intensives Gefühlserleben zulassen können, in den Bildern sich und ihre Situationen besser verstehen können und dass sie befähigt werden, sich auf innere Dialoge, d. h. verändernde Prozesse einzulassen. Es scheint, dass das AAP und die bindungsrelevanten Themen der KIP ein Potenzial haben, Verlusterfahrungen oder andere traumatische bindungsrelevante Situationen aufzuspüren und sichtbar zu machen. Diese signifikanten Lebensereignisse traten durch das AAP und die anschließende Imaginations-Therapie zutage und waren in der Regel zuvor in den allgemeinen Anamnesen nicht erwähnt worden (Masla 2013).

Bowlby (1980) schlug vor, dass der Therapeut ein Begleiter der Exploration des Patienten sein und diese nicht nur interpretieren sollte. Außerdem wies er daraufhin, dass es für den Therapeuten wichtig sei, eine vertrauenswürdige und zuverlässige Figur zu sein, eine sichere Basis. Durch die therapeutische Beziehung kann der Patient sich emotional so versichern, dass ihm eine Erkundung seiner inneren Fantasien oder seiner äußeren Realitäten möglich wird. Das Ziel in einer bindungsorientierten Therapie ist die Modulation oder Verbesserung von dysfunktionalen inneren Arbeitsmodellen in Richtung eines sicheren inneren Arbeitsmodells von Bindung. Diverse aktuelle Psychotherapiestudien aus dem psychodynamischen Kontext belegen die Veränderbarkeit von unsicheren und desorganisierten zu sicheren bzw. organisierten Bindungsrepräsentationen. Die Verbesserung von Selbst- und Beziehungsregulation und der Fähigkeit, eigene innere Prozesse und die anderer Menschen zu erkennen, zu verstehen sowie darüber zu reflektieren, sind Fokus psychodynamischer Verfahren, die durch Interviewmethoden zur Erfassung von inneren Arbeitsmodellen von Bindung abgebildet werden können (Buchheim 2016).

Literatur

Ainsworth MDS, Blehar MC, Waters E, Wall S. Patterns of attachment: A psychological study of the strange situation. Hillsdale, NJ: Erlbaum 1978.

Bowlby J. Attachment and Loss. Vol. 1: Attachment. New York: Basic Books 1969.

Bowlby J. Attachment and Loss. Vol. 2: Seperation, Anxiety and Anger. New York: Basic Books 1973.

Bowlby J. Attachment and Loss. Vol. 3: Loss, Sadness and Depression. New York: Basic Books 1980.

Bretherton I, Munholland KA. Internal Working Model in Attachment Relationships: Elaborating a Central Construct in Attachment Theory. In: Cassidy J, Shaver P (Hg). Handbook of Attachment. New York: Guilford 2008; S. 102–27.

Buchheim A. Bindung und Exploration. Ihre Bedeutung im klinischen und psychotherapeutischen Kontext. Stuttgart: Kohlhammer 2016.

Buchheim A et al. Psychoanalyse und Neurowissenschaften. Neurobiologische Veränderungsprozesse bei psychoanalytischen Behandlungen von depressiven Patienten. Nervenheilkunde 2008; 27: 441–5.

Buchheim A, George C. Das Adult Attachment Interview (AAI) und das Adult Attachment Projective Picture System (AAP). In: Doering S, Hörz S (Hg). Handbuch der Strukturdiagnostik. Stuttgart: Schattauer 2012; S. 182–218.

Buchheim A, Taubner S, George C. Neuronale Korrelate von Bindungsmustern bei depressiv Erkrankten. In: Böker H, Seifritz E (Hg). Psychotherapie und Neurowissenschaften. Bern: Huber 2012; S. 388–413.

Fischer-Kern M et al. Transference-Focused Psychotherapy for Borderline Personality Disorder: Change in Reflective Function. Br J Psychiatry 2015, 207 (2): 173–4.

Garlichs A, Leuzinger-Bohleber M. Identität und Bindung. Die Entwicklung von Beziehungen in Familie, Schule und Gesellschaft. München: Juventa 1999.

George C, Kaplan N, Main M. The Adult Attachment Interview. Unpublished Manuscript. Berkeley: University of California 1985.

George C, West M, Pettem O. The Adult Attachment Projective: Disorganization of Adult Attachment at the Level of Representation. In: Solomon J, George C (Hg). Attachment disorganization. New York: Guilford 1999; S. 462–507.

George C, West M. The Adult Attachment Projective Picture System. New York: Guilford Press 2012.

Groh AM et al. The Significance of Attachment Security for Children's Social Competence with Peers: A Meta-Analytic Study. Attach Hum Dev 2014; 16 (2): 103–36.

Grossmann K, Fremmer-Bombik E, Rudolph J, Grossmann KE. Maternal Attachment Representations as Related to Patterns of Infant-Mother Attachment and Maternal Care During the First Year. In: Hinde R, Stevenson-Hinde J (Hg). Relationships Within Families. Mutual Influences. Oxford: Clarendon Press 1988; S. 241–61.

Iglesias EB, Fernández del Río E, Calafat A, Fernández-Hermida JR. Attachment and Substance Use in Adolescence: A Review of Conceptual and Methodological Aspects. Adicciones 2014; 26 (1): 77–86.

Kim S, Sharp C, Carbone C. The Protective Role of Attachment Security for Adolescent Borderline Personality Disorder Features Via Enhanced Positive Emotion Regulation Strategies. Personal Disord 2014; 5 (2): 125–36. doi: 10.1037/per0000038. Epub 2013 Dec 23.

Leuner H. Grundlinien des Katathymen Bilderlebens (KB) aus neuerer Sicht. In: Leuner H (Hg). Katathymes Bilderleben, Ergebnisse in Theorie und Praxis. Bern: Huber 1980; S. 10–55.

Levy KN et al. Change in Attachment Patterns and Reflective Function in a Randomized Control Trial of Tranceference-Focused Psychotherapy for Borderline Personality Disorder. J Consult Clin Psychol 2006; 74(6): 1027–40.

Lütkenhaus P, Grossmann KE, Grossmann K. Infant-mother attachment at twelve months and style of interaction with a stranger at the age of three years. Child Development 1985; 56: 1538–42.

Main M, Goldwyn R. Adult attachment classification and rating system. Unpublished manuscript. Berkeley: University of California 1985–96.

Masla U. Eine Untersuchung psychosomatisch-stationär behandelter Patienten bezüglich der Veränderung ihrer Bindungsrepräsentationen mit oder ohne den Einsatz von KIP (Katathym Imaginative Psychotherapie). Masterarbeit an der International Psychoanalytic University Berlin 2014.

Rabung S, Ubbelohde A, Kiefer E, Schauenburg H. Attachment Security and Quality of Life in Atopic Dermatitis. Psychother Psychosom Med Psychol 2004; 54 (8): 330–8.

Ravitz P, Maunder R, Hunter J et al. Adult Attachment Measures: A 25-Year Review. J Psychosom Res 2010; 69: 419–32.

Renzulli J. What Makes Giftedness? Reexamining a Definition. Phi-Delta-Kappan 1978; 60 (3): 180–84.

Spangler G, Zimmermann P. Die Bindungstheorie. Grundlagen, Forschung und Anwendung. Stuttgart: Klett-Cotta 1995.

Strauss B. Ergebnisse der klinischen Bindungsforschung mit Bedeutung für die Psychotherapie. Psychother Psych Med 2011; 61: 436–446.

Suess G, Grossmann KE, Sroufe LA. Effects of Infant Attachment to Mother and Father on Quality of Adaption in Preschool: From Dyadic to Individual Organization of Self. Int J Behav Dev 1992; 15: 43–65.

Ullmann H. Imagination und Psychotherapie eine Bestandsaufnahme. In: Ullmann H, Wilke E (Hg). Handbuch Katathym Imaginative Psychotherapie (KIP). Bern: Huber 2012; S. 18–37.

van IJzendoorn M, Goldberg S, Kroonenberg PM, Frenkel OJ. The Relative Effects of Maternal and Child Problems on the Qualitiy of Attachment: A Meta-Analysis of Attachment in clinical samples. Child Dev 1992; 63: 840–58

Verschueren K, Marcoen A. Representation of Self and Socioemotional Competence in Kindergartners: Differential and Combined Effects of Attachment to Mother and to Father. Child Dev 1999; 70 (1): 183–201.

5 Darf man Künstler analysieren?

Überlegungen zum Verhältnis von Kunst und Psychoanalyse

Günter Lempa

Im Folgenden werden einige wesentliche psychoanalytische Konzepte, die sich mit der Psychologie des Künstlers befassen, referiert. Daraus ergibt sich die Fragestellung, wie man als Therapeut mit Künstlern umgehen soll. Darf man ihre künstlerischen Produktionen analog zum gängigen Vorgehen, wenn z. B. Träume berichtet werden, als Material verwenden, um tiefer liegende Probleme zu entschlüsseln? Es soll argumentiert werden, dass künstlerische Produktionen vonseiten des Therapeuten mit besonderer Zurückhaltung und Respekt behandelt werden müssen, was das Eingeständnis einschließt, dass der Therapeut kein privilegiertes Wissen besitzt, um die Kunstwerke seines Patienten zu durchschauen und zu beurteilen. Es wird versucht aufzuzeigen, in welcher Weise ein Therapeut trotz dieser Einschränkung für seine (Künstler-)Patienten hilfreich sein kann.

5.1 Psychoanalytische Konzepte über die Kunst und den Künstler

Großen Einfluss auf die Theorie des Künstlers und die Theorie der Kunst haben Überlegungen Freuds ausgeübt. Er schreibt 1911: »Der Künstler ist ursprünglich ein Mensch, welcher sich von der Realität abwendet, weil er sich mit dem von ihr zunächst geforderten Verzicht auf Triebbefriedigung nicht befreunden kann und seine erotischen und ehrgeizigen Wünsche im Phantasieleben gewähren läßt. Er findet aber den Rückweg aus dieser Phantasiewelt zur Realität, indem er dank besonderer Begabungen seine Phantasien zu einer neuen Art von Wirklichkeiten gestaltet, die von den Menschen als wertvolle Abbilder der Realität zur Geltung zugelassen werden. Er wird so auf eine gewisse Weise wirklich der Held, König, Schöpfer, Liebling, der er werden wollte, ohne den gewaltigen Umweg über die wirkliche Veränderung der Außenwelt einzuschlagen. Er kann dies aber nur darum erreichen, weil die anderen Menschen die nämliche Unzufriedenheit mit dem real erforderlichen Verzicht verspüren wie er selbst, weil diese bei der Ersetzung des Lustprinzips durch das Realitätsprinzip resultierende Unzufriedenheit selbst ein Stück der Realität ist.« (Freud 1911, S. 22) Man könnte sagen, dass Freuds Theorie der Psychologie des Künstlers kein allzu gutes Licht auf die psychische Gesundheit des Künstlers wirft. Einige Jahre später lesen wir: »Der Künstler ist im Ansatz auch ein Introvertierter, der es nicht weit zur Neurose hat.« (Freud 1917, S. 390) Freud sieht den Künstler also als einen Menschen, der vor der harten Notwendigkeit des Lebens in die Fantasie ausweicht, es aber schafft seine Tagträume so zu gestalten, dass sie eine Form annehmen, die vom Publikum mit ästhetischem Genuss konsumiert werden kann und er somit, über diesen Umweg, doch noch der Erfüllung seiner ursprünglichen Wünsche teilhaftig werden kann.

Winnicott dagegen sieht die Dinge aus einer völlig anderen Perspektive. Er rückt Menschen, für die ein künstlerischer Ausdruck unmöglich ist, in die Nähe der Pathologie. Er schreibt: »Manchmal wird angenommen, dass das Individuum im gesunden Zustand immer integriert sei, immer in seinem eigenen Körper lebe und immer fühlen könne, dass die Welt wirklich ist. Es gibt jedoch eine geistige Gesundheit, die die Eigenschaft eines Symptoms hat, weil sie mit Angst belastet ist oder der Verleugnung von Verrücktheit, mit der Angst vor der angeborenen Fähigkeit jedes Menschen, unintegriert, entpersönlicht zu werden und die Welt als unwirklich zu empfinden«. (1983, S. 66) In einer Fußnote fügt Winnicott hinzu: »Wir können hoffen durch künstlerischen Ausdruck mit unserem primitiven Selbst, aus dem die stärksten Gefühle und sogar schneidend scharfe Empfindungen stammen, in Berührung zu bleiben, und wir sind wirklich arm dran, wenn wir lediglich geistig gesund sind«. (ebd., S. 86) Für Winnicott ist also künstlerisches Schaffen und eine künstlerische Haltung unabdingbar, um im eigentlichen Sinne gesund bleiben zu können. Es heißt weiter: »Das künstlerische Schaffen tritt allmählich an die Stelle von Träumen oder ergänzt sie, und es ist für das Wohlbefinden des Individuums und daher für die Menschheit von wesentlicher Bedeutung.« (ebd., S. 68) Winnicott behauptet in jeder kindlichen Entwicklung einen Konflikt zwischen Spontaneität und Fügsamkeit. Jeder Mensch hat ein wahres Selbst, das er als wirklich empfindet, das aber nur entstehen kann, wenn eine ausreichend gute mitmenschliche Umwelt Spielräume für Kreativität und Spontaneität bereitstellt. Ist diese nicht gegeben, entsteht ein falsches Selbst, eine unlebendige Anpassung. Winnicott sieht jeden Menschen in unterschiedlichem Ausmaß von diesem Konflikt betroffen. Künstler erleben diese Spannung, die wir alle in uns tragen, besonders intensiv. Ausgehend von dieser Theorie unterscheidet Winnicott zwei Künstlerpersönlichkeiten. Die eine beginnt sozusagen mit dem falschen Selbst, sie setzt in ihrer künstlerischen Tätigkeit zuerst auf Anpassung und Technik, bildet einen Ausschnitt der Außenwelt ab und versucht in einem zweiten Schritt »die erste, exakte Nachbildung zu den primitiven Phänomenen, die die Lebendigkeit seines geheimen, wahren Selbst ausmachen in Beziehung zu setzen« (Winnicott 1998, S. 162). Die andere Künstlerpersönlichkeit beginnt spiegelbildlich mit den groben Darstellungen geheimer Selbstphänomene, die nur für den Künstler nicht aber für andere bedeutungsvoll sind. Die Aufgabe des Künstlers besteht darin, »seine zutiefst persönlichen Darstellungen anderen mitteilbar zu machen, und damit ihm dies gelingt, muss er sich selbst in gewissem Ausmaß verraten« (Winnicott 1998, S. 162). Auch dieser Künstlertyp – und das ist laut Winnicott die entscheidende Leistung des Künstlers – versucht wahres und falsches Selbst miteinander zu vereinen. Ein Künstlertyp beginnt also mit der Anpassung (mit einer elaborierten Technik) und versucht auf diesem Weg zur Spontaneität seines wahren Selbst zu gelangen. Der andere beginnt mit seiner sozusagen noch wenig elaborierten Spontaneität und versucht diese auf eine sozial kompatible Weise und mit sozial akzeptierten Mittel darzustellen.

Spätere psychoanalytische Konzepte bewegen sich meist zwischen diesen zwei Polen. Der Künstler als eher der Neurose nahe stehend (Freud) oder der Künstler als kreativer Mensch (Winnicott). Geht man vom Ersten aus, ist sozusagen ein Schuss Neurose oder »Wahnsinn« für den Künstler notwendig. Entsprechend befürchtet Eissler, dass durch zu viel (analytisches) Wissen der Schwung der künstlerischen Produktion versiegen könnte (1975). Dazu passt eine Geschichte, die, wahr oder erfunden, immer wieder kolportiert wird. Freud habe mit Gustav Mahler ein längeres Gespräch geführt (was offensichtlich historisch korrekt ist), sich aber dann entschieden keine Analyse bei ihm zu beginnen, weil er befürchtete dadurch Mahlers Kreativität zu gefährden.

Auf der anderen Seite stehen Psychoanalytiker, die dem Künstler eine Art Vorreiterrolle zubilligen. Sie verdrängen nicht so stark wie der Normalbürger, ihre Verdrängung ist lockerer, und sie schaffen es, ohne von unbewussten Inhalten überwältigt zu werden, auf die Welt zu reagieren. Ihre »Regression im Dienste des Ich«, wie Kris (1952) es nannte, macht sie sensibler und wahrnehmungsfähiger und ihre Kunstproduktion zieht daraus ihren Wert. Ähnlich sieht Greenacre (1973) bei der kreativen Persönlichkeit eine erhöhte Wahrnehmungsfähigkeit und Wahrnehmungsbereitschaft. Probleme werden schwerer und belastender erlebt. Künstler haben aber die Fähigkeit, auf ihre gesteigerte Sensibilität mit der Bildung von neuen künstlerischen Symbolen zu reagieren.

Lacan hat in seinem Seminar von 1975/76 noch einen weiteren Gesichtspunkt zu der Debatte über die Gesundheit des Künstlers beigetragen. Lacan befasst sich mit James Joyce und behauptet, dass seine literarische Tätigkeit Joyce davor bewahrt habe, psychotisch zu werden. Die Kunst habe Joyce als ein Halt gedient, der ihn stabilisiert und davor bewahrt habe, eine schwere psychische Krankheit zu entwickeln.

Das sind drei sich deutlich voneinander unterscheidende Theorien. Bei Freud ist der Künstler jemand, der sich gegen den Triebverzicht stellt und in die Fantasie flüchtet, aber durch die Anerkennung seiner Kunst sozusagen in die Gesellschaft reintegriert wird. Winnicott dagegen sieht Kunst als etwas Wesentliches an, das den Kontakt zu unserem primitiven Selbst erlaubt und uns Lebendigkeit verleiht. Winnicott weitet den Kunstbegriff dabei aus, er umfasst nicht nur die Erschaffung von Kunstwerken, sondern allgemeiner einen kreativen Zugang zur Realität im Sinne der Lebenskunst. Laut der Theorie von Lacan kann künstlerisches Schaffen dazu dienen, einen Menschen, der eigentlich die Voraussetzungen in sich trägt, psychisch zu erkranken, eben davor zu bewahren.

5.2 Folgerungen für die psychoanalytische Therapie von Künstlern

Die oben dargestellten theoretischen Positionen haben einen unmittelbaren Einfluss auf die therapeutische Praxis. Soll ein Psychoanalytiker überhaupt mit einem Künstler arbeiten oder besteht wie Eissler (1975) befürchtet die Gefahr, dass dann sein kreatives Potenzial versiegt? Als Gegenbeispiel könnte man an Samuel Beckett denken, der eine Analyse bei Wilfred Bion absolvierte, was ihn ganz offensichtlich nicht daran hinderte, den Nobelpreis für Literatur zu erlangen. Hört man sich bei Kollegen um, scheinen die Bedenken, Künstler in Analyse zu nehmen, insgesamt eher gering zu sein.

Wie sieht es aber mit der Frage aus, ob es hilfreich oder gar schädlich ist, die künstlerischen Produktionen eines Patienten ähnlich wie Träume als Material der Analyse zu verwenden, in ihnen tieferliegende Konflikte zu entdecken und mit dem Patienten zu bearbeiten. Hier soll die Meinung vertreten werden, dass dies, gleich welcher psychoanalytischen Theorie zur Kunst und zum Künstler man sich anschließt, ungünstig ist. Verwendet man Freuds Theorie, so besteht eine Gefahr, durch Interpretation der unbewussten Bedeutung der künstlerischen Produktionen die Kreativität zu blockieren. (Man könnte überlegen, ob dies nicht noch zusätzlich dadurch geschieht, weil man die Kunst in gewisser Weise entwertet und pathologisiert). Schließt man sich Winnicott an, ist Kunst etwas Kreatives, ein Bereich in dem sich eine ursprüngliche Spontaneität zeigt, die nicht verstanden oder erklärt werden kann und muss.

Die Kunst eines Patienten sollte also sein Bereich sein und sein Bereich bleiben, etwas Drittes, das vom Analytiker respektiert und geschätzt und eben deshalb als ein Außerhalb der Therapie behandelt wird. Wenn man Künstlern zugesteht, dass sie kreativ sind, so muss man ihnen auch zugestehen, dass sie Werke schaffen, die wir mit unserer etablierten psychoanalytischen Theorie nicht verstehen. Ein Therapeut, der in den Kunstwerken seines Künstler-Patienten tiefer liegende Bedeutungen entschlüsselt, läuft Gefahr einen Übergriff zu begehen. Die ambitionierten Versuche, die in den Anfängen der Psychoanalyse unternommen wurden, um in Kunstwerken die psychoanalytische Theorie bestätigt zu finden, unbewusste Komplexe und Triebabkömmlinge darin zu entdecken, brachten damals einen Erkenntnisgewinn. Heutzutage so zu verfahren wäre eindeutig reduktionistisch.

Das heißt keineswegs, dass man den Künstler sozusagen mit seiner Kunst allein lässt. Es gibt im konkreten Fall oft eine Vielzahl von Problemen. Künstler sind häufig von der harten Notwendigkeit des Lebens stärker betroffen als der Normalbürger. Insofern lässt sich auch Freuds Aussage, der Künstler wende sich von der Realität ab, sicherlich in vielen Fällen bezweifeln. Künstler haben oft geringe materielle Sicherheit und quälende Selbstzweifel. Hinzu kommen, worauf vor allem Winnicott hinweist, große innere Konflikte bezogen auf die Frage, inwieweit man sich dem Kunstmarkt unterwirft, Zugeständnisse macht oder sich lieber isoliert und authentisch bleibt, aber dann nicht weiß, wie lange man mit dieser Haltung für seinen Lebensunterhalt sorgen kann. Dieses Problem zwischen gesellschaftlicher Anerkennung und Authentizität ist für viele Künstler existenziell. Hier hat man als Therapeut ein weites Feld an Problemen, in dem eine therapeutische Unterstützung und Bearbeitung fruchtbar werden kann. Besonders wenn ein Künstler noch nicht ausreichend erfolgreich ist, steht er oft unter sehr großem Druck, jetzt endlich Geld zu verdienen, gefälliger zu produzieren oder gar sich endlich einen »Brotberuf« zu suchen. Hier ist ein therapeutischer Raum, in dem der Künstler ohne Druck und Beeinflussung sich seine Position erarbeiten kann, von großem Wert. Für nicht wenige Künstler ist es weiterhin alles andere als leicht, jeden Tag völlig frei zu entscheiden, wie viel Zeit man für sich, die Beziehungen, die Familie und für die Kunst verwenden will. Auch hier kann Therapie eine hilfreiche Unterstützung sein. Und last but not least haben Künstler Probleme, wie wir alle, und können, wie wir alle – wenn alles gut geht – von therapeutischer Hilfe zur Lösung oder Abmilderung ihrer Probleme profitieren.

Literatur

Eissler KR. Prinzipielles zur Psychoanalyse des Genies. Jb Psychoanal 1975; 8: 7–47.

Freud S (1911). Über die zwei Prinzipien des psychischen Geschehens. GW Bd. 8. Frankfurt a. M.: S. Fischer Verlag; S. 230–8.

Freud S. (1917): XXIII. Vorlesung: Die Wege der Symptombildung. GW Bd. XI, S. 372–391 Frankfurt a. M.: S. Fischer Verlag.

Greenacre Ph. Die Suche nach dem Vater. In: Deutsch H, Greenacre Ph, Waelder R. Dionysos und Apoll. Die Suche nach dem Vater. Psychoanalyse und Kunst. Frankfurt a. M.: S. Fischer 1973.

Kris E. Die ästhetische Illusion. Frankfurt a. M.: Suhrkamp 1975.

Lacan J. Le Séminaire, livre XXIII Le sinthome (1975–1976), Transkription v. Jacques-Alain Miller. Paris: Seuil 2005.

Winnicott D. Die primitive Gefühlsentwicklung. Von der Kinderheilkunde zur Psychoanalyse. Frankfurt a. M.: S. Fischer Verlag 1983.

Winnicott D. Die menschliche Natur. Stuttgart: Klett Cotta 1998.

6 Kunst- und Verhaltenstherapie

Gabriele Pitschel-Walz

6.1 Einleitung

Gibt man in gängige Suchmaschinen »Kunsttherapie und Verhaltenstherapie« ein, so erhält man kaum Ergiebiges. Das verwundert wenig, zumal die Kunsttherapie aus der Tradition her gesehen eher den psychodynamischen psychotherapeutischen Verfahren nahesteht (Pöldinger 1999). Wenn man andererseits davon ausgehen muss, dass derzeit in Kliniken für Psychiatrie und Psychotherapie, für Psychosomatik, in Reha-Kliniken oder in Suchtentwöhnungskliniken überwiegend verhaltenstherapeutisch oder kombiniert tiefenpsychologisch und verhaltenstherapeutisch gearbeitet wird (73 % der in Kliniken angestellten approbierten Psychotherapeuten arbeiten verhaltenstherapeutisch[2]), ist es doch erstaunlich, dass bisher wenige Psychotherapeuten, Psychiater oder Kunsttherapeuten sich Gedanken zu den Verbindungen von Kunsttherapie und Verhaltenstherapie gemacht haben, geschweige denn dazu geforscht haben.

Mit zunehmender Verbreitung und Bedeutung der kognitiven Verhaltenstherapie in ambulanten Praxen und den stationären psychiatrischen Einrichtungen entstanden immerhin einige wenige Versuche, die Beziehungen zwischen Kunst- und Verhaltenstherapie zu erhellen. Martin Schuster, Diplompsychologe mit verhaltenstherapeutischer und gesprächspsychotherapeutischer Ausbildung und Kunsttherapeut, bemüht sich seit etwa 20 Jahren um eine Verbindung von Kunst- und Verhaltenstherapie (Schuster 1997, 2009, 2014). Er plädiert für eine Nutzung kunsttherapeutischer Methoden durch ärztliche und psychologische Psychotherapeuten in der ambulanten Psychotherapie und bietet in seinem Buch »Kunsttherapie in der psychologischen Praxis« (Schuster 2014) auch eine praktische Anleitung, wie »Nicht-Künstler« diese Methoden mit Gewinn in ihren therapeutischen Prozess integrieren können.

In den USA dominiert ebenfalls die psychodynamische Ausrichtung der Kunsttherapie. Laut einer Umfrage der American Art Therapy Association sind etwa 2 % der Kunsttherapeuten verhaltenstherapeutisch orientiert (Vick 2012). In den letzten Jahren entstanden jedoch – vor allem in der Kinder- und Jugendpsychiatrie – verschiedene kognitiv verhaltenstherapeutische Programme, die kunsttherapeutische Methoden zu integrieren versuchten (z. B. Namdari 2012; Hanson 2013; Morris 2014). Die aktuelle Forschung im Bereich der Kunsttherapie versucht ihrerseits vermehrt die empirischen Methoden der Verhaltenstherapie aufzugreifen (Vick 2012), um mehr Wissenschaftlichkeit zu erreichen.

6.2 Therapeutische Wirkfaktoren der Kunsttherapie

Die Kunsttherapie gehört in Deutschland heutzutage neben der Ergotherapie, Arbeitstherapie, Musiktherapie oder Bewegungstherapie zu den Spezialtherapien bzw. zu den komplementärmedizinischen Methoden, die in vielen Kliniken für Psychiatrie und Psychotherapie regelmäßig angeboten werden. In Bezug auf die Kunsttherapie wird erwartet, dass die gestalterischen Aktivitäten bei den

---

2 Erste Ergebnisse der bundesweiten Angestelltenbefragung von Bundespsychotherapeutenkammer und Landeskammern. Präsentiert beim Treffen der Psychotherapeutenkammer Bayern mit den leitenden Psychologen aus psychosomatischen und psychiatrischen Kliniken am 26.06.2013 in München.

Patienten eine therapeutische Wirksamkeit erzielen und damit die Stabilisierung und Gesundung unterstützen.

Empirische Studien zur Wirksamkeit von Kunsttherapie in der Psychiatrie sind rar (Ruddy u. Milnes 2009). Daher besteht laut S3-Leitlinien bisher nur ein niedriges wissenschaftliches Evidenzlevel. In der Metaanalyse von Boehm et al. (2014) zu »Arts Therapies« bei Brustkrebspatientinnen, die neben Kunst- auch Musik-, Tanz- und Bewegungstherapie einschloss, zeigte sich ein signifikanter Effekt hinsichtlich der Reduktion von Angst, nicht aber hinsichtlich Depression und Lebensqualität. Die Autoren berichten auch über eine Studie von Forzoni et al. (2010), die Interviews mit Brustkrebspatientinnen durchführten, um Wirkfaktoren von »Art therapy« während der Chemotherapie aus Sicht der Patientinnen herauszufinden. Es konnten drei Dimensionen der Wirksamkeit herausgefiltert werden:

- der entspannende oder stimulierende Effekt der kreativen Tätigkeit selbst,
- die therapeutische Beziehung (sich aussprechen können, das Gefühl, dass jemand zuhört),
- das Ausdrücken von Gefühlen und seine symbolische Funktion.

Grawe et al. (1994) arbeiteten auf der Grundlage von zahlreichen Psychotherapiestudien einzelne Wirkprinzipien heraus, die sich in den verschiedenen Therapieverfahren in unterschiedlicher Gewichtung manifestieren.

- Beziehungsperspektive
- Bewältigungsperspektive
- Ressourcenorientierung
- Problemaktualisierung
- Klärungsperspektive

Während aus psychoanalytisch geprägter Sicht in der Kunsttherapie die Dimension »Klärung« im Vordergrund steht, erlangen aus verhaltenstherapeutischer Sicht auch die anderen von Grawe et al. (1994) beschriebenen therapeutischen Wirkfaktoren Bedeutung.

Therapeutische Beziehung (Beziehungsperspektive) Wie bei anderen therapeutischen Verfahren spielt die therapeutische Beziehung auch in der Kunsttherapie eine große Rolle. Die Kunsttherapeutin geht eine verlässliche Beziehung zum Patienten ein, motiviert ihn zu gestalterischen Aktivitäten, steht ihm zur Seite, interessiert sich für ihn und seine Werke, fühlt sich ein und tritt mit ihm in einen Dialog über die Bedeutung seiner Werke, z. B. seiner Zeichnung. Es können so Themen zur Sprache kommen, die der Patient zunächst nur nonverbal oder symbolisch ausdrücken konnte. Die nonverbalen wie verbalen interpretativen Reaktionen der Kunsttherapeutin auf sein Werk geben dem Patienten Rückmeldung – seien es z. B. Akzeptanz, Lob, Bewunderung, Erstaunen, seien es Abneigung, Furcht oder Ekel.

Tagesstrukturierende Maßnahme (Bewältigungsperspektive) Patienten, die in eine Psychiatrische Klinik kommen, haben sich die Zeit davor häufig krankheitsbedingt sozial zurückgezogen und sind ihren alltäglichen Tätigkeiten nicht mehr nachgekommen. Sozialer Rückzug und die Reduktion von Aktivitäten fördern Angst und Depression. Der Aufbau einer Tagesstruktur hilft dem Patienten, wieder Sicherheit zu entwickeln und wirkt der Inaktivierung entgegen. In der Klinik werden daher von Anfang an tagesstrukturierende Maßnahmen angeboten. Auch die Kunsttherapie trägt als ein Element im Tagesablauf der Patienten zu ihrer Tagesstrukturierung bei.

Aktivierung (Bewältigungsperspektive) Der Besuch der Kunsttherapie setzt voraus, dass der Patient vom Bett aufsteht, sich in den Raum der Kunsttherapie begibt, mit der Kunsttherapeutin und ggf. den Mitpatienten in Kommunikation tritt, sich gedanklich mit einem Thema auseinandersetzt und gestalterisch tätig wird. Allein dieses regelmäßige Aktivwerden trägt langfristig z. B. zu einer Verbesserung der Stimmung bei und hilft dem Patienten dabei, wieder zurück in den Alltagsaktivitätenrhythmus zu finden.

Ablenkung (Bewältigungsperspektive) Fragt man die Patienten, welchen Sinn die Kunsttherapie für sie habe, wird häufig geantwortet: »Das lenkt mich ab«. Durch die achtsame Konzentration auf die Tätigkeit können z. B. das Grübeln, die negativen Gefühle, Schmerzen oder das Stimmenhören zeitweise verhindert, eingeschränkt oder in den Hintergrund geschoben werden, was als Erleichterung erlebt wird.

Konzentrationsförderung (Bewältigungsperspektive) Ein großer Teil der Patienten in Psychiatrischen Kliniken z. B. mit Depression oder Schizophrenie leiden unter Konzentrationsstörungen. In der Kunsttherapie können sie beim bildnerischen Gestalten ihre Konzentrationsfähigkeit testen und langsam aufbauen, ohne Sanktionen zu erfahren.

Emotionale Entlastung (Problemaktualisierung und Bewältigungsperspektive) In den künstlerischen Werken können Gefühle wie z. B. Wut, Trauer, Verzweiflung, Ambivalenz manchmal leichter zum Ausdruck gebracht werden als im therapeutischen Gespräch. Dadurch kann bei den Patienten eine emotionale Entlastung erreicht werden.

Salutogenetische Perspektive (Ressourcenorientierung) Kommt der Patient in eine Psychiatrische Klinik, stehen zumeist erst seine Defizite im Vordergrund. So berichtet er z. B. im Aufnahmegespräch darüber, was nicht mehr geht bzw. welche Krankheitssymptome aufgetreten sind. Für die Gesundung hat es sich jedoch bewährt, von der Defizitorientierung wegzugehen und eine salutogenetische Perspektive (Antonovsky 1997) einzunehmen und den Patienten dabei zu unterstützen, seine Ressourcen (wieder) zu erkennen und sie zu nutzen. Die Kunsttherapie bietet die Möglichkeit, die eigene Kreativität, bildnerische Fähigkeiten oder die Freude am Tun wieder bzw. neu zu entdecken, auszubauen und auf den Alltag zu generalisieren. Kreativität und Kunst kann zu einem festen Bestandteil ihres Lebens werden. Damit wird der Ausnahmezustand »akute psychische Krankheit« und der Aufenthalt in der Psychiatrischen Klinik Ausgangspunkt für einen eigenen künstlerischen Weg.

Selbstwertsteigerung (Ressourcenorientierung) Geringer Selbstwert zeigt sich bei vielen psychisch Kranken, sei es als Teil der Symptomatik, sei es als Folge der Erkrankung. Die Kunsttherapie kann als eine Möglichkeit gesehen werden, um Selbstwertsteigerung praktisch anzustoßen. Durch die Erfahrung, (wieder) etwas selbst kreativ gestalten zu können und evtl. auch noch dafür Anerkennung durch andere (Kunsttherapeut, andere Therapeuten, Mitpatienten, Angehörige) zu erhalten, kann sich ein Stolz über die neu entdeckten Fähigkeiten entwickeln und eine Selbstwertsteigerung erreicht werden.

Neue Lernerfahrungen (Ressourcenorientierung) Patienten, die teilweise seit der Schulzeit nicht mehr gemalt oder gezeichnet haben, erhalten durch die Kunsttherapie die Chance, künstlerisches Gestalten neu zu erfahren. Im Gegensatz zu den oft negativen Schulerfahrungen erleben sie das Malen im Rahmen der Kunsttherapie als eine angenehme und befriedigende Beschäftigung und nicht selten nehmen die Patienten das Malen als neues Hobby mit nach Hause, das hilft, ihren Alltag besser zu meistern, sodass sich durch die Kunsttherapie auch nachhaltige und präventive Effekte ergeben können.

Einsicht, Klärung (Problemaktualisierung und Klärungsperspektive) In der Kunsttherapie hat der psychisch Kranke die Möglichkeit, Dinge, die ihn bewusst oder unbewusst beschäftigen, nonverbal auszudrücken. Die dargestellten Inhalte oder Symbole können im Gespräch mit der Kunsttherapeutin analysiert werden und darüber zu neuen Erkenntnissen und Einsichten führen.

Auseinandersetzung mit Emotionen (Problemaktualisierung und Klärungsperspektive) Das gestaltete Bild des Patienten kann darüber hinaus Ausgangspunkt für ein therapeutisches Gespräch werden, indem sich der Patient mit den im Bild ausgedrückten Emotionen konfrontiert und auseinandersetzt und der Therapeut mit ihm die Bezüge zur weiteren therapeutischen Arbeit herstellt und für die Erlangung der gesetzten Therapieziele nutzbar macht (z. B. Trauerarbeit bei Verlusterfahrungen, veränderter Umgang mit Wut).

Wirkfaktoren der Gruppentherapie (Beziehungsperspektive) Findet die Kunsttherapie in der Gruppe statt, kommen noch weitere Wirkfaktoren durch das Gruppensetting (Yalom 1989) hinzu. Die Patienten profitieren von der »Schicksalsgemeinschaft«, können sich in sozialen Interaktionen üben, erhalten vielfältiges Feedback von den Mitpatienten und können von anderen hinsichtlich gestalterischer Techniken, des Umgangs mit Material, kreativer Ideen, Arbeitshaltung, Sozialverhalten oder auch Einstellungen lernen (Modelllernen).

6.3 Synergistische Effekte von Kunst- und Verhaltenstherapie

In den Kliniken, die überwiegend verhaltenstherapeutisch geprägt sind, lassen sich – eine gute berufsgruppenübergreifende Kooperation vorausgesetzt – synergistische Effekte von Kunst- und Verhaltenstherapie erzielen und somit die Wirksamkeit der Behandlung verbessern (Malchiodi u. Loth Rozum 2012). Zunächst besteht die Möglichkeit, dass die Kunstwerke der Patienten zu diagnostischen Zwecken herangezogen werden. Sie enthalten Informationen, die in die Mikro- wie auch die Makroanalyse einfließen können. Psychotherapeut und Patient kommen darüber zu einem besseren Verständnis der aktuellen Lebenssituation, der konkreten Problemsituationen und ihrer Entstehungsgeschichte. Andererseits können z. B. künstlerische Ressourcen, die in der Einzelpsychotherapie im Rahmen der Selbstwertstärkung eruiert wurden, in der Kunsttherapie praktisch gefördert, umgesetzt und erfahrbar gemacht werden. Die künstlerischen Ressourcen können darüber hinaus genutzt werden, um Hilfsmittel für die psychotherapeutische Arbeit zu gestalten (z. B. ein »Ruhebild« zur Verwendung bei der Progressiven Muskelrelaxation; Symbole als Erinnerungshilfen; ansprechend gestaltete Selbstinstruktionen; Herstellung einer Ressourcen-Schatzkiste; Darstellung von eigenen Stärken oder Zukunftswünschen; Bilder zur Unterstützung der imaginativen Verfahren; Erstellung von ressourcenorientierten Bildern im Rahmen der Traumatherapie). Die Arbeit mit Bildern und Metaphern bei der psychoedukativen Arbeit im Rahmen der Verhaltenstherapie kann Patienten zu Kunstwerken inspirieren, die diese Metaphern aufgreifen und ausgestalten und damit zur besseren Verankerung der psychoedukativen Inhalte beitragen. Und Kunst und Kreativität kann auch selbst zur Lösungsstrategie werden, die in der Verhaltenstherapie aufgegriffen wird, um die jeweiligen Therapieziele wie z. B. Förderung von Empowerment, von Lebensqualität oder eine verbesserte Work-Life-Balance zu erreichen.

6.4 Ausblick: Von der Koexistenz zur Kooperation

Während ärztliche und psychologische Psychotherapeuten mit verhaltenstherapeutischer Ausrichtung und zusätzlicher kunsttherapeutischer Ausbildung kunsttherapeutische Methoden bereits sehr gut in ihre therapeutische Arbeit integrieren können (Schuster 2014), gilt es in den psychiatrischen und psychosomatischen Kliniken berufsgruppenübergreifend noch stärker zusammenzuarbeiten, um das synergistische Potenzial von Kunst- und Verhaltenstherapie zu erkennen und noch besser auszuschöpfen.

Literatur

Antonovsky A. Salutogenese. Zur Entmystifizierung der Gesundheit. Tübingen: Dgvt-Verlag 1997.

Boehm K, Cramer H, Staroszynski T, Ostermann T. Arts Therapies for Anxiety, Depression, and Quality of Life in Breast Cancer Patients: A Systematic Review and Meta-Analysis. Evidence-Based Complementary and Alternative Medicine. http://dx.doi.org/10.1155/2014/103297.

Grawe K, Donati R, Bernauer F. Psychotherapie im Wandel. Göttingen: Hogrefe 1994.

Hanson A. The Use of Art Therapy and Cognitive Behavioral Therapy To Address Trauma Symptoms in Hospitalized Children. Richfield: The Faculty of the Adler Graduate School 2013.

Malchiodi CA, Loth Rozum A. Cognitive-behavioral and mind-body approaches. In: Malchiodi CA. Handbook of art therapy. 2. Aufl. New York: Guilford Publications 2012; S. 89–102.

Morris F. Should Art Be Integrated Into Cognitive Behavioral Therapy For Anxiety Disorders? Arts Psychother 2014; 41 (4): 343–52.

Namdari R. The Comic Face of Anger: Art Therapy and Cognitive Behavioral Therapy in an Anger Treatment Program. Montreal: Concordia University 2012.

Pöldinger W. Welche psychodynamischen Beweggründe liegen Kunst und Kreativität zugrunde? In: Thomashoff H-O, Naber D. Psyche & Kunst. Stuttgart: Schattauer 1999; S. 120–31.

Ruddy R, Milnes D. Art Therapy for Schizophrenia or Schizophrenia-Like llnesses. Cochrane Database of Systematic Reviews 2005, Issue 4. Art. No.: CD003728; doi: 10.1002/14651858.CD003728.pub2.

Schuster M. Verhaltenstherapie und Kunsttherapie – ein fruchtbarer Gegensatz? Kunst & Therapie 1997; 2: 80–87.

Schuster M. Kunsttherapie: Ohne Scheu vor dem Begriff »Kunst«. Deutsches Ärzteblatt 2009; PP 8: 73–74.

Schuster M. Kunsttherapie in der psychologischen Praxis. Berlin: Springer 2014.

Vick RM. A Brief History of Art Therapy. In: Malchiodi CA. Handbook of Art Therapy. 2. Aufl. New York: Guilford Publications 2012; S. 5–16.

Yalom ID. Theorie und Praxis der Gruppenpsychotherapie. München: Pfeiffer-Verlag 1989.

7 Kunsttherapie und Lehre: Annäherung an einen Lebensstil

Gertraud Schottenloher

7.1 Anfänge der Kunsttherapie

Als 1987 das erste kunsttherapeutische Aufbaustudium an einer deutschen Kunsthochschule eingerichtet wurde, war Kunsttherapie in Deutschland weitgehend unbekannt. Beginnende Ansätze in den 30er-Jahren des 20. Jahrhunderts wurden durch das Dritte Reich und seine Ideologie der »Entarteten Kunst« zerschlagen. Erst in den 80er-Jahren gab es vereinzelte Initiativen zu kunsttherapeutischen Projekten und Ausbildungsinstituten, die damals jedoch nicht miteinander vernetzt waren. In Kliniken und psychosozialen Einrichtungen war Kunsttherapie unbekannt. So war es ein Unterfangen besonderer Art, an einer staatlichen Kunsthochschule einen kunsttherapeutischen Studiengang einzurichten. Hierdurch wurde die Bedeutung und Wichtigkeit der Kunsttherapie staatlich anerkannt, sowie deren Verwurzelung in der Bildenden Kunst. Ein wichtiger Meilenstein in der Geschichte der deutschen Kunsttherapie, dem in Deutschland nur noch zwei weitere Kunsthochschulen folgten.

Natürlich stieß eine solche Pionierarbeit auch auf Widerstände. Zum einen hatte das Gesundheitswesen auf ministerieller, klinischer und medizinischer Ebene Bedenken, eine neue therapeutische Zunft in Konkurrenz zu bestehenden therapeutischen Berufen zu installieren. Zum anderen wurden die Künstler aufgeschreckt, die befürchteten, Kunst könnte funktionalisiert und auf Bastelniveau gebracht werden. Die Erfahrungen der letzten 25 Jahre haben jedoch das enorme entwicklungsfördernde und therapeutische Potenzial des bildnerischen Prozesses gezeigt, wodurch sich der Kunst ein neues Wirkungsfeld eröffnete.

Durch kunsttherapeutische Arbeit wurde es Bevölkerungsgruppen möglich, an Kunst teilzuhaben, die weitgehend von der kulturellen Teilhabe ausgeschlossen waren, wie in geschlossenen psychiatrischen Abteilungen, im Strafvollzug, in Einrichtungen der Behindertenarbeit, in Seniorenheimen (Schottenloher 1994a).

Der Erfolg der kunsttherapeutischen Arbeit war über die Jahre hinweg so inspirierend, dass heute kein Zweifel mehr an seiner Angemessenheit und Qualität besteht. Praktikanten und Absolventen leisteten hervorragende Arbeit in Kliniken und psychosozialen Einrichtungen, beeindruckten durch ihre Kompetenz und ihre Kreativität. Gleichzeitig klärten die Erfahrungen in Lehre, Theorie und Praxis wichtige Grundelemente des kunsttherapeutischen Ansatzes, wie sie für die Arbeit von Künstlern in diesem Feld gelten, gleichzeitig aber auch für andere Berufsgruppen, die kunsttherapeutisch tätig sind (Schottenloher 1994a).

7.2 Die moderne Kunst als Wegbereiter der Kunsttherapie

Die moderne und zeitgenössische Bildende Kunst hat selbst entscheidend zu der Möglichkeit beigetragen, für Laien einen aktiven Zugang zum kreativen Ausdruck zu schaffen. Im Trend der gegenstandslosen westlichen Malerei der Nachkriegszeit liegt die Suche nach größerer Freiheit im Ausdruck, nach spontanem Selbstausdruck, nach nichtintellektueller formloser Spontaneität. So wurde der Weg bereitet, Kunst nicht nur im erzieherischen Bereich, sondern auch in Bereichen, die sich mit Persönlichkeitsbildung, Wachstum und Potenzialentfaltung befassen, einzubeziehen. Dies entspricht bereits einem therapeutischen Ansatz. Die gegenstandslose moderne Malerei, die traditionelle ästhetische Qualitäten veränderte, ästhetische Dogmen der akademischen Malerei zurückwies und durch ihren formlosen und prozessorientierten Ansatz den spontanen Ausdruck unbewusster Ich-Anteile erlaubt, erleichtert es dem Laien, seine eigenen bildnerischen Ausdrucksformen zu akzeptieren, ohne einen akademischen Anspruch zu stellen (Schottenloher 1994a). Auch das Postulat, die Idee des Künstlers oder der Prozess sei wichtiger als das Produkt selbst, öffnet neue Möglichkeiten, ebenso wie die Versuche, die Grenzen zwischen Kunst und Leben aufzulösen. Hier sei nur Joseph Beuys als der bekannteste Propagandist der These: »Kunst ist Leben und Leben ist Kunst« genannt (Beuys 1988). Um das zu verwirklichen, forderte er den Einzelnen auf, durch einen Prozess der Selbstfindung zu gehen, der es ihm erlaubt, sich von starren Normen und Abhängigkeiten zu befreien und zu seinem eigentlichen Wesenskern zu finden (Harlan 1987).

Vor diesem nur blitzlichtartig beleuchteten Hintergrund erschien es nicht abwegig, eine Kunsthochschule als Ausbildungsort für Kunsttherapie zu wählen. Sie schien darüber hinaus ein Garant dafür zu sein, eine Kunsttherapie auf künstlerisch gutem Niveau zu entwickeln.

7.3 Konzentration der Aufmerksamkeit im schöpferischen Prozess

Die Kunsttherapie hat vielfältige Wirkungsebenen. Hier soll ein Punkt hervorgehoben werden, der hinter vielen ihrer Erfolge zu stehen scheint.

Spontane künstlerische und kreative Tätigkeit erzeugt ganz von selbst Konzentration. In der Konzentration ist der Mensch bei sich, er sammelt seine Kräfte, um von dort aus in die Welt hineinzuwirken. Diese Konzentration lässt den Gestaltenden ganz im Augenblick sein. Sie ist nicht auf Aktivität des Denkens ausgerichtet, sondern besitzt eine passiv empfangende Qualität. Quälende Gedanken an die Zukunft und aus der Vergangenheit, wie Kritik und Zweifel, sind ausgeschaltet, der Intellekt bleibt für eine Weile still. In dieser Konzentration hat der Gestaltende Zugang zu inneren Welten, zur »inneren Weisheit« oder Intuition. Es tauchen tiefe Einsichten auf, die dem Wachbewusstsein des Alltags nicht zugänglich sind. Das können gespeicherte Bilder aus der Vergangenheit sein, Situationen, die Auslöser für Traumata waren, aber auch Bilder der eigenen Kraft und Verbundenheit mit einer inneren Quelle, die die Identität mit den »gesunden« Selbstanteilen stärken – die Basis, auf der eine friedvolle, erfüllte, kreative und angstfreie Existenz möglich ist.

Erfahrungsgemäß hat der bildnerische Prozess die Fähigkeit, im entspannten Zustand des Gestaltens das gesamte Spektrum der Persönlichkeit, die dunklen wie die hellen Seiten, zugänglich zu machen und so die Gegensätze zu vereinen (vgl. Klee 1990). So wird es möglich, dass abgespaltene, quälende Anteile sichtbar und in die Dynamik des Prozesses integriert werden können. Die Konfrontation mit Störung, Krankheit, Depression und deren Darstellung im Bild erzeugt im schöpferischen Prozess ein Gegenbild (vgl. Beuys in Faust 1981), das die Kraft hat, die destruktiven Mächte zu überwinden. Diese wirken dann nicht mehr im Unbewussten als Blockade, sondern geben ihre Energie frei für eine produktive und kreative Lebensgestaltung (Noy 1984). Wie das Beispiel einer Klientin zeigt, ist dazu die Fähigkeit notwendig, seine Aufmerksamkeit umzupolen: Sie hatte sich selbst mit hilflos hoch erhobenen Armen gezeichnet, von denen die weiten Ärmel herunterhingen. Im Laufe des Prozesses sah sie die Figur plötzlich als Engel, die Ärmel als Flügel, was ihr die Kraft gab, die schwierige Situation, in der sie sich befand, zu bewältigen (vgl. Schottenloher 2002).

Fallbeispiel

Auflösung einer Spaltung durch kreative Intuition

Eine Patientin mit starker Spaltungssymptomatik malte fast ausschließlich Spaltungsbilder, die jeweils in der Mitte durch einen vertikalen Balken in zwei Teile getrennt waren. In der Regel verkörperten die beiden Teile ihre gute und ihre schlechte Seite. Die äußerst unangenehmen Gefühle, die die Konfrontation mit der Spaltung auslöste, wurden so unerträglich, dass sie getrieben war, das sich wiederholende Muster aufzulösen. Dazu war sie aber nicht in der Lage. Die Therapeutin schlug ihr vor, mit dem Stift auf dem Papier Verschiedenes auszuprobieren. Daraufhin setzte sie zunächst rechts neben den breiten schwarzen Balken einen orange-roten Strich. Schwarz stand für Tod und Orange-Rot für Leben. Sie setzte also neben den Tod die Farbe des Lebens, um die Spaltung aufzuheben. Das Blatt war jedoch weiterhin in zwei Teile getrennt. Als Nächstes versuchte sie, raumübergreifend zu arbeiten. Sie legte über den Balken einen Querbalken, was die Form eines Kreuzes ergab. Doch auch das war keine Lösung. Die Therapeutin ermutigte sie, weiter zu experimentieren. Der nächste Versuch war ein Kreis um den Balken herum. In die linke Seite des Kreises schrieb sie all ihre schlechten, in die rechte Seite all ihre guten Eigenschaften. Offensichtlich konnte sie der Spaltung nicht entkommen. Doch plötzlich kam ihr wie ein Lichtblitz die entscheidende Idee: Sie malte den Balken horizontal, frei im Blatt liegend. An beide Enden des Balkens malte sie je eine Scheibe, links in Schwarz (Tod), rechts in Orange-Rot (Leben). Sich selbst malte sie als lebendige Figur mittig auf den Balken, nach rechts blickend, mit geöffneten Armen. Die Lähmung fiel von ihr ab und sie war voller Leben. Nun konnte sie sich entscheiden, vom Tod in das Leben zu gehen, was sie folgendermaßen ausdrückte: »Genau das ist es! Jetzt kann ich hin- und hergehen.« Sie hatte in der Bewegung eine neue Freiheit gewonnen (Schottenloher 1994a).

7.4 Umpolung der Aufmerksamkeit

Wie kann eine solche, oft lebensverändernde Umpolung geschehen? Wenn folgende Momente zusammenkommen, kann eine Neutralisierung nicht verarbeiteter Gefühle und Erfahrungen stattfinden: Während des konzentrierten Malprozesses werden unterdrückte Emotionen wie Schmerz oder Wut ausgelöst, die in schmerzhaften oder traumatischen Situationen entstanden sind, nicht verarbeitet werden konnten, abgekapselt wurden und so zu Blockade und Hilflosigkeit führten. Sie werden nun wieder erlebt und gleichzeitig im spontanen Malprozess ausgedrückt, eventuell zusätzlich durch Weinen, Schreien etc. Es ist notwendig weiterzumalen, auch wenn die Gefühle heftig oder unangenehm sind. Sie werden dann wahrgenommen, ohne dass ihrem Sog, z. B. in die Depression oder Resignation, nachgegeben wird, während sie gleichzeitig im Malen ihren Ausdruck finden. Die Hilflosigkeit, die ursprünglich mit diesen Gefühlen verbunden war, wird durch aktives Handeln ersetzt. Das heißt, die Energie, die im Gefühl der Lähmung gebunden war, wird jetzt in die Aktivität des Malens kanalisiert. Diese Parallelisierung bewirkt eine Neutralisierung der blockierten Gefühle, die sich auf diese Weise auflösen (vgl. Luthe 1976). Die Fähigkeit, im Malen aktiv zu handeln, tritt an die Stelle von Hilflosigkeit, Resignation und Angst. Der Malprozess muss dabei frei von Leistungsdruck sein und in entspannter Konzentration im Hier und Jetzt stattfinden (Schottenloher 2002).

Die Parallelität von alten negativen Gefühlen wie Hilflosigkeit oder Wut und von gleichzeitigem aktivem Gestalten in der Gegenwart kann also alte Gefühls- und Denkmuster auflösen (Hochauf 2007). Dazu ist eine bewusste oder unbewusste Entscheidung notwendig, im Fluss des Malens und in der Gegenwart zu bleiben. Dann werden neue Erfahrungen möglich, einschränkende Denk- und Verhaltensmuster weichen der Freude am schöpferischen Akt. Die unterstützende Gegenwart eines Therapeuten ist in diesem Prozess in der Regel Voraussetzung.

7.5 Kreative Lehre

Der geschilderte Prozess bringt wieder Leben und Kreativität in die Erstarrung. Welche Konsequenzen hat das für die Lehre? Wie müssen Kunsttherapeuten ausgebildet werden, um solche Prozesse anzuregen und zu begleiten?

Neben der Selbstverständlichkeit, eine fundierte, qualitativ hochstehende künstlerische, theoretische und praktische Ausbildung zu gewährleisten, muss die Lehre Freiräume enthalten, die es dem Studierenden ermöglichen, die beschriebenen Qualitäten in sich selbst zu fördern und zu entwickeln. Er selbst muss in der Lage sein, ganz in der Gegenwart zu sein, seine Gedanken samt Zweifel und Kritik auszuschalten, wenn er den bildnerischen Prozess seiner Klienten begleitet. Wenn er selbst präsent ist, öffnet er das Tor für den Klienten, auch im Augenblick zu sein und es zu wagen, sich auf das Unbekannte einzulassen, das dann entsteht, jenseits der gewohnten Kontrolle. Auch der Therapeut muss dazu vorübergehend die rationale Kontrolle ausschalten und sich auf das einlassen, was im Gegenüber entsteht, mag es auch erschreckend, hässlich, beschämend oder bedrohlich sein. Er muss die Bereitschaft haben, mit dem Klienten in dessen Hölle hinabzusteigen, ihm das Vertrauen geben, dass er beschützt und geführt ist, ihn ermutigen, sich der Negativität zu stellen, ohne sich zu identifizieren, sie zu beobachten und auszudrücken, während er gleichzeitig im Malprozess bleibt. Er muss ihn darin unterstützen, seinen eigenen Ausdruck zu finden, der nicht an Kunstmarktwerten zu messen ist. Diese Qualitäten sind nicht im rationalen Teil des Studiums zu vermitteln. Sie beziehen sich nicht auf bestimmte Methoden und spezifisches Wissen, sondern sind in einem offenen, kreativen Lebensstil begründet. Der therapeutische Beruf ist ein Beruf, in dem auch der Reifegrad und die Flexibilität einer Person über die Qualität der Arbeit entscheidet. Ein Aspekt ist dabei die Fähigkeit, nicht gebunden zu sein durch Unerledigtes aus der Vergangenheit und somit in der Lage zu sein, nicht auf andere zu projizieren, bzw. Projektionen, die aus Unerledigtem aus der Vergangenheit stammen, als solche zu erkennen und sie nicht zu agieren. Ein Studium der Kunsttherapie muss also Elemente enthalten, die die Persönlichkeitsentwicklung fördern und dem Studierenden erlauben, sich selbst auf einer tieferen Ebene zu reflektieren, zu erkennen und sich von hemmenden Mustern zu lösen. Dies ist Teil der Selbstfindung, die mit der Fähigkeit verbunden ist, aus dem eigenen Zentrum heraus in der Gegenwart zu sein, zu fühlen und zu handeln und von dort aus anderen zu begegnen. So können die eigenen Ressourcen entdeckt und konstruktiv eingesetzt werden. Sind diese Voraussetzungen gegeben, kann theoretisches und praktisches Wissen in der Therapie effektiv angewendet werden. Erst wenn man sein kann, wer man ist, kann man andere auf dem Weg zu sich selbst begleiten.

Dieser Prozess wird in Lehr- oder Eigentherapie, in Selbsterfahrung, Supervision und in der eigenen künstlerischen Arbeit gefördert. Die Ausbildungselemente sind so angelegt, dass sie die Arbeit an sich selbst unterstützen, Selbsterkenntnis und neue Ausdrucksmöglichkeiten fördern und so Blockaden abbauen und Ressourcen freisetzen.

Übung

An einem Beispiel aus der gruppendynamischen Selbsterfahrung soll veranschaulicht werden, auf wie vielen Ebenen Erkenntnis- und Veränderungsmöglichkeiten in einer gruppendynamischen Malaktion gegeben sind. Die Übung besteht darin, dass eine nicht zu große Gruppe die Aufgabe erhält, gemeinsam einen Baum zu malen (Schottenloher 1989). Das ausreichend große Blatt wird hierzu in gleich große Segmente aufgeteilt. Jedes Gruppenmitglied sucht sich ein Segment und malt dann ausschließlich in diesem Feld. Die Bäume, die auf diese Weise entstehen, sind sehr verschieden. Im Idealfall entsteht tatsächlich ein »gesunder« Baum, wenn die Malenden achtsam in ihrer Wahrnehmung und kooperativ im Gestalten sind. Es können aber auch Stämme ins Leere laufen, kein Boden vorhanden sein, oder zusammenhanglose Unterbäume entstehen und vieles mehr.

Für den Einzelnen bieten sich folgende Reflexionsmöglichkeiten an: Wie ist sein Verhältnis zur Gruppe? Kann er sich einfügen und das Ganze sehen oder will er sein Eigenes gestalten ohne Bezug zur Gruppe? Will er Kontrolle erlangen? Wie reagiert er auf die Beiträge der anderen? Fühlt er sich unter Leistungszwang und vergleicht sich mit den anderen? Wie hängt das, was er empfindet und tut, mit vergangenen Erfahrungen zusammen? Wagt er es, sich authentisch auszudrücken? Wagt er es, Neues auszuprobieren? Kann er sein Eigenes ausdrücken und sich gleichzeitig auf die Gruppe beziehen? Ist er achtsam im Augenblick oder mit Vorstellungen und Werturteilen beschäftigt? Und vieles mehr.

Für die Gruppe ist der Prozess ein Spiegel, inwieweit sie eine harmonische Einheit bildet oder im Extrem aus unverbundenen Einzelpersonen besteht. Wie verläuft die nonverbale Kommunikation? Wie geht die Gruppe mit Gruppenmitgliedern um, die sich nicht einfügen? Wer übernimmt in der Gruppe welche Rolle wie Führen, Verbinden oder Spalten?

Das anschließende Gespräch über den Prozess ermöglicht die Dynamik in der Gruppe zu reflektieren und zu verstehen, wo die Einzelnen sich psychisch gerade befinden. Der gemeinsame Malprozess schafft einen Integrations- und Möglichkeitsraum, der den Teilnehmern neue Erkenntnisse, Interaktionen und Erfahrungen eröffnet.

Lehrtherapie, Selbsterfahrung und Supervision sind so angelegt, dass sie sich immer auch auf das Künstlerische beziehen und in einem kreativen Prozess die Vielschichtigkeit der Persönlichkeit einbeziehen.

Basis bleibt dabei das eigene künstlerische Schaffen als Nährboden für die therapeutische Arbeit, das es ermöglicht, sich immer wieder ins Gleichgewicht zu bringen und aus dem endlosen Reservoir der inneren Bilder zu schöpfen.

Es ist zu wünschen, dass das kunsttherapeutische Lehrangebot im Allgemeinen neben einer fundierten theoretischen und praktischen Ausbildung genügend Angebote enthält, sich im beschriebenen Sinn selbst als Persönlichkeit zu entwickeln, seine eigenen Abgründe sowie seine Ressourcen zu erfahren und zu entdecken und in einem kreativen Lebens- und Arbeitsstil zu verwirklichen.

Literatur

Beuys J. Jeder Mensch ist ein Künstler. Gespräche auf der Documenta 1972, aufgezeichnet von Clara Bodemann-Ritter. Frankfurt a. M., Wien: Ullstein 1988.

Faust WM. Überleben durch Kunst. Eine Diskussionsmontage mit Beiträgen von J. Beuys, H.-J. Syberberg, A. Hrdlicka u. a. In: Kunstforum 1981; S. 43.

Harlan V. Was ist Kunst? Werkstattgespräche mit Beuys. Stuttgart: Urachhaus 1987.

Hochauf R. Frühes Trauma und Strukturdefizit – Ein psychoanalytisch-imaginativ orientierter Ansatz zur Bearbeitung früher und komplexer Traumatisierungen. Kröning: Asanger 2007.

Klee P. Das bildnerische Denken. Basel: Schwabe 1990.

Luthe W. Creativity Mobilisation Technique. New York: Grune and Stratton 1976.

Noy P. Die formale Gestaltung in der Kunst: Ein ich-psychologischer Ansatz kreativen Gestaltens. In: Kraft H (Hg). Psychoanalyse, Kunst und Kreativität heute. Die Entwicklung der analytischen Kunstpsychologie seit Freud. Köln: DuMont 1984.

Schottenloher G. Kunst und Gestaltungstherapie. Eine praktische Einführung. 1. Auflage, München: Kösel 1983.

Schottenloher G. Wurzeln der KunstTherapie in der zeitgenössischen Kunst. In: Schottenloher G (Hg). Wenn Worte fehlen, sprechen Bilder. Bd. 1: Künstler als Therapeuten? München: Kösel 1994a; S. 53–65.

Schottenloher G. Alle zwei Minuten ein Bild. »Messpainting« – ein fast japanisches Experiment. In: Schottenloher G (Hg). Wenn Worte fehlen, sprechen Bilder. Bd. 2: Reflexionen. München: Kösel 1994b; S. 58–85.

Schottenloher G. Das Schöpferische in der Kunsttherapie. In: Egner H (Hg). Das Schöpferische. Von der Überwindung der Resignation. Düsseldorf, Zürich: Walter 2002; S. 215–35.

Schottenloher G. Der künstlerische Ansatz in der Kunsttherapie. In: Spreti F v, Martius P, Förstl H (Hg). Kunsttherapie bei psychischen Störungen. München: Elsevier 2005; S. 361–7.

II Kunst und Neurobiologie

8 Bewusstwerdung als Heilung – die Wirkung künstlerischen Tuns auf das Immunsystem

Christian Schubert

8.1 Einführung

Joseph Beuys gilt bis heute als einer der wichtigsten und einflussreichsten Protagonisten der Kunst des 20. Jahrhunderts. Als Aktionskünstler, Kunsttheoretiker, Bildhauer und Zeichner setzte er sich grundlegend mit sozialphilosophischen Themen (»Jeder Mensch ist ein Künstler«), dem Humanismus und der Anthroposophie auseinander. Von ihm stammt der Ausspruch: »Heraus aus dem tradierten Kunstbegriff, aus dem bürgerlichen Kunstbegriff, aus dem Reduktionismus, der dort herrscht, und hin zu den Phänomenen des Lebens.« (Beuys 1980) Ausgehend von der Fluxus-Bewegung entwickelte er seinen »Erweiterten Kunstbegriff« und das Konzept der »Sozialen Plastik« als gesellschaftliches Ge-

Abb. 8-1 Die Abbildung dient stellvertretend für das Gedicht »Das Geheimnis der Knospe zarter Hülle« von Joseph Beuys (in: Beuys 2000, S. 289)[3]

3 Leider wurde dem Autor dieses Buchkapitels von den Rechteinhabern keine Abdruckgenehmigung für das Gedicht erteilt.

samtkunstwerk. Beuys wurde am 12. Mai 1921 in Krefeld geboren und starb am 23. Januar 1986 im Alter von 64 Jahren in Düsseldorf nach einer interstitiellen Pneumonie an Herzversagen.[4]

Ein nicht unbedeutender Teil des Einflusses, den das Werk und die Person von Joseph Beuys bis in die heutige Gegenwart ausübt, betrifft den Umstand, dass Beuys schon früh daran arbeitete, seine ästhetische Sicht der Welt in Form von imaginierten Figurationen, Konstellationen, Übergangssymbolen, allgemein in rätselhaft verschlüsselten Metaphern menschlicher, tierischer und pflanzlicher Existenz formulierend aufzuzeigen (Kröger 2002). Symbole sind Bedeutungsträger, durch die über bewusste und unbewusste Inhalte und Konflikte metasprachlich kommuniziert wird (Klaes-Rauch 2011).

Solche symbolisch kommunizierten Inhalte und Konflikte können traumaassoziierte Aspekte betreffen (Klaes-Rauch 2011). Beuys erlitt in seinem Leben eine Reihe von Traumatisierungen, die in den Selbstmordgedanken des Fünfjährigen, in der Leidenszeit nach dem Flugzeugabsturz als Unteroffizier im Zweiten Weltkrieg[5] und in den anhaltenden Schmerzen und der psychischen Krise in den Jahren 1955–1957[6] ihren Widerhall fanden (Graevenitz 1997). Da Beuys Kunst und Auffassung von Kunst untrennbar mit seiner eigenen Person verbunden waren, ja sein Leben im Gesamten als aktionistisches Kunstwerk bezeichnet werden kann (Kröger 2002), lässt sich davon ausgehen, dass sich in den vielen verschlüsselten Metaphern des Beuysschen Gesamtkunstwerks auch dessen Erfahrungen mit Traumata, Krankheit und Heilung und – vorwegnehmend – auch mit seinem eigenen Tod (»der Tod hält mich wach«, Beuys zit. n. Zumdick 2006) wiederfinden lassen.

Für die künstlerische Auseinandersetzung mit diesen Erfahrungen mag das eingangs angeführte Gedicht (stellvertretend dafür ▸ Abb. 8-1) ein eindrückliches Beispiel sein. Dabei imponieren nicht nur die Symbolisierungsästhetik, sondern auch die dialektische Prozesshaftigkeit in Beuys Denken. Die thematisierte Schneehülle bzw. das Blatt lassen sich als symbolischer Ausdruck für die alles erstickende Kraft des Winters interpretieren – gleichzeitig sind Hülle und Blatt aber auch Nährbecken für das Erwachen im Frühling, die Geburt und das Leben, symbolisiert durch die Knospe bzw. Blüte. Dazu sagt Beuys: »Die-

4 Um eine möglichst hohe Informationsvalidität zu ermöglichen, entstammen Angaben zur Person Joseph Beuys in weiterer Folge ausnahmslos persönlichen Äußerungen des Künstlers (z. B. aus Interviews, wörtliche Zitierungen in Büchern).

5 »Hätte es die Tataren nicht gegeben, ich wäre heute nicht mehr am Leben. Es waren die Nomaden von der Krim, die in dem Niemandsland zwischen der deutschen und der russischen Front lebten. Sie waren mir schon vertraut, denn ich war oft zu ihren Lagerplätzen hinausgegangen und hatte bei ihnen gesessen. Ihre nomadische Lebensweise hat mich sehr angezogen, obwohl ihre Bewegungsfreiheit damals natürlich stark eingeschränkt war. Dann entdeckten sie mich im Schnee nach dem Absturz meiner Maschine, als die deutschen Suchtrupps schon aufgegeben hatten. Ich war noch bewusstlos und kam erst wieder zu mir nach ungefähr 12 Tagen. Die Erinnerung an diese Ereignisse sind Bilder, die sich mir tief eingeprägt haben. Ich erinnere mich an den Filz, aus dem ihre Zelte gemacht waren, an den scharfen Geruch von Käse, Fett und Milch. Sie rieben meinen Körper mit Fett ein, damit die Wärme zurückkehrte und wickelten mich in Filz ein, weil Filz die Wärme hält.« (Beuys 1980)

6 Und später in diesem Interview meinte Beuys: »Ich kam aber abermals in eine Krise hinein, wo ich eigentlich wieder in einem in einer Frage stand, wo ich viel ernsthafter eigentlich den Willen hatte von der Erde zu verschwinden als damals, noch ernsthafter, noch viel krisenhafter, eigentlich bis zur physischen Zerstörung. Aber es war eine – äh eine wirkliche, ein wirkliches Sterben, es war ein wirkliches Sterben. Und aus diesem Sterben habe ich dann, ja man sagt, man nennt das so schön, ich habe mich davon erholt. Ich habe aber auch nach dieser Phase, also während dieser Feldarbeit ganz neue Prinzipien mir gesetzt für das zukünftige Wirken.« (Beuys 1980)

se Blüte kommt nicht ruckartig zustande, sondern nur aufgrund eines organischen Wachstumsvorganges, der so angelegt ist, dass die Blüten keimhaft veranlagt sind in den grünen Blättern und aus diesen ausgebildet werden [...] So ist die Blüte in Bezug auf die Blätter und den Stil eine Revolution, obwohl sie in der organischen Umwandlung gewachsen ist, die Rose wird als Blüte nur möglich durch diese organische Evolution.« (zit. n. Adriani et al. 1994, S. 128)

Angesichts der Nähe zu eigenen Traumata – Beuys geriet mit seiner Stuka in ein Schneetreiben, stürzte über der Krim ab und wurde dann schwerverletzt geborgen (► Abb. 8-2) – könnte man weiter interpretieren, dass Beuys in seinem Gedicht »Das Geheimnis der Knospe zarter Hülle« einen – vielleicht sogar seinen – zyklisch-dialektischen Prozess der Todesnähe und gleichsamen Wiedergeburt beschreibt. Der im Gedicht symbolisierte kreative Prozess der organischen Umwandlung, das künstleri-

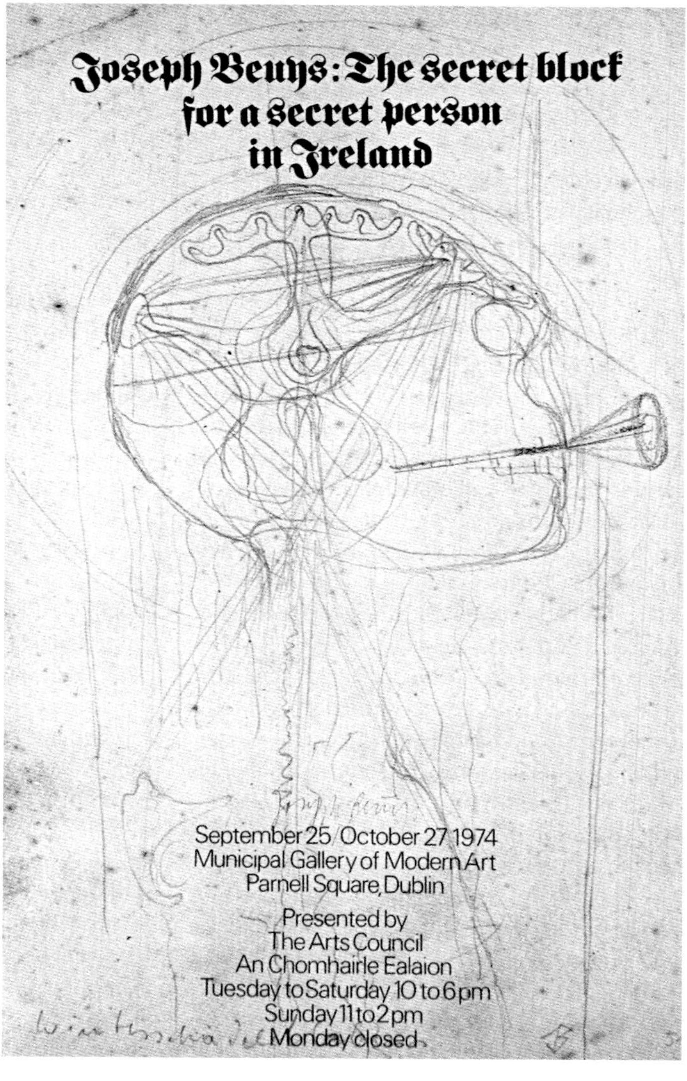

Abb. 8-2 Plakat mit dem Bild »Winterschädelerlebnis« (Beuys 1949–51). Das Bild »Winterschädelerlebnis« dürfte auf Beuys Erstickungstrauma mit Todesnähe verweisen. Der Schädel ist über einen Trichter mit der Außenwelt verbunden. Das Gehirn ähnelt einem Bronchialbaum. Mitten im Schädel liegt ein kleines Herz (Galerie für Moderne Kunst und Plakatkunst, Köln, © VG Bild-Kunst, Bonn 2017).

sche Tun im erweiterten Sinn, welches beim Menschen mit einem Prozess des Bewusstwerdens, dem Schaffen eines höheren, geistigen Lebewesens, einer sozialen Skulptur verbunden ist, war Beuys Lebens- und Heilungsprinzip, das er im dialektischen Ringen um Gesundung nicht nur der Gesellschaft, sondern auch seiner eigenen Person sah. »Daran arbeite ich bis zum letzten Atemzug«, meint er in einem Fernsehinterview mit Hermann Schreiber in der BW-Sendereihe »Lebensläufe« (1980). Zum Verhältnis zwischen Krankheit und Heilung erinnerte sich Beuys, bereits als fünfjähriges Kind gesagt zu haben: »Dass also jetzt die Zeit wohl lange genug wäre und ich jetzt abtreten müsste. Dieses Erlebnis habe ich ganz stark gehabt. Und es war natürlich sicherlich nicht nur ein Krisenerlebnis, sondern auch ein Bewusstwerden in gewisser Weise. Ein Bewusstwerden, dass, wenn es nun weitergehen müsste dieses Leben, dass dann alles anders werden müsste.«

Die entscheidende Frage ist nun, ob das von Beuys entwickelte Konzept zur Heilung von Mensch und Gesellschaft Wesentliches zur Medizin im Allgemeinen und zur Kunsttherapie im Speziellen beitragen kann. Führt also der von Beuys proklamierte Prozess des Bewusstwerdens zur ganzheitlichen Gesundung des Menschen und damit auch der Gesellschaft? Was könnten die Funktionsprinzipien sein? Und basieren diese möglicherweise auf einer engen Verbindung von seelischer Aktivität und Immunaktivität? Die Psychoneuroimmunologie (PNI) ist ein junger Forschungsbereich der psychosomatischen Medizin, der sich mit den Wechselwirkungen zwischen psychischen, neuronalen, hormonellen und Immunfaktoren befasst (Schubert 2016). Ist also eine psychoneuroimmunologische Heilung in der Kunst und durch die Kunst im Sinne Beuys möglich? Die Beantwortung dieser komplexen Fragen betrifft eine Reihe von grundlegenden Aspekten in Medizin und Kunst. Dementsprechend ist dieses Kapitel in verschiedene Abschnitte gegliedert. Diese betreffen den Umgang mit Komplexität in der Medizin (► Abschn. 8.2), Kunst (► Abschn. 8.3) und PNI (► Abschn. 8.4) sowie empirische Resultate der allgemeinen PNI-Literatur zum Thema Kunst (► Abschn. 8.5) und des eigenen in Innsbruck entwickelten, methodologisch veränderten medizinischen Forschungszugangs der »integrativen Einzelfallstudien« (► Abschn. 8.6).

8.2 Medizinparadigmen

Bevor im weiteren Verlauf dieser Arbeit auf die komplexen Zusammenhänge von Kunst und Immunologie näher eingegangen wird, soll zunächst der paradigmatische Rahmen dieses Themas abgesteckt werden.

Das biomedizinische Paradigma

Die aktuelle Medizin folgt dem biomedizinischen Paradigma. Diesem Paradigma liegt wiederum das (triviale) Maschinenmodell vom Menschen (Foerster 1992) zugrunde. Dabei werden nicht nur die Gegenstände der klassischen Mechanik, wie Planetenbahnen oder wenig veränderliche bzw. unbelebte Objekte, sondern auch biologische Organismen einschließlich psychischer und gesellschaftlicher Prozesse im Sinne dieses mechanischen/technischen Konzepts verstanden (Remmele 2003). Den Menschen einer Maschine gleichzusetzen hat in den letzten Jahrzehnten einen bis dato unvergleichbaren medizinischen Fortschritt insbesondere in der Akutmedizin ermöglicht. Nicht auszudenken, würde man sich z. B. nicht mehr auf die segensreichen Fortschritte der chirurgischen Diagnostik und Behandlung (u. a. notfallmedizinische Maßnahmen, Transplantation, Endoskopie) und der Akutpharmakologie (u. a. Antisepsis, Schmerzbetäubung) verlassen können. Wird jedoch in der Medizin das Bild vom Menschen als einer Maschine ebenso dort angewendet, wo es unabdingbar ist, den Menschen als Sprach- und Kulturwesen zu betrachten, werden die Grenzen des beziehungslosen Maschinenparadigmas für die Medizin schnell deutlich. Die Rede ist vom offenkundigen Versagen der Maschinenmedizin v.a. bei chronischen Krankheiten (u.a. Autoimmunerkrankungen, Krebs) (Reiber 2007). Sie versagt genau dort, wo die relativ junge Forschungsdisziplin der Psychoneuroimmunologie (PNI) besonders eindrucksvoll belegt, dass Entstehung, Aufrechterhaltung und auch Heilung stark von psychosozialen Einflussfaktoren abhängen (Schubert 2016).

Wie auch sollte eine am Maschinenmodell orientierte biomedizinische Betrachtung des Menschen, die

1. auf der Trennung von Körper und Seele basiert (Dualismus),
2. davon ausgeht, dass weniger komplexe Entitäten menschlichen Lebens (z.B. Zellkernaktivität) höher komplexe Entitäten (z.B. Psychisches) erklären können (Reduktionismus),
3. auf linearen Ursache-Wirkung-Verbindungen beruht (Reiz-Reaktionsmodell, Mechanizismus) und
4. dem Objektiven gegenüber dem Subjektiven klaren Vorrang gibt (Objektivismus) (Uexküll u. Wesiack 1996),

jemals dem Anspruch eines am Lebendigen orientierten Umgangs mit chronisch erkrankten Menschen entsprechen können?

Das biopsychosoziale Paradigma

Ein alternatives bzw. neues Medizinparadigma ist bzw. könnte das biopsychosoziale Modell sein (Pauls 2013). Es ist biosemiotisch-systemisch orientiert und kann quasi als ein Gegenentwurf zum biomedizinischen Paradigma angesehen werden (Engel 1977; Uexküll u. Wesiack 1996). Grundeinheit des biopsychosozialen Modells ist das System. Ein System (altgriechisch σύστεμα, sýstēma, »aus mehreren Einzelteilen zusammengesetztes Ganzes«) ist eine Gesamtheit von Elementen, die so aufeinander bezogen oder miteinander verbunden sind und in einer Weise interagieren, dass sie als eine aufgaben-, sinn- oder zweckgebundene Einheit, als strukturierte systematische Ganzheit angesehen werden können. Ist im Rahmen von Anpassungsleistungen an die Umgebung und durch Informations- oder Energiezuwachs innerhalb des Systems die Interaktionsdichte zwischen den Systemelementen besonders stark, neigt das sich prinzipiell selbst organisierende System dazu, völlig neue Eigenschaften auszubilden, was als Emergenz (vom lateinischen *emergere* für »das Auftauchen«, »das Herauskommen« oder »das Emporsteigen«) bezeichnet wird. Von großer Bedeutung dabei ist, dass sich die emergenten Eigenschaften des Systems nicht – oder jedenfalls nicht offensichtlich – auf Eigenschaften der Elemente zurückführen lassen, die diese isoliert aufweisen (Hügli u. Lübcke 1991): »Das Ganze ist mehr als die Summe seiner Teile« (Aristoteles). Einige Geistesphilosophen gehen z.B. davon aus, dass das Bewusstsein eine emergente Eigenschaft des Gehirns ist und durch die Aktivität der Nervenzellen und vieler anderer Zellen des Gehirns, deren Funktion teilweise noch wenig erforscht ist, zustande kommt (Tschacher u. Munt 2013). Dieses Ausbilden neuer Systemeigenschaften ist als Anpassungsleistung und -vorteil zu verstehen und schafft somit ein neues Unterscheidungsmerkmal, eine neue Abgrenzungs- und Anpassungsart des Systems gegenüber der Umgebung (Hügli u. Lübcke 1991).

Das biopsychosoziale Modell berücksichtigt diese Merkmale von Systemen konzeptuell und paradigmatisch. Es ist erstens ganzheitlich und damit anti-dualistisch, da es im Menschen eine Menge unterschiedlicher Systeme annimmt, die sich einerseits in ihren Eigenschaften klar voneinander abgrenzen – z.B. Zellen, Gewebe, Organe, Psyche – zum anderen aber in enger Wechselwirkung miteinander stehen. Das Konzept des biopsychosozialen Modells vereint also in sich eine Reihe unterschiedlicher Systeme, materielle wie immaterielle (Bertalanffy 1968), versteht Seele und Soma als dialektische Aktionseinheiten (Mitscherlich 1966) und sieht dabei den Menschen als untrennbar mit seiner Umgebung verbunden (Engel 1980). Ein zweites Charakteristikum des biopsychosozialen Modells ist, dass es anti-reduktionistisch ist, da es die verschiedenen Entitäten bzw. Systeme menschlicher Existenz (z. B. biologische, psychologische und soziale) in komplexitätsassoziierter, schichtenhierarchischer Form zueinander stehend sieht. Dabei befinden sich die verschiedenen Subsysteme in dynamischer wechselseitiger Beziehung und es emergieren höher komplexe Schichten/Entitäten aus dem dynamischen Zusammenspiel weniger komplexer. Beispielsweise emergiert die Entität »Beziehung zwischen zwei Personen« aus dem Miteinander zweier »Einzelpersonen«. Auf ähnliche Weise emergiert auch »Psychisches« aus der Aktivität des »Nervensystems« und »Kultur« aus »Gemeinschaft«. Jede Entität ist somit zum einen den darunter liegenden Entitäten übergeordnet (Top-down-Wirkrichtung), ist andererseits selbst aber Teil übergeordneter Systeme (Bottom-up-Wirkrichtung). Beispielsweise ist die Person als Ganzes allen organisch-materiellen Teilen des Menschen übergeordnet, selbst aber ist die Person untergeordneter Teil der immateriell-materiellen Zwei-Personen-Beziehung usw. (Engel 1980). Dabei ist anzumerken, dass es nicht nur eine vertikale Emergenzbildung gibt, die zu einer schichtenweisen (»bio-psycho-sozial«) Hierarchie von verschieden komplexen Entitäten führt, sondern auch eine horizontale. Eine horizontale Emergenzbildung betrifft das Evolvieren von Prozessen über die Zeit sowie die damit verbundenen Qualitätssprünge von evolutionären Systemen (z. B. Pubertät, einschneidende kulturelle Veränderungen). Zusammen formen vertikale und horizontale Systementwicklungen eine mehrdimensionale, schichtenartig evolvierende Struktur, in der Systeme, die sich später entwickeln, auf höheren Komplexitätsleveln liegen und ältere Systeme auf niedrigeren (Fuchs u. Hofkirchner 2005) (▶ Abb. 8-3). Wie auch immer – vertikal und/oder horizontal –, da höher komplexe Entitäten Qualitäten besitzen, die sich bei weniger komplexen Entitäten nicht finden lassen, ist es systemtheoretisch gesehen nicht möglich, höher Komplexes, z. B. Psychisches, durch weniger Komplexes, z. B. Neuronales oder Biochemisches, erklären zu wollen (Meehl u. Sellars 1956; Krohn u. Küppers 1992), wie das die reduktionistische biologische Psychiatrie macht (Schubert 2015), da höher komplexes Emergentes immer mehr ist als die Summe seiner weniger komplexen Bestandteile (Reiber 2007).

Drittens schließt das bio-psycho-soziale Paradigma (bio)semiotische und konstruktivistische Überlegungen ein (Uexküll u. Wesiack 1996). Demnach reagiert eine Person nicht einfach passiv auf eintreffende Reize, sondern dem Reiz wird in Abhängigkeit vom Funktionszustand einer Person (z. B. psychische Verfassung) aktiv Bedeutung beigemessen (Hoffmeyer 1996) und es wirkt daher ein und derselbe objektive Reiz (materieller Träger des Zeichens) je nach subjektiver Bedeutungserteilung (immaterielle Bedeutung des Zeichens) von Person zu Person unterschiedlich (Sebeok 1978). Man kann an dieser Stelle noch einen Schritt weiter gehen und entsprechend Überlegungen der homöopathischen Lehre annehmen, dass Reize bzw. Informationen, mit denen der lebende Organismus zu einem bestimmten Zeitpunkt konfrontiert wird, nicht nur im Moment des Eintreffens bedeutungsabhängig wirksam werden können, sondern gespeichert werden, um zu irgendeinem anderen, geeigneteren Zeitpunkt im Organismus aktiv zu werden (Frei 1999). Komplexe Systeme haben also möglicherweise ein Gedächtnis, durch das die Vergangenheit die Zufallsprozesse der Gegenwart weiterhin beeinflusst (Mandelbrot u. Hudson 2005). Auch hier: Biosemiotisch gesehen werden unterschiedliche Personen auf ein und denselben Reiz niemals gleich reagieren, so wie es Maschinen tun würden.

Das biosemiotisch-systemische Paradigma der Medizin ist, wenn man nun noch genuine psychoanalytisch-psychosomatische Überlegungen in die Konzeptualisierung einfließen

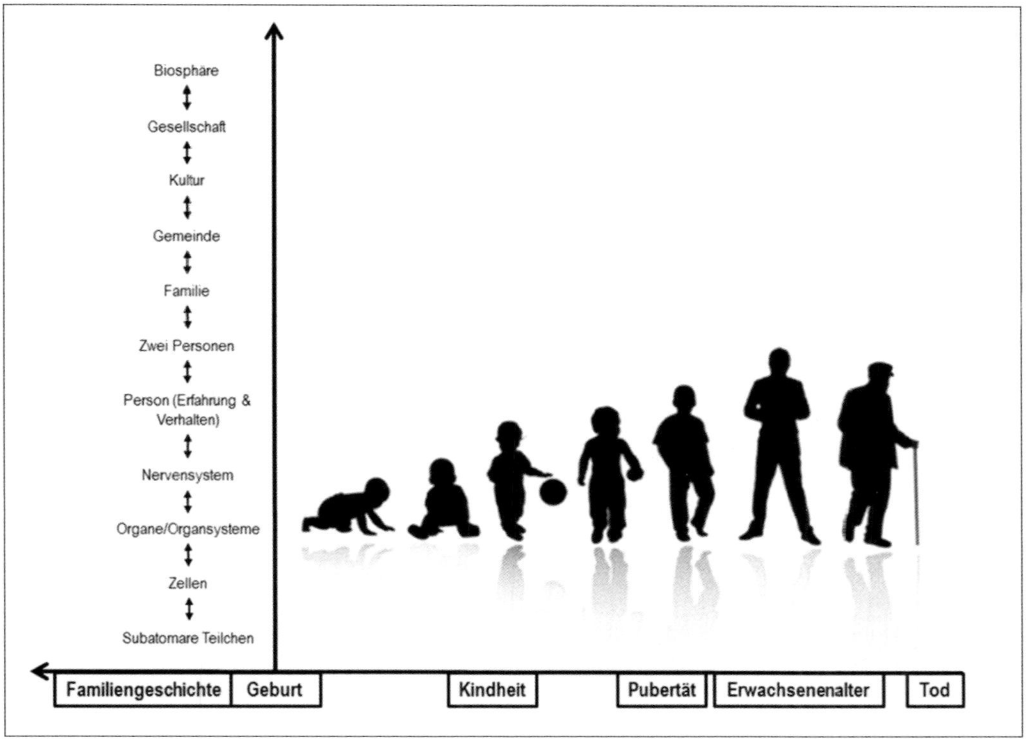

Abb. 8-3 Das im Hinblick auf die menschliche Lebensspanne ergänzte BPS-Modell (in Anlehnung an Engel 1980). Die vertikale Achse stellt die hierarchisch übereinander geschichteten Lebensebenen und ihre Wechselwirkungen dar. Die horizontale Achse betrifft deren zeitliche Dimension und betrifft z. B. die Lebenspanne eines Menschen. In einem auf diese Weise ergänzten biopsychosozialen Modell werden vertikale und horizontale Aspekte als miteinander mehrdimensional verwoben angenommen (Schubert 2016).

lässt, als »Es«-nah anzusehen. Georg Groddeck (1984) schreibt hierzu: »Ich bin der Ansicht, dass der Mensch vom Unbekannten gelebt wird. In ihm ist ein Es, irgendein Wunderbares, das alles, was er tut und was in ihm geschieht, regelt. […] Wir kennen von diesem Es nur das, was innerhalb unseres Bewusstseins liegt. Weitaus das meiste ist unbetretbares Gebiet. Aber wir können tief in das Unbewusste eindringen, wenn wir uns entschließen, nicht mehr wissen zu wollen, sondern zu phantasieren. […] Das Es ist listig, und es macht ihm nicht viel Mühe, dem dummen Bewusstsein weiszumachen, schwarz und weiß seien Gegensätze und ein Stuhl sei wirklich ein Stuhl, während doch jedes Kind weiß, dass es auch eine Droschke ist und ein Haus und ein Berg und eine Mutter!« Die Evolution des Menschen betrifft dessen intellektuelle Fähigkeiten und im Speziellen seine Fähigkeit zur Bildsprache und Symbolisierung (Bertalanffy 1967). Wie bereits in Kapitel 8.1. angesprochen, handelt es sich bei Symbolen um Bedeutungsträger, die es ermöglichen, über bewusste und unbewusste Inhalte und Konflikte metasprachlich zu kommunizieren. Die Symbolik vermittelt also zwischen Primär- und Sekundärprozesshaftem und ist wie die Kunst, das Fantasieren, das Reimen und Rhythmisieren, der Humor und das Spiel dem Lustprinzip zugehörig (Klaes-Rauch 2011). Groddecks selbst für manche Psychosomatiker radikale Ansicht, dass der Mensch vom Es und damit von der Symbolisierung gelebt wird (Klaes-Rauch 2011), bildet somit insbesondere für die Kunst eine interessante Brücke, da doch genau dort, wie die folgenden Seiten zeigen werden, mit den Kunstwerken Symbolisierungssysteme geschaffen werden, deren fortwährende Interpretationen durch den Betrachter den dialektischen Prozess zwischen Künstler und Rezipienten charakterisieren.[7]

Und hier kommt wieder Joseph Beuys, der künstlerische Protagonist dieses Kapitels ins Spiel. Beuys' Konfrontation mit dem Maschinenmodell der Medizin war nach eigenen Worten ausschlaggebend für seine Abkehr von der Naturwissenschaft und seine Hinwendung zur Kunst (Beuys 1997, S. 85). Er schreibt hierzu: »Das heißt, es gibt zweierlei Dinge. Es gibt einen materialistischen Wissenschaftsbegriff, der hat Scheuklappen. Und es gibt ein anderes Ding. Das geht in ein noch unbekanntes Gebiet. Das heißt: Das muß durch das erweitert werden.« (Beuys 1997, S. 29) Und weiter: »Eigentlich bedeutet Kunst in meiner Betätigung wie ich sie betreibe, die eigentliche Naturwissenschaft wie ich sie betreiben wollte« (Beuys in einem Gespräch mit Helmut Rywelski, in: Meyer 1989, S. 99) … »Ich würde sagen: was ich praktiziere, ist ohne weiteres auf die Medizin zu übertragen.« (Beuys 1997, S. 93)[8]

7 Eigentlich gilt es angesichts der hier dargestellten Fundamentalität der biopsychosozialen Konzeption in Abwandlung der Äußerung Victor von Weizsäckers (»Die psychosomatische Medizin muss eine tiefenpsychologische sein oder sie wird nicht sein«; zit. n. Reuster 1990) zu fordern, dass die Medizin eine tiefenpsychologische und komplexitätsbasierte sein muss, um Medizin sein zu können. »Bedeutung« und »Zeit« als wesentliche integrative Faktoren einer paradigmatisch veränderten Medizin (Schubert 2015).

8 »Angesichts weiterer künstlerischer Arbeiten medizinischer Laien wie z. B. A. R. Penck, Francis Bacon oder Maria Lassnig und Barbara Szüts ließe sich schlussfolgern, dass die Kunst mehr von der seelischen Bedingtheit des Körperlichen versteht, als die Disziplin, die einen Hoheitsanspruch darauf erhebt!« (Klaes-Rauch 2011, S. 44)

8.3 Bedeutung und Dynamik in der Kunst

Auch die Kunst und damit konzeptionell verbundene Bereiche wie die Kunsttherapie lassen sich mithilfe eines semiotisch-systemischen Forschungsansatzes beschreiben und verstehen. Angesichts der dringlichen Notwendigkeit einer paradigmatischen Wende in der Medizin dürfte hierin wohl eine wesentliche Chance bestehen, so komplexe Bereiche wie Kunst und künstlerisches Tun in validen Zusammenhang mit Medizin im Allgemeinen und Immunologie im Speziellen zu bringen – und damit mögliche psychoneuroimmunologische Heilung in der Kunst und durch die Kunst erklärbar zu machen.

Dialektik in der Kunst

Anlehnend an Fuchs und Holzner (2005), die hinsichtlich der Begriffsbestimmung von Kunst einen semiotisch-systemischen Standpunkt einnehmen, lässt sich Kunst als ein dialektischer Prozess zwischen Künstler und Kunstrezipienten verstehen, in welchem Kognition, Kommunikation und Kooperation (Hofkirchner 2002) wesentliche konstitutive Elemente sind. Im Folgenden sollen nun die Charakteristika dieses dialektischen Prozesses näher beschrieben und in einen gesellschaftlichen, kulturellen und politischen Rahmen gestellt werden.

Kunst ist zum einen *Objektivierung von Subjektivem*, indem das Kunstwerk die symbolisierende Verdinglichung psychischer Aspekte (u. a. Wissen, Erfahrungen, Gefühle) des Künstlers darstellt. Dabei erlebt der Beobachter beim Betrachten des Kunstwerks eine Einzigkeit, ein merkwürdiges Distanzgefühl vom Alltagserleben und von der Gesellschaft, in anderen Worten die »Aura« des Kunstwerks (Benjamin 1935). Diese Aura emergiert aus dem Zusammenspiel der Einzelelemente, die vom Künstler in mentaler und manueller Arbeit, bewusst und unbewusst zusammengefügt werden. Indem der Künstler darüber hinaus mit dem Kunstwerk seine persönliche Sichtweise von der Welt, so wie sie für ihn Bedeutung hat, darstellt, ist das Kunstwerk als ein symbolisches System zu verstehen, das selbst wieder zur sinnlich wahrnehmbaren Wirklichkeit wird (Fuchs u. Holzner 2005).

Dialektisch gesehen ist Kunst jedoch nicht nur Objektivierung von Subjektivem, sondern auch *Subjektivierung von Objektivem*, da der Rezipient das Kunstwerk bzw. dessen Aura selbst wieder sinngebend interpretiert. Damit ist Kunst nicht statisch materialisiert an einen Ort gebunden, sondern dynamisch und immateriell auf viele Orte verteilt. Die Bedeutung von Kunst bleibt also, wie Hegel (1832–1845) schreibt, nicht an das Kunstwerk gebunden, sondern ändert sich permanent und wird in sozialen und individuellen Beobachtungsprozessen ständig konstituiert und re-konstituiert (Top-down-Emergenz). Umgekehrt produzieren und re-produzieren die ästhetischen Praktiken der Künstler und der Beobachter ästhetische Strukturen (Bottom-up-Emergenz). Das Kunstwerk vermittelt also zwischen Natur und Kultur, es ist immer beides zugleich, Idee und Materie/Form, Interpretation/Bedeutung und Objekt (Fuchs u. Holzner 2005).

Kunst lässt sich nach Fuchs und Holzner (2005) weiterhin als ein Kommunikationssystem ansehen. Wenn der Künstler ein Kunstwerk erschafft, drückt er sein Selbst bzw. seine sozialen Gefühlsstrukturen (Williams 1961, 1977) im Kunstwerk aus und wird andererseits durch das Kunstwerk geformt. Wenn der Betrachter dann das Kunstwerk rezipiert und dechiffriert, kommuniziert der Künstler mit dem Betrachter via Kunstwerk und transzendiert dabei seine eigene individuelle Existenz und historische soziale Zeit, in der er lebt bzw. lebte. Kunst ist daher als ein endloser Prozess des Enkodierens (Künstler) und Dekodierens (Rezipient) von Bedeutung zu verstehen – als ein Speichermedium von Geschichte. Ein Kunstwerk *ist* nicht, sondern es ist ständig im *Werden*. Dabei gibt es keine absolute Identität zwischen Enkodiertem und Dekodiertem, die Interpretationen von Kunst sind niemals starr und auch niemals korrekt. Dieses von Adorno (1970) als »Nicht-Identität« von Kunst bezeichnete Phänomen spiegelt sich im ständigen sozialen Ringen um die Wahrheit von Kunstwerken wieder (Fiske 1987). Denn die Wahrheit von Kunstwerken lässt sich nicht unmittelbar erschließen und erfordert genauso soziale Prozesse und kritisch-reflektive (philosophische) Diskurse wie andere Bereiche der Gesellschaft auch, z. B. die Wissenschaft.[9]

Die Nicht-Identität von Kommunikation ist typisch für alle Kommunikationsprozesse in der Gesellschaft. Aber während Kommunikation in der Gesellschaft Nicht-Identität zu überwinden versucht, stellt sie in der Kunst ein konstitutives, also für das Wesen der Kunst maßgebliches Element dar. Kunst ist immer anders als aktuelle Gesellschaft und ist damit aber auch gleichzeitig Ausdruck eines bestimmten Zustands der Gesellschaft. Kunst erfordert Neuheit, muss also dominante Kunststile infrage stellen. Künstler, die die Kunst wesentlich voranbringen, schaffen Diskontinuität, Nicht-Identität, Störung und Unterschiede, die den Rezipienten überraschen und erstaunen (Fuchs u. Holzner 2005).

Seit den Sechzigerjahren sind mit Happening, Fluxus und Performance Kunstformen entstanden, bei denen der Betrachter selbst Teil des Kunstwerks ist und somit der Betrachter das Kunstwerk in Kooperation mit dem Künstler erschafft (Fuchs u. Holzner 2005). Die Happening- und Fluxus-Aktivisten waren davon überzeugt, dass Menschen dazu fähig sind, durch ihre Teilnahme an den Happenings und Fluxus-Aktionen selbst aus den eigenen Ressourcen zu schöpfen und sich durch Kreativität zu »vervollkommnen« (Becker u. Vostell 1965). An diesen künstlerischen Bewegungen wird deutlich, wie sehr

9 »Glauben sie immer noch, dass Wahrheit nur erfasst und nicht erzeugt wird?« (Beuys, zit. n. Harlan 1992, S. 88)

sich eine erweiterte Sicht von Kunst und das biopsychosoziale Medizinparadigma erkenntnistheoretisch annähern. Bei beiden scheinen die Grenzen im Vertikalen wie Horizontalen (► Abb. 8-3) zu verschwimmen – hier zwischen Künstler, Kunstobjekt und Kunstrezipient, dort zwischen Biologischem, Psychologischem und Sozialem.

Joseph Beuys war einer der wesentlichen Protagonisten dieser Kunstform, bildnerisch wie philosophisch. Denn die Frage, die die moderne Kunst immer wieder beschäftigte, nämlich wie die Kunst in Verbindung mit dem Leben treten könne bzw. mit dem Leben eins werden könne, nahm Beuys ernst und löste sich von stilistischen und formalen Fragen der Ästhetik und deren Moden (Scholl 2012). Beuys meinte hierzu: »In dem Augenblick, wo die Ästhetik mit dem Menschen zusammenfällt […], in dem Augenblick ist jeder Mensch ein Künstler.« (Meyer 1989, S. 16) Im Rahmen seiner Theorie der Sozialen Plastik bezieht sich der »Erweiterte Kunstbegriff« von Beuys auf den Menschen als potenziellen selbstbestimmten, schöpferischen Gestalter, dessen Wesen die Kunst selbst sei und der durch Denken und Sprache eine »neue soziale und demokratische Lebensform« (Böhlen 1993) entwickelt – die »Soziale Plastik«, die ein modellierfähiges und formbares Gebilde darstellt, das visuell, haptisch, akustisch und thermisch erfahrbar ist und mit der Wahrnehmung der Gesellschaft gleichzusetzen ist (Lange 2002). Die »Soziale Plastik« – Beuys sprach hierbei auch oft von einem »Sozialen Organismus« – kann also als das emergente Ergebnis der Selbstorganisation im Rahmen von »Jeder Mensch ist ein Künstler« angesehen werden. Von diesem Ausgangspunkt folgert Beuys die Notwendigkeit der Entwicklung eines jeden Menschen zu einem freien Individuum, damit jeder Mensch seine Potenziale der Spiritualität, Offenheit, Kreativität und Fantasie entwickeln könne, was jedoch durch gesellschaftliche Macht- und Interessensverhältnisse blockiert würde (Scholl 2012).

Kunst, Kapitalismus und Krankheit

Beuys erkannte, dass Freiheit im Sinne der Freiheit zur vollen Selbstentfaltung in der kapitalistischen Gesellschaft nur bedingt möglich ist. Zu sehr unterliegt der Mensch in kapitalistischen Systemen der ständigen Notwendigkeit sich selbst zu entäußern, um der Verwertung des Kapitals nachkommen zu können (Marcuse 2000). Hier nun wird die enge Verbindung von Autonomie bzw. Freiheit und Kunst deutlich (Fuchs u. Holzner 2005). So wie nach Beuys ein Mensch nur Künstler sein kann, wenn er frei von gesellschaftlichen Zwängen ist (Scholl 2012), so ist Kunst auch nur möglich, wenn sie frei ist. Kunst hat somit nach Adorno (1970) einen doppelten Charakter im Kapitalismus: Einerseits ist Kunst gesellschaftliche Tatsache, Teil der Gesellschaft, auf der anderen Seite konstituiert Kunst eine spezifische Form der Autonomie insofern sie von der gesellschaftlichen Realität distanziert ist und sich selbst eigene Gesetze vorgibt. Anders ausgedrückt ist Kunst einerseits wirklich real, indem sie die Aktivitäten, Gefühle, Träume und Gedanken von Menschen repräsentiert. Auf der anderen Seite ist Kunst nicht real bzw. fiktiv, indem sie eine Realität konstituiert, die realer und wahrhaftiger ist als die wirkliche Realität, eine Art Versprechen von möglicher wirklicher Realität, ein Versprechen, dass Realität anders sein kann als sie ist. Kunst ist also realer als real und opponiert damit Kapitalismus (Marcuse 2000), aber nicht im funktionalen Sinn (Adorno 1970). Denn Kunst kann die Gesellschaft nicht direkt verändern, sie kann aber durch die fundamentale Aufhebung des Normativen Ideengeber sein und die Fantasie stärken und damit Menschen helfen, der dominanten Logik eindimensionalen Denkens zu entfliehen und damit Denken und Handeln grundlegend neu auszurichten (Bourdieu 1999).

In dieser Autonomie und Funktionslosigkeit gegenüber einer modernen, d. h. kapitalistischen Gesellschaft dürfte nun die spezifische Heilkraft von Kunst und künstlerischem

Tun liegen. Der globalisierte Kapitalismus hat zu einer spürbaren Beschleunigung und Verdichtung von Abläufen in den beruflichen und privaten Lebenswelten geführt (Keupp 2013; Kickbusch 2005). Dabei vollziehen sich dramatische Veränderungen auf allen denkbaren Ebenen und in besonderem Maße auch in unseren Lebens- und Innenwelten: unser Privatleben – Sexualität, Beziehungen, Ehe und Familie. »Die Einstellungen zu uns selbst und zu der Art und Weise, wie wir unsere Bindungen und Beziehungen mit anderen gestalten, unterliegen überall auf der Welt einer revolutionären Umwälzung.« (Giddens 2001, S. 69) Man gewinnt den Eindruck, als ob wir aufgrund verbesserter materieller Umweltbedingungen (z. B. verbesserte Hygiene) zwar real länger leben würden, jedoch die Lebenszeit aufgrund beschleunigter und verdichteter psychosozialer Lebensrealitäten als immer kürzer dauernd wahrgenommen wird und, wie Uexküll und Köhle (1996) konstatieren, größere Zeiträume in schlechter Gesundheit verlebt werden. Ein unaufhaltsamer Steigerungszirkel, der auf Scheitern und Erschöpfung zuläuft (Keupp 2013) (► Abb. 8-4).

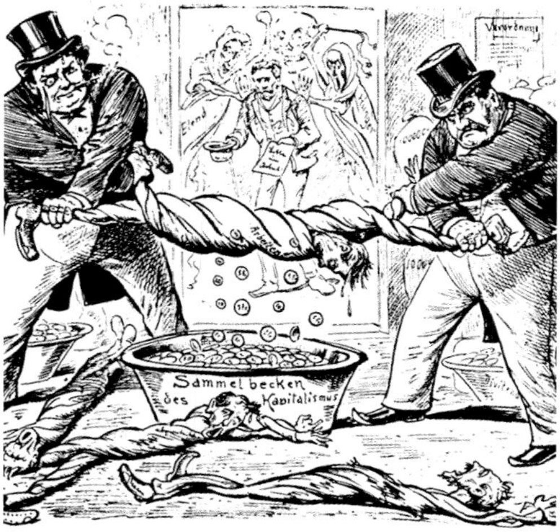

Abb. 8-4 »Das neue Verhältnis zwischen Arbeiter und Unternehmer« (zuerst erschienen 1896 in der satirischen Zürcher Zeitschrift »Der neue Postillon«).

Die damit in Verbindung stehende Entfremdung des Subjekts von sich selbst und von anderen gilt als ein zentraler Kritikpunkt am Kapitalismus (Marx 1844) und wird als Ursache für die Häufung psychischer Erkrankungen angesehen (Keupp 2013). Hierbei dürften neben depressiven Erkrankungen insbesondere auch die funktionellen Syndrome bedeutsam sein. Funktionelle Syndrome sind im doppelten Sinne Ausdruck von Funktionsstörungen, einmal als Körperfunktionsstörung, ohne dass ein körperlicher Strukturschaden zwingend zugrunde liegen muss, und dann als Ausdruck einer Funktionsstörung des Menschen in der Gesellschaft, d. h. als unzureichender Lösungsversuch von unbewussten Beziehungskonflikten. In diesem Sinne bezeichnen Uexküll und Köhle (1996) die funktionellen Syndrome gar als »politische Krankheiten«, da sie eine unbewusste Reaktion des Menschen auf das Unbehagen in der Industriekultur darstellen[10] und Beispiel dafür sind, dass jede Kultur im Sinne eines Top-down-Effekts ihre kultureigenen Krankheiten erzeugt.[11] Die Schwierigkeiten, die dabei das Gesundheitssystem mit den Trägern dieser politischen Krankheiten hat, können im Sinne eines Bottom-up-Effekts als »Aufstand des Subjekts« bezeichnet werden. Die funktionellen Erkrankungen sollten also als Prototyp biopsychosozialer Erkrankungen angesehen werden. Der Präventologe Ellis Huber meint hierzu: »Für mich ist das Gesundheitssystem eine Art soziales Immunsystem zur Bewältigung der Krankheitsgefahren unter den bestehenden Lebensbedingungen. Pathetisch

10 Freud kommentierte die Zustände der kapitalistischen Gesellschaft mit: »Es braucht nicht gesagt werden, daß eine Kultur, welche eine so große Zahl von Teilnehmern unbefriedigt läßt und zur Auflehnung treibt, weder Aussicht hat, sich dauernd zu erhalten, noch es verdient.« (Freud 1927, S. 332)

11 »Es braucht die seelische Not unserer Zeit, um uns zur Entdeckung der Psychologie zu veranlassen [...] Heute geht es nicht mehr ohne die Seele.« (Jung 1995, S. 159)

gesagt: Es hat die Wunden zu heilen, die der Kapitalismus schlägt« (Huber u. Lauterbach 2006).[12]

Heilung durch Kunst

Wenn nun Kapitalismus und Industrialisierung über Entmenschlichung und Entfremdung krankmachende Wirkung haben können, dann dürfte die Kunst, welche im besten Fall ein unabhängiges, also von kapitalistischem Sinn und Zweck losgelöstes dialektisches Phänomen darstellt (Fuchs u. Holzner 2005), über weitestgehend nicht-lineare re-sozialisierende (Keupp 2013), re-formierende und re-symbolisierende Einflüsse heilsame Wirkung ausüben. Hans-Dieter König schreibt diesbezüglich: »Anders als der Patient, dem es mit der Inszenierung seines inneren Konfliktes auf der Bühne seiner körperlichen Symptomatik gerade nicht gelingt, sich seinen Mitmenschen verständlich zu machen, schafft es der Künstler, mit seinem Werk ein sinnlich-anschauliches Symbol zu schaffen, über das ihm die Einbettung seiner unbewussten Wünsche in ein kollektives Symbolgefüge unterhalb der Ordnung von Sprache gelingt.« (Zit. n. Klaes-Rauch 2011) Der weiter oben beschriebene dialektische Prozess zwischen Kunstwerk und Rezipienten bzw. Kunstschaffenden lässt sich also so gesehen als biopsychosoziales Heilmittel verstehen.[13] Dabei ließe sich die These aufstellen, dass sich biopsychosoziale Heilung in der Kunst innerhalb eines mit Re-Symbolisierung und Re-Sozialisierung verbundenen hermeneutischen Prozesses ereignet. So gesehen würde sich der kranke Mensch durch die kognitive, kommunikative und kooperative Auseinandersetzung mit der Kunst immer wieder veränderte und angereicherte Sichtweisen aneignen, die im Sinne gekoppelter vertikaler und horizontaler Selbstorganisation Gesundung ermöglichen. Ist solch eine biopsychosoziale Autonomisierung[14] des Subjekts das erklärte Ziel einer therapeutischen Intervention, dann sind Kunst und künstlerisches Tun bzw. Kunsttherapie, wie übrigens auch die auf die Bewusstwerdung unbewusster Konflikte ausgerichtete Psychoanalyse, den biomedizinischen und biomedizinisch-psychotherapeutischen Verfahren, die in vielen Fällen eher Anpassungsinterventionen an vorherrschende Gesellschaftsinteressen darstellen und die Autonomisierung des Subjekts eher verhindern als fördern (z. B. unspezifische, problemlösungsorientierte Vorgehensweise in der kognitiv-behavioralen Therapie), klar vorzuziehen.[15]

Beuys meint hierzu: »Kunst IST ja Therapie. Aber bei dieser Therapie sollte man sich sozusagen ein Bewußtsein erschaffen, das heißt, man sollte nicht darauf verzichten, in Zusammenhängen zu DENKEN. Denn die Therapie, die sozusagen nur Aggressionen ableiten will, oder die sozusagen die Menschen beschäftigen will – das greift ja alles gar nicht tief genug in den Gesamterkenntnisprozeß hinein« (Beuys 1997, S. 69) (► Abb. 8-5). Dieser heilsame dialektische Prozess zwischen Individuum und Gesellschaft lässt sich also als eine soziopsychotherapeutische Maßnahme gegen Entfremdung, Beziehungsverlust und Desymbolisierung in der modernen kapitalistischen Gesellschaft sehen. Was aber hat das alles mit der PNI zu tun?

---

12 Man könnte noch einen Schritt weitergehen und sagen, dass das Gesundheitssystem eine selbstähnliche soziale Manifestation (Fraktal) des biopsychosozialen »sickness behaviors« und »behavioralen Immunsystems« ist (► Abschn. 8.4).

13 Kunst lässt sich so gesehen natürlich auch als Mittel verstehen, Krankheit gar nicht erst entstehen zu lassen.

14 Beuys würde hierzu auch »Evolutionierung« sagen.

15 »Eine sogenannte gute analytische Stunde gründet vermutlich auf ähnlichen Entstehungsbedingungen wie eine ästhetisch befriedigende Erfahrung.« (Storck 2009)

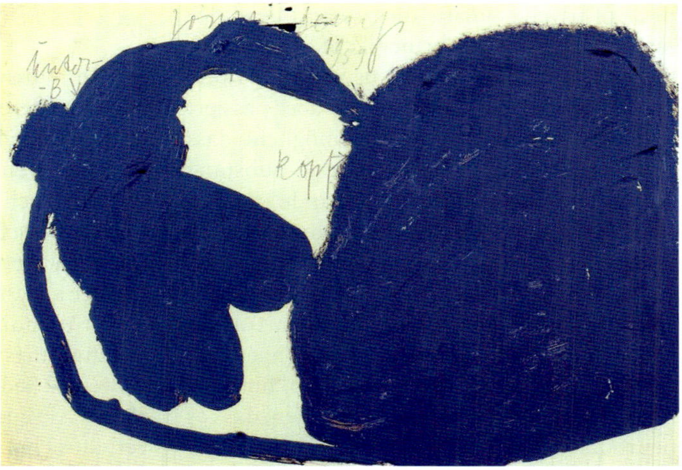

Abb. 8-5 Demonstration für Kopf mit Unterbewusstsein. © VG Bild-Kunst, Bonn 2016.

8.4 Grundlagen der PNI als komplexes System

Die Psychoneuroimmunologie (PNI) befasst sich mit den Wechselwirkungen zwischen psychischen, neuronalen, hormonellen und immunologischen Faktoren (Schubert 2016). Nach Solomon (1993) stellt die PNI einen konzeptionellen Durchbruch dar, der es ermöglicht, sich dem menschlichen Organismus in Gesundheit und Krankheit von einer völlig neuen theoretischen Perspektive zu nähern. Im Folgenden werden die Grundlagen der PNI so dargestellt, dass das Potenzial der PNI sichtbar wird, komplexe Funktionszusammenhänge, wie sie z. B. bei der Verbindung zwischen Kunst und Immunsystem anzunehmen sind, abbilden zu können.

Konditionierung des Immunsystems

Als Geburtsjahr der PNI gilt 1975 als Robert Ader und Nicholas Cohen Ergebnisse von Rattenexperimenten veröffentlichten, in denen gezeigt werden konnte, dass Immunaktivitäten klassisch konditioniert werden können (Ader u. Cohen 1975). Damit konnten sie legendäre erste Immunkonditionierungsresultate von Metalnikov und Chorine (1926) replizieren. Unter klassischer Konditionierung wird prinzipiell ein Reiz-Reaktionslernen verstanden, bei dem ein Stimulus (unkonditionierter Reiz), der eine reflektorische Reaktion im Organismus hervorruft (unkonditionierte Reaktion), mit einem neutralen sensorischen Stimulus (konditionierter Reiz) kombiniert dargeboten wird, wobei eine ein- oder mehrmalige Kopplung der beiden Reize dazu führt, dass der neutrale Stimulus allein die Reaktion (konditionierte Reaktion) hervorrufen kann (Pavlov 1928). Ader und Cohen (1975) injizierten Ratten Cyclophosphamid (unkonditionierter Reiz), das eine Unterdrückung der Immunabwehr bedingt (unkonditionierte Reaktion), und fütterten die Tiere gleichzeitig mit einer immunologisch unwirksamen Saccharinlösung (konditionierter Reiz). Durch diese Reizkombination lernten die Versuchstiere die Wirkung des Cyclophosphamids mit dem neutralen Saccharin zu koppeln, woraufhin die alleinige Gabe des eigentlich immunologisch inerten Saccharins reichte, um eine für die Ratten mitunter tödliche Immunsuppression (konditionierte Reaktion) zu erzielen.

Dieses Ergebnis kommentierten die Autoren mit: »Such data (…) suggest a mechanism that may be involved in the complex pathogenesis of psychosomatic disease and bear eloquent witness to the principle of a very basic integration of biologic and psychologic function.« (Ader u. Cohen 1975) Was aber passiert im Gehirn von Ratten, das es ermöglicht, dass eine immunologisch unwirksame Substanz wie Saccharin letztendlich imstande ist, eine so potente, lebensbedrohliche immunologische Wirksamkeit zu entfalten? Lange galt das Immunsystem als ein autonom gegenüber schädigenden Viren, Bakterien oder Tumorzellen agierendes Abwehrsystem. Angesichts der gezeigten Resultate zur Immunkonditionierung lag es nun nahe, anzunehmen, dass es neuronale Steuerungsprinzipien des Immunsystems geben musste, die es dem Gehirn und damit psychischen, ja selbst psychosozialen Einflüssen ermöglicht, direkte Wirkung auf die Immunfunktionen auszuüben. Nach Jahren neuroimmunologischer Forschung haben sich die Hinweise dahingehend verfestigt, dass

1. Amygdala und insulärer Cortex die entscheidenden neuroanatomischen Korrelate für die zentralnervöse Signalverarbeitung bei der Immunkonditionierung sind,
2. die konditionierten Immunreaktionen auf einer sympathischen Mediierung mit einem β-adrenergen Mechanismus basieren und dabei
3. dieselben intrazellulären Signalwege benutzt werden wie bei unkonditionierten Immunreaktionen (Stockhorst 2015).

Wie auch immer diese immunologischen Konditionierungsmechanismen im Detail aussehen mögen, das Entscheidende hinsichtlich eines von der PNI lancierten konzeptuellen Durchbruchs in der Medizin (Solomon 1993) war die Tatsache, dass Immunzellen Rezeptoren für Neurotransmitter an ihrer Oberfläche exprimieren (β_2-Adrenozeptoren), mit denen sie auf ankommende sympathische Nervenreize immunologisch reagieren können (Elenkov et al. 2000).

Sickness Behavior

Das Immunsystem von Versuchstieren und – wie in weiterer Folge gezeigt werden konnte – auch von Menschen kann die Botschaften des Nervensystems demnach also entschlüsseln. Gilt das auch umgekehrt? Kann das Nervensystem Botschaften des Immunsystems lesen und registrieren, wenn die Immunaktivität im Körper etwa im Zusammenhang mit Infektionen, Wundheilungsprozessen und anderen Entzündungsvorgängen erhöht ist? Und wenn ja, welche Bedeutung hat so eine immunoneuronale Aktivierung für die Psyche? Erlebt und verhält sich der Mensch anders, wenn die Immunaktivität im Körper aus welchen Gründen auch immer angestiegen ist?

Die PNI-Forschung beschäftigt sich schon seit längerem mit der Beantwortung dieser Fragen, wodurch z. B. gezeigt werden konnte, dass das Immunsystem mit einem sechsten Sinn verglichen werden kann (Blalock 2005). Lymphozyten und Natürliche Killerzellen patrouillieren als zellständige sensorische Organe ständig durch den Organismus und halten nach antigenen Reizen Ausschau, die als fremd angesehen werden (Davis 2004). Dazu zählen Bakterien, Viren, Pilze, Tumorzellen und andere Agenzien, die zu klein sind, um sie zu sehen oder zu berühren, die keine Geräusche machen und die man weder schmecken noch riechen kann. Was also die üblichen fünf Sinnesmodalitäten nicht bewerkstelligen können, wird durch den immunologischen sechsten Sinn ermöglicht: Die antigenen Strukturen werden mithilfe von spezifischen Rezeptoren aufgespürt und via *immunologischer Synapse* in das zentrale Nervensystem weitergeleitet. Dort wird dann eine physiologische Reaktion in Gang gesetzt, die den eigenen Organismus schützt, indem das infektiöse Agens bekämpft wird (Blalock 2005). Die Sinnesorgane des Menschen dürften somit jeweils für die Detektion verschieden entfernter Reize zuständig sein: Der Sehsinn für die am weitesten entfernten, der Immunsinn für Reize innerhalb des Organismus (Bedford 2012) (► Abb. 8-6).

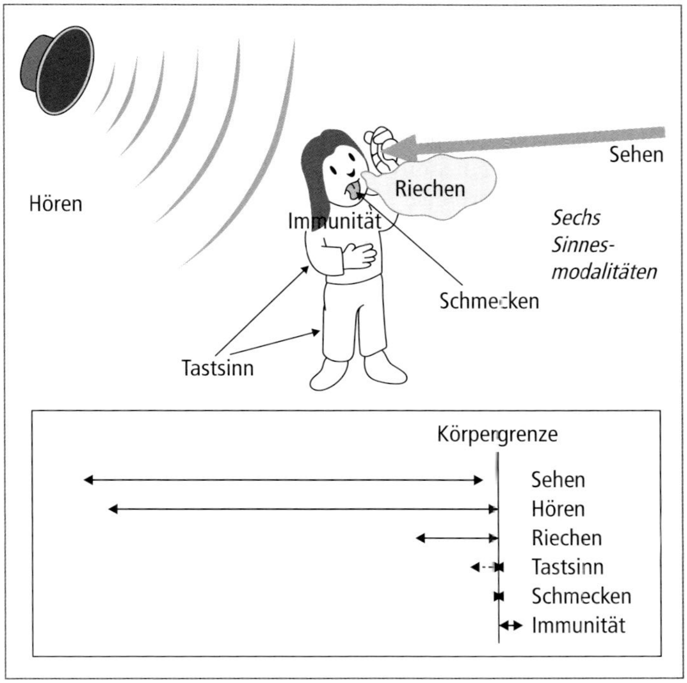

Abb. 8-6 Die sechs Sinnesmodalitäten des Organismus geordnet nach ihrer Funktionsreichweite. Sehen und Hören detektieren die am weitesten vom Organismus entfernten Reize. Dann folgen Geruchs-, Tast- und Geschmackssinn. Der »Immunsinn« betrifft vornehmlich Reize innerhalb des Organismus (nach Bedford 2012).

Es wird spekuliert, dass der immunologische sechste Sinn dafür verantwortlich sein könnte, dass der Mensch einige Zeit bevor er manifest erkrankt, bereits »spürt«, dass er krank werden könnte (Blalock 2005). Die meisten Menschen kennen darüber hinaus den psychophysiologischen Zustand, der dann auftritt, wenn man eine manifeste virale oder bakterielle Infektion durchmacht: Man fühlt sich fiebrig und unwohl, ist schmerzempfindlicher als sonst, meidet soziale Kontakte, hat wenig Appetit und kein Interesse an (körperlichen) Aktivitäten. Man ermüdet leicht, schläft schlecht, ist depressiv und reizbar sowie kognitiv leicht beeinträchtigt. Während man diesen neurovegetativen und -psychiatrischen Symptomen noch vor wenigen Jahren keine besondere Aufmerksamkeit schenkte und sie als unspezifische Schwächezeichen einer Infektion abtat, weiß man heute, dass sie direkte Folge einer Steigerung von pro-inflammatorischen Zytokinen (u. a. IL-1α und β, IL-6, TNF-α) sind, die im Rahmen von Entzündungsvorgängen freigesetzt werden. Dabei gelangt periphere Immuninformation durch

1. Zytokinrezeptor-Stimulierung peripherer nervaler Afferenzen (z. B. N. Vagus, N. Trigeminus),
2. Aktivierung makrophagen-ähnlicher Zellen in den zirkumventrikulären Organen und im Plexus choroideus,
3. aktiven Transport von Zytokinen in das Hirnparenchym und/oder
4. Aktivierung von Makrophagen und Endothelzellen, die sich auf Gehirnvenolen befinden,

in das zentrale Nervensystem (Dantzer et al. 2008).

Der genaue Ort im Gehirn, wo dieses als *sickness behavior* bezeichnete Syndrom hervorgerufen wird, ist schwer definierbar und dürfte wohl verschiedene zerebrale Lokalisationen betreffen (Dantzer et al. 2008; Hart 1988). Die biologische Bedeutung von *sickness behavior* liegt darin, die erkrankte Person während der Infektion vor unnötigem Energieverbrauch, der den Abwehr- und Heilungsprozess verzögern oder gar verhindern könnte, zu schützen. Immunologische Abwehr bzw. Heilung hat also bei allem gesundheitlichen Nutzen auch ihren Preis für den Organismus. So gesehen ist es ein sinnvolles Unterfangen, den kalorischen Verbrauch, der durch aufwendige biologische, psychische und psychosoziale Aktivität stattfindet, bei immunassoziierten Erkrankungen einzuschränken und unnötigem Energieverbrauch entgegenzuwirken bzw. alle Kraft in Richtung Genesung zu kanalisieren.

Exkurs

In der heutigen westlich-kapitalistischen Ideologie wird im Gegensatz zu östlichen Kulturen, in denen Schmerz und Leid als Teil des Lebens anerkannt werden, die Auffassung propagiert, dass Menschen möglichst wenig leiden sollen (Byock 1996). Damit verbunden ist auch der schnelle Griff zum Medikament, der insbesondere in der Mutternation des Kapitalismus, den USA, in die Lebensphilosophie wie eingewoben zu sein scheint (Kantor et al. 2015). Auch bei *sickness behavior* ist es in westlichen Gesellschaften anerkannt, ja erwünscht, zu bewährten medikamentösen Mitteln (z. B. Aspirin®) zu greifen, um über eine kurzfristige Hemmung der Entzündungsaktivität schnell wieder leistungsfähig zu werden. Es ist zu vermuten, dass dieses Verhalten auf lange Sicht gesundheitsschädigende Wirkung hat, weil man auf diese Weise die effiziente/funktionale Ausmerzung der Krankheitsursache durch eine natürlicherweise vorkommende, kurzfristig erhöhte entzündliche Reaktion unterläuft, was wiederum zur Folge hat, dass die infektiösen Ursachen und die gegen sie gerichteten Entzündungsanstiege länger als üblich im Organismus präsent bleiben. Dies könnte bei wiederholtem Einsatz mit ein Grund für langfristig leicht erhöhte Entzündungsanstiege (*silent inflammation*), beschleunigte Alternsprozesse (z. B. *inflamm-aging*), frühes Auftreten von Entzündungserkrankungen (z. B. kardiovaskuläre Erkrankung) und frühzeitigem Tod darstellen (Franceschi et al. 2000; De Martinis et al. 2006). Sieht man demgegenüber im *sickness behavior* nicht nur eine vom Immunsystem eingesetzte Energiesparmaßnahme, sondern im erweiterten Sinn eine biopsychosoziale Maßnahme zur ganzheitlichen und nachhaltigen Gesundung des Menschen, dann ließe sich gerade darin die Möglichkeit sehen, sich durch krankheitsassoziierte Ruhigstellung und Distanzierung von Alltagsverpflichtungen der Ursachen für die momentane Erkrankung bewusst zu werden, um zukünftig gesünder zu leben.

Sickness behavior wird als ein zentraler psychophysiologischer Motivationszustand angesehen, der es im Falle einer Erkrankung ermöglicht, Wahrnehmungs- und Verhaltensprioritäten so zu reorganisieren, dass Überleben möglich wird. So wie das auch beim Furchterleben und -verhalten angesichts einer Bedrohung oder bei Hunger und Durst geschieht (Dantzer et al. 2008). Neuere Studien zeigen darüber hinaus, dass Entzündungsreaktionen auch mit einer Veränderung sozialer Prozesse einhergehen dürften. Bildgebende Verfahren demonstrierten z. B., dass erhöhte Entzündungslevel mit einer erhöhten neuralen Empfindlichkeit für soziale Bedrohungen und sozialen Rückzug (Amygdala, dorsaler anteriorer cingulärer Cortex), aber auch für soziale Belohnung (ventrales Striatum, ventromedialer präfrontaler Cortex) assoziiert sind (Muscatell et al. 2016).

Der Mensch reagiert bei Entzündung also biopsychosozial und nicht nur rein biologisch, wie es das biologistische Fach der konventionellen Immunologie nahelegt. *Biologisch*, indem pro-inflammatorische Zytokine wesentlich bei der Infektionsbekämpfung und Wundheilung beteiligt sind und indirekt Maßnahmen lancieren, um das Immunsystem zu stärken (u. a. Akute-Phase-Reaktion). *Psychologisch*, weil diese Entzündungsproteine im Rahmen der *sickness behavior*-Reaktion Erleben und Verhalten in Richtung depressionsähnlicher Verfassung verändern, um Energie für den Regenerations- und Heilungsprozess zu sparen. Und *sozial*, indem Entzündungsanstiege dazu führen, dass gewisse Beziehungen aus Schutz vor weiteren Infektionen gemieden werden, während andere Beziehungen, die Unterstützung und Pflege der eigenen Person versprechen, vermehrt aufgesucht werden.

Wieder gilt festzuhalten: Vom Standpunkt einer paradigmatisch veränderten Medizin aus haben die gezeigten Ergebnisse zum immunologischen sechsten Sinn und zum *sickness behavior* besonders dort Gewicht, wo deutlich wird, dass Immunsystem und Nervensystem über die Freisetzung von »systemfremden« Liganden in die Funktionsabläufe des jeweiligen Gegenübers eingreifen und sich über die Expression von »systemfremden« Rezeptoren gegenseitig verstehen können (Blalock 1994, 2005). Damit verschwimmen die Grenzen zwischen Leib und Seele, da sich Immunaktivität nicht nur im Nervensystem, sondern – wie gezeigt wurde – auch im Psychischen und Psychosozialen abbildet.

Gemeinsame biochemische Sprache

Während die bisher dargestellten Konzeptionen den komplexen Informationstransfer zwischen Nerven- und Immunsystem betrafen, sollen im Folgenden Ergebnisse dargestellt werden, die die komplexen psychoneuroimmunologischen Zusammenhänge auf alle Organsysteme des menschlichen Organismus ausweiten.

Ausgangspunkt der für die Medizin fundamentalen Erkenntnis geteilter Kommunikationsmittel (Liganden, Rezeptoren) innerhalb des Nerven-, Hormon- und Immunsystems war die Entdeckung, dass Leukozyten biologisch aktive Neuropeptide (Adrenocorticotropes Hormon [ACTH], β-Endorphin) bilden konnten, von denen man ursprünglich angenommen hatte, dass sie nur im ZNS vorkommen (Smith u. Blalock 1981). Umgekehrt konnte gezeigt werden, dass humane T-Lymphozyten Rezeptoren für Morphin und Methionin-Enkephalin auf ihrer Oberfläche tragen, die nach Gabe der jeweiligen Substanzen zu biologisch relevanten Effekten führten (Wybran et al. 1979). Nach Jahrzehnten der Forschung steht nun fest, dass Immunzellen (u. a. T-Lymphozyten, B-Lymphozyten, Makrophagen, Splenozyten, Thymozyten, Mastzellen, Megakaryozyten) eine große Anzahl von Peptidhormonen und Neurotransmittern bilden und freisetzen (u. a. ACTH, Arginin-Vasopression, Corticotropin-Releasing-Hormon [CRH], Endorphine, Wachstumshormon, Oxytocin, Prolactin) und selbst wiederum Rezeptoren für diese Transmittermoleküle auf ihrer Zelloberfläche exprimieren (Blalock 1994, 2005). Umgekehrt gilt für die Bildung und Freisetzung von Zytokinen, dass dies nicht nur Immunzellen vorbehalten ist, sondern dass grundsätzlich alle Zellen des Organismus – ausgenommen den roten Blutkörperchen – Zytokine bilden und freisetzen können (Dinarello 2007). Letztlich dürfte somit beinahe jede Zelle des Organismus mit sich selbst und mit jeder anderen Zelle über die Freisetzung bzw. Expression systemeigener und -fremder Liganden und Rezeptoren in autokriner, parakriner und endokriner Form kommunizieren (Blalock 1994).

Blalock spricht in diesem Zusammenhang von der »syntax of immune-neuroendocrine communication« (Blalock 1994) und meint damit den Umstand, dass Immun-, Hormon- und Nervensystem über die Freisetzung derselben Liganden und die Expression derselben Rezeptoren eine »gemeinsame biochemische Sprache« sprechen. Dabei reagieren Zellen und Zellverbände durch Expression der passenden Rezeptoren nicht einfach nur auf einzelne eintreffende Liganden, sondern auf bestimmte Muster von Liganden, deren Zusammensetzung durchaus unterschiedliche Systeme des Organismus (z. B. Hormon-, Immun-, Nervensystem) betreffen kann (Blalock 1994). In Analogie zur gesprochenen Sprache würden die einzelnen Bestandteile, aus denen Transmittermoleküle zusammengesetzt sind, Buchstaben entsprechen (z. B. Aminosäuren bei Zytokinproteinen), die Transmittermoleküle selbst Wörtern (vergleichbar mit den Epitopen in der Immungrammatik) und die immuno-neuroendokrinen Aneinanderreihungen von Transmittermolekülen Sätzen. Weiter würden in Anlehnung an die eingangs dargelegten semiotischen Überlegungen zum biopsychosozialen Modell die Zellen bzw. Zellverbände auf diese Transmittermoleküle (Wörter) und -verbände (Sätze) nicht einfach passiv-mechanisch reagieren, sondern gemäß ihrem jeweiligen Funktionszustand (u. a. Rezeptordichte, intrazelluläre Signaltransduktionskaskaden, Zellkernaktivität) (Hoffmeyer 1996) primär aktiv »hören«, was für sie gerade physiologisch von Bedeutung ist, und dann in Reaktion auf das Gehörte selbst in den Informationstransfer »sprechend« eingreifen. Die »gemeinsame biochemische Sprache« betrifft aber nicht nur die starke Vernetzung von Organsystemen (z. B. Immunsystem), die noch vor nicht allzu langer Zeit für unabhängig gehalten wurden, sondern auch die Potenzialität, dass jeder nur erdenkliche materielle und immaterielle Außenreiz in der »gemeinsamen biochemischen Sprache« seinen Ausdruck finden und damit in jedem Bereich des Organismus wirksam werden kann (Schubert 1998).

Die Übersetzung von außen nach innen in die gemeinsame biochemische Sprache muss aber nicht immer den klassischen Wirkpfaden (Sinnesreiz/Sinnesrezeptor/Sinnesorgan/Sinneswahrnehmung) folgen. Es wurden nämlich Sinnesrezeptoren in Bereichen des Körpers gefunden, die mit der klassischen Sinneswahrnehmung nichts zu tun haben. Beispielsweise wurden Geruchsrezeptoren auf Haut, Herz, Leber, Spermien, Darm und Prostata (Neuhaus et al. 2009) nachgewiesen und auch Geschmacksrezeptoren entlang des Gastrointestinaltrakts und der Hoden (Behrens u. Meyerhof 2011). Solche Entdeckungen könnten zukünftig durchaus diagnostische und therapeutische Relevanz haben. Beispielsweise konnte gezeigt werden, dass die Riechsubstanz Bourgeonal spezifisch an OR1D2-Rezeptoren von Prostatakrebszellen andockt. Dies könnte auf lange Sicht dazu genutzt werden, die bis dato erschwerte Diagnostik von metastasiertem Prostatakrebs verbessern zu helfen (Sturzu et al. 2012). Auch wurde gezeigt, dass Sandelholzduftstoffe an OR2AT4-Rezeptoren auf Keratinozyten anbinden und dort die Zellproliferation, die Migration und die Regeneration der Keratinozyten-Monolayer beschleunigen. Sandelholzaroma könnte daher zukünftig zur schnelleren Heilung von Wunden eingesetzt werden (Busse et al. 2014).

Immungrammatik

Niels Jerne (1985) ging der Frage nach, wie die Analogie zwischen biochemischer Kommunikation und menschlicher Sprache in der Tiefenstruktur geartet sein könnte. Seine Theorie zur sogenannten *Immungrammatik* basiert auf den empirischen Erkenntnissen zum anti-idiotypischen Netzwerk von Antikörpern. Dieses Netzwerk ist folgendermaßen aufgebaut: Von B-Lymphozyten gebildete und freigesetzte Antikörper sind gegen ein bestimmtes Epitop des Antigens gerichtet (in ► Abbildung 8-7 gegen ein Insulin-Epitop). Dabei stellt die konstante Region des idiotypischen Antikörpers eine Spiegelung des Antigen-Epitops dar. Gegen diese Erkennungsstruktur des idiotypischen Antikörpers wird wiederum ein anti-idiotypischer Antikörper produziert. Dieser spiegelt nun das bereits durch den idiotypischen Antikörper gespiegelte Antigen-Epitop. Dadurch gleicht die konstante Region des anti-idiotypischen Antikörpers dem ursprünglichen Antigen-Epitop und der anti-idiotypische Antikörper kann somit auch eine ähnliche Wirkung wie das Antigen entfalten (z. B. Insulin ähnliche Wirkung des anti-idiotypischen Antikörpers in ► Abbildung 8-7).

Jerne geht also davon aus, dass das Immunsystem auf sich selbst bezogen ist und durch die Bildung von Antikörpern gegen eigene Antikörper eine enorme Anzahl von netzwerkartig verbundenen Antigenen bereitstellt. Dieses System wiederum steht in einem dynamischen Äquilibrium mit anderen Körpersystemen und reagiert energisch auf alles, was fremde, das Äquilibrium störende Partikel darstellt (z. B. Proteine, Viren, Bakterien).[16] Durch dieses enorm große, »komplette« (Coutinho 1980) Repertoire an spezifischen Antikörpern kann das Immunsystem gegen alle nur erdenklichen Antigene, die in der Welt existieren, reagieren, einschließlich jenen, mit denen es noch niemals Kontakt hatte. Diese Überlegungen zur Immunologie lassen sich analog zur Sprache sehen, wo, wie Chomsky (1964) schreibt, jeder, der einen ganz bestimmten Satz spricht, von jedem anderen Zuhörer potenziell sofort verstanden werden kann, auch wenn dieser den gesprochenen Satz zum ersten Mal hört.[17] Chomsky bezeichnet dies als »open-endedness« der Sprache, eine Bezeichnung, die, so

16 Dabei verschwimmen gleichsam die Grenzen zwischen »erkennen« und »erkannt werden« (Jerne 1985), zwischen Ursache und Wirkung, was frappant an das erinnert, was weiter oben in Bezug auf die Verbindung zwischen Immun- und Nervensystem bzw. Körper und Seele beschrieben wurde.

17 Eine weitere Analogie dürfte auch zur Quantenphysik bestehen, die eine Physik der Information und der Beziehungen von einzelnen Teilchen untereinander ist.

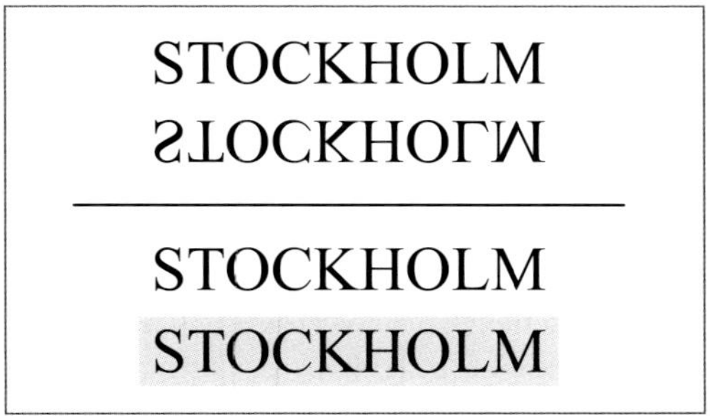

a

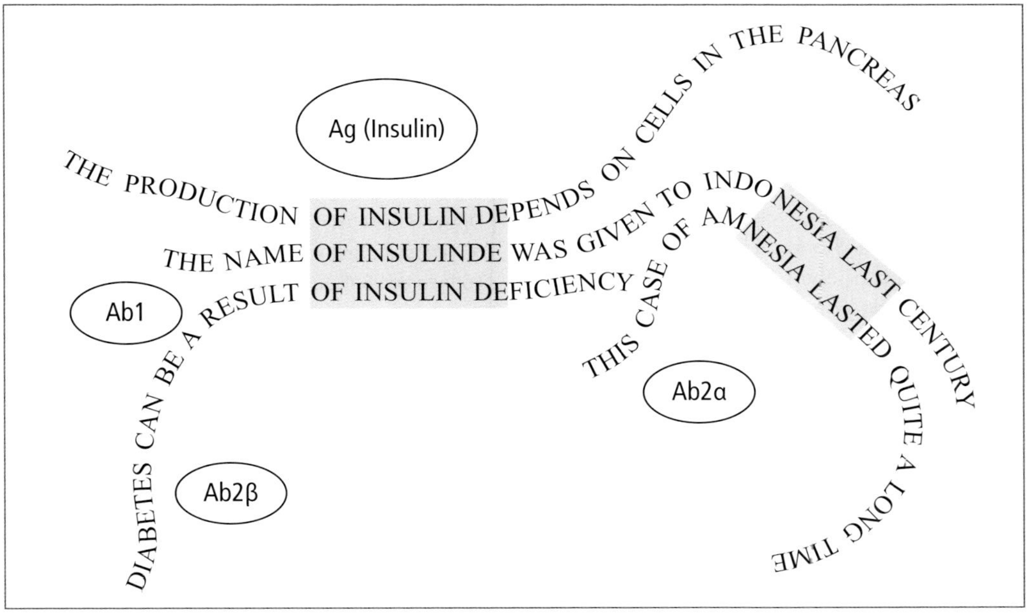

b

Abb. 8-7 Immungrammatik. **a)** Beispiel für eine Wort-Spiegelung. Das gespiegelte Wort »Stockholm« ist im unteren Bereich zur Vereinfachung grau hinterlegt. **b)** Bildung eines idiotypischen Antikörpers (Ab1) gegen ein bestimmtes Insulin-Epitop, hier »OF INSULIN DE«. Zusätzlich Bildung eines anti-idiotypischen Antikörpers (Ab2β) und eines idiotypischen Antikörpers (Ab2α) jeweils gegen Ab1-Epitope. Die umrandeten Bereiche stellen das Antigen-Epitop bzw. die konstante Region des Antikörpers dar. Grau hinterlegt sind primäre Spiegelungen. Die konstante Region des anti-idiotypischen Antikörpers Ab2β gleicht dem ursprünglichen Insulin-Epitop »OF INSULIN DE« und kann auch Insulin ähnliche Wirkung entfalten. Die variablen Abschnitte der Antikörper stellen Sätze bzw. Phrasen mit geringerer (Ab1, Ab2α) oder größerer (Ab2β) semantischer Nähe zum ursprünglichen Antigen-Satz »The production of insulin depends in cells in the pancreas« dar (nach Jerne 1985).

Jerne (1985), in Analogie zur »completeness« (Coutinho 1980) des Antikörper-Repertoires des Immunsystems steht. Jerne (1985) geht nun in seinen Überlegungen zur Immungrammatik weiterhin davon aus, dass die konstante Region eines Antikörpers das gesprochene Wort und die variable Region des Antikörpers den Satz oder eine Phrase darstellen. Auf diese Weise würde das enorme Antikörper-Repertoire des Immunsystems eine Art Lexikon von miteinander vernetzten Sätzen und Phrasen repräsentieren, das fähig ist – in Analogie zu Chomskys »open-endedness« der menschlichen Sprache – auf jeden nur erdenklichen »Antigen-Satz« zu reagieren, mit dem das Immunsystem konfrontiert wird. Dabei ist durchaus denkbar, dass das Immunsystem in der Lage ist, zwischen bedeutungsvollen und weniger bedeutungsvollen Antigen-Sätzen zu unterscheiden, wie in ► Abbildung 8-7 exemplarisch verbildlicht ist (Jerne 1985).

Immuno-neuro-endokrines Netzwerk

In den vorangegangenen Abschnitten wurde dargelegt, dass die verschiedenen Subsysteme des menschlichen Organismus aufgrund der Expression von gemeinsamen Zellrezeptoren und der Freisetzung von gemeinsamen Liganden eine »gemeinsame biochemische Sprache« (Blalock 1994) sprechen. Weiterhin wurde deutlich, dass zwischen den Zellen und strukturellen Komponenten des Nerven-, Hormon- und Immunsystems (Stresssystem), den Antigenen und den idiotypischen und antiidiotypischen Antikörpern starke dynamische Vernetzungen bestehen. Ein wesentlicher Grund für den hohen Vernetzungsgrad der Stresssystem-Bestandteile – man spricht hier auch von einem *immuno-neuro-endokrinen Netzwerk* (Besedovsky u. del Rey 1991, 2007) – ist die ständige Anpassungsnotwendigkeit des Menschen an höher komplexe Umgebungsfaktoren (z. B. Alltagsereignisse). Dabei muss die rhythmische Stresssystemaktivität einerseits über eine hohe dynamische Variabilität in Frequenzen und Amplituden verfügen, um flexibel auf interne und externe Anforderungen reagieren zu können (Lambertz et al. 2000). Zum anderen müssen die Stresssystemrhythmen ein gewisses Maß an dynamischer Stabilität aufweisen, damit die für die Aufrechterhaltung normaler physiologischer Aktivität notwendige zyklische Abfolge von Prozessen in einer Anforderungssituation nicht wesentlich verändert wird. Damit das Stresssystem seinen Funktionstyp trotz teils extremer Schwankungen (lokale Fluktuation) als stabilen Attraktor beibehalten kann (globale Stabilität), stehen ihm eine Reihe von non-linearen Feedforward- und Feedback-Regulationsschleifen zur Verfügung (Glass 2001; an der Heiden et al. 1985).

Definition

Ein einfaches Beispiel soll Begriffe wie Phasenraum, Trajektorie und Attraktor, die in beliebigen Systemen einsetzbar sind, näher erläutern: »In eine große Schüssel werfen wir einen Ball. Der Ball hüpft und rollt eine Zeitlang in der Schüssel hin und her, bis er schließlich am tiefsten Punkt liegen bleibt. Dieser Punkt ist der Attraktor des Systems ›Ball in Schüssel‹, ein sogenannter Punktattraktor. Wir können den Ball auf beliebig viele Arten werfen und er wird jeweils unterschiedliche Bahnen beschreiben (die ›Trajektorien‹ des Systems), aber stets am selben Ort zur Ruhe kommen. Der Phasenraum ist in diesem Beispiel der dreidimensionale euklidische Raum (x/y/z) und umfasst zunächst eine große Zahl von möglichen Orten, die nur durch die Form der Schüssel begrenzt sind. Im Lauf der Zeit wird dieser Raum komprimiert auf einen einzigen Punkt, den Attraktor. Wenn danach nichts weiter geschieht, verbleibt der Ball stabil im Gleichgewichtszustand dieses ›Punkt-Attraktors‹.« (Tschacher u. Munt 2013, S. 20)

Das derzeitige Wissen zu den anatomischen und funktionellen Grundlagen des immuno-neuro-endokrinen Netzwerks basiert zum Großteil auf Ergebnissen aus Tierversuchen und Zellexperimenten. Dabei sind zwei Stress-Achsen von zentraler Relevanz: Die

Sympatho-adrenomedulläre (SAM) Achse und die Hypothalamus-Hypophysen-Nebennierenrinden (hypothalamus pituitary adrenal, HPA)-Achse (Tsigos u. Chrousos 2002). Wird der menschliche Organismus akut gestresst, wird innerhalb von Sekunden das SAM-System aktiviert, was zu einer Freisetzung der Katecholamine Adrenalin und Noradrenalin führt. In weiterer Folge werden überlebensnotwendige Systeme mobilisiert (z. B. Aktivierung von Blutdruck und Herzfrequenz), während physiologische Aktivitäten, die nicht zum unmittelbaren Überleben notwendig sind, in ihrer Funktion eingeschränkt werden (z. B. Geschlechtshormone) (Rivier u. Rivest 1991). Weiterhin wird die zelluläre Immunaktivität (T-Helfer-Typ 1 [TH1]) – messbar an einem Anstieg von pro-inflammatorischen Zytokinen wie Interleukin-1β und Tumor-Nekrose-Faktor-α – hochgefahren (Dragoş u. Tănăsescu 2010). Dieser stressbedingte Entzündungsanstieg stellt einen ersten unspezifischen Abwehrwall dar (fight-or-flight reaction) (Cannon 1915), der dazu dient, im Fall einer tatsächlich eingetretenen Schädigung des Organismus immunologisch geschützt zu sein (Nusslock u. Miller 2015). Da Mobilisierung und Abwehrkampf Energie kosten, wird bei Stress auch die HPA-Achse aktiviert, um mithilfe der Cortisol-Wirkung zusätzlich Energie bereitzustellen (z. B. Blutzuckeranstieg) (Dragoş u. Tănăsescu).

Entzündung ist ein zweischneidiges Schwert: Kurzfristig ist sie überlebensnotwendig, langfristig aber gefährlich für den Organismus, da angestiegene Entzündungsaktivität eigene Körperzellen schädigt, Krebszellen entstehen lässt und den Immunschutz insgesamt erniedrigt (Naugler u. Karin 2007). Das Stresssystem verfügt daher über eine Reihe von nerven-, hormon- und immunvermittelten Schutzmechanismen, die die stressbedingten Entzündungserhöhungen wieder rückregulieren. Schnell wird bei einem stressbedingten Entzündungsanstieg z. B. der parasympathische Teil des autonomen Nervensystems (ANS), der Vagus-Nerv aktiviert, dessen sensorisch-afferente Nervenfasern die Entzündungssignale direkt in der Peripherie aufnehmen und in das ZNS weiterleiten können (immunologische Synapse; Blalock 2005). Die efferenten Nervenfasern des Vagus-Nervs verringern daraufhin mittels Ausschüttung von Acetylcholin (ACh) und Deaktivierung der Makrophagen die stressbedingt angestiegene Entzündungsaktivität (inflammatorischer Reflex; Tracey 2002). Als ein weiterer, immuno-neuro-endokriner Schutzmechanismus, der stressbedingt erhöhte Entzündungsaktivität rückreguliert, wird entzündungsvermittelt die HPA-Achse aktiviert, was zu einer peripheren Cortisolausschüttung mit immunmodulierender Wirkung führt (Tsigos u. Chrousos 2002). Dabei sinkt die entzündliche, zelluläre TH-1-Immunaktivität während die humorale T-Helfer Typ 2 (TH2)-Immunaktivität (z. B. Interleukin-4, Interleukin-10) im Gegenzug dazu ansteigt. Diese Immunverschiebung wird als TH1/TH2-Shift bezeichnet. Da die bei Stress erhöhte TH2-Immunaktivität ihrerseits den TH1-vermittelten Entzündungsanstiegen entgegenwirkt, lässt sich dies als ein weiterer, in diesem Fall immunologischer Schutzmechanismus vor den gefährlichen Konsequenzen der stressbedingten Entzündungsanstiege ansehen (Elenkov u. Chrousos 1999).

Ist eine Person chronischer Belastung ausgesetzt, schüttet die Nebennierenrinde übermäßig Cortisol aus – der Fachterminus hierfür lautet Hypercortisolismus – und verstärkt damit den TH1/TH2-Shift. Diese stressbedingte Immundysregulation fördert das Auftreten von Erkrankungen, vor denen die TH-1-Immunaktivität normalerweise schützt (z. B. Viruserkrankungen, Krebs) und die durch TH-2-Immunaktivität begünstigt werden (z. B. Allergien, systemischer Lupus Erythematodes [SLE]) (Elenkov u. Chrousos 1999). Dauert eine Belastung chronisch an und/oder kommt es zu einer übermäßigen Beanspruchung des Stresssystems etwa im Rahmen eines traumatischen Erlebnisses, kann es zu einer weiteren grundlegenden psychobiologischen Veränderung der Funktion des

Stresssystems kommen (van Houdenhove et al. 2009). Diese Funktionsveränderung wird als Hypocortisolismus bezeichnet, der sich durch eine bei Stress verringerte Cortisolausschüttung bzw. Glucocorticoidresistenz, d.h. eine verringerte Ansprechrate der intrazellulären Glucocorticoidrezeptoren auf Cortisol, auszeichnet. Beides bedingt eine verminderte Rückregulation stressbedingter Entzündungsprozesse (Raison u. Miller 2003; Besedovsky u. del Rey 2007), was wiederum den Weg für *silent inflammation* ebnet. Silent inflammation stellt eine nicht spürbare, langfristig leicht erhöhte Entzündungsaktivität dar, die das Morbiditätsrisiko hinsichtlich chronischer Entzündungserkrankungen (z.B. koronare Herzkrankheit, Autoimmunerkrankungen) enorm erhöht, Alternsprozesse beschleunigt (*inflamm-aging*) und die Lebenszeit verkürzt (Franceschi et al. 2000; De Martinis et al. 2006).

Wie lassen sich Hyper- und Hypocortisolismus vor dem Hintergrund der Theorie komplexer Systeme erklären? Relevant für die Beantwortung dieser Frage ist, wie bereits erwähnt, dass das Stresssystem aus einer großen Anzahl von Elementen (z.B. Nerven- und Immunzellen) und deren Verbindungen (z.B. neuroimmunen Synapsen) besteht, die einen hohen Vernetzungsgrad aufweisen. Bei Aktivierung des Stresssystems, z.B. im Rahmen von emotional bedeutsamen Alltagsbelastungen, kommt es zu Komplexitätsanstiegen in stressassoziierten Parameteraktivitäten (z.B. Entzündungszytokine) (Schubert u. Schiepek 2003). Diese Komplexitätsanstiege im Stresssystem basieren u.a. auf aktivierten Top-down/Bottom-up-Kreisprozessen, die als wichtige Grundlage für das Auftreten von emergenten Phänomenen angesehen werden (Walsh 2006).[18] Je stärker und langfristiger die Aktivierung des Stresssystems, desto höher die Wahrscheinlichkeit, dass das System in einen qualitativ neuen, emergenten Zustand, einen neuen stabilen Attraktor gerät (Phasen- oder Ordnungsübergang) und damit z.B. auch Stresssystem-Funktionsstörungen und Krankheiten auftreten. Hyper- und Hypocortisolismus und die damit assoziierten Stresserkrankungen (z.B. Autoimmunerkrankungen) dürften also veränderte Attraktoren des Organismus sein, die sich von Gesundheit durch eine Zunahme der Ordnung in der Regulation unterscheiden (Reiber 2007) und die eine neue Anpassungsform an nicht mehr mit Gesundheit zu vereinbarende Umgebungsrealitäten ermöglichen. Dabei muss betont werden, dass die pathologischen Phänomene von stressassoziierten Krankheiten Ausdruck einer biopsychosozialen Gesamtstörung sind, also nicht nur mit biologischen (z.B. Cortisolerniedrigung, Glucocorticoidresistenz, Entzündungsanstieg), sondern auch mit einer Reihe von psychiatrischen Beschwerden und psychischen Auffälligkeiten einhergehen (z.B. atypische Depression, chronische Erschöpfung, dissoziative Wahrnehmung, Autoaggression) (Schubert 2016).

Diese biopsychosoziale Sichtweise zur Entstehung von stressassoziierten Erkrankungen hat weitreichende Konsequenzen für deren Therapie. Denn biopsychosozial gesehen ist ein therapeutischer Zugang, der versucht, einem Hyper- oder Hypocortisolismus rein medikamentös (z.B. medikamentöse Veränderung der Cortisolkonzentration) zu begegnen, als falsch oder zumindest unzureichend anzusehen. Zum einen wird damit zwar der Istwert des Cortisols korrigiert, nicht aber die innere Regulation (Zielwert) zu einem veränderten Wert geändert, womit das System trotz Behandlung im selben, pathologischen Attraktor bleibt (Reiber 2007). Zum anderen setzt bei einer stressassoziierten Erkrankung

18 Die Voraussetzungen für Emergenzbildungen im Rahmen von Aktivierungen des immuno-neuro-endokrinen Netzwerks dürften gegeben sein. Sie betreffen die ausreichende Dichte der Systemkomponenten, die ausreichende Interkonnektivität zwischen den Systemkomponenten, den ausreichenden Energiefluss im System sowie die zyklische Form des Energieflusses durch das System (Top-down/Bottom-up-Kreiskausalitäten) (Hazen 2005).

die Gabe eines Medikaments auf niederer, mechanistischer Ebene einer komplexen biopsychosozialen Erkrankung an und lässt damit die pathogenetisch komplexeren und damit mächtigeren, top-down-wirksamen Faktoren (z. B. psychische Traumatisierung, psychodynamischer Konflikt) außer Acht (Schubert 2015, 2016; Ott et al. 2016).

Behaviorales Immunsystem

Während das Immunsystem bei *sickness behavior* Psychisches und soziale Beziehungen im Sinne eines Bottom-up-Prozesses für seine Dienste einspannt, um Energie für den Abwehrprozess einzusparen und um damit das unmittelbare Überleben des Individuums zu unterstützen, erweitert das Konzept des *behavioralen Immunsystems* (Schaller 2011) das gesamte Abwehrkonstrukt um psychologische und soziale Dimensionen. Mit dieser Spezies-übergreifenden Konzeption ist gemeint, dass sich Lebewesen nicht erst dann gegen potenziell pathogene Umgebungsreize zur Wehr setzen, wenn diese bereits in den Organismus eingedrungen sind (klassisches Immunsystem), sondern schon viel früher mithilfe ihrer Psyche, also ihres Erlebens und Verhaltens (behavioral).

Eine Erlebens- und Verhaltenskomponente, die Menschen *immunologisch* reagieren lässt, noch bevor die Aktivität des biologischen Immunsystems vollständig in Kraft getreten ist, ist der Ekel. Denn wenn jemand z. B. Verdorbenes als eklig empfindet und sich angewidert davon abwendet, lässt er potenziell pathogenes Material gar nicht erst mit der biologischen Komponente des Immunsystems in Kontakt kommen (Schaller 2011). Da der Ekel aber als Emotion ein Ganzkörpererlebnis ist und beim Ekelempfinden über die sympathische Aktivierung Entzündungsprozesse stimuliert werden (Sternberg 2006), lässt sich davon ausgehen, dass bei der Aktivierung des Ekelabwehrsystems das biologische Abwehrsystem in gewisser Weise mitreagiert. Dies konnte eine Studie von Schaller et al. (2010) an 28 gesunden Versuchspersonen zeigen. Dabei sahen alle Probanden in der Baseline-Bedingung zunächst eine Slide-Show mit neutralen Fotos an; danach wurden die Testpersonen randomisiert zwei unterschiedlichen Slide-Show-Bedingungen zugewiesen: Eine Gruppe betrachtete Bilder von sichtlich kranken Personen (Schnupfen, Hautverletzungen etc.) (Testbedingung), die andere Gruppe sah Fotos von Personen, die eine Pistole auf jemanden richten (Kontrollgruppe). Es zeigte sich, dass das Betrachten von Personen mit Pistole keinen nennenswerten Anstieg der leukozytären IL-6-Sekretion in vitro zur Folge hatte, während das Betrachten der Fotos von erkrankten Personen mit einem signifikanten IL-6-Anstieg einherging. Dieser IL-6-Anstieg war zudem signifikant stärker ausgeprägt als jener der Kontrollgruppe.

Wenn man Ekel empfindet und sich daraufhin von der Ekelquelle abwendet, dann ist das ein Immunerleben und -verhalten, das nach Schaller (2011) zur reaktiven Form des behavioralen Immunsystems gehört. Dabei findet das Immunerleben und -verhalten in Reaktion auf bereits existierende Bedrohungen bzw. Erkrankungen statt. Ein weiteres Beispiel für ein *reaktives* Immunverhalten ist die Selbstmedikation, wenn man Medikamente einnimmt, um eine Krankheit zu bekämpfen. Demgegenüber zählt die Prophylaxe von Krankheiten zur proaktiven Form des behavioralen Immunsystems (Schaller 2011). Im Tierreich tragen z. B. Waldameisen Nadelharz zusammen, um sich aktiv vor Bakterien und pathogenen Pilzen zu schützen (Chapuisat et al. 2007). Der Mensch wiederum hält Hygienemaßnahmen ein, um sich nicht zu infizieren. Auch lässt sich zum *proaktiven* Immunverhalten zählen, wenn man versucht, gesund zu leben und damit die Wahrscheinlichkeit verringern will, krank zu werden. Auch in diesem Fall gehen psychosoziale und biologische Abwehr Hand in Hand. Denn wer gesund lebt (u. a. gesunde Ernährung, Bewegung, Stressvermeidung), hat auch ein fitteres biologisches Immunsystem (Ruiz-

Núñez 2013). Analog dazu gehen depressive Individuen nicht nur weniger verantwortlich mit ihrer Gesundheit um (Lopresti et al. 2013), sondern haben in vielen Fällen zusätzlich ein kompromittiertes biologisches Immunsystem (Zorrilla et al. 2001).

Aber nicht nur psychologische, sondern auch soziokulturelle Aspekte gehören zum behavioralen Immunsystem. Ein kollektivistisches Wertesystem in der Bevölkerung ist dadurch charakterisiert, dass das Wohlergehen des Kollektivs die höchste Priorität in der Bevölkerung einnimmt. Entsprechend ist Kollektivismus durch eine stärkere Tendenz nach Konformität und Tradition gekennzeichnet, wohingegen Individualismus, bei dem die Interessen des Einzelindividuums im Vordergrund stehen, durch größere Toleranz und geringere Normkonformität charakterisiert ist. Obwohl Kollektivismus und Individualismus zu den bedeutsamsten Dimensionen gehören, wenn es um die Erfassung interkultureller Variation geht, ist es nach Fincher et al. (2008) immer noch weitgehend unklar, warum die einen Kulturen mehr kollektivistisch und die anderen mehr individualistisch sind. Fincher und Mitarbeiter (2008) vermuten, dass der Kollektivismus mit seiner im Gegensatz zum Individualismus ausgeprägten Tendenz zum Zusammenhalt und zur Abschottung[19] dazu dient, Erreger besser abzuwehren. Somit ist zu erwarten, dass Kollektivismus eher dann zu beobachten ist, wenn eine Population mit einer größeren Erregerprävalenz und damit verbundener Notwendigkeit zum Schutz vor einer Infektion und zur Erregerabwehr konfrontiert ist. Um dies zu untersuchen, griffen sie auf epidemiologische Daten zur aktuellen und historisch überlieferten pathogenen Belastung von 97 weltweiten geopolitischen Regionen zurück und korrelierten diese mit Daten aus weltweiten Befragungen zu den Konstrukten Kollektivismus und Individualismus. In der Tat konnte eine signifikante Korrelation zwischen dem Ausmaß an Kollektivismus bzw. Individualismus und der jeweiligen regionalen Erregerprävalenz dahingehend gefunden werden, dass Menschen, die in Regionen leben, in denen eine hohe Erregerprävalenz zu verzeichnen ist, weniger individualistisch sind.[20]

Angst nimmt im Zusammenhang mit der reaktiven Form des behavioralen Immunsystems insofern eine Sonderstellung ein, als Angst nach Freud sowohl bewusst als auch unbewusst wirken kann (Riemann 2009). Die bewusst erlebte Realangst (Furcht) ermöglicht dem Menschen, äußere Bedrohungen, die seine körperliche und seelische Integrität gefährden, gezielt abzuwehren (z. B. durch Flucht). Damit ist auch die Angst, wie bereits zuvor analog für den Ekel ausgeführt wurde, der biologischen Immunabwehr quasi schützend vorgeschaltet, da sie dafür sorgt, dass eine mit massiver biologischer Immunologie einhergehende körperliche Veränderung gar nicht erst eintritt. Auch hier gilt, dass eine bewusst

19 Hier lässt sich gut ein dialektisches Prinzip in der Immunabwehr erkennen: Der Zusammenhalt innerhalb einer Gruppe geht über die vermehrte interpersonelle Bindung und Beziehung mit einer Stärkung des Immunsystems einher (House et al. 1988) und gleichzeitig findet eine Abschottung gegenüber der (antigenen) Gefahr von außen statt.

20 Auch konnte gezeigt werden, dass Menschenpopulationen, die historisch gesehen in Regionen mit hoher Pathogenprävalenz leben, weniger extravertiert sind. Wahrscheinlich handelt es sich auch hier um eine proaktive Form des behavioralen Immunsystems zur Vermeidung einer Infektion (Schaller et al. 2008). Zu simplifizierend und reduktionistisch mutet jedoch die Überlegung Schallers (2011) an, dass das unangenehme Fremdheitsgefühl Menschen gegenüber, die aus exotischen Ländern kommen, neben vielen anderen psychologischen Prozessen auch etwas mit dem behavioralen Immunsystem zu tun haben könnte – Xenophobie und Ethnozentrismus also biologisch bedingt sind. Erstens, so die Autoren, könnten diese Menschen fremdartige Erreger mitbringen, die für die lokale Population besonders schädlich sind; zweitens könnten sie lokale Verhaltensgepflogenheiten, z. B. in der Hygiene und der Essenszubereitung, verletzen, die dann mit einer erhöhten Ansteckungsgefahr einhergehen.

Tab. 8-1 Biopsychosoziale Kennzeichen des Immunsystems an den Beispielen sickness behavior und behaviorales Immunsystem

	Sickness Behavior (Regeneration, Heilung)	Behaviorales Immunsystem (Schutz, Abwehr)
Biologisch	Entzündliche Heilungsreaktion	Immunzellen wehren Fremdantigene ab
Psychologisch	Depressionsähnliches Erleben und Verhalten zum Einsparen von Energie	Abwehrendes Erleben (z. B. Furcht) und Verhalten (z. B. Flucht)
Sozial	Aufsuchen von vertrauten Personen zur Pflege und Unterstützung	Abschottung vor Fremden (z. B. Kollektivismus)

erlebte Angst immer auch mit einer gewissen biologisch-immunologischen Grundaktivität verbunden ist (Furtado u. Katzman 2015). Auf der anderen Seite tritt nach Freud neurotische Angst z. B. dann auf, wenn das Ich im Rahmen eines emotional belastenden Beziehungsereignisses von den übermäßigen Triebansprüchen des Es überwältigt zu werden droht (Riemann 2009). Bei dieser Form der Angst schützt sich die betroffene Person über die Aktivierung von Abwehrmechanismen (A. Freud) unbewusst vor einer emotionalen Verletzung. Auch eine in diesem Zusammenhang auftretende psychische Verletzung würde, wenn es dazu kommen würde, mit möglicherweise massiven biologischen Immunreaktionen einhergehen (Schubert et al. 2016). Ob und wie sich unbewusste Abwehrmechanismen ihrerseits biologisch immunologisch auswirken, muss empirisch noch geklärt werden. Es liegt jedoch der Verdacht nahe, dass unbewusste Angst im Vergleich zu bewusst erlebter Angst mit diametral entgegengesetzten biologischen Immunreaktionen einhergeht (Schubert 2016).

Das Immunsystem des Menschen ist also nicht nur bei immunologischen Entzündungsreaktionen im Rahmen von Infektionen und Verletzungen (sickness behavior), sondern auch beim Vermeiden von Krankheiten (behaviorales Immunsystem) ein bio-psycho-soziales. *Biologisch*, weil zu den wesentlichen Eigenschaften des Immunsystems im engeren biomedizinischen Sinne das Detektieren und die Vernichtung von Fremdmaterial gehören (Bedford et al. 2012). *Psychologisch*, weil unterschiedliche Formen des Erlebens und Verhaltens immunologische Relevanz besitzen können, wie an den Vermeidungsreaktionen durch Ekel und Angst gezeigt werden konnte (z. B. Schaller et al. 2010). Und *sozial*, weil auch höher komplexe, gesellschaftliche und kulturelle Aspekte menschlichen Lebens, wie z. B. Kollektivismus und Individualismus, fundamental in die Vermeidung von Infektionen eingebunden sein können (Fincher et al. 2008). ► Tabelle 8-1 fasst die Kennzeichen eines so gesehen biopsychosozial erweiterten Immunsystems zusammen.

Rätselhafte Sprünge

In diesem Abschnitt wurde dargestellt, dass – mechanistisch oder, wenn man so will, biomedizinisch gesehen – Ligand-Rezeptor-Verbindungen existieren, die innerhalb eines *immuno-neuro-endokrinen Netzwerks* (Besedovsky u. del Rey 1991, 2007) einen komplexen Informationstransfer zwischen Immun- und Nervensystem ermöglichen, der mit der Ausbildung neuer, emergenter Qualitäten verbunden ist. Wenn man daraufhin eine übergeordnete, ganzheitliche bzw. biopsychosoziale Perspektive einnimmt und dieses Miteinander von Immun- und Nervensystem in Hinblick auf ihre Einbettung in soziale Wirklichkeiten betrachtet – oder mit anderen Worten, dynamische und Bedeutungskomplexitäten bei der Betrachtung der neuroimmunen Verbindungen integriert – dann wird anhand von Konstrukten wie dem sickness behavior (Dantzer et al. 2008) und dem behavioralen Immunsystem (Schaller 2011) weiterhin deutlich, dass Immun- und Nervensystem, Psyche und Psychosoziales selbstähnliche dynamische Muster oder Gestalten (Isodynamiken, Isomorphien) hervorbringen können, die der Struktur der biopsychosozialen Modellhierarchie (Engel 1980) folgen (► Tab. 8-1). Beide Phänomene sind Resultate der Selbstorganisation, die sich in Anpassung an Stressoren (z. B. Virusinfektion, psychosoziale Belastung) ausbilden und einerseits auf höher komplexen Schichten des biopsychosozialen Modells liegen als die sie bedingenden organischen Elemente, Ereignisse und Operationen (z. B. Immunsystem, Nervensystem) und andererseits selbst wieder rückwirkend als Kontrollparameter für die geringer komplexen Ebenen fungieren. So gesehen handelt es sich beim sickness behavior und beim behavioralen Immunsystem laut der Theorie komplexer Systeme (Haken u. Schiepek 2010) um emergente Phänomene.

Exkurs

Folgender Gedanke drängt sich hier auf: Wenn Psychisches und Psychosoziales komplexer als Biochemisches sind und daher psychosoziale Zusammenhänge biochemische besser erklären können (anti-reduktionistisch) als umgekehrt biochemische psychosoziale (reduktionistisch) (Schubert 2015), dann müsste die wissenschaftliche Auseinandersetzung mit emergenten Phänomenen wie z. B. dem behavioralen Immunsystem der Königsweg für das Verständnis unseres biologischen Immunsystems sein. Zum Beispiel müsste die qualitative Analyse der Art, wie ein Mensch in seinem Erleben und Verhalten in der sozialen Gemeinschaft immunologisch aktiv ist, aufgrund gleichgestaltiger Verbindungen Rückschluss auf das (biochemische) Miteinander von Immunzellen in der Auseinandersetzung mit antigenen Strukturen ermöglichen. Hierzu passt, was Dimsdale und Dantzer (2007) anführen, nämlich dass die Informationen zu der in der Körperperipherie stattfindenden infektiösen Auseinandersetzung zwischen Immunsystem und Erregern via afferenter Nervenbahnen (z. B. Vagusnerv) in das Gehirn transportiert werden – quasi im Gehirn ein Abbild der Infektion entsteht – und somit periphere Entzündungsaktivität gar nicht erst direkt in das Gehirn gelangen muss, um dann in einem weiteren Schritt *sickness behavior* emergieren zu lassen.

Beantwortet der mit der Erforschung des sickness behaviors und des behavioralen Immunsystems gelungene empirische Nachweis von selbstähnlichen Mustern und Gestalten innerhalb der biopsychosozialen Schichtenhierarchie die berühmte Frage von Freud (1917, S. 265) nach dem »rätselhaften Sprung« aus dem Psychischen ins Körperliche und umgekehrt? Nein! würden all jene sagen, die meinen, so ein Nachweis müsse wohl direkt geführt werden, mechanisch, objektiv und sichtbar, so als ob sich der geheimnisvolle Sprung an der Synapse eines Menschen abspielen würde, wo dann eine Art »psychischer Rauch« aufgeht. Ja! sagen hingegen all jene, die wie Freud der Ansicht sind, dass wir den rätselhaften Sprung »mit unseren Begreifen (…) niemals mitmachen können« (Freud 1909) und uns ihm daher empirisch mehr indirekt anzunähern haben, mit Mitteln, die von komplexen Wissenschaften wie der Systemtheorie und der Psychoanalyse zur Verfügung gestellt werden.

Eine Systemwissenschaft, die das bisher Dargestellte nochmals erweitert, unbewusste Prozesse mit Systemveränderungen verknüpft und dadurch auch neue Einsichten in das künstlerische Tun bzw. Rezipieren ermöglichen kann, basiert auf der fraktalen Geometrie. Die fraktale Geometrie ist ein relativ junges Teilgebiet der Mathematik, die sich im Gegensatz zur euklidischen Geometrie nicht mit einfachen Formen (Gerade, Kreis, Würfel u. a.) befasst, sondern mit bestimmten komplexen Gebilden und Erscheinungen, sogenannten Fraktalen, wie sie ähnlich auch in der unbelebten und belebten Natur vorkommen (Galaxien, Wolken, Schneeflocken, Küstenlinien, Flusssysteme, Bäume, Gefäßnetz u. a.). Der Begriff Fraktal geht zurück auf den Mathematiker Benoît Mandelbrot (1924–2010). Er führte ihn 1975 in seinem Buch »Les objets fractals: forme, hasard et dimension« ein (Mandelbrot 1975). Fraktale sind hochkomplexe dynamische Gestalten, deren wichtigstes Merkmal die Skaleninvarianz ist. Da bei fraktalen Strukturen ein natürlicher Maßstab fehlt, kann man bei jeder Vergrößerungsstufe Einzelheiten erkennen, egal wie stark man in das Objekt hinein dringt (Mandelbrot: »Ob man ran zoomt oder weg zoomt, das Objekt sieht immer gleich aus«; http://fractal.co; http://hd-fractals.com). Bei einem Fraktal wird man daher beim »Heranzoomen« nie eine Gerade erkennen können, wie dies typisch für die euklidische Geometrie ist (z. B. bei einem Kreis), sondern immer mehr Feinheiten des Objektes, wobei die verschiedenen Vergrößerungen zueinander selbstähnlich im Sinne der Isomorphie sind. Zum Beispiel sieht ein Baumzweig so aus wie ein verkleinerter Baum oder finden sich bei einem Romanesco, einer Variante des Blumenkohls, bei genauerem Hinsehen immer kleinere dem Romanesco ähnliche Strukturen. Dabei ist die Selbstähnlichkeit dieser verschiedenen Betrachtungshierarchien nicht streng, sondern aufgrund des Einflusses von Umgebungsfaktoren stochastisch, d. h. der Baumzweig sieht nur ungefähr so aus wie der verkleinerte Baum (Peitgen u. Richter 1986; Mandelbrot 1977; Stava et al. 2014) (► Abb. 8-8).

Die Breite der Anwendungen der Fraktalgeometrie ist in fast allen natur- und geisteswissenschaftlichen Gebieten und damit auch in der Medizin und der PNI im Wesentlichen auf zwei Fraktal-erzeugende Mechanismen zurückzuführen. Zum einen entstehen Fraktale auf natürliche Weise als Attraktoren in nichtlinearen dynamischen Systemen, zum anderen als Produkt von Aggregations- oder Wachstumsprozessen (Radons 1998). Auch beim Menschen lassen sich Fraktale beobachten. Besonders augenscheinliche Beispiele für fraktal organisierte Strukturen im menschlichen Körper sind Knochentrabekeln, Gefäß- und Nervennetz sowie Bronchialbaum und Immunsystem mit seinen ausgeprägten Verzweigungen (Reiber 2007).[21]

Während es viele weitere Bereiche der menschlichen Physiologie gibt, in denen die Rolle der fraktalen Geometrie untersucht werden konnte (u. a. Herzaktivität, Goldberger et al. 1990), sind die empirischen Beobachtungen von selbstähnlichen Strukturen in der menschlichen Psyche eher selten. Der Grund hierfür liegt in den enormen Datenmengen, die notwendig sind, um chaotische Attraktoren oder fraktale Dimensionalität in menschlichen Erlebens- und Verhaltensdaten mathematisch zu erfassen (Marks-Tarlow 2002). Da sich jedoch psychische Fraktale vornehmlich in symbolischer Form manifestieren (Schroeder 1991), bieten zusätzlich auch qualitative Methoden (z. B. Interviews, Analyse von Biografien) die Möglichkeit ihrer Identifikation und weiteren Untersuchung. Dem kommt entgegen, dass symbolische Äußerungen häufig zu beobachten sind und sehr unterschiedliche Bereiche des menschlichen Erlebens und Verhaltens betreffen können (z. B. auch Träume, Metaphern, Kunstobjekte). Denn nach Tenbrink (2000) suchen wir »unbewusst, durch unsere präverbalen Erlebnismuster gesteuert ständig nach symbolischen Formen, um diesen Mustern und Erfahrungen nachträglich einen fassbaren Ausdruck zu verleihen oder ihnen eine symbolische Form zu geben« (S. 455). Die Symbolisierung stellt eines der wesentlichen Grundbedürfnisse des Menschen dar (Langer 1942), insbesondere dann, wenn traumatische

21 Die Gewebe bzw. Zellverbände des Körpers lassen sich als ein flächiger Zellverband ansehen, der sich unter Erhalt einer möglichst großen Oberfläche in die dritte Dimension wölbt und faltet. Durch diese fraktale Konstruktion schafft es der Organismus, dass ein Maximum an Oberfläche bei endlichem Volumen erzeugt wird und praktisch jede Zelle des Organismus nahe an der Oberfläche des Körpers liegt. So können z. B. Gewebe mit möglichst geringem Aufwand quasi auf beiden Seiten durch je ein arterielles und venöses, fraktal strukturiertes Gefäßsystem versorgt und entsorgt werden (Sernetz 2001).

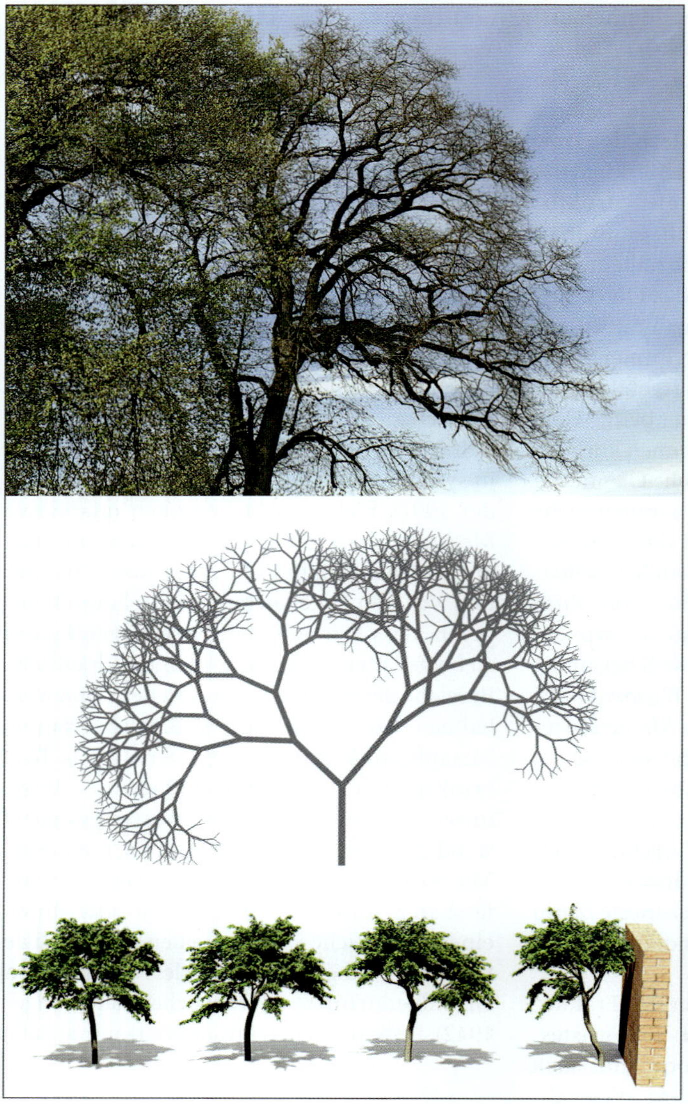

Abb. 8-8 Natur und Fraktale. Oben: Natürliche Baumgruppe. Mitte: Fraktalbaum. Unten: Realitätsnahe computergestützte Modellierung von Bäumen mithilfe der Fraktalgeometrie (Lindenmayer(L)-System) (Stava et al. 2014, https://dx.doi.org/10.1111/cgf.12282).

Erfahrungen danach drängen, nachträglich symbolhaft transformiert zu werden (Tenbrink 2000).

Dies lässt sich am Beispiel der Herzerkrankung des Komponisten Arnold Schönberg veranschaulichen, auf die der Schriftsteller Thomas Mann wie folgt Bezug nimmt: »Eines Zusammenseins mit Schönberg bei uns […] soll hier gedacht sein, bei dem er mir von seinem neuen, eben vollendeten Trio und den Lebenserfahrungen erzählte, die er in die Komposition hineingeheimnist habe, deren Niederschlag das Werk gewissermaßen sei. Er behauptete, er habe darin seine Krankheit und ärztliche Behandlung samt ›male nurse‹ und allem übrigen dargestellt. Übrigens sei die Ausführung äußerst schwierig, ja fast unmöglich, oder nur für drei Spieler von Virtuosenrang möglich, dabei aber sehr dankbar vermöge außerordentlicher Klangwirkung. Die Verbindung ›unmöglich‹ aber ›dankbar‹ nahm ich in das Kapitel von Leverkühns Kammermusik hinein.« (Mann 1949) Thomas Mann bezieht sich in seiner Erinnerung auf das Werk »Trio à cordes opus 45« für ein Streicherensemble, das Schönberg in der Folge eines für ihn traumatisch erlebten Herzinfarkts, an dem er ohne eine sofortige Adrenalin-Injektion ins Herz verstorben wäre, komponierte. Schönberg, für den eigenen Worten zufolge das Streichertrio eine minutiöse Schilderung des eigenen Krankheits- und Genesungsverlaufes war, begann die eigentliche Kompositionsarbeit am 20. August 1946 noch im Krankenbett und beendete diese am 23. September 1946, fast gleichzeitig mit seiner Genesung (https://www.kammermusikfuehrer.de/werke/2398). Dieses Beispiel soll den zuvor angesprochenen und mit psychischen Fraktalen einhergehenden Symbolisierungsprozess verdeutlichen. Fraktal deshalb, weil der Komponist mit seinem Werk ein selbstähnliches Bild seines Krankheits- und Genesungsverlaufes kompositorisch nachzeichnete, in welchem sich die Herzinjektion in der musikalischen Dramatik derart widerspiegelt, dass sie fast hörbar wurde, und weil er damit quasi seine inneren Erlebnisse rund um das traumatisierende Erlebnis des Herzinfarkts in symbolische Form bringen konnte.

Gelingt die symbolische Transformation von traumatisch Erlebten jedoch nicht oder nur unzureichend, neigt der Mensch dazu, Traumatisierungen und Konflikte in unbewussten Reinszenierungen zu wiederholen, was Freud als Wiederholungszwang bezeichnete. Dornes (1993) geht sogar so weit zu sagen, dass alles, was nicht symbolisiert werden kann, wiederholt werden muss. Der Wiederholungszwang und damit assoziierte Phänomene (z. B. Übertragung), die auf der Basis unbewusster Prozesse immer wieder selbstähnliche Problemkonstellationen in menschlichen Beziehungen reinszenieren lassen, sind wesentliche weitere Beispiele psychischer Fraktale. Dabei können

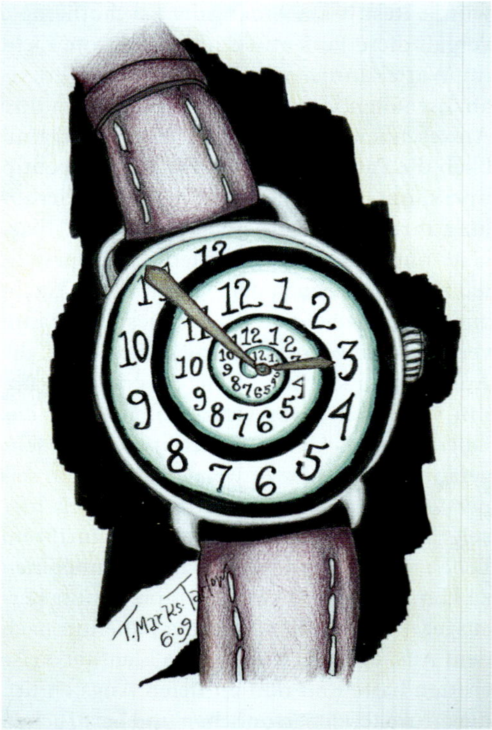

Abb. 8-9 »Fractal Watch« (Marks-Tarlow 2016)

sich die selbstähnlichen Bezüge in vielen unterschiedlichen Bereichen des menschlichen Erlebens und Verhaltens manifestieren, da sich Traumata und Konflikte oftmals musterartig aus mehreren Faktoren zusammensetzen und daher auch von verschiedenen Attraktoren beherrscht werden (Marks-Tarlow 2002) (▶ Abb. 8-9).

Als Beispiel dafür, wie die interne Attraktorstruktur der Persönlichkeit selbstähnliche Muster auf verschiedenen Skalen der Beobachtung organisiert, z. B. in der Übertragung, in Fehlleistungen sowie in Träumen, führt Marks-Tarlow (2002) den Fall einer Patientin an, die eine Identitätskrise durchmachte, nachdem sie nach Jahren des Aufziehens ihrer Kinder wieder in den Beruf zurückgekehrt war und sich nun verunsichert fragte, ob sie für die Menschen und insbesondere für sich selbst noch als wirklich wichtig angesehen werden würde. Relativ am Anfang der Psychotherapie vergaß diese Patientin einmal, das rote Licht im Wartezimmer von Marks-Tarlows Praxis anzuschalten, das der Psychotherapeutin ihre Anwesenheit hätte signalisieren sollen. Damit blieb die Patientin für die Psychotherapeutin unerkannt, was eine unbewusste Wiederholung ihrer Konfliktthemen der »Unsichtbarkeit« und des »Abgeschnittenseins« darstellten könnte, die auch den Traum in der Nacht zuvor kennzeichneten. In diesem Traum versuchte sie verzweifelt und ohne Erfolg, die Aufmerksamkeit ihres Chef zu erlangen, um ihn vor einem zwar winzigen, aber für das Überleben des Unternehmens potenziell sehr gefährlichen Fehler zu warnen, den sie in seiner Organisation entdeckt hatte. Auch hier zeigt sich die Angst der Patientin, in ihrem Leben keine tragende Rolle mehr einnehmen zu können. In der Psychotherapie konnte herausgearbeitet werden, dass die Patientin nach dem Auszug ihrer Kinder eine Identitätskrise erlitten hatte und nun an tiefen Ängsten litt, die die weiteren persönlichen und beruflichen Vorhaben gefährdeten. Immer wieder fühlte sich die Patientin wie unsichtbar und von vielen, in sich zusammenhängenden Lebensebenen abgeschnitten.[22]

Wie erwähnt lassen sich psychologische Datensätze auch mit mathematischen Mitteln auf das Vorliegen von Fraktalen prüfen, jedoch ist es schwierig, derart große Datensätze zu erhalten, die für solche Analysen notwendig sind. Als Daumenregel kann nach Gonzato et al. (1998) für die Berechnung der Fraktalen Dimension D gelten:

1. Etwa 20 Datenpunkte werden benötigt, um den Sachverhalt der linearen Relation zu begründen und
2. mindestens 2–3 Größenordnungen werden benötigt, damit die Selbstähnlichkeit als physisch bedeutsam angesehen werden kann.

In der folgenden musikbezogenen Untersuchung von Räsänen et al. (2015) lagen ausreichende Datenmengen vor, die es ermöglichten, mithilfe einer trendbereinigten Fluktuationsanalyse Langzeitkorrelationen in Rhythmus und Lautstärkevariation von Trommelschlägen zu bestimmen. Vielen dürfte die Rockgruppe Toto ein Begriff sein, die in den Achtzigerjahren große Erfolge im Mainstream-Rock feierte. Eines ihrer Bandmitglieder war Jeff Porcaro (1954–1992), ein begnadeter Drummer, der als einer der gefragtesten Studiomusiker seiner Zeit galt. Ein Markenzeichen Jeff Porcaros war seine einhändige Hi-Hat-Technik, mit der er Sechszehntel-Notenmuster mit einem besonders geschmeidigen Groove spielte.[23] Räsänen et al. (2015) untersuchten den Song »I Keep Forgettin'« und fanden sowohl im Rhythmus als auch in der Variation der Lautstärke der Schläge Jeff Porcaros auf die

---

22 In der psychodynamisch-psychotherapeutischen Arbeit des Verfassers dieses Kapitels hat sich die Verwendung der Fraktalgeometrie als ein wirksames Instrument der Deutung erwiesen, um dem Patienten Zugänge zu unbewussten biopsychosozialen Zusammenhängen zu ermöglichen.

23 Jeff Porcaro sagte selbst hierzu: »I like the single-handed method, because it's a lot smoother feel. For instance in the Michael McDonald record ›I Keep Forgettin‹, I tried doing the alternating stroke method of doing 16ths, and it sounded just too stiff and staccato for me.« (Porcaro 1986) Joel Dimsdale, ein mittlerweile emeritierter Stressforscher der University of California San Diego (UCSD), versuchte 2005 (persönliche Kommunikation) physiologische Komplexität mit einem Beispiel aus der Musik zu beschreiben: »It is difficult to convey an intuitive sense of complexity in physiological systems. A reasonable analog can be found in music. In that context, ›complex dynamics‹ refer to the subtle departure from rigid rhythm, which can make one performance memorable and another moribund. Tiny variations around the fixed beat of a musical measure convey enormous information and feeling. In contrast, a rigid time count, paced by a metronome, leads to a wooden performance. Similarly, increased complexity of heart rate variability is tantamount to a ›healthy performance‹, whereas decreased complexity denotes a loss of flexible adaptive change.«

Hi-Hat selbstähnliche Muster, deren Strukturen in längeren Zeitabschnitten mit den Strukturen kürzerer Zeitintervalle vergleichbar sind (► Abb. 8-10). Beim Rhythmus beschleunigt und verzögert Jeff Porcaro demnach in wenigen Takten nach demselben Muster wie über das ganze Stück gesehen. Solche fraktalen Eigenschaften im Drumming Jeff Porcaros könnten nach Ansicht der Autoren maßgeblich für dessen Groove verantwortlich sein. Weiterhin ist davon auszugehen, dass fraktale Muster in Rhythmen und Lautstärkeschwankungen universell vorkommen, also immer auftreten, wenn ein Mensch einen Rhythmus über eine längere Zeit hält.

Nicht nur in der Musik lassen sich fraktale Eigenschaften nachweisen, sondern auch in der Literatur. Beispielsweise analysierten Drożdż et al. (2016) die nicht-linearen Abhängigkeiten der Satzlängen in Werken von James Joyce, Dave Eggers, Julio Cortazar, John Dos Passos, Virginia Woolf und Roberto Bolano und fanden dabei sogar multifraktale Eigenschaften, also Fraktale von Fraktalen. Multifraktalität in der komplexen Organisation der Satzlängen wiesen dabei insbesondere Werke auf, die der literarischen Erzählform des *Bewusstseinsstroms (stream of consciousness)*

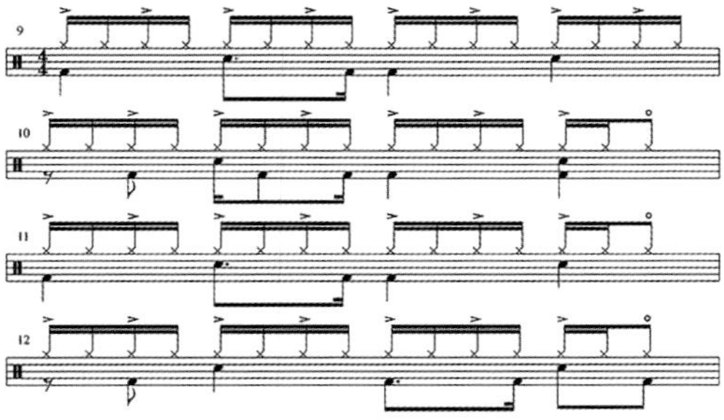

Abb. 8-10 Trommelpartitur der Takte 9–12 aus »I Keep Forgettin'«. Die Sechszehntel-Noten sind in der obersten Linie gekennzeichnet. Die (deutlichsten) Töne sind durch das Symbol »>« und die offene Hi-Hat durch das Symbol »o« über den Achtel-Noten gekennzeichnet. Die Trommel-Partituren der Takte 1–4 sind abgesehen vom Ersetzen der Snare durch einen Cross Stick-Rimshot miteinander identisch (Räsänen et al. 2015).

angehörten. Das inhaltliche Merkmal dieser Erzähltechnik ist die Folge von assoziativ verknüpften Bewusstseinsinhalten, »in denen Empfindungen, Ressentiments, Erinnerungen, sich überlagernde Reflexionen, Wahrnehmungen und subjektive Reaktionen auf Umwelteindrücke ungeschieden durcheinander gleiten« (Schweikle u. Schweikle 1990, S. 446) und die eine starke Nähe zu unbewussten Prozessen aufweisen (Lončar-Vujnović 2013). Die Ergebnisse zur Multifraktalität sprachlicher Äußerungen verweisen auf die hierarchische Organisation von Phänomenen und Strukturen in der belebten und unbelebten Natur (Drożdż et al. 2016).

Ein Beispiel dafür, dass Fraktale in der unbelebten Natur miteinander in Verbindung stehen, ist die Entstehung von emergenten Rippelmarken auf einer Sandfläche, die von Luft oder Wasser überströmt ist. Durch wechselseitige Verstärkung (zirkuläre Kausalität) von zunächst minimalen Unterschieden in der Oberflächenstruktur und Turbulenzen in der Strömung kommt es zur Herausbildung von Mustern, die selbstähnlich in ganz unterschiedlichen Zusammenhängen (z. B. Sand, Wasser) entstehen können (Mandelbrot 1977).

In der Schichtenhierarchie des biopsychosozialen Modells mit den spezifischen Verhältnissen zwischen Teilen und Ganzen[24] lässt sich ein solches selbstähnliches Miteinander der Systeme auch für die belebte Natur annehmen. Es gibt z. B. Hinweise darauf, dass die Pathogenese chronischer Krankheiten (u. a. Autoimmunkrankheiten, Krebs) mit der Entwicklung von Fraktalen zu tun haben könnte, die sich über mehrere Entitäten des biopsychosozialen Modells erstrecken. Reiber (2007) sieht in den immer wieder auftretenden, selbstähnlichen Verschlechterungen von Krankheiten wie der

24 Der Mensch ist beides zugleich, Teil und Ganzes. Einerseits Teil der ihm übergeordneten Systeme (z. B. 2-Personen-Beziehung) und andererseits Ganzes hinsichtlich der den Menschen zusammensetzenden Teile (z. B. Organsysteme) (Engel 1980).

Multiplen Sklerose (MS-Schübe), einer chronischen Autoimmunkrankheit, fraktale Phänomene, die auf einem Übergang zwischen den Trajektorien basieren (Krankheit als Attraktor, siehe Definition ► S. 64), nachdem es durch Hormonsturz, Stress, Impfungen oder Ähnliches zu Störungen im Phasenraum kam. Wenn man diese systemtheoretischen Überlegungen nun noch mit psychoanalytischen verknüpft, dann könnte man weiter vermuten, dass die schubweisen Verschlechterungen bei solchen Erkrankungen (biologische Ebene) in genuiner Verbindung zu fraktalen Manifestationen des Präsymbolischen bzw. Primärprozesshaften (psychologische Ebene) stehen, welche ihrerseits wiederum mit trauma- bzw. konfliktassoziierten Stressoren (soziale Ebene) verknüpft sind. Mit dem Nachweis einer möglicherweise selbstähnlichen Synchronisierung zwischen emotionalen (autoaggressiv) und immunologischen (autoimmun) Parameterreihen, die in integrativen Einzelfallstudien an Patientinnen mit SLE in Reaktion auf Verlustereignisse auftrat, wurden erste empirische Hinweise für diese komplexen Zusammenhänge gefunden (Schubert u. Schiepek 2003; Schubert et al. 2006b).

So gesehen wären chronische Erkrankungen – ganz entsprechend der biopsychosozialen Modellannahme (Engel 1980) – Widerspiegelungen psychischer und psychosozialer Fraktale, denen man therapeutisch völlig anders begegnen müsste, wie das derzeit im Maschinenparadigma der Medizin der Fall ist. Zum Beispiel indem man die traumatischen Erfahrungen mittels Psychotherapie auf der seelischen Ebene im Sinne einer emergenten Entwicklung neu strukturiert, damit sich dann top-down eine Neustrukturierung der Information in selbstähnlicher Form auch auf körperlicher Ebene einstellen kann. Die Beantwortung der Frage, wie so eine psychobiologische Neustrukturierung im Innersten vonstattengeht, kann derzeit nur sehr spekulativ erfolgen. Die menschliche Sprache könnte dabei in selbstähnlicher Form ein kohärentes und synchrones[25] Pendant zur »gemeinsamen biochemischen Sprache« insofern darstellen, als alles, was gesprochen und nicht gesprochen wird, gleichzeitig oder zeitlich versetzt in der eigenen als auch der »biochemischen Sprache« des Gegenübers ausgedrückt, d. h. mit isomorphen, selbstähnlichen Veränderungen von Zusammensetzungen der Aminosäuren (Buchstaben), Transmittermoleküle (Wörter) und Transmitterkombinationen (Sätze) begleitet wird. Auch ein Musikstück könnte über solche Synchronizitäten zwischen dem akustischen Material (u. a. Töne, Geräusche) und der »biochemischen Sprache« physiologische und pathophysiologische Prozesse verändern und damit zur Heilung beitragen.[26]

Die biopsychosoziale Integration theoretischer Annahmen aus Psychoanalyse (z. B. unbewusste Prozesse) und Systemwissenschaften (z. B. Fraktale) dürfte also insbesondere für die von der Biomedizin als »rein körperlich« be-

25 Nach Jung (1952) sind synchrone Zusammenhänge solche, die akausal sind, jedoch als miteinander verbunden, aufeinander bezogen wahrgenommen und gedeutet werden. Jung schreibt hierzu: »Die Synchronizität besitzt Eigenschaften, welche für die Erklärung des Leib-Seele-Problems möglicherweise in Betracht kommen« und weiter: »Da Psyche und Materie in einer und derselben Welt enthalten sind, überdies miteinander in ständiger Berührung stehen und schließlich auf unanschaulichen transzendentalen Faktoren beruhen, so besteht nicht nur die Möglichkeit, sondern sogar auch eine gewisse Wahrscheinlichkeit, dass Materie und Psyche zwei verschiedene Aspekte einer und derselben Sache sind. Die Synchronizitätsphänomene weisen, wie mir scheint, in diese Richtung, indem ohne kausale Verbindung sich Nicht-Psychisches wie Psychisches et vice versa verhalten kann.« (Jung 1995, Bd. 8, S. 418)

26 In »Auf der Suche nach der verlorenen Zeit« beschreibt Marcel Proust dieses fließende selbstähnliche Miteinander zwischen verschiedenen Entitäten des menschlichen Seins wie folgt: »Aber die Töne sind schon verrauscht, bevor noch die Empfindungen in uns so deutlich geworden sind, daß sie nicht von denen überflutet werden könnten, die aus den folgenden oder sogar schon zu gleicher Zeit erklingenden entstehen.« (Proust 2003, Bd. 1, S. 278)

zeichneten Erkrankungen von fundamentaler Relevanz sein – Krankheiten die in Europa und den USA ein eminentes Problem darstellen und bei denen die menschenentfremdete Biomedizin eine Erfolglosigkeit sondergleichen an den Tag legt. »Wir sollten endlich einmal aus der Geschichte der Medizin lernen, was alles schon einmal geholfen hat, dann kämen wir vielleicht einmal auf die wirklich nötige Therapie, nämlich auf die Psychotherapie.« (Jung 1995, Band 4, S. 585)

Biopsychosoziales Paradigma und Erweiterter Kunstbegriff

Alle in diesem Abschnitt dargestellten Beispiele zum systemübergreifenden, synchronen Miteinander biologischer, psychologischer und sozialer Systeme deuten auf deren hierarchische Organisation hin (Engel 1980). Psyche und Immunsystem erscheinen dabei wie ineinander auf- und überzugehen und von übergeordneten sinn- und bedeutungsassoziierten Systemen wie von unsichtbarer Hand dirigiert zu werden. Ein solches soziopsychoneuroimmunologisches Megasystem ist enorm plastisch. Seine Komponenten – welcher Entität auch immer, biologisch, psychisch, sozial – sind in zirkulären Kausalitäten aufeinander bezogen und verändern ihre Dynamik und Struktur in Abhängigkeit von inneren und äußeren Bedingungen ständig (Schubert et al. 2006b). Vor dem Hintergrund einer solchen biopsychosozialen medizinischen Konzeption lassen sich Krankheit und Gesundheit in der Tat von einer völlig neuen Perspektive aus betrachten (Solomon 1993).

Hier nun sollte erneut Beuys zu Wort kommen, der solche Phänomene des Lebens als zentrale Forschungsbereiche sowohl in der Kunst als auch in der Wissenschaft betrachtete. »Daß man nachweisen muß: was ist denn der Materialismus seinem Wesen nach? Wie ist er entstanden, genetisch? Die ganze geschichtliche Embryologie sozusagen herausholen. Geschichtsbewußtsein schaffen. Das halte ich vor allen Dingen für sehr wichtig für den Künstler. Daß er sozusagen das Bildende in der Geschichte erfährt. Daß er nicht die Geschichte wie ein abstraktes Aneinanderreihen von Evénements versteht, sondern daß er die Geschichte kennenlernt wie eine organische Ausformung von Welt – genau wie Embryologie, nicht? Also organisch begreifen lernt. Und dann bekommt er zugleich die ersten plastischen Vorstellungen. Mein Begriff von Plastik ist sehr universell.« (Beuys 1997, S. 86)

Analog zu den obigen Ausführungen zur Komplexität der PNI bezieht sich Beuys im eben angeführten Zitat auf die Selbstähnlichkeit verschiedener Systeme, nämlich zwischen der organischen Ausformung des einzelnen Menschen (Embryologie) und der organischen Ausformung von Welt. Dies verweist erneut sehr deutlich auf die konzeptionelle Nähe zwischen der Forderung von Beuys, dass jeder Mensch als kreativ Handelnder am Gemeinschaftswohl teilhat (»Soziale Plastik«), das selbst wiederum den soziokulturellen Rahmen für ein Leben als Mensch/Künstler im Beuysschen Sinn bereitstellt, und der Idee des biopsychosozialen Modells oder – anders ausgedrückt – der von Beuys geforderten paradigmatischen Wende in der Kunst (»Erweiterter Kunstbegriff«) und dem biopsychosozialen Paradigma in der Medizin. Was Beuys hier über die Kunst sagt, lässt sich also problemlos auf die Wissenschaft übertragen, ja Wissenschaft und Kunst verschwimmen bei Beuys in ähnlicher Form wie zuvor die Grenzen im biopsychosozialen Modell.

Wie nun sieht die Ergebnislage der durch das derzeit vorherrschende biomedizinische Paradigma geprägten konventionellen PNI-Forschung zum Thema künstlerisches Tun und Immunsystem aus?

8.5 Die Wirkung künstlerischen Tuns auf das Immunsystem

»In Mythen, Poesie und Theater, in Bildern und Skulpturen, in Musik und Tanz setzt sich der Mensch mit dem Geheimnis des Lebens auseinander und beheimatet das Fremde, indem er es sich vorstellt, sich formt und sein ›In-der-Welt-Sein‹ darstellend deutet. (...) Kunst bildet die Brücke zwischen dem Sichtbaren und dem Unsichtbaren.«

Hess u. Hess-Cabalzar 2001, S. 73

Menschen haben schon seit jeher Bilder, Geschichten, Tänze, Gesänge und andere künstlerische Ausdrucksmittel als Heilungsrituale benutzt. Viel wurde darüber diskutiert und philosophiert, welchen gesundheitlichen Nutzen künstlerisches Wirken und Rezipieren haben könnten, wenige empirische Ergebnisse liegen jedoch dazu in der Literatur vor (Stuckey u. Nobel 2010). Konlaan und Kollegen (2000) untersuchten in einer schwedischen Kohorte (n = 10,609) den lebensverlängernden Effekt kultureller Aktivitäten wie dem Besuch von Kinovorstellungen, Konzerten, Museen und Kunstausstellungen. Die Autoren konnten in ihrem Langzeitprojekt von 1982 bis 1996 zeigen, dass Studienteilnehmer, die im Interview angaben, weniger kulturell aktiv zu sein, ein erhöhtes Risiko hatten, im besagten Studienzeitraum zu versterben. Diese vielversprechenden Daten sagen aber nur wenig über die Mechanismen aus, wie sich künstlerisches Tun und Rezipieren auf die Gesundheit auswirken. Nun wurde mit der Psychoneuroimmunologie ein Life Science-Ansatz etabliert, der es ermöglicht, weiche subjektive Daten (z. B. aus der Kunst) mit harten biochemischen Labordaten zu verbinden (Schubert et al. 2016). Die im vorherigen Abschnitt dargestellten Zusammenhänge zwischen Stressbelastungen, Immunaktivität und Krankheit legen umgekehrt nahe, dass kreative Betätigung, ob aktiv oder als Rezipient, mit immunologischen Aktivitätsveränderungen einhergeht, die mit Selbstheilung assoziiert sind. In der Forschungsliteratur zu diesem Thema finden sich in der Tat Hinweise für solche Zusammenhänge.

Im Folgenden sollen psychoneuroimmunologische Ergebnisse zu den Themen kreatives/expressives Schreiben, Musik und visuelle Künste dargestellt werden. Es gilt zu berücksichtigen, dass es sich dabei um keine vollständige Übersicht, sondern eine repräsentative Auswahl aus der vorhandenen einschlägigen Literatur handelt.

Expressives Schreiben

Das kreative Verfassen von Texten in schriftlicher Form erlebte im letzten Drittel des vorigen Jahrhunderts eine theoretische Wende. In den Siebzigerjahren wurde der Kreativitätsbegriff in eine enge Verbindung mit der Verfremdungsästhetik gebracht. Kreatives Verhalten folgt hierbei nicht einfach den vorgegebenen Denkbahnen, sondern bricht aus den gewohnten Denkbahnen aus. Dementsprechend waren auch literarische Texte durch ihre Abweichung von hergebrachten Normen charakterisiert. In den Achtzigerjahren wiederum trat eine Subjektivierung des Kreativitätsbegriffs ein. Kreative Texte waren von nun an vornehmlich durch Selbstausdruck, Entäußerung der verborgenen inneren Welt und Entwurf einer neuen, subjektbestimmten Wirklichkeit gekennzeichnet. Durch die damit verbundene Positionierung gegen eine zunehmende Anonymisierung in unserer Gesellschaft bekam kreatives expressives Schreiben eine gesellschaftsbezogene, politische Funktion (Spinner 1993). Diese Entwicklung lässt sich durchaus in Verbindung mit dem von Beuys lancierten »Erweiterten Kunstbegriff« bringen, in welchem jeder Mensch als potenziell selbstbestimmter, schöpferischer Gestalter anzusehen ist – eben als Künstler – und in welchem nicht nur die Grenzen zwischen dem, was gemeinhin als Kunst und nicht als Kunst bezeichnet wird, verschwimmen, sondern auch zwischen den einzelnen Genres der Kunst. In diesem Sinn dürfte auch die Äußerung von Beuys zu verstehen sein, der einmal zu Dieter Koepplin (1996, S. 40) sagte: »Ich zeichne oft, wenn ich spreche. Zeichnungen sind eine andere Form von Sprache«, und weiter: »Auch wenn ich meinen Namen schreibe, zeichne ich«.

Expressives Schreiben betrifft also jeden und kann von jedem zum Zwecke der Selbstäußerung genutzt werden. Betrachtet man die Situationen, die einen dazu veranlassen, zu schreiben, so fällt auf, dass dies insbesondere dann geschieht, wenn sich Menschen mit emotional berührenden, oftmals belastenden Erfahrungen auseinandersetzen. Goethe verwendete die Briefe der fiktiven Person Werther, um über seine unglückliche Liebe hinwegzukommen, Kafka setzte sich in seinem nie versandten Brief an seinen Vater mit seiner schwierigen Beziehung zu eben diesem auseinander und Anne Frank begegnete ihrer erdrückenden Situation mithilfe von Tagebüchern: »Am besten gefällt mir noch, dass ich das, was ich denke und fühle, wenigstens aufschreiben kann, sonst würde ich komplett ersticken.« (Anne Frank, 16. März 1944 in Horn et al. 2015)

Studien zur PNI des Expressiven Schreibens

Sich im Schreibprozess oder beim Sprechen emotional zu öffnen, dürfte eine effektive Bewältigungsstrategie für Belastungen unterschiedlicher Art darstellen, indem bedrückende Erlebnisse verarbeitet und der Umgang mit negativen Gefühlen erleichtert werden. In den Achtzigerjahren entwickelte James Pennebaker eine standardisierte Schreibaufgabe (Pennebaker u. Beall 1986), bei der die Experimentalgruppe üblicherweise an drei bis fünf Tagen in 15- bis 20-minütigen Schreibsitzungen in ruhiger, Privatheit signalisierender Atmosphäre dazu angehalten wird, über die tiefsten Gedanken und Gefühle zu der bisher traumatischsten Erfahrung ihres Lebens bzw. über ein emotional extrem wichtiges Thema zu schreiben. Die Kontrollgruppe hingegen wird gebeten, eher Oberflächliches, nicht Emotionales zu thematisieren (z. B. persönliches Zeitmanagement) (Horn et al. 2015). Mit diesem methodischen Zugang konnte erstmals der Einfluss von expressivem Schreiben und Sprechen auf die Gesundheit und die Immunaktivität experimentell untersucht werden.

Die klinische Bedeutsamkeit des Expressiven Schreibens nach Pennebaker wurde bei einer Reihe von unterschiedlichen gesunden und kranken (z. B. Asthma, Rheuma, Migräne, zystische Fibrose, Krebs, Herzinfarkt, HIV, Schmerz, Schlafstörungen, Operationen; zusammenfassend siehe Pennebaker u. Chung 2007) Populationen im Rahmen von Wundheilungs- und Impfschutzexperimenten erforscht. Nur in wenigen dieser Studien wurden spezifische Immunparameter gezielt erfasst.

Esterling und Mitarbeiter (1994) untersuchten z. B. 57 gesunde Collegestudenten, die in drei Gruppen aufgeteilt wurden: Eine Gruppe hatte zur Aufgabe, 20 Minuten lang über ein emotional sehr belastendes Ereignis zu schreiben, über das sie sich bisher nur selten geäußert hatte. Eine weitere Gruppe sollte über eine belastende Thematik sprechen, wobei die Erzählung auf ein Tonband aufgenommen wurde und die dritte Gruppe wurde angehalten, wie die erste Gruppe über etwas Erlebtes zu schreiben, aber eher über etwas Triviales, wie z. B. Autowaschen. Diese Aufgabe wurde dreimal durchgeführt, und zwar im Abstand von jeweils einer Woche. Eine Woche vor der ersten Sitzung und eine Woche nach der letzten Sitzung wurde den Probanden Blut abgenommen, um den Antikörpertiter gegen das Epstein-Barr-Virus(EBV)-Kapsid-Antigen zu bestimmen. Eine EBV-Infektion ist sehr häufig, etwa 90 % der Menschen sind EBV-seropositiv. Die meisten dieser Infizierten erkranken jedoch bei der Erstinfektion nicht klinisch manifest (die klinisch manifeste Erkrankung wird als infektiöse Mononukleose, Pfeiffer'sches Drüsenfieber bzw. kissing disease bezeichnet). Die Infektion bleibt in weiterer Folge latent im Organismus vorhanden, d. h. das Virusgenom bleibt in den Wirtszellen erhalten, aber es kommt aufgrund einer effizienten Kontrolle durch das zelluläre

Immunsystem zu keiner oder einer nur sehr eingeschränkten Expression viraler Gene und es findet keine Produktion von Viruspartikeln statt. Unter gewissen Umständen, dazu gehört auch psychischer Stress, vermehrt sich jedoch das Virus intrazellulär unter Lyse der Zelle. Indiziert wird diese Reaktivierung durch eine Erhöhung des EBV-Antikörpertiters, der als ein kompensatorisches Zeichen für eine Verminderung der Aktivität des zellulären Immunsystems gilt, welches die Vermehrung des Virus nicht mehr so gut in Schach halten kann (Glaser u. Gotlieb-Stematsky 1982). In der Studie von Esterling und Mitarbeitern (1994) kam es sowohl durch Schreiben als auch durch Sprechen über ein emotional belastendes Ereignis zu signifikanten Verringerungen des EBV-Antikörpertiters, also zu einer Verbesserung der zellulären Immunaktivität. Die Kontrollgruppe (Schreiben über ein triviales Ereignis) wies im Vergleich dazu keine Immunveränderung auf. Darüber hinaus zeigte sich, dass das expressive Sprechen über ein emotional belastendes Ereignis im Vergleich zum expressiven Schreiben zu signifikant stärkeren Verminderungen des EBV-Antikörpertiters führt. Eine inhaltliche Analyse der im Rahmen der Studie verfassten Narrative machte darüber hinaus deutlich, dass die Schreibgruppe in den Texten eher negative Gefühle äußerte, während die Sprechgruppe eher kognitive Neubewertungen von Ereignissen vornahm, ein verbessertes Selbstwertgefühl zeigte sowie vermehrt adaptive Bewältigungsstrategien entwickelte.

In einer Wundheilungsstudie an 36 gesunden männlichen Teilnehmern im Alter von 18–40 Jahren untersuchten Weinman und Mitarbeiter (2008) den Effekt von Expressivem Schreiben (jeweils 20 Minuten lang an drei aufeinander folgenden Tagen) auf den Heilungsverlauf einer künstlich gesetzten Wunde (4 mm große Stanzbiopsie am Oberarm). Die Versuchsgruppe der Studie erhielt die Instruktion über ein traumatisches Ereignis zu schreiben, während die Kontrollgruppe einen schriftlichen Text über ein zugeteiltes Thema (Zeitmanagement) verfassen sollte. Die Autoren zeigten mithilfe eines Ultraschallscanners 7, 14 und 21 Tage nach der Applikation der Wunde, dass das Schreiben über traumatische Erfahrungen im Vergleich zum Schreiben über Zeitmanagement zu einer signifikanten Beschleunigung der Wundheilung führte. Diese Effekte dürften den Autoren zufolge auf Veränderungen im Immunsystem zurückzuführen sein.

An einer weiteren Studie zur Wundheilung von Koschwanez und Kollegen (2013) nahmen 49 gesunde, ältere Testpersonen (64–97 Jahre alt) teil. Gerade bei älteren Personen ist der Prozess der Wundheilung von klinischer Relevanz, da dieser aufgrund der mit dem Alter zunehmend schwächeren Immunfunktion an sich schon verlangsamt ist. Auch die Testpersonen dieser Studie sollten über einen Zeitraum von drei Tagen täglich 20 Minuten entweder über ein verärgerndes oder ein traumatisierendes Ereignis (Versuchsgruppe) oder über das emotional neutralere Zeitmanagement von tagtäglichen Aktivitäten (Kontrollgruppe) schreiben. Zwei Wochen später wurde eine 4 mm große Stanzbiopsie-Wunde am Oberarm appliziert. Der Verlauf des Wundheilungsprozesses wurde an den 21 folgenden Tagen fotografisch dokumentiert. Die Studie konnte nachweisen, dass die Probanden der Treatment-Gruppe elf Tage später 76 % vollständig reepithelialisierte Wunden aufwiesen, die Kontrollgruppe hingegen nur 42 %. Es wurde darüber hinaus gezeigt, dass auch vermehrter Schlaf eine Woche vor der Erzeugung der Wunde die Wundheilung begünstigte. Hinsichtlich anderer Variablen wie wahrgenommene Stresssymptome, gesundheitsbezogenes Verhalten, die Produktion pro-inflammatorischer Zytokine und die Anzahl der Arztbesuche konnten keine signifikanten Gruppenunterschiede gefunden werden.

In einem Impfschutzexperiment testeten Petrie und Mitarbeiter (1995) den Effekt von Expressivem Schreiben auf die Entwicklung des Impfschutzes gegen das Hepatitis-B-Virus (HBV). Hierzu wurden 40 Medizinstudenten, die an vier aufeinanderfolgenden Tagen entweder über traumatische oder über neutrale Ereignisse schrieben, nach der letzten Schreibsitzung sowie ein und vier Monate danach gegen HBV geimpft. Es zeigte sich, dass beide Schreibgruppen eine ausreichende Immunisierung erreichten, der Impferfolg in jener Gruppe jedoch signifikant besser war, die traumatische Inhalte gezielt verbalisierte. Zwar war der Unterschied im HBV-Antikörpertiter zwischen den beiden Gruppen gering, jedoch könnte dieser Unterschied laut Angaben der Autoren bei weniger effektiven Impfungen oder bei Personen mit schlechterem Immunstatus durchaus klinisch bedeutsame Auswirkungen mit sich bringen.

Das Human Immunodeficiency Virus (HIV) infiziert lebenswichtige Zellen des Immunsystems wie z. B. T-Helferzellen (genaugenommen $CD4^+$-Zellen), Makrophagen und dendritische Zellen. Entsprechend weist ein Abfall der $CD4^+$-Zellzahlen auf einen prognostisch ungünstigen Krankheitsverlauf bei HIV-Erkrankung hin. Die Literatur zeigt klar, dass psychosoziale Belastungen HIV-Erkrankungen ungünstig beeinflussen können, während positive Faktoren mit günstigen Auswirkungen assoziiert sind (Leserman 2008). In einer Studie zum Expressiven Schreiben demonstrierten Petrie und Mitarbeiter (2004), dass HIV-seropositive Patienten, die vier Tage lang, täglich, jeweils 30 min. über ein emotional bedeutsames traumatisches Erlebnis schrieben, kontinuierliche Anstiege der $CD4^+$-Zellen innerhalb des Follow-up-Zeitraums von sechs Monaten zeigten, während die virale Belastung zwar zwei Wochen nach der Intervention in Relation zur $CD4^+$-Zell-Entwicklung sank, dann aber stabil blieb. Betont werden muss, dass die Stärke des Treatmenteffekts in dieser Studie der Wirkung einer medikamentösen Monotherapie gegen HIV entsprach.

In einer Studie von O'Cleirigh und Kollegen (2008) wurden zwei Patientengruppen miteinander verglichen. Bei einer Gruppe (n = 37) handelt es sich um sogenannte *healthy survivors*, Patienten, bei denen AIDS bereits ausgebrochen ist, die sich jedoch durch einen besonders günstigen Krankheitsverlauf auszeichnen (mehr als neun Monate mit weniger als 50 $CD4^+$-Zellzahlen pro mm^3 und ohne Symptome). Die Vergleichsgruppe (n = 100) ist HIV-seropositiv, zeigt keine Hinweise auf AIDS-Symptome in der Vergangenheit und weist deutlich höhere CD4+-Zellzahlen auf als die *healthy survivors* (150–500 pro mm^3). Die Ergebnisse der Studie zeigen, dass die Gruppe der *healthy survivors* nach dem Schreiben über ein traumatisches Erlebnis im Text mehr Anzeichen für emotionale Öffnung und emotional-kognitive Verarbeitungstiefe aufwies als die Vergleichsgruppe. Die ebenfalls gemessenen Natürlichen Killerzellzahlen vermittelten die Beziehung zwischen emotional-kognitiver Verarbeitungstiefe und gesundem Überleben.

In einer weiteren Studie wurden 79 HIV-seropositive Patienten zunächst interviewt und dann einer von zwei Gruppen zum Expressiven Schreiben zugewiesen. Die Treatmentgruppe wurde dazu angehalten, über tiefgreifende Erfahrungen und Gefühle im Zusammenhang mit der HIV-Erkrankung zu schreiben, während die Kontrollgruppe einen schriftlichen Text über die Tätigkeiten der vergangenen 24 Stunden verfassen sollte (Rivkin et al. 2006). Es fand sich zunächst kein Unterschied zwischen den Gruppen. Wurden die Texte hingegen individuell analysiert bzw. qualitativ ausgewertet, ließen sich sehr wohl Indikatoren für vorhandene psychoimmunologische Zusammenhänge finden. Patienten der Treatment-Gruppe, deren Texte sich mehr durch Hinweise auf zunehmende Einsicht, den Gebrauch kausaler Erklärungen sowie soziale Wörter auszeichneten, zeigten bessere Immunwerte (indiziert durch β_2-Microglobulin) und ein besseres krankheitsbedingtes psychisches Wachstum. Auch dieses Ergebnis weist drauf hin, dass ein hohes Maß an kognitiver Verarbeitung durch Schreiben oder Sprechen mit positiven Folgen für die Gesundheit verbunden ist. Methodologisch bedeutsam ist der

Umstand, dass erst die Datenauswertung des qualitativen Datenmaterials ausschlaggebend für das Auffinden von Unterschieden zwischen den Gruppen war. Grundsätzlich weisen die Ergebnisse dieser Studien an HIV+/AIDS-Patienten darauf hin, dass emotionale Öffnung sowie die Traumaverarbeitung Gesundheit und immunologische Funktionen günstig beeinflussen.

Zum Einfluss von Expressivem Schreiben und Sprechen auf diverse Immunparameter wurde eine Reihe weiterer Studien mit nicht immer konsistenten und hypothesenkonformen Ergebnissen durchgeführt, wie die Metaanalyse von Miller und Cohen (2001) zeigt. Während sich die Verminderung von EBV-Antikörpertitern in Verbindung mit expressivem Schreiben als konsistentes und hypothesenkonformes Ergebnis herausstellte (zwei Studien, N = 116, r = –0,285), zeigte sich die Abnahme der zytotoxischen T-Zellen zwar als konsistent (zwei Studien, N = 78, r = –0,157), jedoch nicht als hypothesenkonform. Man würde hier eher einen Anstieg der zytotoxischen T-Zellen erwarten. Weiterhin zeigt die Metaanalyse von Miller und Cohen (2001) einen konsistenten T-Helferzell-Abfall (zwei Studien, N = 78, r = –0,309), der ebenfalls als nicht hypothesenkonform zu werten ist, da ein positiver Interventionseffekt eher auf einen T-Helferzell-Anstieg verweisen würde. Eine aktuellere Metaanalyse von Frattaroli (2006), die klinische Veränderungen des »Sich-emotional-Öffnens« ebenfalls zusammenfasst und auch Immunparameter inkludiert, zeigte demgegenüber bei 13 Studien und einer Gesamtzahl von 560 Studienteilnehmern einen statistisch signifikanten positiven Interventionseffekt mit der Stärke von 0,098.

Erklärungsansätze zur Wirkung Expressiven Schreibens

Die bisher gezeigten Ergebnisse weisen in vielen Fällen darauf hin, dass Expressives Schreiben positive Wirkung auf das Immunsystem hat. Wie genau jedoch Expressives Schreiben im funktionalen Sinn psychoimmunologisch wirksam wird, darüber kann derzeit nur spekuliert werden. Im Laufe der Zeit wurden dazu verschiedene Erklärungsmodelle (unter anderem tiefenpsychologisch, kognitiv-linguistisch, sozialpsychologisch, gestalttheoretsich) entwickelt.

Zieht man tiefenpsychologische Erklärungsmodelle heran, könnte man die heilsame Wirkung des expressiven Schreibens folgendermaßen erklären: Mithilfe der Ich-Leistung des Fantasierens (Mertens 2000), das mit dem Verfassen kreativer Texte verbunden ist, können Wünsche verbalisiert werden und verdrängte Inhalte aus dem Primärbewusstsein an die Oberfläche geholt und auf diese Weise in das bewusste Selbst (Sekundärbewusstsein) integriert werden (Spinner 1993). Dabei gehen psychoanalytische Überlegungen weiter davon aus, dass das Verdrängte im Text nicht direkt, sondern aufgrund der Zäsur durch das Ich, indirekt in Erscheinung tritt, nämlich in Form von Verdichtungen, Verschiebungen und Symbolisierungen (Freud 1900).

Ein weiterer tiefenpsychologischer Erklärungsansatz betrifft die kathartische Wirkung expressiven Schreibens und Sprechens. Hierzu zählt z. B. die *Affective-Discharge-Hypothese* (Pennebaker u. Beall 1986), auch Inhibitionstheorie genannt (Horn et al. 2015). Die Inhibitionstheorie geht davon aus, dass das Zurückhalten von emotional belastendem Material (z. B. aus Angst vor Schuld und Bestrafung oder weil die bewusste Konfrontation mit aversivem und ungelöstem Material schmerzt), aber auch die ständige kognitive Beeinträchtigung durch das supprimierte Material mit erhöhter physiologischer Aktivität verbunden ist und dass die verbale und/oder nonverbale Öffnung zur Verringerung dieser belastungsassoziierten Stresssystemaktivität führt.

Die kognitiv-linguistische Verarbeitungstheorie (Horn et al. 2015) stellt einen weiteren Erklärungsansatz für die gesundheitsförderlichen Effekte der gezielten emotionalen Öffnung durch Schreiben und Sprechen dar. Diese besagt, dass der nachgewiesene positive klinische Effekt des Sich-emotional-Öffnens mit kognitiven Neustrukturierungen des emotional belastenden Materials zusammenhängt. So dürfte eine traumatische Belastung im Gedächtnis zunächst wie ein großes, diffuses Etwas repräsentiert sein. Durch die aktive Konstruktion eines Narrativs zu diesem traumatischen Ereignis durch Schreiben oder Sprechen und dem damit verbundenen Gebrauch kausaler Erklärungen (z. B. »daher«, »weil«, »Auswirkung«, »Folge«) sowie die Themenwiederholung, das Einnehmen anderer Perspektiven und das Ordnen der Ereignissequenz (Beginn, Mitte, Ende) wird ein kohärenteres Schema des Ereignisses im Gedächtnis gebildet. An diese kohärente Repräsentation können nun Erinnerungen an das Trauma und neue Erfahrungen assimiliert werden. Zudem lassen sich mehr Dimensionen des traumatischen Ereignisses identifizieren und abrufen. Dies führt zu weniger aufwendigem Prozessieren und damit zu reduziertem chronischem Stress (Berry u. Pennebaker 1993).

Die nachhaltige Wirkung expressiven Schreibens auf die Gesundheit (z. B. vier Monate bei Petrie et al. 1995) lässt sich insbesondere von sozialpsychologischer Seite erklären. Die Soziale-Integrations-Theorie geht davon aus, dass das Formulieren eines kompakten Trauma-Narrativs dazu führt, dass das Geschehen leichter kommunizierbar wird. Oftmals könnte dieses Setting einen Rahmen dafür bieten, das Schreckliche überhaupt zum ersten Mal in Worte zu fassen. Können Worte für das Trauma gefunden werden, stellt das nicht nur eine Entlastung für den Betroffenen dar, es kann auch dem sozialen Umfeld erleichtern, besser auf das Gegenüber einzugehen und angemessene Unterstützung anzubieten. Solche positiven interpersonellen Konsequenzen könnten sekundäre Effekte des expressiven Schreibens ausmachen (Horn et al. 2015).

Weitere Erklärungsmodelle zur funktionellen Verbindung zwischen Expressivem Schreiben und Immunaktivität wie z. B. die Habituationstheorie oder die Selbstregulationstheorie finden sich in Horn et al. (2015). Darüber hinaus bestehen auch Bezüge zur Gestalttherapie, deren Hauptanliegen sich darauf richtet, die Zersplitterung des modernen Menschen aufzuheben und die Einheit von Leib, Seele und Geist wieder herzustellen (Spinner 1993). Auch dürfte es dabei um die Umgestaltung einer erstarrten Gestalt »in eine lebendige, durchpulste, lebensfördernde, seelenfördernde, geistfördernde Gestalt« gehen (Beuys zit. n. Harlan 1992, S. 122).

Jenseits der verschiedenen theoretischen Erklärungsmodelle dürfte nach Esterling et al. (1999) die günstige Immunwirkung des Expressiven Schreibens über einen mehrstufigen Prozess lanciert werden, wobei das Verbalisieren von emotionalen Inhalten zu Veränderungen des Erlebens (z. B. Anstieg von Selbstreflexion, Kontrollbewusstsein und Selbstwertgefühl, Verringerung von Angst und Depression), des Verhaltens (z. B. Anstieg von Strukturiertheit und Anpassungsfähigkeit) sowie der neuroendokrinen Aktivitäten (z. B. reduzierte SAM- und HPA-Achsenaktivität) führt.

Beuys fügt den Erklärungsansätzen zur Wirksamkeit von Expressivem Schreiben auf die Immunaktivität, ohne sich explizit darauf zu beziehen, noch einen weiteren hinzu und leitet damit zum nächsten Abschnitt in diesem Kapitel über: »Sprache ist materiell, denn sie benutzt ja die eigene Körperlichkeit. Sie transportiert sich zwischen Sender und Empfänger mittels Schallwellen. (Sie hat die) Funktion als Klanggebilde, vollkommen autonom, vollkommen unabhängig davon, ob jemand den semantischen Inhalt versteht oder nicht (…). Aber auf jeden Fall ist Sprache an sich selbst für mich natürlich auch Musik. Und ein wissenschaftlicher Vortrag könnte auch Musik sein. (…) das ist immer eine Frage des Bewusstseins.« (Fricke 2000, S. 9)[27]

27 Knappe (2004, S. 46) spricht im Zusammenhang mit Sprachrhythmus, Wortklang, Tonfall und Satzmelodie von der »Sprache in der Sprache«.

II Kunst und Neurobiologie

Musik

Musik stellt einen weiteren Teilbereich des künstlerischen Schaffens dar, welcher in der psychoneuroimmunologischen Forschung auf seine immunverändernden Eigenschaften hin untersucht wird. Die Überzeugung, dass Musik die Gesundheit beeinflusst, lässt sich bis in die frühesten Zeiten der Menschheit zurückverfolgen – Spintge und Droh (1992) gehen hierbei von einem Zeitintervall von mindestens 4000 Jahren aus. Die empirische Forschung hat sich jedoch erst seit Mitte der Achtzigerjahre mit der Wirkung von Musik auf neuroendokrine und immunologische Prozesse beschäftigt (Quiroga Murcia et al. 2015).

Empirische Forschung zur Musik-PNI

Will man den Einfluss von Musik auf die Immunaktivität untersuchen, sieht man sich mit einer Reihe von Differenzierungsaspekten des Forschungsthemas konfrontiert. Musiziert der Proband selbst oder hört er der musikalischen Darbietung eines anderen zu? Bestimmt der Proband, was er hören möchte oder wird das, was gehört wird, vom Untersuchungsleiter vorgegeben? Welchem Musikstil sieht sich der Proband ausgesetzt? Einem eher aufregenden mit schnelleren oder einem eher beruhigenden mit langsameren Tempi? Findet die Konfrontation mit Musik allein oder in einer Gruppe statt (Fancourt et al. 2014)?

Im Folgenden werden zunächst vier Studien vorgestellt, die den Effekt des Hörens von Musik auf das Stresssystem bei diversen klinischen und nicht-klinischen Samples testeten. Danach folgen dann zwei PNI-Studien, in denen die Untersuchungsteilnehmer aktiv musizierten.

Conrad et al. (2007) führten eine Studie an zehn schwerkranken Patienten auf der Intensivstation durch, um zu untersuchen, wie sich das Hören von langsamen Sätzen der Klaviersonaten von Wolfgang Amadeus Mozart auf diverse krankheitsrelevante Parameter auswirkt. Die Patienten wurden im postoperativen Stadium (einen Tag nach der Operation) randomisiert zwei Gruppen zugewiesen. Die Musikgruppe hörte eine Stunde lang eine Klaviersonate von Mozart, während die Kontrollgruppe über denselben Zeitraum zwar Kopfhörer trug, jedoch keiner Musik ausgesetzt war. Vor und nach der Intervention wurde die Dosis der Propofol-Sedierung bestimmt und Blut zur Messung verschiedener psychoneuroimmunologisch relevanter Parameter entnommen. Während der gesamten Studiendauer wurden kontinuierlich Herzrate und Blutdruck gemessen sowie die elektrische Hirnaktivität aufgezeichnet. Patienten der Musikgruppe zeigten in dieser Untersuchung mit klassischem Prä-post-Design einen niedrigeren arteriellen Blutdruck bei unveränderter Herzrate, wohingegen bei der Kontrollgruppe Blutdruck und Herzrate während der Intervention anstiegen. Dies deutet auf eine abgemilderte sympathische Aktivierung (Stressreaktion) unter dem Einfluss von Mozarts Klaviersonaten hin. Auch benötigten die Patienten der Musikgruppe im Gegensatz zur Kontrollgruppe keine zusätzliche Sedierung (Propofol) während des postoperativen Beobachtungsintervalls. Weiterhin konnten die Autoren signifikante Unterschiede in den gemessenen Stresssystemparametern nachweisen. So kam es in der Musikgruppe zu einem Konzentrationsabfall des IL-6 um 83 %, zu einem Anstieg des Wachstumshormon-Levels um 60 % und zu einem Abfall der Adrenalin-Konzentration um 55 %. In der Kontrollgruppe stieg Dehydroepiandrosteron (Vorstufe der Androgene und Östrogene) signifikant an. Hinsichtlich der Konzentrationen von ACTH, Cortisol, Prolactin und Noradrenalin ließen sich keine signifikanten Unterschiede zwischen den Gruppen feststellen.

Leardi et al. (2007) untersuchten 60 Patienten (30 Frauen, 30 Männer, durchschnittlich 65 Jahre alt) während eines ambulanten operativen Eingriffs, der unter Spinalanästhesie durchgeführt wurde. Die Patienten waren somit während der Operation bei Bewusstsein.

Im Vergleich zur zuletzt angeführten Studie wird hier der Aspekt des individuellen Musikgeschmacks zusätzlich berücksichtigt. Dazu wurden die Testpersonen randomisiert drei Gruppen zugewiesen. Gruppe 1 hörte vor und während der Operation New Age-Musik (Meditationsmusik). Gruppe 2 konnte eine eigene Auswahl treffen, während die Kontrollgruppe (Gruppe 3) nur den üblichen Geräuschen des Szenarios im Operationssaal ausgesetzt war. Plasma-Cortisol-Level und die Anzahl der Natürlichen Killerzellen wurden vor, während und nach der Operation ermittelt. Die Studie zeigte, dass die Cortisolkonzentration sowie die Anzahl der Natürlichen Killerzellen intraoperativ in beiden Musikgruppen (1 und 2) absanken – was den Autoren zufolge auf verminderten Stress verweist – während sie in der Kontrollgruppe anstiegen. Intraoperativ wurde bei Gruppe 1 im Vergleich zur Gruppe 3 (keine Musik) eine signifikant niedrigere Anzahl an Natürlichen Killerzellen gemessen. Postoperative Cortisol-Level waren in Gruppe 2 (eigene Musikauswahl) im Vergleich zu Gruppe 1 (New Age) signifikant erniedrigt. Insgesamt konnten Leardi und Mitarbeiter (2007) feststellen, dass Musik die Stressreaktion während eines ambulanten operativen Eingriffs positiv beeinflusst, insbesondere wenn Testpersonen die Möglichkeit hatten, zuvor an der Auswahl der Musik selbst mitzuwirken.

Diese und weitere Untersuchungen (z. B. Koelsch et al. 2011) zeigen somit auf, dass Veränderungen des Kliniksettings in Hinblick auf Kunst, z. B. indem Patienten während der Operation entspannende Musik zugespielt wird, günstige Wirkung auf psychoneuroimmunologische Parameter, Operationserfolg und Heilungschancen haben dürften.[28]

Bisherige Studien bezogen sich auf kranke Populationen. Lassen sich musikpsychoneuroimmunologische Effekte auch bei Gesunden finden? Stefano et al. (2004) führten eine Untersuchung an elf gesunden Erwachsenen im Alter von 18 bis 40 Jahren durch. Alle Teilnehmer gaben an, dass klassische Musik ihre bevorzugte Musikrichtung sei. Die Experimentalbedingung sah folgendermaßen aus: Fünf der elf Teilnehmer wurden randomisiert einer Kontrollgruppe zugeteilt, die angewiesen wurde, 20 Minuten lang ruhig zu sitzen; die restlichen sechs Probanden (Musikgruppe) hörten 20 Minuten lang beruhigende Musik von Johann Sebastian Bach. Allen Teilnehmern wurde vor Beginn des Experiments sowie im Anschluss daran Blut abgenommen, um periphere Blutmonozyten (PBMC) zu gewinnen und Zytokinkonzentrationen zu messen. Die Ergebnisse der Studie zeigten, dass es in der Musikgruppe zu einem signifikanten Abfall der IL-6-Konzentrationen kam. Die Levels von IL-1β, IL-10 und Cortisol blieben hingegen unverändert. Darüber hinaus zeigten sich in der Musikgruppe ein signifikanter Anstieg der μ-Opioid-Rezeptor-Anzahl auf den Monozyten, ein nicht signifikanter Abfall der Morphinkonzentration und ein leichter Anstieg des Morphin-6-Glucuronid (M6G)-Gehalts im Blut. Diese Ergebnisse sehen die Autoren als Hinweis dafür, dass morphinerge (u. a. schmerzlindernde) Signalprozesse in der peripher-nervösen und zentral-nervösen Manifestation des Musikhörens beteiligt gewesen sein dürften.

In der folgenden Studie wurden ebenfalls gesunde Testpersonen untersucht, wobei hier der Aspekt des Musikgenres (beruhigende vs. stimulierende Musik) besondere Beachtung fand. Lai et al. (2013) testeten, wie sich Musikhören bzw. eine ruhige Auszeit (Kontrollbedingung) auf bestimmte Immunmarker (IL-6,

28 Der Musiker Brian Eno, der mit der Neuentwicklung der akustischen Umgebung eines Londoner Unfall- und Notfallklinikums beauftragt wurde, die für psychisch belastete Patienten mehr beruhigend und weniger verängstigend sein soll, mag an diese Art von Musikwirkung gedacht haben, wenn er sagt: »Music can be designed to help improve the atmosphere and environment for people going through difficult times ... I don't go to hospital much myself but on visiting, I thought, this is really the way we should be thinking about hospital.« (Eno 2014, S. 8)

TNF-α, IL-10) sowie auf die Herzfrequenz und den mittleren arteriellen Blutdruck bei gesunden Krankenschwestern (Altersrange 21 bis 42 Jahre) auswirkt. Die 60 Probandinnen wurden randomisiert und für einen Zeitraum von 30 Minuten entweder einer der Musikgruppen (beruhigende oder stimulierende Musik) oder der Kontrollgruppe (Ruhezeit) zugewiesen. Die Ergebnisse dieser Studie zeigen kaum einen Effekt des Hörens von Musik auf die Stresssystemaktivität. IL-6, TNF-α und IL-10 konnten in dieser Population nicht nachgewiesen werden (unterhalb der Nachweisgrenze). Zudem konnten in den drei Gruppen keine signifikanten Unterschiede bezüglich der Herzfrequenz festgestellt werden. Jedoch hatten die Testpersonen, die stimulierende Musik hörten, einen signifikant höheren Blutdruck im Vergleich zu der Gruppe, die beruhigende Musik hörte. Dies könnte auf einen gewissen stressinduzierenden Effekt der stimulierenden Musik hindeuten.

Während die bisher vorgestellten Untersuchungen den Einfluss von Musikhören auf das Stresssystem bei diversen klinischen und nicht-klinischen Probandengruppen betrafen, sollen nun noch zwei Studien vorgestellt werden, in denen die Untersuchungsteilnehmer aktiv musizierten. Okada et al. (2009) untersuchten den Effekt einer musiktherapeutischen Intervention auf die Stresssystemaktivität bei 87 älteren, japanischen Patienten, die an zerebrovaskulären Erkrankungen und Demenz litten. 55 Patienten wurden dabei (nicht-randomisiert) der Treatment-Gruppe und 32 Patienten der Kontrollgruppe (keine Musiktherapie) zugeteilt. Die Musiktherapie fand zehn Wochen lang, wöchentlich, für jeweils 45 Minuten statt und bestand aus dem Singen von bekannten japanischen Kinderliedern, Volksliedern, Hymnen und aktueller japanischer Popmusik. Die physiologischen Messungen betrafen die Herzratenvariabilität (HRV) sowie Plasma-Zytokin- (IL-6, TNF-α)- und katecholamin-Level. Darüber hinaus wurde auch das Auftreten von Herzversagen (»heart failure events«) dokumentiert. Am Ende der Interventionsphase wiesen die Teilnehmer der Musiktherapiegruppe im Vergleich zur Kontrollgruppe signifikant geringere Plasmakonzentrationen von IL-6, Adrenalin und Noradrenalin auf. Auch zeigten sie Veränderungen der HRV, die auf einen signifikanten Aktivitätsanstieg des parasympathischen Nervensystems sowie einen tendenziellen Abfall der Aktivität des sympathischen Nervensystems hinweisen. Im Einklang mit diesen physiologischen Ergebnissen wurde bei den Patienten der Musiktherapiegruppe auch eine verringerte Inzidenz an akutem Herzversagen und akuter Verschlechterung einer chronischen Herzinsuffizienz während des Interventionszeitraums festgestellt.

Ziel der Studie von Koyama und Mitarbeitern (2009) war es zu erforschen, ob eine Musikintervention, in der 63 gesunde Teilnehmer zum Trommeln angeleitet wurden (»recreational music-making«), einen Einfluss auf die Stimmung sowie auf diverse immunologische Parameter hat. Dazu verglichen die Autoren zwei Altersgruppen von Testpersonen (jünger bzw. älter als 65 Jahre alt) bevor und nachdem sie an einem einstündigen, für beide Alterskohorten identischen Gruppentrommeln teilgenommen hatten. In beiden Altersgruppen kam es nach den Trommelstunden zu signifikanten Anstiegen der Stimmung. In der Gruppe älterer Studienteilnehmer zeigten sich zudem signifikante Prä-post-Unterschiede in den gemessenen immunologischen Werten: Es kam zu einem signifikanten Zellzahl-Anstieg der Lymphozyten, T-Zellen, $CD4^+$-T-Zellen und T-Gedächtniszellen sowie der PBMC-Produktion des Interferon-γ und des IL-6. Kein Effekt der Trommelintervention zeigte sich auf die IL-4- und IL-10-Bildung. Die Autoren schließen aus ihren Studienergebnissen, dass der in der älteren Gruppe festgestellte Anstieg in der TH1-Zytokin-Bildung (IFN-γ) und die unveränderte TH2-Zytokin-Produktion (IL-4, IL-10) eine Immunverschiebung in Richtung TH1 darstellt und somit als musikinduzierte immunologische Stressreduktion angesehen werden kann.

Alle oben dargelegten Studien finden sich auch in der systematischen Überblicksarbeit von Fancourt und Mitarbeitern (2014), die insgesamt 63 Studien zum Thema »Psychoneuroimmunologie und Musik« umfasste. Dabei ergab die Metaanalyse für die Wirkung von Musik auf endokrine und immunologische Stresssystemparameter folgendes Bild: Grundsätzlich erwies sich, dass Musikhören und Musizieren mit einem breiten Spektrum an Stresssystemreaktionen verbunden sind, das klassische Immunparameter (u. a. Leukozyten, Zytokine, Immunglobuline) genauso umfasst wie die mit Immunreaktionen assoziierten Hormone und Neurotransmitter. Was einzelne Parameter angeht, so zeigte sich Musik sehr konsistent mit der Veränderung der IgA-Konzentrationen verbunden und zwar unabhängig davon, ob die Teilnehmer selbst musizierten oder der Musik einfach zuhörten und ob entspannende oder stimulierende Musikstile in der Untersuchung vorgegeben wurden. IgA ist ein wichtiger Antikörper, der hauptsächlich in den externen Körperflüssigkeiten (z. B. Urogenitalschleim, Milch, Eingeweideflüssigkeiten) vorkommt und dort eine wichtige Abwehrbarriere gegen Krankheitserreger bildet. Im Zusammenhang mit dem Hören entspannender Musik zeigte die Analyse von Fancourt et al. darüber hinaus eine über mehrere Studien hinweg konsistente Verringerung der Cortisol- und auch der Adrenalin- und Noradrenalinkonzentrationen. Bezogen auf die differenzielle Wirkung stimulierender bzw. beruhigender Musik auf das Stresssystem ist die Literatur jedoch (abgesehen von IgA) nicht einheitlich. Auch zeigt die Metaanalyse, dass der immunologische Effekt des Musikhörens nicht zwangsläufig davon abhängt, ob die Testperson selbst den Musikstil auswählt. Die oben angeführte Studie von Leardi (2007) scheint hier eher eine Ausnahme darzustellen (Fancourt et al. 2014).

Kritisch wird von Fancourt et al. angemerkt, dass nur wenige der 63 analysierten Studien explizit auf psychoneuroimmunologische Wirkzusammenhänge eingehen. Ein solches Erklärungsmodell stammt von Koelsch und Mitarbeitern (2011). Es bezieht sich auf das Operationssetting und geht davon aus, dass die positive immunologische Wirkung von Musik auf zentralnervöse Verarbeitungskaskaden zurückzuführen ist (z. B. mesolimbisches System, Amygdala, Hypothalamus), bei der eine Verringerung der Angst während der Operation zu einer Erniedrigung peripherer Stresshormon-Levels (z. B. Adrenalin, Noradrenalin, Cortisol) führt. Auf Basis dieser und weiterer, bislang überschaubarer Literatur zu musikpsychoneuroimmunologischen Wirkzusammenhängen stellen Fancourt et al. (2014) ein psychoneuroimmunologisches Wirkmodell vor (► Abb. 8-11), das das bisherige Wissen dieses Forschungsbereichs integriert und einen konzeptuellen Rahmen für die Planung weiterer Studien darstellen könnte.

Ein weiterer Kritikpunkt der Übersichtsarbeit von Fancourt et al. (2014) betrifft die Untersuchungsdesigns der einbezogenen Studien, die komplexe psychologische und musiktheoretische Konstrukte stark simplifizierend behandeln. So kann das facettenreiche Konstrukt »Musik« die Gehirnaktivität und das Immunsystem auf verschiedenste Weise beeinflussen: Über die direkte auditive Wahrnehmung; körperlich durch die Muskelbewegungen und die sensorische Wahrnehmung von Vibrationen; sozial, da viele musikalische Aktivitäten psychosoziale Erfahrungen lancieren können, die mit verstärktem Selbstvertrauen, sozialem Partizipieren (»musikalische Arena« im Sinne von Stige 2012) und Selbstbewusstsein einhergehen; persönlich, da Musik je nach individueller Vorliebe, Gewohnheit und emotionaler Verbindung unterschiedlich erlebt wird (Juslin et al. 2001). Ein drastisches Beispiel des von Fancourt et al. (2014) kritisierten Mangels an psychologischer Differenziertheit in der Musik-PNI stellt das folgende dar: Von den 63 untersuchten Arbeiten zum Thema »Musik und Psychoneuroimmunologie« wurden den Testpersonen in nur einer einzigen Studie, nämlich in der von Koelsch et al. (2011), die Frage gestellt, ob ihnen die dargebotene Musik gefiel oder nicht gefiel, ob-

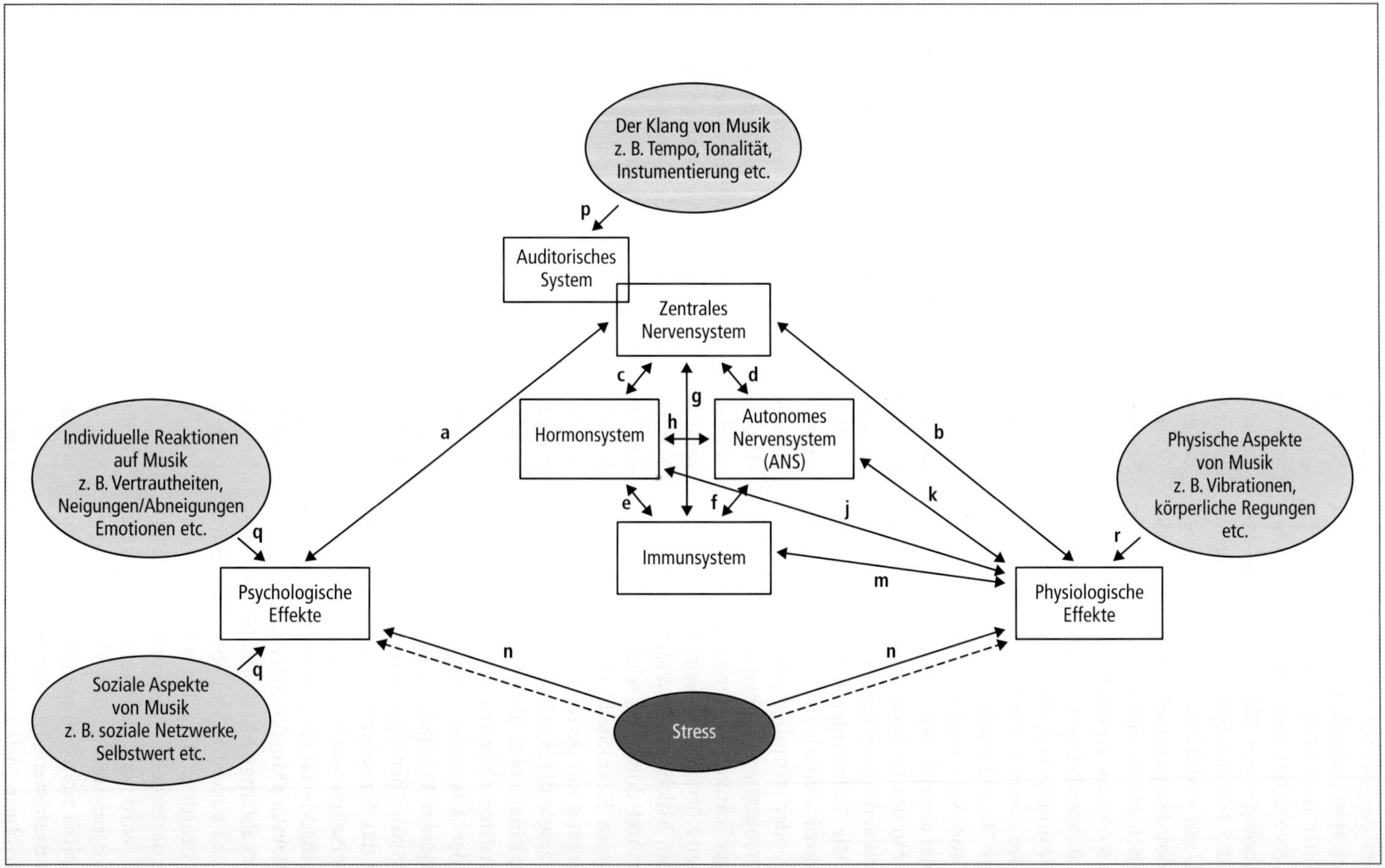

Abb. 8-11 Schematisches Modell zu den musikpsychoneuroimmunologischen Wechselwirkungen (Fancourt et al. 2014). [a]Cacioppo u. Decety (2009); [b]Andreassi (2013); [c]Asterita (1985); [d]Critchley (2005); [e]Besedovsky u. del Rey (1996); [f]Nance u. Sanders (2007); [g]Sternberg (2006); [h]Ulrich-Lai u. Herman (2009); [j]Turner (1994); [k]Jänig (1989); [m]Kelley (2004); [n]Lamb (1979); [p]Peretz u. Zatorre (2003); [q]Hallam (2010); [r]Hodges (2008). Die Buchstaben a–r bezeichnen die wissenschaftlichen Arbeiten, die die gezeigten Wirkpfade bestätigen können (nach Fancourt et al. 2014).

wohl das ja laut Modell in ▶ Abbildung 8-11 einen relevanten Einflussfaktor darstellt (»personal responses to music«) (Fancourt 2016). Dieses Beispiel spiegelt wider, wie oberflächlich mit diesem Konstrukt in der biomedizinischen Forschungsliteratur umgegangen wird. Angesichts der Komplexität des Themas »Emotionale Reaktion auf Musik« – ein kürzlich erschienenes musikpsychologisches Standardwerk von Juslin u. Sloboda (2011) zu diesem Thema umfasst immerhin 33 Kapitel – muss den entsprechenden Studienergebnissen mit äußerster Skepsis begegnet werden. Fast zwei Jahrzehnte ist es her, dass sich der Autor dieses Kapitels die Frage stellte, wo das »P« in der PNI eigentlich verblieben ist (Schubert 1998) – ein Paradigmenwechsel in der Medizin ist also weiterhin nicht in greifbarer Nähe. Wie hartnäckig die biomedizinische Maschinen-Ideologie ist, zeigt, dass selbst Fancourt et al. (2014), die sich sehr kritisch zur gegenwärtigen Forschungslage äußern, aufgrund der in ▶ Abbildung 8-11 allzu deutlichen Prädominanz körperlicher Faktoren selbst nicht vom Verdacht des Reduktionismus freigesprochen werden können.

Trotz dieser offenkundigen Forschungsmängel dürfte in den vorangegangenen Abschnitten deutlich geworden sein, dass das Thema »Musik und Gesundheit« im Allgemeinen und »Musik und Psychoneuroimmunologie« im Speziellen kein »das Gehör betreffender Käsekuchen« (»auditory cheesecake«, Pinker 1999) ist, sondern ein ernstzunehmender Wissenschaftsbereich mit potenziell weitreichenden Konsequenzen für eine erneuerte Medizin. Musikpsychologen und Ethnomusikologen verwundert dies nicht. Wird doch von Wissenschaftsdisziplinen, die sich mit höher komplexen Bereichen des biopsychosozialen Modells beschäftigen, längst davon ausgegangen, dass Musik eine tragende Rolle in der Evolution des Menschen spielte und spielt. Man denke an die Funktion der Musik für den sozialen Zusammenhalt und die Einbindung innerhalb von Gruppen, für die Anziehung von Partnern und für die Mutter-Kind-Bindung (Buss 2005). Und nun schickt sich die Psychoneuroimmunologie an, Musik auch noch eine wesentliche evolutionäre Rolle bei der Verringerung von Stress und der Immunoptimierung zuzuschreiben (Fancourt 2015).

Bei so viel angenommener Einflusskraft von Musik auf die Entwicklung menschlichen Lebens dürfte es nicht ausreichen, nur jene musikalischen Äußerungen als biologisch wirksam anzusehen, die gemeinhin zur Musik gerechnet und demgemäß auch in den oben dargestellten Studien zum Einfluss von Musik auf die Stresssystemaktivität verwendet werden (z. B. Musik von Mozart und Popmusik). Denn Musik wird nach Quiroga Murcia und Mitarbeitern (2015) »selbst dann Wirkung zugeschrieben, wenn ästhetische Bedeutungen nicht im Vordergrund stehen, so etwa in den Melodiekonturen der Verbalsprache oder in der kindgerichteten Ammensprache«. Auch Knappe (2004), der die Bedeutung experimenteller Geräuschmusik für das Unbewusste untersuchte, geht davon aus, dass Musik als nicht-verbaler Ausdruck eng verbunden ist mit affektiven Körperspannungen und -zuständen und eine eigene Realitätsebene abseits von sekundärprozesshafter Abstraktion und Logik schafft. Dies führt erneut zu Joseph Beuys und seiner paradigmatisch erweiterten Auffassung von Kunst und Musik: »Ja. Sagen wir einfach, das Akustische und das Tonelement ist vielleicht ein wichtigerer und genauerer Begriff, als einfach nur von Musik zu sprechen. Das zieht mich ganz weg vom traditionellen Musikalischen. Es ist nicht so, als würde ich ständig Konzerte hören. Die höre ich fast nie. Ich interessiere mich generell und im Prinzip für die Musik. Aber hauptsächlich für eine akustische, geräuschmäßige, tonmäßige Choreografie der Tätigkeiten in meiner Arbeit und für eine Choreografie der Welt.« (zit. n. Geisenberger 1999) Beuys spricht hier auf die Verbindung mehrerer Sinnesebenen in der Kunst und den damit verbundenen, fließenden Übergang zwischen Kunst und Leben an. Diese Einheit von Kunst und Leben kommt auch in den Aktionen der Fluxus-Bewegung der frühen Sechzigerjahre zum Tragen, der viele Musiker angehörten und die durch collageartig komponierte Geschehensabläufe (u. a. mit Video, Musik, Licht, Geräusche, Bewegung, Handlungen) gekennzeichnet war.[29]

Psychoanalytische und kunsttheoretische Überlegungen

Diese Überlegungen zu einer erweiterten Sicht von Musik führen nun zu einer Annäherung dessen, *wie* Musik in den biopsychosozialen Lebenszusammenhang eingewoben ist und damit eine heilsame Kraft entwickeln kann. Denn *dass* Musik immunologisch wirksam ist, dürfte den zuvor beschriebenen empirischen Studien der Musik-PNI nach außer Frage stehen – auch wenn die eine oder andere Inkonsistenz in der derzeitigen Datenlage besteht (Fancourt et al. 2014). Das bereits angeführte Modell (► Abb. 8-11) enthält wesentliche PNI-Wirkpfade sowie wichtige Einflussfaktoren. Aber steckt da nicht noch viel mehr dahinter?

Einen aufschlussreichen erkenntnistheoretischen Zugang zum tiefergehenden Verständnis musik-assoziierter Einflussfaktoren in der PNI bietet die Psychoanalyse, die sich in besonderer Weise mit dem Unbewussten, dem Präverbalen und dem Nicht-Symbolisierten beschäftigt. Die moderne Psychoanalyse beruft sich dabei auf aktuelle Befunde rund um die Interaktion zwischen Mutter, Fetus und Umwelteinflüssen, die annehmen lassen, dass es ein Kontinuum zwischen prä- und postnataler Welt gibt (Knappe 2004).

Empirische Befunde zeigen in diesem Zusammenhang, dass es beim Fetus schon vor der Geburt Schmerz, Vorlieben, Interessen, Lernen, Erinnerung, aggressives Verhalten, Furcht, Weinen, Lächeln und Zuneigung gibt (Crisan 1999). Das Kind kommt also bereits mit einer »Lebensgeschichte« auf die Welt – wenn auch mit einer nicht willentlich abrufbaren und bewusstseinsfähigen. Für diese frühe Entwicklung haben Hörerfahrungen einen besonderen Stellenwert. Feststeht nämlich mittlerweile, dass der Fetus Geräusche wahrnimmt und darauf reagiert. Bereits nach 24 Wochen beginnt er, auf Schallreize und das abrupte Abbrechen von kontinuierlichen Schallreizen mit Herzschlagfrequenzänderungen und mit Augenblinzeln zu reagieren (Knappe 2004). Mit fünf Monaten ist das Gehör des Fetus voll ausgebildet. Nach Maiello (1999) stellt sich seine Situation im Mutterleib folgendermaßen dar: »Zustand fusionaler Suspendierung mit einer wohl z. T. verschwommenen Mischung von Berührungs- und Hörempfindungen; ein fließendes Dasein inmitten von Bewegung, Geräuschen und vokalen Tönen in einer Welt ohne klare Grenzen. In diesem ›Klangkörper‹ – so können wir uns vorstellen – befindet sich die noch unreife Psyche (mind) des Fetus mehr in einem Zustand des Teilhabens als des Wahrnehmens.« (S. 139) So gesehen spricht vieles dafür, dass bereits in der pränatalen Existenzform, im Primärbewusstsein (Crisan 1999), die Wurzeln für das spätere Musikerleben zu finden sind. Das gilt sowohl für klangliche Erfahrungen (z. B. kontinuierlicher

---

29 Einer der Fluxus-Protagonisten war John Cage (1912–1992), der in seiner Vorlesung über »James Joyce, Marcel Duchamp, Eric Satie – ein Alphabet« die folgende Geschichte für Joseph Beuys erfunden hat: »Joseph Beuys, der zwei Fasane gefangen hat, einen aus Silber, einen aus Gold, erklärt den beiden Joyces ›Finnegans Wake‹, obwohl Joyce natürlich selber da ist und sie leben. Er fängt mit seinem Kiefer an, spricht aber nicht, sondern bewegt ihn nur seitwärts, die Vögel schauen aufmerksam zu, dann legt er einen kleinen irischen Volkstanz hin, die Fasane antworten mit einem so erratischen Quickstep, daß die Gäste ins Schweben geraten, Beuys zerreißt seine Weste in Fetzen, das macht die Fasane so glücklich, daß sie nicht mehr an sich halten können. Sie springen auf seine Schultern und fliegen dann in Richtung des Mondes, zwei Federn zurücklassend. Gerade bevor sie verschwinden, denkt Beuys ›Dschungel‹, indem er seine Stirn mit den beiden Federn berührt. Das hat eine magische Wirkung. Die Fasane erscheinen wieder, so, als seien sie nie fortgeflogen. Im Tausch gegen die Federn gibt Beuys den Vögeln elektrische Nester aus Filz, die überall eingestöpselt werden können.« (Kipphoff 1991)

Herzrhythmus, diskontinuierlich auftauchende Stimme der Mutter) als auch für den unbewussten Niederschlag der eben skizzierten pränatalen, objektlosen Seinsweise (Leikert 2001; Mätzler 2001).

Von basaler Bedeutung für die angenommenen funktionalen Zusammenhänge zwischen Musik und Immunaktivität ist der Umstand, dass sowohl Primärbewusstsein als auch Musik demselben System zugehörig erscheinen. Eines, das durch eine Unmittelbarkeit, Nicht-Verbalität und starke Körperorientiertheit charakterisiert ist. Die primärbewusste Ebene des Fetus steht, wie der eben skizzierte »Klangkörper« (Maiello 1999) impliziert, in unmittelbarer, präverbal-kommunikativer (Oberhoff 2002) bzw. emotional-dialektischer Verbindung (Nitschke 2002) mit der Mutter. Alles, was in dieser symbiotischen Lebensform vom Fetus erlebt wird, stellt sich als unmittelbar erfahrene sensomotorisch-perzeptuell-affektive (»embodied«) Erlebniseinheit (»Schema« nach Dornes 1993) dar, wird präsymbolisch im gesamten kindlichen Organismus gespeichert (Crisan 1999) und beeinflusst als emotionale bzw. psychosomatische Basiserfahrung das zukünftige Lebensgefühl, »die Einstellung zur Welt« (Krens 2001).[30] Es gibt also (noch) kein Denken über, keine bewusste Wahrnehmung von etwas, der Fetus *ist* einfach. Und so ist auch Musik. Auch Musik ist nur im Augenblick des Hörens vollständig präsent und wirksam, und von ihr ausgelöste Affektzustände sind in der Regel auch nur während der Gegenwart der Musik möglich (Knappe 2004). Darüber hinaus weist Musik eine starke Verbindung zu Körperlichkeit und Körperspannungen, zur *coenästhetischen Wahrnehmungsweise* auf (Nitschke 2002; Tenbrink 2000; Leikert 2001).

Exkurs

»Der Leib ist in seiner Gesamtheit ein totales Sinnesorgan. Petzold unterscheidet den perzeptiven, den memorativen und den expressiven Leib. Alle Einzelsensationen laufen komplex zur Gesamtwahrnehmung, zur Polyästhesie, zusammen. Spitz sprach beim Kind von coenästhetischer Wahrnehmung in ganzheitlichen Gestalten mit einer Fülle an Sinnlichkeit, die abdressiert wird im Prozeß kultureller Disziplinierung und Desensualisierung. Der perzeptive Leib ist Basis aller künstlerischen Expressivität. Daher eröffnet die Arbeit am künstlerischen Ausdruck den Zugang zu anästhesierter Wahrnehmung, zum Verdrängten. Kreative Medien sprechen die verkümmerten Polyästhesien über Expressivität an. Der perzeptive Leib ist mit dem expressiven aufs Engste verschaltet über den memorativen Leib, das Gedächtnis.« (Lütge 1997, S. 347 ff.)

Musik dürfte also aufs Engste mit dem präverbalen Primärbewusstsein verknüpft sein, sowohl was ihre Entstehung betrifft, als auch im Ablauf ihrer Rezeption durch den Menschen (Knappe 2004). Haesler (1992) meint hierzu: »In dieser Weise zeigen die quasi musikalischen dynamischen Elemente und Charakteristika der präverbalen affektiven Modi der Kommunikation und die dynamischen Elemente und Charakteristika der musikalischen Modi der Kommunikation gleiche, isomorphe, analoge oder identische Strukturen. Affektive Kommunikation und musikalische Kommunikation erwachsen aus einer Matrix, die beiden gemeinsam ist.« (S. 9)

Psychoanalytische Überlegungen gehen nun davon aus, dass die Verbindungen zwischen Primärbewusstsein und Musik nicht einfach nur assoziativer, sondern funktionaler und rekonstitutiver Natur sind – Musik also das gesamte Leben lang in die Funktionskreisläufe eines Menschen eingreifen kann. Man nimmt dabei an, dass das, was im Primärbewusstsein im Zusammenhang mit emotional bedeutsamen Beziehungen sensomotorisch-affektiv erlebt und gesamtkörperlich gespeichert wurde (z. B. Verlust

30 Lorenzer (1983) spricht in Anlehnung an Freud von Einzeichnungen vergangenen Lebens, von Erinnerungsspuren und Engrammen, die »zugleich dynamische Entwürfe, ja, virulente Faktoren zukünftiger Lebenspraxis bilden […] mithin die ›Blaupausen‹ des Lebensplanes und die Potenziale seiner Verwirklichung« (S. 17).

des primären Objekts[31]), durch die Musik mithilfe komplexer Symbolisierungsprozesse transformiert und bewältigt wird. Die oben gezeigten Ähnlichkeiten zwischen Musik und präsymbolischer Seinsebene (u. a. Unmittelbarkeit, Körperlichkeit, Nicht-Verbalität) machen es der Musik dabei sehr leicht: Musik spricht die im Primärbewusstsein gespeicherten Erfahrungen klanglich direkt an[32] und transportiert sie ohne Umwege direkt in das Sekundärbewusstsein.[33] »Die Musik erlaubt hier also das Äußerste, was Sprachlichkeit für das Subjekt zu leisten vermag: Sie steuert den ursprünglichen Objektverlust an und gibt ihm eine symbolische Form, die es erlaubt, ihn zu genießen.« (Leikert 2001, S. 1303) Mehr noch: In seiner Symbolisierungsaktivität wirkt Musik wie ein psychophysiologischer Katalysator unbewusster Erfahrungsdimensionen, denn im Musikerleben kommt es zu einer Reaktualisierung, Verstärkung und Ergänzung, also zu einer Transformation der gespeicherten ursprünglichen Erfahrungen. Das Erleben von Musik wirkt dabei wie ein gemeinsamer Übergangsraum[34] zwischen der Musik und dem Unbewussten des Hörers, in welchem auf kreative Art und Weise neue Erfahrungen gemacht werden können (Knappe 2004). »Aus dieser Position heraus […] wird der Hörer, so unglaublich es klingen mag, tatsächlich zur Musik und die Musik wird zum Hörer.« (Knappe 2004, S. 59) Erneut verschwimmen auf diese Weise die Grenzen zwischen den Entitäten, was als typisch für die biopsychosoziale Modellkonzeption gesehen werden kann (► Abschn. 8.4).

Aus dem bisher Gesagten lässt sich schließen, dass durch die nachträglich symbolisierende Verarbeitung bzw. Transformation der präsymbolischen gesamtkörperlichen Niederschläge durch Musik eine Veränderung der Selbststruktur des Menschen (Tenbrink 2000, 2002) und, damit verbunden, eine ganzheitliche funktionale Rekonstitution psychosomatischer Prozesse, also eine Heilung in und durch Musik möglich werden kann (siehe hierzu auch Fußnote 28).

Wenn in einer paradigmatisch veränderten Auffassung von Medizin im Allgemeinen und von Musiktherapie im Speziellen der Hörer zur Musik wird und die Musik zum Hörer, dann wird hier die inhaltliche Nähe zum Konzept der Fluxusbewegung der 60er-Jahre deutlich. Emmett Williams (1983) schreibt hierzu: »Das Leben ist ein Kunstwerk, und das Kunstwerk ist Leben. Fluxus begriff das gesamte Leben als ein Stück Musik, als einen musikalischen Prozeß. Ich denke, der Ursprung des ganzen Skandals waren nicht die verschiedenen Fluxus-Aktionen, sondern vielmehr die Philosophie, die dahinter steckte. Die Idee, daß alles Musik sein kann, ist das überzeugendste und zugleich charakteristische Merkmal und macht Fluxus zu einer in sich geschlossenen Sache.« Auch Joseph Beuys beteiligte sich mit diversen Aktionen an der Fluxus-Bewegung. Eine davon ist die Arbeit »Infiltration Homogen für Konzertflügel« aus dem Jahre 1966, in der er einen Klavierflügel in Filz einnähte (► Abb. 8-12).

Beuys sagt zur Idee zu dieser Arbeit: »Das Leben, die Wärme, die Zeiterfüllung. Das war

31 Zu den mitunter traumatischen Ururerlebnissen des Menschen gehören vor allem fundamentale Erfahrungen mit der frühesten Mutter-Kind-Beziehung, die sich um Symbiose und Individuation, Bindung und Autonomie, sowie Abhängigkeit und Objektverlust drehen (Nitzschke 2002; Leikert 2001).

32 Die Sprache repräsentiert demgegenüber Objekte, wodurch sich eine Lücke zwischen dem realen und symbolischen Objekt auftut (Leikert 2001).

33 Die stark körperorientierte primärbewusste Ebene kann auch in anderen bewusstseinsverändernden Settings, wie z. B. Psychotherapie, Meditation und bei Einnahme von halluzinogenen Drogen, bei gleichzeitiger »Ausschaltung« des Sekundärbewusstseins auftauchen und erfahrbar werden (Knappe 2004).

34 Unter Übergangsraum versteht Winnicott den »Zwischenbereich des Erlebens, zu dem sowohl die innere Realität als auch das äußere Leben beitragen – ich untersuche daher das Wesen der Illusion, jenes Raumes, der dem Kleinkind zugebilligt wird und dem im Leben des Erwachsenen Kunst und Religion zugehören« (Winnicott 1983, S. 300 ff.).

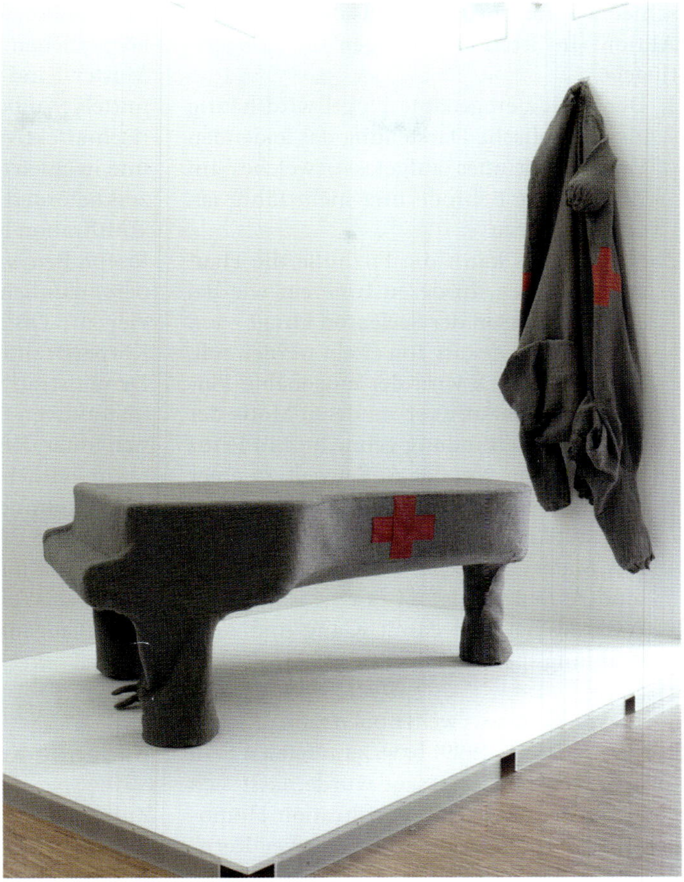

Abb. 8-12 Joseph Beuys: Infiltration Homogen für Konzertflügel (1966). Foto: bpk | CNAC-MNAM | Philippe Migeat, © VG Bild-Kunst, Bonn 2016.

so ein Schriftbild. In Analogie zu der Idee des Innentons. Also der größte Komponist ist derjenige, der leidet. Der überhaupt nichts mehr machen kann. Was produzieren Menschen in ihrer Lebenszeit, in bezug auf Komposition, oder auf Werke oder auf Äusserungen. Da wurde mal gesagt, dass einer, der auch physisch Ähnlichkeit hat mit so einem eingenähten Piano, dass ein solches Rumpfwesen sich nicht mehr äussern kann an den Betätigungen der Menschen in seiner Arbeit, dass es aber seinen Beitrag leistet durch seinen Schmerz. Also, da wurde eine extreme Position bezogen auf: was ist das Leben des Menschen, oder: was ist sein Produkt. Viele Menschen sind zwar schlau und intelligent, manche sind auch schön und können sehr schnell laufen, manche sind auch fähig zu grossen äusseren Werken, aber was ist denn mit den Menschen, die das alles nicht äussern können, wenn sie ein Schicksal antreffen, das sie an dieser Art von Produktion hindert. Das war die Idee, und das Contergan war genau das Datum.« (zit. n. Geisenberger 1999, S. 83)

Verbalisiert wurde die Aktion »Infiltration Homogen für Konzertflügel« durch die von Beuys auf eine Tafel geschriebene Wortreihe »DAS LEIDEN/DIE WÄRME/DER KLANG/DIE PLASTIZITÄT«. Nach Kramer (1995), einem Kunsthistoriker, konzentriert sich das bildnerische Denken von Joseph Beuys auf diese vier Kernbegriffe. Dabei existieren verschiedene Interpretationsansätze zu Beuys Aktion »Infiltration Homogen für Konzertflügel«.

1. Der in Filz eingenähte Flügel wird häufig als symbolische Darstellung des leidenden Conterganskindes aufgefasst, welches im Zuge seiner Behinderung nicht fähig ist, sich zu äußern.
2. Nach Beuys kann die Filzhülle die Haut symbolisieren, in deren Innerem wie bei allen Lebewesen der Seelenton klingt – ein »Nicht-Ton«, der als Ton erlebt werden soll.
3. Darüber hinaus wird der eingenähte Flügel mit dem häufig verwendeten Motiv der Geburt in Verbindung gebracht: Ein Fetus lebt, getrennt von der Außenwelt, in einer Hülle im Mutterleib, ist jedoch akustisch und taktil mit der Außenwelt verbunden.
4. Das Material Filz hat schließlich eine besondere Bedeutung, da es eine isolierende Wirkung hat und damit Klang und Ausstrahlung speichert (Kramer 1995).

Vieles von dem, was weiter oben zum »Klangkörper« (Maiello 1999) bzw. zum fetalen Sein in der Gebärmutter gesagt wurde, lässt sich somit in Beuys' Aktion »Infiltration Homogen für Konzertflügel« mit ihren vier Kernbegriffen »DAS LEIDEN/DIE WÄRME/DER KLANG/DIE PLASTIZITÄT« und in der von Kramer (1995) dargelegten Interpretation zu diesem symbolisch aufgeladenen Werk wiederfinden. Auch der Begriff »ZEITERFÜLLUNG«, der auf diversen »Aktionspartituren« zur Vorbereitung von »Infiltration Homogen für Konzertflügel« steht, lässt sich nahtlos mit dem fetomaternalen »Klangkörper« (Maiello 1999) in Verbindung bringen: Zeiterfüllung im Sinne eines nächsten evolutionären Schrittes und nicht einfach nur Zeitvertreib, wie Stüttgen auf einem Beuys-Kongress im Jahr 2000 anmerkte (Schmidt 2001).

Angesichts der bisherigen Ausführungen zum Thema »Musik und Medizin« ist man geneigt eine Art Gegenüberstellung zu wagen: Hier der fetomaternale »Klangkörper«, der Urgrund des menschlichen Seins mitsamt seiner im Primärbewusstsein gespeicherten, gesamtkörperlichen Erfahrungen aus der frühesten Mutter-Kind-Beziehung (Knappe 2004), die mittels Symbolisierung durch die sensomotorisch-affektive Direktheit der Musik aktiviert und in einen transformierenden Heilungsprozess befördert werden. Dort die Fluxus-Aktion »Infiltration Homogen für Konzertflügel« von Joseph Beuys, in der ebenfalls ein »Klangkörper«, nämlich ein mit Filz überzogenes Klavier zur Diskussion steht. »Musik, Sprache, Körper/Haltung, Material, Zeichenhaftes und Demonstratives begegnen einander in einer interaktiven ›Parallelaktion‹ und artikulieren sich unter dem skulpturalen Ton eines neuen, raum-zeitlich erlebbaren Klang-Laboratoriums«, kommentierte Beuys (zit. n. Geisenberger 1999, S. 35) sein Werk im Sinne einer erweiterten Kunst und könnte damit auch – dem fraktalen Wesen von Symbolen entsprechend – die Blaupause für eine neue Medizin gemeint haben.

Bildende Kunst

Zum Themenschwerpunkt »Wirkung von Bildender Kunst auf das Immun- bzw. Stresssystem« existieren nur sehr wenige Untersuchungen mit darüber hinaus inkonsistenten Ergebnissen. Daher soll der Abschnitt »Bildende Kunst« neben der Ergebnis-Darstellung dazu dienen, methodenkritisch zu Abschnitt 8.6, der »biopsychosozialen Forschung«, überzuleiten.

Wie bereits erwähnt wurde, zeigt eine schwedische Längsschnittstudie aus dem Jahr 2000 von Konlaan und Mitarbeitern einen signifikant positiven Zusammenhang zwischen dem Besuch kultureller Veranstaltungen (Besuch von Kinovorführungen, Konzerten, Museen und Kunstausstellungen) und der Lebenserwartung auf. Welche Variablen des Stresssystems diesen Zusammenhang vermitteln, bleibt jedoch weitgehend unklar. Während, wie die vorigen Abschnitte zeigten, einige Studien existieren, die sich mit den mechanistischen Verbindungen zwischen Immunaktivität und Expressivem Schreiben bzw. Musikhören/Musizieren beschäftigten, sind entsprechende PNI-Studien zum Thema bildende Kunst selten. Auch der umfassenden Übersichtsarbeit aus dem Jahr 2006 mit dem Titel »The Neurobiology of Painting: International Review of Neurobiology« mangelte es klar an spezifischer Forschung zum Thema, wie Ffytche (2007) kritisch anmerkte. Konlaan et al. (2000) konnten daher, um ihre Ergebnisse zu interpretieren, nur hypothetisch auf die »üblichen Verdächtigen« der neuroimmunen Verbindung, z. B. Wachstumshormone, Prolactin und Glucocorticoide, und auf Ergebnisse aus Tierexperimenten verweisen.

Tierstudien werden in der Stressforschung immer wieder verwendet, um einen Hinweis zu den neurobiologischen Stresssystemeffekten von Kunst, im speziellen visueller Kunst zu erhalten. Zumeist handelt es sich dabei um Studien zum Einfluss einer »angereicherten Umgebung« (»environmental enrichment«) auf die Stresssystemaktivität der Versuchstiere (zumeist Ratten) (Konlaan et al. 2000). »Angereicherte Umgebung« bezeichnet eine Lebenssituation von Versuchstieren, in der diese – anders als unter normalen Aufzuchtbedingungen – z. B. in deutlich größeren Käfigen aufwachsen, die zudem mit diversen Objekten wie Leitern und Rampen über zwei Levels, Kauspielzeuge sowie Objekte zum Explorieren (Zanca et al. 2015) ausgestaltet werden. Derartig angereicherte Bedingungen sollen die kognitive Entwicklung fördern und Stress und Depression reduzieren. Beispielsweise zeigen Tierstudien, dass »angereicherte Umgebungen« mit dickerem Cortex, Veränderungen in den dendritischen Verzweigungen, erhöhten Dichten der dendritischen Dornenfortsätze sowie mit gesteigerter hippocampaler Glucocorticoid-Rezeptor-(GR)-Konzentration assoziiert sind (Zanca et al. 2015). Es muss jedoch biopsychosozial gesehen stark daran gezweifelt werden, dass »angereicherte Umgebungen« im Tierversuch etwas mit Kunst zu tun haben.[35] Daher ist zu vermuten, dass die am Versuchstier gefundenen Erkenntnisse zum Einfluss einer »angereicherten Umgebung« auf die neurobiologische Entwicklung nur schwer auf den Zusammenhang zwischen bildender Kunst und Stresssystemaktivität beim Menschen übertragbar sind.

In weiterer Folge sollen einige Humanstudien angeführt werden, die erste Hinweise auf die psychoneuroimmunologischen Einflüsse bildender Kunst geben. Bygren et al. (2009) untersuchten z. B. 101 schwedische Beamte des öffentlichen Gesundheitswesens, die einmal pro Woche innerhalb eines Zeitraums von acht Wochen an verschiedenen kulturellen Veranstaltungen (Kino, Konzerte, Besuche in Kunstausstellungen, Chorsingen) teilnahmen bzw. einer Wartegruppe angehörten. Während die Versuchsgruppe einen signifikanten Anstieg in der körperlichen Gesundheit (Gesundheitsfragebogen: SF-36) verzeichnete, sank dieser Wert in der Kontrollgruppe. Keine der weiteren gemessenen Variablen, darunter auch die Speichel-Cortisol- sowie die Immunglobulinwerte, zeigten signifikante Unterschiede zwischen Versuchs- und Kontrollgruppe.

Die Untersuchung von Clow und Fredhoi (2006) betraf ebenfalls das Rezipieren von Kunst. Dabei wurden 28 Büroangestellte dazu aufgefordert, in ihrer Mittagspause die in ihrer Nähe gelegene Guildhall Art Gallery in London zu besuchen. Bei ihrer Ankunft füllten sie Fragebögen zum erlebten Stress und ihrer emotionalen Aufregung aus und gaben eine erste Speichelprobe zur Bestimmung des Cortisols ab. Nach dem 35–40-minütigen Aufenthalt wurden diese Messungen erneut durchge-

35 Angesichts dessen, was bisher in diesem Kapitel zum komplexen Verhältnis zwischen Kunst und Stresssystemaktivität angeführt wurde, kann so ein Vorgehen nur als ein weiteres, besonders drastisches Beispiel für die vorherrschende Maschinenideologie in der Medizin und den damit verbundenen Reduktionismus gesehen werden. Von biopsychosozialer Seite her sind solche methodischen Vorgangsweisen als absurd anzusehen und auch aus ethischen Gründen abzulehnen.

führt. Es zeigte sich, dass es im Anschluss an den Kunstgalerie-Aufenthalt zu einer signifikanten Reduktion des erlebten Stresses und der Konzentration des Speichel-Cortisols kam. Nicht konform mit diesen Ergebnissen war jedoch, dass der Galerie-Besuch keinen Einfluss auf die Variable Aufregung hatte.

An einer Studie zur aktiven künstlerischen Betätigung von Walsh et al. (2007) nahmen insgesamt 69 Familienangehörige von Krebskranken (Altersrange 18–81 Jahre) teil. Dabei wurde untersucht, inwiefern sich die regelmäßige, zwei Mal wöchentliche Teilnahme an »Art-Making Classes«, also das in Gruppenkursen angeleitete, kreative Schaffen eines eigenen Kunstwerks, auf das Stress- und Angsterleben der Teilnehmer auswirkt. Vor und nach der Kursteilnahme füllten die Testpersonen das Beck-Angst-Inventar aus und gaben Speichelproben zur Messung des Speichel-Cortisols ab. Im Rahmen der »Art-Making Classes« wendeten die Teilnehmer verschiedene Techniken an, die vom Gestalten von Grußkarten, über Mandala-Malen bis hin zu kreativen Arbeiten mit Mosaik-Fliesen reichten. Die Studie zeigte, dass die Teilnahme an »Art-Making Classes« mit einer signifikanten Angstreduktion sowie einem (nicht signifikanten) Absinken der Cortisol-Level einherging. Nach Meinung der Autoren dürften diese Effekte unter anderem auf soziale Faktoren wie Gemeinschaft und soziale Interaktion während der künstlerischen Betätigung zurückzuführen sein.

Bei Lawson und Kollegen (2012) wurden 20 Krebspatienten (Alter 20–68 Jahre), die eine Blut- und Knochenmarktransplantation erhielten, in einem Cross-Over-Studiendesign, untersucht. Bei einem »Cross-Over«-Versuchsplan nehmen dieselben Probanden in zwei Studienphasen sowohl an der Intervention als auch an der Kontrollbedingung teil. Ähnlich wie in der Studie von Walsh et al. (2007) war es Ziel dieser Studie festzustellen, ob die Teilnahme an einer »Art-Making«-Intervention, in diesem Fall das Gestalten von Keramik-Fliesen (»Tiles of hope«, »Fliesen der Hoffnung«), therapiebedingte Nebenwirkungen, Angst und Stress verringern kann. Dazu füllten die Testpersonen vor- und nach der einmaligen ca. 40–60 minütigen Kursteilnahme bzw. der Kontrollbedingung (Wartegruppe mit üblicher Behandlung) eine therapiebezogene Symptom-Checkliste und das State-Trait-Angstinventar (STAI) aus und gaben Speichelproben zur Messung des Speichel-Cortisols ab. Die Studie zeigte, dass therapiebedingte Nebenwirkungen nach der Intervention signifikant niedriger waren. Keine Effekte zeigten sich in Bezug auf Angst. Die Cortisol-Level sanken sowohl in der Interventions- als auch in der Kontrollbedingung ab. Dies dürfte laut den Autoren mit den natürlichen Schwankungen der Cortisol-Level zu tun gehabt haben – ein Umstand, der auf methodische Mängel in der Studie von Lawson et al. (2012) verweist (unzureichende Kontrolle des natürlichen Tag-Nacht-Rhythmus des Cortisols).

Beinahe alle bisher genannten Studien zum Thema PNI und bildende Kunst verwendeten für ihre Untersuchungen Prä-post-Designs. Nach Tschacher et al. (2012) ist die Wahrnehmung von bildender Kunst, seien es Malereien, Zeichnungen oder Skulpturen, ein komplexes Geschehen mit kognitiven, emotionalen, verhaltensbezogenen und physiologischen Anteilen. Künstlerisches Tun stellt ein ähnlich komplexes Phänomen dar. Um dieser Komplexität methodisch gerecht zu werden, wurde von ebendiesen Forschern eine alternative Vorgehensweise gewählt, die hinsichtlich ihrer hohen ökologischen Validität wegweisenden Charakter hat. Zur Untersuchung psychophysiologischer Parameter während eines im Schnitt 28 Minuten dauernden Besuchs einer Kunstausstellung (»11:1(+3) = Elf Sammlungen für ein Museum«, Kunstmuseum St. Gallen, Schweiz) wurden 373 Besucher an unterschiedliche Messgeräte angeschlossen. Dies ermöglichte kontinuierliche Aufzeichnungen wesentlicher elektrodermaler und kardialer Parameter sowie von Bewegungsmustern der Testpersonen während des Rundgangs durch die Bildergalerie (► Abb. 8-13a u. b). Die Werke folgender Künstler wurden von Teilnehmern der Studie während der Untersuchung betrachtet: Claude Monet, Edvard Munch, Ferdinand Hodler, Le Corbusier, Paul Klee, Max Bill, Günther Uecker, Yves Klein, Andy Warhol, James Rosenquist und On Kawara. Bei den Besuchern wurden die folgend angeführten physiologischen Parameter gemessen: Durchschnittliche Herzrate, Hautleitfähigkeit, Herzratenvariabilität und Hautleitfähigkeitsvariabilität. Am Ende jedes Besuchs wurde die emotionale Reaktion der Probanden auf die am längsten betrachteten Kunstwerke, ihre ästhetische Einschätzung und allgemeine Bewer-

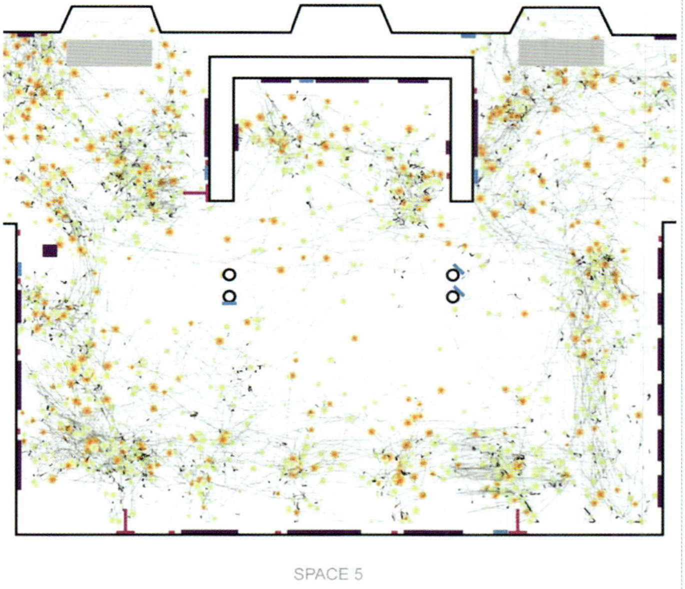

Abb. 8-13a Plan von Raum 5, eine von sieben Ausstellungshallen. Die schwarzen Linien stellen die Wände des Ausstellungsraums (etwa 8 × 10 m) sowie vier Säulen dar. Museumsbesucher treten von der rechten Seite in den Raum ein. Die Bilder sind als violette Rechtecke und die Skulptur von Yves Klein als Quadrat dargestellt. Neun kleine blaue Rechtecke stehen für die Kunstintervention von Nedko Solakov. Die Bezeichnungen der Kunstwerke sind durch kleine magentafarbene Rechtecke, detaillierte Textplakate durch magentafarbene »T« und zwei Bänke durch graue Rechtecke repräsentiert. Graue Linien visualisieren Trajektorien von 30 zufällig ausgewählten Besuchern, mit Markern, die die Stellen der physiologischen Reaktionen anzeigen.

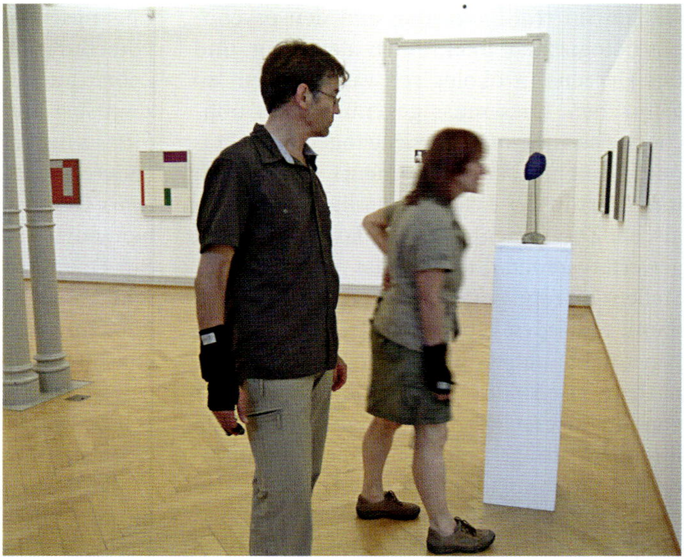

Abb. 8-13b Zwei Besucher mit elektronischen Handschuhen betrachten in Raum 5 Yves Kleins Skulptur »Éponge« (in Tschacher et al. 2012). © Martin Tröndle

tung mithilfe eines Fragebogens ermittelt. Es zeigte sich, dass die Dimensionen »ästhetische Qualität« (ansprechend; schön; emotional bewegend; gut ausgeführt hinsichtlich Technik, Gestaltung und Gehalt; Künstler-Renommee; Stellenwert in der Kunstgeschichte), »Überraschung/Humor« (überraschend; bringt zum Lachen; kann auch zu denken geben), »Dominanz« (dominant; anregend) und »kuratorische Qualität« (gut inszeniert und präsentiert; mit anderen Kunstwerken verbunden) mit den elektrodermalen und kardialen Messungen der Beobachter nicht nur verknüpft waren, sondern einen vergleichsweise großen Anteil der physiologischen Varianz erklärten, nämlich bis zu 25 %. Gleichzeitig aber machte den Autoren zufolge dieser Anteil an aufgeklärter Varianz auch deutlich, dass ein Großteil der ästhetischen Wahrnehmung der Kunstwerke nicht auf rein physiologische Aktivität reduziert werden konnte. Dies wiederum widerspricht reduktionistischen neurowissenschaftlichen Ansätzen in der Theorie der Ästhetik, nach denen ästhetische Wahrnehmung nichts anderes sei als neurologische Aktivität (Tschacher et al. 2012; Tröndle u. Tschacher 2012).

Die Untersuchung von Tschacher et al. (2012) zeigt auf, dass es möglich ist, die Verbindung zwischen dem Betrachten von Kunstwerken im *real-life setting* und den psychophysiologischen Reaktionen der Haut und des Herzens in ökologisch valider Form zu erforschen. Dies muss gegenüber den üblicherweise angewendeten Zugängen (z. B. Prä-post-Design, Laborexperimente an Mensch und Tier) in der Erforschung kunstphysiologischer Zusammenhänge als klarer Fortschritt gewertet werden. Erneut muss aber an dieser Stelle die Frage gestellt werden, ob man sich damit zufrieden geben möchte, die Wirkung von unabhängigen auf abhängige Variablen nachzuweisen oder ob nicht doch viel mehr von Interesse ist, *wie* diese Variablen innerhalb ihres Bedeutungskontexts miteinander funktional in Wechselwirkung stehen. Lässt sich also mit geeigneter Methode nachweisen, wie sich künstlerisches Schaffen bzw. Rezipieren in den Funktionskaskaden des Immunsystems abbilden? Und weiter: Lässt sich dadurch erklären, wie Kunst dysregulierte Stresssystem-Kaskaden verändern und Heilung ermöglichen kann?

8.6 Biopsychosoziale Forschung

Das dualistisch-reduktionistisch-mechanistisch-objektivistische Paradigma der Biomedizin wurde in diesem Kapitel eingangs kurz in seinen wesentlichen Zügen dargestellt und soll nun noch einmal in den Fokus der Betrachtung rücken. Und zwar im Zusammenhang mit der Frage, inwiefern die mit diesem Paradigma einhergehenden methodischen Ansätze dazu geeignet sind, »die Wirkung künstlerischen Tuns auf das Immunsystem« wirklichkeits- und wesensnah zu erforschen.

Forschung im Maschinenparadigma

Schnell wird nämlich deutlich, dass der in Abschnitt 8.4 in der kunstpsychoneuroimmunologischen Forschungsübersicht beinahe durchgehend verwendete Prototyp des biomedizinisch orientierten methodischen Zugangs, das aggregierend-nomothetische Forschungsdesign, wenig Passung mit dem Leben aufweist (Schubert 2015). Besonders zeigt sich dies in der experimentellen Laborforschung, abgeschwächt aber auch in allen anderen, quasiexperimentellen und Ex-post-facto-Designs (Querschnitt, Längsschnitt) der biomedizinischen Wissenschaft (Stein 2014). Ein Hauptproblem stellt die geringe ökologische Validität des üblichen biomedizinischen Forschungszugangs dar, für den eine Reihe von methodischen Kennzeichen verantwortlich sind:

1. Die Mittelwert- und Varianzanalysen, die an möglichst großen Probandensamples, die einmal (Querschnitt), zweimal (Prä-post) oder bestenfalls einige wenige Male (longitudinal) untersucht wurden, durch-

geführt werden. Bei dieser Vorgehensweise bleibt die Prozessualität bzw. Dynamik menschlichen Lebens weitgehend unberücksichtigt (Schubert et al. 1999).
2. Der standardisierte Fragebogen zur Stressmessung, der vorgibt, was als Stress anzusehen ist und was nicht. Dadurch misst man an der subjektiven Belastungsrealität einer Person weitgehend vorbei.
3. Dasselbe gilt für den standardisierten Stressor, der möglichst bei allen Probanden den gleichen Stress erzeugen soll, wodurch man mit hoher Wahrscheinlichkeit nicht die subjektive, emotionale Bedeutungsebene einer einzelnen Person erreicht. Aber nur bei dieser kann man die persönlich am meisten nahe gehenden und damit wirksamsten Stresseffekte erwarten. Bei beiden standardisierten Verfahren (Stressfragebogen, Stresstest) wird also implizit angenommen, dass der Untersuchte einer gewissen Veränderungsträgheit unterliegt, also einem fiktiven Massenmenschen ähnelt, der passiv und gleichförmig auf kontrollierte Außeneinflüsse reagiert.
4. Auch die psychosomatischen Laborexperimente mit ihren lebensfremden kontextuellen Bedingungen sorgen für eine geringe ökologische Validität in der biomedizinischen Forschung. Im Labor wird eine bedeutungslose Reizwelt erzeugt, in der alles und jedes kontrolliert wird, um das Individuum von höher komplexen bedeutungsassoziierten Einflussfaktoren abzuschotten. Dabei erlaubt auch die zeitliche Begrenztheit des Laborsettings (Minuten bis wenige Stunden) nicht, nur annähernd Charakteristika von Alltagsleben aufkommen zu lassen. Dadurch wird ebenfalls eine mechanisierte Gleichförmigkeit in den psychophysiologischen Reaktionen gewährleistet (Schubert 2015).

Das Individuum erweist sich im dualistisch-reduktionistisch-mechanistisch-objektivistischen Paradigma der Biomedizin also als passives Körper-Objekt, manipulierbar, kontrollierbar, vermessbar und ohne Leben. Dabei sind die Parallelen zwischen dem vorherrschenden Menschenbild in der Medizin und der Entmenschlichung und Entfremdung in Industrialisierung und Kapitalismus mehr als evident. Bereits an anderer Stelle (Schubert 2015) wurde darauf verwiesen, dass sich bei den eben aufgezählten Elementen einer maschinen-ideologischen Methodologie biomedizinischer Forschung starke Ähnlichkeiten zu den autoritären Charakterzügen von Geschäftsleuten und aufstrebenden Managern und Technologen des Kapitalismus (Adorno 1980), aber auch zum Sozialcharakter während der Ära des Faschismus (Vinnai 1993) erkennen lassen.[36] Dazu gehören das Bedürfnis, alles äußeren Kontrollen zu unterwerfen und von der Norm Abweichendes zu bekämpfen; ein Umgang mit Menschen, der dem mit toten Dingen gleicht; das Interesse am technischen Funktionieren, gleichgültig wofür es eingesetzt wird; eine »manipulative« Einstellung zur Realität, die »alles und jeden als Objekt betrachtet, das gehandhabt, manipuliert und nach den eigenen theoretischen und praktischen Schablonen erfasst werden muss« (Vinnai 1993).

Angesichts dieser frappanten Ähnlichkeiten zwischen dem in der Biomedizin üblichen mechanisierten Umgang mit Patienten und den sozialen Merkmalen faschistoid-kapitalistischer Systeme lässt sich die Überlegung anstellen, ob nicht die bedeutungslosen und starren Forschungsdesigns der Biomedizin – und übrigens auch die der positivistischen Psychologie – in isomorpher bzw. fraktaler Beziehung zur Entfremdung im Faschismus und Kapitalismus stehen. Für diese Annahme

36 Kapitalismus und Faschismus stehen insofern in enger Verbindung, als sich Faschismus im Kern als eine sozialpolitische Strategie oder ein Werkzeug verstehen lässt, das vom Big Business oder der herrschenden kapitalistischen Klasse eingesetzt wird, um gleichzeitig die unzufriedene Öffentlichkeit ruhigzustellen und radikale sozialistische Entwicklungen auszugrenzen (Hossein-zadeh 2016).

spricht, dass jede Kultur im Sinne eines Top-down-Effekts ihre kultureigenen Krankheiten erzeugt (Uexküll u. Köhle 1996) und damit verbunden jede Kultur auch ihre eigene Forschungsmethodologie zur Erforschung von Leben bereitstellt (Schubert 2015). Dieselben soziokulturellen Begebenheiten, die bestimmte Erkrankungen mit sich ziehen, dürften somit auch die paradigmatischen Designvorgaben schaffen, die die angemessene Erforschung eben dieser Erkrankungen verhindern. Daraus ließe sich schließen, dass die mit Kapitalismus und Industrialisierung assoziierten Somatisierungsstörungen bzw. funktionellen Erkrankungen (Keupp 2013; Uexküll u. Köhle 1996) nicht oder nur unzureichend mit dem Goldstandard der maschinenideologischen Forschung, nämlich dem *randomized controlled trial* untersuchbar sind. Die vielen inkonsistenten verhaltenswissenschaftlichen und biomedizinischen Ergebnisse (Rosenthal 1991) und die oft trivialen (z. B. Dickerson u. Kemeny 2004) und falschen (Ioannidis 2005) Resultate medizinischer Publikationen zeugen hiervon in signifikanter Manier. So gesehen lässt sich der Satz von Adorno (1951) »Es gibt kein richtiges Leben im Falschen« analog für die von der Maschinen-Ideologie dominierte biomedizinische Forschung verwenden, denn das aggregierend-nomothetische Design ist in der Tat als falsch anzusehen, wenn es um die wissenschaftliche Erforschung von Leben geht.

Kriterien einer biopsychosozialen Forschung

Um diese offenkundige Problematik der biomedizinischen Forschung überwinden zu können, gilt es, wie schon zuvor bei der Kunst (► Abschn. 8.3), einen semiotisch-systemischen bzw. biopsychosozialen Standpunkt einzunehmen. Wissenschaft muss, so wie im Idealfall auch die Kunst (Fuchs u. Holzner 2005), autonom und funktionslos gegenüber der modernen, d. h. kapitalistischen Gesellschaft sein, also ein vom kapitalistischen Sinn und Zweck losgelöstes Phänomen darstellen. Diese Emanzipation würde die medizinische Wissenschaft in die Lage versetzen, Erkrankungen wertfreier, d. h. weniger abhängig von ideologischen Machtinteressen, und damit inhaltsnäher und methodisch angemessener, also am wirklichen Leben orientiert zu untersuchen. Zudem befinden sich in einem biopsychosozialen Forschungsprozess der Forscher und der zu Erforschende, ebenso wie der Künstler und der Kunstrezipient (Fuchs u. Holzner 2005), in einer dialektischen Beziehung zueinander (Schubert 2015). Dies impliziert, dass auch die Beziehung zwischen forschendem und zu erforschendem Subjekt durch kognitive, kommunikative und kooperative Auseinandersetzungen charakterisiert ist, die den biopsychosozialen Erkenntnisprozess bestimmen. Das Miteinander in der (kommunikativen) Subjekt-Subjekt-Relation (Wesiack 1973) zwischen Forscher und zu Erforschendem, stellt einen hermeneutischen Zirkelprozess dar, bei dem es genauso wie in der Kunst um ein ständiges, kritisch-reflektives, diskursives Ringen um biopsychosoziale Wahrheit geht. In dieser Art von diagnostisch-therapeutischem Zirkel (Wesiack 1973) schafft nicht nur der Wissenschaftler Erkenntnisse über biopsychosoziale Lebensphänomene, sondern auch der Erforschte selbst, der als Teilnehmer am Erkenntnisprozess durch Bewusstwerdung unbewusster Zusammenhänge und damit verbundener Re-Symbolisierung und Re-Sozialisierung in eine Heilung eintreten kann. Auch hier wird eine Parallele zur Kunst bzw. zum Künstler und zum Kunstrezipienten deutlich.

Wie nun könnten Erkenntnisgewinn und Theoriebildung im biopsychosozialen Paradigma aussehen? Angelehnt an Zilsel (1976) würde biopsychosoziale Wissensgenerierung auf der Sammlung von vielen Subjekt-Subjekt-bezogenen Einzelbeobachtungen bzw. Einzelfallanalysen basieren, die dann über den Vorgang der Induktion auf eine allgemeine Theorie schließen lassen. Da diese vielen Einzelergebnisse in der komplexen Lebenswirklichkeit von Menschen mit den oben genannten Mitteln der Beziehungsforschung generiert werden, sind sie niemals als endgültig anzusehen, niemals logischer und mathematischer Sinn einer mechanistischen Subjekt-Objekt-bezogenen Forschung. Diese Unabgeschlossenheit von Wissen betrifft nicht nur die Subjekt-Subjekt-Relationsebene der Einzelergebnisse, sondern lässt sich auch darin erkennen, dass Wissen sozio-kulturell gesehen immer wieder unterschiedlich bewertet wird und damit einer historischen Wandlung unterliegt (Wulz 2012). Somit würde, wie auf der Mikroebene der Einzelbeobachtungen, auch auf der erkenntnistheoretischen Metaebene biopsychosozialer Forschung ständig um Wahrheit gerungen werden, was letzten Endes mit einer Art Unschärfe in der allgemeinen Theoriebildung verbunden wäre.

Biopsychosozialer Wissenserwerb lässt sich also nicht von einem Handeln und Sich-Verhalten in der Wirklichkeit trennen und ist damit in gewisser Weise auch auf Lebensnützlichkeit ausgerichtet. Damit schließt sich der Kreis zu Joseph Beuys und dessen Konzept einer »Sozialen Plastik«. Denn auch der hier angeführte kognitiv-kommunikativ-kooperative Prozess der biopsychosozialen Wissensgenerierung würde auf der Basis komplexer lebensrealitätsbezogener Einzelbeobachtungen an der Schaffung einer Sozialen Plastik im Sinne Beuys beitragen. So gesehen wäre der »Erweiterte Kunstbegriff« von Beuys mit einem »erweiterten Wissenschaftsbegriff« (Scholl 2012) eng gekoppelt und jeder Mensch nicht nur ein Künstler, sondern auch ein Wissenschaftler. »Ich würde sagen, das war sogar der Ausgangspunkt, weswegen ich zur Kunst gekommen bin. Weil ich in diesem eng umrissenen Wissenschaftsbegriff ein Bedürfnis hatte nach Erweiterung […]. Das war eigentlich der Ansatz, den Wissenschaftsbegriff zu erweitern, also … den Kunstbegriff zu erweitern, also mehr zu einem interdisziplinären Größeren zu machen.« (Beuys 1997, S. 92)

Diese metatheoretischen Reflexionen zu einer biopsychosozialen oder Beziehungsforschung lassen sich durch konkrete weitere Überlegungen zur Forschungsmethodik ergänzen. Sieht man nämlich Gesundheit und Krankheit als erlebnisabhängige, mit der eigenen Person verbundene biopsychosoziale Geschehen an (Klaes-Rauch 2011), sind zwei konkrete methodische Aspekte, die die vertikalen und horizontalen Systementwicklungen innerhalb eines erweiterten biopsychosozialen Modells (▶ Abb. 8-3) betreffen, zu berücksichtigen: die Erforschung von Prozessen und die Erforschung der subjektiven Bedeutung von Erlebtem (Schubert 2015).

Menschliches Leben und die damit einhergehenden psychophysiologischen Abläufe sind durch eine hohe dynamische Komplexität charakterisiert (▶ Abschn. 8.4). Dabei wird zwischen dynamischer Variabilität und Stabilität unterschieden. Dynamische Variabilität von Körperrhythmen als Ausdruck von Systemflexibilität lässt sich als Grundvoraussetzung für physiologische Anpassungsleistungen des Menschen an höher komplexe Entitäten, z. B. an persönliche Beziehungen (Schubert u. Schiepek 2003), Gesellschaft, Kunst und Kultur (Engel 1980) sehen. Feedbackschleifen und andere Regulationsphänomene innerhalb des Organismus sorgen wiederum für dynamische Stabilität, wenn der Organismus bei Störung seiner Prozesse wieder in seine dynamische Ausgangslage zurückkehren muss. Auf der anderen Seite lässt sich Krankheit als eine Anpassungsstörung mit einer charakteristisch veränderten interaktionellen Dynamik der Systemkomponenten verstehen (Glass u. Mackay 1988; an der Heiden et al. 1985). Solche Dynamiken lassen sich mit verschiedenen zeitreihenanalytischen Verfahren untersuchen (Schubert 2015).

Ein weiterer methodischer Schwerpunkt biopsychosozialer Forschung ist die Erfassung der subjektiven Bedeutungskomplexität von Erlebtem. Basierend auf biosemiotischen Überlegungen ist davon auszugehen, dass belastende Lebensereignisse und besonders Belastungen des Alltags dann mit emotionalem Stress und in weiterer Folge stressassoziierter Krankheit einhergehen, wenn sie auf eine

Art Vulnerabilität bei der betroffenen Person treffen. Also nicht nur das Lebensereignis an sich, sondern auch die subjektive Verarbeitung des Ereignisses vor dem Hintergrund der persönlichen Lebens- und Konfliktgeschichte entscheiden, ob und wie ein Stressreiz sich in der Stresssystemaktivität niederschlägt. Um die einer Krankheit zugrunde liegenden psychischen Konflikte in ihrem alltäglichen Manifestieren valide analysieren zu können, bedarf es daher einer genauen Analyse und Rekonstruktion der subjektiven Bedeutung von Erlebtem (Bruner 1997). Hierzu bieten sich qualitative Datenerhebungs- und Auswertungsverfahren wie Interviews und hermeneutische Analysen von Narrativen an.

Beides, subjektive Bedeutung von Erlebtem sowie Dynamik sind Aspekte, die in biomedizinischen Forschungsansätzen und -methoden des Maschinenparadigmas (u. a. standardisierte Fragebögen, Prä-post-Design) so gut wie nicht berücksichtigt werden, was mit ein Grund dafür sein dürfte, warum biomedizinische Forschung zwar Aussagen über die prinzipielle Wirksamkeit von Kunstinterventionen auf das Immunsystem machen kann (► Abschn. 8.5), nicht jedoch über die Funktionskomplexität kunstpsychoneuroimmunologischer Verbindungen (Schubert 2015).

Um nun zu erforschen, wie Bedeutung und Dynamik – im weiteren Sinn eigentlich Psychodynamik – mit Störungen der Immundynamik zusammenhängen, bedarf es einer Reihe fundamentaler Änderungen des Forschungszugangs in der Medizin (Schubert 2015), die letztendlich zu einer biopsychosozialen oder Beziehungsforschung führen. Im Folgenden werden die Kriterien eines solchen Forschungszugangs zusammengefasst:

- Subjektorientierung (z. B. Einzelfallstudien)
- Naturalistisches Design (z. B. Alltagsbedingungen)
- »Bio-psycho-soziales« Datenspektrum (z. B. Alltagsereignisse, emotionale Reaktionen, biochemische Parameter)
- Systemspezifische Datenerhebung und -auswertung (z. B. Tiefeninterviews und hermeneutische Analysen von psychosozialen Daten inkl. Supervision der Subjekt-Subjekt-Relationen)
- Prozessanalyse (z. B. Analyse der dynamischen Stabilität und Variabilität von Prozessen mittels linearer und nonlinearer Zeitreihenanalyse)
- Idiografisch-induktive Vorgehensweise als wesentlicher Erkenntnisprozess zur Theoriebildung (z. B. therapeutische Praktiken beruhen auf kollektiver Erfahrung)
- Kontinuierliche selbstreflexive Auseinandersetzung mit konkreten Inhalten der aktuellen Forschung sowie metatheoretischen Forschungsaspekten (z. B. Supervision des Forschenden)

Integrative Einzelfallstudien

Beuys meinte zur Beforschung seines Konzepts der Sozialen Plastik: »Also dieser Vorgang der Selbstheilung, so, ist übertragbar auf die Gesellschaft, sagen wir einfach zunächst mal auf Andere. Allerdings sicherlich würde ich das nicht fordern unbefragt, sondern ich würde einfach nur sagen, das muss nun wieder von den anderen Menschen untersucht werden.« (Beuys 1980) Wie bereits in ► Abschnitt 8.4 dargestellt wurde, dürfte eine konzeptionelle Nähe zwischen dem erweiterten Kunstbegriff von Beuys und einem erweiterten (biopsychosozialen) Wissenschaftsbegriff in der Medizin existieren.

Einen Versuch der konkreten wissenschaftlichen Realisierung eines biopsychosozialen Forschungsansatzes stellt das in Innsbruck an der Universitätsklinik für Medizinische Psychologie entwickelte Design der »integrativen Einzelfallstudien« dar. Dieses soll im Folgenden im Zusammenhang mit Ergebnissen vorgestellt werden, die die Wirkung künstlerischen Tuns auf das Immunsystem betreffen. Das Design der integrativen Einzelfallstudien lässt sich wie folgt beschreiben: Nach einer gründlichen körperlichen und psychologischen Erstuntersuchung werden gesunde Probanden oder Patienten mit unterschiedlichen Krankheiten (bisher untersucht: Systemischer Lupus Erythematodes [SLE], Brustkrebs, Melanom) angeleitet, zu Hause über einen Zeitraum von ein bis zwei Monaten, in Zwölf-Stunden-Intervallen, jeweils von etwa 8:00 Uhr morgens bis etwa 20:00 Uhr abends und von etwa 20:00 Uhr abends bis etwa 08:00 Uhr morgens, ihren gesamten Harn zu sammeln und mittels Laborequipment zu aliquotieren, d. h. in mehrere kleinere Fraktionen aufzuteilen. In den mindestens 50 in Zwölf-Stunden-Abständen gesammelten Harnproben werden dann mit entsprechenden biochemischen Analyseverfahren (z. B. Enzyme-linked immunosorbent assay [ELISA], Radioimmunassay [RIA], High-performance liquid chromatography [HPLC]) Stresssystemparameter (z. B. Cortisol, IL-6, Neopterin) gemessen, wodurch in weiterer Folge diverse Zeitreihen der Stresssystemaktivität konstruiert werden können. Um diese biochemischen Zeitreihen mit psychologischen und sozialen Variablen über die Zeit hinweg korrelieren zu können, werden die Untersuchungsteilnehmer zusätzlich dazu angehalten, jeweils um ca. 8:00 Uhr und um ca. 20:00 Uhr standardisierte[37] (z. B. Eigenschaftswörterliste [EWL], Janke u. Debus 1978) und selbstkonstruierte (z. B. Daily Inventory for Activity and Illness [DIARI], Schubert et al. 1999), auf das Individuum zugeschnittene Fragebögen auszufüllen. Mittels dieser Fragebögen werden psychologische Variablen (z. B. Beziehungserleben, Stimmung), subjektive Angaben zu physiologischen Variablen (z. B. Schlafverhalten, Ausmaß an körperlicher Aktivität) sowie Informationen zur Alltagsroutine (z. B. Kaffee- und Alkoholkonsum) erhoben. Weiterhin werden diejenigen Alltagserlebnisse (positiv und negativ), die die Testperson in den vergangenen zwölf Stunden als bedeutsam erlebte, mittels tagebuchähnlicher Aufzeichnungen erfasst. Die Teilnehmer von solchen integrativen Einzelfallstudien werden nur einmal pro Woche in das psychoneuroimmunologische Labor gebeten, den Rest der Woche sind sie auf sich allein gestellt, um in ihren natürlichen Alltag möglichst wenig einzugreifen (»life as it is lived«). Beim wöchentlichen Besuch der Testperson im Labor werden psychotherapeutische Tiefeninterviews mit den Untersuchungsteilnehmern (u. a. Incidents and Hassles Inventory [IHI], semistrukturierter Interview-Leitfaden) geführt, um auch noch beziehungsgeführt und ganzheitlich zu erfahren, welche belastenden und erfreulichen Ereignisse die Testperson in der vergangenen Woche erlebte. Im Anschluss an die Erhebungsphase einer solchen Studie werden diese audioaufgezeichneten Interviews transkribiert und die emotional bedeutsamen negativen und positiven Alltagsereignisse von psychotherapeutisch versierten Personen im Rahmen eines Consensus-Ratings (Brown u. Harris 1989) identifiziert.

Mithilfe dieser Methodik werden daraufhin Zeitreihen aus dem biopsychosozialen Datenspektrum konstruiert und mit diversen Zeitreihenanalyseverfahren (u. a. *AutoRegressiveMovingAverage* [ARIMA]-Modelling, Kreuzkorrelationsfunktionsanalyse) mittels SPSS-Trends™ 24.0 ausgewertet, um einerseits die Anteile der dynamischen Variabilität und Stabilität in den Zeitreihen feststellen zu können und andererseits Aussagen zu den zumeist zeitlich versetzten Zusammenhängen zwischen den verschiedenen Entitäten des biopsychosozialen Modells zu generieren. Die wesentlichen mit diesen Studien bis dato erzielten Erkenntnisse in der PNI lauten wie folgt:

1. die Stresssystemaktivitäten von
   a) gesunden Probandinnen und Patientinnen mit SLE bzw. Brustkrebs/Melanom verhalten sich spiegelbildlich verkehrt zueinander;

37 Der Einsatz von standardisierten Messinstrumenten in der biopsychosozialen Stressforschung ist dann als sinnvoll zu erachten, wenn er in Kombination mit und als Ergänzung zu qualitativen Erhebungsmethoden stattfindet und wenn er hochfrequent erfolgt, d. h. in Zeitreihenanalysen die zeitlichen Relationen zwischen den Messungen statistisch berücksichtigt werden können.

   b) dasselbe gilt für emotional positive und negative Reaktionen sowie
   c) für stressassoziierte Cortisol- und Neopterin-Reaktionen;
2. die Zeitverzögerungen zwischen dem Auftreten von emotional bedeutsamen Alltagsereignissen und Stresssystemreaktionen belaufen sich auf bis zu mehrere Tage;
3. die Reaktionsmuster sind dabei bi-, mitunter sogar multiphasisch (zyklisch) (Punkte 1–3: z. B. Schubert et al. 1999, 2003, 2006a, 2012; Haberkorn et al. 2013);
4. zwischen Symptomen bzw. Affekten und Stresssystemparametern bestehen wechselseitige Zusammenhänge, die auf Feedbackregulationsschleifen hinweisen (Schubert et al. 2015a);
5. zwischen Komplexitätsentwicklungen des Stresssystems und verschiedenen emotionalen Befindlichkeiten existieren synchrone gleich- und gegenläufige Kohärenzen, die auf pathogenetische Charakteristiken bei den bisher mit non-linearen Auswertungsverfahren untersuchten Patientinnen mit SLE hindeuten (Schubert u. Schiepek 2003; Schubert et al. 2006b).

Im Folgenden werden vorläufige Ergebnisse aus vier integrativen Einzelfallstudien vorgestellt, die den zeitlichen Zusammenhang zwischen künstlerischem bzw. kreativem Tun und Immunaktivität betreffen (Chorsingen bei den Fallbeispielen 1 und 2) bzw. qualitative Hinweise auf die bewusstseinserweiternde Heilwirkung künstlerischer Betätigung geben (Expressives Schreiben, Zeichnen und Malen bei den Fallbeispielen 3 und 4).

Fallbeispiel 1: Zur Wirkung von Chorsingen auf das Immunsystem bei einer gesunden Probandin

Das erste Studienbeispiel betrifft eine zum Studienzeitpunkt gesunde 25-jährige Probandin, die aus einem Dorf in Osttirol stammt und aufgrund ihres Doktorat-Studiums der Biologie in Innsbruck lebt. Die Einzelfallstudie wurde über einen Zeitraum von 63 Tagen in der Weihnachts- und Jahresübergangszeit 1999/2000 durchgeführt, um herauszufinden, wie positive und negative, emotional bedeutsame Alltagsereignisse mit der Stresssystemaktivität der Probandin interferieren (für weitere Studiendetails siehe Schubert et al. 2012). Einige Male im Verlauf der Studie besuchte die Probandin ihre Familie in Osttirol. Im Rahmen dieser Besuche in der Heimat, die zumeist an Wochenenden stattfanden, nahm sie auch an vorweihnachtlichen Chorproben bzw. an einem Auftritt des Chors am zweiten Weihnachtsfeiertag (Stephanstag) teil. Im Folgenden wird dargestellt, wie sich die Ereignisse rund um das Chorsingen auf die zelluläre Immunaktivität der Probandin auswirkten. In ► Tabelle 8-2 sind Notizen angeführt, die die Probandin über diese Chor-Ereignisse im DIARI machte.

Nachfolgende Abbildung (► Abb. 8-14) zeigt die Zeitreihe des Urin-Neopterins der gesunden Probandin. Neopterin ist ein zellulärer Immunaktivierungsmarker, der von Makrophagen nach Stimulierung durch Interferon-γ im Rahmen einer TH1-Immunreaktion freigesetzt wird (Fuchs et al. 1993). Bei gesunden Menschen sinkt Neopterin bei Stress (Dunbar et al. 1993) und kann daher als Maß einer gut funktionierenden Immunaktivität angesehen werden. Bereits veröffentlichte Ergebnisse (Schubert et al. 2012) aus der hier angeführten integrativen Einzelfallstudie zeigten, dass sich die Urin-Neopterin-Level der untersuchten Probandin in Reaktion auf emotional belastende Alltagsereignisse zyklisch bzw. bi-phasisch veränderten. Genaugenommen stiegen die zellulären Immunwerte bereits 0–12 Stunden vor dem Auftreten von negativen, emotional belastenden Alltagsereignissen signifikant an, um dann insgesamt 48–60 Stunden nach dem Auftreten der Alltagsstressoren signifikant abzufallen. Immunveränderungen, die vor dem eigentlichen Vorkommen der Stressoren auftreten, dürften auf Antizipation derselben zurückzuführen sein (Schubert et al. 2003). Positive Ereignisse, die mit dem Thema

Tab. 8-2 Notizen der gesunden 25-jährigen Probandin im DIARI, die die Ereignisse rund um ihr Chorsingen betreffen. Abgesehen vom ersten Ereignis der Liste (12-Stunden-Einheit 5), welches von der Probandin in der Rubrik »Belastende oder unangenehme Ereignisse untertags« notiert wurde, wurden alle übrigen Ereignisse in der Rubrik »Entlastende oder angenehme Ereignisse untertags« angeführt.

12-Stunden-Einheit	Chor-Ereignisse
5	15^{00}–16^{30} Jugendchorprobe (Hinstressen, Rüge wegen Zuspätkommen, ärgere mich über meine verschlafene und etwas heisere Stimme, rege mich über den Vorschlag des Chorleiters auf, ... siehe Grübelgedanken) Jugendchor: Vorschlag des Chorleiters gefällt mir nicht, und äußere mich dagegen Wehmut: es ist nicht mehr wie früher → wir haben es geändert (S.); ärgere mich über Kommentare von A. und K.
7	11^{00}–12^{00} Chorprobe (selbstzufrieden), V. holt mich mit dem Auto ab (bin verwundert, freue mich sehr)
19	17^{00}–19^{00} : Chorprobe, hab großen Spaß am Singen – es läuft ganz gut.
21	8^{00}–10^{00} Singprobe und Singen bei der Messe (Freude über den Erfolg; bin gerührt über die Glückwünsche)

»Leistung« verbunden waren (einschließlich der Chorproben), waren bei der gesunden Probandin hingegen mit Immunveränderungen verbunden, die den Reaktionen auf emotional negative Ereignisse diametral entgegengesetzt waren. Neopterin sank demnach zunächst in Antizipation der positiven Ereignisse 12–24 Stunden zuvor ab und stieg dann nach insgesamt 12–24 Stunden wieder an (Schubert et al. 2012).

Die nächste Abbildung (► Abb. 8-15) zeigt die Kreuzkorrelationsfunktion zwischen den Ereignissen, bei denen die Probandin im Chor sang (ARIMA-Modell: AR [14], MA[2]) und den Urin-Neopterin-Level (ARIMA-Modell nach Logarithmieren: AR [2]). Dabei weist der dynamische Zusammenhang zwischen Chorsingen und Neopterin-Level einen zyklischen Verlauf auf, bei dem die Urin-Neopterinkonzentrationen der Probandin zunächst 12–24 Stunden vor dem Chorsingen signifikant absinken (-lag 2: r= -.213; $p < 0.05$) und dann nach insgesamt 36–48 Stunden wieder signifikant ansteigen (+lag 3: r= +.200; $p < 0.05$). Damit ähneln diese Ergebnisse den zuvor gezeigten, bereits publizierten zur Verbindung zwischen emotional positiven, leistungsassoziierten Ereignissen (inkl. Chorsingen) und den Urin-Neopterin-Konzentrationen (Schubert et al. 2012). Weiterhin wird deutlich, dass selbst die von der Probandin als emotional negativ beschriebenen Umstände rund um das erste Ereignis des Chorsingens (12-Stunden-Einheit 5 in Tabelle 8-2) den positiven Effekt des Chorgesangs auf die Immunaktivität der Probandin nicht wesentlich zu beeinträchtigen schienen. Es lässt sich daher insgesamt schließen, dass das Chorsingen bei der jungen Frau einen über bis zu zwei Tage verzögerten, immunstärkenden Effekt hatte.

Fallbeispiel 2: Zur Wirkung von Singen auf das Immunsystem bei einer Brustkrebsüberlebenden

Die zweite hier vorgestellte Studie wurde 2005 mit einer 49-jährigen Patientin durchgeführt, die fünf Jahre zuvor an Brustkrebs erkrankt war und zum Studienzeitpunkt keine Anzeichen eines Krebsrückfalls zeigte (für Details zu Person und Studie siehe Haberkorn et al. 2013). Erneut betraf der primäre Fokus der Studie den Einfluss von emotional bedeutsamen Alltagsereignissen auf die Stresssystemaktivität.

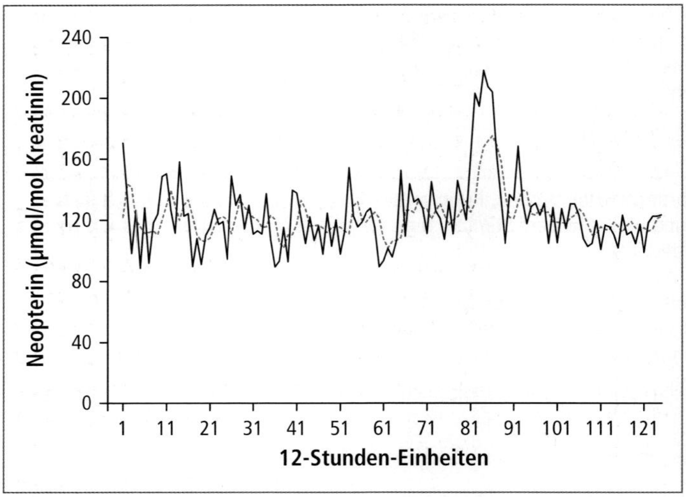

Abb. 8-14 Urin-Neopterin-Zeitreihe der gesunden 25-jährigen Probandin. Die 126 Neopterin-Messwerte (12-Stunden-Einheiten) sind in mikro (µ) mol per mol Kreatinin angegeben, um unterschiedliche Harndichten zu kompensieren. Die durchgezogene Linie stellt die Rohwertereihe der Neopterin-Konzentrationen dar. Die gestrichelte Linie repräsentiert die gefitteten Werte der Neopterin-Zeitreihe nach ARIMA-Modellierung (Modell der logarithmierten Zeitreihe: AR [2]) (aus Schubert et al. 2012).

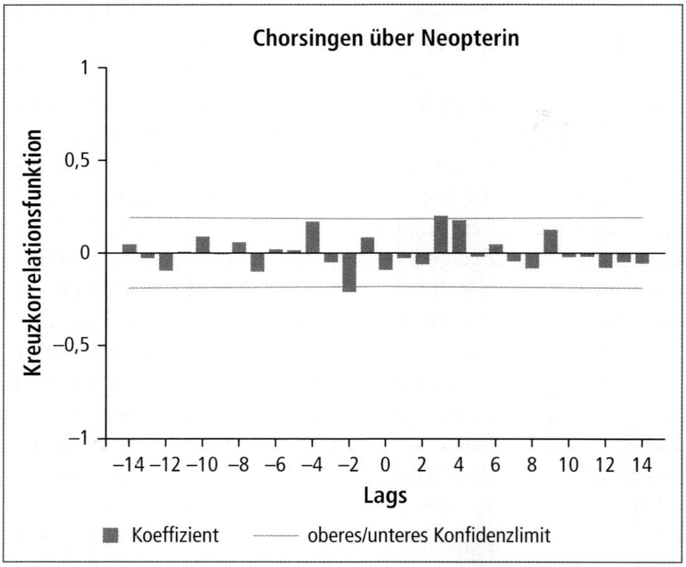

Abb. 8-15 Kreuzkorrelationsfunktion zwischen Chorsingen und Urin-Neopterin-Konzentrationen bei der gesunden Probandin. Jedes Lag betrifft eine Zeitverzögerung von 12 Stunden. Zwei Kreuzkorrelationskoeffizienten (graue Balken) unterschreiten (-lag 2) bzw. überschreiten (+lag 3) die Konfidenzlimits bei einem Signifikanzniveau von $p < 0.05$.

Da auch diese Studienteilnehmerin während der Studie sang, entweder im Chor oder allein zu Hause, konnten auch hier gesangsassoziierte Immunveränderungen untersucht werden. Im Folgenden sind Notizen aufgelistet, die die Patientin über diese gesangsassoziierten Ereignisse im DIARI machte (► Tab. 8-3).

In ► Abbildung 8-16 ist die Zeitreihe der Urin-Neopterin-Konzentrationen über den Studienzeitraum von 28 Tagen dargestellt, während derer die Patientin in 12-Stunden-Intervallen ihren gesamten Harn sammelte (gesamt 55 Messzeitpunkte). Basierend auf der Grundlagenliteratur (Murr et al. 2002), aber auch auf diversen Veröffentlichungen unserer Forschungsgruppe (Schubert et al. 2002, 2003, 2006a; Haberkorn et al. 2013) kann davon ausgegangen werden, dass sich die Konzentrationsveränderungen von Neopterin in Reaktion auf emotional bedeutsame Alltagsereignisse

Tab. 8-3 Notizen der Patientin mit Brustkrebs in der Anamnese im DIARI, die Gesangsereignisse im Studienzeitraum betreffen. Alle Ereignisse wurden in der Rubrik »Entlastende oder angenehme Ereignisse untertags« bzw. in anderen Rubriken des DIARI, in denen nach entlastenden Aspekten in den vergangenen zwölf Stunden gefragt wurde, angeführt.

12-Stunden-Einheit	Musik/Chor-Ereignisse
2	• Wunderschöne Chorprobe am Abend • Singen, spazieren gehen – Die eigene »strenge Stimme« beruhigen – Immer wieder von außen nach innen denken • (Psychische Unterstützung durch) meine Gesangslehrerin, der Chor, allerdings durch die Musik
3	• Chor-Singen • Chorgesang, alleine zu Hause singen
16	Gesangsstunde, danach geht's mir immer gut
34	Ich hätte gern den Tag mit meinem Mann verbracht – leider nicht möglich – muss Musik machen.
52	Habe für den Chor geübt + war zufrieden mit meinen Fortschritten, v. a. am Klavier.
54	• Am frühen Abend wirklich zauberhafte Chorprobe bei uns zu Hause. Ganz außergewöhnlich schön, nette Menschen, herrliche Stimmmischung – ein großer Glücksfall!! Danach war ich ganz gelöst, euphorisch + optimistisch. Ich freue mich darüber, dass meine Konzentration für diese teilweise sehr schweren Stücke ausreicht! • Singen! • Musik! Hören, üben + machen
55	• Chor wirkt nach! Habe V. vom Bahnhof abgeholt. Sie war mit Freundinnen zelten. Große Freude! Wir sitzen zu Hause zu dritt noch zusammen – erzählen, singen und albern rum. Sind dann viel zu spät ins Bett – aber egal! • Wenn es möglich ist, Aufmerksamkeit zu bündeln wie beim Singen, dann ist das für mich sehr beglückend + ich fühle mich wie ein anderer Mensch. (ein bisschen wie früher)

bei Patienten mit Erkrankungen wie SLE und Krebs gegenläufig zu den Neopterinverläufen von gesunden Probanden verhalten. Auch bei der Brustkrebsüberlebenden dieser Studie werden, wie eine erste Veröffentlichung zeigen konnte (Haberkorn et al. 2013), ultimative Anstiege der Urin-Neopterin-Level als negative, entzündungsassoziierte und Neopterin-Abfälle als positive, gesundheitsförderliche Entwicklungen angesehen.

Der Einfluss des Singens der Patientin auf die Urin-Neopterinlevel-Verläufe (ARIMA-Modell nach Logarithmieren: MA [2]) wird im Folgenden auf zweierlei Weise getestet: In einem ersten Auswertungsschritt werden in der Kreuzkorrelation mit den Urin-Neopterin-Konzentrationen nur die vier Ereignisse (ARIMA-Modell: MA [1]) berücksichtigt, bei denen die Patientin im Chor sang (► Tab. 8-3: 12-Stunden-Einheiten 2, 3, 54 und 55). Dies ermöglicht einen direkten Vergleich mit den Ergebnissen der oben dargestellten gesunden Probandin. Dabei zeigt die Kreuzkorrelation, wie in ► Abbildung 8-17 ersichtlich, ausschließlich nicht signifikante, tendenzielle Ergebnisse. Es macht den Anschein, als ob die Urin-Neopterin-Level der Brustkrebspatientin zyklisch bzw. bi-phasisch zunächst vor dem Chorsingen (Minus-lag-Bereich der Kreuzkorrelationsfunktion) ansteigen und dann nach dem Chorsingen (Plus-lag-Bereich der Kreuzkorrelationsfunktion) abfallen würden, was sich gegenläufig zu den zuvor gezeigten Ergebnissen der gesunden Probandin verhält (► Abb. 8-15). Inkludiert man alle sieben in ► Tabelle 8-3 aufgelisteten

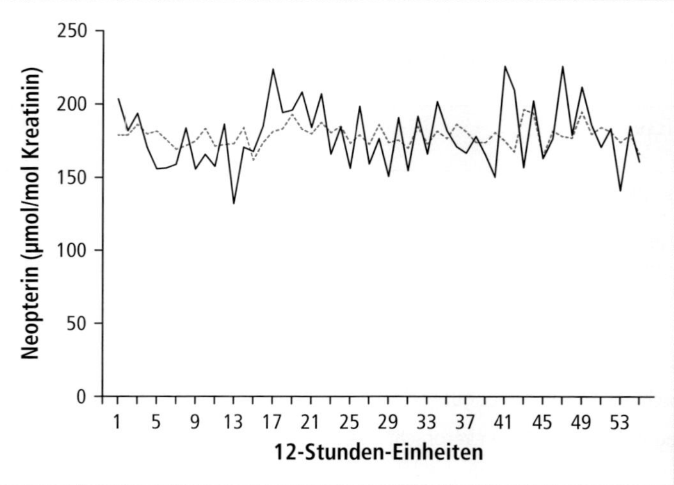

Abb. 8-16 Urin-Neopterin-Zeitreihe der 49-jährigen Patientin mit Brustkrebs in der Anamnese. Die 55 Neopterin-Messwerte (12-Stunden-Einheiten) sind in mikro (μ) mol per mol Kreatinin angegeben, um unterschiedliche Harndichten zu kompensieren. Die durchgezogene Linie stellt die Rohwertereihe der Neopterin-Konzentrationen dar. Die gestrichelte Linie repräsentiert die gefitteten Werte der Neopterin-Zeitreihe nach ARIMA-Modellierung (Modell der logarithmierten Zeitreihe: MA [2]) (aus Haberkorn et al. 2013).

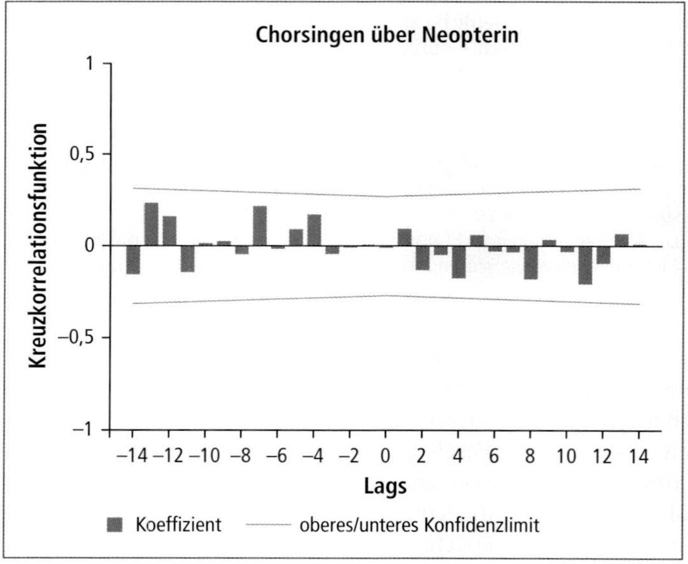

Abb. 8-17 Kreuzkorrelationsfunktion zwischen Chorsingen und Urin-Neopterin-Konzentrationen bei der Patientin mit Brustkrebs in der Anamnese. Jedes Lag betrifft eine Zeitverzögerung von zwölf Stunden. Keine der Kreuzkorrelationskoeffizienten (graue Balken) unterschreiten bzw. überschreiten die Konfidenzlimits bei einem Signifikanzniveau von $p < 0.05$. Jedoch lässt sich eine Tendenz erkennen, die von einer positiven Korrelation im Minus-lag-Bereich zu einer negativen Korrelation im Plus-lag-Bereich reicht.

gesangsassoziierten Ereignisse in eine Zeitreihe, also auch jene 12-Stunden-Einheiten, an denen die Patientin nicht im Chor, sondern bei der Gesangslehrerin oder allein zu Hause sang (► Tab. 8-3: 12-Stunden-Einheiten 16, 34 und 52), und korreliert diese mit der Neopterin-Zeitreihe, ändert dies prinzipiell nichts an den nur mit Chorsingen gezeigten Ergebnissen (► Abb. 8-17).

Bei der Kurzdarstellung der Ereignisse rund um das Singen der Patientin in ► Tabelle 8-3 wird deutlich, dass neben der ästhetischen Wahrnehmungskomponente des Singens, also dem Kunstgenuss (»wunderschöne Chorprobe«, »herrliche Stimmmischung«, »zauberhafte Chorprobe«, »Singen!«, »Musik! Hören, üben + machen«), auch Aspekte der sozialen Integration und Unterstützung sowie weitere

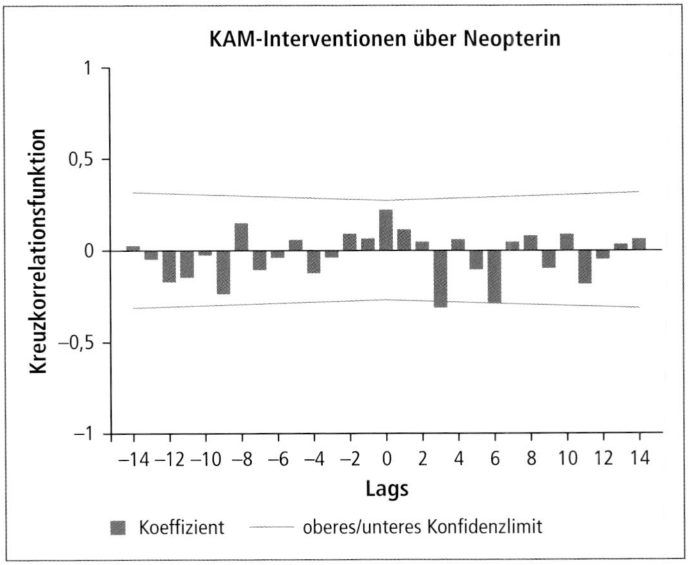

Abb. 8-18 Kreuzkorrelationsfunktion zwischen Singen und anderen komplementär- und alternativmedizinischen (KAM) Interventionen (Tai-Chi, Energetisches Heilen, Jin Shin Jyutsu, Physiotherapie) und Urin-Neopterin-Konzentrationen bei der Patientin mit Brustkrebs in der Anamnese. Jedes Lag betrifft eine Zeitverzögerung von zwölf Stunden. Zwei Kreuzkorrelationskoeffizienten (graue Balken) unterschreiten (+lag 3, +lag 6) das Konfidenzlimit bei einem Signifikanzniveau von $p < 0.05$.

mit dem Singen verbundene gesundheitsförderliche Effekte (»danach geht's mir immer gut«, »danach war ich ganz gelöst, euphorisch + optimistisch«, »sehr beglückend + ich fühle mich wie ein anderer Mensch«) von individueller Bedeutung für die Patientin sind. Diese von der Patientin angeführten Zusatzaspekte ihres Gesangs untermauern darüber hinaus, warum in der Forschungsliteratur zu Brustkrebs musikalisches Tun, sei es in therapeutischer Anleitung oder in Eigenregie, zu den komplementär- und alternativmedizinischen (KAM) Interventionen gerechnet wird (Musselmann et al. 2009; Chandwani et al. 2012). In einem zweiten Auswertungsschritt wurden daher zusätzlich zu den gesangsassoziierten Ereignissen auch jene 12-Stunden-Einheiten zur Konstruktion einer Zeitreihe herangezogen, in denen die Patientin weitere die Selbstheilungskräfte aktivierende KAM-Verfahren anwendete. Dazu gehörten Tai-Chi, Energetisches Heilen, Jin Shin Jyutsu und Physiotherapie.

Die Kreuzkorrelationsfunktion in ► Abbildung 8-18 zeigt, dass Singen im Verbund mit diesen weiteren KAM-Techniken (ARIMA-Modell: MA [14]) zunächst von einem tendenziellen Urin-Neopterin-Level-Anstieg innerhalb von zwölf Stunden (lag 0) und dann von signifikanten Urin-Neopterin-Level-Verminderungen nach 36–48 (+lag 3: r = -.311; $p < 0.05$) bzw. 72–84 Stunden (+lag 6: r = -.284; $p < 0.05$) gefolgt wurde. Diese erst nach bis zu drei Tagen verzögert auftretenden Neopterin- bzw. Entzündungsverminderungen in Reaktion auf das Anwenden von KAM-Techniken einschließlich der Gesangsereignisse weisen auf die immunstärkende und selbstheilungsförderliche Wirkung dieser Techniken bei Krebs hin (Singer u. Schubert 2016).[38]

Zusammengenommen bestätigen die mittels integrativem Einzelfalldesign erzielten Ergebnisse (Fallbeispiele 1 und 2) die biomedizinische Forschungsliteratur zur immunprotektiven Aktivität von Gesang (► Abschn. 8.5) (Okada et al. 2009; Fancourt et al. 2014). Die hier gezeigten Resultate gehen aber noch deutlich weiter, indem sie einen Einblick in die funktionellen Charakteristika der Verbindungen zwischen künstlerischem Tun und Immunaktivität gewähren. Hierzu war es u.a.

38 »Nur das, was einer wirklich ist, hat heilende Kraft.« (Jung 1995, Band 8, S. 381)

notwendig, die von Individuum zu Individuum unterschiedliche Bedeutung von Gesangsereignissen unter »life as it is lived«-Bedingungen zu berücksichtigen. Die Ergebnisse weisen bei beiden untersuchten Probandinnen auf die Möglichkeit hin, dass die gezeigten immunologischen Effekte nicht nur auf den Kunstgenuss zurückzuführen sind, sondern zusätzlich auf weitere Individuums-Faktoren. So könnten z. B. bei der gesunden Probandin die Immuneffekte des Chorsingens auf einer Kombination aus Kunstgenuss (»hab großen Spaß am Singen«) und weiteren in den DIARI-Notizen (► Tab. 8-2) sich manifestierenden individuellen Faktoren wie leistungsassoziiertem Gelingen und damit stärkendem Selbstwert (»selbstzufrieden«, »es läuft ganz gut«, »Freude über den Erfolg«, »bin gerührt über die Glückwünsche«), sozialer Interaktion und Heimatverbundenheit beruhen. Die Brustkrebsüberlebende wiederum könnte neben dem Kunstgenuss insbesondere von der unmittelbar gespürten wohltuenden Wirkung des Singens und Faktoren wie sozialer Integration, Unterstützung und Begleitung (► Tab. 8-3), die auch in der Komplementär- und Alternativmedizin (KAM) von hoher Relevanz sind (Musselmann et al. 2009; Winnicki 2011), immunologisch profitiert haben.

Bei beiden Fallbeispielen wurden, wie die ► Abbildungen 8-15 und 8-18 verdeutlichen, empirische Hinweise zu nahezu allen in Abschnitt 8.4 dargestellten funktionellen Komplexitätskennzeichen der PNI gefunden. Sowohl die zeitlichen Verzögerungen zwischen dem Auftreten emotional positiver Ereignisse (einschließlich des Singens) und der zellulären Immunreaktion als auch das zyklische psycho-immunologische Reaktionsmuster dieser Verbindung deuten auf vergleichsweise lange, kaskadenartige, biopsychosoziale Reaktionen mit Top-down/Bottom-up-Regulationsschleifen hin (Schubert et al. 2002, 2003, 2006a, 2012). Weiter stellen die in den integrativen Einzelfallstudien gezeigten zyklischen Stresssystemaktivierungsmuster repetitive Anpassungsreaktionen an höher komplexe (soziale) Umgebungen dar. Periodische Bewegungen dieser Art sind Beispiele für Grenzzyklus-Attraktoren und lassen sich damit den selbstähnlichen (fraktalen) Eigenschaften komplexer adaptiver Systeme zurechnen (Reiber 2007; Sernetz 2001).[39]

Es muss an dieser Stelle deutlich darauf hingewiesen werden, dass solcherart biopsychosoziale Zusammenhänge ohne die lebensnahe, individuenzentrierte und ganzheitliche Herangehensweise an den Menschen, also ohne die Kenntnis der untersuchten Person, die damit verbundene Berücksichtigung von Aspekten der subjektiven Bedeutung von Ereignissen und die Verwendung zeitreihenanalytischer Statistik nicht oder, was noch schlimmer ist, nur verzerrt zu identifizieren gewesen wären (Schubert et al. 2012). Die funktionalen Zusammenhänge zwischen künstlerischem Tun und Immunsystem erweisen sich somit auch empirisch gesehen als zu komplex für eine valide Erfassung durch biomedizinisch-mechanistische Methoden (z. B. konventionelle Gruppenstatistik).

Fallbeispiel 3: Zum diagnostisch-therapeutischen Mehrwert von expressivem Schreiben und Zeichnen bei einer Patientin mit SLE

SLE ist eine chronische Autoimmunkrankheit mit periodisch auftretenden (im Schnitt etwa alle halbe Jahre), manchmal lebensbedrohlichen Krankheitsaktivierungsschüben, während derer das körpereigene Immunsystem gegen körpereigene Zellkernstrukturen (autoimmun) vorgeht, was schwere Entzün-

39 Die gezeigten zyklischen Veränderungen des Stresssystems in Reaktion auf emotional bedeutsame Alltagsereignisse resultieren aus Kreuzkorrelationen von unkorrelierten Residuen (»white noise«), die durch Filtern der seriellen Abhängigkeiten der ursprünglich verwendeten Zeitreihen gebildet werden. Es entstehen (emergieren) also durch Korrelation unkorrelierter Reihen neue serielle Strukturen, die quasi im Grenzbereich der miteinander korrelierten Systemverläufe liegen.

dungsaktivitätsanstiege in potenziell allen Organen des Organismus zur Folge haben kann (Sepp et al. 1994). Mit Patientinnen mit SLE wurden seinerzeit die ersten integrativen Einzelfallstudien unserer PNI-Arbeitsgruppe durchgeführt, wobei erstmals Hinweise zum zyklischen Verlauf von Stresssystemaktivitäten in Reaktion auf emotional bedeutsame Alltagsereignisse identifiziert wurden (Schubert et al. 2002, 2003, 2006a).

Zyklische Veränderungen der Neopterinkonzentrationen in Reaktion auf bedeutungsvolle Ereignisse (wie z. B. auch Gesang) lassen sich als Regulationsphänomene des Stresssystems interpretieren. Wie bereits in ▶ Abschnitt 8.4 dargestellt, reagiert der Mensch bei Stress zunächst mit einem Entzündungsanstieg, der daraufhin über verschiedene nervale, endokrine und immune Regulationssysteme (d. h. komplexe Netzwerke von Kontrollsystemen, Rückkopplungsschleifen und andere regulatorische Mechanismen) wieder eingedämmt wird, um überschießende stressbedingte Immunreaktionen zu verhindern. Diese Regulationssysteme agieren über verschiedene Zeitskalen. In experimentellen Studien konnte gezeigt werden, dass z. B. beim Glucocorticoidfeedbacksystem schnelle (innerhalb von 30 Minuten) und verzögerte (60 Minuten und mehr) Regulationsschleifen unterschieden werden, wobei letztere wiederum in intermediäre (2–10 Stunden) und langsame Feedbackloops (12 Stunden und mehr) unterteilt werden (Keller-Wood u. Dallman 1984). Es ist zu vermuten, dass beim Menschen komplexe psychobiologische Verarbeitungsmechanismen für die mitunter langen Verzögerungen innerhalb des Stressreaktionsprozesses verantwortlich sind (Schubert et al. 2003, 2012).

Systemtheoretische Überlegungen gehen weiter davon aus, dass mit der kritischen Zu- oder Abnahme solcher Anpassungsfluktuationen von stress- und krankheitsrelevanten Parametern (starke Aktivierung oder Hemmung von Feedbackschleifen und anderen Regulationsmechanismen) und mit sich verändernden Formen dynamischer Synchronisation die Wahrscheinlichkeit von Phasen- oder Ordnungsübergängen in den jeweiligen Systemen ansteigt. Solche Übergänge sind mit neuen (emergenten) Systemqualitäten assoziiert (▶ Abschn. 8.2.) und können z. B. den Übergang von gesund nach krank oder aber, bei chronischen Erkrankungen, den Übergang von remittiert nach schubweiser Verschlechterung betreffen (Glass u. Mackey 1988; Belair et al. 1995). Dies dürfte auch in den integrativen Einzelfallstudien mit SLE-Patientinnen stattgefunden haben: Mithilfe von Komplexitätsanalysen (Schiepek u. Strunk 2010) der psychoimmunen Datenreihen konnte gezeigt werden, dass es im Rahmen von Trennungssituationen, die während der Studienperioden stattfanden und mit Krankheitsverschlechterungen einhergingen, zu starken Komplexitätsanstiegen in den zellulären Immunreaktionen (Neopterin) sowie Stimmungsausprägungen der Patientinnen kam, und dass synchron zu diesen Komplexitätsanstiegen ausgeprägte Komplexitätsverminderungen in den Gereiztheitswerten und subjektiven Krankheitsaktivitätseinschätzungen auftraten. Diese Ergebnisse werden als erster empirischer Nachweis dahingehend gewertet, dass SLE-erkrankte Patienten pathogenetisch bedeutsame Schwierigkeiten haben könnten, Wut und Ärger in psychisch belastenden Situationen (hier die Trennungssituation) auszudrücken und stattdessen ihre Aggressivität nach innen wenden und stellvertretend für ihre Wut autoimmune Aktivitätsanstiege entwickeln (Schubert et al. 2015).[40] Diese nachgewiesene Nähe zwischen autoimmunen und autoaggressiven Reaktio-

40 Es existieren Studien aus der Mitte des letzten Jahrhunderts, die solche pathogenetisch relevanten Überlegungen zur Entstehung des SLE erstmals auf der Basis von Interviews mit Patienten mit SLE anstellten (McClary et al. 1955; Otto u. Mackay 1967). Darin wird ebenfalls davon berichtet, dass Psychotherapie, die den Betroffenen half, ihre unterdrückte Wut und Feindseligkeit zuzulassen, zu Verbesserungen des Gesundheitszustands führte (Otto u. Mackay 1967).

nen kann als erneuter empirischer Hinweis für selbstähnliche (fraktale) Manifestationen in der PNI gewertet werden (► Abschn. 8.4).

In den letzten Jahren häufen sich zudem Studiendaten, die darauf hinweisen, dass Autoimmunerkrankungen durch frühe psychische Traumatisierungen hervorgerufen werden können (z. B. Dube et al. 2009). Als neurobiologische Grundlage hierfür gilt eine gestörte Gehirnentwicklung, die bereits pränatal ihren Ausgang nehmen kann und das Stresssystem langfristig hin in Richtung einer gesundheitsabträglichen Entwicklung mit Hypocortisolismus und Entzündungsneigung bahnt (Schubert et al. 2015; ► Abschn. 8.4). Die mithilfe des integrativen Einzelfalldesigns bei SLE nachgewiesenen Entzündungs- und Krankheitsanstiege nach psychisch belastenden Erlebnissen (Schubert et al. 1999, 2003) bestätigten zwar die prinzipielle psychosomatische Vulnerabilität dieser Patientinnen, jedoch beschrieben diese in den mit ihnen geführten Interviews keine in der Vergangenheit erlittenen Traumata, Missbrauchserfahrungen und Misshandlungen und zeigten auch sonst keine Anzeichen für eine in der Vergangenheit stattgefundene Traumatisierung (Schubert et al. 2015b). Nun kann es natürlich sein, dass die Patientinnen darüber im Interview nicht sprechen wollten (z. B. weil die Thematik zu schambesetzt ist) oder aber nicht konnten, weil die belastenden Inhalte verdrängt werden mussten.

Wie in jeder anderen psychodiagnostischen Situation, die mit bewussten und unbewussten Prozessen arbeitet, können auch in integrativen Einzelfallstudien verschiedene weitere diagnostische Kanäle und Wege genutzt werden, um an trauma- oder konfliktrelevante Informationen zu kommen, die von den Patientinnen nicht sofort geäußert werden können oder abgewehrt werden müssen. Dazu gehören Übertragungs- und Gegenübertragungsreak-

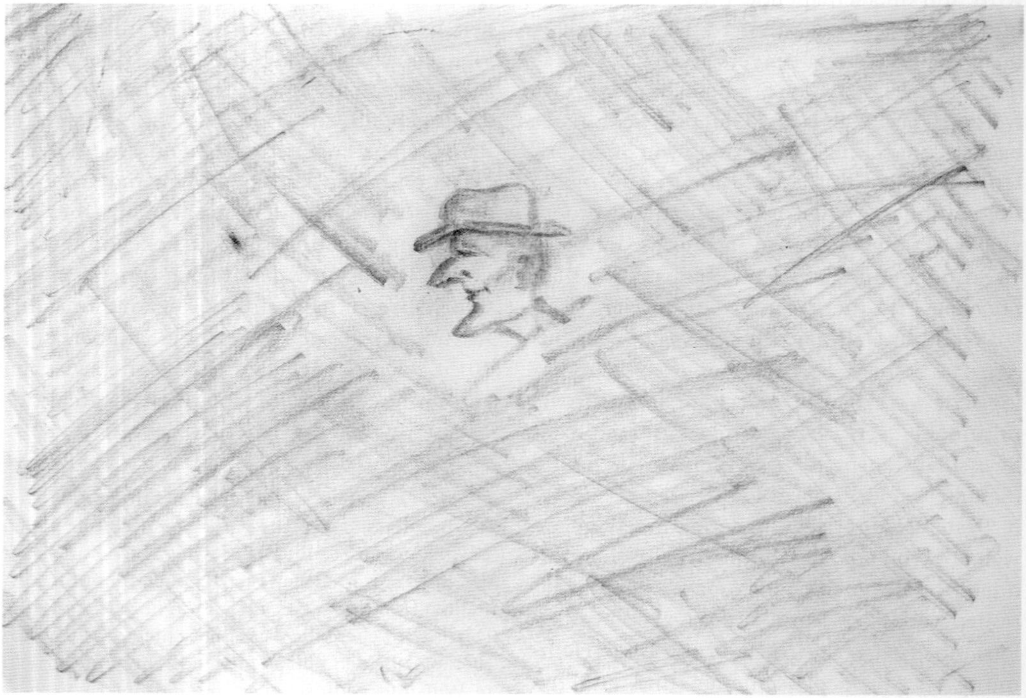

Abb. 8-19 »Lupus«. Die grauschraffierte Fläche beschreibt die Patientin als das düstere Umfeld, in dem »der Mann mit Schlapphut« lebt (Schubert u. Schiepek 2003).

tionen während der Interviews wie auch Tendenzen der Untersuchten, sich während der ein- bis zweimonatigen Untersuchungsphase den Untersuchern in ihrer jeweiligen psychodynamischen Konfliktthematik unbewusst inszenierend darzustellen (Schubert u. Schiepek 2003). So ließe sich z. B. erklären, warum die allererste, in der Weihnachts- und Jahresübergangszeit 1995/1996 mit dem Design der integrativen Einzelfallstudie untersuchte Patientin mit SLE (für weitere Details zu Person und Studie siehe Schubert et al. 1999 sowie Schubert u. Schiepek 2003)[41] zusätzlich zu den von den Studienleitern vorgegebenen diagnostischen Instrumenten (u. a. Interview, Fragebögen) eigene Informationsmaterialien zur Verfügung stellte. Dabei handelte es sich um ein Gedicht und eine Zeichnung (▶ Abb. 8-19), die beide mit »Lupus« betitelt sind und die über symbolische Abstraktionen weitergehende diagnostische Einsichten in bis dato verborgene pathogenetische Zusammenhänge erlauben.

Lupus
Als du dich eingenistet hast,
kannte ich dich nicht,
ich wollte dich nicht,
und ich hatte dich auch nicht zu mir eingeladen.
Du fragtest nicht,
ob du in mein junges Leben passt,
du warst da
und du verrichtetest deine Arbeit
mit einer Gründlichkeit,
die mir den Verstand raubte
und fast alle meine Träume vernichtete.
Ich hasste dich so sehr,
dass ich in meiner Verzweiflung
in ein tiefes Loch fiel,
bis ich das erste Mal
vor dir stand.
Du bist hässlich,
hinterhältig und gemein.
Auf meine verzweifelten Fragen
gabst Du mir nie eine Antwort.
Ich begann dein Wesen zu studieren,
dein Vorhaben,
deine Gedanken.
Was hatte ich dir getan?
Warum?
Warum?
Ohne jemals eine Antwort
von dir zu erhalten,
sprach ich mit dir, Tag für Tag …
Du wirst mich immer wieder
in die Knie zwingen,
und ich werde immer wieder aufstehen,
Du bist für mich ein Begleiter geworden,
der ohne Miete bei mir wohnt,
den ich gewiss nicht liebe,
aber akzeptieren gelernt habe.
Der einsam ist und der mir
ohne Antwort
viele Fragen in meinem Leben
beantwortet hat.

(Mühlegger 2000)

Kunstdiagnostisch gesehen ermöglichen solche kreativen Äußerungen aber nicht nur die Äußerung sonst verborgener Krankheitsaspekte, sondern sind auch wie zweite Wirklichkeiten oder intermediäre Räume anzusehen (Winnicott 1971), die, nachdem sie geschaffen wurden, auf die Künstler rückwirken (Groddeck 2011) und mit ihnen in eine dialogische Ich-Du-Beziehung (Buber 2001) treten können. Bei der 40-jährigen SLE-Patientin zeigte sich das darin, dass sie im Interview ihre Zeichnung wie folgt kommentierte: Der Lupus sei »ein schlanker, magerer Mann mit Trenchcoat und Schlapphut, der unterirdisch in nasskalten Gängen lebt«. Immer wenn dieser Mann hämisch grinsend seinen Hut zöge, dann käme es bei ihr zu einem gefährlichen Krankheitsschub. Er würde ihr dabei mit einem dicken Strohhalm die letzte Energie aussaugen, bis sie sich total schwach fühle. Sie würde ihn dann darum bitten, ihr nicht die ganze Kraft zu nehmen und ihr, im Wissen um sein Wiederkommen, eine Verschnaufpause zu gönnen (Schubert u. Schiepek 2003).

41 An dieser Stelle möchte ich mich herzlich bei allen bisherigen Untersuchungsteilnehmerinnen der integrativen Einzelfallstudien für ihre Mitwirkung bedanken.

Wiederholt versuchte die Patientin also ihrer Krankheit Ausdruck zu verleihen und verwendete hierfür verschiedene Formen des künstlerischen Schaffens wie das Gedicht, die Zeichnung und den Kommentar zur Zeichnung. Sie hatte ein inneres Bild zu ihrer Erkrankung, von dem über unterschiedliche Ausdrucksformen und konkrete Gestaltungsprozesse verschiedene Aspekte an die bewusste Oberfläche gelangten. Ihr inneres Bild vom SLE ist anthropomorph und durch den »Mann mit Schlapphut« symbolisiert. Dabei könnte man bei der Beschreibung dieses Mannes, des SLE, und der Art seines Umgangs mit der Patientin wie im Gedicht beschrieben durchaus sexuell-missbräuchliche Konnotationen vermuten (u. a. Missbrauchsszenario, »dicker Strohhalm« als Phallussymbol), die weitere psychodiagnostische (z. B. sexuell-ödipaler und Versorgung-versus-Autarkie-Konflikt, beide passiver Modus, Arbeitskreis OPD 1998) und empirisch-psychoneuroimmunologische Beobachtungen (Schubert u. Schiepek 2003)[42] bestätigen und als pathogenetisch bedeutsam erscheinen lassen.[43]

Fallbeispiel 4: Zur Heilkraft bildnerischer Kunst bei einer weiteren Brustkrebsüberlebenden

Nach Hurrelmann (1986) bildet der Identitätsprozess, also das Wahrnehmen, Bewerten und Reflektieren der personalen (»I«) und sozialen (»me«) Identität die Voraussetzung für die Aktivierung von Bewältigungsstrategien und für die angemessene Erschließung und Nutzung der Unterstützungspotenziale des sozialen Umfeldes. Identität ist ein zeitlich überdauerndes Merkmal (Crossley 2000), das eng mit der Aufrechterhaltung bzw. Wiedererlangung von Gesundheit verknüpft ist (Höfer 2000).

Eine schwere Lebenskrise, wie sie durch eine Krebserkrankung oftmals ausgelöst wird, kann die personale und soziale Identität ins Wanken bringen. Dies kann, u. a. über Störungen des Selbstbilds und Selbstwerts, mit ausgeprägter psychischer Belastung verbunden sein. Psychischer Stress wiederum steht nicht nur im Verdacht, Krebs auslösen zu können, sondern erhöht über die enge Verschaltung zwischen Gehirn- und Immun- bzw. Krebsaktivität die Rezidivgefahr und vermindert damit die Überlebenswahrscheinlichkeit bei Krebs (Gidron u. Ronson 2008). So gesehen dürfte eine längerfristig beeinträchtigte Identität bei Krebs den Genesungsprozess stören.

Die Stabilisierung der eigenen Identität nach erlittener Krebsdiagnose und -therapie kann somit zu einer wesentlichen Aufgabe bei der therapeutischen Begleitung von Krebspatienten gezählt werden (Pindl 2015). Corbin und Strauss (1987, S. 266) gehen davon aus, dass es bei Erkrankungen wie Krebs essenziell ist, im therapeutischen Prozess herauszufinden, welche Aspekte des Selbst vorhanden sind und zur Aufrechterhaltung einer biografischen Kontinuität erhalten werden müssen und welche neuen Selbstaspekte entwickelt und gestärkt werden müssen, um der Biografie einen neuen Sinn zu geben. Neben tiefenpsychologischen, lösungsorientierten und traumatherapeutischen (Pindl 2015) Konzepten können hierbei kunsttherapeutische Interventionen (Reynolds u. Prior 2006) hilfreich sein, da sie zusätzlich zu kognitiven und emotionalen Faktoren insbesondere auch bedeutungsassoziierte Aspekte stärken (► Abschn. 8.3). Qualitative Studien zeigten, dass Krebspatienten, die sich mit unterschiedlichen Formen visueller Kunst

42 Weiter wurde der Patientin im Alter von 37 Jahren die Gebärmutter operativ entfernt (Hysterektomie), was Studienergebnissen zufolge auf sexuelle Traumatisierung in der Vergangenheit hinweisen kann (Ryan et al. 2016).

43 Auch verweisen immer wieder Gegenübertragungsreaktionen von Außenstehenden (u. a. Zuhörerschaft bei Vorträgen, Seminarteilnehmer), die auf ihre freien Assoziationen beim Anblick der Zeichnung der Patientin (► Abb. 8-19) angesprochen wurden, auf traumatisierungsrelevante Zusammenhänge (z. B. »Der dritte Mann«).

beschäftigten, psychisch und psychosozial auf vier verschiedene Arten profitieren: Durch positive Lebenserfahrungen, durch die symbolische Darstellung von Gefühlen sowie durch die Wiederherstellung der psychischen sowie der sozialen Identität (Stuckey u. Nobel 2010). Dass solcherart identitätsstiftende Interventionen auch das Immunsystem positiv beeinflussen können, zeigen die in diesem Kapitel dargestellten Ergebnisse zum Einfluss von künstlerischem Tun auf die Immunaktivität (► Abschn. 8.5) sowie die oben dargestellten Ergebnisse zum Einfluss von KAM-Techniken (inkl. Singen) auf die Entzündungsaktivität einer 49-jährigen Brustkrebspatientin (Fallbeispiel 2).

Im Folgenden soll ein weiteres Exempel einer gelungenen Identitätsfindung nach einer Brustkrebserkrankung beschrieben werden. Die Patientin, um die es nun geht, nahm 2005 an einer integrativen Einzelfallstudie teil (für Details zu Person und Studie siehe Schubert et al. 2007). Sie erlitt im Vorfeld, aber auch nach dem Auftreten ihrer Krebserkrankung empfindliche Einbußen ihrer personalen und sozialen Identität,[44] nachdem sie nach Jahrzehnten der ambitionierten Berufstätigkeit im öffentlichen Dienst bei der Nachfolgebesetzung einer gehobenen Stelle nicht berücksichtigt wurde. Als sie dann zwei Jahre später an Brustkrebs erkrankte, verließ sie die Arbeitsstelle und ging in den vorzeitigen Ruhestand. Damit konnte sie sich aber eigenen Worten zufolge »nicht mehr über Beruf und die erlangten Erfolge definieren« und erfuhr ein besonderes Gefühl »von Verwundbarkeit und Schwäche«. Heute, 16 Jahre später, gehört die Patientin zu jener Gruppe von Patienten, die sich neuen Möglichkeiten der Selbstverwirklichung widmet, um ihr Leben wieder authentischer und freudvoller zu gestalten (Collins et al. 1990; Arman u. Rehnsfeldt 2002). Sie begann mit Acrylfarben zu malen, nachdem ihr ihr Psychotherapeut (tiefenpsychologisch orientierte Therapie) wiederholt nahelegt hatte, weniger mit dem Kopf und mehr mit den Händen zu arbeiten (Schubert u. Amberger 2016). Selbst organisierte Ausstellungen und Verkäufe der in den letzten Jahren angefertigten Bilder sind weitere Dokumente dafür, dass die Patientin durch das Malen Sinnstiftung und die Entwicklung einer neuen Identität erfahren konnte. Ein 2016 gemaltes Bild (► Abb. 8-20) kommentierte die Patientin in einem kürzlich geführten Interview wie folgt:

Künstlerin: »Das Weiß ist nicht angestrichen, das Weiß, nein, es ist ein Weiß im Hintergrund, in dem Untergrund tut sich etwas. Man merkt, da gibt es etwas, aber auf den ersten Blick von Weitem sieht es weiß aus. Und in dieses Weiß, das aber so einen lebendigen Punkt hat, in dieses Weiß hinein habe ich eine Art, man könnte es wie ein kleiner Flugkörper, als ob es ein abstrahiertes Rechteck ist. Und dieses Rechteck – angedeutet Rechteck – dieser Körper, der da hinein ragt, der hat ganz zarte, ganz zarte Farben. Gelbliche Töne, bläuliche Töne und grünliche Töne. Und diese Töne symbolisieren für mich etwas, was ich an manchmal, wenn ich in Oberstdorf[45] im frühen Frühjahr dann durch den Schnee wandere, sehe ich, dass der Schnee an den Südhängen wegtaut und unter diesem weggetauten Schnee da zeigen sich erste Spitzen von Grün. Manchmal sieht man sogar so eine ganz kleine Spitze von gelb.«

Therapeut: »Und was symbolisiert das für Sie?«

Künstlerin: »Und das symbolisiert für mich das Weiß, hat ja manchmal auch etwas von Leinentuch, aber das Weiß ist ja auch unberührt und darunter dieses Leben. Ich möchte

44 Folgende zentrale Beziehungskonflikte ließen sich mittels Operationalisierter Psychodynamischer Diagnostik (OPD, Arbeitskreis für OPD 1998) bei dieser Patientin identifizieren: Selbstwertkonflikt und Kontrolle versus Unterwerfung, beide aktiver Modus.

45 Die Patientin reist seit ihrer Ersterkrankung jeden Winter nach Oberstdorf zur Kneippkur.

so gerne zeigen, dass dieses Leben, dass das aus so ganz zarten, feinen Einzelheiten besteht. Und dies Zarte und Feine das hat mich beim Thema Weiß und Winter eigentlich immer so fasziniert. Und ich finde, dass dieses kleine weiße Bild ein wunderschönes Bild ist, weil ich denke, dass der Schnee selber, weil Sonnenschein jetzt funkelnde Diamanten darstellt, wobei hinzukommt, dass unter dem Schnee auch ganz viel versteckt ist, aber man muss die Augen haben das zu sehen, das sind so ganz Kleinigkeiten.«[46] [47]

8.7 Abgesang

Künstlerisches Tun beeinflusst das Immunsystem. Dies lässt sich angesichts der Fülle der Studien zu diesem Thema klar sagen. Dabei lassen sich Wirkungen in verschiedenen Bereichen des Immunsystems nachweisen, im angeborenen wie im erworbenen Immunsystem, in der TH1- und TH2-Immunaktivität und darüber hinaus in vielen weiteren Kompartimenten des Stresssystems (z. B. HPA-Achse). Meistens, so die Autoren der jeweiligen Studien, kann man die kunstinduzierte psychobiologische Wirkung als positiv für das Immunsystem sehen (Fancourt et al. 2014). Künstlerisches Tun und auch die Wahrnehmung von Kunst ist also gesund. Aber lässt sich das einfach so sagen? Sollte die Auseinandersetzung mit Kunst wirklich mit einer Verminderung von negativen Gedanken und Gefühlen und einer Verstärkung positiver Gedanken und Gefühle einhergehen (Lawson et al. 2012)? Wie langweilig! Wie bürgerlich! Ist nicht Kunst mit etwas Neuem, der Erwartung Widersprechendem verbunden (Fuchs u. Holzner 2005), das durchaus zunächst Spannung und Reibung bedeuten und daher zu einer Anpassungs- bzw. Stressreaktion führen kann oder sogar führen muss? Sollte Kunst daher zunächst nicht doch eher »ungesund« im herkömmlichen Sinne sein und erst später durch Autonomisierung zur Gesundung des menschlichen Organismus beitragen? So ein zyklischer Prozess des Miteinanders von Kunst und Immunaktivität würde dem wirklich gelebten Leben doch viel mehr entsprechen!

Es ging in diesem Kapitel nicht nur darum zu verdeutlichen, *dass* künstlerisches Tun das Immunsystem beeinflussen kann, sondern auch zu klären, *wie* sich künstlerisches Tun auf das Immunsystem auswirkt. Dabei wurde deutlich, dass hierfür eine Erweiterung des Wissenschaftsbegriffs in der Medizin notwendig ist. Denn das Ganze ist weitaus komplexer als das, was die in diesem Kapitel zum Thema Kunst und PNI dargestellten Untersuchungsbeispiele der konventionellen PNI-Literatur nahelegen. Nimmt man nämlich, wie in dieser Arbeit geschehen, einen biosemiotisch-systemischen Standpunkt ein, so lässt sich Kunst als dialektischer Prozess beschreiben, in welchem Künstler, Kunstobjekt und Kunstrezipient mitsamt der in diesem Prozess involvierten Immunsysteme in komplexer biopsychosozialer Weise miteinander verwoben sind. Wenn es daher zumindest annähernd gelingen soll, Kunst und Immunsystem innerhalb des biopsychosozialen Modells zu untersuchen, dann nur mit einer radikalen Abkehr von den üblichen methodischen Herangehensweisen der Biomedizin. Dabei dürften, wie integrative Einzelfallstudien zeigen, Faktoren wie die subjektive Bedeutung von Erlebten bzw.

---

46 Heide Niemann ist zum Zeitpunkt dieser Arbeit nicht mit Leben und Werk von Joseph Beuys vertraut.

47 »Mir ist jetzt erst klar geworden, wie stark mein Unbewusstes mein Malen beeinflusst. Wenn ich davon spreche, dass ›die Bilder sich selbst malen‹ oder ›richtig werden‹, dann lasse ich das Bild diktieren, wie und mit welchen Farben es weitergeht, wie und wo zu viel oder zu wenig ist, und wenn ich merke, dass ich malerisch zufrieden bin, es mir aber ›zu ruhig‹, ›zu harmonisch‹, ›zu glatt‹, ›zu beschaulich‹ ist, dann baue ich etwas Fremdes/Störendes ein – und merke, das entspricht meiner gegenwärtigen Gefühlslage, deswegen jetzt auch stärker Gegensätze wie Ruhe – Unruhe usw.« (Heide Niemann, nachdem ihr die ersten zwölf Seiten dieses Kapitels zum Gegenlesen gegeben wurden).

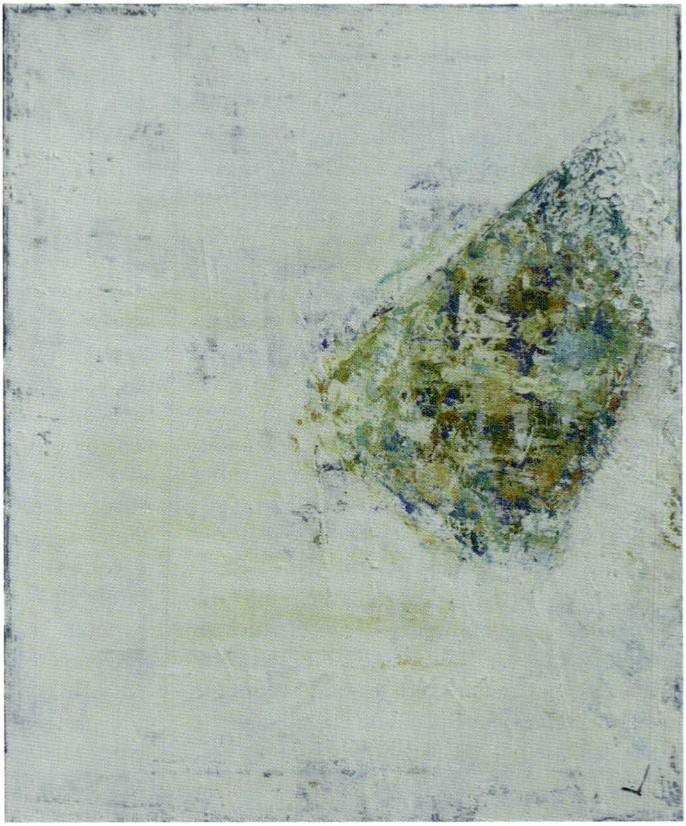

Abb. 8-20 Bild ohne Titel (© Heide Niemann 2016).

von Kunst sowie die Zeitdimension von Lebensphänomenen besonders wichtig für eine ökologisch valide Erfassung komplexer Phänomene in der Medizin sein.

So ungefähr würde das wohl auch Joseph Beuys sehen, der mit seinen erkenntnistheoretischen Konstrukten »Jeder Mensch ist ein Künstler«, »Soziale Plastik« und »Erweiterter Kunstbegriff« der materialisierten Form der Kunst abschwor und die Phänomene des Lebens in der Kunst zum neuen Paradigma erhob (Beuys 1980). Leben und Werk von Joseph Beuys können dabei als hervorragende Beispiele für die Verbindung zwischen erweitertem Kunst- und Wissenschaftsbegriff gelten. Denn dass Beuys den Paradigmenwechsel in der Kunst nicht nur als Philosoph und Künstler propagierte, sondern sich selbst quasi zum Studiensubjekt machte, gibt dem Ganzen eine besondere Note. Insofern könnte man Joseph Beuys Leben und Werk auch als eine ganz spezielle, nämlich seine Einzelfallstudie sehen. Dabei inszenierte er sich bewusst (z. B. »Lebenslauf-Werklauf«, Kort 1994) und unbewusst, quasi als Happening zu und mit seiner Person, an dem alle, die ihn zu verstehen versuchten, teilnehmen konnten, ja eigentlich mussten. Eine wesentliche Rolle haben hierbei seine in Kindheit, Jugend und Soldatenleben erlittenen Traumata und Verletzungen gespielt (Graevenitz 1997), ein Umstand, der durchaus auch zu einiger Verstörung in der

Gegenübertragung des Betrachters geführt haben dürfte.[48]

Beuys war also eine öffentliche Person, deren inneres Erleben in Form von Symbolisierungen nach außen gekehrt und damit zu Kunst wurde (Kröger 2002). Dabei hatten Sprache und Versprachlichung seines Werks einen besonderen Stellenwert. Beuys war davon überzeugt, dass das eigene »Verlebendigt werden durch Sprache« einen immateriell-ästhetischen Heilungsprozess aktivieren würde (Reithmann 1991, S. 40). Er dürfte in der Tat in und mit seiner Kunst versucht haben, sich selbst zu heilen oder zumindest am Leben zu erhalten. Aber nicht nur sich, sondern eben auch jeden anderen. So gesehen war die existenzielle Erfahrung seiner »Selbst als Kunst« (Buschkühle 1997) für Beuys beides, einerseits (Über-)lebensmittel und andererseits Ideengeber für seine künstlerischen Projekte, in dessen Mittelpunkt die Theorie der Sozialen Plastik stand.[49] In diesem Projekt zur Gesundung der Gesellschaft war Beuys Parteigründer, Prediger und Schamane in einer Person – er verwendete das sprachliche Element als eine Art Machtinstrument, versuchte den Betrachter durch gleichsam rituelles Beschwören zu aktivieren und das Moment des Dialogischen in und mit seiner Kunst zu suchen und zu (er-)finden (Kröger 2002).

Während Sprache und Versprachlichung in Beuys Leben und Werk als Mittel zur Gesundung im Rahmen von Bewusstwerdungsprozessen galten, dürfte Beuys Schweigen Krankheit und Sterben betroffen haben. Beuys mag zwar auch das Schweigen als Strategie in seinem Werk benutzt haben, etwa dann, wenn er versuchte durch Schweigen und Verrätseln des Geheimnisvollen, Mystischen und Spirituellen beim Zuhörer Provokationen im Denken zu bewirken (Kröger 2002). Letzten Endes aber dürfte das Schweigen von Beuys vor allem Ausdruck für seine Insuffizienz gewesen sein, dem Angst machenden Rätselhaften, Traumatischen und Erschreckenden in ihm selbst Paroli zu bieten und sich über Prozesse der Symbolisierung von der mit den Traumatisierungen verbundenen tiefen Wut zu distanzieren. Mit Beuys Schweigen könnte daher auch eine passive Aggression verbunden gewesen sein. Da dieses passiv-aggressive Schweigen insbesondere in Beuys späteren Installationen auftrat (Kröger 2002), lässt sich spekulieren, ob die gegen Ende seines Lebens zunehmende Schwierigkeit, Wut auszudrücken, Vorbote und psychoimmuner Pathomechanismus seiner tödlich verlaufenden interstitiellen Pneumonie, einer Erkrankung mit autoimmunen Merkmalen (Fischer et al. 2015), gewesen sein könnte.

Dies führt nun abschließend zu weiteren Überlegungen zur Psychodynamik und damit verbundenen Psychoneuroimmunologie von Beuys. Denn basierend auf dem bisher Dargestellten soll nun nochmals auf die Überlegung rekurriert werden, Beuys habe sein Leben als eine besondere Art von Einzelfallstudie gesehen. Diese Einzelfallstudie beruhte weder auf objektiven Daten (z. B. Immunparameter) im strengen Sinn, noch wurden in ihr mit statistischen Mitteln biopsychosoziale Dynamiken untersucht – so wie das in den integrativen Einzelfallstudien geschieht (Schubert et al. 2012) –, sondern eine Einzelfallstudie, die

48 Dies gilt natürlich auch für all jene, die sich heute mit Beuys beschäftigen – auch für den Autor dieses Kapitels. Für mich wurde Beuys in den Monaten der intensiven Auseinandersetzung mit dessen Leben und Werk zu einer Art seelischem Begleiter. In der Gegenübertragung wurde Beuys als eine menschliche, humorvolle und zutiefst integre, aber auch sehr traurige Person gesehen, von der nach Fertigstellung des vorliegenden Kapitels der Abschied schwer fällt und die eine spürbare Leere zurücklässt – ein Umstand, den Kröger (2002) als einen mythischen Raum einer von Beuys angestrebten anthropologischen Kunst bezeichnet, in der sich eine permanente Welt- und Selbstbildung (Buschkühle 1997) der beteiligten Akteure ereignet.

49 Beuys sagte dazu: »Ich wollte ja das Leben auf dem Papier selbstverständlich erzeugen, das wollte ich, dieses eigenartige Leben eines Kunstwerks, das ja nicht real lebt, physiologisch lebt, und auch nicht ganz geistig wirksam, wie wir das vorhin bei dem Olivenblatt geschildert haben, diese Art des Lebendigen hat, das wollte ich natürlich.« (Holzhey 2009)

den gesamten Lebenszyklus von Beuys, unter besonderer Berücksichtigung subjektiver Bedeutungsaspekte, betrifft. Denn blickt man auf Beuys Leben von einer erweiterten, symbolisch-assoziativen Betrachtungsebene aus, dann lassen sich in der Tat interessante Auffälligkeiten berichten, die über das hinausgehen, was man üblicherweise über Beuys in den verschiedenen Arbeiten zu Leben und Werk finden kann. Wie bereits mehrfach in diesem Kapitel erwähnt, arbeitete Beuys viel mit Symbolen, die einen starken Bezug zu seiner traumatisierenden Biografie hatten (Kröger 2002). »Das Symbol ist einerseits primitiver Ausdruck des Unbewussten, andererseits ist es Idee, die der höchsten Ahnung des Bewusstseins entspricht.« (Jung 1995, Bd. 13, S. 44) Es enthüllt das Unsichtbare im Sichtbaren, den im Sichtbaren verborgenen unsichtbaren Sinn und besitzt auf diese Weise unendliche Bedeutungsfüllen (Weinelt 2010, Ribi 2011). » Das Symbol besitzt daher zahlreiche analoge Varianten, und über je mehr es verfügt, desto völliger und zutreffender ist das Bild, das es von seinem Zustand entwirft.« (Jung 1995, Bd. 13, S. 180)

Um der Annahme, dass das Leben von Beuys einer gewissen unbewussten Inszenierung unterlag (Autorenkollektiv im »Zentrum für Analytisches Psychodrama Wien« 2000), wissenschaftlich angemessen nachgehen zu können, ist es notwendig, jegliche konventionelle biomedizinische Diagnostik hintanzustellen und eine biopsychosoziale, biosemiotisch-systemische Sichtweise einzunehmen. Von so einer Art Metaebene aus gesehen, lassen sich in Beuys Leben und Werk psychologische Fraktale, also wiederkehrende selbstähnliche Manifestationen des Subjektiven erkennen, die alle etwas Bestimmtes gemeinsam haben, nämlich das Thema des Verhüllens und Erstickens zu symbolisieren und damit auf Beuys Traumatisierung und sein lebenslanges Ringen mit dem Tod[50] zu verweisen (► Tab. 8-4).

Da ist zum einen das von Beuys geschilderte Ereignis des Schneetreibens, das die Sicht des Piloten immer mehr verhüllt (»die Scheiben werden vom Schnee verkleistert«), was den Absturz der Stuka, den Tod des Kameraden und die lebensgefährliche Verletzung Beuys zur Folge hat. Dann die in der Kunstinstallation »Infiltration Homogen für Konzertflügel« von Beuys verwendete Filzhaut, die das Piano einhüllt und damit die klangliche Äußerung, den Seelenton erstickt. Weiterhin das zu Beginn dieser Arbeit dargestellte, nicht zum Abdruck freigegebene Gedicht von Beuys »Der Knospe zarter Hülle«, in welchem der Schneefall das Leben verhüllt und es absterben lässt (»Weicher Schnee rieselt in Flocken/Hüllet Erde und Pflanzen/In weißer Netze Flor./Immer dichter wird alles und träumt in/Die Nacht hinein«).[51] Die von Beuys Ehefrau nach diesem Gedicht benannte Sammlung seiner Schriften verweist darauf, dass dieses Gedicht für Beuys von besonderer Bedeutung gewesen sein muss. Weiter Beuys Schweigen, das besonders zu seinem Lebensende hin stärker wird und sich wie eine Hülle über sein »Verlebendigt werden durch Sprache« legt (Kröger 2001). Und schließlich Beuys interstitielle Pneumonie, bei der eine entzündliche Bindegewebshülle die Alveolen zunehmend, bis zum Ersticken einengt.[52]

Die in ► Tabelle 8-4 gezeigte Auflistung von selbstähnlichen, symbolassoziierten Regelmäßigkeiten in Beuys Leben betrifft ganz unterschiedliche Schichten des biopsychoso-

50 »Beuys ist ein Leben lang gestorben«, sagte seine Frau Eva (Hoffmans 2006).

51 Möglicherweise besteht hier eine Analogie zur Lungenknospe, die sich im Fetus vom 30. Tag an aus dem ventralen Teil des Vorderdarms entwickelt (Thews 2007).

52 So gesehen verweist die zu Beginn dieses Kapitels dargelegte Äußerung Beuys' »daran arbeite ich bis zu meinem letzten Atemzug«, die er bereits 1980, also fünf Jahre vor dem Ausbruch seiner Krankheit (Adriani et al. 1994, S. 204) in einem Fernsehinterview machte (Beuys 1980), auf einen tieferen psychosomatischen Hintergrund. Joseph Beuys könnte also schon viel früher von seiner tödlichen Krankheit »gewusst« haben.

Tab. 8-4 Fraktale in Beuys Leben, die das Thema »Verhüllen und Ersticken« betreffen und Bereiche, in denen sie auftraten.

Fraktal	Hülle	Leben	Bereich
Stuka-Absturz	Cockpit-Scheibe	Fluginsassen	Lebensereignis
Infiltration Homogen für Konzertflügel	Filzhaut	Klangkörper	Kunstinstallation
Der Knospe zarter Hülle	Blütenblatt	Knospe	Gedicht
Schweigen/Sprechen	Schweigen	Sprechen	Kommunikation
Interstitielle Pneumonie	Entzündung des Interstitiums	Alveolen	Krankheit

zialen Modells (von soziokulturell bis biologisch) und ganz unterschiedliche Lebensphasen (von der Traumatisierung als junger Soldat bis zum Lebensende). Eine mechanistische Medizinauffassung würde diese Auflistung, die sicherlich durch weitere Beispiele ergänzt werden kann, als mehr oder weniger zufällige Aneinanderreihung von Ereignissen ansehen. Die klinische Erfahrung mit unbewussten Prozessen macht jedoch deutlich, dass hier unter der sichtbaren Oberfläche Verbindungen zwischen den genannten Lebensäußerungen Beuys bestehen, die Aufschluss über seinen tiefen lebenslangen Leidensprozess geben können. Dass sich dieser Leidensprozess in der Ganzheit der Person Beuys, also in sozialen, psychischen und auch körperlichen Aspekten manifestiert, ja manifestieren muss, liegt in der Natur des biopsychosozialen Paradigmas. Dass er in derart symbolisierter Form gleichsam aktionistisch inszeniert wurde, liegt wohl an der besonderen Schaffens- und Willenskraft von Beuys.

Wie auch immer, das gezeigte Beispiel sollte abschließend nochmals eindrucksvoll verdeutlicht haben, dass mit dem Verlust des symbolischen und auch komplexen Denkens in der Medizin Sinn und Bedeutung der Existenz des Menschen, ja das Menschliche an sich verloren geht. Um die Medizin daher (wieder) biopsychosozial werden zu lassen, ist neben der Integration des Dynamisch-Prozesshaften eine bewusste Rückkehr zum symbolischen Denken und ein Verlassen des einseitigen Intellektualismus notwendig. Jeglicher Erkenntnisgewinn in der Medizin basiert weder auf der bloßen Abbildung der Wirklichkeit, noch kann er als reine Projektion eines Subjekts verstanden werden, er ist vielmehr Symbol aus der dialektischen Begegnung des Subjekts mit der Welt (Caruso 1954/1955; Frank-Rieser 2011). »Vielleicht – das sei einmal dahingestellt – ist gerade die ausschließliche Sicht des Verstandes die Regression gegenüber der Wirklichkeit.« (Beuys zit. n. Schata 1984, S. 96)[53]

Literatur

Ader R, Cohen N. Behaviorally conditioned immunosuppression. Psychosom Med 1975; 37: 333–40.

Adorno TW. Minima Moralia. Berlin, Frankfurt a. M.: Suhrkamp 1951.

Adorno TW. Ästhetische Theorie. Frankfurt a. M.: Suhrkamp 1970.

Adorno TW. Studien zum autoritären Charakter. Dritte Auflage. Frankfurt a. M.: Suhrkamp 1980.

Adriani G, Konnertz W, Thomas K. Joseph Beuys. Neuauflage. Köln: DuMont 1994.

Andreassi JL. Psychophysiology: Human Behavior & Physiological Response. Vierte Auflage. Mahwah, NJ: Lawrence Erlbaum 2013.

Arbeitskreis OPD. Operationalisierte Psychodynamische Diagnostik: Grundlagen und Manual. Zweite korrigierte Auflage. Bern: Huber 1998.

Aristoteles. Metaphysik VII 10, 1041 b.

53 Ich möchte mich herzlich bedanken bei Mag. Julian Hannemann, Mag. Michaela Ott und Mag. Magdalena Singer für die kritische Durchsicht und Korrektur des Kapitels.

Arman M, Rehnsfeldt A. Living with Breast Cancer – A Challenge to Expansive and Creative Forces. Eur J Cancer Care (Engl) 2002; 11: 290–6.
Asterita MF. The Physiology of Stress: With Special Reference to the Neuroendocrine System. New York: Human Sciences Press 1985.
Autorenkollektiv im »Zentrum für Analytisches Psychodrama Wien«. Die strategische Inszenierung des Unbewussten. Psychotherapie Forum 2000; 8: 147–58.
Becker J, Vostell W (Hg). Happenings, Fluxus, Pop Art, Nouveau Réalisme. Eine Dokumentation. Reinbek: Rowohlt 1965.
Bedford FL. A Perception Theory in Mind-Body Medicine: Guided Imagery and Mindful Meditation as Cross-Modal Adaptation. Psychon Bull Rev 2012; 19: 24–45.
Behrens M, Meyerhof W. Gustatory and Extragustatory Functions of Mammalian Taste Receptors. Physiol Behav 2011; 105: 4–13.
Belair J, Glass L, an der Heiden U et al. Dynamical Disease: Identification, Temporal Aspects and Treatment Strategies of Human Illness. Chaos 1995; 5: 1–7.
Benjamin W. Das Kunstwerk im Zeitalter seiner technischen Reproduzierbarkeit. In: Gesammelte Schriften, Vol. 7. Frankfurt a. M.: Suhrkamp 1935.
Berry DS, Pennebaker JW. Nonverbal and Verbal Emotional Expression and Health. Psychother Psychosom 1993; 59: 11–9.
Bertalanffy L v. Robots, Men and Minds: Psychology in the Modern World. New York: George Braziller 1967.
Bertalanffy L v. General System Theory: Foundations, Development, Applications. New York: George Braziller 1968.
Besedovsky HO, del Rey A. Physiological Implications of the Immune-Neuro-Endocrine Network. In: Ader R, Felten DL, Cohen N (Hg). Psychoneuroimmunology. Zweite Auflage. San Diego: Academic Press 1991; S. 589–608.
Besedovsky HO, del Rey A. Immune-Neuro-Endocrine Interactions: Facts and Hypotheses. Endocr Rev 1996; 17: 64–102.
Besedovsky HO, Rey AD. Physiology of Psychoneuroimmunology: A Personal View. Brain Behav Immun 2007; 21: 34–44.
Beuys E (Hg). Das Geheimnis der Knospe zarter Hülle. Texte von Joseph Beuys 1941–1986. München: Schirmer Mosel 2000.
Beuys J. Gespräch mit Hermann Schreiber in der Sendereihe »Lebensläufe«. 1980. https://www.youtube.com/watch?v=N-NqCJbvhX8. Letzter Zugriff 09.05.2017
Beuys J. Joseph Beuys. Jeder Mensch ein Künstler. In: Bodemann-Ritter C (Hrsg). Gespräche auf der documenta 5/1972. Sechste Auflage. Berlin: Ullstein 1997.
Bischof N. Enthymeme, Definitionen und Semantik – eine Replik. Psychol Rundschau 1989; 40: 222–5.
Blalock JE. The Immune System as the Sixth Sense. J Intern Med 2005; 257: 126–38.
Blalock JE. The Syntax of Immune-Neuroendocrine Communication. Immunol Today 1994; 15: 504–11.
Böhlen M. »Energie, Batterie und Plastik«. Ausstellungskatalog Joseph Beuys. Zürich, Paris, Madrid 26.11.1993–20.2.1994.
Bourdieu P. Die Regeln der Kunst. Frankfurt a. M.: Suhrkamp 1999.
Brown GW, Harris TO. Life Events and Illness. New York: Guilford 1989.
Bruner J. Sinn, Kultur und Ich-Identität: Zur Kulturpsychologie des Sinns. Heidelberg: Carl-Auer-Systeme 1997.
Buber M. Reden über Erziehung. Gütersloh: Gütersloher Verlagshaus 2001.
Buschkühle CP. Wärmezeit. Zur Kunst als Kunstpädagogik bei Joseph Beuys. Frankfurt a. M. 1997; 174 ff.
Buss DM (Hg). The Handbook of Evolutionary Psychology. Hoboken, NJ: John Wiley & Sons 2005.
Busse D, Kudella P, Grüning NM et al. A Synthetic Sandalwood Odorant Induces Wound-Healing Processes in Human Keratinocytes Via the Olfactory Receptor OR2AT4. J Invest Dermatol 2014; 134: 2823–32.
Bygren LO, Weissglas G, Wikström BM et al. Cultural Participation and Health: A Randomized Controlled Trial Among Medical Care Staff. Psychosom Med 2009; 71: 469–73.
Byock IR. The Nature of Suffering and the Nature of Opportunity at the End of Life. Clin Geriatr Med 1996; 12: 237–52.
Cacioppo JT, Decety J. What are the Brain Mechanisms on Which Psychological Processes are Based? Perspect Psychol Sci 2009; 4: 10–8.
Cannon WB. Bodily Changes in Pain, Hunger, Fear and Rage: An Account of Recent Researches into the Function of Emotional Excitement. New York, London: Appleton 1915.
Caruso IA. Über die Symbollehre als psychosomatischen Beitrag zur Erkenntnistheorie. Z Psychosom Med 1954/1955; 1: 307–11.
Chandwani KD, Ryan JL, Peppone LJ et al. Cancer-Related Stress and Complementary and Al-

ternative Medicine: A Review. Evid Based Complement Alternat Med 2012; 2012: 979213.

Chapuisat M, Oppliger A, Magliano P et al. Wood Ants Use Resin to Protect Themselves Against Pathogens. Proc Biol Sci 2007; 274: 2013–7.

Chomsky N. Current Issues in Linguistic Theory. Jana Linguarum, Series minor. The Hague: Mouton 1964.

Clow A, Fredhoi C. Normalisation of Salivary Cortisol Levels and Self-Report Stress by a Brief Lunchtime Visit to an Art Gallery by London City workers. J Holist Health 2006; 3: 29–32.

Collins RL, Taylor SE, Skokan LA. A Better World or a Shattered Vision? Changes in Life Perspectives Following Victimization. Soc Cogn 1990; 8: 263–85.

Conrad C, Niess H, Jauch KW et al. Overture for Growth Hormone: Requiem for Interleukin-6? Crit Care Med 2007; 35: 2709–13.

Corbin J, Strauss A. Accompaniments of Chronic Illness: Changes in Body, Self, Biography, and Biographical Time. Res Sociol Health Care 1987; 6: 249–81.

Coutinho A. The Self-Nonself Discrimination and the Nature and Acquisition of the Antibody Repertoire. Ann Immunol (Paris) 1980; 131D: 235–53.

Crisan H. Das geistige Echo des präverbalen Daseins. Eine entwicklungspsychologische Skizze. Int J Prenatal and Perinatal Psychology and Medicine 1999; 11: 65–105.

Critchley HD. Neural Mechanisms of Autonomic, Affective, and Cognitive Integration. J Comp Neurol 2005; 493: 154–66.

Crossley ML. Introducing Narrative Psychology: Self, Trauma and the Construction of Meaning. Buckinghamshire: Open University Press 2000.

Dantzer R, O'Connor JC, Freund GG et al. From Inflammation to Sickness and Depression: When the Immune System Subjugates the Brain. Nat Rev Neurosci 2008; 9: 46–56.

Davis MM. Panning for T-cell gold. The Scientist 2004; 18: 28–9.

De Martinis M, Franceschi C, Monti D et al. Inflammation Markers Predicting Frailty and Mortality in the Elderly. Exp Mol Pathol 2006; 80: 219–27.

Dickerson SS, Kemeny ME. Acute Stressors and Cortisol Responses: A Theoretical Integration and Synthesis of Laboratory Research. Psychol Bull 2004; 130: 355–91.

Dimsdale JE, Dantzer R. A biological Substrate for Somatoform Disorders: Importance of Pathophysiology. Psychosom Med 2007; 69: 850–4.

Dinarello CA. Historical Insights into Cytokines. Eur J Immunol 2007; 37 Suppl 1: S34–45.

Dornes M. Der kompetente Säugling. Die präverbale Entwicklung des Menschen. Frankfurt a. M.: Fischer 1993.

Dragoş D, Tănăsescu MD. The Effect of Stress on the Defense Systems. J Med Life 2010; 3: 10–8.

Drożdż S, Oświęcimka P, Kuliga A et al. Quantifying Origin and Character of Long-Range Correlations in Narrative Texts. Inf Sci 2016; 331: 32–44.

Dube SR, Fairweather D, Pearson WS et al. Cumulative Childhood Stress and Autoimmune Diseases in Adults. Psychosom Med 2009; 71: 243–50.

Dunbar PR, Hill J, Neale TJ. Urinary Neopterin Quantification Indicates Altered Cell-Mediated Immunity in Healthy Subjects under Psychological Stress. Aust N Z J Psychiatry 1993; 27: 495–501.

Elenkov IJ, Chrousos GP. Stress, Cytokine Patterns and Susceptibility to Disease. Baillieres Best Pract Res Clin Endocrinol Metab 1999; 13: 583–95.

Elenkov IJ, Wilder RL, Chrousos GP et al. The Sympathetic Nerve--An Integrative Interface Between two Supersystems: The Brain and the Immune System. Pharmacol Rev 2000; 52: 595–638.

Engel GL. The Need for a New Medical Model: A Challenge for Biomedicine. Science 1977; 196: 129–36.

Engel GL. The Clinical Application of the Biopsychosocial Model. Am J Psychiatry 1980; 137: 535–44.

Eno B. In: The Wire 2014; 367: 8.

Esterling BA, L'Abate L, Murray EJ et al. Empirical Foundations for Writing in Prevention and Psychotherapy: Mental and Physical Health Outcomes. Clin Psychol Rev 1999; 19: 79–96.

Esterling BA, Antoni MH, Fletcher MA et al. Emotional Disclosure Through Writing or Speaking Modulates Latent Epstein-Barr Virus Antibody Titers. J Consult Clin Psychol 1994; 62: 130–40.

Fancourt D. An Introduction to the Psychoneuroimmunology of Music: History, Future Collaboration and a Research Agenda. Psychol Music 2016; 44: 168–82.

Fancourt D, Ockelford A, Belai A. The Psychoneuroimmunological Effects of Music: A Systematic Review and a New Model. Brain Behav Immun 2014; 36: 15–26.

Fincher CL, Thornhill R, Murray DR et al. Pathogen Prevalence Predicts Human Cross-Cultural Variability in Individualism/Collectivism. Proc Biol Sci 2008; 275: 1279–85.

Fischer A, Antoniou KM, Brown KK et al. An Official European Respiratory Society/American Thoracic Society Research Statement: Interstitial Pneumonia with Autoimmune Features. Eur Respir J 2015; 46: 976–87.

Fiske J. Television Culture. London: Routledge 1987.

Foerster H v. Entdecken oder Erfinden. Wie läßt sich Verstehen verstehen? In: Gumin H, Meier H (Hg). Einführung in den Konstruktivismus. München: Piper 1992; S. 41–88.

Franceschi C, Bonafè M, Valensin S et al. Inflamm-aging. An Evolutionary Perspective on Immunosenescence. Ann N Y Acad Sci 2000; 908: 244–54.

Frank-Rieser E. »Symbolisierung« als intersubjektive und intrapsychische Dynamik. Forum Psychoanal 2011; 27: 129–38.

Frattaroli J. Experimental Disclosure and its Moderators: A Meta-Analysis. Psychol Bull 2006; 132: 823–65.

Frei H. Die Heringsche Regel und ihre Auswirkung auf die Hierarchie der Symptome. Z Klass Hom 1999; 43: 47–52.

Freud A. Das Ich und die Abwehrmechanismen. Die Schriften der Anna Freud. Band I. München: Kindler 1980.

Freud S (1900). Die Traumdeutung/Über den Traum. GW Bd. II/III, Frankfurt a. M.: S. Fischer.

Freud S (1909). Bemerkungen über einen Fall von Zwangsneurose. GW Bd. VII. Frankfurt a. M.: S. Fischer; S. 379–463.

Freud S (1917). Vorlesungen zur Einführung in die Psychoanalyse. GW Bd. XI. Frankfurt a. M.: S. Fischer.

Freud S. (1927). Die Zukunft einer Illusion. GW Bd. XIV. Frankfurt a. M.: S. Fischer; S. 325–380.

Fricke S. »Jeder Mensch ist Musiker«. Die akustische Welt von Joseph Beuys. DeutschlandRadio 2000.

Fuchs C, Hofkirchner W. The Dialectic of Bottom-Up- and Top-Down-Emergence in Social Systems. tripleC 2005; 3: 28–50.

Fuchs C, Holzner F. Art as a Complex Dynamic System. In: Hofkirchner W (Hrsg). Self-Organization of the Information Society. SSRN: https://ssrn.com/abstract=707144. Letzter Zugriff: 09.05.2017

Fuchs D, Weiss G, Wachter H. Neopterin, Biochemistry and Clinical use as a Marker for Cellular Immune Reactions. Int Arch Allergy Immunol 1993; 101: 1–6.

Furtado M, Katzman MA. Neuroinflammatory Pathways in Anxiety, Posttraumatic Stress, and Obsessive Compulsive Disorders. Psychiatry Res 2015; 229: 37–48.

Ffytche DH. The Neurobiology of Painting. J Neurol Neurosurg Psychiatry 2007; 78: 110.

Geisenberger J. Joseph Beuys und die Musik. Marburg: Tectum 1999.

Giddens A. Entfesselte Welt. Wie die Globalisierung unser Leben verändert. Frankfurt a. M.: Suhrkamp 2001.

Gidron Y, Ronson A. Psychosocial Factors, Biological Mediators, and Cancer Prognosis: A New Look at an Old Story. Curr Opin Oncol 2008; 20: 386–92.

Glaser R, Gotlieb-Stematsky T (Hg). Human Herpesvirus Infections: Clinical Aspects. New York, NY: Marcel Dekker 1982.

Glass L. Synchronization and Rhythmic Processes in Physiology. Nature 2001; 410: 277–84.

Glass L, Mackey MC. From Clocks to Chaos: The Rhythms of Life. Princeton: Princeton University Press 1988.

Goldberger AL, Amaral LAN, Hausdorff JM et al. Fractal Dynamics in Physiology: Alterations with disease and aging. PNAS 2002; 99 suppl 1: 2466–72.

Gonzato G, Mulargia F, Marzocchi W. Practical Application of Fractal Analysis: Problems and Solutions. Geophys J Int 1998; 132: 275–82.

Graevenitz A v. Heilen. In: Szeemann H (Hrsg). Beuysnobiscum. Neuausgabe. Dresden: Verlag der Kunst 1997; S. 185–9.

Groddeck N. Klient-zentrierte Kunsttherapie als kreative Psychotherapie. Gesprächspsychotherapie und Personzentrierte Beratung 2011; 42: 17–26.

Groddeck G. Der Mensch als Symbol. Frankfurt a. M.: Fischer 1989.

Groddeck G. Das Buch vom Es. Frankfurt a. M.: Fischer 1984.

Haberkorn J, Burbaum C, Fritzsche K et al. Day-to-Day Cause-Effect Relations Between Cellular Immune Activity, Fatigue and Mood in a Patient with Prior Breast Cancer and Current Cancer-Related Fatigue and Depression. Psychoneuroendocrinology 2013; 38: 2366–72.

Haesler L. Musik als Übergangsobjekt. Z Psychoanal Theor Prax 1992; 7: 4–15.

Haken H, Schiepek G. Synergetik in der Psychologie. Zweite Auflage. Göttingen: Hogrefe 2010.

Hallam S. The Power of Music: Its Impact on the Intellectual, Social and Personal Development of Children and Young People. Int J Music Educ 2010; 28: 269–89.

Harlan V. Was ist Kunst? Werkstattgespräch mit Beuys. Stuttgart: Urachhaus 1992.

Hart BL. Biological Basis of the Behavior of Sick Animals. Neurosci Biobehav Rev 1988; 12: 123–37.
Hazen RM. Genesis: The Scientific Quest for Life's Origin. Washington DC: Joseph Henry 2005.
Hegel GWF. Vorlesungen über die Ästhetik I. Frankfurt a. M.: Suhrkamp 1832–1845.
An der Heiden U, Roth G, Schwegler H. Die Organisation der Organismen: Selbstherstellung und Selbsterhaltung. Funkt Biol Med 1985; 5: 330–46.
Hess C, Hess-Cabalzar A. Menschenmedizin. Von der Vernunft der Vernetzung. Zürich: Rüffer & Rub 2001.
Hodges DA. Bodily Responses to Music. In: Hallam S, Cross I, Thaut M (Hg). The Oxford Handbook of Music Psychology. Oxford: Oxford University Press 2008; 121–30.
Höfer R. Jugend, Gesundheit und Identität. Studien zum Kohärenzgefühl. Opladen: Leske & Budrich 2000.
Hoffmans C. »Beuys ist ein Leben lang gestorben«. Welt am Sonntag 2006; https://www.welt.de/print-wams/article136674/Beuys-ist-ein-Leben-lang-gestorben.html. Letzter Zugrif: 09.05.2017.
Hoffmeyer J. Molekularbiologie und Genetik in semiotischer Sicht. In: Uexküll Tv, Adler R (Hg). Psychosomatische Medizin. Fünfte Auflage. München: Urban & Schwarzenberg 1996; S. 53–62.
Hofkirchner W. Projekt Eine Welt. Oder Kognition Kommunikation Kooperation. Versuch über die Selbstorganisation der Informationsgesellschaft. Münster: LitVerlag 2002.
Holzhey M. Im Labor des Zeichners – Joseph Beuys und die Naturwissenschaft. Berlin: Dietrich Reimer Verlag 2009.
Horn AB, Mehl MR, große Deters F. Expressives Schreiben und Immunaktivität – gesundheitsfördernde Aspekte der Selbstöffnung. In: Schubert C (Hg). Psychoneuroimmunologie und Psychotherapie. Zweite Auflage. Stuttgart, New York: Schattauer 2015; S. 245–64.
Hossein-zadeh I. The Political Economy of U. S. Militarism. New York: Palgrave Macmillan 2006.
House JS, Landis KR, Umberson D. Social Relationships and Health. Science 1988; 241: 541–5.
Hügli A, Lübcke P. System. In: Philosophielexikon. Reinbek: Rowohlt 1991.
Huber E, Lauterbach K. Gesundheit: Ware oder öffentliches Gut? Osnabrücker Friedensgespräche 2005. In: Kulturelle Vielfalt – Grenzen der Toleranz? Osnabrücker Jahrbuch Frieden und Wissenschaft 13/2006. http://www.ofg.uni-osnabrueck.de/jahrbuch-pdf/2006/JB2006_Huber_Lauterbach.pdf. Letzter Zugrif: 09.05.2017. Göttingen: V&R unipress mit Universitätsverlag Osnabrück 2006.
Hurrelmann K. Einführung in die Sozialisationstheorie. Über den Zusammenhang von Sozialstruktur und Persönlichkeit. Weinheim: Beltz 1986.
Ioannidis JP. Why Most Published Research Findings are False. PLoS Med 2005; 2: e124.
Janke W, Debus G. Die Eigenschaftswörterliste. Göttingen: Hogrefe 1978.
Jänig W. Autonomic Nervous System. In: Schmidt RF, Thews G (Hg). Human Physiology. Berlin, Heidelberg, New York: Springer 1989; S. 333–70.
Jerne NK. The Generative Grammar of the Immune System. Science 1985; 229: 1057–9.
Jung CG. Synchronizität als ein Prinzip akausaler Zusammenhänge. In: Jung CG, Pauli W. Naturerklärung und Psyche. Zürich: Rascher 1952.
Jung CG. Gesammelte Werke. Solothurn, Düsseldorf: Walter 1995.
Juslin PN, Sloboda J (Hg). Handbook of Music and Emotion: Theory, Research, Applications. Oxford: Oxford University Press 2011.
Kantor ED, Rehm CD, Haas JS et al. Trends in Prescription Drug Use Among Adults in the United States From 1999–2012. JAMA 2015; 314: 1818–31.
Keller-Wood ME, Dallman MF. Corticosteroid Inhibition of ACTH Secretion. Endocr Rev 1984; 5: 1–24.
Kelley KW. From Hormones to Immunity: The Physiology of Immunology. Brain Behav Immun 2004; 18: 95–113.
Keupp H. Von der Re-Sozialisierung von Normalität und Abweichung: eine persönliche Rückschau auf das biopsychosoziale Modell. Resonanzen 2013; 1: 47–64. Kickbusch I. Die Gesundheitsgesellschaft. Gamburg: Verlag für Gesundheitsförderung 2005.
Kipphoff P. Hinter dem Knochen wird gezählt. ZEIT ONLINE 1991; http://www.zeit.de/1991/50/hinter-dem-knochen-wird-gezaehlt. Letzter Zugriff: 09.05.2017.
Klaes-Rauch G. Krankheit als Symbol – Georg Groddecks Auffassung der Interdependenz zwischen Psyche, Geist und Körper. In: Junglas J (Hg). Kranke Körper zum Seelentherapeut! Körperlich Kranke in Psychotherapie, Psychosomatik und Psychiatrie. Band 8. Berlin: Deutscher Psychologen Verlag 2011; S. 36–53.
Knappe S. Das Unbewusste und der Klang. Psychoanalyse und experimentelle Geräuschmusik. Diplomarbeit. Studiengang Psychologie. Universität Bremen 2004.

Koelsch S, Fuermetz J, Sack U et al. Effects of Music Listening on Cortisol Levels and Propofol Consumption during Spinal Anesthesia. Front Psychol 2011; 2: 58.

Koepplin D. Ein Plan von Joseph Beuys auf den Tisch gezeichnet. In: Ausstellungskatalog Sammlung Speck. Köln: Museum Ludwig 1996.

Koschwanez HE, Kerse N, Darragh M et al. Expressive Writing and Wound Healing in Older Adults: A Randomized Controlled Trial. Psychosom Med 2013; 75: 581–90.

Konlaan BB, Bygren LO, Johansson S-E. Visiting the Cinema, Concerts, Museums or Art Exhibitions as Determinant of Survival: A Swedish Fourteen-Year Cohort Follow-Up. Scan J Public Health 2000; 28: 174–8.

Kort P. Joseph Beuys. Arena. Der Weg nach innen. In: Cooke L, Kelly K (Hg). Joseph Beuys. Arena. Wo ich hingekommen wäre, wenn ich intelligent gewesen wäre! Ostfildern: Cantz 1994; S. 18–33.

Koyama M, Wachi M, Utsuyama M et al. Recreational Music-Making Modulates Immunological Responses and Mood States in Older Adults. J Med Dent Sci 2009; 56: 79–90.

Kramer M. Klang & Skulptur. Der musikalische Aspekt im Werk von Joseph Beuys. Darmstadt: Jürgen Häusser 1995.

Krens I. The First Relationship. Int J Prenatal and Perinatal Psychology and Medicine 2001; 13: 9–30.

Kröger M. »Make the Secrets Productive«. Reden mit Schweigen im Werk von Joseph Beuys. Kritische Berichte 2002; 2: 62–74.

Krohn W, Küppers G (Hg). Emergenz: Die Entstehung von Ordnung, Organisation und Bedeutung. Zweite Auflage. Frankfurt a. M.: Suhrkamp 1992.

Lai HL, Liao KW, Huang CY et al. Effects of Music on Immunity and Physiological Responses in Healthcare Workers: a Randomized Controlled Trial. Stress Health 2013; 29: 91–8.

Lambertz M, Vandenhouten R, Grebe R et al. Phase Transitions in The Common Brainstem and Related Systems Investigated by Nonstationary Time Series Analysis. J Auton Nerv Syst 2000; 78: 141–57.

Lamb DH. On the Distinction Between Physical and Psychological Stressors. A Review of the Evidence. Motiv Emot 1979; 3: 51–61.

Lange B. Soziale Plastik. In: Butin H (Hrsg). DuMonts Begriffslexikon zur zeitgenössischen Kunst. Köln: DuMont 2002; S. 276–9.

Langer SK. Philosophy in a New Key: A Study in the Symbolism of Reason, Rite, and Art. Cambridge, Mass: Harvard University Press 1942.

Lawson LM, Williams P, Glennon C et al. Effect of Art Making on Cancer-Related Symptoms of Blood and Marrow Transplantation Recipients. Oncol Nurs Forum 2012; 39: E353–60.

Leardi S, Pietroletti R, Angeloni G et al. Randomized Clinical Trial Examining the Effect of Music Therapy in Stress Response to Day Surgery. Br J Surg 2007; 94: 943–7.

Leikert S. Der Orpheusmythos und die Symbolisierung des primären Verlusts: Genetische und linguistische Aspekte der Musikerfahrung. Psyche 2001; 55: 1287–306.

Leserman J. Role of Depression, Stress, and Trauma in HIV Disease Progression. Psychosom Med 2008; 70: 539–45.

Lopresti AL, Hood SD, Drummond PD. A Review of Lifestyle Factors that Contribute to Important Pathways Associated with Major Depression: Diet, Sleep and Exercise. J Affect Disord 2013; 148: 12–27.

Lorenzer A. Szenisches Verstehen. Zur Erkenntnis des Unbewußten. Psyche 1983; 37: 97–115.

Lončar-Vujnović M. Stream Of Consciousness Technique and Modern Novel: Psychological and Methodological Perspectives on Language Learning. IOSR-JRME 2013; 2: 69–76.

Lütge M. Wachstum der Gestalttherapie und Jesu Saat im Acker der Welt. Psychotherapie als Selbsthilfe. Frankfurt: Lang 1997.

Mätzler R. Zur unbewussten Tiefengrammatik von Musik und Traum. Werkblatt 2001; 46: 79–109.

Maiello S. Das Klangobjekt. Über den pränatalen Ursprung auditiver Gedächtnisspuren. Psyche 1999; 53: 137–57.

Mandelbrot BB. Les objets fractals: forme, hasard et dimension. Paris: Flammarion 1975.

Mandelbrot BB. The Fractal Geometry of Nature. New York: WH Freeman 1977.

Mandelbrot BB, Hudson RL. Fraktale und Finanzen: Märkte zwischen Risiko, Rendite und Ruin. München: Piper 2005.

Mann T. Die Entstehung des Doktor Faustus. Frankfurt a. M.: Suhrkamp 1949.

Marcuse H. Nachgelassene Schriften. Bd 2: Kunst und Befreiung. Lüneburg: Zu Klampen 2000.

Marks-Tarlow T. Fractal Dynamics of the Psyche. In: Goertzel B, Combs A (Hg). Dynamical Psychology: An International, Interdisciplinary E-Journal of Complex Mental Affairs 2002. http://www.

goertzel.org/dynapsyc/2002/FractalPsyche.htm. Letzter Zugriff: 09.05.2017.
Marx K. Ökonomisch-philosophische Manuskripte. 1844.
McClary AR, Meyer E, Weitzman EL. Observations on the Role of the Mechanism of Depression in Some Patients with Disseminated Lupus Erythematosus. Psychosom Med. 1955; 17: 311–21.
Meehl PE, Sellars W. The Concept of Emergence. In: Feigl H, Scriven M (Hg). Minnesota Studies in the Philosophy of Science, Volume I: The Foundations of Science and the Concepts of Psychology and Psychoanalysis. University of Minnesota Press 1956; S. 239–52.
Mertens W. Einführung in die psychoanalytische Therapie. Dritte Auflage. Stuttgart: Kohlhammer 2000.
Metalnikov S, Chorine V. Rôle des réflexes conditionelles dans l'immunité. Annales de l'Institute Pasteur 1926; 40: 893–900.
Meyer F. Sichtbare Skulptur – Unsichtbare Skulptur. Der Energieplan von Joseph Beuys. In: FIU Kassel (Hg). Die unsichtbare Skulptur. Zum erweiterten Kunstbegriff von Joseph Beuys. Kassel 1989.
Miller GE, Cohen S. Psychological Interventions and The Immune System: A Meta-Analytic Review and Critique. Health Psychol 2001; 20: 47–63.
Mitscherlich A. Krankheit als Konflikt. Studien zur psychosomatischen Medizin. Frankfurt a. M.: Suhrkamp 1966.
Mühlegger E. Gedanken, die das Leben schrieb. Reith i. A.: Edition Tirol 2000.
Murr C, Widner B, Wirleitner B, Fuchs D. Neopterin as a Marker for Immune System Activation. Curr Drug Metab 2002; 3: 175–87.
Muscatell KA, Moieni M, Inagaki TK et al. Exposure to an Inflammatory Challenge Enhances Neural Sensitivity to Negative and Positive Social Feedback. Brain Behav Immun 2016; 57: 21–9.
Musselmann B, Szecsenyi J, Joos S. Komplementärmedizin in der Praxis – der diagnostischtherapeutische Prozess aus Sicht von Hausärzten: Eine qualitative Studie. Forsch Komplementmed 2009; 16: 392–9.
Nance DM, Sanders VM. Autonomic Innervation and Regulation of the Immune System (1987–2007). Brain Behav Immun 2007; 21: 736–45.
Naugler WE, Karin M. The Wolf in Sheep's Clothing: The Role of Interleukin-6 in Immunity, Inflammation and Cancer. Trends Mol Med 2008; 14: 109–19.
Neuhaus EM, Zhang W, Gelis L et al. Activation of an Olfactory Receptor Inhibits Proliferation of Prostate Cancer Cells. J Biol Chem 2009; 284: 16218–25.
Nitzschke B. Frühe Formen des Dialogs. Musikalisches Erleben – Psychoanalytische Reflexion. In: Oberhoff B (Hg). Psychoanalyse und Musik: Eine Bestandsaufnahme. Gießen: Psychosozial-Verlag 2002; S. 307–32.
Nusslock R, Miller GE. Early-Life Adversity and Physical and Emotional Health Across the Lifespan: A Neuroimmune Network Hypothesis. Biol Psychiatry 2016; 80: 23–32.
Oberhoff B (Hg). Das Unbewusste in der Musik. Gießen: Psychosozial-Verlag 2002.
O'Cleirigh C, Ironson G, Fletcher MA et al. Written Emotional Disclosure and Processing of Trauma are Associated with Protected Health Status and Immunity in People Living with HIV/AIDS. Br J Health Psychol 2008; 13(Pt 1): 81–4.
Okada K, Kurita A, Takase B et al. Effects of Music Therapy on Autonomic Nervous System Activity, Incidence of Heart Failure Events, and Plasma Cytokine and Catecholamine Levels in Elderly Patients with Cerebrovascular Disease and Dementia. Int Heart J 2009; 50: 95–110.
Ott M, Singer M, Hannemann J, Bliem HR et al. Wird mit onkologischen Erkrankungen vor dem Hintergrund psychoneuroimmunologischer Erkenntnisse aktuell angemessen umgegangen? Dtsch Z Onkol 2016; 48: 144–51.
Otto R, Mackay IR. Psycho-Social and Emotional Disturbance in Systemic Lupus Erythematosus. Med J Aust. 1967; 2: 488–93.
Pauls H. Das biopsychosoziale Modell – Herkunft und Aktualität Resonanzen. E-Journal für Biopsychosoziale Dialoge in Psychotherapie, Supervision und Beratung 2013; 1: 15–31.
Pavlov IP. Lectures on Conditioned Reflexes. London: Allen and Unwin 1928.
Peitgen H-O, Richter PH. The Beauty of Fractals. Heidelberg: Springer 1986.
Pennebaker JW, Beall SK. Confronting a Traumatic Event: Toward an Understanding of Inhibition and Disease. J Abnorm Psychol 1986; 95: 274–81.
Pennebaker JW, Chung CK. Expressive Writing Emotional Upheavals and Health. In: Friedman H, Silver R (Hg). Handbook of Health Psychology. New York: Oxford University Press 2007; S. 263–84.
Peretz I, Zatorre RJ (Hg). The Cognitive Neuroscience of Music. Oxford: Oxford University Press 2003.
Petrie KJ, Booth RJ, Pennebaker JW et al. Disclosure of Trauma and Immune Response to a Hepatitis

B Vaccination Program. J Consult Clin Psychol 1995; 63: 787–92.

Petrie KJ, Fontanilla I, Thomas MG et al. Effect of Written Emotional Expression on Immune Function in Patients with Human Immunodeficiency Virus Infection: A Randomized Trial. Psychosom Med 2004; 66: 272–5.

Pindl M. Krebspatienten und ihre Suche nach Identität. Uro-News 2015; 19: 38.

Pinker S. How the Mind Works. London: Penguin 1999.

Porcaro J. Instructional DVD for Drums [Film]; 2012. Hal Leonard. Previously released in VHS; 1986.

Proust M. Auf der Suche nach der verlorenen Zeit. Frankfurt a. M.: Suhrkamp 2003.

Prusinkiewicz P, Lindenmayer A. The Algorithmic Beauty of Plants. New York: Springer Verlag 1990.

Quiroga Murcia C, Kreutz G, Bongard S. Endokrine und immunologische Wirkungen von Musik. In: Schubert C (Hg). Psychoneuroimmunologie und Psychotherapie. Zweite Auflage. Stuttgart: Schattauer 2015; S. 285–300.

Räsänen E, Pulkkinen O, Virtanen T et al. Fluctuations of Hi-Hat Timing and Dynamics in a Virtuoso Drum Track of a Popular Music Recording. PLoS One 2015; 10: e0127902.

Radons G. Fraktale. Heidelberg: Spektrum Akademischer Verlag 1998 http://www.spektrum.de/lexikon/physik/fraktale/5252. Letzter Zugriff: 09.05.2017.

Raison CL, Miller AH. When not Enough is Too Much: The Role of Insufficient Glucocorticoid Signaling in the Pathophysiology of Stress-Related Disorders. Am J Psychiatry 2003; 160: 1554–65.

Reiber H. Die Komplexität biologischer Gestalt als zeitunabhängiges Konstrukt im Zustands-Raum. Zum naturwissenschaftlichen Umgang mit Qualitäten. In: Zeilinger D (Hg). VorSchein, Jahrbuch der Ernst-Bloch-Assoziation. Nürnberg: Antogo Verlag 2007; 39–61.

Reithmann M. Beuys und die Sprache. In: Joseph Beuys Tagung Basel, Basel 1991.

Remmele B. Das Maschinenparadigma im Umbruch der Logiken. In: Wenzel U, Bretzinger B, Holz K (Hg). Subjekte und Gesellschaft. Zur Konstitution von Sozialität. Weilerswist: Velbrück Wissenschafts-Verlag 2003; S. 259–76.

Reuster T. Victor von Weizsäckers Rezeption der Psychoanalyse. Stuttgart: Frommann-Holzboog 1990.

Reynolds F, Prior S. The Role of Art-Making in Identity Maintenance: Case Studies of People Living with Cancer. Eur J Cancer Care (Engl) 2006; 15: 333–41.

Ribi A. Neurose – an der Grenze zwischen krank und gesund. Berlin, Heidelberg: Springer 2011; S. 377–84.

Riemann F. Grundformen der Angst. Eine tiefenpsychologische Studie. München: Reinhardt 2009.

Rivier C, Rivest S. Effect of Stress on the Activity of the Hypothalamic-Pituitary-Gonadal Axis: Peripheral and Central Mechanisms. Biol Reprod 1991; 45: 523–32.

Rivkin ID, Gustafson J, Weingarten I et al. The Effects of Expressive Writing on Adjustment to HIV. AIDS Behav 2006; 10: 13–26.

Rosenthal R. Meta-Analysis: A Review. Psychosom Med 1991; 53: 247–71.

Ruiz-Núñez B, Pruimboom L, Dijck-Brouwer DA et al. Lifestyle and Nutritional Imbalances Associated with Western Diseases: Causes and Consequences of Chronic Systemic Low-Grade Inflammation in an Evolutionary Context. J Nutr Biochem 2013; 24: 1183–201.

Ryan GL, Mengeling MA, Summers KM et al. Hysterectomy Risk in Premenopausal-Aged Military Veterans: Associations with Sexual Assault and Gynecologic Symptoms. Am J Obstet Gynecol 2016; 214: 352.e1–352.e13.

Schaller M. The Behavioural Immune System and the Psychology of Human Sociality. Philos Trans R Soc Lond B Biol Sci 2011; 366: 3418–26.

Schaller M, Miller GE, Gervais WM et al. Mere Visual Perception of Other People's Disease Symptoms Facilitates a More Aggressive Immune Response. Psychol Sci 2010; 21: 649–52.

Schaller M, Murray DR. Pathogens, Personality, and Culture: Disease Prevalence Predicts Worldwide Variability in Sociosexuality, Extraversion, and Openness to Experience. J Pers Soc Psychol 2008; 95: 212–21.

Schata P. Das Oevre des Joseph Beuys. Ein individueller Ansatz zu universeller Neugestaltung. In: Harlan V, Rappmann R, Schata P (Hg). Soziale Plastik. Materialien zu Beuys. Dritte Auflage. Achberg: Achberger Verlag 1984; 96.

Schiepek G, Strunk G. The Identification of Critical Fluctuations and Phase Transitions in Short Term and Coarse-Grained Time Series – A Method for the Real-Time Monitoring of Human Change Processes. Biol Cybern 2010; 102: 197–207.

Schmidt E. Die Soziale Plastik beginnt beim Hören. Auszüge einer Rede zum Beuys-Kongress 2000 Von Johannes Stüttgen. die Drei 2001; 2: 24–32.

Scholl M. Soziale Plastik. 48 Stunden Neukölln. In: Kagan S, Brocchi D (Hg). Cultura21 eBooks Reihe zur Kultur und Nachhaltigkeit. Band 5. 2012; S. 1–159.

Schroeder M. Fractals, Chaos, Power Laws. New York: WH Freeman 1991.

Schubert C. Ein Blick durch die biopsychosoziale Brille. Warum Immunologie und Psychotraumatologie immer näher zusammenrücken. Jung-Journal 2016; 36: 29–35.

Schubert C. Soziopsychoneuroimmunologie – Integration von Dynamik und subjektiver Bedeutung in die PNI. In: Schubert C (Hg). Psychoneuroimmunologie und Psychotherapie. Zweite Auflage. Stuttgart: Schattauer 2015; S. 374–405.

Schubert C. Psychoneuroimmunologische Forschung im Kontext biochemischer Erkenntnisfortschritte: Paradigmatische Grenzen. Z Psychosom Med Psychoanal 1998; 44: 1–20.

Schubert C, Amberger M. Was uns krank macht – Was uns heilt. Aufbruch in eine neue Medizin. Munderfing: Fischer & Gann 2016.

Schubert C, Exenberger S, Aas B et al. Psychoneuroimmunologische Langzeitfolgen frühkindlicher Traumatisierung und Stresserfahrungen. In: Egle UT, Joraschky P, Lampe A et al. (Hg). Sexueller Missbrauch, Misshandlung, Vernachlässigung. Erkennung, Therapie und Prävention der Folgen früher Stresserfahrungen. Stuttgart: Schattauer 2015b; S. 439–57.

Schubert C, Fuchs D, Lambertz M et al. Psychoneuroimmunologie. In: Haken H, Schiepek G (Hg). Synergetik in der Psychologie. Göttingen: Hogrefe 2006a; S. 221–43.

Schubert C, Geser W, Noisternig B et al. Stress System Dynamics During »Life as it is Lived«: An Integrative Single-Case Study on a Healthy Woman. PLoS ONE 2012; 7: e29415.

Schubert C, Geser W, Noisternig B et al. Stressful Life Events and Skin Diseases: An Additional Perspective From Research on Psychosomatic Dynamics in Systemic Lupus Erythematosus. Psychother Psychosom 2002; 71: 123–4.

Schubert C, Haberkorn J, Ocaña-Peinado FM et al. Cause-Effect Relations Between 55 kD Soluble TNF Receptor Concentrations and Specific and Inspecific Symptoms in a Patient with Mild SLE Disease Activity: An Exploratory Time Series Analysis Study. BMC Res Notes 2015a; 8: 465. Erratum in: BMC Res Notes 2017; 10: 100.

Schubert C, Lampe A, Geser W et al. Daily Psychosocial Stressors and Cyclic Response Patterns in Urine Cortisol and Neopterin in a Patient with Systemic Lupus Erythematosus. Psychoneuroendocrinology 2003; 28: 459–73.

Schubert C, Lampe A, Rumpold G et al. Daily Psychosocial Stressors Interfere with the Dynamics of Urine Neopterin in a Patient with Systemic Lupus Erythematosus: An Integrative Single-Case Study. Psychosom Med 1999; 61: 876–82.

Schubert C, Neises M, Fritzsche K et al. Preliminary Evidence on the Direction of Effects Between Day-to-Day Changes in Cellular Immune Activation, Fatigue and Mood in a Patient with Prior Breast Cancer: A time-Series Analysis Approach. Pteridines 2007; 18: 139–47.

Schubert C, Noisternig B, Fuchs D et al. Multifaceted Effects of Positive Incidents on Urine Cortisol and Urine Neopterin Dynamics in a Patient with Systemic Lupus Erythematosus. Stress Health 2006b; 22: 215–27.

Schubert C, Schiepek G. Psychoneuroimmunologie und Psychotherapie: Psychosozial induzierte Veränderungen der dynamischen Komplexität von Immunprozessen bei einer Patientin mit systemischem Lupus erythematodes. In: Schiepek G (Hg). Neurobiologie der Psychotherapie. Stuttgart: Schattauer 2003; S. 485–508.

Schubert C, Zänker KS, Schüßler G. Psychoneuroimmunologie. In: Köhle K, Wolfgang H, Joraschky P, Kruse J, Langewitz W, Söllner W (Hg). Uexküll, Psychosomatische Medizin. Achte Auflage. München: Elsevier 2016; S. 65–75.

Schweikle G, Schweikle I (Hg). Metzler Literatur Lexikon: Begriffe und Definitionen. Zweite Auflage. Stuttgart: Metzler 1990.

Sebeok TA. Neglected Figures in the History of Semiotics Inquiry: Jacob v Uexküll. In: Sebeok TA (Hg). The Sign and its Masters. Austin, London: University of Texas Press 1978.

Sepp N, Greil R, König P. Lupus Erythematodes. ÖÄZ 1994; 12: 23–30.

Sernetz M. Fraktale biologische Strukturen: Chaos und Ordnung im Organismus. In: Justus Liebig-Gesellschaft zu Gießen eV (Hg). Berichte der Justus Liebig-Gesellschaft Bd. 5, Gießen 2001; S. 143–58.

Singer M, Schubert C. Achtsamkeitsbasierte Verfahren im Lichte psychoneuroimmunologischer Erkenntnisse. ÄP 2016; 11: 93–8.

Shaughnessy J, Zechmeister EB, Zechmeister JS. Research Methods in Psychology. Zehnte Auflage. New York: McGraw-Hill Education 2014.

Smith EM, Blalock JE. Human Lymphocyte Production of Corticotropin and Endorphin-Like Substances: Association with Leukocyte Interferon. Proc Natl Acad Sci U S A. 1981; 78: 7530–4.

Solomon GF. Whither Psychoneuroimmunology? A New Era of Immunology, of Psychosomatic Medicine, and of Neuroscience. Brain Behav Immun 1993; 7: 352–66.

Spinner KH. Kreatives Schreiben. Praxis Deutsch Heft 1993; 119: 17–23.

Spintge R, Droh R. Musik-Medizin. Physiologische Grundlagen und praktische Anwendungen. Stuttgart: Fischer 1992.

Stava O, Pirk S, Kratt J et al. Inverse procedural modelling of trees. Comp Graph Forum 2014; 33: 118–31. https://dx.doi.org/10.1111/cgf.12282. Letzter Zugriff: 09.05.2017.

Stefano GB, Zhu W, Cadet P et al. Music Alters Constitutively Expressed Opiate and Cytokine Processes in Listeners. Med Sci Monit 2004; 10: MS18–27.

Stein P. Forschungsdesigns für die quantitative Sozialforschung. In: Baur N, Blasius J (Hg). Handbuch Methoden der empirischen Sozialforschung. Wiesbaden: Springer VS 2014; S. 135–51.

Sternberg EM. Neural Regulation of Innate Immunity: A Coordinated Nonspecific Host Response to Pathogens. Nat Rev Immunol 2006; 6: 318–28.

Stige B. Health Musicking: A Perspective on Music and Health as Action and Performance. In: MacDonald R, Kreutz G, Mitchell L (Hg). Music, Health, and Wellbeing. Oxford: Oxford University Press 2012; S. 183–95.

Stockhorst U. Konditionierung des Immunsystems. In: Schubert C (Hg). Psychoneuroimmunologie und Psychotherapie. Zweite Auflage. Stuttgart: Schattauer 2015; S. 201–44.

Stuckey HL, Nobel J. The Connection Between Art, Healing, and Public Health: A Review of Current Literature. Am J Public Health 2010; 100: 254–63.

Sturzu A, Echner H, Klose U et al. A Novel Lily-of-the-Valley Fragrance Contrast Agent for Magnetic Resonance and Fluorescence Imaging of Prostate Cancer Cells. Curr Pharm Biotechnol 2012; 13: 373–7.

Tenbrink D. Musik, primäre Kreativität und die Erfahrungsbildung im Bereich der Beziehung zu subjektiven Objekten. In: Oberhoff (Hg). Das Unbewusste in der Musik. Gießen: Psychosozial-Verlag 2002; S. 9–36.

Tenbrink D. Musik als Möglichkeit zum Ausdruck und zur Transformation präverbaler Erlebnismuster. Z f Individualpsychol 2000; 25: 243–54.

Thews G. Anatomie, Physiologie, Pathophysiologie des Menschen. Stuttgart: Wissenschaftliche Verlags-Gesellschaft 2007.

Tracey KJ. The inflammatory reflex. Nature 2002; 420: 853–9.

Tröndle M, Tschacher W. The Physiology of Phenomenology: The Effects of Artworks. Empirical Studies of the Arts 2012; 30: 75–113.

Tschacher W, Greenwood S, Kirchberg V et al. Physiological Correlates of Aesthetic Perception of Artworks in a Museum. Psychol Aesthet Creat Arts 2012; 6: 96–103.

Tschacher W, Munt M. Das Selbst als Attraktor: das psychologische Selbst aus systemtheoretischer und achtsamkeitsbasierter Sicht. Psychotherapie in Psychiatrie, Psychotherapeutischer Medizin und Klinischer Psychologie 2013; 18: 18–37.

Tsigos C, Chrousos GP. Hypothalamic-Pituitary-Adrenal Axis, Neuroendocrine Factors and Stress. J Psychosom Res 2002; 53: 865–71.

Turner JR. Cardiovascular Reactivity and Stress. Patterns of Physiological Response. New York: Springer 1994.

Uexküll T v, Köhle K. Funktionelle Syndrome. In: Adler RH, Herrmann JM, Köhle K et al. (Hg). Psychosomatische Medizin. Fünfte Auflage. München: Urban & Schwarzenberg 1996; 655–69.

Uexküll T v, Wesiack W. Wissenschaftstheorie: ein bio-psycho-soziales Modell. In: Adler RH, Herrmann JM, Köhle K, Schonecke OW, Uexküll T v, Wesiack W (Hg). Psychosomatische Medizin. Fünfte Auflage. München: Urban & Schwarzenberg 1996; S. 13–52.

Ulrich-Lai YM, Herman JP. Neural Regulation of Endocrine and Autonomic Stress Responses. Nat Rev Neurosci 2009; 10: 397–409.

Van Eck MM, Nicolson NA, Berkhof H, Sulon J. Individual Differences in Cortisol Responses to a Laboratory Speech Task and Their Relationship to Responses to Stressful Daily Events. Biol Psychol 1996; 43: 69–84.

Van Houdenhove B, Van Den Eede F, Luyten P. Does Hypothalamic-Pituitary-Adrenal Axis Hypofunction in Chronic Fatigue Syndrome Reflect a ›Crash‹ in the Stress System? Med Hypotheses 2009; 72: 701–5.

Vinnai G. Die Austreibung der Kritik aus der Wissenschaft. Frankfurt a. M., New York: Campus 1993.

Waberer K v. Interview mit Joseph Beuys. In: Kat. Hannover 1990; 209.

Walsh DM. Organisms as Natural Purposes: The Contemporary Evolutionary Perspective. Stud Hist Philos Biol Biomed Sci 2006; 37: 771–91.

Walsh SM, Radcliffe RS, Castillo LC et al. A Pilot Study to Test the Effects of Art-Making Classes

for Family Caregivers of Patients with Cancer. Oncol Nurs Forum 2007; 34: 38.
Weinelt H. Symbole. Universalsprache der Menschheit. Abenteuer Philosophie 2011; 123: 22–7.
Weinman J, Ebrecht M, Scott S et al. Enhanced Wound Healing After Emotional Disclosure Intervention. Br J Health Psychol 2008; 13: 95–102.
Wesiack W. Wahrnehmen – Deuten – Erkennen. Wissenschaftstheoretische, psychoanalytische und anthropologische Anmerkungen zum Erkenntnisprozeß. Psyche 1973; 27: 289–308.
Williams E. In: Block R (Hg). 1962 Wiesbaden Fluxus 1982. Eine kleine Geschichte von Fluxus in drei Teilen, Harlekin Art, Wiesbaden. Berliner Künstlerprogramm des DAAD, Berlin 1983; 81–83. http://www.kunstwissen.de/fach/f-kuns/b_postm/pm01.htm. Letzter Zugrif: 09.05.2017.
Williams R. Marxism and Literature. Oxford: Oxford University Press 1977.
Williams R. The Long Revolution. London: Chatto & Windus 1961.
Winnicki C. Komplementärmedizin nach 20 Jahren Erfahrung. Schweiz Ärztezeitung 2011; 92: 6.
Winnicott DW. Von der Kinderheilkunde zur Psychoanalyse. Frankfurt a. M.: Fischer 1983.
Winnicott DW. Playing and Reality. London: Penguin 1971.
Wulz M. The material memory of history: Edgar Zilsel's Epistemology of Historiography. Stud East Eur Thought 2012; 64: 91–105.
Wybran J, Appelboom T, Famaey JP et al. Suggestive Evidence for Receptors for Morphine and Methionine-Enkephalin on Normal Human Blood T Lymphocytes. J Immunol 1979; 123: 1068–70.
Zanca RM, Braren SH, Maloney B et al. Environmental Enrichment Increases Glucocorticoid Receptors and Decreases GluA2 and Protein Kinase M Zeta (PKMζ) Trafficking During Chronic Stress: A Protective Mechanism? Front Behav Neurosci 2015; 9: 303.
Zepf S. Einige Notizen zu Freuds Konversionskonzept. ZPTP 2014; 29: 146–65.
Zilsel E. Die sozialen Ursprünge der neuzeitlichen Wissenschaft. Frankfurt: Suhrkamp 1976.
Zorrilla EP, Luborsky L, McKay JR et al. The Relationship of Depression and Stressors to Immunological Assays: A meta-Analytic Review. Brain Behav Immun 2001; 15: 199–226.

III Sinn und Ursprung

9 Was verbindet uns mit dem Höhlenmenschen?

Humanethologische Anmerkungen zur Kunst[54]

Christa Sütterlin

9.1 Schon immer Kunst? Schon immer Bildung?

Der Umgang mit selbst erzeugten Gebilden, die in unverwechselbarer und nicht unmittelbar zweckgebundener Weise Bezug nehmen auf die Welt, in der wir leben, gehört zu den ältesten und grundlegendsten Verhaltensweisen des Menschen. Wie kommt es, dass etwas, das keinen unmittelbaren Zweck hat, für uns so ungeheuer wertvoll ist? Warum erzielen Kunstwerke auf Auktionen Millionenwerte? Über die Ursprünge dieses Tatendrangs können wir nur spekulieren. Anzunehmen ist, dass die Möglichkeit der zeitüberdauernden Kommunikation mit den Mitmenschen und – vor allem am Anfang künstlerischer Schöpfungen – besonders auch mit dem Übersinnlichen (im Sinne des Kultes) wesentliche Triebfedern waren. Für den frühen Menschen muss sehr wichtig gewesen sein, nicht nur zu erzählen und mitzuteilen, sondern auch zu schmücken, zu beeindrucken, vielleicht auch ein- und umzustimmen.

In gewisser Weise lässt sich von hier der Bogen weit spannen zur Kunsterziehung unserer Zeit. Kunst (Gestaltung und Musik) ist immer noch fester Bestandteil des Bildungskanons. Kunst soll dabei nach wie vor Werte vermitteln. Diese Wertevermittlung wird als kognitive Bereicherung oder Herausforderung verstanden und als etwas, was Tradition darstellt, Gemeinsinn und soziale Identität schafft, z. B. im gemeinsamen Märchenschatz oder indem wir ein Bewusstsein vermittelt bekommen, ein Volk von Dichtern und Denkern zu sein. Dieselben Mechanismen lassen Kunst aber auch potenziell zum Träger von Indoktrination werden. So oder so geht es letztlich um Werte, die mit der kognitiven, emotionalen und weltanschaulichen Bewältigung von Wirklichkeit zu tun haben.

> Die Kunst besitzt den unbestreitbaren Vorzug, dass sie einen angestrebten Zustand, wie z. B. eine bessere Ordnung, eine andere Welt, im Vorgriff oder als Alternative zum Hier und Gegenwärtigen darzustellen vermag.

Das Soll wird ein künstlerisches bzw. künstliches Ist. In der Kunst symbolisiert sich etwas Verborgenes, in ihr wird eine noch ausste-

54 Dank an Philipp Martius für Diskussionsbeiträge.

hende Verwandlung immer schon vollzogen. Hier finden sich große Schnittmengen zu den Erfahrungen der Kunsttherapie, insbesondere mit psychisch Kranken mit ihren eigenen Lebens- und Erlebenswelten (Spreti 2012).

9.2 Hübsch oder hässlich? Schönheit oder Irritation!

Es scheint ein Auftrag der Kunst zu sein, eine sinnlich-anschauliche Vermittlung von Stoff und Wissen zu leisten. Kunst lehrt Sehen, Hören, Fühlen. Kunst schult die Sinne. Tatsächlich lässt sich sagen, dass Kunst vom Anfang ihres Erscheinens an nicht nur den sich selbst tragenden Wert der Schönheit und des Schmückens vermittelt, sondern darüber hinaus im Dienst einer Deutung von Wirklichkeit steht. Denn das unterscheidet sie ja von der Realität: Sie ist nicht mit dieser identisch, sondern nimmt auf diese Bezug, indem sie auswählt, zuspitzt, verfremdet und repräsentiert. Kunst wirkt durch das, was sie zeigt und was sie weglässt.

Dabei war in der Antike die »Mimesis« als Nachahmung von Wirklichkeit die viel gelobte Aufgabe und Bestimmung der Kunst. Das »Schöne« zu erkennen, sollte helfen, die dahinterstehenden »Ideen« (als ewige »Urbilder«) zu verstehen, während die Fähigkeit, Gesetzmäßigkeiten, die »Harmonia«, zu entdecken, allein der göttlich angesprochenen Vernunft zuerkannt wurde. Die Bedeutung eines Kunstwerkes wuchs in dieser Epoche mit der Einschätzung, in welchem Maße es dem Künstler gelungen war, Einsicht in die unsichtbare Ordnung hinter den Dingen und damit den Weg für das Walten von Schönheit und »Harmonia« bereitet zu haben, indem in der Gestaltung die Wirklichkeit vom Zufälligen und Vergänglichen befreit worden war (Grassi 1980).

Diese Haltung: *wie* die Natur, nicht *nach* der Natur, führte vor allem zur Wertschätzung der Baukunst. In den Prachtbauten der Antike sollte sich die göttliche Ordnung spiegeln. Dieses Anliegen wirkte über die Antike hinaus bis ins Mittelalter, in dem aus den monumentalen Tempeln prächtige Kathedralen wurden. Es blieb prägend bis zum Zeitalter der Aufklärung, in dem zunehmend anerkannt wurde, dass die Anschauung das Angeschaute wesentlich mitbestimmt und dementsprechend die Ordnung »dahinter« zu hinterfragen ist.

> Wir müssen davon ausgehen, dass unsere Urteile über das »Schöne« und das »Hässliche«, das Harmonische und das Schreckliche zu einem erheblichen Teil bereits auf Wahrnehmungsebene getroffen werden und nicht erst auf der Ebene persönlicher Anschauung und Entscheidung.

Das »Vorurteil« in diesem Sinn ist ein Sollwert bzw. Suchbild, das als neuronales Referenzmuster eine Art archetypisches »Gedächtnis« bzw. Deutungsmuster mit emotionaler Verknüpfung darstellt. Diese Referenz dient als Vergleichs-Schablone für eintreffende Informationen und prägt unsere Reaktionen. Die enge Verknüpfung der menschlichen Wahrnehmungsprozesse mit Emotionen, Deutungsmustern und Erkenntnisgewinn lässt Kunst zu etwas Einzigartigem werden. In der Kunst sucht der Mensch Reize, die nicht nur sein Informations- und Strukturbedürfnis befriedigen, sondern auch seinen affektiven Bedürfnissen dienen. In der Kunst hat sich der Mensch ein Instrument geschaffen, mit dem er seine Vorstellungen von Erhabenem, Pittoreskem, Schönem, von Schrecklichem, Komischem, Ekstatischem und Derbem stimulieren und mehr oder weniger gezielt ansprechen kann.

Dies setzt allerdings den Referenzrahmen des Gewohnten voraus, sonst kann die künstlerische Verfremdung nicht wirken und nichts bewirken. Kunst kann durch die veränderte Verknüpfung von Vertrautem neue Erlebnisbereiche eröffnen und das Unmögliche sicht- und denkbar machen wie z. B. das blaue Pferd von Franz Marc. In der Malerei kann die räumliche Beziehung von Objekten, Situationen und Bedeutungsträgern, die in unserer »alltäglichen« Erlebniswelt nichts miteinander zu tun haben, eine so sinnfällige Verknüpfung herstellen, dass sie ebenso evident wie irreal ist. So entsteht ein schöpferisches Staunen, aus dem vielleicht sogar ein Nach- oder Neudenken folgt.

9.3 Sehen und Verstehen

Die moderne Neurobiologie belegt, dass unsere Sinneswahrnehmungen nicht einfach und unmittelbar die Außenwelt spiegeln. Vielmehr ist für das Bild, das wir uns von der Umwelt machen können, relevant, durch welche physiologischen Bedingtheiten unsere Sinnesorgane zu Filter- und Verarbeitungsorganen werden und wie sie Reize differenzieren. Der Eindruck, den wir von der Wirklichkeit gewinnen, entsteht dabei als Ergebnis adaptiver Wahrnehmungs- und Auswahlprozesse, die biologischen Gesetzmäßigkeiten folgen. Die Funktion der multimodalen Wahrnehmung der Umwelt steht dabei ursprünglich im Dienst einer Verbesserung der lebensnotwendigen Ordnungs- und Erkenntnisqualitäten. Diese Zusammenhänge sind von der Gestaltpsychologie bereits in den 1930er-Jahren erforscht worden und gehören insofern selbst schon wieder zum Wissenskanon der Kunst- und Kunsterziehung (Gombrich 1978).

> Die Untersuchungen der Sinnesphysiologie und Gestaltpsychologie belegen im Wesentlichen Folgendes: Unsere Wahrnehmung strukturiert Ereignisse unwillkürlich nach Kategorien (»Superzeichen«), unterteilt sie in erfassbare Einheiten und filtert sie nach dem »Gebot der sensorischen Ökonomie«, um die kognitiven Aufnahmekapazitäten nicht zu überfordern.

Natürlich sind wir willensmäßig in der Lage, die Auswahl-Kategorien zu wechseln und dadurch die Aufmerksamkeit und Wahrnehmung gezielt und bewusst zu fokussieren, aber dies ändert nichts an den zugrundeliegenden Mechanismen. Insbesondere die Erwartung, etwas Eindeutiges zu sehen, und die Ergänzungsleistungen unserer Wahrnehmung im Sinne der Sehkonstanz (ein Auto bleibt z. B. ein Auto, egal wie weit weg oder schnell es an uns vorüberfährt) sind geradezu zwingend. Das gilt mehr oder weniger für alle Sinnesqualitäten. Als Ergebnis der Leistungen der beschriebenen angeborenen Strukturen und Funktionen identifizieren wir »gute Gestalten« durch bewusste, individuelle Leistungen unseres ästhetischen Geschmacks und Formgefühls: Dazu bilden wir z. B. Gruppen und Ordnungen, filtern wir Regelmäßigkeiten und relevante Informationen heraus und heben »Figuren« vor einem Hintergrund heraus.

Wir müssen aus humanethologischer Sicht davon ausgehen, dass es sich dabei um das Überleben sichernde, also das Verhalten steuernde Mechanismen handelt. Vermutlich sind dies Anpassungsleitungen an die menschliche Lebensweise als Jäger und Sammler in den Jahrhunderttausenden unserer Entwicklung. Teilweise sind diese Prozesse wohl auch das Erbe von Wahrnehmungsgesetzen, die schon für die Wirbeltiere eine Rolle spielten.

Das heißt aber, dass die Wurzeln des ästhetischen Empfindens in überlebenswichtigen Orientierungsstrukturen zu finden sind. Für diese Annahme spricht tatsächlich u. a. die schon bei Kindern zu beobachtende natürliche Tendenz, »Oberbegriffe« für Gruppen von Figuren oder Gestalten zu finden und entsprechend zu zeichnen, etwa vierbeinige Vögel (wenn im eigenen Erleben die meisten Elemente der Kategorie »Tiere« vier Beine haben). Auch die häufige Verwendung von Blumen- und Pflanzenmustern in ornamentalen Darstellungen an Gebrauchsgegenständen kann vor diesem Hintergrund als Widerspiegelung der ursprünglichen Lebensumgebung des Menschen verstanden werden.

Schließlich wissen wir durch Arbeiten von Skrzipek (1978; 1981), dass bereits durch Kinder eine klare geschlechtliche Unterscheidung und Zuordnung von schematisierten Körper- und Gesichtskonturen erfolgt und dass daran eindeutige Präferenzen gekoppelt sind. Ausschlaggebend sind dabei möglicherweise Proportionsmerkmale wie breite Schultern und schmale Hüften beim männlichen und die Taillen- versus Hüftbetonung beim weiblichen Umriss-Schema als die Geschlechtsmerkmale an sich, und zwar unabhängig von Schlankheitsnormen.

Solche Erkenntnisse über die Wirkung von Perzeption haben intuitiv oder auch empirisch schon früh Eingang in das künstlerische Handeln gefunden. Sie finden sich z. B. bereits in Leonardos Traktaten zur Malerei. Seine Regeln und Empfehlungen z. B. zur Perspektive oder zur Darstellung von Körpern dienen der Wirkung von glaubwürdiger Darstellung, Gefallen beim Betrachter und besserer Wirkung des Ausdrucks.

Relevant in diesem Zusammenhang ist der Begriff des kulturübergreifenden »Auslösers« als Ausdruck eines weitgehend fixierten Reiz-Reaktions-Schemas von sensorischer Wahrnehmung und emotionaler Reaktion. Wir kennen dies sowohl im emotional gewinnenden Modus, z. B. bei dem von Konrad Lorenz beschriebenen »Kindchen-Schema«, das fürsorgliches Verhalten fördern soll, als auch im emotional aversiven Modus durch angstauslösende Masken und Fratzen mit zürnendem Blick, fletschenden Zähnen oder phallischer Symbolik. Wir können daraus ableiten, dass der Mensch prinzipiell in der Lage ist, sensorischen »Input« gemäß seiner möglichen Gefahr richtig einzuschätzen, bevor er diesbezüglich eigene Erfahrungen gemacht hat. Unsere Annahmen über die Umwelt steuern unsere Orientierung und unser Verhalten in angepasster bzw. anpassender Weise.

Nicht übersehen sollten wir aus einer humanethologischen Betrachtungsweise heraus schließlich auch die Parallelen von Kunst und Spiel. Was passiert im Spiel? Im Spiel übt man nicht nur Fertigkeiten und »Rollen«, die anschließend wieder abgelegt werden können, wie dies bei Rollenspielen von Kindern zwanglos beobachtet werden kann. Man probt auf diese Weise auch den Ernstfall und hält eine emotionelle Bereitschaft zu verschiedenen Aktivitäten des Lebens wach. Diese Fähigkeit teilt der Mensch mit vielen Säugern. Die ethologische Literatur belegt, dass Jungtiere im Spiel verschiedene Handlungsketten einüben und zwar so, dass einzelne Folgen auch unabhängig voneinander kombiniert werden können: Angriff folgt auf Flucht, Balgerei auf friedliches Zusammenspiel, Rangdemonstration auf Submission. Beim Menschen lassen sich diese Phasen bis weit ins Erwachsenenalter verfolgen, als wichtiger Teil der individuellen (bzw. artgerechten) Entwicklung (Eibl-Eibesfeldt 1984). Genau dies tut der Mensch auch in der Kunst.

> Der künstlerische Raum lässt nicht nur unbefangenes Erproben neuer Zustände und Welten zu, sondern animiert auch die Empfindung dazugehöriger Gefühle.

Die darin liegende Identifikation kann immer lustvoll sein, weil die Distanz des »Als-ob« schützend dazwischenliegt. Der Handlungsspielraum »auf der Bühne« der Gestaltung wird ebenso wenig bedrängt oder eingeengt wie der dahinterliegende emotionelle Spielraum »im Parterre«. Genau wie im Spiel werden in der Kunst sowohl kognitive Fähigkeiten aktiviert als auch emotionale Bedürfnisse angesprochen. Insofern hat sich der Mensch in der Kunst anscheinend auch aus der Perspektive der Evolution ein Instrument für sein spielerisches Lern- und Innovationsbedürfnis geschaffen. Das belegt wiederum dessen ursprünglich lebenswichtige Funktion. Im kunsttherapeutischen Gestalten und Erproben können diese Erkenntnisse in heilsamer Weise genutzt werden (Spreti et al. 2012).

Literatur

Eibl-Eibesfeldt I. Die Biologie des menschlichen Verhaltens. Grundriss der Humanethologie. München: Piper 1984.

Eibl-Eibesfeldt I. The Biological Foundation of Aesthetics. In: Rentschler I, Herzberger B, Epstein D. Beauty and the Brain. Biological Aspects of Aesthetics. Basel: Birkhäuser 1988.

Gombrich E. Kunst und Illusion. Eine Studie über die Psychologie von Abbild und Wirklichkeit in der Kunst. Stuttgart: Belser 1978.

Grassi E. Die Theorie des Schönen in der Antike. Köln: Dumont 1980.

Schuster M, Beisl H. Kunst-Psychologie. Wodurch Kunstwerke wirken. Köln: Dumont 1978.

Skrzipek KR. Menschliche »Auslösermerkmale« beider Geschlechter. I. Attrappenwahluntersuchungen der Verhaltensentwicklung. Homo 1978; 29: 75–88.

Skrzipek KR. Menschliche »Auslösermerkmale« beider Geschlechter. II. Attrappenwahluntersuchungen des geschlechtsspezifischen Erkennens bei Kindern und Erwachsenen. Homo 1981; 32: 105–19.

Sütterlin C. Was uns gefällt. Kunst und Ästhetik. In: Schiefenhövel W, Vollmer G, Vogel Ch. (Hg). Funkkolleg Der Mensch. Anthropologie heute. Tübingen 1993.

Sütterlin C. Die Rolle der Kunst und Ästhetik in Bildung und Erziehung. In: Seibert N, Serve HJ (Hg). Bildung und Erziehung an der Schwelle zum dritten Jahrtausend. München: PimS 1996; S. 39–59.

Spreti F v, Martius P, Förstl H. Kunsttherapie bei psychischen Störungen. München: Elsevier 2012.

10 Der kunsttherapeutische Prozess als Spiel im Sinne von play

Rainer Buland, Nurjehan Gottschild

10.1 Von der Arbeit zum Spiel

In einer detaillierten Fallbeschreibung schildert Flora von Spreti den Verlauf einer Gruppen-Mal-Therapie mit einer depressiven Patientin. Lange Zeit schaute diese den anderen beim Malen zu. Ihre erste kreative Aktion bestand darin, in das düstere Bild einer anderen Patientin eine kleine rote Blume zu malen. Damit begann etwas, das von Spreti so beschreibt: »Und doch hatte zwischen Frau B. und mir schon etwas begonnen: Sie hatte sich mit ihrer malerischen Äußerung ins Spiel gebracht. Sicherlich in kein heiteres, eher ein langes, schweres Spiel von Leben und Tod, von Einsamkeit, Not und Hoffnungslosigkeit, ein Spiel mit unklarem Ausgang. Mit der roten Blume auf fremdem Terrain hatte sie dieses Spiel eröffnet.« (Spreti 2003) Für die Aktion, die etwas scheinbar hoffnungslos Festgefahrenes in Fluss bringt, wählt von Spreti sicherlich mit Bedacht das Wort »Spiel«.

Auch der weitere Verlauf einer Therapie ist nur unzureichend als Arbeitsprozess zu beschreiben. Ihn umgekehrt als Spielprozess zu bezeichnen, dazu haben wir zu wenig Vertrauen in das Wort »Spiel«. Auf der anderen Seite verwenden wir gerade als Therapeuten den Arbeitsbegriff viel zu unreflektiert. Wir möchten hier lediglich auf einen einzigen Aspekt aufmerksam machen, der jedoch für Therapeuten von zentraler Wichtigkeit ist: Mit Arbeit ist eine Erlösungsfantasie verbunden.

Wir können dies hier nur stark verkürzt andeuten, aber es ist deswegen für unseren Zusammenhang von Bedeutung, weil darauf die Antinomie »Arbeit versus Spiel« zurückgeht und wir heute noch Spiel im Gegensatz zu Arbeit sehen, eine Sichtweise, die sich zurzeit radikal verändert: Arbeitsverhältnisse werden immer mehr zu einem Job und immer weniger identitätsstiftend, wohingegen das Gestaltungsspiel z. B. in sozialen Medien zu einer Identitätskonstruktion führt, die geradezu nichts mehr mit Arbeit zu tun haben darf.

Unser Verständnis von Arbeit geht auf Calvin zurück. Nach dieser Auffassung führt Fleiß zu wirtschaftlichem Erfolg und dieser ist Zeichen eines gottgefälligen Lebens. Daraus erwächst die Hoffnung auf Erlösung im Jenseits, das vor allem und übrigens auch in der negativen Ausprägung der Hölle als ein arbeitsloser Zustand gesehen wird. Arbeit ist ausschließlich eine Notwendigkeit im Jammertal, das unser Leben ist. Das geläuterte Spiel ist für eine jenseitige Zukunft reserviert, übrigens eine Vorstellung, die heute noch unter muslimischen Jugendlichen eine zerstörerische Dynamik zu entfalten vermag. Dies umso mehr, als in der neoliberalen Leistungsgesellschaft suggeriert wird, dass Glück ausschließlich auf materiellem Wege zu erreichen ist.

Diese Arbeitsethik ist sehr tief im sozialen Bewusstsein verankert. Wir können dieses Motiv hier nicht von Calvin bis zur von Krisen erlösenden Arbeit an der Vermehrung des Bruttoinlandsproduktes durchdeklinieren. Es müssen hier wenige Beispiele genügen, die privat wie therapeutisch von Bedeutung sind:

In der neudeutschen Zusammensetzung »Beziehungsarbeit« scheint das Erlösungsmotiv des Arbeitsbegriffes auf. Wenn eine Beziehung kein Zusammenspiel, kein gemeinsames Spiel mehr ist, dann ist sie meist bereits gescheitert. Wo uns das Spiel in der Beziehung nicht mehr glückt und beglückt, glauben wir arbeiten zu müssen. Die Sprache ist hierbei sehr aufschlussreich: Wir spielen *mit einem Menschen*, aber wir arbeiten *an der Beziehung*. Die Beziehung wird damit verdinglicht und gleichzeitig mit einem Wert versehen, für dessen Bestand in gleicher Weise wie für andere Besitztümer gearbeitet werden muss. So als könnten wir durch harte Arbeit etwas retten, das wir bereits verspielt haben.

In gleicher Weise kann das Verhältnis von Therapeut und Patient nicht arbeitsmäßig hergestellt werden. Dies ist wichtig zu verstehen, bevor wir uns genauer dem Spiel zuwenden, denn es ist die erste wichtige Tätigkeit des Therapeuten, eine Beziehung zum Patienten aufzubauen, und dies möchten wir nicht als Beziehungsarbeit verstanden wissen. Vielmehr ist es ein Zusammenspiel, das auch die Risiken jeden Spiels nicht ausblenden darf.

Noch etwas muss betont werden: Wenn wir hier den Begriff »Spiel« verwenden, dann wird damit in keiner Weise einem unprofessionellen Vorgehen Vorschub geleistet. Es ist vielmehr eine Virtuosität gemeint, die aus dem Beherrschen des Handwerks und einem reichen Erfahrungsschatz besteht. Diese ist mit der eines ausübenden Musikers vergleichbar. Wenn die Wiener Philharmoniker spielen, dann ist dies gleichzeitig professionell und virtuos und kein Mensch möchte, dass es nach Arbeit klingt. In eben diesem Sinne möchten wir sagen können: Therapeut und übrigens auch Patient spielen gemeinsam am Thema Heilung.

Diese kleinen Beispiele zeigen, dass wir hier mit einem Spielbegriff operieren, der weder ein harmloses Kinderspiel, noch ein Glücksspiel meint. Was jedoch genau gemeint ist und in welcher Weise dies für die Kunsttherapie fruchtbar gemacht werden kann, das werden wir im Folgenden ausführen.

10.2 Verschiedene Ansätze der Kunsttherapie und der Einsatz von Spiel

Es ist nicht möglich, allgemein über Spiel in der Kunsttherapie zu schreiben, dazu gibt es zu heterogene kunsttherapeutische Ansätze. Für manche dieser Ansätze ist Spiel nicht oder nur eingeschränkt relevant. Gehen wir einige Hauptrichtungen der Kunsttherapie durch und befragen sie auf Einsatzmöglichkeiten von Spiel. Es ist hierbei keinerlei Vollständigkeit angestrebt, vielmehr soll ein Gefühl dafür vermittelt werden, wo die Grenzen des Spiels liegen.

Der kunstpädagogische Ansatz, wie er in der Tradition des Bauhauses entwickelt wurde, setzt Spiel überwiegend in Form von Lernspielen ein.

Für psychiatrische Ansätze, die darauf abzielen, reale Strukturen nachzuzeichnen, wird Spiel vielleicht sogar hinderlich sein. Das Realitätsprinzip und der Versuch der Annäherung an die Realität, wie fraglich der Ausgang auch immer bleiben wird, haben mehr mit Basteln denn mit Spiel zu tun. Der Unterschied ist folgender: Das Basteln hat eine Vorlage. Die Tätigkeit des Bastelns besteht dann darin, möglichst nahe an diese Vorlage heranzukommen. In jeder Phase kann die Näherung an die Vorlage beurteilt werden. In der Therapie kann die Realität als Vorlage dienen, so fraglich eine sprachliche Annäherung auch immer sein mag. Im Gegensatz dazu können wir von einem Spiel sprechen, wenn etwas ohne Vorlage gestaltet wird. In diesem Fall ist der Ausgang offen.

Der heilpädagogische Ansatz hat ein traditionsreiches Gegenüber in einer Spielpädagogik, die genau für diese Bedürfnisse zugeschnitten ist (Ballstaedt 1984; Goetze 1984; Schmidtchen 1984; Petzold 1984).

Rein rezeptive Ansätze können wir für unseren Zusammenhang gänzlich ausblenden, denn sie beruhen auf der Wirkung von Kunst und nicht auf ihrer kreativ-spielenden Herstellung. Obwohl das, was sich zwischen einem Kunstwerk und im Falle der Malerei dessen Betrachter abspielt als Spiel beschrieben werden kann (Gadamer 1974).

Interessant wird das Thema Spiel im psychotherapeutischen Ansatz, bei dem die Therapie als Erkenntnisprozess gesehen wird. Die im Spiel gewonnene Gestaltung eröffnet Ansatzpunkte für das therapeutische Gespräch. Der weitere Aufsatz wird vor allem auf diesen psychotherapeutischen Ansatz abzielen. Auch in einem integrativen Ansatz, der leider noch viel zu wenig verbreitet ist, kann das Spiel eine zentrale Rolle einnehmen, was relativ unmittelbar einsichtig ist, geht es dabei doch darum, gesunde und kranke Menschen, Junge und Alte in ein gemeinsames Spiel mit mehrdimensionalen Gestaltungsmitteln zu bringen.

Der Vollständigkeit halber – obwohl dieser Absatz keinerlei Vollständigkeit beanspruchen kann – sei noch der anthroposophische Ansatz erwähnt, der vielleicht sogar der spielerischste ist, aber einen Sonderfall darstellt, den wir hier in der Kürze dieses Beitrags nicht adäquat behandeln können.

Was uns fehlt, ist ein homöopathisch-therapeutischer Ansatz, der den Gesamtzusammenhang von somatischen Beschwerden, geistigen Dysfunktionalitäten und belastenden Verschränkungen von Erinnerungen und Emotionen in den Blick nimmt.

10.3 Verschiedene Spielformen

Das kurze deutsche Wort »Spiel« bezeichnet scheinbar einen Begriff, den wir als Erwachsene nicht mehr ernst zu nehmen brauchen, weil es sich dabei entweder um eine Tätigkeit für Kinder oder eine sogenannte Freizeitaktivität handelt. Diese Sichtweise übersieht allerdings gänzlich, dass hinter dem Wort »Spiel« vier grundverschiedene Begriffe (Buland 1997) stehen. Dies ist in der Sprache durchaus nicht ungewöhnlich, so bezeichnet das Wort »Bank« sowohl eine Sitzgelegenheit als auch ein Geldinstitut. Während wir uns beim Wort »Bank« jedoch jederzeit der beiden Bedeutungen bewusst sind, werden die vier unterschiedlichen Begriffe von Spiel kaum je unterschieden. Die englische Sprache ist hierbei genauer, weil sie vier Wörter hat, die jeweils verschiedene Spielformen bezeichnen. Nachdem wir diese vier Spielformen kennengelernt haben, werden wir uns wundern, wie es im Deutschen überhaupt möglich ist, so konträre Handlungen unter ein Wort zu fassen.

> Mit »games« werden die Zug-um-Zug-Spiele bezeichnet. Es sind dies alle auf Strategie basierenden Spiele, wobei wir jeweils den eigenen Zug frei entscheiden können. Beispiele dafür sind Kartenspiele, Brettspiele und dergleichen. Eine andere Spielform sind die Wettspiele, im Deutschen Glücksspiele genannt, im Englischen »gambling«. In einer dritten Spielform spielen wir mit unseren Bewegungsmöglichkeiten. Es sind dies Bewegungsspiele, im Englischen unter »sports«, was auch die kleinen Funktionsspiele meint, subsumiert.
>
> Schon wenn wir uns diese drei Spielformen vergegenwärtigen, so wird deutlich, wie wenig sie miteinander zu tun haben und wie unterschiedlich wertvoll sie für Pädagogik und Therapie sind. Glücksspiele sind z. B. pädagogisch und therapeutisch ziemlich wertlos.
>
> Die für unseren Zusammenhang wertvollste und in unserer Aufzählung vierte Spielform wird im Englischen mit »play« bezeichnet; der deutsche Fachterminus ist »Gestaltungsspiel«. Eine eigene Richtung der Spielpädagogik, die ganz auf das eigenschöpferische kreative Spiel setzt, hat sich unter dem Namen »Playing Arts« etabliert (Riemer 2005; Buland 2002; Buland 2015).

Mit dieser Unterscheidung der Spielformen wird der Titel dieses Aufsatzes verständlich. Wenn wir hier von Spiel sprechen, meinen wir nicht die Bewegungsspiele und schon gar nicht die Glücksspiele, sondern die Spiele im Sinne von »play«, die Gestaltungsspiele. Das Interessante dabei ist folgender Sachverhalt: Immer dort, wo in Kunst oder Therapie etwas Neues entsteht, entsteht es aus einem Spiel der Gestaltung heraus. Erst die nächste Phase, die Ausarbeitung, können wir als Arbeit verstehen. Die erste Phase jedoch, dort, wo etwas Neues in die Welt gebracht werden soll, kann nicht in einer Arbeitshaltung bewältigt werden. Die Arbeitshaltung führt zu dem oben beschriebenen Basteln, während das Gestaltungsspiel das Zentrum jedes kreativen Prozesses ist.

10.4 Die Grundhaltung bei Kunsttherapie und Gestaltungsspiel im Sinne von »play«

Das zentrale Heilungsgeschehen in einer Therapie ist immer ein kreativer Prozess, weil eine neue Form der Gesundheit gesucht, gefunden und etabliert werden muss. Wie oben ausgeführt, können wir den kreativen Prozess treffend als Gestaltungsspiel beschreiben. Der Grund dafür ist ein doppelter: Einerseits ist der kreative Prozess in seinem Verlauf und in seiner Dynamik identisch mit dem Heilungsgeschehen, wie wir unten noch ausführen werden, andererseits ist auch die Haltung des Therapeuten, des Künstlers und – das mag auf den ersten Blick vielleicht erstaunen – auch des Patienten in einem zentralen Punkt gleich.

> Das Spiel ist nicht einfach eine Handlung, sondern vielmehr ein Regelkreislauf zwischen aktiver Entscheidung und passivem Wahrnehmen und Annehmen dessen, was die Mitspieler respektive das Material, mit dem gespielt wird, entscheiden.

Das ist auch die Haltung des Künstlers in dem Moment, da etwas Neues entsteht. Nehmen wir als Beispiel eine Malerin. Wenn sie beginnt, hat sie vielleicht sogar eine ziemlich genaue Vorstellung davon, wie das fertige Bild einmal aussehen soll, aber dennoch bringt der Pinselstrich, die Farbfläche immer auch überraschende Momente hervor, der Strich zeigt z. B. eine ganz individuelle Handschrift, die Farbe verläuft in ungeplanter Weise. Diese Momente brauchen ein Zurücktreten, Innehalten und Wahrnehmen. Hier spielen das Material und nicht ganz aufzuklärende Bewusstseinsinhalte mit der Malerin, die ihrer eigenen Hervorbringung gegenüber plötzlich die erste Betrachterin wird. Das ist eben das Spannende im Schaffen eines Kunstwerkes, dass das Werk die Künstlerin selbst überraschen kann. Dieses Überraschende gilt es wahrzunehmen, zu akzeptieren und aufzunehmen für den weiteren aktiven Verlauf.

Das Gleiche gilt für eine Schachspielerin: Aktiv eine gute Strategie zu fahren und nicht wahrzunehmen, was die Mitspielerin macht, wird zu keinem Erfolg führen. Andererseits wird auch ein genaues Wahrnehmen und Analysieren der gegnerischen Züge niemals zu einem Erfolg führen, wenn nicht gleichzeitig der Wille und die Kompetenz vorhanden sind, aktiv zu werden und Setzungen zu machen.

Diese Haltung ist völlig identisch mit der Haltung z. B. einer Therapeutin: Sie setzt eine Intervention und muss dann die Reaktion genau wahrnehmen, darauf reagieren und somit gleichsam ein heilsames Gestaltungsspiel kreieren und in Gang halten.

> Eine gute Therapeutin, eine gute Spielerin, eine gute Künstlerin zeichnet sich dadurch aus, dass sie beide konträren Haltungen, passiv wahrnehmen und aktiv entscheiden, souverän beherrscht.

Jedes Spiel und jede Therapie birgt aber auch ein Risiko, und zwar für beide Seiten (Kontrollverlust, Blamage, unvorhersehbares Ergebnis, Veränderung). Ohne Risiko kein Spiel und keine Therapie.

Es wird in diesem Zusammenhang deutlich, dass es keine Einheitstherapie geben wird, die einfach angewendet werden kann und bei jedem Menschen zu einem Heilungserfolg führen würde. Vielleicht gibt es bestimmte Methoden im Sinne bewährter Strategien, die bei vielen Menschen, die in ihren Grundstrukturen viele Ähnlichkeiten aufweisen, hilfreich sind, aber dennoch muss eine Therapie offen sein für das gemeinsame Gestaltungsspiel der Heilung, das auch die Therapeutin oder den Therapeuten überraschen kann und auffordert, in kreativ-schöpferischer Weise und in vollem Bewusstsein des Risikos mitzuspielen.

10.5 Verlauf und Dynamik des Gestaltungsspiels

Interessanterweise können Verlauf und Dynamik des kreativ-schöpferischen Spielens parallel zu Initiationsriten beschrieben werden.

Victor Turner hat die Parallelität von Kunst und Ritualen herausgearbeitet (1989). Dabei greift er die Theorie von Arnold van Gennep auf, der bei Übergangsriten drei Phasen unterscheidet:

1. Trennung vom Gewohnten, Überschreiten der Schwelle
2. Umwandlung oder Transformation
3. (Wieder-)Angliederung

Diese drei Phasen charakterisiert Turner wie folgt: »Die erste Phase, die **Trennungsphase**, grenzt klar den sakralen Raum und die sakrale Zeit ab.« (1989) Die Initianden verlassen ihr gewohntes Umfeld und begeben sich in eine neue, ihnen unbekannte Umgebung. Wir haben diesen Schritt auch in jedem Märchen und in jeder Heldengeschichte, wenn die gewohnte Welt zusammenbricht oder der Held in die Welt auszieht. Die Dynamik der Schwellenzeit beschreibt Turner mit dem nicht übersetzbaren Ausdruck »between and betwixt«. Der Initiand ist zwischen den Welten. Aus der ihm bisher vertrauten Welt ist er herausgerissen und in die neue Welt noch nicht aufgenommen worden. Er ist dazwischen. Von dieser Phase sagt Gerhard Marcel Martin (2002): »Dieses between and betwixt (...) ist (...) der Bereich, wo das Alte vergangen und das Neue noch nicht hervorgetreten ist. Es ist der Ort des Stirb und Werde, genau mitten dazwischen, der Ort des Geburts- und des Todesschreis. Es ist der Ort, wo noch nichts und nichts mehr wirklich, dafür aber alles wirklich alles! möglich ist, ein Ort der Auflösung, aber auch der freien anarchischen Rekombinierbarkeit, darum ein Ort (auch) des Grotesken, der Fratzen, der Ungeheuer und des Ungeheuren.«

Die nun folgende zweite Phase bringt das Abenteuer, die Transformation. Turner nennt dies die **liminale Phase**, weil dabei die Initianden in eine Grenzsituation und damit gleichzeitig an ihre Grenzen gebracht werden: »Auf der Höhe des Übergangs treibt man die Initianden so weit wie möglich in Richtung auf Uniformität, strukturelle Unsichtbarkeit und Anonymität. Als Kompensation erhalten die Initianden dafür eine besondere Form der Freiheit, die ›heilige Macht‹ der Sanftmütigen. (...) Liminalität kann eine komplexe Episodensequenz im sakralen Raum und der sakralen Zeit, aber auch subversive und spielerische Ereignisse umfassen. (...) In der Liminalität ›spielen‹ die Menschen mit den Elementen des Vertrauten und verfremden sie. Und aus den unvorhergesehenen Kombinationen vertrauter Elemente entsteht Neues.« (Turner 1989) Bei der genaueren Charakterisierung dieser Phase kommt Victor Turner dezidiert auf Spiele zu sprechen: »In ›tribalen‹ Kulturen gibt es nämlich vor allem in den liminalen Perioden von Initiationsriten (...) zweifellos ›ludische‹ Aspekte. Diese spielerischen Aspekte schließen Scherzbeziehungen, Sakralspiele wie die Ballspiele der alten Maya und modernen Cherokee, Rätsel, Scheinordale, heiliges Narrentum und Clownerie, Trickstergeschichten, die man in Schwellenzeiten und an Schwellenorten, in rituellen Kontexten oder außerhalb erzählt, und eine Unmenge anderer Formen ein.« (ebd.)

Über die dritte Phase, den **Wiedereinstieg in die Ordnung**, aber jetzt auf einer anderen Stufe, z. B. als Frau oder Mann, schreibt Turner: »Die Angliederung umfaßt symbolische Phänomene und Handlungen, die die Rückkehr der rituellen Subjekte in die Gesellschaft und zu ihren neuen, relativ stabilen und genau definierten Positionen darstellen.« (ebd.)

Wenden wir nun dieses Phasenmodell auf das Gestaltungsspiel und den künstlerischen Prozess an: Kreativität braucht das Hinausgehen oder Hinausgeworfenwerden aus den herkömmlichen Wahrnehmungsmustern. Das Gewohnte wird irritiert. Dies kann bewusst vollzogen werden oder es passiert einfach. Dabei ist der Zwischenbereich des »between and betwixt« die eigentliche schöpferische Phase. Alles ist möglich. Vergrößerungen, Verkleinerungen, Neukombinationen. Im Anschluss daran erfolgt die endgültige Formgebung.

Damit wird auch deutlich: Kreativität, wirkliches Kreativsein, ist mehr, und zwar viel mehr als das Finden einer einzigen Lösung, die ein wenig über den Rand des bisher Gewohnten hinausreicht. Der kreative Prozess ist das Spielen zwischen Agieren und Wahrnehmen im Zwischenreich des »between and betwixt«. Wieder muss betont werden, dass dieses kreative Spielen mit Risiko und Gefahren verbunden ist. Wie viele Künstler haben aus diesem Zwischenreich nicht mehr herausgefunden? Aber wenn das Spiel glückt, dann ist es beglückend.

10.6 Der kunsttherapeutische Prozess als Gestaltungsspiel

Um nun das Gestaltungsspiel auf die Kunsttherapie anzuwenden, ist es notwendig, zuerst einen Schritt zurückzugehen. Wird ein Mensch mit einer schwer zu bewältigenden Situation konfrontiert, so führt dies zur Aktivierung von Coping-Mechanismen. Sind diese nicht geeignet, die Situation hinlänglich zu bewältigen, so kommen inadäquate Mechanismen zum Einsatz. Damit versucht das Individuum die emotionale Sicherheit wiederzuerlangen. Diese Strategie erfordert Energie und führt zu Einschränkungen. Das Individuum schafft sich ein Korsett. Dieses stützt nicht nur, sondern schränkt auch ein und kann Leidensdruck generieren. Ähnlich einschränkend stellt sich die Situation eines Patienten dar, der einen stagnierenden, persönlichen Wandlungsprozess erlebt. Er befindet sich in der sprichwörtlichen Sackgasse, kann oder will nicht mehr zurück, findet aber auch ohne Hilfe keinen Ausweg.

Der Beginn einer Therapie bedeutet die Überwindung einer Hürde. Die Hürde, der Eintritt in die Zwischenwelt einer Therapie, ist von der Angst vor dem Unbekannten begleitet. Die Geister der Vergangenheit leben auf und der Ausgang der Auseinandersetzung ist ungewiss. Doch dieser erste Schritt ist Not wendend. Erst damit kommt das Spiel, die Therapie in Schwung, die sehr gut als kreativer Spielraum beschrieben werden kann, denn es ist wichtig, dass dieser Raum frei von den Konsequenzen des Alltagslebens ist. Hier kann etwas gesagt und gewagt werden, hier kann etwas ausgelebt und ausprobiert werden, ohne gleich unabsehbare Folgen nach sich zu ziehen, eben genau wie in einem Spiel.

In der Psychiatrie, vor allem bei schizophrenen Patienten, müssen wir die Umkehrung beachten: Es kann nicht darum gehen, eine als Wahnwelt bezeichnete Wirklichkeit des Patienten gegen eine als Realität postulierte Alltagswirklichkeit auszuspielen. Schließlich beruht auch unsere Wirklichkeit auf einem Erleben, das durch gesellschaftliche Konventionen gedeutet wird. Diese Deutungen sind durchaus nicht frei von Widersprüchlichkeiten, Wahnvorstellungen, ungesunden Verleugnungen und dergleichen. Es kann nicht darum gehen, die innere Wirklichkeit eines Patienten durch eine andere Wirklichkeit zu ersetzen. Vielmehr muss es darum gehen, die Fähigkeit zu entwickeln, zwischen den verschiedenen Wirklichkeitsauffassungen wechseln zu können und damit Lebenstüchtigkeit herzustellen.

> Die Kunsttherapie kann dazu beitragen, die innere Welt des Patienten als lebensbereichernde Quelle nicht abzuwerten, sondern als eine mögliche Deutung der Realität zu begreifen, daneben aber mit der konventionellen Wirklichkeitsauffassung in ein experimentelles Spiel zu kommen, aus dem Modelle der Lebensbewältigung entstehen können und sollen.

Diese Patienten sind bereits in einen Spielraum des »between and betwixt« geflüchtet, um ihr psychisches Überleben zu gewährleisten. Die von außen diagnostizierten Wahnbilder sind innerpsychisch Überlebensstrategien. Die Patienten können diese Bilder nicht verlassen, weil sie sich in unserer Welt bedroht fühlen. Indem sie nun die beschützenden Anteile ihrer Wirklichkeitsauffassung in die konventionelle Welt mitnehmen, können sich die Patienten mit Problemen konfrontieren, die vorher nicht bewältigbar waren. Gleichermaßen können hinderliche Anteile in der inneren Welt belassen werden, die in der konventionellen Welt kontraproduktiv sind. Die Patienten gehen also nicht über eine Schwelle in die Welt des »between and betwixt«, sondern sie sind dort bereits heimisch und gehen von dort mithilfe des kunsttherapeutischen Spiels über die Schwelle in die konventionelle Welt.

Kommen wir zurück zum Spiel: Nichtbewusste Anteile des Selbst werden im Gestaltungsspiel zu Mitspielern und dürfen sich mitteilen. Hier ist die passiv-rezeptive Haltung gefordert, das genaue Wahrnehmen dessen, was ist und zum Vorschein kommt. Dies allein ist ein erster Heilungsschritt.

Der große Vorteil der Kunsttherapie und auch des Gestaltungsspiels liegt darin, dass zunächst mit Material umgegangen, respektive gespielt wird, die Geschehnisse also auf einer vorsprachlichen Ebene ablaufen. Dies bietet den nichtbewussten Anteilen die Möglichkeit, mitzuspielen. Der Patient kann in der Folge selbst entscheiden, ob er die Äußerungen des Selbst überhaupt wahrnehmen möchte, oder annehmen, oder zurückweisen, oder ignorieren will. Der Patient kann diesen Prozess zu jeder Zeit unterbrechen, aus dem Spiel aussteigen. Diese Möglichkeit gibt Sicherheit, sich auf das Risiko des Spiels, der Therapie einzulassen.

Die eine Seite des Regelkreislaufes von Spiel und Therapie ist die aktive Seite. Der Patient kann mit den Beiträgen seines unbewussten Selbst aktiv-kreativ spielen. Wir können dies auch von der anderen Seite her beschreiben: Das unbewusste Selbst findet im Gestaltungsspiel Möglichkeiten, erhellende und hilfreiche Botschaften zu übermitteln. Damit sich diese Botschaften überhaupt zeigen und entfalten können, ist es wichtig, rein handwerkliche Qualitätsansprüche hinter sich zu lassen. Es geht schlichtweg nicht darum, etwas herzustellen, das nach einer ohnehin längst überholten Auffassung so »schön« ist, dass es als Kunst bezeichnet werden kann. Hilfreich sind diese Botschaften deswegen, weil es im zeitgenössischen Kunstschaffen oftmals um einen unmittelbaren Ausdruck geht und nicht um die Produktion von landläufig »schön« bezeichneten Werken. Auch für diesen unmittelbaren Ausdruck ist Spielen ein guter Ansatz, und in der zeitgenössischen Kunst finden sich viele Spielelemente.

Die aus dem Selbst stammenden Botschaften zunächst einmal möglichst unbehindert entstehen zu lassen, ist auch aus folgendem Grund therapeutisch hilfreich: Das voll bewusste wieder Durchleben vergangener Ereignisse, was oftmals vermieden wird, weil es zu viele unkontrollierbare Ängste auslöst, ist nicht unbedingt notwendig. Ebenso kann auf eine konkrete Verbalisierung des Erlebten – etwas, wofür die Patienten meist keine Sprache haben – verzichtet werden. Es ist ohnehin fraglich, ob die linear abstrakte Sprache überhaupt ein mögliches Medium ist, das vielschichtige Geschehen eines Erlebnisses abzubilden. Im Gestaltungsspiel selbst fließen die Botschaften aus dem Selbst ein und werden bereits im Prozess virulent und im Ergebnis, das oftmals ein Symbol darstellt, wahrnehmbar. Dies ist ein schöpferischer und gleichzeitig heilsamer Prozess, wie Ingrid Riedel (2008) betont: »So ist die Findung und Bildung eines jeden Symbols bereits eine schöpferische Leistung, die sich (…) vor allem aber beim Malen und Gestalten ereignet, wo aus dem Unbewussten geschöpft, aber bewusst gestaltet wird, wobei ein optimales Zusammenspiel zwischen Bewusst und Unbewusst geschieht.«

Dabei ist die sorgsame Begleitung durch einen erfahrenen Therapeuten essenziell notwendig, denn wie oben bereits erwähnt, birgt der kreative Prozess auch Gefahren. Wenn der Patient nicht mehr aus dem Zustand des »between and betwixt« herausfindet und sich dort verirrt, dann befindet sich dieser Patient in einer handfesten Psychose. Zusätzlich zu seinem »alten« Problem und der »neuen« Psychose käme dann aller Wahrscheinlichkeit nach noch der Verlust des Vertrauens in die Psychotherapie. Die Therapeutin oder der Therapeut sollte Irrwege oder Gefahren rechtzeitig erkennen und durch möglichst schonende Interventionen zu vermeiden helfen. Dies ist naturgemäß diffizil, da der kreativ-schöpferische Prozess nicht gestört oder gar unterbrochen werden soll.

Die Phase der Wiederangliederung – wir könnten auch vom Ende des Spiels, das immer ein vorläufiges Ende ist, sprechen – bringt für den Patienten neue Herausforderungen: Die im Gestaltungsspiel gefundenen Erkenntnisse müssen auf ihre »Alltagstauglichkeit« überprüft und integriert werden. Dies kann eine neue Lebensweise oder einen geänderten Lebensstil bedeuten, vielleicht auch eine neue Sichtweise auf das eigene Leben. Der Patient muss sich aus der Sicherheit des kreativen Spiels hinaus in die Lebenswirklichkeit begeben. Dort kann und sollte sich die Tragfähigkeit des gefundenen Konzepts bewähren.

10.7 Was ist mit dieser Sichtweise der Therapie als Gestaltungsspiel gewonnen?

Der Prozess einer Therapie ist das Zusammenspiel zweier oder mehrerer Menschen. Wenn wir dies auch tatsächlich als gemeinsames Gestaltungsspiel beschreiben, dann vermeiden wir die Gefahr blinder Flecken, die einen Therapeuten z. B. als allwissenden Übervater stilisieren. Es wird klar, dass nicht nur die Patientin, der Patient Hoffnung und Zuversicht braucht, sondern dass auch die Therapeutin respektive der Therapeut angewiesen ist auf Ermutigung und positive Erlebnisse, um auf dem gemeinsamen Weg der Heilung voranzukommen.

Außerdem wird die Gefahr vermieden, die therapeutische wie die ärztliche Tätigkeit überhaupt einseitig als Arbeit zu verstehen. Wenn die Tätigkeit auch honoriert wird, so ist sie doch in einer einseitigen Arbeitshaltung nicht adäquat zu bewältigen, denn sie ist keine Arbeit, nicht einmal eine Dienstleistung. Dienstleistung bedeutet eben, dass wir eine Aufgabe an jemanden übergeben, um uns selbst nicht mehr darum kümmern zu müssen. Vielleicht haben wir heute zu viele Patienten, die vom Arzt oder dem Therapeuten eine Dienstleistung erwarten.

Eine Operation hat noch am ehesten den Charakter einer Dienstleistung, bei der die Beteiligung eines Patienten sogar kontraproduktiv sein kann, aber noch keine Operation hat für sich allein Heilung bewirkt. Eine Operation kann lediglich Voraussetzung und Grundlage für den folgenden Heilungsprozess sein. Der Arzt ist also kein Dienstleister und vom Patienten ist ein aktiver Part, ein Mitspielen, gefordert und Not wendend.

Vielmehr kann der Therapeut, über seine Aufgabe als sachkundiger Führer hinaus, zum gleichberechtigten Mitspieler werden. Dies setzt allerdings auch beim Therapeuten die Bereitschaft voraus, neue Erfahrungen zu machen und sich den Möglichkeiten und Gefahren des »between und betwixt« zu stellen.

Nach Gromes (2008) kann die Kunsttherapie der Ressourcenaktivierung dienen. Wie essenziell dies für den Therapieerfolg ist, hat Martin Sack (2010) für traumatisierte Patienten beschrieben. »Spiel« ist anders konnotiert als »Therapie«. Allein durch die Professionalität des Therapeuten fühlt sich der Patient diesem unterlegen. Der spielerische Ansatz ermöglicht es dem Patienten hemmungsloser, über die gestalterische Tätigkeit hinaus, Einfluss auf den Spiel- respektive Therapieverlauf zu nehmen. Beide Mitspieler treffen sich auf Augenhöhe. Damit ist es für den Patienten leichter, eigene Bedürfnisse zu artikulieren. Er erlebt die Erfahrung von Kompetenz und Selbstwirksamkeit. Hat sich ein Patient einmal das Gestaltungsspiel als ein multifunktionelles Werkzeug angeeignet, ist er damit meist in der Lage durchschnittlich schwierige Lebenssituationen zu meistern.

Die Bedeutung von Träumen vor allem in den tiefenpsychologisch ausgerichteten Therapieformen steht außer Frage. Wir gehen noch einen Schritt weiter: Wir sehen Träume als die Gestaltungsspiele des Nacht-bewusst-Seins an. Umgekehrt sind Gestaltungsspiele die Träume des Tag-bewusst-Seins. Damit verdoppelt sich der Umfang der Zugänge zu den Tiefenschichten unseres Bewusstseins. Außerdem ist es viel lustvoller, Träume zu spielen als darüber zu reden.

Möge die Therapie als Gestaltungsspiel gelingen.

Literatur

Ballstaedt S-P. Möglichkeiten zur Aggressionsverminderung im Spiel. In: Kreuzer KJ (Hg). Handbuch der Spielpädagogik. Düsseldorf: Schwann-Bagel 1984.

Buland R. Playing Arts, Spiel, Pädagogik. In: Riemer C, Sturzenhecker B (Hg). Playing Arts. Band 8. Beiträge aus der Arbeit des Burckhardthauses. Gelnhausen: TRIGA 2002.

Buland R. Zwischen Forschung und Erforschen. Der richtige Impuls in der Spielbewegung Playing Arts, die Entfaltung des Eigenen. In: Knecht G, Lusch B, Spielmobile e. V. (Hg). Perspektiven des Spiels. Bespielbare Welt – begreifbare Welt. Freiburg: Spielmobile e. V. 2015.

Buland R. Die Einteilung der Spiele nach ihren Freiheitsaspekten. In: Bauer GG (Hg). Homo ludens, der spielende Mensch. Bd. 7. München: Katzbichler 1997; S. 259–83.

Gadamer H-G. Die Aktualität des Schönen. Stuttgart: Reclam 1977.

Goetze H. Personenzentrierte Spieltherapie. In: Kreuzer KJ (Hg). Handbuch der Spielpädagogik. Düsseldorf: Schwann-Bagel 1984.

Gromes B. Ressourcenorientierte Kunsttherapie mit traumatisierten Menschen. In: Martius Ph, Spreti F v, Henningsen P (Hg). Kunsttherapie bei psychosomatischen Störungen. München, Jena: Urban & Fischer 2008; S. 93–103.

Kreuzer KJ (Hg). Handbuch der Spielpädagogik. Düsseldorf: Schwann-Bagel 1984.

Martin GM. Playing Arts und Spiritualität. Ästhetische und religiöse Lebens- und Denkbewegungen im Dialog. In: Riemer Ch, Sturzenhecker B (Hg). Playing Arts. Gelnhausen: Triga 2002; S. 179–98.

Petzold H, Epe C. Das Spiel und seine Bedeutung für die stationäre Langzeittherapie mit drogenabhängigen Jugendlichen in der Integrativen Gestalttherapie. In: Kreuzer KJ (Hg). Handbuch der Spielpädagogik. Düsseldorf: Schwann-Bagel 1984.

Riedel I. Archetyp und Symbol vom Entstehen der Kreativität in der Psychotherapie. In: Martius P, Spreti F v, Henningsen P (Hg). Kunsttherapie bei psychosomatischen Störungen. München, Jena: Urban & Fischer 2008; S. 43–7.

Riemer C, Sturzenhecker B. Vom eigenen Spiel zum Spiel mit anderen. Prinzipien von Playing Arts in praktischen Beispielen. In: Sturzenhecker B, Riemer C (Hg). Playing Arts. Impulse ästhetischer Bildung für die Jugendarbeit. Weinheim: Juventa 2005.

Sack M. Schonende Traumatherapie. Ressourcenorientierte Behandlung von Traumafolgestörungen. Stuttgart: Schattauer 2010; S. 68–74.

Schmidtchen S. Therapie durch Spielen. In: Kreuzer KJ (Hg). Handbuch der Spielpädagogik. Düsseldorf: Schwann-Bagel 1984.

Spreti F v. Ein hoffnungsloser Fall? Kunsttherapie mit einer chronisch depressiven Patientin. In: Kraus W (Hg). Die Heilkraft des Malens. Einführung in die Kunsttherapie. München: Beck 2003; S. 141–53.

Turner V. Vom Ritual zum Theater. Der Ernst des menschlichen Spiels. Frankfurt a. M., New York: Campus 1989.

11 Wahrnehmung als ästhetische Erfahrung in der Kunst nach 1960

Ulrike Gehring

Auf der Suche nach strukturellen Gesetzmäßigkeiten, die sowohl der Kunst als auch der Kunsttherapie zugrunde liegen, spielt die optische Wahrnehmung eine wichtige Rolle. Deshalb sollen in der Folge Lichtinstallationen vorgestellt werden, die den kognitiven Vorgang selbst zum Inhalt haben. Konzepte und Methoden werden erläutert und der künstlerische Umgang mit rezeptiven Prozessen disziplinenübergreifend diskutiert.

Eine wichtige Voraussetzung für die moderne »Lichtkunst« ist ein neuer, sich in den 1960er-Jahren herauskristallisierender Kunstbegriff. Formuliert wurde er von Vertretern der *Minimal Art,* allen voran Frank Stella, der dem traditionellen, illusionistischen Bildraum eine Absage erteilte, um ganz auf die Wirkung des Farbraumes zu setzen. Er, aber auch Robert Rauschenberg oder Ad Reinhard, entwarfen vor diesem Hintergrund einfarbige, monochrome Leinwände, die nicht das Ende der Kunst einleiteten, sondern die letzte Konsequenz jedweder Abstraktion darstellten (Bahlmann 2015). Die Farbe war für sie nicht nur ein Darstellungsmittel, sondern auch der Darstellungsgegenstand. Form und Inhalt wurden deckungsgleich, weshalb ihre monochromen Bilder die Möglichkeiten und Bedingungen des eigenen Entstehens mitreflektierten. Linien und Kontraste, die zur Herausbildung traditioneller Figur-Grund-Relationen notwendig sind, verschwanden, um der Materialität der Farbe, der Struktur des Farbauftrags und der Farbwirkung des Bildes eine gesteigerte Bedeutung zu verleihen.

Einen wichtigen Vorläufer hat diese Entwicklung in Kasimir Malewitschs »Weiß auf Weiß« (1917), einem weißen Quadrat auf weißem Grund (► Abb. 11-1). Das 1917 auf der Suprematisten-Ausstellung präsentierte Gemälde war Ausdruck einer absoluten gegenstandslosen Malerei, die sich auf geometrische Grundformen wie Rechteck, Kreis und Dreieck konzentrierte und sich auf die »Farben« Schwarz und Weiß reduzierte. Indem Malewitsch sich von der figürlich-abbildenden Tradition lossagte, ebnete er der konkreten, allein aus der Idee erwachsenen Kunst den Weg.

Wie revolutionär Malewitschs Entscheidung hinsichtlich der Bildrezeption war, erkannte vor allem László Moholy-Nagy, der die Komposition 1947 in den Kontext der bewegten Bilder stellte. In seiner kaum beachteten Schrift »Vision in Motion« verglich er den Malgrund von Malewitschs Bild mit einer weißen »film screen«, auf der sich das Quadrat in ähnlicher Weise projizierte wie das bewegte Licht des Umraums (Moholy-Nagy 1947). Neben der Signifikanz des Bildes als

Abb. 11-1 Kasimir Malewitsch: Suprematistische Komposition White on White. 1918, Öl auf Leinwand.

Bild, betonte er die Wechselhaftigkeit seiner Erscheinung, wenn er den Übergang vom weißen Farblicht zur Lichtfarbe beschrieb. Das Zusammenfallen von Material und Medium führte Moholy-Nagy zur Annahme, dass Malewitsch die Erfahrung der Gegenstandslosigkeit wichtiger war als die ästhetische Qualität des Monochroms, die sich erst aus der freigesetzten Eigendynamik desselben entwickelte. Er kam zu dem erstaunlichen Schluss, dass sich das weiße Bild im lichtgleichen Medium materialisiert und dem Betrachter als bewegtes Bild erscheint, sobald dieser es von seiner materialen Hülle befreit und im Akt der Bildwahrnehmung animiert habe.

Was Moholy-Nagy noch auf wahrnehmungspsychologischer Ebene beschrieb, fand in den Lichtinstallationen der 1960er-Jahre seine technische Umsetzung. Zu nennen wären hier die monochromen Discs des kalifornischen Installationskünstlers Robert Irwin, die weder der Malerei noch der Skulptur zuzurechnen sind, da sie als bloße Erscheinung im Raum existieren (vgl. Hirsch 2008).

Faktisch handelt es sich um runde, konvex gekrümmte Aluminium- oder Acrylscheiben mit einem Durchmesser von etwa 150 cm, die im Abstand von 50 cm zur Wand hängen und von mehreren Scheinwerfern diffus angestrahlt werden. Obwohl die maschinell gestanzten Schilder einfarbig weiß erscheinen, wurden sie von Irwin in einem aufwendigen Lackierverfahren mit 50 bis 100 Schichten hauchdünnen Autolacks oder Sprühemaille überzogen. Mit dieser Spritztechnik erreichte er eine fein vernebelte Farbdispersion, deren winzige Körnchen matt trocknen und der Oberfläche eine samtige Struktur verleihen. Ihren eierschalenfarbigen Gesamteindruck verdanken Irwins »discs« (► Abb. 11-2) der weißen Farbe im Zentrum, die vom pastellfarbenen Rand in Gelb, Grün, Rosé, Blau, Violett und Ocker überstrahlt wird. Auch wenn die zarten Farbsprenkel optisch kaum auszumachen sind und sich dem monochromen Gefüge unterordnen, dunkeln sie die Scheibe zum Rand hin ab. Da solche Farbschatten

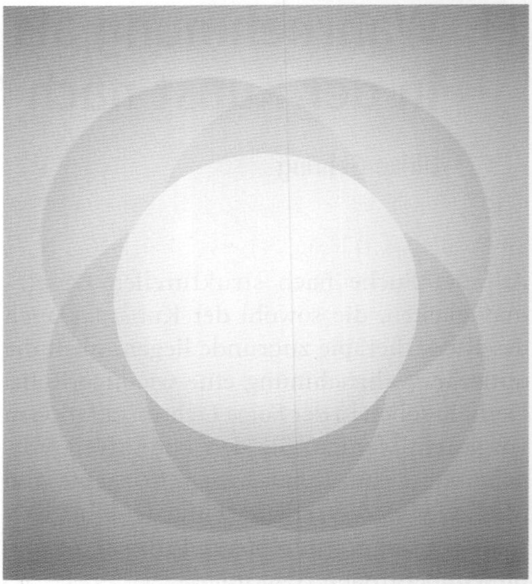

Abb. 11-2 Robert Irwin: Disc. 1967–1968, Acryllack auf geformtem Acryl. © VG Bild-Kunst, Bonn 2016

von körperimaginierender Wirkung sind, erscheint die konvexe Schale aus der Ferne wie eine Kugel. Tritt der Betrachter nahe genug an die in Augenhöhe montierte Scheibe heran, lösen sich die winzigen Lackpartikel optisch vom konvexen Untergrund und lassen die Konturen der Scheibe im weißen Lichtnebel verblassen.

Zwei Ursachen begünstigen die Entmaterialisierung des Bildträgers. Zum einen die runde, alle Kanten negierende Form, zum anderen die Farbigkeit, derzufolge das helle, dem Betrachter am nächsten liegende Zentrum in einem ähnlichen Lichtweiß gestaltet ist wie die dahinterliegende Wand. Berücksichtigt man nun die Tatsache, dass die menschliche Wahrnehmung einen nahegelegenen Gegenstand heller wahrnimmt als einen distanzierten, so wirkt die Gleichtonigkeit bewusst irritierend. Die Konturen treten in den Hintergrund und der weiße Farbnebel verbindet sich mit der gleichtonigen Wand. Es kommt zu dem von Irwin als »dissolution« bezeichneten Effekt, der im Auge des Betrachters ein Bild hervorruft, das weder über einen Anfang noch über ein Ende verfügt und den zweidimensionalen Bildraum verlässt, um in den dreidimensionalen Realraum vorzudringen.[55]

11.1 Sensorische Deprivation in den Rauminstallationen James Turrells

Physiologische Aspekte des Sehvorgangs beschäftigen auch den mit Irwin befreundeten Wahrnehmungspsychologen und Lichtkünstler James Turrell (vgl. Govan u. Bernardini 2014; Schuld 2010). In seinen abgedunkelten, gleichwohl aber weiß gestrichenen Ausstellungsräumen (»White Cubes«) treten eine Reihe von Wahrnehmungsereignissen auf, die jeder konventionellen Kunstbetrachtung widersprechen (Pheby 2010). Um zum Kunstwerk zu gelangen, gilt es zunächst einen schwarzen, lichtlosen Gang zu durchqueren, dessen Wände mit schallisolierendem Schaumstoff ausgekleidet sind. Der schmale Korridor folgt einem rechten Winkel, sodass kein Tageslicht in die Installation vordringen kann. Da sich die Augen in »Twilight Arch« nur langsam an die auferlegte Dunkelheit von einem Lux gewöhnen[56], tastet sich der Betrachter solange an den Wänden entlang, bis nach einigen Metern ein halbdunkler Raum erreicht ist, dessen kahle, weiße Wände von insgesamt vier zu den Seiten hin abgedrehten Glühlampen angestrahlt werden. Die Helligkeit von drei Lux ist so gering, dass der Raum nicht beleuchtet, sondern verschattet erscheint. Nur langsam lässt sich das Dämmerlicht optisch durchdringen, weshalb die tatsächliche Größe des Raumes erst nach ein paar Minuten ersichtlich wird. Mit zunehmender Verweildauer erweist sich das adaptionsbedingte Dunkel schließlich als progredierende Helligkeit und damit als ein Lichtwert.

Mit der optischen Aufhellung materialisiert sich an der gegenüberliegenden Wand ein blaues Farbfeld, dessen Konturen sich zu einem klar umrissenen Rechteck formen. Die makellose, samtige Fläche nimmt die Gestalt einer straff gespannten Leinwand an, deren Oberfläche mit einem fluoreszierenden ultramarinblauen Farbfilm überzogen scheint. Je intensiver das in seiner physischen Beschaffenheit weiterhin rätselhafte Feld anvisiert wird, um so mehr verliert es an Festigkeit.

Dem sichtbaren Erweichen der Materie wirkt der Betrachter durch angestrengtes Fokussieren vergeblich entgegen. Der Grad an Unspezifität ändert sich auch bei nahem Herantreten nicht, da die Farbe an keine Oberfläche mehr gebunden scheint, sondern als chromatischer Sinneseindruck wirkt. Da die Augen allein nicht in der Lage sind, das optische Gegenüber zu identifizieren, versucht der Betrachter unwillkürlich, die taktilen Qualitäten des Farbfeldes zu ergründen und streckt seine Hände nach ihm aus. Indem diese widerstandslos in den Lichtnebel eintauchen, geben sie die räumliche Faktizität des Bildes preis. Die monochrome Fläche erweist sich als querrechteckige Öffnung, durch die der Betrachter auf einen blau erleuchteten Raum, den *sensing space*, blickt.[57]

Erst wenn man nahe genug an den fensterartigen Durchbruch herantritt und seine rahmende Architektur aus dem Gesichtsfeld schwindet, verwandelt sich das gestaltlose Licht in einen Hohlraum, der sich wenig später als substanzvoller Nebel auflöst. Vergeblich bemühen sich die Augen, das Gegenüber zu fokussieren. Der Betrachter sieht sich von einem dimensionslosen Farblicht umgeben, angesichts dessen das gegenstandsorientierte

55 Einige kunsttheoretische Äußerungen Irwins sind gesammelt in Irwin 2008.

56 Diese und weitere Helligkeitsangaben beziehen sich auf selbst durchgeführte Messungen im Museum für Moderne Kunst (MMK), Frankfurt a. M.

57 Die Lichtintensität des »sensing space« beträgt im Zentrum 5 Lux und an der Interferenzlinie zum Betrachterraum 4,5 Lux.

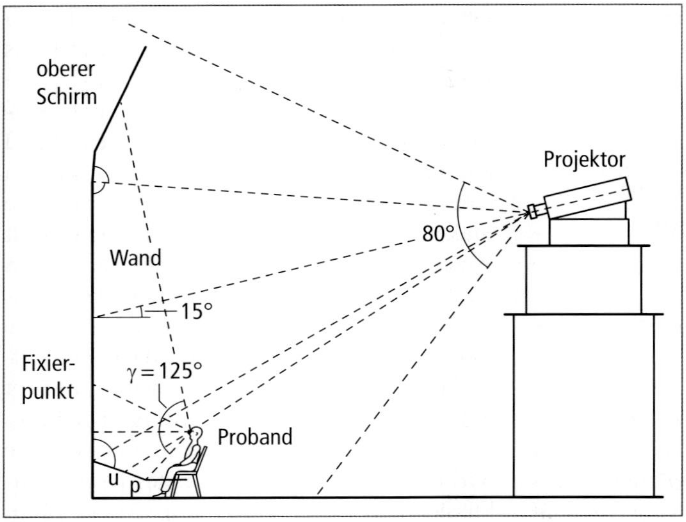

Abb. 11-3 Wolfgang Metzger: Experimentelle Anordnung zur Herstellung eines Ganzfeldes (nach: Kebeck 1997, S. 36).

Schauen in ein tagtraumähnliches Sehen abgleitet. Turrells romantische Forderung nach dem physischen Erleben von Kunst scheint in diesem Augenblick eingelöst[58]. Theoretisch gelangt der Wahrnehmungsprozess hier an sein logisches Ende. Praktisch schließt sich der Kreislauf jedoch erst, wenn der Betrachter beim Verlassen des Raumes inne hält, sich noch einmal umsieht und neuerlich meint, auf ein monochromes Gemälde zu schauen, das jetzt nicht weniger überzeugend erscheint als beim ersten Anblick (vgl. Ammann 1987). Obwohl der Besucher um die Räumlichkeit des Bildes weiß, kann er diese nicht mehr sehen. Die Installation tritt folglich als etwas in Erscheinung, das sie in Wirklichkeit nicht ist. Wie aber kann etwas anders erscheinen als es ist, wenn es zugleich auch als das erscheint, was es ist?

11.2 Die Gestaltgesetze und ihr Einsatz in der Kunst

Eine monochrome Fläche stellt in der Kunst eine ähnliche Ausnahmeerscheinung dar wie ein homogenes Sehfeld in der alltäglichen Wahrnehmung des Menschen. Normalerweise, unter nicht experimentellen Bedingungen, ist das dem gesunden Auge sich bietende Gesichtsfeld strukturiert, mehrfarbig und inhomogen. Die menschliche Wahrnehmung ist auf diese Pluralität von Sinneseindrücken konditioniert, welche das Gehirn sinnvoll ordnet und nach möglichen Gestaltprinzipien strukturiert (Treismann 1992). Auf homogene Stimulationen, die mit einer sensorischen Deprivation (Reizarmut) gleichzusetzen sind, reagiert der Betrachter verunsichert. Alle für seinen Wahrnehmungsprozess notwendigen Beziehungs- und Unterscheidungskriterien wie Kontraste in Farbe, Helligkeit, Textur, Richtung, Geschwindigkeit und Tiefe fehlen (Hubel 1988; Livinstone 1992).

Die ersten umfassenden Versuche zur Wahrnehmung einfarbiger Flächen gehen auf Wolfgang Metzgers 1930 durchgeführte Experimente zum »Ganzfeld« (► Abb. 11-3) zurück.

58 In einem Interview formuliert Turrell seine künstlerische Intention mit folgenden Worten: »Ich forme das Licht, soweit mir dies das Material erlaubt, in einer Art und Weise, daß man die Lichtsubstanz, die einen Raum erfüllt, nicht nur visuell, sondern physisch erleben kann.« (Zit. n. Turell 1985)

Als Ganzfeld bezeichnet er ein homogenes Sehfeld, dessen Grenzen außerhalb des Gesichtsfeldes liegen und von dem keine abweichenden strukturellen Reize außer Licht und Farbe ausgehen. Um dies zu simulieren, griff er auf einen einfachen von Robert Irwin und James Turrell später vielfach zitierten Versuchsaufbau zurück: eine senkrechte, weiße und völlig ebene Fläche sowie eine vier mal vier Meter messende Wand, an deren Rändern konkav gekrümmte Wandschirme von gleicher Farbe in den Raum hineinragen. Mithilfe eines Projektors wird nun ein gleichmäßiges Licht so auf die Wand geworfen, dass die Schatten des Betrachters außerhalb seines Gesichtsfelds liegen. Wie später bei Turrell, darf auch hier die Lichtintensität nicht zu stark sein, damit die Übergänge zwischen Wand und Seitenschirmen nicht als Konturen im peripheren Sehfeld sichtbar werden. Die Funktion von Metzgers Seitenflügeln besteht also darin, die klein gewählte Grundfläche von 16 Quadratmetern so zu ergänzen, dass das jeweilige Sehfeld vollständig ausgefüllt wird[59].

Vergleicht man die Aussagen von Metzgers Versuchsteilnehmern mit denen der Besucher von Turrells Installation, dann stimmen diese dahingehend überein, dass alle nach kurzer Expositionsdauer meinen, in einem dimensions- und strukturlosen Lichtnebel zu schwimmen, der sich in unbestimmter Entfernung verdichtet (Metzger 1930). Veränderungen der Beleuchtungsstärke nehmen sie nicht als Helligkeitsvarianz wahr, sondern als Erweiterung bzw. Verengung des Raumes. Metzger schlussfolgert daraus, dass »die Wahrnehmung einer Oberfläche, und zwar auch einer völlig homogenen Oberfläche, das Bestehen objektiver Inhomogenitäten irgendwelcher Art voraussetzt (…). Danach wäre die Wahrnehmung einer völlig homogenen Fläche von der Ausdehnung des Gesichtsfeldes unmöglich. In dem Augenblick, in dem die letzte Inhomogenität wegfällt, wird es gleichgültig, von welcher Natur die Lichtquelle ist.« (ebd., S. 13)

Bieten sich dem Auge also keine ausreichenden Strukturen, dann geht die objekt- und ereignisorientierte Wahrnehmung in ein phänomenorientiertes Schauen über. Metzgers revolutionäre These wird in den darauffolgenden Jahren mehrfach bestätigt. Auch findet die Notwendigkeit visueller Differenzen in verschiedenen Gestalttheorien ihre Entsprechung, die eine differenzierte Wahrnehmung nur für möglich halten, wenn sich dem Auge Kontraste bieten (Koffka 1935, S. 110 ff.). Fehlen die Gestaltreize, kommt es zu gravierenden Irritationen und Fehlleistungen innerhalb der visuellen Reizverarbeitung (ebd.; Goldstein 1997)[60].

Für die Kunst sind diese wahrnehmungspsychologischen Ergebnisse insofern relevant, als sie bestätigen, dass die Wahrnehmung monochromer Flächen nicht die einfachste Form visueller Reizverarbeitung darstellt; monochrome Bilder lösen komplexere Kognitionsvorgänge aus als gegenständliche Bilder, die zwangsläufig über verschiedene Kontraste verfügen (Hoormann 2007).[61]

---

59 Das Seh- oder Gesichtsfeld des Menschen überblickt in seiner senkrechten Ausdehnung etwa 125°, 65° unterhalb und 60° oberhalb der Blicklinie. In der Waagerechten beträgt der Blickwinkel ca. 200°, gemessen am Scheitelpunkt in der Mitte zwischen beiden Augen. Ohne den Kopf oder die Augen zu bewegen, ist es dem Menschen folglich möglich, zu beiden Seiten leicht nach hinten zu blicken (Byrne u. Hilbert 1997, S. 226 ff.)

60 Zu den wichtigsten Gestaltgesetzen gehören das Prägnanzgesetz (jedes Reizmuster wird so gesehen, dass die resultierende Struktur so einfach wie möglich ist), das Gesetz der Ähnlichkeit (ähnliche Dinge erscheinen zu zusammengehörigen Gruppen geordnet), das Gesetz der Nähe (Dinge, die nahe beieinanderliegen, erscheinen als zusammengehörig) und das Gesetz der Vertrautheit (Dinge bilden mit größerer Wahrscheinlichkeit Gruppen, wenn die Gruppen vertraut erscheinen oder etwas bedeuten) (vgl. Koffka 1935, S. 110 ff.; Goldstein 1997, S. 170 ff.)

61 Zur wahrnehmungspsychologischen Dimension von Turrells Werk vgl. Hoormann 2007; Freudiger 2010.

Damit zeichnen sich drei Konsequenzen ab, die auf die Farbfelder von Kasimir Malewitsch und James Turrell ebenso zutreffen wie auf alle anderen monochromen Bilder. Erstens sind diese Kunstwerke in ihrer Faktizität nicht mehr abgeschlossen, sondern vollenden sich erst mit der Bereitschaft des Betrachters, sich über einen längeren Zeitraum mit dem langsamen Erscheinen von Licht und Farbe auseinanderzusetzen. Zweitens bedürfen die Arbeiten eines spezifischen architektonischen Rahmens, innerhalb dessen sie ihre Wirkung entfalten können. Drittens führen die in die Kunst übertragenen Ganzfelder aufgrund ihrer faktischen »Unwahrnehmbarkeit« zum kalkulierten Scheitern des Betrachters am Bild.

Ein wahrnehmungsbedingtes Scheitern stellt sich auch vor Turrells Licht-Projektion »Shanta Pink« ein, bei der zwei lichtstarke Xenonprojektoren von jeweils 1000 Watt trapezförmige Lichtfelder auf die Wand werfen.

Aus der Ferne verdichten sich die aneinandergrenzenden Flächen zu einem dreidimensionalen, aus sich selbst heraus leuchtenden Lichtquader. Der schattenlose, rosafarbene Würfel konstituiert sich dabei aus dem reflektierten Licht der bleiweißen Wände. Seine Gestalt erhält die Projektion über zwei mit Diapositiven vergleichbare Lochschablonen aus Aluminium, die in die gegenüberliegenden Projektoren eingelegt sind und durch deren trapezförmige Öffnung das Licht hindurchprojiziert wird (vgl. Adock 1990)[62]. Die Schablonen sind dabei auf den Neigungswinkel des Apparates und die Raumgröße abgestimmt.

Bewegt sich der Besucher auf den Lichtwürfel zu, stellt er mit Erstaunen fest, dass sich weder dessen Seitenflächen noch deren perspektivische Verkürzungen ändern. Auch die angenommene Tiefenwirkung bestätigt sich nicht. Stattdessen zerfällt er in zwei helle, einander überlappende Trapezflächen. Anders als der berühmte »Necker-Würfel«[63], bei dem sich zwei unterschiedliche, in ihrer Bedeutung gleichwertige Perspektiven einstellen (Phänomen der Multistabilität), verweigert Turrells Lichtwürfel eine vergleichbare Sehalternative. Seine Projektion erscheint aus der Ferne nur als Würfel und aus der Nähe ausschließlich als Fläche. Eine Veränderung der Sichtweise ist nur über die intendierte Bewegung des Betrachters im Raum herbeizuführen.

Wie aber kommt es, dass ein und dieselbe Reizgrundlage – nämlich die Überblendung zweier Trapezformen – zu so unterschiedlichen Wahrnehmungsergebnissen führt?

11.3 Reizüberflutung als ästhetisches Prinzip: Bruce Naumans »Lichtkorridor«

Den Gestaltgesetzen zufolge organisiert sich die menschliche Wahrnehmung, indem sie das Gesehene nach Wahrscheinlichkeiten strukturiert und versucht, möglichst einfache Zusammenhänge im Wahrnehmungsfeld herzustellen. Da die perspektivische Ausrichtung von Turrells Quaderkanten den architektonischen Gegebenheiten entspricht und eine kontrastreiche Figur-Grund-Relation erkennbar

62 Um diese Art von Schablonen herzustellen, verspiegelt Turrell eine Glasscheibe in der Größe eines Diapositivs. Indem er das eigentliche Motiv ausspart und nur den Hintergrund verspiegelt, fällt das Licht durch die transparente, ausgesparte Form und projiziert sich als Negativbild auf die Wand. Der Vorzug dieses Verfahrens ist, dass die Konturen hier deutlich schärfer gestaltet sind als bei anderen Techniken (vgl. Adcock 1990, S. 12).

63 Der Necker-Würfel gehört zu den bekanntesten Kippbildern (*ambigious figures*) der Wahrnehmungspsychologie. Er dient als Beweis dafür, dass ein und dieselbe Reizgrundlage zu verschiedenen Wahrnehmungsergebnissen führen kann. Auch wenn diese als gleichwertig beurteilt werden, können sie nicht zur gleichen Zeit gesehen werden, sondern wechseln sich ständig ab (Phänomen der Multistabilität) (vgl. Kebeck 1997, S. 16).

ist, spricht zunächst nichts gegen eine dreidimensionale Wahrnehmung des Licht-Bildes.

Auch nimmt man nach dem »Gesetz der Geschlossenheit« eine Form, die in geschlossene und offene Teilverläufe zerfallen kann, bevorzugt als zusammenhängenden Komplex wahr. Als drittes Indiz wäre anzuführen, dass die dem Betrachter am nächsten liegende Kante am hellsten ist. Dass es sich dabei lediglich um eine Überblendung zweier Einzelformen handelt, kann der Betrachter aus der Ferne nicht erkennen. Anders als in der illusionistischen Malerei, die, wie ein Zaubertrick, der einmal erklärt und verstanden wurde, ihre magische Wirkung verliert, begründet sich der Reiz von Turrells Licht-Projektionen erst in der Ambiguität des Faktischen und Nicht-Faktischen.

An der Inszenierung kognitiver Strategien ist in den 1970er-Jahren auch der mit Irwin und Turrell experimentierende Mathematiker und Physiker Bruce Nauman interessiert. Dies belegen seine frühen Wahrnehmungsräume, die im Unterschied zu herkömmlichen Architekturen bar jeder praktischen Funktion sind. Sie dienen allein der Veranschaulichung einer nur auf diesem Wege zu vermittelnden ästhetischen Erfahrung. Gesammelt wurden diese vor allem unter rezeptionsästhetischen Gesichtspunkten aufschlussreichen Arbeiten in allererster Linie durch den italienischen Kunstsammler und Minimal-Art-Experten, Graf Panza di Biumo.

Beim Betreten seiner aus dem 18. Jahrhundert stammenden Villa in Varese erkannte man zunächst nur eine grün hinterleuchtete Plattenarchitektur, die sich kaum vom dunklen Umraum abhob. Sobald man sich ihr jedoch näherte, offenbarten sich zwei hintereinander stehende Holzwände, die in ihrer parallelen Anordnung einen langen, schmalen Gang bildeten. Die Höhe des zu beiden Seiten und nach oben offenen Korridors beträgt 305 cm, seine Länge 1210 cm. Der Abstand zwischen beiden Wandmodulen misst 30,5 cm. Das grüne Licht kommt von paarweise angeordneten Fluoreszenzröhren, die über dem Kopf des Betrachters am oberen Ende der Holzplatten angebracht sind (► Abb. 11-4).

Der ästhetische Widerspruch aus minimalistischem Formenvokabular und historischem Präsentationsort verlor seinen Reiz, sobald man dem hellen Schein des grünen Lichts folgte und sich in den Korridor hineinbegab. Die Wände des Ganges standen so dicht beieinander, dass ein Hindurchgehen nur schwer möglich war. Zudem erschien das gleißende Licht in seiner artifiziellen Farbigkeit eher abweisend und bedrohlich denn reizvoll schön. Im Gegensatz zu Turrells warmen, satten Farben inszenierte Nauman einen Lichtton, der fremdartig und synthetisch wirkte.

Wollte man den Korridor durchschreiten, musste man sich seitlich, Schritt für Schritt, hindurchbewegen. Der Betrachter tauchte in das »giftig« grüne Lichtbad ein, sodass seine Kleidung und seine Haut in fahlem Grau erschienen. Die Intensität des Farblichts war dabei so groß, dass die Augen nach kurzer Zeit zu brennen begannen und man sich nach einem Entkommen aus der klaustrophobischen

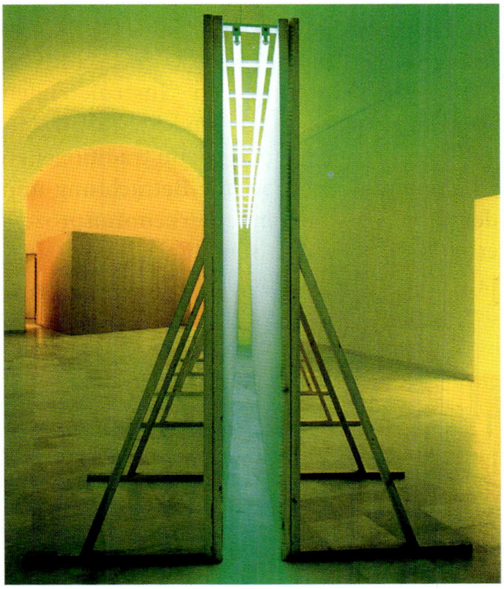

Abb. 11-4 Bruce Nauman: Green Light Corridor. Hartfaserplatte, grünes Fluoreszenzlicht. © Bruce Nauman/VG Bild-Kunst, Bonn 2016

Enge sehnte. War man schließlich am Ende angelangt, erwartete den Betrachter eine neuerliche Überraschung: der einst dunkle Umraum erschien nun, in Folge des komplementärfarbenen Nachbildes, in einem vibrierenden Magenta. Zu dieser optischen Irritation stellte sich in Varese ein zuvor nicht wahrgenommener akustischer Reiz ein, wenn man plötzlich die Vogelstimmen hörte, die durch das offene Fenster im Vorraum drangen. Der Grund, warum man sich ihrer erst jetzt bewusst wurde, lag nicht in der schallisolierenden Wirkung der Holzplatten, sondern in der einseitigen Reizüberflutung des Rezipienten. Sobald nämlich ein unvermindert starker Reiz auf ein Sinnesorgan wirkt, verringert sich darüber die Sensitivität der übrigen. Die sensorische Überlagerung war während des Aufenthaltes in Naumans Lichtkorridor folglich so profund, dass man leise akustische Reize von außerhalb nicht mehr wahrnahm.

Konstruiert Nauman einen Korridor, den man aufgrund seiner Enge nur zögerlich verlassen kann, dann wählt er für seine Kunst eine architektonische Präsentationsform, die den Betrachterstandpunkt ebenso vorgibt wie die Länge des Perzeptionsablaufes. Sein Ziel dabei ist, die Abhängigkeit der menschlichen Sinneswahrnehmung von instruierenden Größen wie Farbe, Licht und Raum vor Augen zu führen. Anders als beim traditionellen Tafelbild, das sich über die Betrachtung und den daraus resultierenden Erkenntnisprozess erschließt, verlangen seine und Turrells Installationen die psychophysische Beteiligung des Rezipienten.

11.4 Wahrnehmungsmodelle in der Gegenwartskunst von Ólafur Elíasson

Das Erbe der kalifornischen Lichtkünstler, das sich grundsätzlich von den Fluoreszenz-Installationen der New Yorker Lichtkünstler um Dan Flavin unterscheidet, tritt in den 1980er-Jahren am konsequentesten der dänische Künstler Ólafur Elíasson (*1967) an (Elíasson 2001). Auch er begreift seine Kunstwerke als *Wahrnehmungsmodelle*, die den Betrachter mit einer Versuchsanordnung konfrontieren, welche die Natur des Lichtes erfahrbar macht (vgl. Elíasson 2004). Projektionen wie »Afterimages exposed« aus dem Jahr 2000 ästhetisieren einfache kognitive Phänomene auf ebenso schlichte wie wirkungsvolle Weise. Nach drei Minuten erlischt die rote Lichtprojektion, die von einem im Raum befindlichen Scheinwerfer hervorgerufen wird und in ihrem Format und Erscheinungsbild eindeutig an ein monochromes Bild erinnert. Beim Betrachter stellt sich sogleich ein komplementärfarbenes, hellblaues Quadrat von ähnlich intensiver Farbigkeit ein; im Unterschied zu dem roten ist dieses aber selbst generiert und nicht auf ein faktisches Korrelat zurückführbar.

Für die angesprochene Ganzfeld-Thematik ist Elíassons Rundraum noch bedeutsamer, da er den Betrachter in seinem Inneren mit einem monochromen Farblicht konfrontiert. Das im Durchmesser acht Meter große und drei Meter hohe Rund ist mit einer milchig weißen Rückprojektionsfolie ausgekleidet, hinter der eine unsichtbare Matrix aus roten, grünen und blauen Leuchtstoffröhren montiert ist. Die Abfolge der langsam wechselnden Spektralfarben erfolgt zufällig und wird über ein Computerprogramm gesteuert. Bevor sich ein neuer Ton einreguliert, taucht der Betrachter für 30 Sekunden in ein monochromes Farb-Raum-Kontinuum ein, das ihn losgelöst von jeder Gegenständlichkeit allseitig umgibt (vgl. Broeker 2004; ▸ Abb. 11-5).

Zwei Aspekte wirken besonders irritierend: der langsam fortschreitende Farbwechsel, der keine Systematik oder Zielgerichtetheit erkennen lässt, sowie das veränderte Betrachter-Werk-Verhältnis, das nicht mehr von einer frontparallelen Bildwahrnehmung ausgeht, sondern den Besucher zentral im Kunstwerk verortet. So findet der von Irwin und Turrell formulierte Ganzfeld-Gedanke bei Elíasson

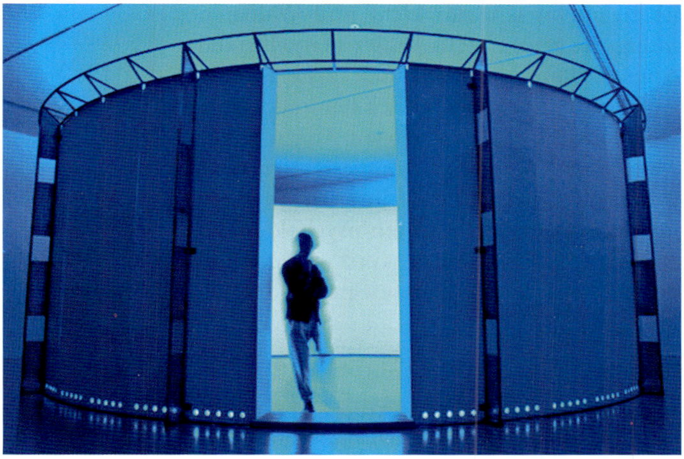

Abb. 11-5 Ólafur Elíasson: 360° Room for all colours. Edelstahl, Holz, Fluoreszenzlicht, Farbfilterfolien (rot, grün, blau), Projektionsfolie, Steuerungsgerät. Musée d'Art Moderne de la Ville de Paris 2002. Foto: Bertrand Huet, © Ólafur Elíasson.

eine technische Entsprechung. Gleichwohl überwiegen die konzeptuellen Unterschiede, insbesondere in Hinblick auf die Zeitlichkeit. Lässt Elíasson seine Farben in einem relativ kurzen Zeitintervall wechseln, gibt er dem Betrachter keine Möglichkeit, das Ganzfeld adäquat wahrzunehmen. Gerade darin erklärt sich aber auch die Modifikation der ursprünglichen Idee. Sind Turrells Farbfelder noch von der Faszination psychophysischer Wahrnehmungsprozesse durchdrungen, entlarvt Elíasson ihre zugrunde liegende Konstruktion. Während Turrell seine Fluoreszenzröhren noch hinter dem passepartoutgleichen Rahmen verbirgt, um Bild- und Lichtfläche kongruent erscheinen zu lassen, gewährt Elíasson Einblick in den Installationsaufbau[64]. Sowohl die doppelwandige Verschalung des Rundbaus als auch die von hinten beleuchtete Projektionsfolie werden bei genauer Betrachtung sichtbar. In dieser technischen Nachvollziehbarkeit des Kunstwerks begründet sich die unterschiedliche Kunstwahrnehmung: Elíassons Werke zielen im Unterschied zu denen Turrells nicht länger auf Überwältigung, sondern auf Aufklärung.

11.5 Licht – Kunst – Raum

Zusammenfassend kann man festhalten, dass ein Großteil der Lichtkunstwerke nach 1960 die Grenzen der traditionellen Bildwahrnehmung auf der Grundlage kognitiver Strategien auslotet. Turrells Farbfelder wie auch Irwins bildgleiche Skulpturen stellen dabei lediglich die architektonischen Voraussetzungen eines Experimentes dar, dessen Ziel es ist, die Malerei als Gattung der bildenden Kunst zu überwinden, ohne sich ihrer zu entledigen. Dass die Licht-Bilder, um bestehen zu können, aber spezieller funktionaler und räumlicher Voraussetzungen, vor allem aber der Elektrizität bedürfen, wird deutlich, wenn in den Ausstellungsräumen die Lichter ausgeschaltet werden und von den Kunstwerken nichts mehr als weiße Wände und gläserne Röhren übrig bleiben. Mit dem Verlöschen des Lichtes verlieren die Arbeiten nicht nur ihre künstlerische Existenz, sondern auch der Betrachter die Möglichkeit, sich vor ihnen seiner selbst als wahrnehmendes Subjekt zu vergewissern. Auf die Frage, worum es in dieser Kunst also geht,

64 Zum einen kann der Betrachter die Konstruktion über die verspiegelte Decke einsehen, zum anderen nimmt er beim Eintreten in den Rundraum zwischen der Holzwand und der Projektionsmembran die zugrunde liegende Röhrenanordnung wahr.

ist zu antworten: um Licht und Wahrnehmung. Sie stellen nichts außer sich selbst dar, einen Zustand aus Licht und Farbe. Sie sind frei von aller Gegenständlichkeit und thematisieren nicht das, was wir vor Augen haben, sondern das, was Sehen voraussetzt, nämlich unsere Wahrnehmung. In ihrer Bedingungslosigkeit erinnern sie an ein psychologisches Experiment, das seinerseits erst erfahren und dann verstanden werden möchte.

Literatur

Adcock C. James Turrell, The Art of Light and Space. Berkeley, Los Angeles, Oxford: University of California Press 1990.

Ammann JC, Grunder V, Turrell J. Kartographie des Raumes – eine topologische Übersicht des Werkes von James Turrell. Basel: Schwabe 1987.

Bahlmann K. Arthur C. Danto und das Phantasma vom ›Ende der Kunst‹. Paderborn: Wilhelm Fink Verlag 2015.

Belting H. Das Ende der Kunstgeschichte. Eine Revision nach zehn Jahren. 2. Aufl. München: C.H. Beck 2002.

Broeker H. Licht – Raum – Farbe. In: Elíasson O. Your Lighthouse. Arbeiten mit Licht, 1991–2004. Ausstellungskatalog Kunstmuseum Wolfsburg 2004; S. 41–53.

Byrne A, Hilbert DR. Readings on Color. The Science of Color. Bd. II. Cambridge, MA: The MIT Press 1997.

Elíasson O. Surroundings Surrounded, Essays on Space and Science. Ausstellungskatalog. Zentrum für Kunst und Medientechnologie Karlsruhe 2001.

Elíasson O. Your Lighthouse. Arbeiten mit Licht, 1991–2004. Ausstellungskatalog Kunstmuseum Wolfsburg 2004.

Freudiger J. Vom »materiellen Lichtbild« zum »immateriellen Bildlicht«? – Josef Albers und James Turrell im Fokus eines wahrnehmungs- und erkenntnistheoretischen Diskurses. Eine vergleichende Werkbetrachtung. Berlin: Humboldt Universität, kunsttexte.de 2010; 4.

Goldstein EB. Wahrnehmungspsychologie. Eine Einführung. Heidelberg: Spektrum 1997.

Govan M, Bernardini A. Robert Irwin and James Turrell: Villa Panza. München, New York: Prestel 2014.

Hoormann A. Schwindel im Ganzfeld und Farb-Täuschung. Wahrnehmungsschwellen im Werk von James Turrell. In: Hoormann A. Medium und Material. Zur Kunst der Moderne und Gegenwart (hg v. Dieter Burdorf, Mechthild Fend, Bettina Uppenkamp). München: Wilhelm Fink 2007; S. 112–34.

Hubel D. Auge und Gehirn. Neurobiologie des Sehens. Heidelberg: Spektrum 1989.

Irwin R. Primaries and Secondaries. Ausstellungskatalog des Museum of Contemporary Art San Diego. San Diego 2008.

Kebeck G. Wahrnehmung, Theorien, Methoden und Forschungsergebnisse der Wahrnehmungspsychologie. 2. Aufl. Weinheim: Beltz Juventa 1997.

Koffka K. Principles of Gestalt Psychology. London: Lund Humphries 1935.

Livingstone M. Kunst, Schein und Wahrnehmung. In: Wolf Singer (Hg). Gehirn und Kognition, Heidelberg: Spektrum 1992; S. 156–63.

Metzger W. Optische Untersuchungen am Ganzfeld. II. Mitteilung: Zur Phänomenologie des homogenen Ganzfeldes. Psychol Forsch 1930; 13: 6–29.

Moholy-Nagy L. Vision in Motion. Chicago: Paul Theobald & Co 1947.

Pheby H. Contemporary Art. An Immaterial Practice? In: Dudley SH (Hg). Museum Materialities. London, New York: Routledge 2010; S. 71–88.

Schuld D. Lost in Space. Consciousness and Experiment in the Work of Irwin and Turrell. In: Frigg R, Hunter MC (Hg). Beyond mimesis and convention. Representation in art and science. Dordrecht: Springer 2010; S. 221–44.

Treisman A. Merkmale und Gegenstände in der visuellen Verarbeitung. In: Singer W (Hg). Gehirn und Kognition. Heidelberg: Spektrum 1992; S. 134–46.

Turell J. Occluded Front. Ausstellungskatalog des Museum of Contemporary Art, Los Angeles 1985; S. 22.

12 Struktur künstlerischen Handelns

Die Tradition des Bildermachens

Thomas Hellinger

Bei der Konferenz »The Big Question: Art/Not Art?«, die am 27. Februar 1978 in der University of Minneapolis stattfand, sagte der Künstler Philip Guston in seinem Vortrag: »Ich denke, das zu sehen, ist der wahrscheinlich mächtigste Wunsch eines Malers, eines Bildermachers. Zu sehen, was der Kopf denken und sich vorstellen kann, dies für sich selbst zu realisieren, durch sich selbst, so konkret wie nur möglich. Ich denke, das ist das stärkste und gleichzeitig archaischste Verlangen, das es schon seit fünfundzwanzigtausend Jahren gibt, ununterbrochen.« (Guston 2013, S. 58) Guston beschreibt die Triebkraft künstlerischen Handelns: das Sichtbarmachen dessen, was wir uns vorstellen, was wir denken und letztendlich was wir mit all unseren Sinnen wahrnehmen. Und er spricht vom Bildermachen. Als bildender Künstler, genauer als Maler und »Bildermacher«, werde ich die Prozesse untersuchen, die mir dabei wesentlich erscheinen. Mein Fokus gilt den gezeichneten und gemalten Bildern, die auf einem zweidimensionalen materiellen Träger entstehen.

Die Vielzahl künstlerischer Ansätze in der heutigen Zeit, deren Ausdruck sich – neben den klassischen Disziplinen – der Medien bedient, die unsere heutige Industrie- und Mediengesellschaft hervorgebracht hat, erscheinen unüberschaubar. Gleichwohl sehe ich, dass bei aller Unterschiedlichkeit die Frage der Sichtbarkeit, des Sichtbarmachens und der daraus resultierenden Erkenntnis im Mittelpunkt künstlerischen Handelns steht. Selbst die Konzeptkunst, die in den 60er-Jahren des letzten Jahrhunderts die Vorherrschaft des Visuellen infrage stellte und die damit die Objekte in der Kunst entmaterialisierte, verweigerte sich nicht der Vorstellung, dass eine schriftlich formulierte Idee auch realisiert werden kann. Dies musste jedoch nicht zwangsläufig der Ideengeber (Künstler) ausführen, sondern konnte ebenso vom Betrachter bewerkstelligt werden. Dabei weist der Künstler dem Betrachter eine neue, aktivere Rolle zu, die heute mit dem Phänomen des Partizipatorischen in der Kunst häufig in Erscheinung tritt.

Eine Parallele und in gewisser Weise eine Fortführung findet die Konzeptkunst der 60er-Jahre in der digitalen Netzkunst heute. Für diese stellt die Partizipation eine Grundvoraussetzung dar. Denn das Medium »Internet« muss in seiner Beschaffenheit als körperlos bezeichnet werden. Der Künstler, der mit diesem Medium arbeitet, hat demnach gar nicht mehr die Wahl, seine Vorstellung in ein haptisches Material zu übersetzen. Die Bedeutung des Netzes basiert auf der möglichen weltumspannenden Kommunikation und ist ohne die Partizipation unterschiedlicher sozialer Gruppen nicht denkbar. Das Kunstwerk existiert nur dann, wenn der Rezipient »online« ist.

In meinen Ausführungen komme ich aber wieder auf die lange Tradition des Bildermachens zurück, die von Philip Guston als »archaisches Verlangen« bezeichnet wird. Dabei werde ich neben der kulturellen bzw. kunstgeschichtlichen Einbindung und den darauf basierenden Sehgewohnheiten, besonders auf die Struktur bildnerischen Arbeitens eingehen. Der Blick des Betrachters auf das Bild ist dabei ebenso wichtig wie der des Künstlers. Der Raum im Bild, die Form als Inhaltsträger, das Verhältnis von Bildidee und Material und der Prozess der Formfindung werden in den einzelnen Kapiteln untersucht.

12.1 Kulturelle Einbindung als Basis unserer Wahrnehmung

»In der Bildenden Kunst sind Bilder, Objekte, Fotos, Filme und Installationen immer Träger von Zeichen. Der formale Zusammenhang, der künstlerischen Arbeit, bestimmt deren Lesbarkeit. Das Dechiffrieren der Zeichen ist ein Akt der Wahrnehmung, der sich immer mit den persönlichen, aber auch kulturellen Erfahrungen, mit erinnerten Bildern und Vorstellungen verknüpft, die der Betrachter mitbringt. Durch kulturelle Konventionen und die dadurch bedingten Seherfahrungen können wir Kunstwerke lesen, durch sie kommunizieren. Die Kunst verschiebt oder unterläuft jedoch immer wieder die tradierten Zeichensysteme und schafft so neue Bilder, die unsere Wahrnehmung irritieren sowie letztendlich verändern.« (Hellinger 2012, S. 9)

Die Menschen schaffen mit den Kunstwerken Bilder und Objekte, die im kulturellen wie im religiösen Zusammenhang Bedeutung transportieren, unter Umständen bestimmte festgelegte Funktionen übernehmen und schließlich als kulturelles Gedächtnis in uns weiterleben. Sind sie einmal in der Welt, verändern sie sich nicht mehr in ihrer materiellen Gestalt, außer dass Alterungsprozesse oder ungünstige Umwelteinflüsse zu Veränderungen und Schäden führen können. Und dennoch verändert sich die Wahrnehmung der Bilder im Laufe der Zeit. Sie finden einen neuen Ort (privat/öffentlich), werden in veränderten Situationen wahrgenommen, werden reproduziert, vielleicht millionenfach und landen heutzutage im Internet, jederzeit als Lichtpunkte abrufbar.

Ebenso verändern sich die Menschen, die die Bilder ansehen. Und da wir mit Bildern leben und die Welt in Bildern verstehen, erscheint der Mensch als »Ort der Bilder.« Diesen Zusammenhang hat Hans Belting in seinem Buch »Bild-Anthropologie« (2001) beschrieben: »Im anthropologischen Blick erscheint der Mensch nicht als Herr seiner Bilder, sondern – was etwas ganz anderes ist – als ›Ort der Bilder‹, die seinen Körper besetzen: Er ist den selbst erzeugten Bildern ausgeliefert, auch wenn er sie immer wieder zu beherrschen versucht. Seine Bilderzeugnisse aber beweisen, dass der Wandel die einzige Kontinuität ist, über die er verfügt.« (S. 12)

Bilder können zwar schmückende Funktionen haben bzw. sie im Lauf der Zeit entwickeln, in ihrem Ursprung haben Bilder aber die Funktion, kulturelle Erfahrungen und deren Bedeutung in einem Medium transformiert sichtbar zu machen. Ernst Gombrich schreibt mit Blick auf Entwicklungen in der Kunstgeschichte: »Die Geschichte der Kunst ist nicht die Geschichte technischer Fortschritte, sondern die Geschichte sich wandelnder Vorstellungen und Bedürfnisse.« (Gombrich 1995, S. 44) So hatten die Höhlenzeichnungen eben keine schmückende Funktion; dies lässt sich aus der Tatsache ableiten, dass die Bilder an schwer zugänglichen Wandstücken der Höhle zu finden sind. Vielmehr wird davon ausgegangen, dass die an die Wände gezeichneten Bilder, meist Tier- oder Menschenmotive, zu »Zauberbildern« wurden. Für die Menschen dieses Zeitalters besaßen die Bilder die Macht, die mit Werkzeugen in den Fels eingegrabenen Motive, meist Tiere, im Bild vorab zu töten und so den Vorgang bei der Jagd zu beeinflussen bzw. vorwegzunehmen (Gombrich 1995). Das hört sich zwar primitiv an, aber die Tatsache, dass wir selbst z. B. beim Übermalen oder gar Zerstören von fotografierten Gesichtern nicht ganz unberührt bleiben, zumal wenn wir die Person kennen, zeigt uns, was Bilder in uns auslösen können. Und auch heute noch werden bei Demonstrationen oft Bilder von unbeliebten Machthabern mit Füßen getreten oder sogar verbrannt. Auch gibt es immer wieder Attentate auf bedeutende Bilder, Skulpturen und Bauwerke.

12.2 Der Raum im Bild

Beim bildnerischen Arbeiten entstehen räumliche Beziehungen innerhalb der Bildfläche. Wenn eine horizontale Linie gezeichnet wird, können wir die einfachste Form einer Landschaft sehen. Eine gestaltete Figur erzeugt eine räumliche Situation und umgekehrt zeigen uns mögliche Raumangaben im Bild etwas über Größe und Position einer Figur. Mehrere Formen auf der Bildfläche stehen immer in einem räumlichen Zusammenhang und Farbe schafft ebenfalls Raum. Alles was sich innerhalb der Bildgrenzen ereignet, bedingt sich gegenseitig und trägt zur Bildwirkung bei.

Die Bildfläche wird durch die Gestaltung transformiert, und dabei entsteht eine räumliche Illusion, ein Illusionsraum, der etwas darstellt, was eigentlich nicht vorhanden ist. Dabei ist die Struktur des dargestellten Bildraums wesentlich für die Bildwirkung und den daraus resultierenden Rezeptionsprozess. Immer wieder gab es in der Kunstgeschichte fundamentale Veränderungen der Raumauffassung im Bild. Ich erinnere nur an Giotto, der am Übergang vom 13. ins 14. Jahrhundert in seinen Fresken durch die Neuordnung des Bildraumes einen Handlungsspielraum für seine Figuren öffnete. Der Bildraum wurde zum Handlungsraum für das Bildgeschehen (► Abb. 12-1).

Mit der Erfindung der zentralperspektivischen Darstellung durch den italienischen Bildhauer und Architekten Filippo Brunelleschi im Jahr 1410 etablierte sich eine Raumvorstellung in der europäischen Malerei, die in ihrer wesentlichen Bildauffassung von der Renaissance bis zum Beginn des 20. Jahrhunderts Gültigkeit besaß. Erst Paul Cézanne und die Maler des Kubismus unterbrachen das bisher erzeugte Raumkontinuum, in dem die Beziehungen der einzelnen Formen geregelt waren, und begründeten eine Bildwirklichkeit, die vom Betrachterstandpunkt unabhängig war. Der Bildraum wurde nicht mehr von den Vorstellungen einer zentralperspektivischen Ordnung bestimmt, sondern die Bildfläche selbst wurde zum Gegenstand der Malerei mit autonomen, auf sich selbst verweisenden, bildnerischen Gesetzmäßigkeiten (vgl. Hellinger 2010, S. 119–129).

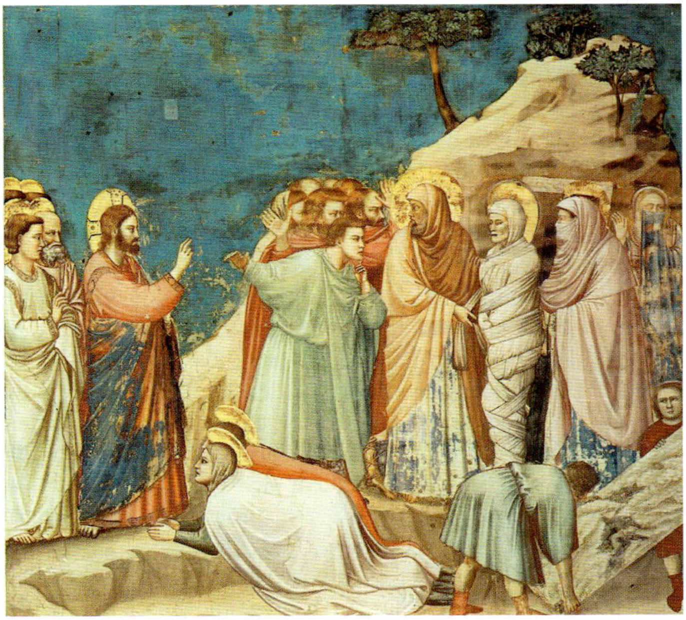

Abb. 12-1 Giotto di Bondone: Die Auferweckung des Lazarus, um 1303/05. Fresko, ca. 185 × 200 cm. Padua, Arenakapelle.

Dazu schreibt der Philosoph Franz Littmann: »Ab sofort gab es keinen unveränderlichen, alles erfassenden Blickpunkt mehr. Stattdessen wurden viele Beobachtungen gleichzeitig angestellt. Der Bildbetrachter war nicht mehr bloßer Registrator von Sinnes- und Wahrnehmungsdaten, sondern musste, wie in der naturwissenschaftlichen, experimentellen Forschung, Berechnungen anstellen, Beobachtungen vergleichen und Schlüsse ziehen.« (Littmann 2007, S. 7)

12.3 Das Bild als Medium

Wir erleben unsere Umwelt, erkennen Zusammenhänge und bewerten diese. Daraus können gedankliche Entwürfe und Bildideen entstehen, sich aber auch innere Bilder prägen und Emotionen hervorgerufen werden. Alles kann zum wichtigen Impuls werden und am Beginn einer künstlerischen Handlung stehen. Mit der Umsetzung in ein sichtbares Medium gibt es ein Gegenüber, eine erlebbare Realität, die von Beginn an unsere Vorstellungen spiegelt. Dieses Gegenüber erweist sich im Vergleich zu den gedanklichen Bildentwürfen als etwas Gegensätzliches, denn die dem jeweiligen Material innewohnenden Eigenschaften und Ausdrucksqualitäten und der individuelle Umgang damit bestimmen den visuellen Eindruck. Am Ende ist die Bildidee im Medium aufgehoben.

Das Medium Bild tritt uns als Körper gegenüber. Es hat neben der materiellen auch eine mentale Eigenschaft, d. h. es existiert in unserer Vorstellung. Hans Belting verweist in seiner Bild-Anthropologie auf den Zusammenhang zwischen äußeren Bildern, die durch ein Medium transportiert werden und den inneren Bildern, wie z. B. Erinnerungen, Träume, Visionen etc. Es ist ein »Akt der Metamorphose« (Belting 2001), indem sich die wahrgenommenen äußeren Bilder in innere Bilder verwandeln und in unserem Gedächtnis einen neuen Ort finden. Damit korrigiert er jenen Bildbegriff, der sich nur auf das Medium bezieht und zwischen dem inneren Bild und dem realen, äußeren Bild unterscheidet und damit die Trennung von Geist und Materie weiterführt. Er untersucht in seinem Buch, was sich bei der Wahrnehmung von äußeren Bildern mit und hinter diesen Bildern ereignet. Die äußeren Bilder, die wir wahrnehmen, beziehen sich immer auf etwas Abwesendes, wovon wir nur das Bild wahrnehmen. John Berger schreibt dazu: »Sichtbar sein heißt anwesend sein: Wer abwesend ist, ist unsichtbar. Eine Stimme, ein Duft oder irgendetwas mikroskopisch Kleines kann anwesend und dennoch unsichtbar sein, nicht umständehalber, sondern seiner Natur wegen. Die Funktion der Malerei ist es, eine Abwesenheit mit dem Schein der Anwesenheit zu füllen.« (Berger 1990, S. 227)

Verändern wir den Fokus und betrachten die Bildfläche aus der Perspektive des Produzenten während des Herstellungsprozesses, können wir von einem Experimentierfeld sprechen, einem geschützten Raum, in dem erprobt und geforscht werden kann. Denn das, was wir schließlich betrachten, entsteht in einem mehr oder weniger langen Prozess, der die unterschiedlichsten Stadien und Veränderungen durchlaufen hat. Dieser komplexe Vorgang hat mit dem Gegensatz zu tun, der sich zwischen der Bildidee und der Materialität des Bildes auftut.

12.4 Der Prozess der Formfindung

Die Materie, in der Malerei der Bildträger und das Farbmaterial bzw. die Beschaffenheit des Stiftes in der Zeichnung, ist die Voraussetzung, um etwas zu gestalten. Im künstlerischen Prozess wird das Material geformt. Die Eigenschaften desselben sind zwar Grundlage für das Erscheinungsbild, aber sie treten hinter der Form zurück. Das Material wird transformiert, wird Träger von etwas, das in der Vorstellung existiert, aber erst durch die Form sichtbar wird. Philip Guston sagt: »Malen heißt, eher, etwas in Besitz zu neh-

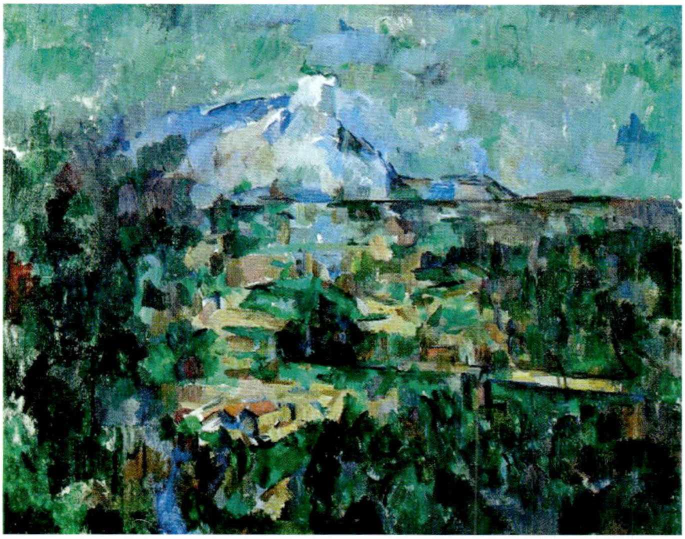

Abb. 12-2 Paul Cézanne, La Montagne Sainte-Victoire, um 1904/06. Öl auf Leinwand, 60 × 72 cm.

men als etwas abzubilden.« (Schwarz 2013, S. 93) Damit verweist er auf das Phänomen, dass das Abzubildende immer in eine Form umgesetzt wird, die letztlich dem Bildkörper innewohnt.

Der Prozess der Bildherstellung wird oft mit einem Zwiegespräch verglichen, im Sinne eines Gesprächs zwischen zwei Personen. Auch im religiösen Zusammenhang wird dieser Begriff benutzt, wenn etwa von einem Zwiegespräch mit Gott gesprochen wird, von dem wir allerdings nicht wissen, ob er überhaupt existiert. Was bedeutet aber ein Zwiegespräch mit der Fläche, die mit einem Material bearbeitet wird?

Indem der Künstler das Material formt, vertraut er diesem seine Bildidee an, um sie sichtbar werden zu lassen. Und erst in der Sichtbarkeit durch das Material kommt er zu einer Beurteilung der Form, die am Ende des Arbeitsprozesses seiner Vorstellung entspricht. Jeder formale Eingriff führt zu einer Veränderung des Bildes und zu einer Neubewertung des sichtbaren Gegenübers. Mit der ersten Setzung im Bild beginnt diese Art Zwiegespräch. Alles Weitere baut darauf auf, entwickelt sich in der Folge.

Mit den ersten Strichen, Punkten und Umrisslinien bzw. Farbformen und Farbflächen entstehen Setzungen, aneinandergereihte Zeichen, die in ihrem Wesen abstrakt sind. Das Zusammenspiel der abstrakten Zeichen erzeugt eine Bildwirklichkeit, die sich zu einem Abbild, vielleicht zu einer Figur verdichtet, aber auch in abstrakten Formen oder Rhythmen in Erscheinung treten kann. Je deutlicher die erzeugte Bildillusion uns gegenständliche Situationen erkennen lässt, desto stärker verschwinden die abstrakten Zeichen in unserer Wahrnehmung. Paul Cézannes späte Bilder zeigen dieses Gleichgewicht zwischen den beiden Aspekten. Es sind gegenständliche Abbildungen, bestehend aus gut erkennbaren, einzelnen zusammengefügten Formen. Aus diesen entsteht ein Flächengebilde zusammenhängender Teile, das sich aus der Farbmodulation entwickelt und eine autonome Bildstruktur darstellt (► Abb. 12-2).

Beim Betrachten von Bildern können wir einerseits entdecken, inwieweit sich die abstrakten Zeichen in den Dienst der Abbildung stellen oder als eigenständige Bildchiffren wirksam werden, andererseits erleben wir, dass neben dem erkennbaren Bildzusammenhang, das eingesetzte Material eine elementare Wirkung auf unsere Wahrnehmung entfaltet. Dessen Eigenschaften können die Bildwirklichkeit dominieren und so dem Bild andere wichtige Impulse verleihen. Sie werden dann über das Dargestellte hinaus zum wesentlichen Inhaltsträger. In diesem Zusammenhang häufig benutzte Begriffe wie Klarheit, Strenge, Energie, Rhythmus, Spannung, Bewegung, Ruhe, Zartheit, Opulenz, Sinnlichkeit, um nur einige zu nennen, beschreiben neben der emotionalen Reaktion auf die Formen der Gestaltung meistens auch die Wirkung des geformten Materials.

Was hier in Einzelaspekten beschrieben wurde, ist in Wirklichkeit ein komplexer Prozess. Der Maler Francis Bacon schildert in den Gesprächen, die David Sylvester mit ihm zwischen 1962 und 1979 geführt hat, sehr detailliert und präzise seine Erfahrungen, Gedanken und Empfindungen, die aus seinen Malprozessen resultieren. Dabei spricht er immer wieder von der Notwendigkeit, feste Bildvorstellungen aufzugeben, von seiner Abhängigkeit vom Zufall und von der Unberechenbarkeit des Farbmaterials.

»So habe ich neulich den Kopf von jemandem gemalt, und was die Augenhöhlen, die Nase, den Mund darstellte, waren, wenn man es genau untersucht, einfach Formen, die nichts zu tun hatten mit Augen, Nase, Mund; aber die Art, wie sich die Farbe von einer Kontur in die andere hineinbewegte, schuf eine Ähnlichkeit mit dem Menschen, den ich zu malen versuchte. Ich hörte auf. Einen Augenblick dachte ich, ich hätte nun etwas erhalten, das dem, was ich suchte, viel näher kam. Dann, am nächsten Tag habe ich versucht, das weiterzutreiben, es noch klarer herauszuarbeiten, noch näher heranzugehen, und ich habe das Bild vollständig verloren, weil eben ein solches Bild ein Seiltanz ist zwischen dem, was man figurative Malerei nennt, und der Abstraktion.« (Sylvester, Interview 1, 1962, S. 13) »Ich glaube aber, dass man, ebenso wie bei der abstrakten Malerei, unabsichtlich Zeichen auf die Leinwand setzt, die geheimnisvolle Wege andeuten, auf denen man die Wirklichkeit einfängt, der man nachjagt. Wenn mir etwas gelingt, gelingt es von dem Augenblick an, in dem ich nicht mehr bewusst weiß, was ich tue. Ich habe oft festgestellt, dass ein Gegenstand, wenn ich einer Vorstellung im Sinne des mehr Abbildhaften genauer gefolgt bin, höchst banal geworden ist. Ich habe ihn dann aus lauter Wut und Verzweiflung durch unkontrollierte Pinselzüge, die ich auf das Bild setzte, völlig zerstört – und plötzlich habe ich dann entdeckt, dass das Ganze dem Bild, das ich einzufangen suchte, ähnlicher geworden ist, so wie es sich meinem visuellen Instinkt nach anfühlte. In meinem Fall ist es wirklich eine Frage, ob es gelingt, eine Schlinge auszulegen, mit der man die Realität in ihrem lebendigsten Augenblick einfangen kann.« (Sylvester, Interview 2, 1966, S. 55)

In den Aussagen Bacons erfahren wir viel darüber, wie Malprozesse verlaufen können und wie sich das Verhältnis des Bildes zur Wirklichkeit darstellt. Letztendlich erfahren wir auch viel über das Entstehen von Kunst. Wenn dies auch nur ein möglicher Ansatz ist – der Prozess der Bildherstellung verläuft bei jedem anders und ist individuell sehr verschieden – so verweist er doch auf wesentliche Aspekte, die der Struktur künstlerischen Handelns zugrunde liegen.

12.5 Gedanken aus dem Atelier

In diesem letzten Abschnitt möchte ich einige persönliche Erfahrungen und Erkenntnisse aus meiner Arbeit als Bildender Künstler beschreiben. Die folgenden Ausführungen sind die Erfahrungsgrundlage der oben entwickelten Gedanken.

Das Bildermalen ist für mich eine Handlung mit offenem Ausgang. Die Anspannung am Anfang ist groß, ebenso die Erwartung. Das, was als vage Erscheinung in meiner Vorstellung auftaucht, wie eine Ahnung von etwas, das ich als Bild begreifen möchte, um es zu ergreifen, festzuhalten, entgleitet mir

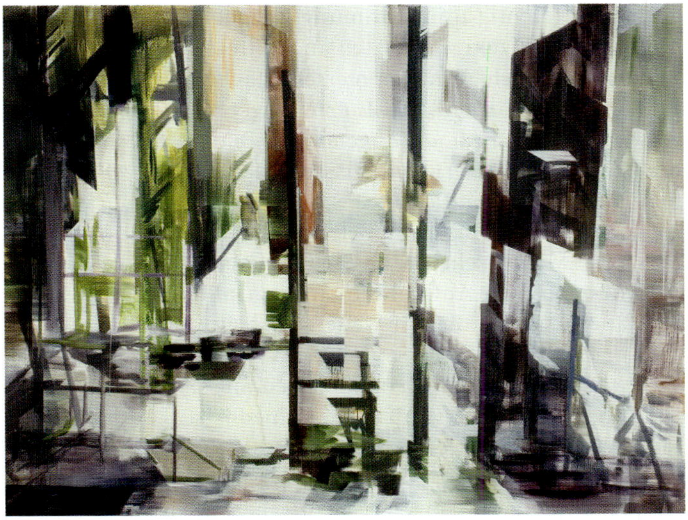

Abb. 12-3 Thomas Hellinger, o. T. 2008, Öl auf Nessel, 180 × 230 cm. Foto: David Brandt.

andauernd, verdichtet sich zeitweise, ohne jedoch klare Konturen zu zeigen. Ich muss anfangen, die ersten sichtbaren Zeichen auf die Fläche zu setzen.

Dies bedeutet für mich, den vorhandenen Raum der Malfläche auszumessen, mir meinen Aktionsraum bewusst zu machen, in der eine erste Raumstruktur entsteht. Diese ist bestimmend für den weiteren Arbeitsverlauf und zeigt eine erste mögliche Bildordnung, die die weiteren gestalterischen Schritte beeinflusst und trägt. Zwischendurch scheint sie völlig zu verschwinden, wird überlagert durch neu hinzugekommene Bildelemente, durch korrigierende Eingriffe und bleibt doch immer spürbar. Am Schluss ist sie möglicherweise in veränderter Form wieder sichtbar und mitunter sogar bildbestimmend (► Abb. 12-3).

Die ersten Schritte sind wesentlich, weil eben bildbestimmend und deshalb oft mit dem Gefühl des Scheiterns verbunden. Das Scheitern ist überhaupt ein ständiger Begleiter ebenso wie die Spannung, von Überraschungen und unverhofften Wendungen getragen zu werden. Denn die bildnerische Arbeit ist mehr als das Ausführen handwerklicher Tätigkeiten, mehr als das Erreichen eines geplanten Ergebnisses. In den Arbeitsprozess mischen sich womöglich andere Bilder, ausgelöst durch ein Detail auf der Bildfläche, die manchmal genauso schnell wieder verschwinden, wie sie aufgetaucht sind. Es bedarf eines großen eigenen Vertrauens, Entscheidungen zu treffen, die unter Umständen paradox erscheinen und doch einen wesentlichen Impuls für die Bildentwicklung geben können.

Wenn ich mich ganz auf die bildnerische Arbeit einlasse, tue ich das als Mensch mit allen Stärken und Schwächen. Im Grunde male ich mich ein Stück selbst. Das scheint mir der Grund dafür zu sein, dass es gelegentlich den Anschein hat, als ginge es um Leben und Tod.

Bildzustände zu verändern kann in bestimmten Phasen zu einem existenziellen Akt werden, weshalb man durchaus davor zurückschreckt und vorsichtig kleinliche »Bildkosmetik« betreibt. Wohlwissend, dass dies sinnlos ist. Aber in diesem Moment ist man für mehr nicht bereit. Der radikale Schritt geschieht dann aus Verzweiflung oder Fatalismus oder Mut.

Emotionale Nähe, analytische Distanz, bildnerisches Denken und unbewusstes Handeln, dies alles sind wichtige Momente beim Herstellen von Bildern. Dabei kann meine Wahrnehmung präzise und konzentriert, aber auch flüchtig und stimmungsabhängig sein. Das gleichzeitige Arbeiten an mehreren Bildern ermöglicht mir, die unterschiedlichen Bildzustände während des Entstehungsprozesses zu vergleichen oder angefangene Bilder beiseitezustellen und ruhen zu lassen. Manchmal brauchen Bilder diese Zeit.

Auch der erste Blick beim Betreten des Ateliers kann wichtig sein. Die eigenen Bilder neu zu sehen gibt mir Aufschluss über den momentanen Zustand und die weiteren Schritte. Und manchmal ist es der Zufall, der mir den Weg weist und für den ich offenbleiben muss. Die Arbeitsprozesse verlaufen unterschiedlich. Eine feste Regel gibt es nicht. Es hat durchaus etwas Magisches, wenn unerwartet das sichtbar wird, nach dem ich gesucht habe. Die Entscheidung, den bildnerischen Prozess zu beenden, fälle ich in dem Moment, wo es mir gelingt, mit unvoreingenommenem Blick die eigenen Arbeiten zu betrachten.

Philip Guston sagte in seinem anfangs erwähnten Vortrag: »Das Malen geschieht nicht auf einer Oberfläche, sondern auf einer Ebene, die man imaginiert. Da bewegt sich was in Kopf und Seele. Ist also überhaupt nichts Physisches. Eine Illusion vielmehr – ein Stück Magie, und darum ist, was man sieht, eben doch nicht das, was man sieht.« (Guston 2013, S. 49)

Literatur

Belting H. Bild-Anthropologie. München: Fink 2001.

Berger J. Das Kunstwerk Der Ort der Malerei. In: Das Sichtbare und das Verborgene. München Wien: Carl Hanser 1990.

Gombrich EH. Die Geschichte der Kunst. Berlin: Phaidon 1995.

Guston P. Vortrag bei der Konferenz »The Big Question: Art/Not Art?«, 1978. In: Sylvester D. Ein Gespräch mit Philip Guston. Bern, Wien: Piet Meyer 2013.

Hellinger T. Der Bildraum als realer Illusionsraum. In: Sinapius P, Wendlandt-Baumeister M, Niemann A, Bolle R. Bildtheorie und Bildpraxis in der Kunsttherapie. Frankfurt: Peter Lang 2010.

Hellinger T. Einführung. In: Hochschule der Bildenden Künste Dresden, Titze D, Hellinger T (Hg). Zeichen setzen im Bild: Jede Linie ist eine Weltachse. Dresden: Sandstein 2012.

Littmann F. Flüchtige Bewegungen zerstören die vertraute Sicht der Welt. In: Hellinger T. Flüchtige Raumsequenzen. Ausstellungskatalog. Dresden: Sandstein 2007.

Schwarz D. Nachwort. In: Sylvester D. Ein Gespräch mit Philip Guston. Bern, Wien: Piet Meyer 2013.

Sylvester D. Gespräche mit Francis Bacon. München: Prestel 1986.

13 Die Gestaltung im Fluss der Zeit: Dasselbe Bild ist heute ein anderes als morgen

Doris Titze

Bilder visualisieren die in ihnen enthaltene Zeit. Sie enthalten Vergangenheit, Gegenwart und Zukunft in einem: Der Gestaltungsprozess als solcher verläuft zeitlich linear, doch das Resultat vernetzt die einzelnen Phasen. Ein Bild vereint vielschichtig divergierende Zeiten, Orte, Erlebnisse, Gedanken und Gefühle. Ressourcen, bisher unbewusste künftige Lösungen oder versteckte Konflikte der Vergangenheit offenbaren sich im gegenwärtigen Werk. Gestaltungsprozesse lassen Zeitlosigkeit wie Zeitenflug erleben, bieten Räume der Versunkenheit und Selbstvergessenheit oder der bewussten Reflexion. Sie benötigen in der kunsttherapeutischen Arbeit Offenheit und Bedingungslosigkeit, mehr noch eine subjektiv erlebte Langeweile, um Freiräume zu öffnen. Zielorientiertes »Training« zur Funktionalität von Kreativität, das auch die (kunst-)therapeutische Literatur zunehmend prägt, scheint daher so paradox wie kontraproduktiv.

13.1 Eins bis Unendlich

Seit 1965 stellte der Künstler Roman Opalka (1931–2011) die Sichtbarmachung der Zeit ins Zentrum seines Schaffens. Er arbeitete an seinem Werk »1965 1–∞«, das aus von ihm als »Details« bezeichneten Leinwänden besteht. Darauf malte er in ansteigender Reihenfolge Zahlen in weißer Farbe. Ab 1972 begann Opalka, den Untergrund seiner Zahlenreihen mit jedem neuen Bild sukzessiv um ein Prozent aufzuhellen, mit dem Ziel, sich einem weißen Untergrund anzunähern. Begleitend bewahrte Opalka seine Bilder akustisch, indem er die Zahlen in seiner Muttersprache Polnisch auf Tonband sprach. Eine tägliche Porträtaufnahme ergänzte das Projekt des Künstlers fotografisch. Im Gespräch mit Heinz-Norbert Jocks für die Zeitschrift »Kunstforum« sagte er: »Mein Werk befasst sich mit der Zeit, die präsent ist, eben nicht mit der verlorenen. Mein malerisches Konzept beruht darauf, die Zeit zu versichtbaren. So wie Heraklit sagte, man könne nicht zweimal in denselben Fluss steigen, so drücke ich Zeit mit Zahlen durch eine einfache, wie ich auch sage, genetische Progression aus. So gelange ich zu einem Zeit-Bild.« (Jocks 2000, S. 171) Das von sich selbst erstellte Foto entwickelte Roman Opalka von Tag zu Tag blasser. Nach der Bedeutung des Porträts gefragt, antwortete er: »Ich benutze das, um eine Frage zu stellen. Mein Ansatz basiert auf einer Geschichte der Autorenzeit. Ich hinterlasse eine Spur meiner Präsenz. Der Akt des Malens produziert Dokumente davon. Aber was tue ich, wenn ich schlafe? Es hat etwas mit der Besessenheit zu tun, die Zeit einzufangen und sichtbar zu machen. Und ein Maler kann tatsächlich Zeit visualisieren.« (ebd.)

Roman Opalka erzählte eine Geschichte, in der seine Eltern und Geschwister außer Haus waren und er im Alter von etwa fünf Jahren allein blieb. Ohne Fernsehen und Radio oder Spielzeug schaute er auf das regelmäßig schlagende Pendel der Uhr, das plötzlich stehenblieb. In seiner kindlichen Fantasie befürchtete er, er hätte es versehentlich durch seinen Blick beschädigt: »In meiner Kinderfantasie dachte ich, wenn sich mit dem Auge das Pendel anhalten lässt, so muss es auch auf gleiche Weise wieder in Bewegung versetzbar sein.

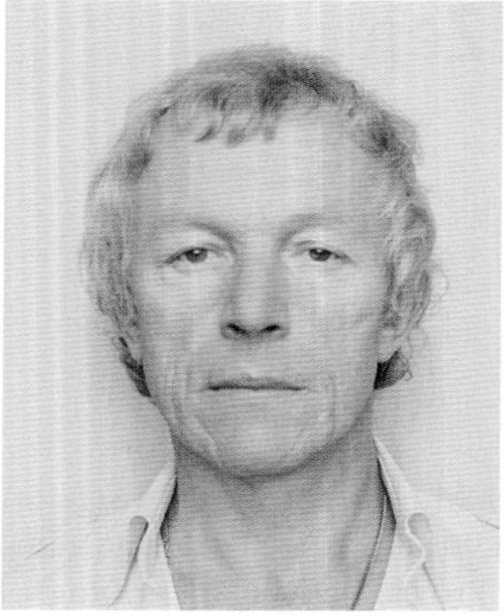

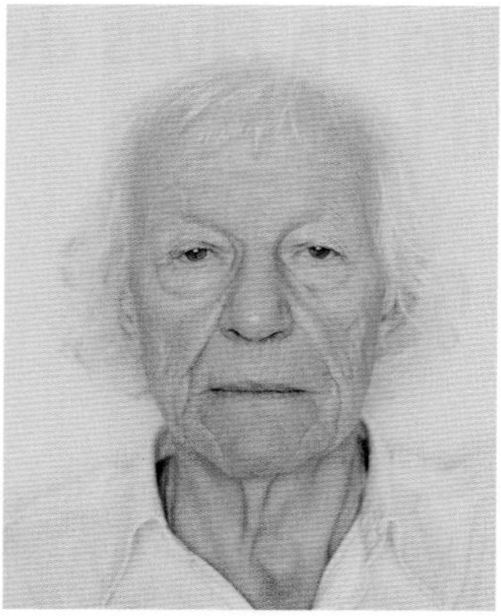

Abb. 13-1 Roman Opalka: links: OPALKA 1965/1–∞, Détail-Photo 2787231 24 × 30,5 cm; rechts: OPALKA 1965/1–∞, Détail-Photo 5455634, 24 × 30,5 cm. © Vincent Lespinasse, courtesy Dominique Lévy Gallery, Manhattan.

Aber das funktionierte nicht. Ich weinte und hatte Angst vor den heimkehrenden Eltern, die mir nicht abnehmen würden, dass ich nichts getan und auch an der Uhr nicht herumgespielt habe. Als schließlich meine Mutter sah, was geschehen war, sagte sie, sie hätte wohl vergessen, die Uhr aufzudrehen. Kaum geschehen, schon war mein Drama vorbei. Obgleich ich rot vom Weinen war, bemerkte sie nicht, was mit mir los war.« (ebd.) Er bemerkt im Anschluss noch, dass das polnische »Klepsydra« sowohl Sand- oder Wasseruhr heißt, aber auch Todesanzeige bedeutet, »was mich zweifelsohne, wenngleich unterbewusst, auf die Idee brachte, während des ganzen mir verbliebenen Lebens ein Bild der Zeit meines Daseins zu malen.« (ebd.)

Wir können das Werk Opalkas mit seiner Geschichte in Verbindung bringen. Wir können aber auch etwas existenziell Menschliches herauslesen, nämlich den eigenen Umgang mit der Lebenszeit; die Visualisierung unserer Präsenz; die Frage nach der Anwesenheit der Zeit, die unsere Bilder bergen. Das ist eine grundlegende Aufgabe der Kunsttherapie. Die unterschiedlichen Bilder Opalkas dokumentieren die Veränderung des Lebens. Die Bilder selbst bleiben so, wie sie sind. Es geht hiermit um eine wesentliche Wurzel der Kunsttherapie: um die Zeit, die sich in der Gestaltung visualisiert (► Abb. 13-1).

13.2 Kunst und Lebenszeit

Eine Serie von uralten und neugeborenen Gesichtern nahm der Fotograf Philippe Bazin (geb. 1954) in den 1980er- und 90er-Jahren auf. Während alte Gesichter ihre Geschichte bereits erlebt haben, beginnt diese Geschichte bei Neugeborenen gerade: Das Gesicht ist noch offen und »unbeschrieben«. Die Spuren des Lebens graben sich in das menschliche Gesicht ein. Nur das Bild hält das künftige und das einstige Gesicht fest.

Hans Belting meint: »Die Ungewissheit über sich selbst erzeugt im Menschen die Neigung, sich als anderen und im Bilde zu sehen. (…) Seine Bilderzeugnisse aber beweisen, dass der Wandel die einzige Kontinuität ist, über die er verfügt.« (2001, S. 12) Bilder bleiben Zeugen unserer Suche nach uns selbst und Zeugen unseres Wandels innerhalb dieser Suche. Das Bild hält die Lebenszeit fest. »Gemalte Bilder sind statisch. Die einzigartige Erfahrung beim wiederholten Betrachten eines Bildes über mehrere Tage oder Jahre hin ist, daß inmitten des ständigen Wechsels das Bild unveränderlich bleibt. Natürlich kann sich die Bedeutung eines Bildes aufgrund historischer oder persönlicher Entwicklungen ändern, aber das Gemalte verändert sich nicht: Die gleiche Milch fließt aus dem gleichen Krug, die Meereswellen haben ununterbrochen genau die gleiche Gestalt, das Gesicht und das Lächeln haben sich nicht verändert« konstatiert John Berger (1990a, S. 219).

Gegenwärtig ist das Bild im Moment seiner Entstehung oder Betrachtung: In dem Moment, in dem wir ein Bild ansehen, schauen wir jedoch auf etwas Vergangenes. Wir nehmen etwas Abwesendes wahr, nämlich das, was das Bild zeigen möchte. Dies können Begebenheiten, Gedanken oder Gefühle sein, die im Bild festgehalten wurden, doch im Moment der Betrachtung bereits vorübergegangen sind. Alles das, was ein Bild zeigt, ob ungegenständlich oder gegenständlich, ist abwesend. Selbst ein Foto kann nur einen Augenblick einfangen, einen einzigen Ausdruck eines Menschen, eine momentane Situation; sogar eine Videoübertragung kämpft gegen die Zeitverschiebung. »Als Medium der Erinnerung ziehen Fotos den Tod ins Bild, je älter sie werden«, schreibt Hans Belting zur Fotografie. »Es sind immer Fotos von Lebenden, mit welchen eine Todesnachricht gesendet wird. Im Foto, das zu Lebzeiten entstand, werden Tote erinnert, ohne dass sich der Tod im Bild zeigt. Nur der Blick auf das immer noch gleiche Foto hat sich jetzt geändert.« (Belting 2013, S. 194 f.) Der Mensch selbst als Betrachter erweckt das Bild zum Leben im kreativen Akt der Wahrnehmung. Was wir im Bild betrachten ist die dahinterstehende, materialisierte Idee des Bildes. Bilder benötigen also immer ein Medium, um sich zu äußern. Sie bleiben in diesem Medium dauerhaft, solange dieses Medium besteht. Das innere Bild dagegen wandelt sich.

Das Bild verkörpert mit der Zeit seines Entstehungsprozesses einen Zeitabschnitt des Gedächtnisses und beschreibt die Entwicklung zwischen Leben und Tod. Totenmasken erinnern an das Leben und den Tod zugleich. Wir verlieren die Lebenden und erhalten ein Bild von ihnen, auch im Porträt. Im Bild zeichnet sich das Gesicht durch seine Abwesenheit aus, doch ist es im Material der Gestaltung anwesend. Es berührt die Frage: Wo ist der Mensch? Totenmasken, die von den Toten abgenommen wurden, zeigen das Gesicht des Verstorbenen so, wie es am Ende seines Lebens war, als Gesicht ohne Mimik. Hans Belting meint, auch das lebende Gesicht produziere »eine mimische oder maskenhafte Repräsentation, um ein Selbst zu zeigen oder zu verbergen« (Belting 2013, S. 100). Diese Mimik verändere das Gesicht, das wir haben zu dem, das wir machen (vgl. Belting 2013, S. 25). Dagegen wird die Totenmaske »von einem Gesicht abgeformt, das über keine Mimik mehr verfügt, sondern einen Ausdruck besitzt, der erst jenseits aller möglichen Mienen entstehen kann« (ebd., S. 100).

13.3 Der Blick des Bildes

Ägyptische Porträts und Totenmasken dagegen zeigen ein Ideal, nicht ein realistisches Abbild. Tutanchamun, das »lebende Abbild des Sonnengottes Amun«, war ein altägyptischer Pharao der 18. Dynastie, der etwa von 1332 bis 1323 v. Chr. regierte und 18 bis 20 Jahre alt wurde. Seine Totenmaske wurde 1922 im Tal der Könige entdeckt. Der »Kopf des Nefertem« aus ebendiesem Grab zeigt den Pharao idealisiert als Kind. Die Ägypter schufen ideale Bildnisse, weil sie glaubten, dass schöne Bildnisse eine gute Wirkung hätten: Die Schönheit der Dargestellten sollte sowohl auf diese selbst als auch auf die Betrachterinnen und Betrachter zurückwirken. Kunsttherapie bewegt sich im Spektrum zwischen dem idealisierten Bild eines Wunsches und dem unverfälschten Abbild dessen, was ist. Es geht in der Therapie darum, sowohl die aktuellen Konflikte und Ressourcen anzusehen als auch Erwartungen und Möglichkeiten zu visualisieren. Und beides zu verknüpfen.

Porträts zeigen Lebende oder Tote. Nach Mumienbildnissen der hellenistisch-römisch-ägyptischen Kultur (eindrucksvolle, idealisierte Porträts der Toten) entstanden in der orthodoxen Kirche Ikonen als Verbindung zum Göttlichen: Die Perspektive ist nicht wie in der westlich tradierten, gegenständlichen Malerei jene des Menschen in das Bild hinein, sondern

Gott schaut durch das Bild auf den Menschen. Ikonen werden in tiefer Versenkung geschaffen und folgen einem Darstellungskanon, der sich nur minimal verändert (Rentsch 2012). Hans Belting unterscheidet zwischen Ikonen und Porträts: »Vielmehr blieb man vor der Ikone immer Geschöpf, das von seinem Schöpfer angeblickt wird. Das Porträt dagegen basierte auf dem menschlichen Blicktausch und stellte jemanden dar, der genauso blickte wie man selbst. (…) doch sollten die Mönche in der Ikone, wie in einem ›Spiegel der Ewigkeit‹, gerade nicht das eigene Bild sehen, sondern eine Wahrheit, von der sie selbst Bild waren. Das Porträt aber präsentierte Ähnlichkeit auf die Weise des realen Spiegels, nur, dass es jemand anderen darstellte.« (2013, S. 152) In der Kunsttherapie geht es sowohl um den Blick in das Bild hinein, als auch um den Blick aus dem Bild heraus und die Wirkung des Bildes. Kunsttherapie befasst sich mit Zeitlosigkeit und Zeitbezügen, also mit weltlichen wie spirituellen Themen. Kunsttherapeuten und Patienten lesen gemeinsam in den gestalteten Werken.

Der Film »Im Winter ein Jahr« von Caroline Link (2008) zeigt die ineinandergeflochtene Wechselwirkung zwischen dem Porträt, dem Maler und der Porträtierten: Ein Maler erhält den Auftrag, ein Porträt zweier Geschwister zu malen. Das Mädchen kommt unwillig. Es stellt sich heraus, dass der Bruder gestorben ist; er hat sich selbst getötet. Die Mutter will ein Idealbild zweier gleich lebendiger Geschwister erhalten. Im Laufe der Porträtarbeit und vieler Gespräche und Auseinandersetzungen ändert sich das Bild immer wieder, bis es sowohl für das Mädchen als auch für den Maler stimmig ist. Die Mutter reagiert unwillig; sie merkt, dass sie sich bisher der Trauer verweigert hat. Hier wird deutlich, was auch in der Kunsttherapie geschieht: Es ist ein Miteinander in der Gestaltung des Bildes; es geht um die Stimmigkeit des Bildes, nicht um Kunst. Die Art und Weise der Gestaltung muss mit dem Inhalt übereinstimmen; wie ungelenk oder gekonnt auch immer dies geschieht. Auch wird deutlich, wie zeitbezogen der Prozess des Malens ist, der letztlich das Bild leitet und wie sehr das Ringen um ein stimmiges Bild alle Beteiligten fordert: Kunsttherapie beinhaltet kein harmloses Wellnessangebot, sondern kann tiefgreifend so schmerzhaft wie beglückend wirken.

Kreativität hilft im Umgang mit der Realität. Art Spiegelman zeichnete 1989 »Maus. Die Geschichte eines Überlebenden« (orig. »Maus. A Survivor's Tale«). Der Comic thematisiert sowohl den Holocaust als auch die schmerzhafte Erinnerung der Familie des Malers und seiner selbst daran. Seine Eltern hatten den Holocaust überlebt, doch seine Mutter brachte sich später um. Nach dem 11. September 2001, der für ihn erneut sein Trauma belebte, folgte der Comic »Im Schatten keiner Türme« (orig. »In the Shadow of No Towers«). Art Spiegelman verfremdete die Geschichten soweit, dass sie für ihn in Maßen erträglich wurden. Er kontrollierte und transformierte seine Bilder im aktiven Umgang damit und sie wurden für ihn überlebenswichtig. Er wandelte die Zeit; sie wurde für ihn verfügbar in einer Distanzierung, Verfremdung und Aneignung.

Eine ähnliche Neuschöpfung der Erzählung beinhaltet »Alois Nebel« (2006) von Jaroslav Rudis und Jaromir 99; eine rein schwarzweiß gezeichnete Graphic Novel, die auch verfilmt wurde. Sie erzählt die Geschichte eines traumatisierten Mannes in Tschechien in einer Verbindung individueller und gesellschaftlicher, historischer Zeitläufe. Darin taucht tatsächlich die Kunsttherapie auf: »Das letzte Mal war das Meer dran. Heute malen wir den Himmel«, sagt die Kunsttherapeutin auf Seite 218. Bilder sind Stellvertreter im Umgang mit dem eigenen Erleben. Sie bleiben verlässlich, sinnlich, begreifbar präsent, während z. B. der Himmel, der auf dem Bild abgebildet wird, oder das Gefühl, das in Farbe gefasst wurde, sich weiterhin verändern.

13.4 Die Zeitlichkeit des Schattens

Wenn wir unsere Gestaltung betrachten, ist wiederum Zeit vergangen. Wir erinnern uns an das Erleben des Malens, die Vorstellungen und den Gefühlszustand dabei und erfahren, dass unsere eigene Wahrnehmung des Bildes sich geändert hat. So bleibt das Bild ein Korrektiv der Zeit selbst und spiegelt uns unsere eigene Entwicklung. Es erinnert uns zudem an unsere eigene Vergänglichkeit. Oft wird der Schattenriss als Beginn der Malerei genannt, als Erfindung der Zeichenkunst. Plinius der Ältere erzählt die Geschichte einer jungen Frau, die die Schattensilhouette des fortreisenden Geliebten an der Wand nachzeichnet, um ihn (als Zeichnung) zu behalten. Der Vater, ein Töpfer namens Butades, füllt den Schattenriss mit Ton und erschafft die erste Plastik: eine Figur aus Ton als Gestalt gewordener Schatten. Die Tonfigur ist damit der Stellvertreter des Menschen selbst, die geformte Zeit seiner Abwesenheit.

Hanno Rauterberg schreibt dazu: »Die Kunst allerdings ist schattenfroh. Ohne Schatten wäre sie nicht, sie kommt aus dem Schatten, sie ist aus ihm heraus geboren. (…) Doch so seltsam es scheinen mag: Kunst und Schatten sind tatsächlich innig verbunden. Das fängt schon damit an, dass Kunst sich der Wirklichkeit verdankt, auch wenn sie nicht wirklich ist. Ganz wie der Schatten, der sich dem Menschen verdankt, ohne je der Mensch zu sein. Der Schatten gehört zu ihm, untrennbar. Und doch kann der Mensch ihn nicht besitzen, nicht einfangen, nicht beherrschen. (…) Eines aber störte viele Künstler besonders: Wer Schatten malt, verzeitlicht die Kunst. Man könnte sagen: Er verweltlicht sie. Denn der Schatten verrät nicht nur die Tageszeit, er kündet auch von der Vergänglichkeit des Gezeigten. Wir sehen nicht länger das Ewige, sondern etwas Augenblickliches, das vergeht, sobald die Schatten weiterwandern.« (2009)

Der Schatten ist Zeichen unserer Anwesenheit, Lebendigkeit und Zeitlichkeit und zeigt, im übertragenen Sinn, die dunkle Seite des Menschen. So nannte Claudio Parmiggiani sein eigenes Schattenbild »Autoritratto«, Selbstporträt. Wenn nicht der Schatten, wer sonst könnte unsere körperliche und zeitliche Präsenz in der Welt bezeugen? Für den Züricher Theologen Johann Caspar Lavater (1741–1801) wurde der Schattenriss zum visuellen Beweismaterial der Physiognomik, die er in seinem Hauptwerk »Physiognomische Fragmente zur Beförderung der Menschenkenntniß und Menschenliebe« (1775–1778) heranzog. Max Beckmann (1884–1950) dagegen ist im »Selbstbildnis im großen Spiegel mit Kerze« von 1933 nicht im Bild, sondern wird nur als Schatten im Spiegel sichtbar, während die Gegenstände des Bildes nicht im Spiegel erscheinen. Der Spiegel und die Schattenfunktion sind hier metaphorisch: Beckmann erhielt 1933 ein Berufs- und Ausstellungsverbot als sogenannter entarteter Künstler; seine gesamte Existenz war bedroht. Er wurde zum Schatten seiner selbst. Wir erschaffen uns in der Kunsttherapie ein Gegenüber, dem wir handelnd begegnen. Der Schatten symbolisiert die Projektion von Wünschen oder Ängsten.

Chas Addams zeigt in einer Karikatur (► Abb. 13-2), wie gleichzeitig mit einem sich entwickelnden Polaroidfoto, das ein Mann im leeren Raum aufgenommen hat, sich die Frau manifestiert, die er offensichtlich fotografierte: Sie wird parallel mit der Bildentwicklung sichtbar, indem sie aus ihrem eigenen Schattenriss herauswächst und nun selbst einen Schatten wirft. Im Anschluss an den Entwicklungsprozess übergibt der Fotograf der Fotografierten das belichtete und entwickelte Bild. Dieser Prozess benötigt einerseits Zeit und zeigt andererseits, wie Projektionen funktionieren. Dies ist auch eine Anspielung auf die Pygmalion-Sage, in der der Bildhauer seine weibliche Skulptur durch einen Kuss zum Leben erweckt: Indem wir uns ein Bild eines Menschen machen, erschaffen wir diesen in unseren Augen. (Noch mehr Zeit benötigt

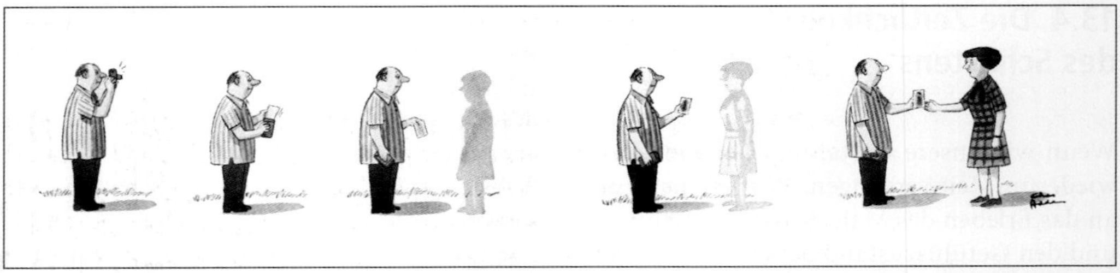

Abb. 13-2 Chas Addams (aus: Unerwünschte Wohltaten. © 1983 Rowohlt Verlag GmbH, Reinbek bei Hamburg. Zuerst erschienen in The New Yorker, © The New Yorker Magazine Inc.)

es allerdings, diese eigenen Projektionen zu erkennen.)

13.5 Verdichtung der Zeit

Bilder enthalten die Zeit des Ermalens, des Austausches mit der Idee, der Erinnerung an die Zeit, in der sie gestaltet werden und, so es ein Erinnerungsbild ist, enthält es auch die Zeit der Geschichte, die es erzählt. Dies ist eine große Qualität der kunsttherapeutischen Arbeit, da dadurch Distanz zu Ereignissen gewonnen werden kann, die einmal schädigend und beängstigend waren. Sie sind im Bild fixiert und vorbei. Sie noch einmal anzusehen und nachzuerleben kann äußerst schmerzhaft sein. Und doch erzeugt das Bild einen heilsamen Abstand. Im »Bildnis des Dorian Gray« (orig. »The Picture of Dorian Gray«), einem Roman von Oscar Wilde von 1891, altert das Bild, nicht der Mensch: Dem Bild schreiben sich alle Lebenszüge ein, während der Porträtierte selbst jung und schön bleibt. Erst am Ende seines Lebens, als er das Bild als Zeuge seines Lebens erstechen will (mit demselben Messer, mit dem er den Maler des Bildes getötet hatte), tötet er sich dadurch selbst und nimmt die Alterszüge des Bildes an. Es geht in der Kunsttherapie nicht wie im Bildnis des Dorian Gray darum, dass alles im Bild ausgelebt oder in das Bild delegiert wird, sondern es geht um ein Zusammenwirken von Realität und Fantasie, von Licht und Schatten, von Leben und Tod. Das Porträt bleibt, wie es ist; es altert nicht. Das eigene innere Alter stiftet Identität und stellt sich in Relation zum Bild. Unsere Bilder werfen uns auf uns selbst zurück; wir können sie nicht überlisten.

Das Werk wird in die Welt entlassen; man hat keinen Einfluss mehr darauf. Kommt es zurück oder sieht man es erneut nach einem längeren Zeitabstand, ist es angereichert durch die zwischenzeitlichen Betrachtungen und Zuschreibungen. Es scheint gealtert, gereift, verändert. Doch nur durch die eigene Entwicklung erhält es eine neue Perspektive im zeitlichen Abstand. Das Bild erweitert seine Sinnhaftigkeit, obwohl es selbst so bleibt, wie es ist. Manche Bilder bleiben aktuell, andere verlieren ihre Bedeutung. John Berger schreibt: »Gemälde sind Vorhersagen, die aus der Vergangenheit empfangen werden, Vorhersagen über das, *was der Betrachter vor dem Gemälde in diesem Augenblick sieht.* Einige Vorhersagen erschöpfen sich rasch, das Bild verliert seine Adressaten; andere überdauern.« (Berger 1990a, S. 221)

Ein Bild ist kein Spiegel, denn es enthält Zeit. Der Mensch selbst kann sich im Spiegel betrachten, doch erst ein zweiter Spiegel kehrt die Seiten zurück in die »objektivere« Sicht. Ein Bild birgt die Zeit der Reflexion. »Das Gedächtnis aber unterliegt einer ständigen Veränderung in der Zeit. Im Erinnern rufen wir nicht etwas konstant Feststehendes ab, sondern jedes Erinnern verändert auch den Inhalt und stellt ihn in neue Kontexte bzw. in einen je anderen Rahmen«, schreibt Michael von Brück (2007, S. 31 f.).

Menschen können sich nicht nur im Spiegel, sondern auch durch andere Menschen betrachten. Raffael (Raffaelo Santi 1483–1520) malt im »Selbstbildnis mit einem Freund« ein Porträt seines Freundes und seiner selbst (um 1518–1520). Der Freund schaut auf den Maler, während dieser ihm die Hand auf die Schulter legt und aus dem Bild blickt. Was sieht er? Sieht er in den Spiegel, während er malt? Sieht er spiegelverkehrt das Bild, das wir nun selbst vor Augen haben? Sieht er zu uns? Die Betrachter sind vielfältig in das Bild einbezogen. Wir sehen zwei Menschen auf ein Drittes bezogen, das außerhalb des Bildes selbst liegt. Auch in der Kunsttherapie binden wir die Gestaltung als ein Drittes in die therapeutische Beziehung ein. Auf Raffaels Bild sehen wir den Blick des Malers und des Freundes vielleicht im Moment des Malens und Betrachtens des Bildes. Wir sehen die Gegenwart, die vergangen ist, wenn wir das Bild anschauen.

13.6 Vergänglichkeit

Ein Dokument der Zeit ist die 1922 entstandene Fotografie Man Rays (1890–1976) von der Schriftstellerin Gertrude Stein (1874–1946). Stein sitzt auf dem Foto vor dem Porträt, das Picasso von ihr 1906 gemalt hatte. Sie selbst schreibt 1938 über Picasso: »Ich saß ihm den ganzen Winter über achtzig Mal Modell, und am Ende übermalte er den Kopf. Er sagte mir schließlich, er könne mich nicht mehr ansehen, und brach wieder nach Spanien auf. (…) Unmittelbar nach der Rückkehr malte er meinen Kopf, ohne mich wiedergesehen zu haben, noch einmal neu. Dann gab er mir das Bild und dieses ist für mich mein Ich und es ist die einzige Abbildung von mir, die für mich immer Ich ist.« (zit. n. Belting 2013, S. 12) Das Schwarz-Weiß-Foto Man Rays von 1922 unterstreicht die Verbindung von Gemälde und Foto durch den Blick, mit dem die Schriftstellerin ins Weite schaut, durch das wiederkehrende Sitzmotiv, durch die Brosche, die Gertrude Stein beide Male trägt. Gertrude Stein ähnelt im Foto ihrem eigenen Porträt, der »Abbildung von mir, die für mich immer Ich ist«. Sie wusste, dass Picasso ihr Gesicht durch eine Maske ersetzte, die ihrem Gesicht ähnlich sah; er schuf dadurch einen zeitlosen, überindividuellen Ausdruck, mit dem sie sich identifizieren konnte. Umgekehrt soll Picasso auf die Bemerkung, Gertrude Stein sehe nicht aus wie ihr Porträt, geantwortet haben: »Sie wird.« Je reduzierter Darstellungen sind, desto mehr öffnen sie sich für Projektionen und Identifikationen.

Der steten Veränderung des Gedächtnisses widersetzt sich das Bild. Wir setzen dem Spiegel ein Bild entgegen. Dieses Bild wiederum enthält die Zeit seiner Entstehung. Es ist ein entscheidender Moment, ein Bild für beendet zu erklären, obwohl eigentlich alle unsere inneren Bilder weiterhin im Fluss sind: Bilder zu erschaffen, ist ein existenzieller Vorgang; das macht sie für diejenigen, die sie hervorbringen, so kostbar. Sie fixieren einen Ausschnitt der Zeit, der im nächsten Moment schon vergangen ist. Ein Bild zu beenden kann die Furcht wecken, der Zeit eine beständige Gestaltung zu entreißen und durch sie an die eigene Vergänglichkeit erinnert zu werden. John Berger schreibt: »Wann ist ein Bild fertig? Nicht, wenn es schließlich mit etwas real Existierendem übereinstimmt – so, wie der linke Schuh mit dem rechten –, sondern wenn der *vorausgesehene* ideale Augenblick, betrachtet zu werden, sich für das Bild erfüllt, so wie der Maler fühlt oder damit rechnet, daß er sich erfüllen soll. Der lange oder kurze Prozeß, den das Malen eines Bildes bedeutet, ist der Prozeß, in dem die künftigen Augenblicke, da es betrachtet wird, vorgebildet werden.« (Berger 1990a, S. 220)

Unsere eigenen Bilder sind solange im Werden, solange wir leben. Das macht die Kunsttherapie ganzheitlich und lebendig. John Berger zeichnete seinen toten Vater im Sarg und erlebte die Wandlung seiner Zeichnung, die über seinem Arbeitstisch hing: »Allmählich und ganz stetig veränderte sich die Beziehung dieser Zeichnung zu meinem Vater – oder vielmehr sie veränderte sich für mich. Es gibt mehrere Möglichkeiten, diese Veränderung zu beschreiben. Der Inhalt des Bildes wuchs. Anstatt den Ort eines Abschiedes zu bezeichnen, begann die Zeichnung zum Ort einer Ankunft zu werden. Die gezeichneten Formen füllten sich. Die Zeichnung wurde zum eigentlichen Ort meiner Erinnerung an meinen Vater. Sie war nicht mehr verlassen, sondern bewohnt.« (Berger 1990b, S. 154)

Literatur

Belting H. Bild-Anthropologie. München: Wilhelm Fink 2001.

Belting H. Faces. Eine Geschichte des Gesichts. München: C. H. Beck 2013.

Berger J. Malerei und Zeit. In: Das Sichtbare & das Verborgene. Essays. München/Wien: Hanser 1990a.

Berger J. Der gezeichnete Augenblick. In Das Sichtbare & das Verborgene. Essays. München/Wien: Hanser 1990b.

Brück M v. Ewiges Leben oder Wiedergeburt? Freiburg, Basel, Wien: Herder 2007.

Jocks H-N. Die Irreversibilität der Zeit und die Ewigkeit. Ein Gespräch mit Roman Opalka. Kunstforum International 2000; 150: Zeit. Existenz. Kunst.

Rauterberg H. Alles so schön dunkel ZEIT 2009; 10 http://www.zeit.de/2009/10/Ausstellung-Schatten. 24.9.2015.

Rentsch I. Urbild und Abbild. Entwicklung einer Bildertheologie. In: Titze D, HfBK Dresden (Hg). Zeichen setzen im Bild. Zur Präsenz des Bildes im kunsttherapeutischen Prozess. Dresden: Sandstein 2012; S. 246–255.

Rudiš J, Jaromir 99. Alois Nebel. Dresden, Leipzig: Voland & Quist 2012.

14 Kunst, Bilder und Therapie: Überlegungen zum Gegenstand der Kunsttherapie

Florian Steger

Zwischen Kunst und Therapie bzw. Therapiewissenschaften oder Medizin bestand von jeher eine enge Verbindung (Steger 2015). Im Laufe der Zeit veränderte sich zwar im Zuge der Professionalisierung deren jeweilige Verfasstheit. Das enge Verhältnis blieb aber bestehen.

> Als zentrale Aussage sei bereits an dieser Stelle festgehalten: Kunsttherapie kann nicht dadurch gekennzeichnet sein, dass irgendeine (künstlerische) Ausdrucksform Medium eines therapeutischen Prozesses ist.

Wäre dies der Fall, wäre die Ausdrucksform beliebig auswechselbar und es stünde die Intervention im Vordergrund des therapeutischen Erfolgs und damit der Wirksamkeit. Vielmehr ist, so die Kunsttherapie eine eigenständige Therapiewissenschaft sein möchte, die Kunst im Zentrum des therapeutischen Prozesses zu sehen. Kunsttherapie lebt von den Bildern. Ohne Kunst, und gemeint ist hier zuallererst die Malerei, gibt es keine Kunsttherapie. Es ist also der künstlerische Prozess in der Kunsttherapie, der Selbstbestimmung fördert und Erkenntnis stiftet und damit Wirksamkeit entfaltet.

Ein Blick zurück ins Mittelalter lehrt: Kunst kommt von Können. Man beherrscht also etwas. Man kann etwas. Und wenn man etwas kann, verfügt man über Kenntnisse. Man hat ein Wissen, ist vielleicht sogar Meister in etwas. Über ein Wissen verfügen auch die Therapiewissenschaftler oder diejenigen, die ein therapeutisches Angebot machen. Kunst ist aber auch ein Handwerk, etwas von Hand Geschaffenes, eine Fertigkeit. In eben diesem Sinn spricht man in der Antike von der Heilkunst (*ars medicina* oder *iatrike techne*). Dies gilt im Grunde für die ganze Vormoderne. Von solchen Künsten kennen wir dann auch die Lebenskunst, die *ars vivendi* (Bergdolt 1999). Damit hängt die Kunst des Krankseins (*ars aegrotandi*) und schließlich die Sterbekunst zusammen, die *ars moriendi* (Engelhardt 2006). Diese Kunst erlangt wieder größere Bedeutung, wenn die Lebensqualität am Ende der Wegstrecke als oberstes Ziel gesetzt wird (Palliative Care). Insofern verwundert einen auch nicht, dass hier Kunsttherapie zur Anwendung kommt.

Kunst ist in gewisser Hinsicht ein Gegenbegriff zur Natur und kann verstanden werden als ein menschliches Kulturprodukt. So verstanden ist Kunst das Ergebnis eines kreativen bzw. schöpferischen Prozesses, bei dem Selbstbestimmung gefördert und Erkenntnis gestiftet wird und dies ohne Zielvorgabe. Etwas anderes sind aber Therapien und freilich auch Diagnosen und Prognosen, um die heilkundliche Trias aufzurufen als menschliche Kulturprodukte, und zwar als Ergebnis eines kreativen bzw. schöpferischen Prozesses humanen Ursprungs. Die Parallelen sind offensichtlich. Der Unterschied ist in gewisser Hinsicht in der Zielorientiertheit zu sehen, die vielen Diagnosen und Therapien zugrunde liegt. Inwieweit die Kunsttherapie tatsächlich immer frei von Zielen praktiziert wird, gilt es sicherlich zu prüfen. Versteht man die Arbeit mit Ton oder die Arbeit an einer Skulptur auch als Kunsttherapie, kommt man ohne erklärte Ziele in der künstlerischen Arbeit sicherlich nicht aus. Fokussiert man streng auf Bilder, also zuallererst auf die Malerei, bleibt das Ergebnis der Arbeit im Grunde offen, und damit bedarf es dann keines Ziels. Insofern ergibt sich auch aus dieser Überlegung eine Zuspitzung der Kunsttherapie auf die Bilder und damit zuallererst auf Malerei.

In Johann Heinrich Zedlers »Grossem vollständigem Universal-Lexicon aller Wissenschafften und Künste«, dem umfangreichen enzyklopädischen Werk im Europa des 18. Jahrhunderts, heißt es unter dem Lemma *Ars*: »Ars, die Kunst, der Fleiß, die Geschicklichkeit, die Qualitäten und Gaben des Gemüths, die Übung in denen Studiis und freyen Künsten, die man auch Artes liberales heisset.« (Zedler 1731–1754, S. 844, Sp. 1645) Und neben anderen wird dann die für unseren Zusammenhang wichtige Ausdrucksform aufgerufen: »Ars illiberalis, die mehr mit den Händen als mit dem Kopff verrichtet wird, z. B. ein Bild mahlen, Lasten tragen etc. (…)«. Liest man weiter, findet man auch die »Ars, techne, Kunst, Geschicklichkeit« verzeichnet, worunter auch die Medizin zu fassen sei. Man kann diese Zuschreibung auf die Medizin dann aber durchaus auf die Therapiewissenschaften erweitern. Im weiteren Verlauf der Argumentation wird der Unterschied zum Handwerk deutlich gemacht: Handwerker üben demnach ihre Werke mehr aus Gewohnheit und Übung ihrer äußeren Glieder aus, als dass sie ihren Verstand besonders einsetzen, den man aber wiederum für die Medizin braucht, kurzum: Es wird an dieser Stelle auf den *homo rationalis* abgehoben und dies ganz in der Tradition der Aufklärung. Die *ars medica* wird zitiert, die *Artzeney-Kunst* als »Wissenschafft, die gegenwärtige Gesundheit zu erhalten, oder, wenn sie Anstoß gelitten, ihr wieder zurecht zu helffen«. Und noch ein Satz sei zitiert: »Das Subjektum der Artzeney-Kunst ist der menschliche Leib, oder besser der gantze Mensch, obgleich einige läugnen, daß die Seele Kranckheiten unterworffen sey; der Endzweck oder Finis ist die Gesundheit«. (Zedler 1731–1754, S. 892, Sp. 1741) Mit solchen Zuschreibungen kommen recht reduktionistische Vorstellungen zum Vorschein. Demgegenüber steht wesentlich aufgeschlossener und im Grunde moderner der Hippokratische Aphorismus (1,1), der sich latinisiert auf die Formel »Ars longa, vita brevis« bringen lässt. In eben diesem Sinn des Aphorismus einer umfassenden Gesundheits- und Krankheitskonzeption des 5. und 4. Jh. v. Chr. liest man in den Hippokratischen Schriften in De Arte 3: »Und zuerst werde ich eingrenzen, was meiner Meinung nach die Heilkunst ist, die Kranken ganz von ihren Leiden zu befreien, die Gewalt der Krankheiten abzuschwächen und die Kranken nicht zu behandeln, wenn sie von den Krankheiten bereits bezwungen sind, und dies alles im Wissen, dass die Heilkunst zu alledem in der Lage ist.« (S. 109) Es geht also um die *iatrike techne* als ein Wissen, ein spezifisches Wissen, das mit handwerklicher Kunst vergesellschaftet ist in der praktischen Ausübung. Moderne Therapiewissenschaften haben, schon aus dieser ihrer Geschichte heraus, ein enges Verhältnis zur Kunst, zumal wenn hiermit ein spezifisches Wissen in Verbindung gebracht wird. Dies setzt sich in modernen normativen Texten fort (ethischer Kodex, Rechtstext), wenn mit Kunst primär Fachwissen gemeint ist.

In unserem Zusammenhang ist mit Kunst aber mehr und durchaus auch anderes als Fachwissen gemeint. So haben künstlerische Ausdrucksformen verschiedene Funktionen. Eine davon ist sicherlich, wie das der Kulturtheoretiker Siegfried Kracauer (1889–1966) formuliert hat, die seismografische Funktion. Medizin ist Teil unserer Gesellschaft; es bewegt sich etwas, das man wie ein Seismograf aufschreibt und davon Stimmungsbilder erhält. Und was fällt einem als Erstes ein, wenn man an Kunst denkt sowie an Stimmungsbilder? Dann blickt man nach Heidelberg und dort in die Sammlung Prinzhorn (www.sammlung-prinzhorn.de, Stand: 24.3.2016). Dort sind Werke (Zeichnungen, Gemälde, Collagen, Textilien, Skulpturen und Texte) aus deutschsprachigen psychiatrischen Anstalten vereint, die der Leiter, der Psychiater und Kunsthistoriker Hans Prinzhorn (1886–1933), dann in dem eindrucksvollen Band »Bildnerei der Geisterkranken« (1922) zusammengestellt hat. Malerei kann Quelle sein. So kann man regelrecht Kulturgeschichten schreiben aus Bildern. Häufig werden hier Kritik, Spott und Allegorie am Beispiel der Medizin gezeigt. Man denke nur an die häufig artikulierte Ohnmacht des Patienten gegenüber dem medikalen System. Und Malerei kann ein Stück dazu beitragen, anzuerkennen, aufzudecken und einen Schritt voraus zu sein. Malerei hat nicht zuletzt therapeutische Funktion, und dabei sei vor allem der künstlerische Prozess selbst hervorgehoben.

> Malerei ist eine Kunst, die therapeutische Funktion im Sinn einer Förderung der Selbstbestimmung über den künstlerischen Prozess selbst hat.

Insofern wird mit Kunsttherapie nicht irgendetwas aufgerufen, das mit Kunst zu tun hat, also Musik, Tanz, Sprechtheater, Performance, Ton oder Skulptur, sondern es muss eine Festlegung auf eine spezifische Kunstform erfolgen und dies sind bei der Kunsttherapie schon allein aus ihrer historischen Genese (Spreti u. Martius 2013) zuerst die Bilder und damit zuallererst die Malerei. Alle anderen Festlegungen müssten wohl begründet werden. Kunsttherapie kann also nicht beliebig ihren Gegenstand wechseln.

Insofern ist man gut beraten, wenn man die Kunsttherapie nicht medial fasst, sondern eng versteht und auf die Bilder, also zuallererst auf die Malerei, zuspitzt. Offensichtlich ist eine solche triviale Überlegung notwendig, sieht man einschlägige Fachliteratur durch. Denn man erstaunt doch regelrecht von der verwässerten Verwendung von Kunsttherapie in Form einer medialen Verwendung von Kunst. Man bekommt vielmehr den Eindruck vermittelt, dass Kunsttherapie ein Sammelbecken verschiedener therapeutischer Formen ist, die im weiteren Sinn alle unter künstlerische Ausdrucksformen zu subsumieren seien. Dem ist nicht so, wenn diesen künstlerischen Ausdrucksformen auch allen gemeinsam ist, dass sie anthropologische Amalgame darstellen und insofern einen Gegenpol zur naturwissenschaftlichen Medizin bilden.[65] Es wäre alles andere als sinnvoll, dieses Phänomen zum Anlass zu nehmen, alle derartigen therapeutischen Formen, die explizit Menschliches bergen sowie Erfahrung und Erleben aus einer Innenperspektive primär in den Blick nehmen, unter Kunsttherapie zu subsumieren. Vielmehr sollte sich die Kunsttherapie ihres Gegenstands besinnen und dieser werden die Bilder (Wendlandt-Baumeister 2010), zuallererst die Malerei, sein. Diese notwendige Festlegung ist aber über die historische Verbundenheit hinaus auch aus therapeutischen wie aus forschungspragmatischen Erwägungen geboten, auf welche im Folgenden eingegangen wird.

14.1 Bilder: Trauma als ein zentrales therapeutisches Anwendungsfeld der Kunsttherapie

Ein zentrales Anwendungsfeld der Kunsttherapie sind Traumata (Menzen 2013). Bilder können hilfreich sein, ein erlebtes Trauma gegenständlich werden zu lassen, ohne dass hierfür Worte gefunden werden müssen. Denn gerade eine Verbalisierung ist bei Traumatisierten häufig schwierig. Neurobiologische Befunde zeigen, dass eine solche Verbalisierung z. T. gar nicht möglich ist (»sprachloser Terror«, Herman 1992). Und vielleicht ist eine Verbalisierung auch bewusst und im Sinn einer wahrgenommenen Selbstbestimmung des Patienten gar nicht erwünscht. Bilder können hier eine wichtige therapeutische Funktion erfüllen, an der Traumatisierung zu arbeiten,

---

65 Erinnert sei in diesem Zusammenhang an die etablierten Gegensatzpaare: naturwissenschaftliche Medizin bzw. Schulmedizin auf der einen Seite und komplementäre Medizin bzw. Alternativmedizin auf der anderen Seite oder – im Grunde treffender – empirisch evidenzgesicherte Medizin bzw. Therapiewissenschaft(en) und nicht empirisch evidenzgesicherte Verfahren. Diese Gegensatzpaare sollten entsprechend verwendet werden.

ohne dass die Verbalisierung erklärtes therapeutisches Ziel ist.

> Hier kommt der Kern der Kunsttherapie zum Tragen: Kunsttherapie ist nicht Reden über Kunst. Kunsttherapie ist Kunst selbst, insofern als sich ein künstlerischer Prozess vollzieht, der ergebnisoffen und ohne Zielorientierung erfolgt.

In der Kunsttherapie kann das Nichtsprechen über das Erlebte und dafür eine Arbeit an den erlittenen Traumata im Rahmen der Malerei, und damit der künstlerischen Auseinandersetzung, nicht minder Selbstbestimmung fördernd und Erkenntnis stiftend sein. Hierbei kann es sehr wichtig sein, dass gerade ohne Ziel gearbeitet wird, sodass sich die Malerei und nicht die Töpferei, das Schreiben oder das Theater anbietet. Das Potenzial der Bilder für die (therapeutische) Arbeit kann an zahlreichen Beispielen deutlich gemacht werden. An einem aktuellen Beispiel aus der bildenden Kunst kann dies erläutert werden: 2013 wurden in Halle (Saale) sechzehn der in den Jahren 2004 bis 2010 entstandenen Bilder von Julia Wegat gezeigt. Die Gegenwartskünstlerin befasste sich in ihren Bildern mit der Traumatisierung von Kindern und Jugendlichen (Badstübner u. Brümmer 2013; Steger 2013). Der von ihr für diese Ausstellung gewählte Titel »Märchenbilder« evoziert Bilder von Kindern auf der einen sowie Bäche, Feen und Zwergen auf der anderen Seite, wie diese auch in Grimms Märchen vorkommen: Zwerge müssen nicht immer wohlwollend sein, wie man aus dem Märchen »Schneeweißchen und Rosenrot« weiß (► Abb. 14-1). Ist der mit seinem Bart feststeckende Zwerg erst einmal befreit, ist er fluchend auch schon davon. Das ist der Liebeslohn.

In diesen Märchen kommen Kinder häufig in Situationen, die alles andere als kindgerecht sind. Hänsel und Gretel werden ausgesetzt und müssen sich der bösen Hexe erwehren. Sie werden verlassen von ihren Eltern und müssen in der ängstigenden Situation stark sein. Die vielschichtige Bedeutung der Märchen wird im Ausstellungskatalog durch

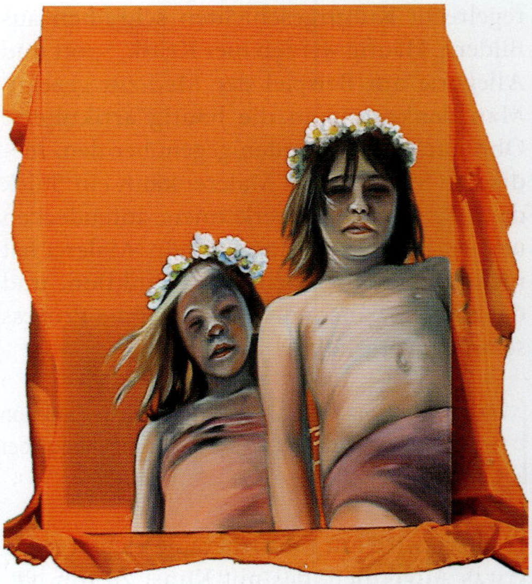

Abb. 14-1 Julia Wegat: schneeweißchen und rosenrot. Öl auf Partydekostoff mit Fett-, Wachs- und Weinflecken, 90 × 110 cm, 2005.

die Beigabe der tiefenpsychologischen Märchendeutungen Eugen Drewermanns zum Ausdruck gebracht. Diese Deutungen sind freilich subjektiv, sie regen an und machen Mut, eine eigene Interpretation anzuschließen. Die Malerei bringt zum Ausdruck, wie es um die Realität der Kinder bestellt ist. Die dem Thema eigene Brutalität wird auch durch die verwendeten Materialien zum Ausdruck gebracht. Es kommt das zur Anwendung, was übrigbleibt, wenn gefeiert wurde: Dekorationsstoffe einer Party mit den üblichen Fett-, Wachs- und Weinflecken. Das Tabu, hierüber zu sprechen, wird gebrochen und in Form der Bilder zum Ausdruck gebracht. Das ist anders als darüber zu sprechen und keinesfalls weniger eindrücklich. Vielmehr leiten diese Bilder dazu an, sich auseinanderzusetzen, und zwar selbstbestimmt und ganz im Sinn der Stiftung von eigener, also selbst eingeleiteter Erkenntnis. Die Kinder hinterlassen einen Eindruck von Einsamkeit und Verlassenheit, sie sehnen sich nach Halt und Geborgenheit. Hier ist der künstlerische Ausdruck in Form der Bilder die richtige Form. So kann man in der therapeutischen Arbeit gerade bei traumatisierten Patienten, die Malerei als künstlerische Ausdrucksform anwenden, um das ins Bild zu bringen, was in Sprache zu bringen (noch) nicht möglich ist bzw. sein wird oder im Sinn eines selbstbestimmten Prozesses auch nicht erwünscht ist. Bilder leisten ihre eigene Form der Aufdeckung und dies ohne Zielvorgabe aus einem autonomen Akt der Erkenntnisstiftung heraus.

Wenn in diesem Zusammenhang ein künstlerisches Beispiel hervorgehoben wird und nicht eines aus der kunsttherapeutischen Arbeit, soll dadurch noch einmal deutlich gemacht werden, dass es sich bei der Kunsttherapie um eine Therapiewissenschaft handelt, die im Kern selbst Kunst darstellt, von einem künstlerischen Prozess geprägt ist und damit auf die Förderung von Selbstbestimmung und Erkenntnisstiftung abzielt. Kunsttherapie geht also nicht ohne Kunst, sie ist vielmehr deren Voraussetzung. Die Malerei macht es für viele Traumatisierte erst möglich, dass sie sich ihren Erlebnissen wieder nähern und hierüber einen Zugang zu einem Teil ihrer Biografie finden. Bilder können somit für viele Traumatisierte eine Form der Arbeit an den erlittenen Traumata werden. Dabei kann die Malerei dazu verhelfen, im künstlerischen Prozess Selbstbestimmung zu fördern und Erkenntnis zu stiften. Die Malerei ist also die künstlerische Ausdrucksform per se, welche kunsttherapeutische Arbeit fassbar macht, und zwar einerseits so, dass diese in der Versorgung von Patienten Therapieerfolge zeigen kann, und andererseits so, dass diese für die Forschung im Gesundheitsbereich zugänglich ist. So macht das Trauma als zentrales therapeutisches Anwendungsfeld der Malerei einmal mehr deutlich, dass die Kunsttherapie gut beraten ist, bei ihrem Gegenstand zu bleiben, die Bilder als die Form der Kunsttherapie zu wahren und keine Verwässerung zuzulassen, Kunst medial zu verstehen. Es sei noch einmal wiederholt: Kunsttherapie ist nicht Reden über Kunst, vielmehr ist Kunsttherapie Kunst selbst, sie lebt von den Bildern. Malerei macht die Kunsttherapie aus. Dies ist im Sinn der Versorgung der Patienten und im Sinn einer guten Forschung in der Kunsttherapie.

14.2 Kunsttherapie: Forschung und Lehre

Schon aus der historischen Verbundenheit von Kunst, im speziellen der Bilder, und Therapiewissenschaften, aber auch aus therapeutischen Erwägungen ergeben sich Konsequenzen für die kunsttherapeutische Forschung (Kächele 2012). Diese stehen nun als logische Folge meiner bisherigen Ausführungen zum Gegenstand der Kunsttherapie am Ende des Beitrags. Es sei hier auch auf den Beitrag von Philipp Martius (► Kap. 42) verwiesen, der explizit die Forschung in der Kunsttherapie zum Gegenstand hat.

Wer in der kunsttherapeutischen Forschung nur auf die Ästhetik setzt, ist schlecht beraten. Zumal wird ein solcher sowohl der Geschichte als auch den therapeutischen Bedingungen nicht gerecht. Aber auch berufspolitisch tut man nicht gut daran, setzt man exklusiv auf ästhetische Forschung. Denn will sich Kunsttherapie mit ihrem Alleinstellungsmerkmal des künstlerischen Prozesses als ein Mosaikstein eines vielseitigen therapeutischen Angebots verstehen und auf dem Gesundheitsmarkt bestehen, bleibt nur ein methodischer Weg für die Forschung. Dieser Weg ist methodisch markiert durch die empirische Sozialwissenschaft mit deren quantitativen wie qualitativen Ansätzen. Es kann in der modernen Forschung nur darum gehen, die Wirksamkeit kunsttherapeutischer Arbeit nachzuweisen. Denn dieser empirische Zugang ist der Goldstandard aller therapeutischer Verfahren (Steger 2011, S. 58–65). In Zeiten knapper Ressourcen ist der empirische Nachweis der Wirksamkeit einer Therapie über im Idealfall randomisierte klinische Studien der einzige Weg, wie gerecht Mittel verteilt bzw. in Anspruch genommen werden können. Dies gilt sowohl für eine individualethische als auch für eine sozialethische Perspektive.

> Es geht nicht darum, Wirkmechanismen nachzuweisen, vielmehr geht es darum, den Nachweis zu erbringen, dass störungsspezifisch und idealiter manualisiert, also nach klarem zeitlichen wie inhaltlichem Setting, der Nachweis erbracht wird, dass Therapie, hier Kunsttherapie, bei dem Patienten, der behandelt wird, eine Wirksamkeit hat.

Einschränkend sei an dieser Stelle bemerkt, dass die Manualisierung in eine gewisse Spannung zur Ergebnisoffenheit des künstlerischen Prozesses treten könnte. Deshalb wird dieser Gesichtspunkt beim Design der jeweiligen Studie gut überlegt sein müssen. Aber auch hierfür lassen sich Lösungen finden. Gabriele Pitschel-Walz zeigt dies überzeugend in ihrem Beitrag (► Kap. 6), wenn sie im Hinblick auf Kunst- und Verhaltenstherapie die therapeutischen Wirkfaktoren der Kunsttherapie erläutert. Diese Wirksamkeit muss in der Forschung also quantifiziert erfasst werden. Dabei ist eine Fokussierung auf die Bilder auch für die Forschung wichtig. Ein medialer Kunstbegriff würde Forschung in diesem Feld deutlich erschweren, da er wesentlich unschärfer als die Malerei ist.

Und natürlich gilt dies auch für die Kunsttherapie. Warum auch nicht? Und nein, Kunsttherapie ist nicht etwas Besonderes, das einen eigenen Weg in der Forschung braucht und gehen muss. Wer solches behauptet, verhindert die Etablierung der Kunsttherapie als Therapiewissenschaft. Dies kann man tun, kann dann aber nicht Ressourcen für Kunsttherapie einfordern in Bezug auf deren etwaige therapeutische Bedeutung. Dann ist Kunsttherapie ein ausschließlich ästhetisches Fach und gehört auch primär, oder vielleicht sogar ausschließlich, an die Kunstakademien, vielleicht auch an andere Orte, sicherlich aber nicht an gesundheitswissenschaftliche Fakultäten oder gar in die Medizin. Eben dort ist die Kunsttherapie heute aber vielfach angekommen und an den anderen Orten wird immer wieder der therapeutische Anspruch hochgehalten.

Um es noch einmal auf den Punkt zu bringen und zugleich etwaigen Missverständnissen vorzubeugen: Der Kern der Kunsttherapie ist der künstlerische Prozess, weshalb auch dieser Prozess in den Fokus der Forschungsfragen treten muss und nicht etwaige therapeutische Interventionen, die vollzogen werden. Sonst wäre Kunsttherapie von einer Beliebigkeit von Ausdrucksformen geprägt und es käme im Kern auf die Intervention, nicht aber auf die Kunst selbst an. Nur so kann sich Kunsttherapie als Therapiewissenschaft verstehen. Insofern muss auch die Forschung entsprechend ausgerichtet werden.

In diesem Zusammenhang sei auf die Datenbank wissenschaftlicher Literatur für Kunsttherapie (www.arthedata.de) hingewiesen, die als Kooperationsprojekt der HKT Nürtingen, der FH Ottersberg und der Universität Witten/Herdecke entwickelt wurde und die eine gute Ergänzung zu den bestehenden einschlägigen Datenbanken (www.pubmed.com) darstellt.

Kunsttherapie kann wirken und diese Wirksamkeit muss empirisch nachgewiesen werden. Nicht zuletzt ist für solche Forschung essenziell, dass der Gegenstand der Kunsttherapie klar definiert ist. Man kann nicht über etwas forschen, das man mit einem medialen Sammelbegriff »Kunst« bzw. »Künste« fasst. Vielmehr muss der Gegenstand klar definiert werden. Es geht um den künstlerischen Prozess per se, also um die Malerei. Kurz: Es geht darum, zu zeigen, wie die Malerei bei einem Patienten mit einer bestimmten Störung durch den vom Patienten selbst bestimmten und dann vollzogenen künstlerischen Prozess in der Kunsttherapie für einen bestimmten Zeitraum und bei einer bestimmten Frequenz zu einer Besserung der Symptomatik führt. Diese Besserung muss dann quantifiziert erfasst und unter Berücksichtigung des gesamten Settings beschrieben und wissenschaftlich unter Bedingungen der Peer-Review publiziert werden. Es kann und sollte also nicht anders vorgegangen werden als bei therapeutischer, speziell psychotherapeutischer Forschung generell. Insofern ist der Schulterschluss der Kunsttherapeuten mit Psychotherapieforschern dringend geboten.

Aus dieser klaren Ausrichtung der Forschung ergeben sich auch Konsequenzen für die Lehre. Wer heute Kunsttherapeuten von morgen ausbildet und dies sogar auf universitärem Niveau unternimmt – mittlerweile gibt es ja ein breites universitäres Angebot kunsttherapeutischer Studiengänge –, kommt nicht umhin, auf der einen Seite den künstlerischen Prozess und damit die Kunst selbst in den Mittelpunkt zu stellen und auf der anderen Seite weniger auf ästhetische und mehr auf sozialwissenschaftlich fundierte Forschungsmethoden zu setzen. Es sei damit nicht geleugnet, dass solche Forschung immer auch ästhetische Dimensionen mitdenkt, dort aber nicht stehen bleibt, vielmehr den entscheidenden Schritt zur empirischen Forschung macht, der dringend geboten ist, will sich die Kunsttherapie im Angebot der Therapiewissenschaften ernsthaft behaupten. Insofern sollte sich also die Ausbildung von Kunsttherapeuten hieran orientieren und die Lehre entsprechend so ausrichten, dass sowohl der künstlerische Prozess im Vordergrund steht als auch auf die Vermittlung von Kompetenzen großer Wert gelegt wird, die zu sozialwissenschaftlich fundierter kunsttherapeutischer Forschung befähigen, also empirische Forschungsmethoden in den Blick genommen werden. Nicht zuletzt müssen auch bestimmte Kenntnisse der Gesundheits- und Krankheitslehre, einschließlich bestimmter therapeutischer Kompetenzen in der Lehre solide vermittelt werden. Dies ist auch wichtig für die Etablierung solider empirischer Forschung in der Kunsttherapie. Auch für die an der Hochschule bzw. Universität angekommene Kunsttherapie gilt die Einheit von Forschung und Lehre, sodass die hier skizzierte Ausrichtung und Schwerpunktsetzung konsequent umgesetzt werden muss. Sowohl aus therapeutischer als auch aus forschungspragmatischer Perspektive sollte sich die Kunsttherapie auf ihren Gegenstand konzentrieren, kurz auf die Bilder. So werden therapeutische Erfolge messbar und Wirksamkeiten darstellbar. Erst durch eine von der empirischen Forschung begleitete kunsttherapeutische Arbeit wird sich die Kunsttherapie auf dem Markt des therapeutischen Angebots mittelfristig als Therapiewissenschaft etablieren können, in deren Kern die künstlerische Arbeit mit Bildern steht.

Literatur

Badstübner F, Brümmer M (Hg). Julia Wegat: Märchenbilder. Katalog zur Ausstellung 2013 in der Villa Rabe, Halle (Saale). Halle 2013.

Bergdolt K. Leib und Seele. Eine Kulturgeschichte des gesunden Lebens. München: C. H. Beck 1999.

Engelhardt D. v. Lebenskunst (ars vivendi): Kunst des Krankseins (ars aegrotandi) und Kunst des Sterbens (ars moriendi). In: Zeitschr med Ethik 52 (2006), S. 239–48.

Herman JL. Trauma and Recovery. New York: Basic Books 1992.

Hippokrates. Über die Kunst. Ausgewählte Schriften (hg. u. übers. v. Schubert C, Leschhorn W). Düsseldorf, Zürich: Artemis & Winkler 2006; S. 107–29.

Kächele H. Kunsttherapie und Forschung wie Hund und Katz? In: Spreti F v, Martius P, Förstl H (Hg). Kunsttherapie bei psychischen Störungen. München: Urban & Fischer 2011, S. 25–30.

Menzen K-H. Kunsttherapie in der Sozialen Arbeit. Indikationen und Arbeitsfelder. Dortmund: Verlag modernes lernen 2013.

Prinzhorn H. Bildnerei der Geisteskranken. Ein Beitrag zur Psychologie und Psychopathologie der Gestaltung. Berlin: Julius Springer 1922.

Spreti F v, Martius P. Kunsttherapie: Geschichte, Ansätze, Wirkweisen. In: Rössler W, Matter B (Hg). Kunst- und Ausdruckstherapien. Ein Handbuch für die psychiatrische und psychosoziale Praxis. Stuttgart 2013, S. 231–43.

Steger F. GTE Medizin. Göttingen: Vandenhoeck & Ruprecht 2011.

Steger F. Abendgespräch zur Ethik des Umgangs mit Missbrauch und Gewalt im Kindesalter. Zur Ausstellung »Märchenbilder« von Julia Wegat. In: Kunst & Therapie. Zeitschrift für bildnerische Therapien 2013; 2: 86–9.

Steger F. Braucht die Medizin Künste, und brauchen Künste Medizin? In: Buchholz F, Schlegel M (Hg). Leibniz-Lectures-Leipzig. Jahrbuch 2015. Leipzig: Leipziger Universitätsverlag 2017.

Wendlandt-Baumeister M. »Woher regnen die Bilder?« In: Sinapius P, Wendlandt-Baumeister M, Niemann A, Bolle R (Hg). Bildtheorie und Bildpraxis in der Kunsttherapie. Frankfurt a. M.: Peter Lang 2010; S. 27–40.

Zedler J-H. Grosses vollständiges Universal-Lexicon aller Wissenschaften und Künste. http://www.zedler-lexikon.de/ (letzter Zugriff 24.3.2016).

15 Spiritualität in Kunst und Therapie: Ein gemeinsamer Weg?

Susanne Breit-Keßler

»Die Kunst ist eine Vermittlerin des Unaussprechlichen; darum scheint es eine Torheit, sie wieder durch Worte vermitteln zu wollen«, meinte Goethe in seinen Maximen und Reflexionen (1960 ff., S. 529). »Scheint« sagt er, deshalb schauen wir nicht nur, sondern fühlen, schmecken, riechen und hören. Es verbindet Kunst, Kirche und Therapie, dass sie es mit dem Unaussprechlichen, dem ganz Anderen zu tun haben, etwas sagen und zeigen müssen, was eigentlich nicht zu sagen ist, aber gesagt werden muss, damit es heilsame Wirkung entfaltet. Kunst, Therapie und Glaube reflektieren auf je eigene Weise Gott, Welt- und Selbsterfahrung.

> Kunst kann zur Sprache der Religion und der Therapie werden, kann religiöse, therapeutische Funktion haben, in dem sie die Betrachtenden und die Kunstschaffenden selbst aufstört oder vergewissert, verunsichert oder befreit, ihnen zur Erleuchtung verhilft oder manches im Ungewissen lässt.

Der Kunst ist es möglich, wahrhaftige Empfindungen und Erfahrungen hervorzurufen in der Begegnung mit einem Bild im Museum, in der Lektüre eines Gedichtes, im Hören eines Musikstückes. Umgekehrt kann die spirituelle Deutung eines Kunstwerkes dazu beitragen, dass seine schöpferische Tiefendimension angemessen erkannt wird.

Das Verhältnis von Kunst, Kirche und Therapie ist eine ästhetisch-geistreiche Beziehung, in der sich Individuen mit ihrer je persönlichen Erfahrung und Reflexion von Immanenz und Transzendenz begegnen. Mit ihren Deutungen ist Kunst wertvolle Dialogpartnerin für alle, die sich Seelsorge und Therapie auf welcher Seite auch immer verschrieben haben. Alle müssen gesellschafts- und individualitätskritisch erinnern, dass die vorfindliche Wirklichkeit kein unüberwindliches geschlossenes System darstellt. Beide sind aufgerufen, zur Vorstellung des Gegenteils zu ermuntern, wo das Gelingen irdisch-menschlichen Lebens gefährdet ist.

Kunst konstituiert ein Moment von Freiheit in einer Welt der Funktionen und der einstudierten Posen. Vieles wird heute inszeniert und damit zur Schau gestellt: Körper, Sexualität, die eigene Biografie mit ihren Abstürzen und Höhenflügen, Beziehungen, Lebensformen, Karrieren, Politik … Kunst könnte wunderbarerweise für Therapie und Seelsorge vor dem Hintergrund alltäglicher Verpflichtungen, Selbstdarstellungen und Selbst(auf-)opferungen einen außergewöhnlichen und unerwarteten Raum völliger Funktionslosigkeit bedeuten, natürlich in des Wortes schönstem und befreiendstem Sinn.

Kunst demonstriert demnach Freiheit in einer Welt der Funktionen; in christlicher Sprache ausgedrückt: die Freiheit des Geistes Gottes. Kunst, Therapie und Seelsorge haben die Aufgabe, gegen den schönen und den scheußlichen Schein anzugehen, um in der Begegnung mit ihnen wahrhaftigen Sinn zu entdecken. Kunst wie Seelsorge und Therapie sollen als kritisches Korrelat zur Wirklichkeit auftreten – einer Wirklichkeit, deren Ästhetisierung und Inszenierung zum Verlust ihrer ursprünglichen Bedeutung führt. Vieles ist nicht mehr wirklich und wahr, vieles nicht mehr ernst und aufrichtig gemeint.

Lernen kann man von Künstlern und Künstlerinnen die Fähigkeit des Spielerischen und der Inszenierung. So sind auch Gottesdienst, Liturgie und Predigt als Gesamtkunstwerke zu begreifen, als kluge ästhetisch-heilsame Dramaturgie. Christliche Inhalte und Traditionen sind intelligent und freiheitlich kultiviert zu vermitteln. Der Blick über Kirchenmauern, deren Überwindung sowie eine intensive Teilhabe am kulturellen Geschehen erhöhen die Wirksamkeit von Kirche, Theologie und Seelsorge genauso wie die der Therapie, wenn sie die »Schulhofgrenzen« der Vorväter und -mütter überklettert.

Die Auseinandersetzung mit Museen als neuen Orten des Heiligen etwa ist notwendig. Dort wird Ergriffenheit flanierenderweise erlebt, spielen Rituale des Eintretens und Verabschiedens, des Verhaltens und der Kleidung eine ebenso große Rolle wie die Symbolik der Farben und Formen. Orte und Gestalten des Heiligen sollen neu aufgesucht, in Ehren gehalten und mit ihnen neue Erlebniswelten erschlossen werden. Die Wiederentdeckung sakraler Räume trägt dem Angewiesensein aufgeklärter, moderner und zugleich krisengeschüttelter Menschen auf religiöse und erhebende Orte spirituell Rechnung.

Traditionelle und avantgardistische Kirchenmusiken sollten verstärkt kultiviert und inner- wie außerhalb der Gottesdienste aufgeführt werden. Kirche hat umfassend Raum für die Pflege eigener, christlich inspirierter Ästhetik und bildender Kunst, Literatur und Musik, die ihrerseits das Gespräch suchen. Sie hat unendlich Raum, Werke sichtbar zu machen von Menschen, die anderen gerade aufgrund ihrer ab- und tiefgründigen Erfahrungen etwas zu sagen haben – heraus aus der Welt der Demenz, des Wahns, der Schuld, der zerrütteten Seelen, des Krieges und des Sterbens.

Für Elias Canetti besteht das Prinzip der Kunst darin »mehr wieder (zu) finden, als verloren gegangen ist« (1981, S. 123). Christenmenschen, Therapeuten, Künstler und Künstlerinnen müssen bei allen Erfolgen Tag für Tag feststellen, woran sie gescheitert sind, welche großen und kleinen Lebensverluste sie erlitten haben. Der Glaube, dem Kirche dienen will, sagt »dennoch«. Er baut auf die göttliche Verheißung: »Ich lebe und ihr sollt auch leben« (Joh 14,19). Kunst, Seelsorge und Therapie müssen unmissverständlich klarmachen, dass sie auf der Seite des verletzlichen und bedrohten Lebens stehen. Die Leidenschaft für das Leben verbindet beide.

»Und die Erde war wüst und leer« (1. Mose 1,2) heißt der zweite Satz der Bibel. Leere steht am Beginn göttlicher Kreativität. Aus dem »Nichts« wird »etwas«, aus dem Ungestalteten, Unbestimmten ruft Gott die Fülle zwischen Himmel und Erde hervor. Leere hat Potenzial. Wiewohl oder weil selbst ungefüllt, löst sie gespannte Erwartung aus auf das, was vor ihr war, was aus ihr hervorgeht. Leerstellen können Freiräume sein, in denen sich schöpferischer Geist entfaltet. Leere vor dem Hintergrund alltäglicher Verpflichtungen ein unerwarteter Bereich geistvoller Funktionslosigkeit. Zu anderen Zeiten ist Leere in Watte gepackte Betäubung, öde und unerträglich, ein amorphes Nichts, in das man geraten ist und in dem man verzweifelt-sehnsüchtig nach »etwas« greift. Es gibt Leerstellen in der eigenen Biografie, in der Geschichte eines Volkes, die schmerzen: Menschen, die viel zu früh gestorben sind, deren Leben vernichtet wurde und deren Gedächtnis man pflegt, um ihre Namen der Leere des Vergessens zu entreißen.

> Kunst, auch in der Therapie, zeigt die Wirklichkeit immer in bestimmter Ansicht, nie vollständig und deshalb notwendigerweise mit Leerstellen. Leerstellen, die Patienten und Betrachtende mit ihren Eindrücken, Assoziationen und Gedanken füllen können.

Leere und Unschärfe sind vielfach hartnäckige Begleiterinnen der Krise. Was aber können sie künstlerisch-spirituell verarbeitet für den Fortgang des Lebens leisten! Unschärfe könnte eigene Wahrnehmung betreffen, muss nicht Charakter des Dargestellten sein. Gesehenes und Gehörtes, ob in der Außen- oder Innenwelt, in der Interpretation derer, die sich kunstvoll betätigen, wird es neu anschaulich, vernehmbar gemacht, um es zur individuellen Deutung freizugeben.

Menschen sehen und hören unterschiedlich; verbinden Geschautes und Vernommenes mit ureigenen, unverwechselbaren Empfindungen, assoziieren emotional und rational differenziert. Klug, wer dieses Phänomen, dass Menschen differenziert wahrnehmen, im Umgang mit der Kunst gelten lässt, auch im Umgang mit Spiritualität. Denn auch sie ist vielfältig wie Kunst. Das hat mit dem jeweiligen Gottesbild zu tun. Nach christlicher Auffassung wird Gott Mensch, bekommt ein Gesicht und setzt sich der Deutung, sogar dem Missverständnis aus. So wie Menschen selbst dem Irrtum, dem Unverständnis ausgesetzt sind oder werden. Ein Mensch hält inne in der Therapie, der Seelsorge, ist überrascht, erfreut, beglückt, gelegentlich verwirrt, verärgert, fühlt Geneigtheit oder Abwehr, hat plötzlich Beziehung zu sich, zu anderen, zu eigenen künstlerischen Möglichkeiten, zum Abgebildeten oder Gehörten und verhält sich entsprechend der Therapie oder Seelsorge gegenüber wohlwollend, indifferent oder distanziert. Im besten Fall wird Sehnsucht nach Wahrheit erfüllt – eine Sehnsucht, die angesichts so vieler unverschämter, schamloser Behauptungen, dies oder das sei wahr, müsse genau so und nicht anders sein, möglicherweise gerade in der Unschärfe erfüllt werden könnte. Unschärfe befriedigt im Angesicht einer infrage gestellten Wirklichkeitswahrnehmung die Sehnsucht, Imagination zu erfahren, Zeitbewegung zu spüren. Philippe Garnier, der französische Philosoph sagt in seinem Essay über »Die Entdeckung der Unschärfe«: »Wenn ein Übermaß an Fixierung Abnutzung bewirkt z. B. des Ortes, wo man lebt, so hindert uns doch nichts daran, uns eine kleine Kur der Unschärfe zu gönnen und somit zu versuchen, besagten Ort wieder aufregend, wieder bewohnbar zu machen.« (Garnier 2002, S. 162) Eine solche Kur mag der Erholung dienen, wenn verlangte Dauerkonzentration, mehr noch bedrängende Fixierung auf Bestimmtes zur Ermüdung der eigenen Aufmerksamkeit führt. Ein »unablässig eingehämmertes Aufgepaßt!« (Garnier 2002, S. 39) erfordert Eindimensionalität statt geistig-geistlicher Offenheit für die Ausdehnungen der Wirklichkeit, für Transzendenz, die nicht aufgeht im Vorfindlichen. Damit ist Unschärfe ein gesellschaftspolitischer, möglicherweise revolutionärer Akt auch in der Kunsttherapie. Christenmenschen sehen Geist und Freiheit als unauflösliches Miteinander. Die Freiheit der Unschärfe ermöglicht neue Klarheit. Neue Klarheit lässt sich gewinnen im Blick auf zwischenmenschliche Beziehungen, auf sich selbst.

Selbst wenn in der Kunsttherapie detailgenaue Bestandsaufnahmen weltlicher Erscheinungsformen vorgezogen werden, könnte es sein, dass das Moment der Unschärfe möglicherweise die eigene Wahrnehmung betreffen könnte. Es muss nicht unbedingt Charakter des Dargestellten sein. Es ist undenkbar in der Therapie, Klarheit aufzugeben, gerade in einer Gesellschaft, in der mancherorts geistlich-dümmlich vor sich hin gelebt oder auch dezidiert manipuliert wird, um Menschen in Ahnungslosigkeit zu halten. Gesehenes und Gehörtes, ob in der Außen- oder Innenwelt, in der Interpretation der Patienten wird es neu anschaulich und vernehmbar gemacht, um es individueller Deutung freizugeben.

In der Therapie geschaffene Kunst spielt mit der Sehnsucht. Sie fängt Kostbarkeiten flüchtiger Momente ein, erlaubt Künstlern und Betrachtenden, mit Gedanken und Gefühlen zu enteilen, dorthin, wo Mann und Frau, wo Kind und Jugendliche sich wiederfinden können. Therapeutische Kunst kann Geschichten anreißen, sie muss sie nicht ganz erzählen. Persönliche Assoziationen sind durch sie freigelassen, schaffen entgrenzten Raum für heilsame Fantasien. Wie Philippe Garnier sagt, ist die »vollkommene Gefangennahme des Blicks« (Garnier 2002, S. 39), ich ergänze »des Gehörs« – eine Schimäre. »Die totale Unterwerfung unter die Botschaft oder das Spektakel ist ein Phantasma. Und zwar ein politisches Phantasma. Wer dies zum Ausdruck bringt, gesteht sein Bedürfnis, den Bürger oder den Verbraucher in einem Versuchsmodell sehen zu wollen, wie er dieses oder jenes Bild, diese oder jene Sendung verfolgt. Es ist die Schrulle der Macht, Aufmerksamkeit, die ja nichts anders ist als Zeit, zu verräumlichen. Und sie noch dazu in Form von Indizes (durch Einschaltquoten z. B.) oder Marktanteilen zu verräumlichen.« (ebd., S. 39) Garnier beschreibt den massiven Angriff auf den Menschen und seine Freiheit.

> Die heute viel gepriesene Effizienz, die auch Therapie zunehmend erbringen soll, damit, dass sie Menschen wieder »zurechtbringt«, erweist sich eben nicht allein in Produkten und Bilanzen, in Quoten und Marktanteilen. Kunst, Seelsorge und Therapie sollen und können Trägerinnen der Menschlichkeit sein, eines Miteinanders, in dem einem Sehen und Hören nicht vergeht. In dem Ver-Sehen und Ver-Hören nicht zur Tagesordnung gehören.

Klarheit ist es, die vermittelt werden möchte, gepaart mit Sinn für das Imaginäre, Mystische, das dem Leben seine Geheimnisse und Schönheiten, seine zarten und großen Wunder belässt. »Tatsächlich werden Kunstwerke desto weniger genossen, je mehr einer davon versteht«, sagt Adorno (1973, S. 26) in seiner »Ästhetischen Theorie«. Das lässt für die Zukunft viel an Genuss erhoffen. Dieser Satz hält auch fest, dass Kunst, Therapie und Seelsorge Geheimnis, Rätsel brauchen wie die Liebe. Man kann alles tot erklären und damit für tot erklären. Wir dürfen getrost den geheimnisvollen heiligen Rest des Glaubens lieben, das bleibende Rätsel eines Bildes, eines Tanzes, einer Komposition. Leben ist eben nicht allein rationales, analytisches Begreifen, sondern auch Erahnen, Ahnen, Glauben, in der Schwebe lassen.

Kunsttherapie ist nicht allein Ausdruck momentaner Befindlichkeit, sondern erhebt Anspruch auf Wahrheit und Wirksamkeit und entfaltet damit zugleich kritisch-reflektierende Kraft. Das hat sie mit christlicher Spiritualität gemeinsam. Beide verbindet die Wahrnehmung und Transzendierung des Alltags. Glaube nimmt Welt im Licht der Wirklichkeit Gottes wahr. Damit macht er fähig, sich auch mit Patienten und Patientinnen auf das Vorfindliche einzulassen und es gemeinsam mit ihnen zu transzendieren, zu überschreiten hin auf eine bessere Welt. Karl Kraus hat gesagt: »Kunst ist das, was Welt wird, nicht, was Welt ist« (2013, S. 139).

> Es verbindet Kunsttherapie und Spiritualität, dass sie nicht im Vorfindlichen aufgehen, sich nicht zufriedengeben, mit dem, was eben so ist. Beide, wenn sie gut sind, überwinden Grenzen, eröffnen Perspektiven, brechen auf zu neuen Horizonten.

Es ist gut, wenn sie einander begegnen und sich in der je eigenen Geistigkeit und Spiritualität wahrnehmen. Den Patientinnen und Patienten ist ebenso wie denen, die ihnen therapeutisch zur Seite stehen, dafür zu danken, dass sie es möglich machen, sich und andere, anderes in ihren Kunstwerken zu entdecken, wiederzufinden, womöglich gar durch sie selbst neu zu werden.

»Es ist von jeher eine der wichtigsten Aufgaben der Kunst gewesen, eine Nachfrage zu erzeugen, für deren volle Befriedigung die Stunde noch nicht gekommen ist«, sagt Walter Benjamin (1966, S. 36). Das lässt sich wunderbar auf Kunsttherapie übertragen: Sie hat es mit Vergangenheit und Gegenwart, aber auch mit Zukunft und Hoffnung eines Menschen zu tun. Sie ist ein offener Prozess. Lebenswelten, individuelle Biografien lassen sich nicht naiv verherrlichen; sie müssen in ihrer Ambivalenz, in ihren Widersprüchlichkeiten gesehen und oft genug unter Schmerzen ausgehalten werden.

Zugleich fordern Kunst, Kunsttherapie und Seelsorge dazu heraus, sorgsam auf alles zu achten, was gut ist, und sich der Ästhetik, der Schönheit der göttlichen Fantasie zu verschreiben, sie auf unsere Weise am Leben zu erhalten und zu variieren mit unseren Gaben und Fähigkeiten. Benjamin hat es so formuliert: »Glücklich sein heißt, ohne Schrecken seiner selbst innewerden zu können« (1955, S. 59). Vor das Glück hat der Philosoph die furchtlose Selbsterkenntnis gesetzt, auch wenn ein anfänglicher Schrecken bei einer echten und tiefgehenden Selbstbegegnung manchmal unvermeidbar und eher heilsam ist, wie auch Luther (1938, S. 391) wusste (*Resignatio ad infernum*).

Beim Schrecken bleibt es aber nicht. Jedem Menschen sind Chance und Möglichkeit geschenkt, sich weiterzuentwickeln und zu lernen, mit den eigenen Gaben und Grenzen umzugehen. Glücklich, wer trauern, sich eigenen Gefühlen überlassen kann, auch denen des Schmerzes; wer den Zwang zu ewig grinsender Tüchtigkeit ganz gegen gesellschaftliche Zwänge überwindet. Wer recht von Herzen zu weinen lernt, über eigenes und fremdes Leid, der entwickelt Sensibilität für das, was Menschen bedroht, gefährdet und zerstört. Glücklich sind die, die solches Gespür haben; sie sind dem Gott nahe, der sich jedem Leiden gestellt hat. Der Mensch, der um das Leiden weiß, der es bei sich und anderen erfahren hat, kann glücklich werden, weil er den Moment, die Sensation der Unendlichkeit zu spüren vermag. Es gibt die Unfähigkeit zu trauern. Es ist aber auch möglich, die Fähigkeit zu trauern zu erlernen, um glücklich zu werden. Die Fähigkeit zu trauern, Grenzsituationen durchzustehen, ist die Chance, glücklich, selig zu sein. Wer »abschiedlich« lebt, aber eben nicht stehen bleiben und sterben, sondern leben will, der braucht Gewissheit, Identität und feste Bindungen. Identität, das ist ein gesundes Selbstbewusstsein. Ein Selbstbewusstsein, das offen ist für Veränderungen damit einzelne Persönlichkeiten und die Gemeinschaft sich beherzt von sich selbst entfernen, loslassen und vertrauensvoll Neues an sich heranlassen können. Es braucht die Gewissheit, dass es überhaupt möglich ist, das eigene Leben und Zusammenleben trotz aller Veränderungen und Abschiede schöpferisch, im Wortsinn einfalls-reich zu gestalten, eben auch dem Heiligen Geist Einfallstore zu öffnen. Es braucht feste Bindungen, damit jeder für sich weiß: Ich bin gehalten, in mir und den anderen stecken ungeahnte Möglichkeiten.

Das ist Kunst, Kunsttherapie und wahre Seelsorge: Menschen spüren, entdecken, versuchen zu lassen, was in ihnen an Gutem steckt, was ihnen an heilvollen Möglichkeiten zukommt. Sie sollen immer wieder aufbrechen, gehen, sich trennen und auch immer wieder ankommen, sich niederlassen und binden können. Es ist gut, dass es die christliche Gewissheit gibt, individuell leben und sich persönlich verändern zu dürfen. Indes ist es ein Segen, dass künstlerisch wie seelsorglich inspirierte Menschen anderen Wege in die Freiheit aufzuzeigen vermögen. Die »Freigelassenen der Schöpfung« wie Herder (1967, S. 146) sagt, sie sollen leben.

Literatur

Adorno TW. Ästhetische Theorie. Frankfurt a. M.: Suhrkamp 1973.

Benjamin W. Einbahnstraße. Frankfurt a. M.: Suhrkamp 1955.

Benjamin W. Das Kunstwerk im Zeitalter seiner technischen Reproduzierbarkeit. Frankfurt a. M.: Suhrkamp 1966.

Canetti E. Aufzeichnungen 1942–1972. Frankfurt a. M.: Fischer Taschenbuch Verlag 1981.

Garnier P. Die Entdeckung der Unschärfe. Essays. München: Liebeskind 2002.

Goethe JW v. Maximen und Reflexionen. Berliner Ausgabe. Kunsttheoretische Schriften und Übersetzungen, Bd. 18, Berlin: Aufbau 1960 ff.

Herder JG. Ideen zur Philosophie der Geschichte der Menschheit. 1. Teil, 4. Buch IV. Kapitel. Sämtliche Werke Bd. XIII (Hg. v. Bernhard Suphan) Hildesheim: Georg Olms Verlagsbuchhandlung 1967.

Kraus K. Auch Zwerge werfen lange Schatten. Wiesbaden: Marix Verlag 2013.

Luther M. Vorrede zum Römerbrief. Weimarer Ausgabe (WA), Bd. 56. Weimar: Verlag Böhlau u. Nachf. 1938.

IV Therapeutische Wirksamkeit der Kunst

16 Kunsttherapeutisches Handeln

Peter Henningsen

Kunsttherapeuten und ihre Patienten sind in komplexen Handlungen miteinander verbunden – es geht um die verbale und nonverbale Interaktion zwischen ihnen genauso wie um die Aktionen und Reaktionen, die das kunsttherapeutische Produkt hervorbringen und die es in einen interpersonellen, interpretatorischen Rahmen einbringen. Dieses komplexe Handeln im Dreieck Patient-Therapeut-Kunstprodukt ist bei psychischen und psychosomatischen Störungen therapeutisch wirksam, das belegt z. B. eine aktuelle systematische Übersicht über entsprechende Therapiestudien (Uttley et al. 2015).

In diesem Beitrag soll uns aber nicht die Frage der Wirksamkeit von Kunsttherapie beschäftigen, sondern die Frage nach der Wirkungsweise: Wie funktioniert kunsttherapeutisches Handeln? Ein erster Ansatz ergibt sich schon daraus, dass hier speziell von kunsttherapeutischem Handeln die Rede ist und nicht nur allgemein von Kunsttherapie. Handlungen sind zielgerichtete Aktivitäten von Personen; in diesen Aktivitäten verschränken sich motorische, sensorische, kognitive und emotionale Anteile, es geht also um genuin psychosomatische Aktivitäten, Körper und Seele sind gleichermaßen beteiligt am kunsttherapeutischen Handeln. In der Frage, wie dieses handelnde Zusammenspiel zu konzipieren ist, haben sich in den letzten Jahren unter dem Stichwort »Verkörperung« oder »Embodiment« neue Perspektiven entwickelt (Fuchs et al. 2010; Röhricht et al. 2014), die ich kurz vorstellen möchte, da sie auch für die uns hier interessierende Frage von Belang sind.

16.1 Vom Computermodell des Geistes zur embodied cognition

Bis vor drei Jahrzehnten war das Computermodell des Geistes in weiten wissenschaftlichen Bereichen noch bestimmend für die Konzeption des Zusammenhangs von Denken und Handeln: Nach software-analogen Programmen funktioniert die Hardware des Gehirns und des mit diesem eng verknüpften Körpers, mit zentraler Steuerung. Die Psyche lenkt und der Körper führt aus, gewissermaßen. Diese durchaus krude dualistische Vorstellung vom normalen Funktionieren hat ihre Analogie auch in psychotherapeutischen Vorstellungen von Krankheitsprozessen. Dort ist dann die Rede von psychischen Belastungen oder Konflikten, die sich körperlich auswirken oder, schöner formuliert, vom Körper als Theater der Seele. Karl Valentin hat dieses dualistische Konzept auf den kabarettistischen Punkt gebracht, als er sagte: »Mein Magen tuat mir weh, die Füaß tuan mir weh, der Kopf tuaht mir weh, mein Hals ist entzunden und i selbst befind mich aa net wohl.«

Der Körper ist also Ausführungsorgan und/oder Indikator psychopathologischer Prozesse, er greift in die zentralen psychischen Prozesse des Wahrnehmens, Denkens und Fühlens aber nicht ein. Alles Handeln, auch das kunsttherapeutische, ist danach letztlich sekundär zu den primären psychischen Prozessen, entsprechend wichtig ist das psychotherapeutische Element und entsprechend vernachlässigbar sind im Therapieprozess die materialen, körpernahen Aspekte des Umgangs miteinander und mit dem Kunstprodukt.

Verschiedene Entdeckungen und konzeptionelle Verschiebungen haben dazu geführt, dass mittlerweile nicht mehr in gleicher Weise Seelen ohne Körper Körpern ohne Seele gegenüberstehen, sondern die Verkörperung des Wahrnehmens, Denkens und Fühlens stärker in den Blick gerät. Dazu gehört die Entdeckung der Neuroplastizität des Gehirns (Varela et al. 1991), die unter Aufhebung der Software-Hardware-Trennung bedeutet, dass psychische Prozesse auch mit körperlichen Veränderungen, also an erster Stelle Veränderungen der Synapsenstruktur und -dichte im Gehirn, an zweiter Stelle damit verbundenen Veränderungen der neuro-humoralen und neuro-immunologischen Verbindungen, einhergehen. Konzeptuell gehört dazu die Erkenntnis, dass Veränderungen in der Funktionsweise neuronaler Netzwerke nicht als Änderungen eines zentralen Programms/der Software zu verstehen sind, sondern als Veränderungen in den Gewichtungen der einzelnen Knoten des Netzwerks, die miteinander verknüpft als assoziative Lernmaschinen anhand der Rückkopplung von Zuordnungsfehlern das Erkennen komplexer Muster lernen.

Dieses neue Grundlagenwissen wird gestützt durch die ebenfalls noch recht neuen Möglichkeiten, mit der sogenannten funktionellen Bildgebung dem Gehirn beim Funktionieren zuzuschauen: Man sieht mit der ganzen Magie von Bildern, wie Veränderungen der Hirnfunktion, wie z. B. die Zunahme oder Abnahme des Blutflusses und damit parallel der Nervenaktivität in verschiedenen Hirnzentren, parallel gehen zum Absolvieren von Wahrnehmungs-, Denk- und emotionsfokussierten Aufgaben.

Weitere wichtige Zugänge zu einem veränderten Verständnis der körperlichen Verankerung psychischer Prozesse im Sinne einer »embodied cognition« ergaben sich aus der Entdeckung der Spiegelneuronen, also einer Klasse von Neuronen vor allem im prämotorischen Cortex, die nicht nur bei der Planung und Ausübung eigener Handlungen aktiv sind, sondern auch bei der Beobachtung entsprechender Handlungen anderer. Damit eröffnet sich die Perspektive, dass ein so genuin seelisch anmutender Prozess wie das Verstehen des Anderen zumindest in Teilen über »verkörperte Simulation« läuft, also über die »nachmachende« Aktivierung der gleichen neuronalen Strukturen, die beim Gegenüber aktiv sind. Anders ausgedrückt: Die Existenz der Spiegelneuronen ist ein wichtiger Baustein in einer sensomotorischen und damit körperlichen Fundierung psychischer Prozesse – und zwar aufgefasst in einem »wir-zentrischen« Raum (anstelle eines auf das Individuum zentrierten) in dem die Handlungen des einen die zum Verständnis führenden analogen sensomotorischen Aktivierungen des Anderen sind.

So unerwartet das klingen mag, aber auch die Entwicklung der Robotik hat zu einem anderen Blick verholfen: Sogenannte kognitive Roboter lernen ohne vorgefertigte Programme mithilfe eines künstlichen neuronalen Netzes, aus Rückkopplungen ihrer Fehler in Interaktion mit ihrer Umwelt bestimmte Aufgaben zu bewältigen. Sie verdeutlichen so über die körperliche Fundierung des Lernens hinaus die Einbettung in die Umwelt als notwendigen Kontext – so spricht man auch von »embedded embodied cognition« (Clark 1997).

Eine letzte, wiederum etwas anders gelagerte neue Erkenntnis sei noch genannt, die unser Verständnis vom Zusammenspiel körperlicher und psychischer Prozesse in den letzten Jahren geändert hat. Es geht hier um eine weitere Ebene, auf der Beziehungserfahrungen Spuren im Körper hinterlassen, über die schon erwähnte Neuroplastizität hinaus. In Tierversuchen und in Ansätzen auch beim Menschen konnte mittlerweile geklärt werden, dass frühkindliche belastende Erfahrungen nicht nur psychische Spuren, z. B. im Hinblick auf das Bindungsverhalten, hinterlassen, sondern sich auch ganz körperlich auf die Stressregulation auswirken im Sinne eines chronisch vermehrten Anspringens der neurohumoralen und neuroendokrinen Stressachsen. Dieser Zusammenhang ist über epigenetische Mechanismen, also veränderte Genfunktionen bei unveränderter Genstruktur, vermittelt.

Alle diese Erkenntnisse verdeutlichen, dass denkendes, fühlendes und allgemein interagierendes Handeln in enger Verwobenheit von psychischen und körperlichen Prozessen in Interaktion mit der Umwelt, und das heißt im Besonderen, mit dem Gegenüber, geschieht. Für eine solche heute moderne Sichtweise gibt es natürlich historische Vorläufer (auf die die modernen Autoren allerdings nur selten rekurrieren) – genannt seien hier nur das Situations- und Funktionskreismodell des Biologen Jakob von Uexküll (1934) und seines Sohnes, des Psychosomatikers Thure von Uexküll (Uexküll u. Wesiack 1988) und das Gestaltkreismodell Viktor von Weizsäckers (1940/1997).

16.2 Konsequenzen für das Verständnis (kunst-)therapeutischen Handelns

Die unter dem Stichwort »Embodiment« soeben umrissenen Perspektivenänderungen haben für das Verständnis therapeutischen Handelns allgemein erhebliche Konsequenzen. Besonders deutlich wird das naturgemäß für die Körper(psycho)therapie: Früher war es notwendig und üblich, die Wirkung von Körpertherapie gewissermaßen auf dem »Umweg« über die psychischen Effekte zu erklären, die die Körpertherapie auslöst. Geht man aber von der in die Umwelt eingebetteten, sensomotorischen und auch sonst körperlichen Basis des Denkens und Erlebens aus, wird eine direktere Wirkung körper(psycho)therapeutischen Handelns auf den gesamten Organismus, sowohl in seinen körperlich wie in seinen psychologisch beschriebenen Aspekten, deutlich: In der gemeinsamen neuen Erfahrung von sensomotorischen, also Wahrnehmungs- und Bewegungsmustern, verändern sich muskuläre und andere physiologische Strukturen (z. B. im Sinne von Entspannung oder größerer Fitness) und gleichzeitig das Erleben des eigenen Körpers (»Leib«), der begleitenden Gefühle und Gedanken wie der Wahrnehmung des Gegenübers und der Umwelt.

Auch für das Verständnis der sogenannten verbalen, auf Gesprächsinteraktion fokussierten Formen von Psychotherapie ergeben sich neue Aspekte. Zum einen wird auch hier klar, dass der therapeutische Prozess nicht als ein körperloser Austausch von Argumenten und Emotionen zu verstehen ist oder, noch extremer, als einseitige Äußerung dieser Gedanken und Gefühle durch den Patienten und Spiegelung derselben durch den Therapeuten, sondern eher als ein zutiefst interpersoneller, beide Personen psychisch wie körperlich involvierender Vorgang, sozusagen als Paartanz. Entsprechend versteht ein Therapeut die Intentionen eines Patienten anhand seiner Haltungen, Bewegungen und Gesten mindestens so sehr wie anhand der geäußerten Absichten. Das Konzept der Übertragung und Gegenübertragung erweitert sich vom Kognitiven und Emotionalen auf den gesamten Bereich des leiblichen Erlebens. In diesem interpersonellen Prozess wiederum geschieht vieles auch »hinter dem Rücken« beider Subjekte, d. h. es benötigt Zeit, Wiederholung und Erfahrung, damit bzw. bis die sich im »Paartanz« einspielenden sensomotorisch-kognitiv-emotionalen Muster dem Bewusstsein zugänglich werden.

Doch jetzt zur Relevanz dieser veränderten Sichtweisen für das kunsttherapeutische Handeln. Das sensomotorisch hergestellte Werk, ein Bild, eine Figur oder Ähnliches, lässt sich auf verschiedene Weise in einen interpretatorischen Rahmen einholen: Zum einen ist es, aus konventionell patientenzentrierter Perspektive, eine »beseelt entäußerte Verkörperung« einer (kranken) Person und als solche potenziell dreierlei:

- symbolischer Ausdruck psychischer Nöte/Konflikte/Ressourcen,
- zeichenhafter Ausdruck von Krankheitsfolgen und Persönlichkeitsstruktur,
- unmittelbarer Ausdruck ästhetisch-handwerklicher Kompetenz.

Zum anderen ist es aber auch das Ergebnis einer leib-seelischen Kommunikation im Dreieck Patient-Werk-Therapeut. Über diese »wir-zentrische Kommunikation« ist auch der Therapeut unmittelbar an der Ausformung des Werks beteiligt, selbst wenn er es nie berührt hat. Die drei oben umrissenen patientenzentrierten Interpretationsaspekte sind also eigentlich auf die Interaktion aller Beteiligten im Dreieck anzuwenden, natürlich mit unterschiedlicher Gewichtung.

Dabei ist selbstverständlich zu berücksichtigen, dass auch der Prozess der Werk-Interpretation ein sensomotorischer ist im Sinne der *embodied simulation*, insofern das Werk in allen Betrachtern neben kognitiven und emotionalen auch sensomotorisch fundierte Muster aktiviert, im Sinne des Aufnehmens der emotionalen oder auch Handlungsintentionen des Werks, seien sie über die Inhalte/Symbole oder über die Strukturen/Zeichen seines Herstellungsprozesses vermittelt.

Insofern ist Kunsttherapie schöpferisch-therapeutische leib-seelische Praxis mit hoher Relevanz gemeinsam hergestellter und auszudeutender, primär nicht bewusster/kognitiver Prozesse. In ihrer Betonung des Materialen, der körpernahen und der gemeinsamen Hervorbringungsaspekte des Therapieprozesses hat Kunsttherapie in ihrer Praxis schon viel von dem vorweggenommen, was als Theorie des »verkörperten Denkens und Fühlens im wir-zentrischen Raum« mittlerweile in verallgemeinerter Form konzeptuelle Überzeugungskraft und Gültigkeit erlangt hat.

Literatur

Clark A. Being There. Putting Brain, Body, and World Together. Cambridge: MIT Press 1997.

Fuchs T, Sattel H, Henningsen P (Hg). The Embodied Self. Dimensions, Coherence and Disorders. Stuttgart: Schattauer 2010.

Röhricht F, Gallagher S, Geuter U, Hutto DD. Embodied cognition and Body Psychotherapy: The Construction of New Therapeutic environments. Sensoria: A Journal of Mind, Brain, and Culture 2014; 10: 11–20.

Üexküll J v. Streifzüge durch die Umwelten von Menschen und Tieren. Berlin: Springer 1934.

Üexküll T v, Wesiack W. Theorie der Humanmedizin. München: Urban und Schwarzenberg 1988.

Uttley L, Scope A, Stevenson M et al. Systematic review and economic modelling of the clinical effectiveness and cost-effectiveness of art therapy among people with non-psychotic mental health disorders. Health Technol Assess 2015; 19: 1–120.

Varela FJ, Thompson E, Rosch E. The Embodied Mind. Cognitive Science and Human Experience. Cambridge: MIT Press 1991.

Weizsäcker V v. Gesammelte Schriften 4: Der Gestaltkreis. Theorie der Einheit von Wahrnehmen und Bewegen. Frankfurt a. M.: Suhrkammp 1997.

17 Poiesis – die Entdeckung des eigenen künstlerisch-schöpferischen Handelns als Teil der forensischen Psychotherapie

Tilman Kluttig

17.1 Poiesis und forensische Psychotherapie

Der Begriff der forensischen Psychotherapie geht auf eine englische Tradition zurück und bezieht sich ursprünglich auf die Anwendung psychodynamischer Prinzipien und Psychotherapieformen in der forensischen Psychiatrie und Psychotherapie, sowohl im ambulanten, als auch im stationären Bereich – mittlerweile findet er fachlich eine breitere Anwendung. Maßgeblich geprägt und entwickelt wurde die forensische Psychotherapie innerhalb der International Association for Forensic Psychotherapy. Ganz wesentliche Kompendien und Übersichten sind das von Cox und Cordess 1996 herausgegebene zweibändige Werk »Forensic Psychotherapy. Crime, Psychodynamics and the Offender Patient« sowie die Einführungen und Übersichten von Welldon u. Van Velsen (1996) und Welldon (2011). Bemerkenswert ist, dass in all diesen Veröffentlichungen, im Gesamtwerk von Cox noch weit darüber hinaus, Kunst und Kunsttherapie, Literatur und Sprache, Tanz und Bewegung, Dramatherapie und Theater einen erheblichen Anteil haben, wie er in anderen Feldern von Psychotherapie und Psychiatrie so vielleicht zunächst nicht zu finden ist. Dies ist als Hinweis darauf zu verstehen, welche Bedeutung kreativen und künstlerischen Ausdrucksformen im Bereich der forensischen Psychotherapie zukommt oder zukommen sollte.

In der forensischen Psychotherapie geht es um Menschen, die schwerwiegende Übergriffe und Straftaten begangen haben. Ihre Behandlung wird meist in einem sanktionierten und gesicherten Kontext (in der forensischen Psychiatrie, in Haftanstalten, in forensischen Ambulanzen oder im Rahmen der Bewährungshilfe) durchgeführt, bei dem immer auch direkte und indirekte Einflüsse von außen auf die Behandlung einwirken (Justiz, Politik, öffentliche Meinung).

Forensische Patientinnen und Patienten lassen sich vereinfacht gesagt durch eine mehr oder minder stark ausgeprägte Kombination von Merkmalen charakterisieren, die an die psychotherapeutische Behandlung hohe Anforderungen stellt und auf die im Folgenden ohne Anspruch auf Vollständigkeit eingegangen werden soll. Ausnahmen und Sonderfälle stellen sicher teilweise Menschen mit reinen psychotischen Erkrankungen, mit bestimmten Suchtentwicklungen und Menschen mit intellektueller Behinderung dar. Allerdings zeigt die klinische Erfahrung, dass insgesamt im Bereich der forensischen Psychiatrie eine hohe Komorbidität vorliegt.

In den Entwicklungsgeschichten und Biografien forensischer Patientinnen und Patienten sind Vernachlässigung und Gewalt deutlich häufiger zu finden als bei anderen Patientengruppen, die im psychiatrischen Hilfesystem behandelt werden (z. B. Widom 2000; Garieballa et al. 2005). Eine Folge ist nicht selten die Entwicklung komplexer Traumatisierung (Herman 1992) und andauernder Persönlichkeitsveränderungen. Dabei kann die Erfahrung von Gewalt ubiquitär sein als Opfer, als Zeuge oder Zeugin oder als Täter oder Täterin (Kluttig 2003). Nicht selten finden sich eine in der Adoleszenz beginnende antisoziale Entwicklung und/oder ein Suchtmittelmissbrauch bis hin zur Abhängigkeit. Sichere Bindungserfahrungen sind selten bis gar nicht vorhanden.

Viele Patientinnen und Patienten haben eine beeinträchtigte Identitätsentwicklung durchgemacht und teilweise Sicherheit in einer antisozialen und kriminogenen »negativen« Identität gefunden. Das Selbst erscheint oft brüchig bis fragmentiert, oft geprägt von narzisstischen Zügen von Omnipotenz und hypertrophem Ich-Ideal bis hin zu tiefem Insuffizienzerleben. Angst, Enttäuschung oder Langeweile können schwer toleriert werden. In Zusammenhang mit reduzierter Symbolisierungsfähigkeit neigen die Patientinnen und Patienten zum Agieren – Fenichel (1945) sprach von einer Impulsneurose – und inszenieren ihre inneren Konflikte eher in einer Handlung, denn dass sie diese sich selbst und anderen gegenüber sprachlich fassen und vermitteln können. Das Strukturniveau im Sinne Kernbergs liegt in der Regel auf einem mittleren (narzisstischen, ggf. bei bestimmten sexuell devianten Entwicklungen) bis vor allem niedrigen (narzisstischen, borderline-typischen, antisozialen/maligne narzisstischen bis psychotischen) Strukturniveau (Lackinger et al. 2008).

Als weitere typische Merkmale imponieren häufig eine reduzierte Fähigkeit der Affektregulation sowie Impulsivität. Im psychosozialen Bereich finden wir eine geringe Frustrationstoleranz und eine eingeschränkte Fähigkeit, planvoll zu handeln. Mit Defiziten im Bereich schulischer Bildung und Berufsausbildung verbindet sich dies auch oft zu einem sozialen Scheitern mit entsprechenden Kränkungs- und Insuffizienzerlebnissen (Rauchfleisch 1999).

Forensische Patientinnen und Patienten haben eine oder mehrere schwere Straftaten begangen, in der Mehrzahl geht es dabei um erhebliche Gewalttaten bis hin zu Tötungsdelikten. Auch dies erfordert eine höchst schwierige Arbeit der Offenlegung, Akzeptanz und Bewältigung. Patienten, für die eine kriminelle Identität und antisoziale Entwicklung prägend ist, müssen sich von dieser distanzieren; andere Patienten erleben ihre eigene Gewalttätigkeit als Problem und müssen diese in eine nicht kriminelle Identität integrieren. Für die letztere Gruppe kann die Tat durchaus ein Schock sein, als ich-fremd erlebt werden und die eigene Identität infrage stellen, z. B. im Falle einer Mutter, die das eigene Kind in einer akuten psychotischen Krise tötete. Häufig trug eine biografisch begründete eigene Vulnerabilität im Umgang mit Hassgefühlen, Rachebedürfnissen, sadistischen und/oder masochistischen Wünschen, vermindertem Einfühlungsvermögen bis hin zu perversen und mörderischen Fantasien zur Tat bei. Wichtig erscheint, dass dies psychotherapeutisch nicht nur im Bereich der Selbstkontrolle, des Einfühlungsvermögens in andere und der Rückfallprophylaxe reduziert bearbeitet wird (wozu manche manualisierten Behandlungsprogramme unter negativen Umständen verführen können), sondern dynamisch als zentrale Frage bezüglich der Identität und des Selbst des Täters oder der Täterin verstanden werden sollte.

Forensische Behandlung vollzieht sich nachvollziehbar in einem gesicherten und durch Regeln und Kontrolle charakterisierten Rahmen. Auch wenn die Freiheitsgrade der Behandlung modifiziert werden können, bleibt dennoch immer dieses Grundkonzept bestehen. Es gibt also wenig bis keine Freiräume und wenig Autonomie, Handlungen und Gedanken sind immer einer Interpretation hinsichtlich Sicherheit und Prognose unterworfen. Dies kann zu Gefühlen von Ohnmacht, dem Eindruck einer Unberechenbarkeit des Rahmens, zu Schwierigkeiten in der Zusammenarbeit, zur Unselbstständigkeit und zur scheinbaren Anpassung führen. Zudem unterliegt das Ganze einem Prozedere umfangreicher Berichte an die Justiz und auch dem Einholen von deren Einverständnis zu mehr Freiheitsgraden oder deren Einschreiten zum Vermindern der Freiheitsgrade, wenn dafür Anlass geboten scheint. Es ist schwierig, diesen Prozess mit den damit verbundenen

Zeitabläufen transparent und berechenbar zu halten.

Diesen Exkurs über die forensische Behandlungssituation könnte man noch detaillierter und ausführlicher fortführen, ginge es hier nicht lediglich darum, zu verdeutlichen, wie der Behandlungsrahmen beschaffen ist, in dem sich nun kreatives, schöpferisches, ja künstlerisches Handeln vollziehen soll und vielleicht zu einem psychotherapeutischen Prozess beitragen kann.

Der Begriff »Poiesis« – so Cox und Theilgaard (1987) – sei nach Plato so zu fassen, dass es darum gehe etwas ins Dasein zu rufen, was vorher nicht bestanden habe: »calling something into existence that was not here before« (S. 23). Poiesis als Teil der kreativen Fähigkeiten kann damit dazu dienen, die oben beschriebenen Unsicherheiten bezüglich der eigenen Situation, der Wahrnehmung und Kontrolle intrapsychischer und affektiver Vorgänge, der Gefühle der Zerbrechlichkeit und Verletzlichkeit, der Inkonsistenz, Insuffizienz und inneren Leere in einem kreativen Prozess zu fassen und so, weit vor der sprachlichen Benennung und Offenbarung, zu einem Gefühl der Handlungsfähigkeit und zu einem kohärenteren Selbst verhelfen: »... it is the activity of poiesis which characterizes therapeutic space; such poiesis activates the growing awareness of creative possibilities in new options and the endorsement of a more coherent sense of self« (ebd., S. 25). Dadurch entsteht für den Patienten etwas Neues, noch nie Dagewesenes, dennoch aber in ihm bereits Vorhandenes, welches er sich aneignen kann: »... the process of poetic appropriation. The imagery is laid down in advance and it points to a theme already defined« (ebd., S. 55). Dieser Gedanke bezieht sich auf das Diktum von Bachelard: »... das Bild hat die Tiefen berührt, bevor es die Oberfläche bewegte« (1957, S. 17). Diese poetische Konstruktion, in welcher Form des kreativen Schöpfens nun auch immer, ermöglicht es den Patienten, etwas im doppelten Sinne des Wortes bisher »Unfassbares« in einer selbst hervorgebrachten Form zu halten, und dies gleichzeitig zu untersuchen und zu nutzen: »We found that an image could safely hold experience which was too painful, too brittle or too broken to be firm enough to tolerate analysis. Such patients enabled to see that the image, activated by the metaphor, could be the location of exploration or the fabric of support« (ebd., S. XIII). Wendlandt-Baumeister (2012) hat darauf verwiesen, dass durch den kunsttherapeutischen Gestaltungsprozess eine Distanzierung und Meisterung von sonst überflutenden und unkontrollierbaren Emotionen und inneren Bildern ermöglicht wird: »Der ästhetische Produktionsprozess entfaltet sich ja im Wechsel zwischen Impuls und Ausformung und konfrontiert den Patienten mit inhaltlichen oder malerischen Problemen, die ihm Entscheidungen abverlangen, zu denen er Distanz und Kontrolle benötigt« (ebd., S. 137). Der Zugang über das selbst Gestaltete ermöglicht eine Externalisierung, mit der den Patienten dann mit der gebotenen Behutsamkeit eine Konfrontation und Mit-Teilung über das Erleben eines Momentes von sich selbst als Schaffenden hinaus möglich wird. Scheu (2014) zeigt in Bezug auf die forensische Psychotherapie, dass die Kunsttherapie in der Arbeit mit Menschen, die sonst durch Destruktivität hervorgetreten sind, besondere Bedeutung haben kann: »Sich selbst als Schöpfer zu erleben, steht im Gegensatz zu der Erfahrung des Zerstörens ...« (ebd., S. 94). Insofern kann die Kunsttherapie einen besonderen Beitrag in einem recovery-orientierten Behandlungsansatz leisten, in der eine Integration der begangenen Straftaten in Bezug auf Identität und Selbst geleistet werden kann (Drennan u. Alred 2012).

Das Theaterspiel stellt eine Möglichkeit des poetischen Prozesses in der forensischen Psychotherapie dar (vgl. z. B. Kluttig u. Renz 2013; Willebrand u. Tomaszewski 2014). Es vollzieht sich in der Regel als komplexer und in der Gruppe stattfindender Produktionsprozess, der vielfältige gestalterische und spielerische Anforderungen und Möglichkeiten bietet. Die Komplexität der Aufgabe fordert und bietet gleichzeitig einen besonderen Freiraum, der sich in Abgrenzung vom sonstigen Rahmen der forensischen Behandlung eröffnet. Theaterspiel eröffnet die Möglichkeit, sich in verschiedenen Rollen zu erproben, so die eigene Rollenkompetenz zu erweitern und die Wahrnehmung der eigenen Person wie auch die anderer zu verändern. Das Erarbeiten des Spiels in einer symbolisch erschaffenen Welt konfrontiert die Schauspieler wie jede gestalterische Aufgabe mit Entscheidungs- und Lösungsmöglichkeiten, betont also auch ihre Chance etwas bisher nicht Dagewesenes zu erschaffen oder Dagewesenes zu transformieren.

Besonders am Theater ist sicher, dass es aus der Distanz des Spiels eine grundlegende Auseinandersetzung mit existenziellen Fragen ermöglicht, die sonst dem Einzelnen vielleicht niemals möglich wäre: »The paradox of theatrical distancing is that we can come closer to issues that concern us and our lives, both as individuals as well as the world as a whole.« (Jennings 1998, S. 117) Wie dies praktisch zu verstehen ist, mag die Schilderung eines Theaterprojekts mit forensischen Patientinnen und Patienten zeigen, die ausführlicher an anderer Stelle nachgelesen werden kann (Kluttig u. Renz 2013). Die Projektidee bestand darin, dass Stück, Bühnenbild und das Spiel selbst aus der Gruppe der Teilnehmer heraus entwickelt werden sollten.

Ernst Ludwig Kirchner (1880–1938), der expressionistische Maler und einer der prominenten Patienten Ludwig Binswangers, des Begründers der Daseinsanalyse, wählten wir zum Sujet des Stückes. In der Persönlichkeit Kirchners gibt es Aspekte, die eine Gruppe forensischer Patientinnen und Patienten faszinieren und inspirieren konnten, um daraus ein Stück zu entwickeln. Beispielsweise war eine junge schizophrene Patientin, die sich sehr mit der Hip-Hop-Kultur identifizierte, von seinem getriebenen und obsessiven Arbeitsstil während seiner Zeit in Dresden und seinem Suchen nach Grenzerfahrungen im Nachtleben Berlins, seinem Drang unter allen Umständen ein herausragendes Werk zu schaffen, so beeindruckt, dass sie daraus einen Rap über Kirchners Leben komponierte, der später die Theatervorstellung eröffnete. Kirchners Drogenabhängigkeit, seine depressiven und suizidalen Krisen, seine Größenideen und der ausbeuterische und missbrauchende Umgang mit Bezugspersonen, Freunden, Kollegen und Modellen waren Motive, die unseren Patienten vertraut waren. Diese Themen begegneten ihnen nun verfremdet über die Person Kirchners und dessen Werk wieder. Keinem unserer Patienten bedeutete vor der Arbeit am Stück Kirchner und dessen Kunst etwas und kaum einer wäre dazu zu gewinnen gewesen, z. B. eine Ausstellung seiner Werke zu besuchen.

Patientinnen und Patienten mit antisozialen Tendenzen sind es gewohnt, andere in der Verfolgung der eigenen Interessen zu täuschen und zu manipulieren. Auch Kirchner ordnete Beziehungen zu anderen und seine Selbstdarstellung gezielt den Interessen seines Werkes und seinem Selbstverständnis als der herausragende deutsche Expressionist unter. 1918 schrieb er in einem Brief an den Philosophen Eberhard Grisebach den für ihn charakteristischen Satz »(Ich) werde Ihnen die absolute Wahrheit, so wie ich sie fühle, schreiben« (zit. n. Delfs 2004, S. 232) und damit meinte er auch, dass er letztlich entschied, was »Wahrheit« war. Diese Aspekte der Person Kirchner waren aus unserer Sicht unbewusste Einladungen an unsere Patientinnen und Patienten zur Identifikation mit Anteilen seiner Persönlichkeit. Sie weckten deren Interesse und Motivation zur Mitarbeit am Stück und damit auch die Möglichkeit im Prozess der Auseinandersetzung mit der gewählten Rolle sich mit eigenen Persönlichkeitsanteilen zu befassen. So können diese ggf. auch im Sinne der »poetic appropriation« bewusst und transformiert werden. Es wird noch zu zeigen sein, wie die Identifikationen mit diesen Anteilen Kirchners Einflüsse auf die Rollenwahl und -gestaltung unserer Schauspieler-Patienten hatten und – ohne dass wir dies je »therapeutisch« hinterfragten – diesen auch möglicherweise andere Zugänge zu Elementen der eigenen Lebensgeschichte angeboten haben. Der eine Aspekt, der hier angesprochen werden soll, ist Kirchner als Kranker, als leidender, süchtiger, verzweifelter und sich selbst (und andere) zerstörender Mensch. Der zweite Aspekt ist die narzisstische Dimension – seine Täuschung und Manipulation nutzende Selbststilisierung als Künstler, die letztlich immer die Gefahr der Enttäuschung und des Zusammenbruchs birgt. Um die Einladung zur Identifikation und zur Auseinandersetzung mit dem Leben Kirchners deutlich zu machen, soll dies kurz skizziert werden. Gerade die Macht der Bilder und des Materials erscheint wesentlich für das Gelingen der Theaterarbeit.

17.2 Ernst Ludwig Kirchner als Kranker

Die Zeugnisse, die wir über Kirchners Kindheit und Jugend haben, basieren meist auf Texten, die Kirchner als Erwachsener verfasste, und die er zum Teil an andere zum Zwecke der Veröffentlichung weitergab. Sie stehen im Dienst der narrativen Konstruktion eines Lebensbildes: »Wie und wann der Künstler am Drehbuch seines Lebens mitschreibt, ist eine der entscheidenden Fragen, die jene nach der Wahrheit und Unwahrheit biografischer Fakten hinter sich lässt« (Gockel 2010, S. 10). Kirchner beschrieb sich als sensitives und fantasiebegabtes Kind, welches unter nächtlichen Ängsten litt oder leicht zu erschrecken war, so z. B. in einer von ihm berichteten Szene, als er von fastnächtlich verkleideten Masken geängstigt wird, die dann für ihn beruhigend vom Vater entlarvt wurden (dieser Bericht wirkt wie eine bereits durchgebildete Metapher eines kindlichen Wunsches). Kirchner hat zeit seines Lebens sehr offen über seine psychischen Krisen gesprochen und diese als ein Ringen um das eigene Werk stilisiert, quasi als natürlicher Bestandteil eines Künstlerlebens. Was er aber immer verborgen halten wollte, war seine Suchtproblematik. Daher ist wenig über die Anfänge seiner Erkrankung bekannt. Vermutlich begann er in seiner Zeit in Berlin, in der er nicht die Anerkennung fand, die er sich als Maler wünschte, und in der Phase seines Lebens, als er 1913/14 endgültig mit der von ihm mitbegründeten Künstlergruppe »Die Brücke« brach, Schlafmittel und Alkohol zu missbrauchen. Das Projekt, eine gemeinsame »Chronik der Brücke« zu schreiben, scheiterte daran, dass Kirchner sich selbst als die zentrale Person der Gruppe stilisierte (März 2001b). In der Folge kam es zu einem schweren Zerwürfnis, Kirchner diffamierte in seinen Briefen später seine Malerkollegen in sehr entwertender Weise.

1914 meldete sich Kirchner freiwillig zum Militär. 1915 wurde er nach Halle zur Feldartillerie einberufen und erlebte sich nach anfänglicher Begeisterung für den Krieg bald vom Militärdienst völlig überfordert. Es kränkte ihn, dass einfache Soldaten, denen er sich überlegen fühlte, ihren Dienst besser versahen als er. Auch litt er unter dem Verlust der Individualität im Militärdienst. 1917 schreibt er in Anlehnung an Chamissos Figur des Peter Schlehmil: »... die Aufgabe des eigenen Willens im Militärdienst ist für mich der Verlust des Schattens, der Verlust der Eigenart des Einzelnen, äußerlich in die Maskerade der Uniform gehüllt« (zit. n. März 2001b, S. 73). Kirchners 1915 entstandenes »Soldatenbad«, welches Assoziationen an die Gaskammern des Dritten Reichs weckt, verdeutlicht diesen Verlust an Individualität und die Einreihung in eine gesichtslose Menge. Gleichzeitig – auch ihm war mittlerweile klar, welch enormen Blutzoll das Kriegstreiben forderte – hatte er große Angst an die Front zu müssen, dort zu fallen oder verstümmelt zu werden (also auch nicht mehr malen zu können). In seinem auf 1915 datierten »Selbstbildnis als Soldat« malte er sich in Uniform und mit abgetrennter rechter Hand.

Kirchner versuchte sich dem Militärdienst zu entziehen, indem er eine bewusste Selbstzerstörung mit Alkohol, Schlafmitteln und Morphium betrieb, die seine nächsten

Lebensjahre prägen sollte (vgl. Thomashoff 1997; Lemke 1999). Mithilfe eines befreundeten Offiziers konnte er unter der Auflage einer Behandlung im Sanatorium 1915 das Militär verlassen. Damit begann eine Reise durch verschiedene Sanatorien, die bis zur Entlassung aus dem Privatsanatorium Bellevue im schweizerischen Kreuzlingen 1918 dauern sollte. Mehrfach drohte Kirchner an, sich das Leben nehmen zu wollen.

1917 kam er schließlich mit seiner Partnerin Erna Schilling nach Davos in die Behandlung von Dr. Spengler, welchem schnell klar war, dass ein Entzug von Morphium, Barbituraten und Alkohol nötig sei – es gelang jedoch nicht, Kirchner hier zur Mitarbeit zu gewinnen. Kirchner entwickelte zudem eine Polyneuropathie mit Lähmungen, die ihm das Malen unmöglich machte. Schließlich konnte Kirchner sich darauf einlassen, sich im September 1917 in die geschlossene Station des Binswanger'schen Sanatoriums Bellevue in Kreuzlingen zu begeben. Hier kam es dann nach Entzug und Abstinenz zu einer Befundbesserung: Kirchner begann wieder zu malen. Er ließ sich mit Erna Schilling in Davos nieder, wo er weiter in Behandlung von Dr. Spengler blieb. Allerdings wurde er sehr schnell rückfällig, betonte aber immer, dass er nicht psychiatrisch krank sei, und bagatellisierte und verheimlichte seine Abhängigkeitserkrankung, die ihn fast sein gesamtes weiteres Leben begleitete. Die wiederkehrenden depressiven und misstrauisch wahnhaften Zustände, unter denen er (und sein Umfeld) in den Folgejahren immer wieder litt, blieben im Wesentlichen unbehandelt, sieht man davon ab, dass er ungefähr ab 1926 wieder Beruhigungsmittel und ab 1932 auch wieder Morphium nahm. Selbst enge Vertraute, die für ihn und sein Werk eintraten, waren immer wieder misstrauischen und wahnhaften Angriffen ausgesetzt, sie würden gegen ihn agieren.

Mit der Machtübernahme der Nazis in Deutschland erlebte er, dass sein Werk entgegen seiner Hoffnungen dort keinen Platz mehr hatte. Sein Gesundheitszustand verschlechterte sich erneut und er entwickelte die Angst, dass die deutsche Wehrmacht in die Schweiz einmarschieren könnte und ihn und sein Werk vernichten würde. In der Nacht vom 14. auf den 15.6. versucht er, Erna Schilling zu einem Doppelselbstmord zu überreden. Noch während Erna Schilling nach dem Arzt telefonierte, erschoss sich Kirchner am 15.06.1938.

17.3 Narrative Selbststilisierung und Realitätsverlust bei Ernst Ludwig Kirchner

Kirchner kann als Typus eines Künstlers betrachtet werden, der mit seiner Selbststilisierung ganz bewusst und kalkuliert spezifische Ziele verfolgte. Dazu gehört sein großes Interesse an der eigenen Vermarktung und Wahrnehmung der Rechte am eigenen Bild genauso wie die Beeinflussung seiner Rezeption. Schon 1913 bei der »Chronik der Brücke« wird deutlich, dass Kirchner sich als *den* führenden deutschen Expressionisten verstand und diese Position auch aktiv einnehmen wollte. So sehr er von Ausstellungen der französischen Expressionisten beeindruckt und beeinflusst war, lehnte er diesen Bezug in seiner öffentlichen Selbstdarstellung ab. Sein Alter Ego Louis de Marsalle, den er erfand und unter dessen Namen er mehrere Texte für Zeitschriften und Ausstellungskataloge verfasste, ist nicht zufällig ein französischer Militärarzt. Damit erkannte ein Franzose den besonderen Rang des deutschen Expressionisten an. Kirchner hat sich selbst erfunden, er steht ohne Vorbilder da, und ist Vorbild – das Gesamtkunstwerk Kirchner. Im Sinne des Begriffs von Paul de Man (1993) wird ein »fiktives Ich«, identisch mit dem Kunstwerk, von der empirischen Person getrennt formiert.

Er gestaltete seine biografische Selbstdeutung teils durch eigene Äußerungen, teils durch Äußerungen de Marsalles, teilweise indem er Daten in seinem Lebenslauf veränderte. Auch Bilder wurden von ihm so bearbeitet und datiert, dass seiner Meinung nach eine kontinuierliche Werkentwicklung entsteht (Saehrendt 2001), die im Davoser Spätwerk ihren Höhepunkt erreicht.

Wesentlicher Teil des Kirchner'schen Mythos ist die Umdeutung seiner Krise zwischen 1916 und 1918 (vgl. Gockel 2010, S. 12). Marsalle (Kirchner) schrieb 1927: »In diesem Jahr vollendeten sich 10 Jahre, dass der junge deutsche Maler Ernst Ludwig Kirchner todkrank von Berlin nach Graubünden kam und dort Gastfreundschaft und freundliche Pflege fand, um zu gesunden oder zu sterben. Er kam wieder hoch, blieb in den Bergen, und schuf in der Einsamkeit ein zweites malerisches Werk, das das deutsche schon heute an Umfang und Bedeutung um eine Beträchtliches übertrifft.« (Zit. n. Grisebach 1968, S. 226)

Kirchners Selbststilisierung zeigt zahlreiche Brüche. Es bleibt völlig unklar (so auch Saehrendt 2001), weshalb Kirchner seine zahlreichen Briefe und Tagebücher nicht derselben sorgfältigen Kontrolle unterzog wie seine Veröffentlichungen. Hier wirken aus heutiger Perspektive herabwürdigende Äußerungen über Erna Schilling, Verdächtigungen und Beschimpfungen anderer Künstler und Kunsthistoriker, auch seine anfänglich ambivalente Haltung zum Dritten Reich oder seine Bettelbriefe an seine Ärzte, wenn es um die Versorgung mit Morphium geht, verstörend. Im Hinblick auf die psychische Labilität Kirchners scheint es fraglich, ob seine Selbststilisierung auf eine reflektierte und geplante Strategie zur Durchsetzung und Vermarktung der eigenen Künstlerpersönlichkeit reduziert werden kann.

In einem Brief schrieb Kirchner 1919 über die Figur des Peter Schlemihl, dies sei »die Geschichte eines Verfolgungswahnsinnigen, das heißt des Menschen, der durch irgendein Ereignis mit einem Ruck sich seiner unendlichen Kleinheit bewusst wird, und zugleich aber die Mittel erkennt, wodurch die Welt im Allgemeinen sich über diese Erkenntnis hinwegtäuscht« (zit. n. März 2001b, S. 80). Hier zeigte Kirchner eine andere Seite von sich. Seine Selbstinszenierung stand wohl auch im Dienst der Abwehr von Minderwertigkeitsgefühlen durch Omnipotenzfantasien um den Preis des Realitätsverlusts. Der Suizid schließlich erscheint als letzter Ausweg, sich der Bedrohung der Bedeutungslosigkeit zu entledigen, typischerweise zunächst als Doppelsuizid angedacht, also auch mit Fantasien der Verschmelzung und Wiederherstellung von Allmacht verbunden.

17.4 Die Theaterarbeit

An dem Projekt teilnehmen konnten sämtliche Patientinnen und Patienten einer forensischen Klinik, für die die nötigen Ausgangsregelungen galten. Es war nicht nur eine Teilnahme als Schauspieler möglich; Patienten konnten sich auch als Techniker oder Kulissenbauer beteiligen. Geleitet wurde das Angebot von einer Theaterpädagogin, die im Vorfeld von den jeweiligen Therapeuten über die einzelnen teilnehmenden Patienten informiert wurde. Während der Probenphase bestand ein ständiger Kontakt zwischen den Stationsmitarbeitern und der Projektleitung, so wurde z. B. über Anwesenheitszeiten und besondere Vorkommnisse Rücksprache gehalten. Im Anschluss an das Projekt gab die Theaterpädagogin eine zusammenfassende Rückmeldung an die Teams.

Der theaterpädagogische Ansatz des Projekts lag darin, mithilfe des Mediums Theater (Frei-)Räume zu schaffen. Raum für den einzelnen Spieler, für einen Gruppenprozess, für ein Thema, aber auch für den Zuschauer.

In diesem Zusammenhang war von grundsätzlicher Bedeutung, dass sich alle Teilnehmer aus eigener, freier Entscheidung beteiligten. Theaterarbeit, besonders mit dem Ziel der öffentlichen Ergebnispräsentation, hat immer einen stark auffordernden Charakter. Bei einer freiwilligen Teilnahme stellt sich daher die motivierte und engagierte Mitarbeit aller Beteiligten fast von selbst ein. Sie übernehmen mit der Entscheidung für eine Teilnahme für sich, die Gruppe und das Endprodukt – die Aufführung – die Verantwortung.

Um diese Verantwortung tragen zu können, war es wiederum die Aufgabe der Leitung, für die Teilnehmer (von denen die Mehrzahl noch keine Erfahrung im Theaterspiel gesammelt hatte) ein Experimentier- und Lernfeld zu schaffen, das einlud, sich auszuprobieren, Neues zu wagen und sich auf den Prozess einzulassen. Die Diagnosen, Straftaten und Therapieverläufe der Patienten standen zu keiner Zeit im Vordergrund, für die ressourcenorientierte Theaterarbeit waren ausschließlich persönliche Fähigkeiten und Talente von Interesse. Es war ein grundsätzliches Ziel, diese zu erkennen, zu erhalten und zu fördern.

Beim Auftritt auf der Bühne muss der Schauspieler jederzeit neben dem eigenen Spiel auch seine Mitspieler und die Situation neu wahrnehmen und spontan bleiben, um das Spiel lebendig zu halten. Man könnte auch sagen, dass Wahrnehmung die Verkörperung einer Einbildung/Vorstellung ist. Je deutlicher diese ist, desto eindrucksvoller und ausdrucksstärker das Spiel. Rellstab (2011) beschreibt das Beobachten als ein gezieltes Wahrnehmen. Es setzt Neugierde voraus und regt die Fantasie an (Warum ist das Beobachtete so?). Dabei wird der Beobachter zu einem Vergleich mit eigenen Erfahrungen angeregt und es kann ein Zusammenhang zwischen Beobachtung und Selbstbeobachtung entstehen. Im Handeln wiederum wird dann das Beobachtete realisiert.

In dem Theaterprojekt wurde Raum für ein Gruppenerleben und einen Gruppenprozess geschaffen. Jeder sollte die anderen Teilnehmer mit deren Stärken und Schwächen kennenlernen. Das Ziel war, die Gruppe zu einer gegenseitigen Verlässlichkeit und Wertschätzung anzuregen. So wurde die Theatergruppe auch zu einem Trainingsfeld für soziale Kompetenzen.

Zwischen den Projektbeteiligten und der Behandlungsstation bestand ein steter Austausch: Die Teilnehmer berichteten gegenüber dem Behandlungsteam informell über ihre Erfahrungen und Erlebnisse und wurden auch von Mitpatienten gefragt, die z. T. Zeugen ihres Rollenlernens wurden. Ein aktives Ansprechen als mögliches therapeutisches Thema gab es aber nicht, es sollte eine Sache der Patientinnen und Patienten in einem »Übergangsraum« außerhalb des stationären Rahmens bleiben. Von großer Bedeutung war es, wer von den Mitpatienten und dem Behandlungsteam die Aufführungen besuchte und wie dies erlebt und rückgemeldet wurde.

Im Stück wurden acht Stationen aus Kirchners Leben in Szenen dargestellt. Grundlage dieser Szenen waren Fotografien von Kirchner und seinen Werken. Dabei wurden biografische Fotografien bespielt und Werke von ihm interpretiert. Durch das Stück trug die Stimme Kirchners aus dem Hintergrund, die die einzelnen Szenen verband und begleitete. Gesprochen wurden zum größten Teil autobiografische Texte, Musik unterstrich die Stimmungen und schuf bei Bedarf Überleitungen von einer Szene bzw. einem Bild zur/zum nächsten. Zentral für das Stück war die Auseinandersetzung mit dem Leben und Werk Ernst Ludwig Kirchners und der Rollenfindung einzelner Teilnehmer. Wie bereits erwähnt, hatte und hätte wohl keiner der Teilnehmer sich je mit dem Maler künstlerisch oder biografisch auseinandergesetzt; das Interesse ergab sich durch die Theaterarbeit. Kurze thematische Vorträge zu Anfang des Projekts stießen sofort auf Interesse. Nicht nur die Tatsache, dass Kirchner abhängig war und psychiatrisch behandelt wurde, ließ eine Art »Vertrautheit« entstehen. Auch sein bewegtes Leben und seine schillernde Persönlichkeit faszinierten die Patienten. Kirchners Umgang mit Frauen berührte wiederum die Patientinnen und z. T. identifizierten sie sich mit diesen. Die Rollenfindung wurde nicht vorgeschrieben. Sie ergab sich während der Proben zum einen aus der Tatsache, dass einige Rollen nur durch gefestigte und stabile Teilnehmer übernommen werden konnten oder dass sie die Bereitschaft zum Sprechen von Texten zur Voraussetzung hatten. Zum anderen zeigte sich bei Übungen und Improvisationen, wie stark die Bereitschaft und Fähigkeit einzelner war, einzelne Rollen anzunehmen und mit ihnen zu arbeiten. Fast schien es, als suchten sich die Rollen die Spieler aus und nicht umgekehrt. Wie erwartet zeigte sich während der Entwicklung des Stücks eine starke Fluktuation in der Gruppe. Oft waren einzelne Spieler psychisch oder physisch nicht in der Lage, zu den Proben zu erscheinen.

17.5 Identifikationsprozesse, Rollenentwicklung und persönliche Veränderung

Für einige der Schauspieler-Patienten konnte die Person Kirchners ein Auslöser sein, sich im Spiel mit Anteilen seiner Persönlichkeit zu identifizieren und sich damit quasi im verfremdeten Spiegel der Rolle mit einer eigenen Thematik auseinanderzusetzen. Bewusst stand das kreative Handeln im Theaterprojekt unverbunden neben der stationären Behandlung. Es wurde völlig den Schauspielern überlassen, sich mit einer Rolle auseinanderzusetzen. Es ging uns explizit darum, dass diese sich autonom und ihrem Willen entsprechend mit der Aufgabe auseinandersetzen, ohne dass dies in das oben beschriebene forensische Behandlungssetting mit all seinen auch problematischen Seiten eingezwängt werden musste. Im Ergebnis kam es zu unterschiedlichen Rollenentwicklungen und persönlichen Entwicklungen, die im Folgenden an drei Fallvignetten beispielhaft beschrieben werden sollen.

Bei der eingangs erwähnten Patientin ging es um eine Wunscherfüllung im symbolischen Raum des Spiels, nämlich im Rampenlicht zu stehen und ein »Star« zu sein. Bei einem anderen Patienten ging es um die Wiederholung kindlicher Wünsche nach väterlichem Schutz und Geborgenheit, die spielerisch wiederholt und erfüllt werden können. Bei diesen beiden Patienten blieb das Theaterspiel quasi »ausgestanzt«, und wurde nie in Beziehung mit der eigenen Person gesehen. Es war für die Schauspieler »nur Theater«. Die dritte Patientin übernahm die Rolle der Erna Schilling und konnte sich darin mit eigenen Erfahrungen der Entwertung, des Missbrauchs und der Gewalterfahrung in Beziehungen mit früheren Partnern auseinandersetzen. Ihr wurde bewusst, welche Auseinandersetzung dies bedeutete, und dass sie davon auch persönlich profitierte.

Fallbeispiel 1

Die erste Patientin wuchs in Russland auf, wo sie, ihr Bruder und ihre Mutter Zeugen und Opfer von massiven Tätlichkeiten des schwer alkoholabhängigen Vaters waren. Nicht nur, dass Gewalt an der Tagesordnung war, die Familie stand auch wegen des Vaters immer am Rande des Existenzminimums. Nach der Übersiedlung nach Deutschland trennte sich die Mutter mit den beiden Kindern vom Vater. Unsere Patientin fiel früh durch Schulversagen und Drogenkonsum auf, führte ein Leben auf der Straße und kam bereits mit 16 Jahren erstmals in eine psychiatrische Klinik. Durchweg litt sie mehr oder minder unter Halluzinationen und schweren Wahnvorstellungen und konsumierte Alkohol und Cannabis. Eine Unterbringung in der Forensischen Psychiatrie erfolgte, nachdem sie sich an einem schweren Raub beteiligt und mehrfach Diebstähle begangen hatte. Als sie zu uns in Behandlung kam, war sie kaum ansprechbar, sprach in schnellem Stakkato vor sich hin und attackierte Mitpatienten und Personal. Trotz ihrer schweren Erkrankung war sie durchgehend in der Lage, Raptexte zu schreiben und zu vertonen, teilweise bezogen diese sich auch auf Inhalte, die sie in ihrem psychotischen Erleben ängstigten und die so von ihr externalisiert werden konnten. Im Rahmen des Stücks vermochte sie damit zu überzeugen, dass sie einen Kirchner-Rap schrieb, sich aber auch in weiteren Rollen z. B. als Mutter Kirchners beteiligte. Was sie an der Person Kirchners ganz offenkundig zur Identifikation einlud und faszinierte, war dessen Bereitschaft sich für ein Ziel bedingungslos einzusetzen. Ähnlich war ihre Beteiligung am Stück: Sie, die ansonsten so desorganisiert wirkende Patientin, war diejenige, die alle Texte memorieren und soufflieren konnte. Aus unserer Sicht war sie stark identifiziert mit dem »künstlerischen Profi«, der alles – auch die eigene Psychopathologie – der Aufführung unterordnet.

Fallbeispiel 2

Ein anderer Patient ist ebenfalls in Russland geboren. Er leidet an einer paranoiden und dissozialen Störung, die immer wieder zu Tätlichkeiten gegenüber seiner Ehefrau führte, der er in völlig absurder Weise unterstellte, ihn zu hintergehen und zu betrügen. Generell zeigte er nicht nur seiner Ehefrau, sondern allen Frauen gegenüber eine sehr abwertende und feindselige Einstellung. Er hat darüber hinaus eine Vorgeschichte mit Drogenabhängigkeit und verschiedenen Gewaltdelikten. Untergebracht wurde er nach einem Versuch seinen Vater zu töten. Nach einer Feier im Haus der Eltern, bei der auch viel getrunken wurde, stand er nachts auf und begann seine Ehefrau zu schlagen. Sie habe hinter seinem Rücken mit seinem Vater ein Verhältnis. Als sie dies bestreiten wollte, schlug er weiter auf sie ein und ging dann zu seinem Vater, den er überraschend angriff und mit einem Elektrokabel zu erwürgen versuchte. Aus der Sicht unseres Patienten allerdings habe der Vater, von dem er seit früher Kindheit Gewalt gewohnt war, ihn angegriffen. Alles andere sei falsch. Es gelang auch nicht, dies mit ihm anzugehen – für ihn stimmt auch Kirchners Satz von der absoluten Wahrheit. Für uns war es sehr erstaunlich, dass dieser Patient sich mit großer Disziplin auf die Teilnahme am Projekt und die Übernahme der Rolle von Kirchner einließ. Das hatten wir nicht erwartet, da er sich sonst eher ablehnend verhielt und allenfalls für sportliche Aktivitäten zu gewinnen war. Dass er sich dabei selbst auch als Kind darstellen konnte, war für uns sehr bewegend. Beim Nachspielen der oben berichteten Kindheitserinnerung konnte er sich in die Szene gut einfühlen und eine spürbare Sehnsucht nach einer haltenden und beschützenden Vaterfigur, die ihm hilft, die Realität richtig zu erkennen, vermitteln. Der Patient hat die Teilnahme am Theaterstück zwar in sehr positiver Erinnerung, er brachte allerdings diese Erlebnisse nie in einen Zusammenhang mit der eigenen Person, aus seiner Sicht spielte er »wirklich nur Theater«. Bei der Rolle Kirchners als Erwachsener hingegen hatten wir eher das Gefühl, dass ihm diese eigentlich weitgehend fremd blieb.

Fallbeispiel 3

Im Gegensatz dazu gelang es der Darstellerin von Erna Schilling als Partnerin von Kirchner, einer drogenabhängigen Patientin, sich in die Rolle als Erwachsene hineinzuversetzen und einen Bezug zu eigenen biografischen Erlebnissen zu entwickeln. Sie war wegen typischen Delikten der Beschaffungskriminalität untergebracht. Immer wieder verstrickte sie sich in Beziehungen mit gewalttätigen Partnern, in denen sie sich unterwürfig und abhängig verhielt, auch noch während der laufenden Behandlung im Maßregelvollzug. Ähnlich gestaltete sich die Beziehung zu ihren Eltern, von denen sie sich nur durch die Drogensubkultur lösen konnte. Kirchners Beziehung zu Erna Schilling repräsentierte für sie also eine ihr sehr vertraute Thematik des Verharrens in abhängigen Beziehungsstrukturen zu einem dominanten Partner. Diese Patientin war die einzige, die dies auch thematisch selbst in ihre Psychotherapie einbrachte und hinterfragte.

Diese drei Beispiele zeigen prototypisch ein Spektrum an möglichen Prozessen, die ein solches kreatives und »neben« der psychotherapeutischen Behandlung stehendes Angebot in einem »atherapeutischen« Freiraum ermöglichen kann. Das Schauspiel erweitert in einem Möglichkeitsraum das Rollenrepertoire und kann symbolisch sonst nicht realisierbare Rollen mit allen ihren Anforderungen an die Akteure verwirklichen. Der Begründer des Psychodramas, Jacob Levy Moreno, sprach davon, dass das Schauspiel »… eine Erweiterung des Lebens über das wirkliche Leben hinaus« sei (1988, S. 77). Auf die Patientin mit dem »Kirchner-Rap« wirkten die Anziehungskraft des Materials und ihre Fokussierung auf den schöpferischen Prozess in beeindruckender Weise ordnend; die Psychopathologie verschwand sozusagen in der Anstrengung des kreativen Schaffensprozesses und kehrte nach Abschluss der Theaterarbeit wieder zurück.

Der zweite Patient, sonst versteinert in seiner paranoiden und misstrauischen Weltsicht, stets auf körperliche Präsenz und Abwehr bedacht, konnte sich in der »surplus reality« des Spiels (Moreno 1988, S. 83) auf ein regressives

Erleben des kindlichen Spiels und des sehnsüchtigen Wunsches nach einem beschützenden und entängstigenden Vater einlassen, ein Gegenbild zu dem, was er selbst als Kind erlebt hatte. Die damit verbundene Schwäche und Verletzlichkeit war aber für ihn außerhalb des Spiels zu bedrohlich, daher blieb »alles nur ein Spiel«.

Die dritte Patientin hingegen kam durch das Spiel in die Lage, ihre bisher »automatisch« entstehenden Beziehungsmuster durch die Rollenübernahme im Sinne der Poiesis zu externalisieren, dadurch auch in Worte zu fassen und schließlich in der Psychotherapie zu untersuchen. Sie stellte ihre Abhängigkeit von Partnern in Frage, sah Zusammenhänge mit ihrem fragilen Selbst und der großen Angst, allein gelassen zu werden. Sie konnte sich in der Folge aus dependenten und dominierenden Beziehungsmustern lösen und mit neuen Möglichkeiten experimentieren. Interessanterweise hat diese Patientin sich nach der Aufführung einer freien Theatergruppe angeschlossen und spielt dort weiter mit großer Begeisterung.

Im Kontext der klinischen Arbeit drängt sich die Frage auf, wie und ob solche Theaterprojekte in die klinische Behandlungspraxis eingeordnet und systematisch genutzt werden können. Die Komplexität des Geschehens mit vielfältigen Möglichkeiten der Beteiligung (Autor, Dramaturg, Spieler, Bühnenbild, Musik, Beleuchtung usw.) bis hin zur Aufführung und die durchaus gewünschte Distanz zur Unterordnung des Spiels unter einen therapeutischen Zweck lassen dies schwierig erscheinen. Theaterarbeit kann man nicht »verordnen« und auch nur schwer in Bezug auf ihre Evidenz quantifizieren. Ganz im Gegenteil gewinnen die Teilnehmer im Prozess der Theaterarbeit Distanz zur klinischen und psychopathologischen Perspektive, sie sind Schauspieler, Teil eines gemeinsamen Schaffensprozesses und zumindest im Moment des Handelns im Projekt fern ihrer Rolle als Patienten und in unserem Fall auch als forensisch Untergebrachte. Ihre Pathologie und ihre Grenzüberschreitungen treten hinter ihren den individuellen Ressourcen entsprechenden Beiträgen zurück. Bedürfnisse, sich zu schützen, und Bedürfnisse, sich auszudrücken, können in kreativer Form mit den Mitteln des Spiels balanciert werden, sodass das Ergebnis fern jeder Psychopathologie erscheint. Ein Patient mit paranoiden Ängsten konnte sich eindrucksvoll am Projekt beteiligen, ohne dass er jemals auf der Bühne stand, er wollte nicht erkannt werden. Dennoch konnte er aus dem Off eindrucksvoll Zitate von Kirchner rezitieren, die einzelne Szenen miteinander in Verbindung brachten und Kirchners Biografie nachzeichneten. Theaterarbeit in dieser Form ist ein zeitlich begrenzter Gruppenprozess, welcher sich mit einem spezifischen, zur Identifikation einladenden Thema befasst. Daher verwundert es nicht, dass Phänomene auftreten, die als Wirkfaktoren aus der Gruppenpsychotherapieforschung bekannt sind (vgl. Strauss u. Mattke 2012; Yalom 1974), so vor allem die Gruppenkohäsion und das interpersonelle Lernen. Aber auch der Umgang mit Sprache, Bewegung, Ausdruck und Emotionen wird implizit geübt. Die Fallvignetten zeigen, dass die Rollenübernahme auch eine Wiederholung biografischer Beziehungserfahrungen möglich macht, entweder als identifikatorische Wiederspiegelung oder als Ausdruck bisher ungelebter Wünsche und Sehnsüchte. Die Besonderheit aber in der Theaterarbeit ist die öffentlich gezeigte ästhetische Produktion und die erlebte Resonanz des Publikums, wodurch das persönliche biografische Narrativ, welches Anlass zur Rollenübernahme war, gleichzeitig schützend »zurücktreten« kann und doch vor einer »witnessing audience« (Jennings 1994) gezeigt werden konnte – es ist ja doch nur ein Spiel. Die Fallvignetten geben vermutlich prototypische Beispiele, wie es darüber hinaus einerseits Patienten gelingen kann, die Erfahrungen auf der Bühne in den psychotherapeutischen Prozess zu integrieren oder aber dass andererseits die Realisierung eines Wunsches oder die spielerische Inszenierung auf das Spiel begrenzt bleibt – mit dem Fallen des Vorhangs quasi endet diese Erfahrung scheinbar.

Literatur

Bachelard G. Poetik des Raumes. München: Hanser 1957.

Cordess C, Cox M (Hg). Forensic Psychotherapy. Crime, Psychodynamics and the Offender Patient. Vol. I & II. London: Kingsley 1996.

Cox M, Theilgaard A. Mutative Metaphors in Psychotherapy: The Aeolian Mode. London: Jessica Kingsley 1987.

De Man P. Die Ideologie des Ästhetischen. Frankfurt a. M.: Suhrkamp 1993.

Delfs H (Hg). Ernst Ludwig Kirchner. Der gesamte Briefwechsel. Bd. 1. Zürich: Scheidegger & Spiess 2004.

Drennan G, Alred D. Recovery in Forensic Mental Health Settings: From Alienation to Integration. In: Diess. (Hg). Secure Recovery. Approaches to Recovery in Forensic Mental Health Settings. New York: Routledge 2012: 1–22.

Fenichel O. Psychoanalytische Neurosenlehre, Bd I–III. Gießen: Psychosozial-Verlag 2014.

Garieballa S, Schauer M, Neuner F et al. Traumatic Events, PTSD, and Psychiatric Comorbidity in Forensic Patients Assessed by Questionnaires and Diagnostic Interview. Clin Pract Epidemiol Ment Health 2006; 2: 7.

Grisebach L (Hg). E. L. Kirchners Davoser Tagebuch. Eine Darstellung des Malers und eine Sammlung seiner Schriften. Köln: Du Mont 1968.

Gockel B. Die Pathologisierung des Künstlers. Künstlerlegenden der Moderne. Berlin: Akademie Verlag 2010.

Henkel K, März R (Hg). Der Potsdamer Platz. Ernst Ludwig Kirchner und der Untergang Preußens. Berlin: G + H Verlag 2001.

Herman J. Complex PTSD: A Syndrome in Survivors of Prolonged and Repeated Trauma. J Trauma Stress 1992, 5(3): 377–91.

Jennings S. Introduction to Dramatherapy. London: Jessica Kingsley 1994.

Kluttig T. Täter oder Opfer? Zur Bedeutung posttraumatischer Belastungsstörungen für die forensische Psychotherapie. Forensische Psychiatrie und Psychotherapie 2003, 10 (3): 49–69.

Kluttig T, Renz C. Täuschung und Selbststilisierung. Eine Theaterarbeit über Ernst Ludwig Kirchner mit forensischen Patienten. Forensische Psychiatrie und Psychotherapie 2013, 20: 297–312.

Lackinger F, Dammann G, Wittmann B (Hg). Psychodynamische Therapie bei Delinquenz. Stuttgart: Schattauer 2008.

Lemke S. Die Psychopathologie des bildenden Künstlers Ernst Ludwig Kirchner. Schweizer Arch Neurol Psychiat 1999, 150: 248–54.

März R. 1914 – Preußens apokalyptischer Sommer. In: Henkel K, März R (Hg). Der Potsdamer Platz. Ernst Ludwig Kirchner und der Untergang Preußens. Berlin: G + H Verlag, 2001a; S. 16–26.

März R. 2001b. Eine Hassliebe. Kirchner im wilhelminischen Berlin. In: Henkel K, März R (Hg). Der Potsdamer Platz. Ernst Ludwig Kirchner und der Untergang Preußens. Berlin: G + H Verlag, 2001b; S. 69–81.

Moreno JL. Gruppenpsychotherapie und Psychodrama. Einleitung in die Theorie und Praxis. Stuttgart: Thieme 1988.

Rauchfleisch U. Außenseiter der Gesellschaft. Psychodynamik und Möglichkeiten zur Psychotherapie Straffälliger. Göttingen: Vandenhoeck & Rupprecht 1999.

Rellstab F. Handbuch Theaterspielen Bd. 1–4. Wädenswil: Stutz Druck 2011.

Saehrend C. Ein »Alter Meister« der Selbstinszenierung? In: Henkel K, März R (Hg). Der Potsdamer Platz. Ernst Ludwig Kirchner und der Untergang Preußens. Berlin: G + H Verlag, 2001; S. 139–47.

Scheu C. Kunsttherapie in der Sozialtherapeutischen Anstalt Baden-Württemberg. Forensische Psychiatrie und Psychotherapie 2014, 21(2): 83–95.

Strauß B, Mattke D. Gruppentherapieprozesse: Eine klinische Forschungsperspektive. In: Diess. (Hg). Gruppenpsychotherapie. Lehrbuch für die Praxis. Berlin: Springer 2012; S. 37–57.

Thomashoff H. Die Suizidalität in Leben und Werk Ernst Ludwig Kirchners. Diss. Universität Hamburg 1997.

Welldon E. Playing With Dynamite: A Personal Approach to the Psychoanalytic Understanding of Perversions, Violence and Criminality. London: Karnac 2011.

Welldon E, Van Velsen C (Hg). A practical guide to forensic psychotherapy. London: Jessica Kingsley 1996.

Wendland-Baumeister M. Kunsttherapie mit Folter-Überlebenden. In: Spreti F v, Martius P, Förstl H (Hg). Kunsttherapie bei psychischen Störungen. München: Urban & Fischer 2012; S. 135–46.

Widom CS. Motivation and Mechanisms in the »Cycle of Violence«. In: Dienstbier RA, Hansen DJ (Hg). Motivation and Child Maltreatment. Vol. 46 of the Nebraska Symposium on Motivation. Lincoln: Univ. Of Nebraska Press 2000; S. 1–33.

Willebrand K, Tomaszewski T. … er war auch nur ein Mensch … Forensische Psychiatrie und Psychotherapie 2014, 21(2): 96–128.

Yalom I. Gruppenpsychotherapie. Grundlagen und Methoden. Ein Handbuch. München: Kindler 1974.

18 Psychotische Künstler und kreative Therapien für Psychosekranke

Peter Hartwich

18.1 Begegnung mit psychisch kranken Künstlern

Meine ersten Begegnungen mit psychisch Kranken in einem psychiatrischen Landeskrankenhaus liegen 50 Jahre zurück. Ich ging als Student und Famulus 1964 für einige Wochen in das Rheinische Landeskrankenhaus Grafenberg in Düsseldorf mit über 1.600 psychiatrischen Betten. Ich war zwar auf einer der Aufnahme-Stationen eingeteilt, verbrachte aber die meiste Zeit im baulich darunter gelegenen Bereich, also im Keller. Dort waren Beschäftigungstherapie und Arbeitstherapie untergebracht. Solche Therapieabteilungen in den Keller zu verlegen, war typisch für die damalige Zeit, wenn es überhaupt in psychiatrischen Krankenhäusern eine Beschäftigungstherapie, die man später Ergotherapie nannte, gab. In diesem Keller gab es einen besonderen Eckbereich, in dem sich Künstler aufhielten, die sich wegen eines psychotischen Schubes in stationärer Behandlung befanden. Einige von ihnen kamen direkt aus der Düsseldorfer Kunstakademie. Die Künstler-Patienten saßen an einem großen Tisch, einige hatten Staffeleien, an denen sie arbeiteten, rauchten und sich unterhielten.

Es war faszinierend, ihnen zuzusehen und -hören. Ein adliger Architekt zeigte mir seine Pläne und Grundrisse eines drehbaren Hauses, das auf einer Achse stand. Man konnte das Fenster des Zimmers, in dem man sich aufhielt, immer zur Sonne richten. Ein anderer malte wochenlang an einem Ölbild. Wenn man genau hinschaute, war die Landschaft aus Köpfen und Porträts zusammengesetzt, am Himmel braute sich in den Wolken etwas Schreckliches zusammen. Andere malten an ihren Staffelleien mit auffällig buntem Farbgebrauch. Diese Oase, wo ihre Kreativität gelebt werden konnte, schien ihnen gut zu tun, sie setzten sie gegen das krankhaft Psychotische ein.

Im Rahmen meiner empirischen Studien über den Farbgebrauch im bildnerischen Gestalten bei Schizophrenen (Hartwich 1967; 1971), stieß ich in der umfangreichen Bibliothek der Anstalt auf unsere Vorväter, besonders die Vorreiter auf diesem Gebiet: Hugh Welch Diamond (1809–1886), Cesare (1835–1909), Walter Morgenthaler (1882–1965), Hans Prinzhorn (1886–1933), Carl Gustav Jung (1875–1961), Robert Volmat (1920–1998) Irene Jakab (1920–2011), Helmut Rennert (1920–1994) und Leo Navratil (1921–2006). Man sollte nie vergessen, dass wir heute »auf ihren Schultern« stehen und das verwenden, was sie schon vor Jahrzehnten entdeckten.

18.2 Wie gehen Künstler mit ihrer Psychose um?

Bader (1969; 1972) berichtete über die Gemeinsamkeit der schizophrenen Maler und der malenden Schizophrenen: Er betonte das dynamische Wechselspiel zwischen Auflösung der Form einerseits und streng formalisierter Geometrisierung andererseits. Ersteres ist das Chaos des psychotischen Umsturzes und letzteres ein Heilungsversuch. Wie Gorsen (1999) ausführt, habe bereits Lombroso 1890 sowohl die Originalität der »malenden Irrsinnigen« als auch das Kriterium der Zerstörung, des Zerfalls und der Auflösung in den Bildern als Zeichen des inneren Zerfalls, der Selbstfragmentierung, nach heutiger psychodynamischer Auffassung, vorweggenommen. Gleichermaßen wurde auch das Autotherapeutische in der Kreativität vieler Bildwerke gesehen. Prinzhorn hatte 1922 dazu schon Stellung genommen: »Das Werk entsteht nicht aus Gesundheit oder Krankheit, sondern aus Gestaltungskraft.« Wie auch Gorsen (1999) ausführt, handelt es sich um einen Schlüsselbegriff, nämlich die Gestaltungskraft (Ludwig Klages und Hans Prinzhorn), diese wird uns im Folgenden begleiten.

Gorsen (1999) hob die Ich-restituierenden Individuationssymbole hervor. Leuner (1969) berichtete über den positiven Einfluss von Halluzinogenen auf das Schöpferische, auch hier ein Versuch, künstlich die Fesseln der Normalität zu lockern. Benedetti (1999) hat für die Psychodynamik der Psychosen zusammengefasst: »Die Kreativität ist nicht dort zu finden, wo sich der psychische Zerfall manifestiert, sondern da, wo der Patient durch ein Symptom seines Leidens einen Schritt nach vorn in der Überwindung dieses Leides vollzieht. (…) Richtung gebend ist die transformatorische Kraft der Symptomgestalt, die aus einer Minus- eine Plussituation schafft, aus Energiemangel einen Energiefluss.« (Benedetti 1999, S. 50)

Bader und Navratil formulierten schon 1976 die Hypothese, dass die psychotische Ich-Auflösung Gegenkräfte mobilisiert, die aus dem Zerfall der Formen neue Versuche der Integration entstehen lassen. Es gibt noch etwas Zweites: Navratil (1965) weist darauf hin, dass die sonderbar anmutende Originalität nicht aus der Kompensation, aus den Gegenkräften, sondern aus dem psychotischen Prozess selbst stamme.

18.3 Unterschiede zwischen dem Schaffensprozess von psychotischen Künstlern und Nichtkünstlern

Es ist deutlich zu unterscheiden, ob wir über Kunsttherapie-Werke mit Psychosekranken oder über Werke und Psychodynamik psychotisch kranker Künstler sprechen. Bei den ersteren liegt neben dem kompensatorischen Parakonstruktiven (vgl. ► Kap. 23; Hartwich 1997; 2003; Hartwich u. Grube 2015) ein entscheidender therapeutischer Gewinn darin, dass wir als Therapeuten darauf reagieren, ob wir die Produktion als unerheblich oder schöpferisch erleben. Diese Spiegelung und Förderung gesunder narzisstischer Kräfte dürfte ein wichtiges Agens sein, dass Kreativität als solche auch beim Patienten empfunden wird und der Therapeut wesentlich mithilft unter Beachtung seiner Gegenübertragung, die transformatorische Kraft zur Entfaltung zu bringen.

Hier soll von der anderen Gruppe berichtet werden, nämlich den Künstlern, die in ihrer schöpferischen Arbeit eine Möglichkeit gefunden haben, das Krankhafte, die psychotische Auflösung, die Selbstfragmentierung zu bannen oder manchmal sogar zu überwinden. Der kompensatorisch-parakonstruktive Aspekt (Hartwich u. Fryrear 2002; Hartwich 2016b) ist zwar ebenfalls am Werk, vermutlich aber mit einer zusätzlichen Qualität. Bei den meisten Künstlern ist zunächst einmal die Spiegelung mit ihrer transformatorischen Kraft durch den Therapeuten nicht im Vordergrund zu sehen. Der echte Künstler hat ja in der Regel nicht das Publikum als die Zielgruppe primär schon im Entstehungsprozess vor Augen.

Die spannende Frage ist, herauszufinden, ob sich hieraus Aspekte entnehmen lassen, die auf unsere Patienten in der Kunsttherapie übertragbar sind. Man sollte sich dabei bewusst bleiben, dass damit das Schöpferische des speziell begabten und ausgebildeten Künstlers vom Kreativen des Patienten unterschieden wird. Infolgedessen ist es sinnvoll, Arieti (1976) zu folgen, der »great creativity« von »ordinary creativity« unterschieden hat, und es ist auch Navratil (1965) zu folgen, der gesagt hat, jeder Mensch sei kreativ, aber nicht jeder sei ein Künstler. Solche Ansichten hängen natürlicherweise mit dem persönlichen Verständnis von Kunst zusammen.

18.4 Was macht den kreativen Menschen aus?

Wenn wir der eingangs gestellten Frage nach Kreativität innerhalb von Psychoseerkrankungen weiter nachgehen, sollten wir uns zunächst allgemein der Kreativität, dem Schöpferischen, zuwenden. Was ist denn Kreativität überhaupt? Und vor allem, was macht den kreativen Menschen aus? Im Versuch, die kreative Kraft noch genauer zu beschreiben, formuliert Prinzhorn (1922) einen Drang, ein Bedürfnis zum Ausdruck triebhafter Lebensvorgänge, die nur auf Gestaltung ihrer selbst gerichtet sind. Guilford (1950) verbindet die Kreativität mit ihren Manifestationen: Bei der Kreativität stehe das Schöpferische, welches sich in Tätigkeiten wie Entdecken, Entwerfen und Erfinden entfalte, als Hauptmerkmal im Vordergrund; dieses verbinde sich mit konstruktiv-ordnenden Eigenschaften. Kreativität werde somit zusammengesetzt aus dem unstrukturiert Schöpferischen und dem konstruktiv Ordnenden, welches sich konkret durch Handlungen am Gegenstand manifestieren könne. Kämen beide Fähigkeiten in einem ausgewogenen Verhältnis zusammen, mache das den schöpferischen Menschen aus. Jung (1931, S. 86) sieht im Schöpferischen eine Energie, die sich aus einem autonomen Komplex entfalte. Matussek (1976) beschreibt Kreativität als »Originalität, Erfindungsreichtum, Flexibilität, Entdeckung, Außergewöhnliches und das Neue« (S. 11); kreatives Potenzial sei in jedem Menschen vorhanden, das Schöpferische sei nicht nur die Eigenschaft besonders Begabter, sondern sie habe in fast jedem Menschen ihren Platz. Kandel (2012) betont, dass noch die Fähigkeit zum Staunen und das sich Entspannen nach starker Konzentration erforderlich seien. Mit der damit verbundenen Idee von Bahnung und Hemmung leitet er zur Neurobiologie über und fasst die dortigen Forschungsergebnisse folgendermaßen zusammen: Bei Menschen, die gerade kreativ sind, komme es zur Aktivierung im rechten vorderen oberen Temporallappen, im EEG könne man das auch als hochfrequente Gammaaktivität sehen. Die Temporallappen seien Teile eines Netzwerks, das für das Aufspüren von neuartigen Reizen zuständig sei, die die grundlegende Voraussetzung für Kreativität seien, wobei in dem gewöhnlichen Gleichgewicht zwischen Aktivität und Hemmung der Wegfall von Hemmung wichtig sei, wie man es bei maniformen Zuständen finde. Somit haben wir in den neurobiologischen Befunden eine Parallele im Sinne einer notwendigen Voraussetzung oder auch nur eine Korrelation zu dem, was Benedetti 1979 (S. 1052) betont: Im Zustand einer psychotischen Erkrankung kann der Betroffene »eine Eruption von Kreativität« erfahren.

Was erleben wir selbst, wenn wir kreativ sind? Wir alle erfahren die hohe Antriebsdynamik der kreativen Kraft, wenn wir einen Artikel, ein Gedicht schreiben, Musizieren, ein Bild malen oder bildhauerisch tätig sind. Es kommt dabei zu einem Zustand der Leidenschaft und Ergriffenheit, der manchmal rauschhaft ist, uns fortträgt und Zeit und Umgebung vergessen macht. Diese kreative Dynamik ist bei Künstlern wohl noch häufiger und intensiver anzutreffen.

18.5 Künstler, die ihre Psychose und ihre Werke selbst beschreiben

Es geht hier nicht um Künstler, deren Werke und deren psychische Erkrankungen im Nachhinein von Fachleuten dem Zeitgeist entsprechend interpretiert werden; sondern um solche, die über ihre Werke und ihre psychopathologischen Zustände selbst detailliert und authentisch berichtet haben. Die wenigen Zeugnisse, die wir vorfinden, sind ein wissenschaftlicher Weg, um durch die Erste-Person-Perspektive zu zuverlässigen Erkenntnissen zu kommen.

Die hier vorgestellte Künstlerin Dot Gori (Fryrear 2002) ist eine gut ausgebildete und bekannte Malerin, die ab dem 31. Lebensjahr an rezidivierenden Schüben einer schizoaffektiven Psychose litt und dieses über 30 Jahre. Es handelte sich um eine Form mit der Psychodynamik von schizodominanten sowie affektiv dominanten Auslenkungen (Hartwich 2002a). Sie stand unter dem Einfluss von Stimmen, hatte vielfältige Halluzinationen und Wahnerleben und kam in verzweifelt-depressive sowie auch getrieben-manische Zustände.

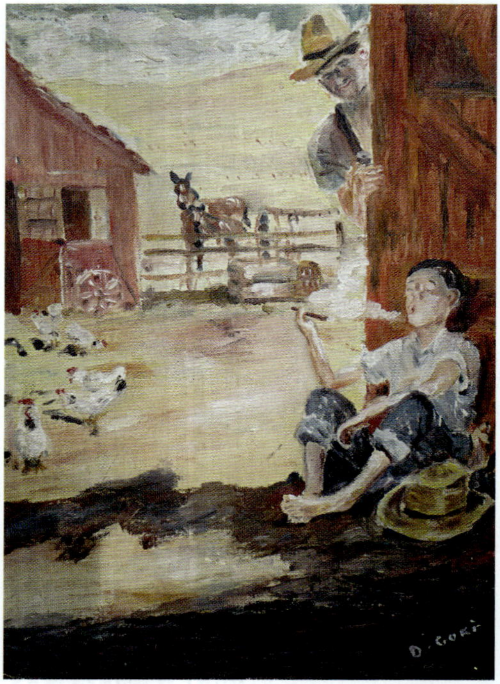

Abb. 18-1 Dot Gori, »Junge auf dem Bauernhof«. Aus: Hartwich u. Fryrear 2002. Mit freundlicher Genehmigung des Verlags Wissenschaft & Praxis.

Die Künstlerin hat uns Dokumente hinterlassen, die etwas Besonderes sind. Sie kam einige Zeit vor ihrem Tod und brachte 50 Dias und Fotos sowie Originale ihrer Bilder mit und sagte: »Ich möchte, dass meine Geschichte an Menschen, die in der Psychiatrie arbeiten, weitergegeben wird. Die Professionellen sollen kennenlernen, wie ich es mit meiner Kunst selbst geschafft habe, mit meiner Krankheit umzugehen und zu überleben.« Alles, was mit ihr besprochen wurde, konnte auf Tonband aufgezeichnet werden. Das Entscheidende ist, dass sie selbst viel über ihr Leben, ihre Krankheit und vor allem über ihre Bilder berichtet hat. Somit sprechen wir nicht über jemanden, sondern wir haben die Aussagen einer betroffenen Künstlerin, die selbst zu uns spricht.

18.6 Der plötzliche Übergang: Symbolik – Konkretismus

Ich beginne mit einem Bild (► Abb. 18-1), das Dot Gori vor ihrer Erkrankung mit klarer Symbolfähigkeit gemalt hat; diese ist später unter der schizoaffektiven Fragmentierung verloren gegangen. Der Junge auf dem Bauernhof raucht verbotenerweise und der Vater überrascht ihn. Hühner, Pferd, Scheune – alles Symbole, Metaphern, Gegenstände in realistischer Manier gemalt.

Das Bild »Farben« (► Abb. 18-2) malte sie, als das erste Mal die Psychose ausbrach. Dazu sagt die Künstlerin: »Ich hatte meine erste Psychose und ich fühlte mich gezwungen, in einer neuen Art zu malen. Ich benutzte dazu ein Messer (Palettenmesser), ich suchte farbigen Ausdruck und ich hatte große Freude beim Malen.« Zuvor hatte sie nur mit Pinseln gemalt.

Beachtenswert ist der plötzliche Stilwandel der Künstlerin unter dem Erlebnis einer über sie hereinbrechenden Psychose. Sie malte danach nie mehr im naturalistischen Stil, sondern nur noch abstrakt mit kräftigen Farben. In diesem Stadium der beginnenden Psychose

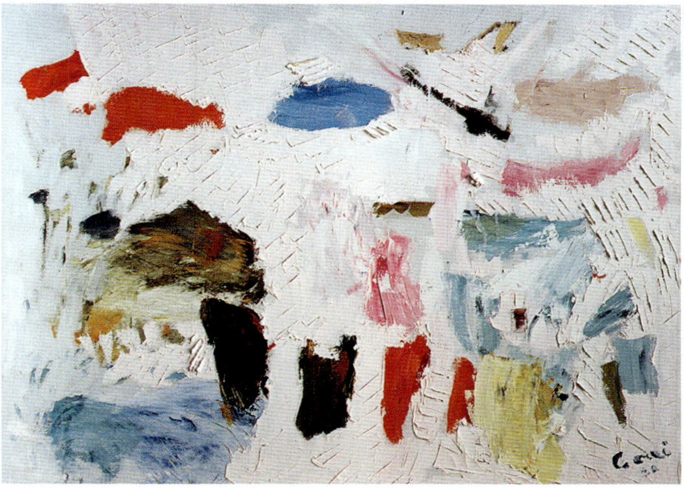

Abb. 18-2 Dot Gori, »Farben«. Aus: Hartwich u. Fryrear 2002. Mit freundlicher Genehmigung des Verlags Wissenschaft & Praxis.

erklärt sie die »neue Symbolik« ihrer Farben: Rot für Blut, Gelb und Grün für Hoffnung, Orange für Liebe und Violett für Spiritualität.

Es ist nicht leicht herauszufinden, wann sie in diesem Zustand die Farben konkretistisch verwendet und wann sie mehr symbolischen Charakter haben. Mit dem Begriff »Symbol« ist etwas Sinnbildliches gemeint, das stellvertretend für eine oder mehrere Bedeutungen steht. Um Symbole verwenden oder verstehen zu können, bedarf es der Fähigkeit zur Introspektion, die es dem Betreffenden ermöglicht, zu erkennen, dass das Symbol nicht mit dem Objekt identisch ist. Im psychotischen Zustand geht die Introspektionsfähigkeit und die Fähigkeit des Übertragens von Bedeutungen verloren, stattdessen kommt es zum Konkretismus, bei dem eine subjektive Bedeutungsgebung mit dem Objekt identisch und in der Regel nicht hinterfragbar ist.

Dot Gori malte als Nächstes das Porträt ihrer Tochter (► Abb. 18-4). Sie sagt dazu: »In derselben Nacht habe ich auch dieses Porträt der Tochter gemalt. Ich habe fünf Tage und fünf Nächte gemalt, ohne Pause, ich war völlig psychotisch. Sie können sehen, dass die Tochter eine sehr aktive Person war. Ich fühlte mich gehetzt. Ich benutzte meine Finger, um zu zeigen, wie sie rund und rund ging. Sie hat mir

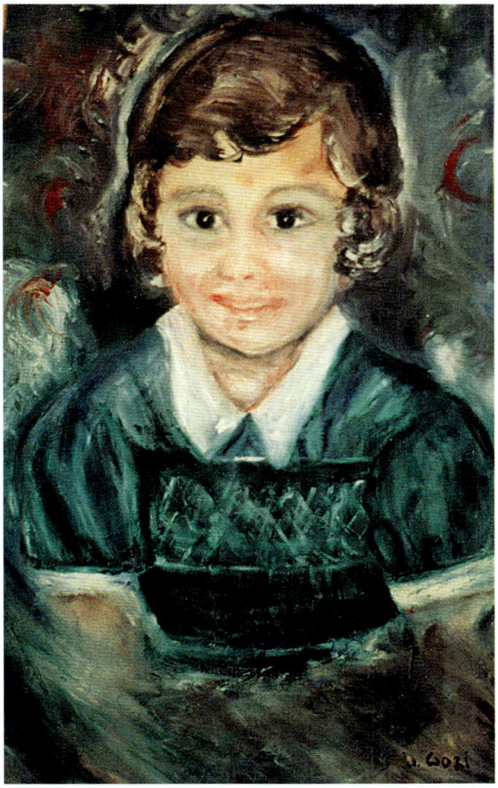

Abb. 18-3 Dot Gori, »Porträt der Tochter«, gemalt vor der Psychose. Aus: Hartwich u. Fryrear 2002. Mit freundlicher Genehmigung des Verlags Wissenschaft & Praxis.

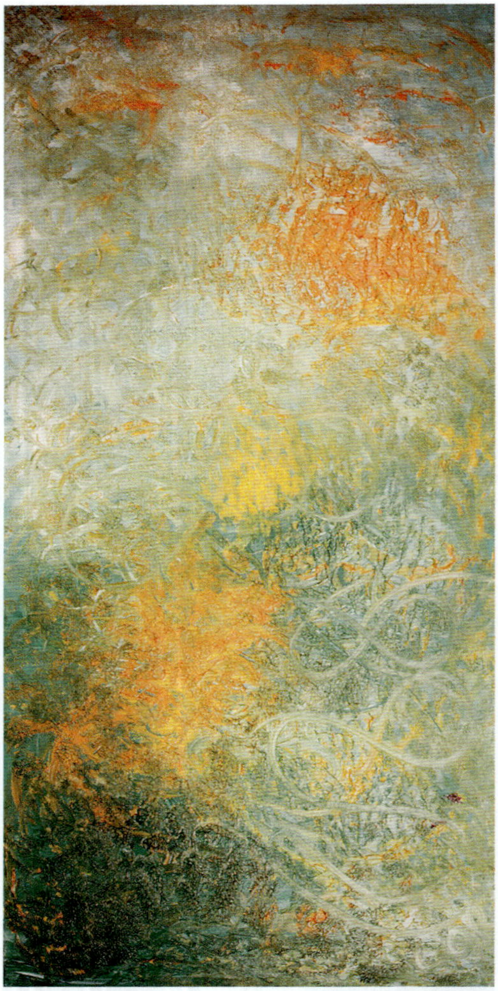

Abb. 18-4 Dot Gori, »Porträt der Tochter«, gemalt während der Psychose. Aus: Hartwich u. Fryrear 2002. Mit freundlicher Genehmigung des Verlags Wissenschaft & Praxis.

viel Freude gemacht.« Zum Vergleich ein Bild, das sie lange vor dem Ausbruch der Psychose gemalt hat (► Abb. 18-3). Dabei hat sie sich das Grün, wie sie farblich ihre Tochter empfindet, bewahrt.

Die mangelnde Symbolik ist aber keine Nicht-Symbolik, sondern sie wird bei kreativen Menschen, die psychotisch sind, zu einer Art Privat-Symbolik, die dann in etwas einmündet, was man als eine »individuelle Parasymbolik« (Hartwich 2004; 2006; 2010) bezeichnen kann.

Diese Parasymbolik zeigt sich in einem Bild (► Abb. 18-5), in dem sie ihre Gefühle bezüglich des Vietnamkriegs farb-formend zum Ausdruck gebracht hat. Die Frage, ob es sich nur um eine Ich-restituierende Individual-Symbolik oder um eine Ich-restituierende Kollektiv-Symbolik handelt, beantwortet sie selbst folgendermaßen: Als sie das Bild aus dem Vietnamkrieg heimgekehrten US-Soldaten zeigte, waren diese beeindruckt und wollten es kaufen. Sie sahen etwas darin, das sie sehr ansprach.

Bei der Darstellung ihrer Kinder könnte man einen privatsymbolischen Konkretismus vermuten, bei dem Bild »Vietnamkrieg« scheint es darüber hinaus zu gehen. Das ist ein wichtiger Schritt. Vermutlich zeigt sich hier ein Unterschied zu den malenden Schizophrenen, die nicht primär Künstler waren.

Dieses Bild (► Abb. 18-6) hat Dot Gori zunächst »Angst« tituliert, später mochte sie das Bild nicht so nennen, wenn sie es anderen zeigte, sie schämte sich dann und nannte es »Fantasie im Herbst«. Sie hatte es nämlich unmittelbar in der Nacht, als es zur Zwangseinweisung gekommen war, gemalt. Für den Psychosen-Psychotherapeuten, der die Selbst-Fragmentierung »in verdünnter Lösung« bei seinen Patienten miterlebt und der die »lauernde Fragmentierungsgefahr« (Hering 2006) bei der psychodynamischen Behandlung von Schizophrenen und schizoaffektiven Psychosen ständig im Hinterkopf hat, ist dies ein Ausdruck der Fragmentierung. Die Farben, Grundfarben des Farbkreises, sind ungemischt und in harten z. T. komplementären Kontrasten mit dem Messer aufgespachtelt. Das passt zu den Befunden empirischer Untersuchungen: In den Bildern Schizophrener kommen Komplementärkontraste (Grün-Rot, Tiefblau-Gelb) häufiger vor (Hartwich 1971; 2002b).

Im nächsten Bild drückt sie das Gefühl ihrer Verzweiflung aus (► Abb. 18-7). Dazu sagt

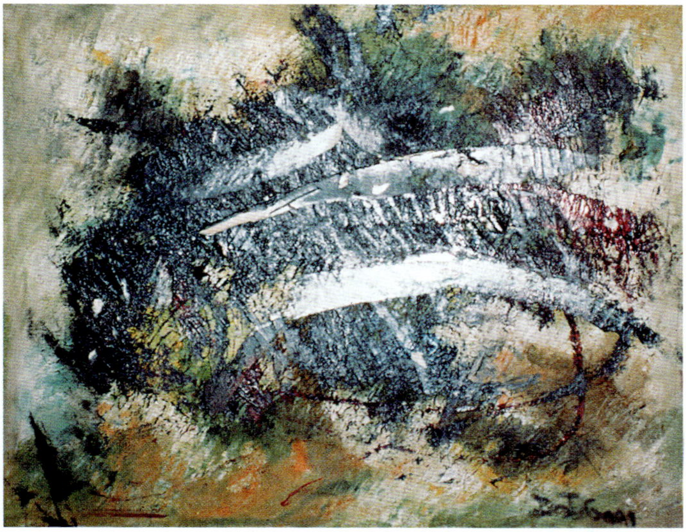

Abb. 18-5 Dot Gori, »Vietnamkrieg«. Aus: Hartwich u. Fryrear 2002. Mit freundlicher Genehmigung des Verlags Wissenschaft & Praxis.

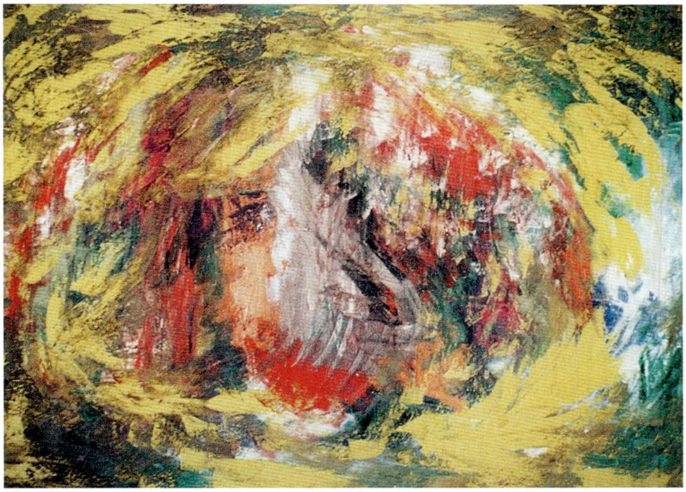

Abb. 18-6 Dot Gori, »Angst« bzw. »Fantasie im Herbst«. Aus: Hartwich u. Fryrear 2002. Mit freundlicher Genehmigung des Verlags Wissenschaft & Praxis.

sie: »Ich kann es handhaben, ich kann mit der Depression umgehen. Ich leide zwar darunter, aber ich komme wieder heraus und das Schwarz ist nicht mehr so hoffnungslos. Wenn man hoffnungslos ist, wird man suizidal, aber als das Bild fertig war, war ich nicht mehr suizidal. (…) Ich bin überzeugt, dass die Kunst mein Leben gerettet hat, es gab Momente, in denen ich das Messer in mich hineinstechen wollte, stattdessen habe ich es dann auf die Leinwand gerichtet und dort benutzt. Ich musste immer vorsichtig sein und auf mich selbst aufpassen, weil ich viel zu bieten habe und ich am Leben bleiben will und meine Kunst hilft mir dabei.«

Die Künstlerin malt also gegen die Suizidalität an, sie richtet das Messer (Palettenmesser) gegen ihren Körper, aber dann dreht sie es um und trägt in hefiger Bewegung mit demselben Messer Farben auf die Leinwand auf.

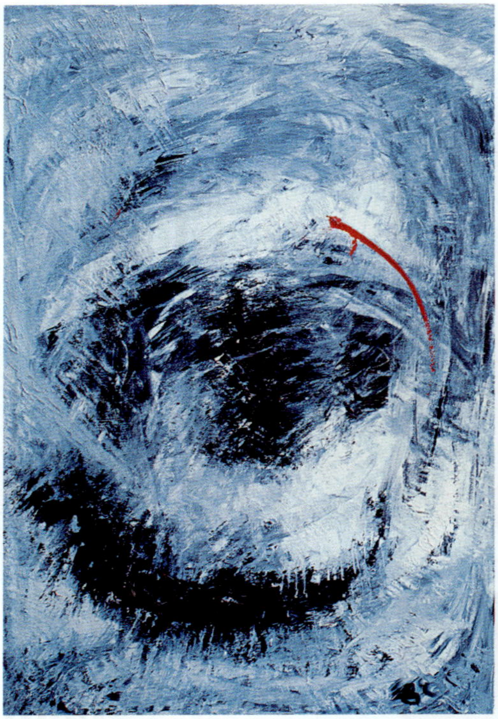

Abb. 18-7 Dot Gori, »Gefühl der Verzweiflung«. Aus: Hartwich u. Fryrear 2002. Mit freundlicher Genehmigung des Verlags Wissenschaft & Praxis.

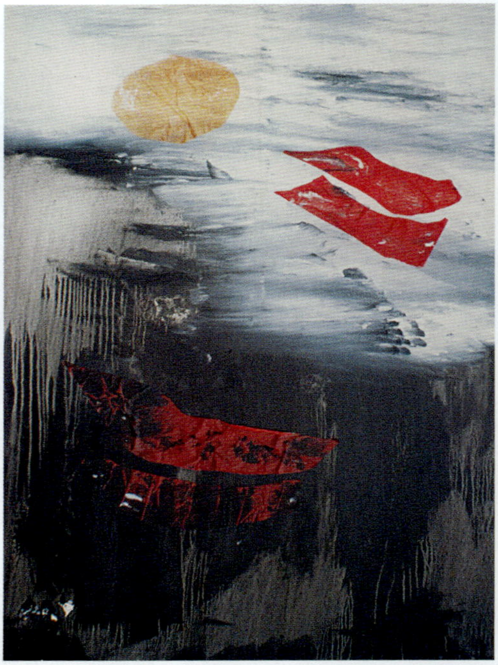

Abb. 18-8 Dot Gori, »Rita Hayworth«. Aus: Hartwich u. Fryrear 2002. Mit freundlicher Genehmigung des Verlags Wissenschaft & Praxis.

Das Bild »Rita Hayworth« (► Abb. 18-8) beschreibt sie folgendermaßen: »Der Filmstar war eine Sonne, ich malte dicke Lippen, die die Kennzeichen ihrer Schönheit waren. Sie litt an Alzheimer und verfiel sehr schnell, sie muss sehr depressiv gewesen sein, ihr Gedächtnis zu verlieren, so malte ich ihre Lippen ebenfalls als Zerfall. Daneben die Tränen.« Hier sehen wir ein Nebeneinander und auch einen Übergang von individueller Parasymbolik in kollektive Symbolik. »Die Augen setzte ich an gegenüberliegenden Ecken. Ich möchte zeigen, wie feminin sie ist mit all dem Weichen einer Frau. Ich malte sie in Pink, um der Welt zu zeigen, dass sie immer noch pink, schön und weich ist. Es war eine Zeit, in der ich sehr glücklich war, ich hatte als Künstlerin Geld. Ich konnte tun, was ich wollte.«

In einer Phase, in der sie fast frei von psychotischen Symptomen war, setzte sie sich mit dem Tod auseinander. Dazu malte sie ein Bild, in dem sie verschiedene Materialien verwendete (► Abb. 18-9). Ihr Kommentar dazu lautete: »Öl, Seidenpapier und Seidenstoff sind die Materialien, in der Mitte ist ein Ei mit Eierschalen, das Leben symbolisierend. Das Unbekannte ist, dass wir niemals wissen, was der Tod uns bringt, und wie wir ihm begegnen. So nahm ich meinen Seidenschal vom Hals, zerschnitt ihn und klebte die Stücke auf das Bild. Das Seidenpapier ist, als ob wir dem Tod begegnen. Das Bild zeigt, dass wir dem Tod in einer guten Weise begegnen können, vor allem in Farbe, dann ist es gar nicht so schlimm.« Ihre Vision des Todes als dem Unbekannten gewinnt in der Konkretisierung durch Materialien und Farben etwas Tröstliches.

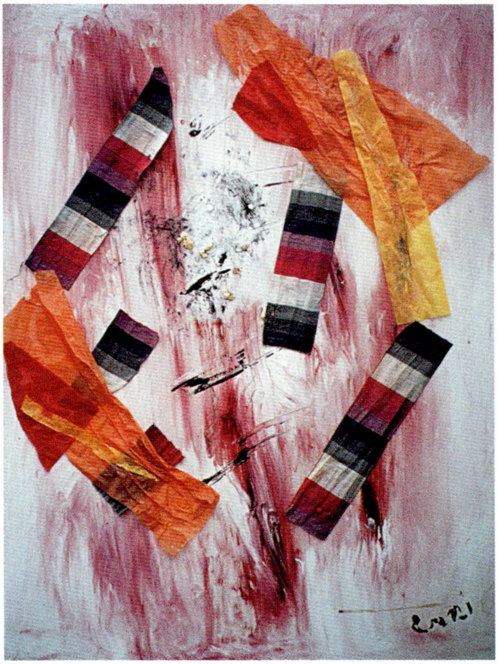

Abb. 18-9 Dot Gori, »Das Unbekannte«. Aus: Hartwich u. Fryrear 2002. Mit freundlicher Genehmigung des Verlags Wissenschaft & Praxis.

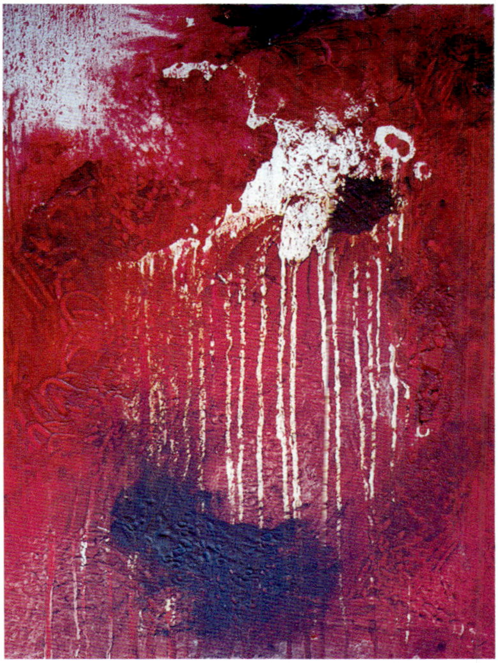

Abb. 18-10 Dot Gori, »Tränen«. Aus: Hartwich u. Fryrear 2002. Mit freundlicher Genehmigung des Verlags Wissenschaft & Praxis.

Das Bild »Tränen« (► Abb. 18-10) malte sie, als sie wieder stationär aufgenommen werden musste. Es waren Probleme in der Behandlung und mit dem Team aufgetreten: »Sie waren so unfair zu den Patienten. Ich habe beim Malen geweint. Ich wollte die Knöpfe von meiner Jacke darauf kleben, dazu musste ich sie mit einer Schere abschneiden, ich bekam aber keine Schere, das wäre wohl viel zu gefährlich für mich gewesen. Wenn ich malte, musste alles sehr schnell gehen. Der Therapeut hat nicht verstanden, dass ich die Knöpfe unbedingt ganz schnell brauchte. Ich bekam sie nicht. (…) Eine ähnliche Situation bestand, als ich als freiwillige Helferin in Kunsttherapie in einer Klinik tätig war und erlebte, dass eine Frau ein Bild von sich malte, in dem sie den Hals ausließ. (…) Es war offensichtlich, was sie meinte. Als ich zu Hause war, habe ich den Psychiater angerufen und die Gefahr geschildert. Aber die Patientin hatte schon versucht, sich den Hals aufzuschlitzen. Ich werde das nie vergessen, wie sie unter dem Druck stand, das Bild ohne Hals zu malen.«

Auch das Bild »Hoffnung« (► Abb. 18-11) entstand während des erneuten Klinikaufenthaltes. »Wenn ich depressiv werde, suche ich immer die Sonne. Gelb gibt mir Hoffnung. Ich beziehe das auf Gott, auf das Spirituelle. Ich habe das auch mit dem Messer gespachtelt und wollte etwas Sonnenschein in mein Leben bringen, an diesem schrecklichen Platz auf der Krankenstation mit ihren schwarzen Linien. Ich wusste nicht, ob ich hier je herauskam. Ich war zwei Monate dort, man band mich am Bett fest. Die dachten, ich würde andere Menschen schlagen oder so etwas, ich weiß nicht, was die Leute so denken?«

Wenn man einige wesentliche Elemente der starken Ausdrucksfähigkeit der Künstlerin zu-

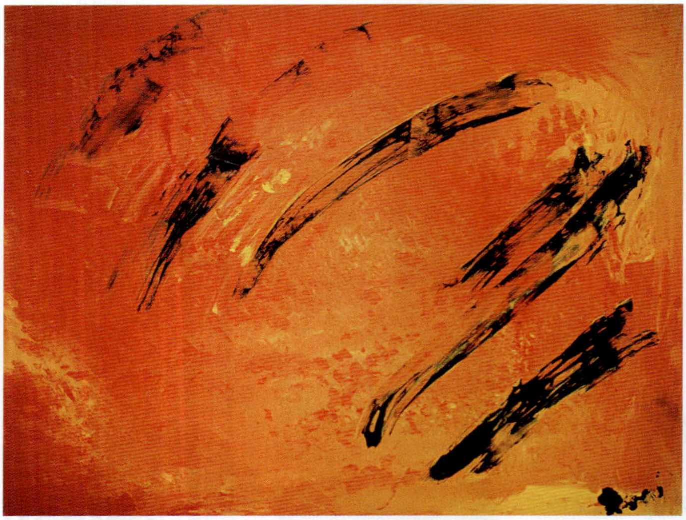

Abb. 18-11 Dot Gori, »Hoffnung«. Aus: Hartwich u. Fryrear 2002. Mit freundlicher Genehmigung des Verlags Wissenschaft & Praxis.

sammenfasst, so verwendet sie ihre Kunst, um viele Gefühlserlebnisse während und zwischen den psychotischen Schüben auszudrücken, besonders Angst, Aggression, Unruhe, Zerrissenheit und Verzweiflung, aber auch Liebe, Mitgefühl und Ruhe. Deutlich hat sie zum Ausdruck gebracht, dass für sie das Malen überlebensnotwendig ist. Ihr Kreativsein hilft ihr, sich zu beruhigen, Grenzen zu finden und Ordnung wiederherzustellen. Autoaggression kann sie in etwas Konstruktiv-Heteroaggressives umwandeln. Ihre künstlerische Kreativität hat den Kontrollverlust und das Chaos immer wieder zu bändigen und zu begrenzen versucht. Was den Künstler vom gewöhnlichen Psychosekranken unterscheidet, ist die Vorerfahrung, nämlich das in der Kunstakademie Gelernte im Umgang mit Farben und Formen, sowie das Können, sich im Bild auszudrücken. Gelegentlich kommt die Gabe der synästhetischen Fähigkeit dazu.

18.7 Was lässt sich von psychotischen Künstlern auf unsere Psychosenbehandlung übertragen?

Autoaggression

Bei sehr wie auch bei weniger kreativ Begabten können wir gleichermaßen davon ausgehen, dass Autoaggression umgewandelt werden kann. Als Beispiel sei an die Erfahrungen mit der Bildhauerei mit psychotischen stationären Patienten erinnert; in Projektgruppen wurden Marmorskulpturen im geschützten psychiatrischen Garten über mehrere Wochen hin angefertigt (Hartwich 2010; 2012). Über mehr als ein Jahrzehnt haben wir beobachten können, dass die Patienten dabei den Hammer und vor allem das Spitzeisen nicht gegen sich selbst gewendet, sondern die Aggression in den Stein hineingeschlagen haben. Speziell in der Steinarbeit haben sie heftige Aggressionen abreagieren und konstruktiv umwandeln können.

Farbgebrauch

Das schon in den ersten Bildern der Serie dargestellte Wechselspiel der Übergänge zwischen subjektiven (konkretistisch, parakonstruktiv) und objektiven (symbolisch) Bedeutungsgebungen lässt eine wichtige Beobachtung zu, nämlich die Beweglichkeit zwischen psychotisch konkretistischer und symbolisch flexibler Farbverwendung. Dieses Geschehen lässt sich mit psychopathologischen Denkstörungen vergleichen; so können zum einen Gedanken im Wahn konkretistisch einrasten und zum anderen können dereistische Denkvorgänge hinterfragbar sein. Bleuler (1969) unterscheidet das gewöhnliche Denken vom autistisch-undisziplinierten und vom dereistischen Denken. Mit »autistisch« ist gemeint, dass der Denker ganz auf sich selbst zurückgezogen ist. »Die Loslösung von der Wirklichkeit zusammen mit dem relativen und absoluten Überwiegen des Binnenlebens nennen wir Autismus.« (Bleuler 1911, S. 52) Mit »dereistisch« meint er, dass das Denken von der Vernunft abweiche und Widersprüche mit der Wirklichkeit nicht vermieden würden. »In seiner vollen Ausbildung scheint das dereistische Denken prinzipiell anders als das Erfahrungsdenken; in Wirklichkeit gibt es alle Übergänge von der geringen Loslösung von den erworbenen Denkformen, wie sie bei jedem Analogieschluss notwendig ist, bis zu der ungebundenen Phantasie.« (Bleuler 1969, S. 36) Als Beispiele werden Aberglauben, Tabu-Vorschriften, Tagträume, Wunscherfüllung angegeben.

Wie in den obigen Beispielen gezeigt, kann der Farbgebrauch bei Künstlern im akuten psychotischen Schub konkretistisch und dereistisch werden. Diese konkretistische Besetzungsenergie, die einer Überbesetzung (auch »false cathexis«, Northoff 2011) entspricht, scheint in ihrer Intensität (Cathexis und Besetzungsenergie im Sinne Freuds, 1926, S. 302) bei Künstlern in der Farb- und Formgestaltung etwas beweglicher eingesetzt zu werden, als wir das von der konkretistischen, unbeweglichen Überbesetzung bei gewöhnlichen Psychosekranken kennen.

Wenn wir fragen, wie sie diese Fähigkeit der Künstler auch bei gewöhnlichen Psychosekranken in der Kunsttherapie nutzen können, so bietet sich z. B. die Bipolarität der kulturellen Farbbedeutungszuschreibungen als Ansatz an. (Grün = Natur, Hoffnung – Gift, Ekel; Rot = Liebe, Sonne – Aggression, Blut; Gelb = Göttliches, Königliches – Neid, Alarm usw.) Auch im gesunden Umgang mit Farben kann die Cathexis übermäßig in Haltefunktion ausarten, wenn wir an magische Bedeutungen denken, sie kann aber auch milde sein und einen Wechsel erlauben; ähnlich, wie es auch Bleuler schon gesehen hat.

Die Gefühlsebene des Farberlebens könnte bei psychotischen Patienten, die nicht Künstler sind, ebenfalls auf diese Weise genutzt werden, um die Intensität der Besetzungsenergie zu mildern. Damit soll ausgesagt werden, dass die Hypothese sinnvoll erscheint, den kunsttherapeutischen Umgang mit Farben so zu nutzen, dass die konkretistische Verklebung des Schizophrenen und Schizoaffektiven in diesem Bereich gelockert werden kann. Das ist allerdings von zweierlei Komponenten abhängig: Zum einen von der gegenwärtig notwendigen Stärke, die eine Schutz- und Haltefunktion des Farbkonkretismus gegenüber einer weitergehenden Fragmentierung erforderlich macht. Zum anderen bedeutet die Kraft der Kreativität, die sich während der Kunsttherapie entfaltet, eine hohe Bindungskraft und damit einen Schutz gegenüber weiterer Fragmentierung. Die kreative Bindungskraft ist in der Lage, psychotische Desintegration, die als Selbstfragmentierung erlebt wird, zu mildern oder die desintegrierten Fragmente gar wieder zusammenzufügen. Ist das der Fall, dann wird die konkretistische Bedeutungsgebung weniger als Schutzfunktion benötigt und kann aufgrund der kreativen Bindungskraft, die dahinterliegt, losgelassen werden. Das ist es, was den therapeutischen Effekt im kreativen Umgang mit Farben und anderen künstlerischen Mitteln ausmacht. Eine derartige, durch die

Entfaltung der kreativen Bindungskraft bewirkte Linderung der psychotischen Selbstfragmentierung trägt zum Loslassenkönnen von psychotischen Symptomen bei.

Unterstützt werden diese klinischen Beobachtungen von neurobiologischen Befunden. Nach Northoff (2012) ist bei Schizophrenen die Verbindung zwischen hinterer und vorderer Mittellinienregion des Gehirns abnorm stark, was als Hyperkonnektivität bezeichnet wird. Es kann angenommen werden, dass die neurobiologischen Grundlagen der Kreativität mit ihrer Verstärkung der Aktivität im rechten Temporallappen und der Zunahme hochfrequenter Hirnaktivität, einschließlich der Aufhebung von Hemmungen, auch die neurobiologischen Veränderungen, die es bei Psychosen gibt, beeinflussen können, um das pathologische Ungleichgewicht zwischen Aktivität und Hemmung auszubalancieren (Hartwich 2016a).

Was lässt sich übernehmen?

Aggression: Autodestruktion – konstruktive Heteroaggression

Farbgebrauch konkretistisch – symbolisch

- Abmildern der Überbesetzungsenergie
- Kreative Bindungskraft gegen Fragmentierung
- Loslassen von Symptomen

Darstellung: individuell parasymbolisch – kollektiv

- Das Unheimliche wird ins Bild gebannt
- Verbinden mit überindividuellen Erfahrungen

Die Erfahrungen (des Stilwandels) werden später bewusst eingesetzt.

Darstellung: individuell parasymbolisch – kollektive Erfahrungen

In der Funktionalität psychotischer Symptome sind möglicherweise nicht nur kompensatorische Ich-Kräfte am Werk, sondern es gibt gelegentlich eine »sonderbare Originalität« die, wie Navratil (1965) betont, aus dem psychotischen Prozess selbst zu stammen scheint. Diese mag mit dem Paleopsychischen (Benedetti 1999) bzw. kollektiven Unbewussten (Jung 1911), einem Urgrund, der allen Menschen gemeinsam sei, verbunden sein. Von dort gelangt der Künstler treffsicher zum Ausdruck. Wahrscheinlich ist der Zugang zu diesem Bereich bei psychotischen Nicht-Künstlern weniger gelenkt und eher überraschend sowie zufällig.

Hier geht es um die ungeordnete Tiefe, parallel zu dem was neurobiologisch als entordnet oder enthemmt gilt, was dann zum Bildausdruck gelangt. In diese Bereiche stoßen psychotische Menschen, ob Künstler oder nicht, vor und werden davon überwältigt. Es ist sicherlich nicht so, dass der Künstler damit besser umgehen kann, aber es ist sicher, dass er besser und gezielter das Umsetzen in ein kreatives Werk schafft. Er macht etwas sichtbar, vergegenständlicht und nimmt damit dem Unheimlichen etwas von seiner destruktiven Kraft. Dieses bietet einen kunsttherapeutischen Weg, der auch bei Nicht-Künstlern in der Psychose gegangen werden kann. Einmal können die aus der Tiefe kommenden ungeordneten Kräfte durch das Umsetzen ins Bildnerische gebannt werden, und zum anderen können wir in der Kunsttherapie die Darstellungen mit kollektiven Erfahrungen verbinden und somit dazu beitragen, dass aus dem Individuellen etwas Überindividuelles wird; das war ja auch das Konzept von Jung.

Werden die Erfahrungen der Kreativität und des Stilwandels später in gesunden Zeiten genutzt?

Ist der Stilwandel vielleicht ein Bereich, der Künstlern vorbehalten bleibt? Denn das Phänomen des Stilwandels in und nach dem Erleben einer Psychose kommt bei Künstlern offensichtlich häufiger vor. Oder können andere Menschen, die während ihrer Psychose mithilfe der Kunsttherapie den kreativen Ausdruck gelernt haben, ebenfalls später davon profitieren? Nach meiner Erfahrung gibt es Patienten, die nach der Psychose nie wieder malen oder etwas Ähnliches im Sinne der Kunsttherapie machen. Es gibt andere, die die kreative Kraft nutzen und pflegen, um sich auszudrücken und vielleicht auch um einer anrollenden Psychose etwas entgegensetzen zu können, nämlich die Kreativität als transformatorische Gestaltungskraft, die die Fragmentierungsgefahr eindämmt und aus der Neues hervorgeht.

Literatur

Arieti S. Creativity. The Magic Synthesis. New York: Basic Books 1976.

Bader A. Schizophrene Maler und malende Schizophrene. VI. Internationales Kolloquium der Société Internationale de Psychopathologie de l'Expression Linz, Oberösterreich 1969.

Bader A. Zugang zur Bildnerei der Schizophrenen vor und nach Prinzhorn. Confinia Psychiatrica. 1972; 15: 101–15

Bader A, Navratil L. Zwischen Wahn und Wirklichkeit. Luzern: Bucher 1976.

Benedetti G. Psychiatrische Aspekte des Schöpferischen. Göttingen: Verlag für Medizinische Psychologie 1975.

Benedetti G. Psychopathologie und Kunst. In: Condrau G. Die Psychologie des 20. Jahrhunderts. Bd. XV: Transzendenz, Imagination und Kreativität. Zürich: Kindler 1979; S. 1045–54.

Benedetti G. Das Symptom als kreative Leistung. In: Thomashoff H-O, Naber D. Psyche und Kunst. Stuttgart: Schattauer 1999, S. 49–56.

Bleuler E. Lehrbuch der Psychiatrie. 11. Aufl. Berlin: Springer 1996.

Diamond HW. Über die Anwendung der Photographie auf die physiognomonischen und seelischen Erscheinungen der Geisteskrankheit. Vortrag vor der Royal Society am 22. Mai 1856. In: Burrows A, Schumacher J. Doktor Diamonts Bildnisse von Geisteskranken. Frankfurt: Syndikat Autoren- und Verlagsgesellschaft 1979; S. 155–58.

Freud S. (1926) Psycho-Analysis. GW Bd 14. Frankfurt a. M.: S. Fischer; S. 299–307

Fryrear JL. The Psychotic Life of Artist Dot Gori as Told Through Words and Art. In: Hartwich P, Fryrear JL. Creativity. The Third Therapeutic Principle in Psychiatry. Sternenfels: Wissenschaft & Praxis 2002; S. 153–206.

Fuchs E. Wahn als künstlerische Erkenntnis. VI. Internationales Kolloquium der Société Internationale de Psychopathologie de l'Expression 1969, Linz, Oberösterreich.

Gorsen P. Kunst und Psychopathologie heute. VI. Internationales Kolloquium der Société Internationale de Psychopathologie de l'Expression 1969, Linz, Oberösterreich.

Gorsen P. Kunst und Wahn in der Perspektive des 20. Jahrhunderts. In: Thomashoff H-O, Naber D. Psyche und Kunst. Stuttgart: Schattauer 1999; S. 8–19.

Guilford JP. Kreativität. In: Ulmann G (Hg). Kreativitätsforschung. Köln: Kiepenheuer & Witsch 1950; S. 25–43.

Hartwich P. Die Farbe im bildnerischen Gestalten bei Schizophrenen. Med. Dissertation, Heinrich-Heine-Universität Düsseldorf 1967.

Hartwich P. Farbuntersuchungen in Malereien Schizophrener. Z Psychother Med Psychol 1971; 21: 64–73.

Hartwich P. Die Parakonstruktion: Eine Verstehensmöglichkeit schizophrener Symptome. In Hartwich P, Pflug B (Hg). Schizophrenien. Wege der Behandlung. Sternenfels: Wissenschaft & Praxis 1997; S. 19–28.

Hartwich P. Psychodynamik und Psychotherapie schizoaffektiver Psychosen. In: Böker H, Hell D. Therapie der affektiven Störungen. Psychosoziale und neurobiologische Perspektiven. Stuttgart: Schattauer 2002a; S. 255–64.

Hartwich P. Bildnerisches Gestalten und Quantifizierung. In: Hartwich P, Fryrear JL. Kreativität: Das dritte therapeutische Prinzip in der Psychiatrie. Sternenfels: Wissenschaft & Praxis 2002b; S. 47–62.

Hartwich P. Psychodynamik in der Therapie schizophrener Psychosen. In: Vollmöller W (Hg). Integrative Behandlung in Psychiatrie und Psychotherapie. Stuttgart: Schattauer 2003; 17–34.

Hartwich P. Wahn – Sinn und Antikohäsion. In: Hartwich P, Barocka A. Wahn: Definition, Psychodynamik, Therapie. Sternenfels: Wissenschaft & Praxis 2004; S. 85–98.

Hartwich P. Schizophrenie. Zur Defekt- und Konfliktinteraktion. In Böker H (Hg). Psychoanalyse und Psychiatrie. Heidelberg: Springer 2006; S. 159–79.

Hartwich P. Bildnerisches Gestalten in der Kunsttherapie mit Psychosekranken. In: Sinapius P, Wendlandt-Baumeister M, Niemann A, Bolle R (Hg). Wissenschaftliche Grundlagen der Kunsttherapie. Bd III: Bildtheorie und Bildpraxis in der Kunsttherapie. Frankfurt a. M.: Peter Lang 2010; S. 195–210.

Hartwich P. Bildhauerei mit psychotisch Kranken. Die Bedeutung von Kreativität und Parakonstruktion. Forum der psychoanalytischen Psychosentherapie. Bd. 28, Göttingen: Vandenhoek & Ruprecht 2012; S. 56–70.

Hartwich P. Kreative Therapien und Neuropsychodynamik. In: Böker H, Hartwich P, Northoff G (Hg). Neuropsychodynamische Psychiatrie. Heidelberg, Berlin: Springer 2016a; S. 453–62.

Hartwich P. Schizophrenie und andere Psychosen. In: Böker H, Hartwich P, Northoff G (Hg). Neuropsychodynamische Psychiatrie. Heidelberg, Berlin: Springer 2016b; S. 193–230.

Hartwich P, Fryrear JL. Einführung. In: Hartwich P, Fryrear JL (Hg). Kreativität: Das dritte therapeutische Prinzip in der Psychiatrie. Sternenfels: Wissenschaft & Praxis 2002; S. 9–28.

Hartwich P, Grube M. Psychotherapie bei Psychosen. Neuropsychodynamisches Handeln in Klinik und Praxis. 3. Aufl. Heidelberg: Springer 2015.

Hering W. Psychodynamische Aspekte der schizoaffektiven Psychosen. In: Böker H (Hg). Psychoanalyse und Psychiatrie. Heidelberg: Springer 2006; S. 181–91.

Hicklin A. Das Schöpferische als Zentralproblem der Psychotherapie. In: Condrau G. Psychologie des 20. Jahrhunderts. Bd XV: Transzendenz, Imagination und Kreativität. Zürich: Kindler 1979; S. 1063–68.

Hrdlicka A. Diskussion. VI. Internationales Kolloquium der Société Internationale de Psychopathologie de l'Expression 1969, Linz, Oberösterreich.

Jakab I. Zeichnungen und Gemälde der Geisteskranken. Ihre psychiatrische und künstlerische Analyse. Berlin: Henschel 1956.

Jung CG. Symbole der Wandlung (1911). GW Bd. V: Symbole der Wandlung. Olten: Walter 1981.

Jung CG. Über die Beziehung der analytischen Psychologie zum dichterischen Kunstwerk (1922). GW Bd. XV: Über das Phänomen des Geistes in Kunst und Wissenschaft. Olten: Walter 1984; S. 75–96.

Kandel E. Das Zeitalter der Erkenntnis. Die Erforschung des Unbewussten in Kunst, Geist und Gehirn von der Wiener Moderne bis heute. München: Siedler 2012.

Klages L. Ausdrucksbewegung und Gestaltungskraft. Leipzig: Barth 1921.

Leuner H. Künstlerische Kreativität und Halluzinogene. VI. Internationales Kolloquium der Société Internationale de Psychopathologie de l'Expression 1969, Linz, Oberösterreich.

Lombroso C. Der geniale Mensch. Zeitschrift für Psychologie und Physiologie der Sinnesorgane 1891; 2: 138–39.

Matussek P. Kreativität als Chance. München: Piper 1976.

Matussek P. Kreativität. In: Condrau G (Hg). Psychologie des 20. Jahrhunderts. Bd XV: Transzendenz, Imagination und Kreativität. Zürich: Kindler 1979; S. 44–66.

Morgenthaler W. Ein Geisteskranker als Künstler. Bern, Leipzig: Bircher 1921.

Navratil L. Schizophrenie und Kunst. Bd. 287. München: dtv Gesamtausgabe 1965.

Navratil L. Schizophrene sind Künstler. In: Thomashoff H-O, Naber D. Psyche und Kunst. Stuttgart: Schattauer 1999; S. 22–7.

Northoff G. Neuropsychoanalysis in Practice. Oxford: Oxford University Press 2011.

Prinzhorn H. Bildnerei der Geisteskranken. Ein Beitrag zur Psychologie und Psychopathologie der Gestaltung. Berlin-Heidelberg: Springer 1922.

Rennert H. Die Merkmale schizophrener Bildnerei. Jena: VEB G Fischer 1962.

Volmat R. L'art psychopathologique. Paris: Presses Universitaires de France 1956.

19 Das universelle Verlangen nach Ganzheit

Neurologische und bildtherapeutische Betrachtungen der Bilder kranker und behinderter Menschen

Karl-Heinz Menzen

19.1 Der Mensch und seine Bildfähigkeit im frühen evolutionsbiologischen Zustand

Eine Frage zu Beginn: Ist der Mensch in seinem ersten von uns erfassten Zustand tatsächlich ein primitiver, d. h. noch nicht mental komplex angelegter Mensch? Zunächst scheint unser Urteil auf der Hand zu liegen und gewiss zu sein: Die Kunstfähigkeit ist ein evolutionsbiologisch früh zu konstatierendes Merkmal der menschlichen Entwicklung (Sütterlin ▶ Kap. 9). Sie scheint der Verständigung und Erfahrungsweitergabe in der Gruppe der meistentwickelten Primaten zu dienen und ist vor allem in der Altsteinzeit (Alt- bis Jungpaläolithikum), speziell bei den Jägern und Sammlern zu finden, die sich beispielsweise in der Chauvet-Höhle im Flusstal der Ardèche ca. 35.000 Jahre vor unserer Zeit zusammenfinden (▶ Abb. 19-1). Thomas Junker beschreibt in seinem Buch »Die Evolution der Phantasie. Wie der Mensch zum Künstler wurde«

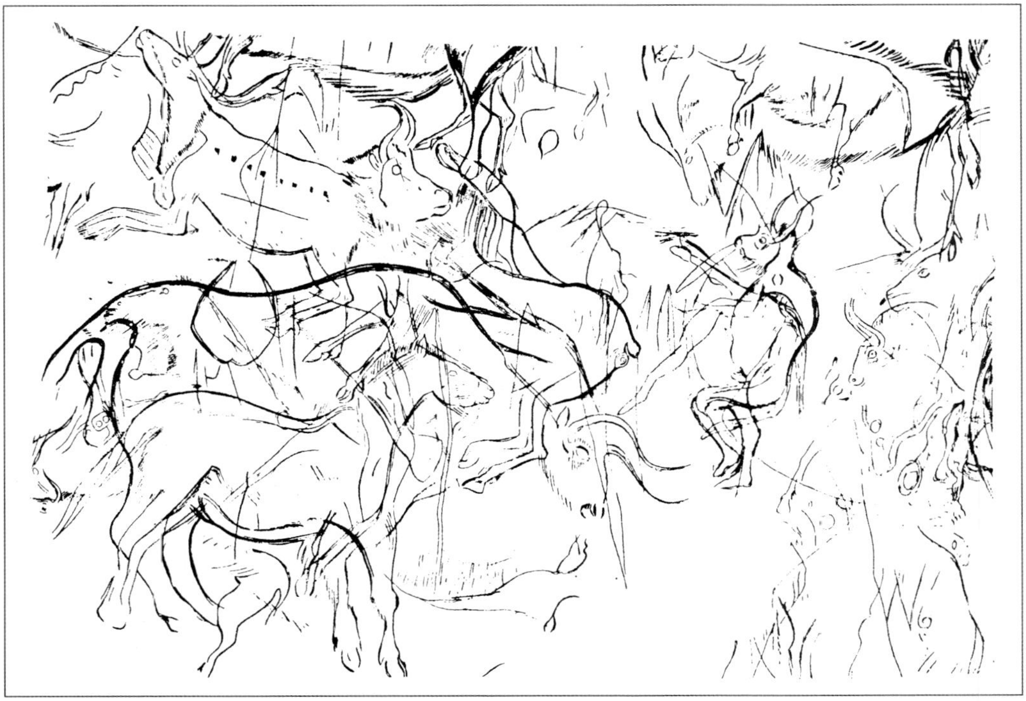

Abb. 19-1 Höhlenzeichnungen des Paläolithikums, die Wechselwirkung Mensch-Tier betonend (Grotte des Trois-Frères, Südfrankreich; Nachzeichnung des Prähistorikers Henri Breuil; aus: Raphael 1979, S. 61).

(2013), dass neue komplexe Eigenschaften und Verhaltensweisen »... durch allmähliche Optimierung aus einfacheren Vorstufen (entstehen)« (2013, S. 140), dass also die vorausgehenden Eigenschaften einer solch komplexen Eigenschaft wie die der Kunst sich als vorteilhaft haben erweisen müssen, um einer neuen Funktion zugeführt werden zu können. Macht-, Lust- und Unlustgefühle können auf Felswänden bildnerisch kommuniziert worden sein; speziell gerade solche Motive, die der sexuellen Auslese dienten, könnten mit der Zeit aus diesem Grund auf der nackten Haut eintätowiert und der Signalgebung vorsprachlich von Nutzen gewesen sein. Aus den Kundgebungen einzelner Befindlichkeiten scheint sich »ein kollektives Qualitätssignal« (Junker 2013, S. 161), scheint sich die Kundgebung einer sozialen Gruppe zu entwickeln, die sich seit der Entstehung des Homo Sapiens vor 200.000 Jahren, besonders aber seit den Anfängen der Kunst in der Altsteinzeit vor ca. 40.000 Jahren – entsprechend den klimatisch harten Anforderungen in den Höhlen der nördlich lebenden Neandertaler und der südfranzösischen Chauvet-Höhle – ihre Projektionsfläche sucht.

Ohne Zweifel reden wir von einem »Indikator für besondere geistige Fähigkeiten«, der »mit lebens- und überlebenswichtigen Handlungen verflochten« war (Junker 2013, S. 164) und nach den naturwissenschaftlichen Recherchen Johannes Junkers einen Selektionsvorteil innerhalb der eigenen und gegenüber anderen Gruppen darstellte. Eine evolutionär-kunsttheoretische Betrachtung wird sich, das Niveau und den Komplexitätsgrad dieser Fähigkeiten diskutierend, auf diese Recherche beziehen müssen. Sie wird vorschnelle ästhetische Urteile hinsichtlich einer sogenannten primitiven Ausdrucksgestaltung, die für einen analogen Vergleich zu künstlerischen Abbildungen folgender Jahrhunderte herhalten, nicht in Anspruch nehmen können.

19.2 Der Mensch und seine Bildfähigkeit in einer kulturspezifisch-inkongruenten Zuständlichkeit

Die Frage ist, ob die »großen Kulturen« den Wert der »kleinen Kulturen«, der »Outsider-Kunst«, der Randkulturen erkennen oder sich – wie seit der Aufklärung – zu ihren Ungunsten profilieren, sie ggf. als unangemessen und inkongruent betrachten.

Wir leben in einer Tradition von Kulturgeschichte, die sich in der Folge eines Hegelschen Geistes- und Kulturbegriffs in immer neuen und höheren Komplexitätsgraden und -stufen ihres Bewusstseins abgebildet hat und sich – gemessen an archaischen Kulturmustern – als jeweils höherwertiger definiert hat. Der Wiener Kunstwissenschaftler Peter Gorsen hat in seinem Buch »Kunst und Krankheit« (1980) die Vertreter der erwähnten sogenannten hohen Kultur beschrieben in deren Versuch, sich über jene einer »niederen Kultur« in ihrem kulturellen, speziell bildnerischen Ausdruck zu definieren. Und er verdeutlicht, wie eine gesellschaftlich durchweg den behinderten und kranken Menschen einbeziehende Haltung weiterhin auf diese niedrigkulturelle Stufe verweist, wenn sie deren kulturellen Ausdruck als »randständig« deklariert. Das sublim mitschwingende, abwertende Urteil ist Resultat einer philosophischen Haltung namens »Neukantianismus«, der um die Wende zum 20. Jh. die Komplexität des kulturellen (eben auch: künstlerisch-bildhaften) Ausdrucks zum Maßstab des Fortschritts erklärte.

Peter Gorsen sieht in Abgrenzung von solcher Abwertung in den bildnerischen Ausdrücken beeinträchtigter Menschen »die Grenzen zwischen psychopathologischem Ausdruck und künstlerischer Selbstdarstellung verfließen« (Gorsen 1980, S. 116) und fordert an dieser Stelle einen »bürgerlichen Kunstbegriff« mit seinen gewachsenen Formen und Strukturen heraus, wo dieser sich elitär »der klassizistischen Ästhetik wegen lange für unvergleichbar« (ebd., S. 119) hielt. Entsprechend kritisch steht er dieser bürgerlichen Kunstsicht gegenüber, wo sie, wenn sie es therapeutisch und auf der Ebene des Bildausdrucks mit Behinderten oder schizophren Erkrankten zu tun hat, auf die evolutionsbiologisch-archaische Homogenität von deren Ausdruck verweist und sich selbst als kulturell komplexer, höherstehend versteht.

In der Geschichte der therapeutischen Bildarbeit spiegelt sich diese Auseinandersetzung immer wieder. Ein Beispiel ist der Künstler Willibal Lassenberger (► Abb. 19-2), der sprachlich durch seine Trisomie 21 stark behindert, als »ungeeignet für den Schulbesuch« eingestuft (Kläger 1992. S. 4) erst durch den Einsatz des Kunstpädagogen Max Kläger bekannt wurde.

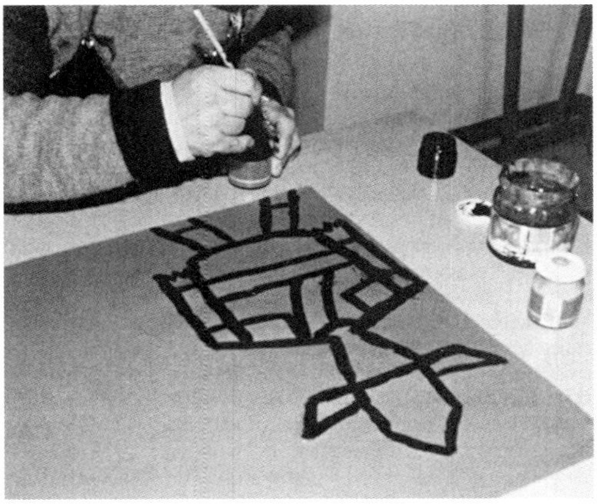

Abb. 19-2 Menschendarstellung von Willibald Lassenberger, einem hoch kompetenten, autistischen Künstler, dem Max Kläger 1992 ein Buch widmete. In: Kläger 1992, S. 54.

Kinder, Wilde, Irre, Geisteskranke und Genies erscheinen wie aus der bürgerlichen Kultur ausgeschlossen, an dieser nicht teilzuhaben; scheinen sich in einem originalen, zivilisatorisch unverstellten und unbeeinflussten Gefühlsdrang unmittelbar, zweckfrei elementar-kreativ und triebhaft auszudrücken. Es gilt als sicher, dass in deren Gestaltungsausdruck unbewusst Vorgebildetes erscheine, das unbeeinflusst von aller Kultur sei und sich triebhaft entäußere. Diese Position wird seit Beginn des 20. Jh. u. a. von Surrealisten wie Max Ernst, Paul Klee, André Breton, Alfred Kubin geteilt: Die Kunst der Primitiven erscheint den surrealistischen Malern als eine besondere Kulturform, in der sich eine der wesentlichsten kreativen Äußerungen des unzensierten und vielgestaltigen Ich naturhaft entäußert, jenseits aller modischer Kunstrichtungen. Seit Dubuffet wird solch künstlerische Ausdrucksform unter dem Stichwort »Art brut« behandelt. Und in der aktuellen Kunsttherapie wird diese Meinung in der Regel unwidersprochen kolportiert, wird ohne kritische Kommentierung und zumeist gutmeinend auf dem Boden der sogenannten Inklusion stehend die Zuschreibung von den »Outsidern« verbreitet. Peter Gorsen kommentiert: »Die nicht mehr zu leugnenden Berührungen zwischen geistiger Behinderung und künstlerischer Form haben eine neue Stufe in der grenzüberschreitenden Auseinandersetzung zwischen Kunst und Leben geschaffen, von der vor allem die ›Kunsttherapie‹ profitiert« (Gorsen 2001).

Gorsen rührt an die Selbst-Definition der Kunst, an die Grenzen der Kunstgeschichte und ihrer kulturphilosophischen Selbsteinschätzung, wenn er aus der professionellen kunsthistorischen und psychopathologischen Sicht eines sich auf dieses Thema einlassenden Arztes wie Hans Prinzhorn, der zum ersten Mal Anfang des 20. Jh. die Werke beeinträchtigter Menschen sammelt und einer musealen Zurschaustellung zuführt, wie aus der nicht-professionellen, aber psychopathologisch-betroffenen Sicht eines Psychiatrie-Patienten und Künstlers Louis Soutter anfragt, ob die Ausdrucksleistungen behinderter oder kranker Menschen »eine kunstästhetische Beurteilung beanspruchen« dürften (Gorsen 1980, S. 113). Drei Jahre später nach ihm schrieb der in der Folge berühmt werdende Wiener Psychiatriearzt Leo Navratil, dass »die künstlerischen Qualitäten« seiner Patienten mit ihrem »Zustand veränderten Bewusstseins« zusammenhingen. Er hatte sich auch in

Absetzung von eben jenem von Peter Gorsen desavouierten bürgerlichen Kunstbegriff, also von einer »kulturellen Kunst« weg (Navratil 1983, S. 21) hin zu einer Art »Nicht-Kunst« gewandt (ebd.), speziell einem diese propagierenden Maler namens Jean Dubuffet zugewandt. Dieser entdeckte in dem, was er »Art brut« nannte, einen Bewusstseinszustand, der, seiner Meinung nach, umso weniger zeit- und kulturgebunden umso ausdruckskräftiger sich erwies. Peter Gorsen hatte formuliert, worin sich ein kunsthistorisch interessierter Psychopathologe, ein Psychiatriearzt und ein Künstler verstanden.

19.3 Die sogenannte Zuständlichkeit des behinderten Menschen und seine Bildfähigkeit in der Diskussion von Verhaltensforschung, Neurowissenschaft und Kunstgeschichte

Die Frage ist, ob die Annahmen einer verhaltenswissenschaftlich-erklärten, kulturphilosophisch als immer komplexer (»geistiger«) beschriebenen Kunstgeschichte von den Neurologen, die sich um die biologischen Grundlagen der Bildwahrnehmung und -reproduktion kümmern, verifiziert werden?

Fast dreißig Jahre nach den Statements von Gorsen und Navratil sollten der bekannte Verhaltensforscher Eibl-Eibesfeldt und die Kunsthistorikerin Christa Sütterlin ein Buch mit dem Titel »Weltsprache Kunst. Zur Natur- und Kunstgeschichte bildlicher Kommunikation« (2007) schreiben, in dem sie eine hinreichende Erklärung für die nicht-zustandsgebundenen, d. h. nicht behinderten, bildlichen Ausdrucksformen suchten und zu folgendem provozierendem Ergebnis kamen: »Die Wahrnehmung folgt (…) Programmierungen, die auf phylogenetischen, ontogenetischen und kulturellen Anpassungen basieren.« (Eibl-Eibesfeldt u. Sütterlin 2007, S. 162) Das schien aus heutiger Sicht durchaus angemessen der Einschätzung des Naturwissenschaftlers Thomas Junker. Die Autoren ergänzten: Es sei unzweifelhaft, dass die ästhetisch-gefühlshafte Orientierung unserer Wahrnehmung einer durchaus gestalttheoretisch fundierten Tendenz zu Ordnung und Harmonisierung folge (ebd., Kap. 5). In einem Spiegel-Interview erklärte Eibl-Eibesfeldt, dass »das ästhetische Empfinden (…) offensichtlich einem echten Grundbedürfnis (entspringe), (…) Ästhetik (…) im Dienste einer Verdeutlichung, einer Vereinfachung im täglichen Leben (stehe). (…) Wir alle (…) (tragen) nun einmal genetisch angelegte Leitbilder in uns« (Traufetter et al. 2007).

Eibl-Eibesfeldt und Sütterlin stellten sich mit ihrem Buch in die Reihe derer, die die Stilformen der Kunst – unterschiedlich begründet – als unwidersprechbar, als allenfalls in den Umbruchszeiten kunstgeschichtlicher Epochen diskutierbar hinstellten. Sie sollten zunächst Schützenhilfe aus den Reihen der Neurologen erhalten, die, wie der berühmte Neurologe Semir Zeki, »dieses universelle Verlangen nach Einheit« vermittels der künstlerischen Form durchaus verstanden und zu begründen suchten (Zeki 1999, S. 145).

In der folgenden Schnittstellen-Diskussion von Kunstwissenschaft, psychoanalytischer Theorienbildung, psychiatrisch beobachtender Praxis und humanethologischer Forschung gaben die Neurologen Vilayanur S. Ramachandran und Diane Rogers-Ramachandran 2008 den Hinweis, dass es tatsächlich biologisch herleitbare Tendenzen zur Ordnung des bildhaften Ausdrucks gebe und dass diese neurologisch als »gestaltlich« nachweisbar seien (Ramachandran u. Rogers-Ramachandran 2008, S. 24 f.).

Neurologische und neurobiologische Studien haben später diese Aussage gestützt und gefragt, wie sich bestimmte Ordnungstendenzen bei psychopathologisch erkrankten und in der Folge oft geistig behinderten Menschen äußerten. Der Psychiater Leo Navratil hatte u. a. eine Tendenz zur »Formalisierung« gesehen (Navratil 1983, S. 418), wenn er Konturie-

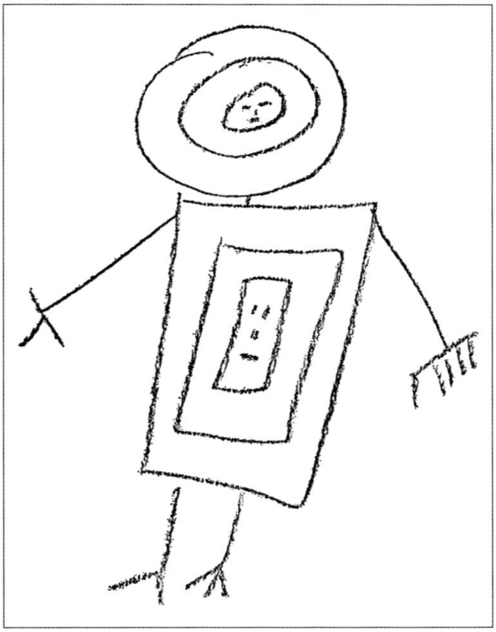

Abb. 19-3 Menschendarstellung in mehrfacher Konturierung, Geometrisierung, Rumpfphysiognomie (aus: Navratil 1975, S. 97).

rungen und Geometrisierungen als Versuch von Formgebung entdeckte (► Abb. 19-3), in bestimmten pathologischen Zuständen stereotype Wiederholungen feststellte und zeichnerisch sich wiederholende Ausdruckselemente bewegungsstereotypisch sah. Die Frage, die sich sowohl an die biologisch-humanethologische wie neurobiologische Wissenschaft stellte, war nunmehr: Könnte es sein, dass die Ausdrucksmuster unseres Verhaltens, wenn beeinträchtigt, auf genetische, gestalthaft vorcodierte Muster zurückgreifen; dass sie über diese Muster u. a. eine neurobiologische, neuromodulatorisch bewirkte Ausschüttung zur Folge haben, die eine solche Form-/Muster-Rezeption/-Produktion in uns auslöst (Zeki 2010, S. 147 f.)?

Verhaltensforscher, Neurologen und Kunsthistoriker kamen also überein: Es gebe Bildmuster, die evolutionsbiologisch erklärbar im Laufe unserer Geschichte gewachsen, wenn auch immer komplexer werdend auf ehemalige gestaltliche Grundmuster zurückwiesen, die sich u. U. auf evolutionsbiologisch frühe Bildgebungen berufen könnten.

19.4 Der Mensch und seine Bilder: Zwischen eingeschränkter und uneingeschränkter Zuständlichkeit

Die Frage wird erstens sein, ob die Annahme genetisch erklärbarer Bildmuster zutrifft, und zweitens, ob der individuelle Komplexitätsgrad eines bildnerischen Ausdrucks mit dem kollektiv evolutionsbiologisch tradierten verglichen und auf den bildnerischen Ausdruck beeinträchtigter Menschen angewandt werden darf?

Wiederum disputieren Kulturphilosophen und Psychopathologen. Der Kulturphilosoph Ernst Cassirer, der mit seinem klinisch orientierten Neffen Kurt Goldstein im ersten Drittel des 20. Jh. über diese Frage in Kontakt geht, erläutert, dass wir uns stets in Bildwelten bewegen, in symbolischen Formen – er schreibt 1923–1929 an seinem Hauptwerk »Philosophie der symbolischen Formen« – die Welt aneignend, deutend und vermittelnd. Im Zentrum seiner Kulturphilosophie steht die Nicht-Reduzierbarkeit der symbolischen Formen als jeweils eigenständige Welten mit eigenständigen Binnenstrukturen und Sinn (vgl. https://de.wikipedia.org/wiki/Philosophie_der_symbolischen_Formen). Im Kontakt mit dem Kliniker Kurt Goldstein, der Gestaltwahrnehmungseffekte bei Hirnverletzten untersucht, kommt er zu folgenden Erkenntnissen, die für uns wichtig sein könnten: Ein Symbol ist Teil der menschlichen Bedeutungswelt (ein Signal ist eher Teil der physikalischen Seinswelt), sagt Cassirer (1944, S. 58 f.). Es trägt quasi zur architektonischen Form dieser Welt bei, stiftet aus sinnlichen und kategorialen Mustern Objekte mythischer-religiöser-künstlerischer-sprachlicher-erkenntnishafter-wissenschaftlicher-politischer Art, stiftet kulturellen

Sinn und begründet musterbildend unsere interaktive Alltagskompetenz, d.h. unsere Bezüglichkeit, Korrespondenz zur Welt. Es ist ein Integral, ein »Invariantensystem unserer Erfahrung«. Norbert Andersch, ein in London tätiger Psychiater, der Cassirer so zusammenfasst, meint, dass seine zuweilen psychotisch reagierenden Patienten sich auf diese Integrale, auf ihnen sichere Symbol-Welten bezögen, und zwar, so Andersch, weil Symbolbildungen gerade im schweren psychischen Krankheitsfall bereits vorliegende Muster und Gestaltdynamiken aus Magie, Mythos, Religion etc. verwenden, quasi kulturelle Kern-Membrane, strukturelle Schnittpunkte zum ehemals unbeschädigten Leben bilden, sozusagen mentale Funktionsräume, auf die sich der schwer erkrankte Mensch zurückziehe (Andersch 2014, S. 45, S. 119 f.).

Andersch hat diese Anleihen bei Cassirer gemacht; dieser wiederum lernt von gestalt-orientierten Neuropsychiatern wie Kurt Goldstein, dass unsere verfügbaren Symbolräume, d.h. diese uns sicheren zivilisatorischen Austauschräume zusammenbrechen können, dass ggf. das gemeinschaftlich-partizipative der sozialen Bedeutungswelt verlustig geht, dass die bedeutsam interpretierten Empfindens- und Verhaltensmuster einer »präsentativen Symbolik« (Langer 1965) sozial nicht mehr anschlussfähig sein können. Er spricht in der Tradition Cassirers (»Pathologie des Symbolbewusstseins«, Cassirer 1929/1975, S. 238 f.) von einer Nicht-mehr-Verfügbarkeit mentaler Funktionsräume, welche das sinnlich im sozialen Kontext Gegebene nicht mehr sinnhaft, d.h. abstrahierend zu synthetisieren wissen. Cassirer lernt von Goldstein, Andersch von Cassirer: Die Störungen der symbolischen Formulierungen (Head 1926), insbesondere der Sprache (Aphasie), fallen sinnstiftend, d.h. Merkmale zuordnend aus (z.B. Farb-Ding-Namen), das abstrakt-kategoriale, »vektoriell-gerichtete« und gebündelte Verhalten (Cassirer 1929, S. 263) wird konkretistisch-sinneshaft, d.h. durch farblich-symbolische Konnotation ersetzt (»dead« statt Farbe »black«; vgl. Cassirer 1929, S. 267), die Bildung übergreifend-kohärenter Sinneseinheiten misslingt, bildet sich singulär-sensualistisch wahrnehmend und ausdrückend zurück (vgl. Cassirer 1929, Kap. VI; Menzen 2016a, Kap. 4.5).

Tatsächlich deckt sich solche kulturphilosophische, notfall-psychiatrisch übernommene Äußerung mit den neuesten Studien, die wir aus der neurobiologisch orientierten Proteinforschung kennen. Diese Studien zeigen, dass wir genetisch überkommene, aber durchaus epigenetisch veränderbare Gestalt-Cluster jedweder Art zu Rate ziehen, um uns zu verständigen: Beispielsweise erfahren wir aus den neuen Proteinforschungen zu den synaptischen Vesikelproteinen (SVPs): Die SVPs, also Signalbotenstoffe unseres Körpers wie die »Neurexine« oder »Neuroligine«, sorgen im synaptischen Spalt, also da, wo alle transmitterbeförderten Informationen landen, dafür, dass wir Gestalten sehen; sie sind dazu da, gestaltbildend, d.h. auf die vielen Eindrücke, die zigtausende von Informationen selegierend und bündelnd zu wirken, sodass wir überhaupt zu Bildern kommen können. Wenn ein Patient über diese Proteine – sie werden von Proteinpromotoren aus den Ribosomen, quasi den Proteinfabriken unserer Zellen, durch die Nervenreizkanäle zu den Synapsen geschleppt – nicht verfügt (was beim Autisten beispielsweise der Fall zu sein scheint), müssen wir als Bildtherapeuten quasi kompensierend die Leistungen dieser SVPs, die Bündelung der Eindrücke im Setting selbst leisten, müssen beispielsweise zu der alten Anweisung einer »vorbereiteten Umgebung« greifen, also viele störende, überlastende Informationen aus dem Wahrnehmungsbereich des Betroffenen entfernen. Und wenn ein Patient, wie der Autist, über zu viele synaptische Schnittstellen verfügt, seine Verschaltungen seit früher Kindheit nicht abgebaut worden sind – tatsächlich sorgt ein Protein namens mTOR im Gehirn bei Autisten dafür, dass überflüssige synaptische Verknüpfungen nicht wie üblich abgebaut werden (NetDoktor 25.8.2008) – mehren sich die überlastenden Informationen.

Die bildhafte Information, der Bildgebrauch, ob eingeschränkt oder uneingeschränkt, bedarf in jedem Fall der Informationsrezeption und -weitergabe solcher tradierter, vererbter und immer wieder umcodierter Signalbotenstoffe (Proteine). Aber die Information muss strukturell bewältigbar werden – im Fall des Autisten ggf. mithilfe des Kunsttherapeuten, der die wahrzunehmende Informationsmenge einzuschränken einübt – in quasi kunst-therapeutischen Übungsbehandlungen. Sie muss in angemessenem Takt erfolgen, sodass die Gestaltbildung nicht diffundiert (► Abb. 19-4).

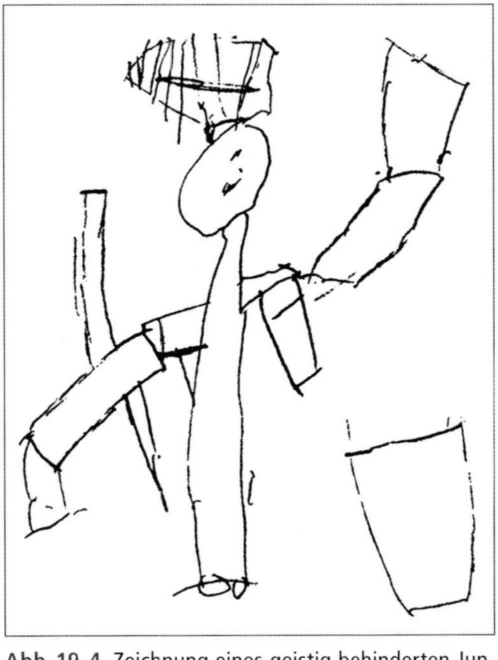

Abb. 19-4 Zeichnung eines geistig behinderten Jungen; Diagnose: erschwerte Gestaltbildung (aus: Navratil 1976, S. 216).

Was unserer Diskussion an diesem Punkt zuträgt, ist eben jener Hinweis, dass Symbole als künstlerische Ausdrucksformen nicht nur individuell-psychische Gebilde sind, die äußere Objekte und Vorgänge oder innere Vorgänge kollektiv seit jeher repräsentieren, sondern dass sie immer, wie Eric Kandel sagt (2008, S. 99), »biologische Funktionen widerspiegeln« (ebd., S. 84), die die Expression unserer Gene steuern und verändern (ebd., S. 97) – und dies solcherart, dass wir unseren Lebensalltag bewältigen können oder aber bei Krankheit eben nicht zu meistern in der Lage sind – wie nach den Zuständen von Untererregung, den Energiekrisen des Körpers bei der Depression (Netdoktor 13.8.2014) oder Übererregung bei ADHS (vgl. Leibniz-Institut für Molekulare Pharmakologie 6.6.2014) oder einer Psychose (vgl. Nöthen et al. 2004; vgl. Kandel 2008, S. 97), so das Fazit neuer Studien. Eine wichtige Antwort in der Recherche auf die eingeschränkte oder uneingeschränkte Bildkompetenz lautet: Unsere Bildexpressivität, wie auch immer geartet, kommt an der Genexpressivität nicht vorbei.

Die signalverarbeitenden Rezeptions- und Wiedergabeprozesse unserer Ausdrucksformen können durch intro- und extrazelluläre Signalabläufe gestört werden und bedürfen ggf. der bildbearbeitenden Begleitung. Die Frage lautet, wie wir die zellsignal-störungsbedingte Rezeption innerer Bilder, die sich durchweg in optisch-geometrisierenden, d. h. vereinfachenden Reproduktionen von Bildern äußert, so künstlerisch-therapeutisch begleiten können, dass sie an die erforderten Alltagsbewältigungen anschlussfähig ist. Eine erste Antwort heißt: Wir müssen lernen, dass Eric Kandels Wort von der »neuen Biologie des Geistes« (Kandel 2000) uns darauf hinweist, dass wir uns der neuen biologischen Erkenntnisse aussetzen müssen.

Auf die Frage, wie es zu den Gestaltmustern unserer Wahrnehmung käme, gab es Anfang der 90er-Jahre erste schlüssige Antworten: Zwischen 1993–96 kamen deutsche, englische und amerikanische Neurologen überein, dass zeitlich und räumlich beobachtbare neuronale Synchronisationsleistungen die Gestaltwahrnehmung des Gehirns im Zeittakt verantworteten (Singer u. Engel 1997, S. 66 f.) und farb-form-bewegungs-perspektivhaft in hinteren Hirnarealen synthetisierend verorteten

(Zeki 1993, S. 30). Diese sich synchronisierenden Areale verschalteten sich zeitgleich mit den Schläfenlappen (d. h. den Temporallappen, für Personen und Sachen zuständig) und den Scheitellappen (Parietallappen, für sensorische Integration und besonders visuell-räumliche Strukturen zuständig) und würden in diesem Synchronisationsprozess hierbei sogar neuromodulatorisch von einem für das Körpergefühl wichtigen Areal, der sog. Insula seitlich der unteren Schläfenlappen, angeleitet (Zeki 2010, S. 148), sodass bestimmte Form-, Farb-, Bewegungsmuster bevorzugt zustande kommen. Das Hirnareal der Insel (lat. *insula*), so dieser neueste Hinweis, sei eine mit dem limbischen System verbundene Struktur, die ästhetische Anordnungen (Form-, Farb-, Bewegung, Verhalten) emotional bewerte und also bestimmte ästhetische Merkmale bevorzuge, so der Neurophysiologe und Nobelpreisträger Torsten N. Wiesel (vgl. Eberhard-Metzger 2008, S. 46). Mit diesen Forschungsergebnissen war noch keine Antwort auf die Frage gegeben, warum mental beeinträchtigte Menschen sich mit weniger komplexen Formen begnügten, möglicherweise gar nicht über ein komplexes Formrepertoire verfügten.

Es brauchte noch einmal 15 Jahre bis zu der Feststellung, dass dann, wenn Menschen in ihrer gestalthaften Wahrnehmungsleistung gestört sind, bestimmte Proteine verantwortlich sind, die, ähnlich wie im Prozedere der neuronalen Bindungsmechanismen des Gehirns (*assemblies* = synchronisatorische Zusammenschlüsse von sich als zugehörig erkennenden Neuronen), eben auch molekularbiologisch an den Synapsen (informationellen Schaltstellen der Nervenzellleitungen) tätig oder aber nicht tätig werden. Wir können also – und das ist für unsere Diskussion vielleicht weiterführend, möglicherweise aus neurobiologischer Sicht eine schlüssige Erklärung für die geometrisierenden, stereotypisierenden Ausdrucksformen mental beeinträchtigter Menschen – die eher einfachen, grundmusterartig und archetypisch angelegten Formtendenzen des psychopathologisch und infolge zuweilen geistig behinderten Menschen aus einem neuen Blickwinkel sehen.

Erst in unseren Tagen können wir aufgrund vielfältiger neurobiologischer Studien nachvollziehen, dass

- im Falle der Depression das Kraftwerk Gehirn zunehmend stillgelegt wird, zu wenige der die psychischen Prozesse steuernden Proteine erzeugt werden und in der Folge Symptome wie Antriebslosigkeit, Konzentrationsstörungen und Energieverlust, in etwas geringerem Maße auch die für Depressionen typische Gedämpftheit des Gefühls sich einstellen,
- im Fall von Alzheimer in den Zellen absterbende, d. h. für den Zellverkehr molekular untauglich gefaltete Proteine die Verkehrsstraßen der Hirnzellen, die sogenannten Mikrotubuli, blockieren, wodurch der Transport von Botenstoffen unterbrochen wird und die Mikrotubuli schließlich zugrunde gehen,
- im Fall von Autismus übersteuernde Proteine (wie weiter unten beschrieben) und im Fall von ADHS Proteine, die wie das Protein GIT1 im synaptischen Spalt die Wiederaufnahme der Signalstoffe in die Präsynapse nicht einleiten, verantwortlich sind (vgl. Menzen 2016b).

Wir müssen, so das Resümee, Schluss machen mit waghalsigen Interpretationen all jener neurobiologischen Vorgänge, die zunächst erkannt sein wollen, bevor wir bild-verarbeitende Hilfestellungen einleiten.

Eine letztlich biologisch bedingte, von psychosozialer bis zur Gen-Expression gesteuerte Erfahrung bewertet unsere Bildkompetenz und reklamiert aus der Sicht des Künstlerischen deren Eigenheit, sei sie hoch- oder niederkomplex. Die Frage lautet an dieser Stelle der Diskussion, ob die neukantianisch um 1900 festgestellte Höhe der Symbolkompetenz eine Wertigkeit des symbolischen Ausdrucks aussagt; oder ob jeder symbolische Ausdruck als Antwort auf die Anforderungen des Alltags zu gelten habe?

Wird der auf den folgenden beiden Bildern (► Abb. 19-5) in Szene gesetzte Versuch eines autistischen Jungen, Mensch und Tier in Beziehung zu setzen, einem Vergleich mit einer Darstellung standhalten, die der animistisch-körperhaften Bezüglichkeit nicht bedarf, beispielsweise Edward Munchs »Schrei«, der uns direkt in die psychische Situation von Angst versetzt? Die Antwort kann nur jene sein, die Norbert Andersch nach 30-jähriger Erfahrung formuliert: »Auf unterschiedlichen Funktionsebenen …(werden) Bedeutungsgebungen als symbolische Muster gespeichert und genutzt – und (erlauben) so immer neue und abstraktere Weisen einer Sinnstiftung.« (Andersch 2014, S. 58)

Andersch verdeutlicht, was wir seit den frühesten Formen menschlichen Kulturausdrucks wissen, dass das Bild als Abbild und Entwurf eine menschliche Ausdrucksleistung darstellt, die wenn auch noch so formal-ästhetisch gehandicapt, eine eigenständige Aussage darstellt, sich ggf. unter erschwerten Umständen auf die noch möglichen formal-symbolischen Ausdrucksformen zurückziehend und – da zuweilen über Jahrzehnte geübt – diese kulturell unüblich, aber in Gestaltung und Ausführung präsentierend. Ohne Frage verbie-

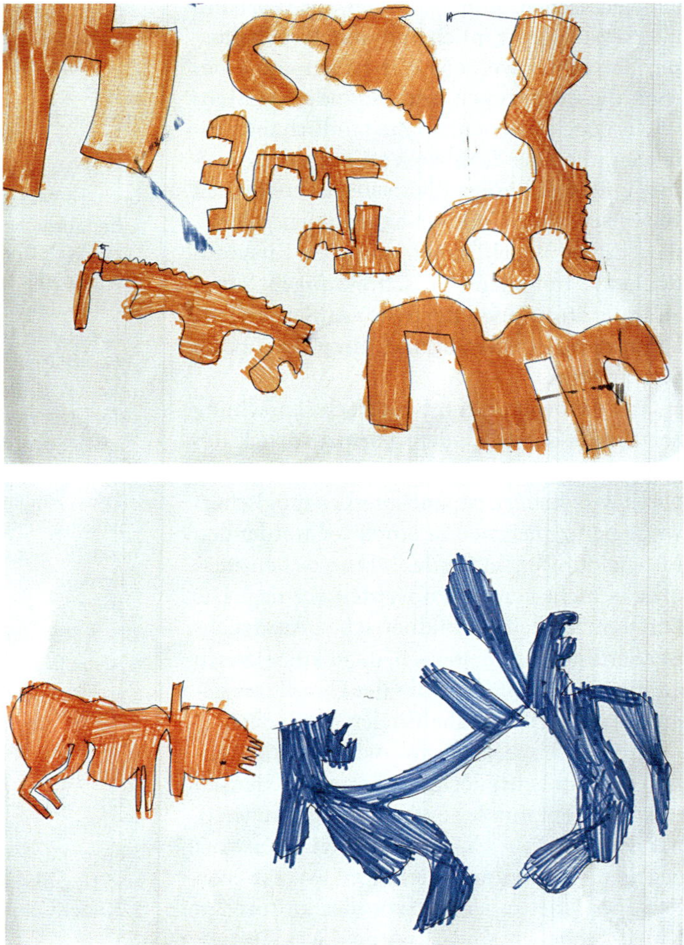

Abb. 19-5 Ein vom Autor bildnerisch begleiteter autistischer Junge versucht auf animistisch zu beschreibende Art, die Tiere und Menschen seiner Umgebung in Beziehung zu setzen. Fotos: K.-H. Menzen.

ten sich leichtfertige patho-diagnostische Bewertungen, wo künstlerische Kompetenz das ggf. biologische Handicap außer Kraft lässt.

19.5 Zusammenfassung

Wir haben die künstlerischen Versuche des frühzeitlichen Menschen, seine Welterfahrung einem Kollektiv zu vermitteln, diskutiert. In der Folge haben wir erfahren, dass es möglicherweise problematisch ist, diesen paläolithisch geprägten Menschen mit all jenen zu vergleichen, die den kognitiven Standards der Aufklärung nicht entsprechen, mit all denen, die als behindert oder irre benannt und im altgriechischen Sinn als *idiotes*, im Wortsinn übersetzt: eigentümlich und in sich verschlossen betrachtet werden. Wir haben von einer eben diesen kranken und behinderten Menschen zugeschriebenen »Zuständlichkeit« erfahren, die eher wohlwollend auf deren Kultur- und in der Folge Zivilisationsverstörtheit verweisen will. Und wir haben auch gelernt, dass dieser Begriff einer »anderen Zuständlichkeit« mit den Umschreibungen einer »Randkultur« oder der von »Außenseitern« kaum den Betroffenen und ihren Produkten gerecht wird.

Erst die neuere neurobiologische Forschung zeigt, dass der besondere Formausdruck des behinderten Menschen zwar in seiner Komplexität reduziert ist und hierbei möglicherweise den zunehmend komplexer werdenden Entwicklungsgesetzen des bildnerischen Ausdrucks nicht gerecht zu werden vermag. Die Differenziertheit des bildnerischen Ausdrucks ist allerdings nur biologisch, nicht künstlerisch an die Komplexität sowohl der Gen-Expression wie der Zell-Verschaltungen gebunden.

Auf die Frage, warum – wie so oft festzustellen – ein behinderter, autistischer Mensch so kompetent mit der Farbe umzugehen weiß, hat der Künstler Jean Dubuffet eine Antwort gegeben: Es handele sich um »Werke von Personen, die unberührt von der kulturellen Kunst geblieben sind« und das, was sie tun, »aus ihrem Innern und nicht aus den Klischees der klassischen Kunst oder der gerade aktuellen Strömung« bezögen (Dubuffet 1959. S. 167; S. 165). »Aus ihrem Inneren« das heißt hier vielleicht: aus höchster Motivation, immer wieder mit Farben und Formen experimentierend, bis zu jener Perfektion, die wir immer wieder bewundern.

Literatur

Andersch N. Symbolische Form und psychische Erkrankung. Würzburg: Königshausen & Neumann 2014.

Cassirer E. The concept of group and the theory of perception. Philosophy and Phenomenological Research 1944; 5, 1; 1–35.

Cassirer E (1929). Philosophie der symbolischen Formen. Bd. III. Phänomenologie der Erkenntnis. Darmstadt: Wissenschaftliche Buchgesellschaft 1975.

Dubuffet J. L'Art Brut préféré aux arts culturels. In: Presler G. L'Art Brut. Kunst zwischen Genialität und Wahnsinn. Köln: Dumont 1981.

Eberhard-Metzger C. Keine Frage des Geschmacks. Erstaunliche Erkenntnis: Menschen auf der ganzen Welt finden dasselbe schön. Bild der Wissenschaft 2008; 6: 46.

Eibl-Eibesfeldt I, Sütterlin C. Weltsprache Kunst. Zur Natur- und Kunstgeschichte bildlicher Kommunikation. Wien: Christian Brandstätter 2007.

Gorsen P. Kunst und Krankheit: Metamorphosen der ästhetischen Einbildungskraft. Frankfurt a. M.: Europäische Verlagsanstalt 1980.

Gorsen P. Transformierte Alltäglichkeit oder Transzendenz der Kunst. Frankfurt a. M.: Europäische Verlagsanstalt 1981.

Gorsen P. Sexualästhetik: Grenzformen der Sinnlichkeit im 20. Jahrhundert. Reinbek: Rowohlt 1987.

Gorsen P, Benkert O. Von Chaos und Ordnung der Seele: Ein interdisziplinärer Dialog über Psychiatrie und moderne Kunst. Berlin: Springer Verlag 1990.

Gorsen P. Therapie zwischen Kunst und Leben. Kunsthistorische Voraussetzungen der Kunsttherapie. In: Müller A, Schubert J (Hg). Weltsichten. Beiträge zur Kunst behinderter Menschen. Hamburg: Edition Tiamat 2001; S. 75–80.

Head H. Aphasia and Kindred Disorders of Speech. 2 Bde. Cambridge: Cambridge University Press 1926.

Junker Th. Die Evolution der Phantasie. Wie der Mensch zum Künstler wurde. Stuttgart: S. Herzel 2013.

Kandel E. Psychiatrie, Psychoanalyse und die neue Biologie des Geistes. Frankfurt a. M.: Suhrkamp 2008.

Kläger M. Krampus. Die Bilderwelt des Willibald Lassenberger. Ein behinderter Künstler in der evangelischen Stiftung de la Tour. Baltmannsweiler: Schneider Verlag Hohengehren 1992.

Langer SK. Das Symbol im Denken, im Ritus und in der Kunst. Frankfurt a. m: S. Fischer 1965.

Leibnitz-Institutfür Molekulare Pharmakologie (FMP). ADHS-Gen: Turbo für Nervenzellen (14.6.2014) http://news.doccheck.com/de/49526/adhs-gen-turbo-fuer-nervenzellen/ (letzter Zugriff: 16.3.2016).

Menzen K-H. Kunsttherapie in der Heilpädagogik. Wien: SFU-PrivatUniversitätsverlag 2013.

Menzen K-H. Heil-Kunst. Entwicklungsgeschichte der Kunsttherapie. Freiburg: Alber 2016a.

Menzen K-H. Neurobiologische Grundlagen der Klinischen Heil- und Sonderpädagogik. Therapie mit Bildern. Heidelberg: Winter Verlag 2016b.

Navratil L. Psychose und Kreativität. In: Bader A (Hg). Geisteskrankheit, bildnerischer Ausdruck und Kunst. Stuttgart: Huber 1975; S. 92–105.

Navratil L. Stilelemente schizophrenen Gestaltens. In: ders.: Schizophrenie und Sprache – Schizophrenie und Kunst. München: Dtv 1976.

Navratil L. Die Künstler aus Gugging. Wien: Medusa 1983.

NetDoktor. Autismus: Gehirne sind zu gut verschaltet. http://www.netdoktor.de/news/autismus-gehirne-sind-zu-gut-verschaltet/. 25.08.14. (Letzter Zugrif 4.12.2015).

Nöthen MM, Rietschel M, Propping P, Maier W. Psychiatrische Genetik: Fortschritte in der Ursachenforschung affektiver und schizophrener Störungen. Dtsch Arztebl 2004; 101(49): A-3343 B-2831 C-2680.

Ramachandran VS, Rogers-Ramachandran D. Kunst ist, wenn das Gehirn »Aha!« sagt. Gehirn & Geist 2008; 6: 62–64.

Raphael M. Wiedergeburtsmagie in der Altsteinzeit. Zur Geschichte der Religion und religiöser Symbole. Hg. von S. Chesney. Frankfurt a. M.: S. Fischer 1979.

Schuppener S. Kunst = Ausdruck von Persönlichkeit Zur Wirkung künstlerisch-kreativen Handelns von Menschen mit Behinderungserfahrungen. In: https://www.franz-hitze-haus.de/file.php?-file=/Schuppener.pdf&type=down (nicht mehr verfügbar).

Schuppener S. Kreativität und Identität. In: Theunissen G, Grosswendt U (Hg). Kreativität von Menschen mit geistigen und mehrfachen Behinderungen. Bad Heilbrunn: Klinkhardt 2006; S. 61–72.

Singer W, Engel C. Neuronale Grundlagen der Gestaltwahrnehmung. Spektrum der Wissenschaft. Dossier 4/97: Kopf und Computer. S. 66–73.

Traufetter G, Knöfel U, Grolle J. Schönheit als Droge. Interview mit Irenäus Eibl-Eibesfeldt. Der Spiegel, 41, 2007. http://www.spiegel.de/spiegel/print/d-53203490.html (letzter Zugriff: 4.11.2015)

Zeki M. Das geistige Abbild der Welt. In: Spektrum der Wissenschaften 1992; 11, S. 54–63.

Zeki M. Inner Vision: An Exploration of Art and the Brain. Oxford: Oxford University Press 1999.

Zeki M. Glanz und Elend des Gehirns. Neurobiologie im Spiegel von Kunst, Musik und Literatur. München: Ernst Reinhardt 2010.

20 Antonin Artaud: Patient und Künstler

Gerhard Gerstberger, Philipp Martius

In diesem Beitrag werden das Leben, das Werk und die Pathografie von Antonin Artaud (1896–1948) aus verschiedenen Perspektiven betrachtet. Das Faszinierende an seiner Person ist das Nebeneinander von Episoden psychotischer Störung und künstlerischer Produktivität, das sich durch sein Leben zieht. Bei Artaud zeigen sich künstlerische Positionen, die ohne seine Erfahrungen im Rahmen einer psychischen Erkrankung nicht denkbar sind und die gleichzeitig auch epochal – zumindest für das moderne Theater – waren. Damit ist die Auseinandersetzung mit Antonin Artaud auch ein Prüfstein für die Akzeptanz und den Respekt für die kulturellen Ansprüche und Leistungen von Menschen mit psychischen Beeinträchtigungen. Wie in einem Vexierbild findet sich der Leser bei den Äußerungen von Artaud mal kopfschüttelnd oder belustigt, mal berührt oder verstört von der Vehemenz wieder, selten bleibt man indifferent.

Das Leben Artauds wird chronologisch aufgefächert und mit Kommentaren von Artaud oder seinen Weggefährten versehen. Dabei wechseln wir je nach Bedarf zwischen der biografischen und der medizinisch-psychiatrischen Perspektive. Wegen des kunsttherapeutischen und psychiatrischen Bezugs in diesem Buch sparen wir den Theaterbereich weitgehend aus, wissend, dass sich Artaud besonders hier einen bleibenden Ruf erworben hat.

20.1 Lebensgeschichte

Antonin Artaud wurde am 4. September 1896 in Marseille geboren. Der Vater, Antoine Roi Artaud (gest. 1924), ist ein vermögender Reeder, der v. a. mit Waren aus dem Orient handelt, Seide, Wolle und Kolonialwaren wie Feigen, Rosinen und Öl. Artauds Mutter Euphrasie Marie Louise Nalpes (1870–1950?) ist griechischer Abstammung und in Smyrna, dem bevorzugten Handelsort des Vaters, geboren. Die Eltern sind miteinander verwandt. Das Paar hat aus neun Schwangerschaften drei Kinder, die am Leben bleiben, Antonin ist der Älteste.

Zu seiner Geburt sagt Artaud: »... Antonin Artaud, geboren den 4. September 1896 in Marseille, Rue du Jardin des Plantes Nr. 4, aus einer Gebärmutter, in der ich nichts zu schaffen hatte und mit der ich schon vorher nie etwas zu schaffen hatte, denn es gehört sich schließlich nicht, geboren zu werden, indem man kopuliert und 9 Monate lang durchs Häutchen, durchs glitzernde Häutchen, das ohne Zähne verschlingt, wie die UPANISCHADEN [hinduistische Schriften aus dem 7. Jh. v. bis 2. Jh. n. Chr., Anm. d. Verf.] sagen, masturbiert wird, und ich weiß, dass ich anders geboren wurde, durch meine Werke, und nicht von einer Mutter, doch die MUTTER hat mich haben wollen, und sie sehen an meinem Leben, was daraus geworden ist.« (Kapralik 1977, S. 10)

Die hohe Kindersterblichkeit in der Familie scheint traumatische Erfahrungen für das älteste Kind verursacht zu haben: »Hinter mir liegen zwei oder drei Särge, die ich jetzt nicht mehr länger irgendjemandem verzeihen werde, ebenso wenig wie ich der römisch-katholischen Kirche verzeihen werde, dass ich gegen meinen Willen getauft wurde. Ich hatte einst drei erdrosselte Töchter, die aus der schwarzen Tasche zurückkehren werden: Germaine, Yvonne und Neneka. (...) Germaine Artaud, erdrosselt mit sieben Monaten, beobachtete mich von Saint-Pierre-Friedhof in Marseille (...).« (Kapralik 1977, S. 12)

Im Herbst 1901 erkrankt der fast sechsjährige Artaud selbst schwer an einer Meningitis. Dabei fallen zunächst Verhaltensänderungen mit depressiv-hypochondrischen Befürchtungen auf, bevor sich die klassischen Symptome wie Kopfschmerzen, Bewusstseinsstörungen, Nackensteifigkeit und Erbrechen einstellen. Danach bleibt er anfällig und kränklich, möglicherweise erhält er seit dieser Zeit Medikamente ins Essen gemischt, was eventuell seinen späteren Drogenkonsum begünstigt.

Aus Artauds Kindheit ist insgesamt wenig bekannt, einerseits, da er sie selbst immer wieder fantastisch verzerrte (s. o.), andererseits, weil sich die Familie später um eine günstige Darstellung bemühte. Er war ein mäßiger Schüler und wird 19-jährig am Ende der Schulzeit im Herbst 1915 wegen seiner gesundheitlichen Probleme erstmals stationär behandelt. Aus dem Militärdienst wird er 1916 (nach eigenen Angaben wegen Somnambulismus) vorzeitig entlassen und ist dann bis 1920 mit nur kurzen Unterbrechungen in verschiedenen Privatkliniken und Sanatorien in Behandlung.

Die folgenden Zitate verdeutlichen bereits zwei wesentliche Themen seiner Krankheitsverarbeitung:

»Nun behaupte ich aber, dass mein Leben ohne Behexungen nie dasjenige dieses Mannes gewesen wäre, der seit einunddreißig Jahren, genau seit September 1915, Opium braucht, um wieder zu sich selbst zu kommen, der sich ohne Opium nicht mehr findet oder versteht und im Übrigen dem Opium verdankt, dass er noch lebt und das Leben aushält.«

(Kapralik 1977, S. 17 f.)

In seiner eigenen Wahrnehmung schützte der intensive Opiatkonsum Artaud vor belastenden äußeren Einflüssen. Wahrscheinlich dämpfte die Droge nicht nur seine Schmerzempfindung, sondern auch sein aggressives Naturell. Dadurch könnte der bildnerische Hinweis auf die Rollenübernahme (► Abb. 20-1) als Mittel der Distanzierung, der Abgrenzung und des Schutzes durch die Opiate verstanden werden.

»Was in meinem Geschlecht plockplock macht, sind keine Ideen, sondern Wesen, und ich werde es nicht ewig ertragen, dass die universelle Sexualität mich aussaugt und mich von Kopf bis Fuß umhüllt.«

(ebd., S. 20).

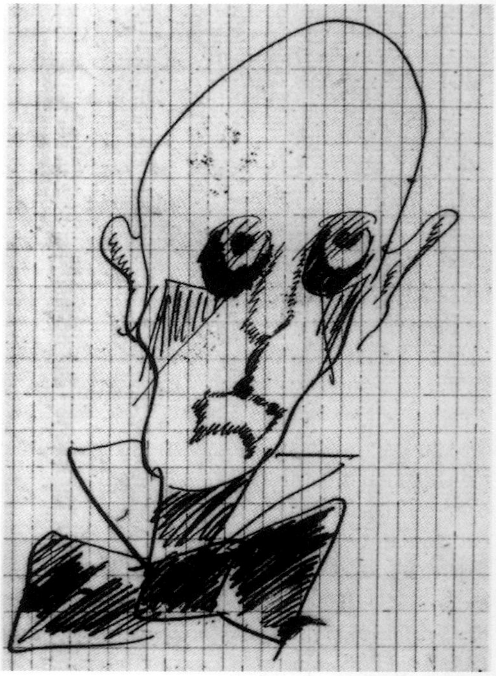

Abb. 20-1 Hier sehen Sie meinen Kopf in einer kleinen Rolle. Karikierendes Selbstporträt, Tinte, 1923.

»Denn nicht für diese Welt,
denn niemals für diese Erde haben wir alle immer gearbeitet, gekämpft,
gebrüllt vor Entsetzen, Hunger, Not, Hass, Verleumdung und Ekel,
dass wir alle vergiftet waren,
wenn wir auch alle durch sie verzaubert waren,
und wir schließlich Selbstmord begangen haben,
denn sind wir nicht alle, wie der arme van Gogh, Selbstmörder durch die Gesellschaft?«

(ebd., S. 300)

»Der ewige Arschgeruch des Todes ist die unterdrückte dynamische Kraft einer Seele, der der Mensch das Leben verweigert hat.
Pho ti ti ananti phatiame
Fa ti tiame ta fatridi
Ich bin im Arsch, sagt der Mensch des Lebens, um auszudrücken, dass er im Innersten seines Todes ist, dass für ihn die Spiegelfolie seiner Seele ein durchschauter Abgrund ist. Und diese Seele ist die Poesie, und die verlorene Poesie ist eine Seele, von der heute niemand mehr etwas wissen will.«

(ebd., S. 250)

Zum einen geht es hier um die Annahme des Gemachten und gesellschaftlich gewaltsam Zugefügten mit dem gleichzeitig die eigene »Verrücktheit« legitimiert wird. Zum anderen findet sich hier die sehr kritische Haltung zum eigenen Körper und insbesondere zur Sexualität. Diese Konflikte bestimmen seinen künstlerischen Ausdruck maßgeblich. Durch die Anerkennung seiner künstlerischen Qualität erreicht er letztlich auch gesellschaftliche Akzeptanz und schafft eine Verbindung zur Welt.

1920 wechselt Artaud in eine Klinik nahe Paris und erhält im Rahmen des therapeutischen Programms die Möglichkeit, Kontakt zur Pariser Theater- und Kunstszene aufzunehmen. Er schreibt Rezensionen und intensiviert auch das Verfassen und Veröffentlichen von Gedichten, womit er schon in der Schulzeit begonnen hatte. Schließlich tritt er für einige Jahre den Surrealisten um André Breton bei und wird gar Leiter der Centrale surréaliste, einem Treffpunkt der Pariser Surrealisten für Diskussionen, Ideenaustausch und Projektbesprechungen, und Mitarbeiter der Zeitschrift »La Révolution surréaliste«. Dadurch gibt er vorübergehend die Schauspielerei auf, einerseits wegen der Arbeitslosigkeit als Grundbedingung einer surrealistischen Existenz, andererseits, weil er immer wieder Mühe hat, sich in ein Ensemble einzufügen.

Beobachter schildern Artauds schauspielerische Inszenierungen in dem von ihm konzipierten »Theater der Grausamkeit« wie folgt: Bei einer Studioaufnahme im französischen Rundfunk wird eine Sitzung der Aufnahme von Geräuschen, Glossolalien und Gesängen gewidmet. Die Techniker wagen angesichts der Inszenierung nicht zu lachen und sind wie vor Angst erstarrt. Eine Kollegin beschreibt »spirituelles Unbehagen«. Ein Biograf notiert: »Der Körper Antonin Artauds IST das théatre de la cruauté. Das théatre de la cruauté ist die soziale Manifestation der Nicht-Einfügung Artauds in die Gesellschaft.« (Kapralik 1977, S. 309)

Bereits seit 1928 nicht mehr bei den Surrealisten, mit denen er sich v. a. wegen ihrer Anpassungstendenzen überwirft, ist Artaud bis zu einer Mexikoreise 1936 als Filmschauspieler, Schriftsteller, Regisseur und Theaterkritiker sehr aktiv, aber auch in ständiger Geldnot. Diverse Drogen begleiten ihn und ermöglichen ihm aus seiner Sicht eine psychische Stabilität auf niedrigem und ständig vom Entzug bedrohten Niveau. Ziel der Reise nach Mexiko über Kuba (Ende August bis Anfang Oktober) ist eine Expedition zu dem indigenen Volk der Tarahumaras. Artaud hat die Vorstellung und Hoffnung, dort den lebendigen Grundlagen einer Kultur zu begegnen, die noch eine magische Realität und mystische Kräfte kultiviert. Schließlich habe die »rationalistische Kultur Europas Pleite gemacht« (Kapralik 1977, S. 176). Die Begegnung mit den von der westlichen Kultur sichtlich angezogenen Tarahumaras ist aber enttäuschend und ernüchternd. In ständigem Kampf ums existenzielle Minimum schreibt Artaud Zeitungsartikel und hält Vorträge in Mexiko-City. Mitte November ist er wieder in Paris.

In der Folge exazerbiert, wohl auch in Zusammenhang mit erneuten Entzügen und/oder Drogenexzessen, die psychotische Symptomatik und wird dauerhaft. Artaud schreibt wirre Briefe, u. a. an Hitler. Alles dreht sich um ein Schwert und einen Stock, dem er magische Kräfte zuschreibt. Bekannt ist, dass sich Artaud zeitlebens mit Mystik beschäftigt hat, die bei der psychotischen Ausgestaltung eine Rolle spielt. In diesem Zustand reist er Ende 1937 nach Irland, wo er unter dem Eindruck religiöser Wahnvorstellungen erheblich verhaltensauffällig wird, sodass er mit polizeilicher Gewaltanwendung wieder nach Frankreich zurückgeschickt wird. Hier beginnt eine Odyssee durch psychiatrische Kliniken. Von 1938 bis zu seinem Tod 1948 lebt er dauerhaft in verschiedenen Kliniken, was in den Kriegsjahren durch die deutschen Besatzer phasenweise schwierig und gefährlich ist. Seit 1942 ist er in Rodez untergebracht, das in der »zone libre« liegt. Er beginnt wieder zu zeichnen und kontinuierlich zu schreiben. In der Zeichnung »Die sexuelle Ungeschicklichkeit Gottes« (► Abb. 20-2) zeigt sich ein Körper, der

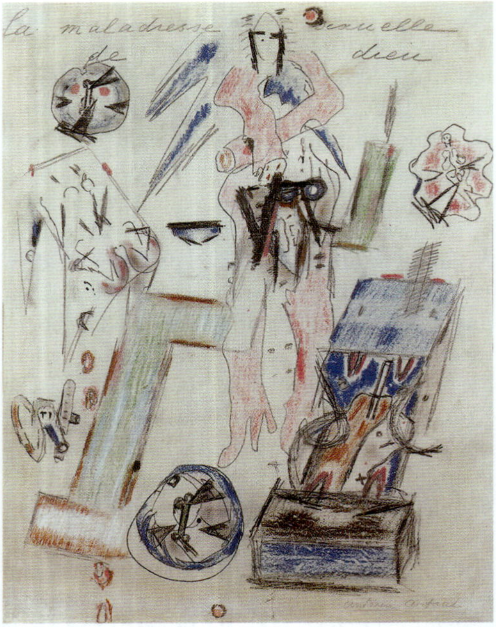

Abb. 20-2 Die sexuelle Ungeschicklichkeit Gottes, Bleistift und Farbkreiden, 1946.

von scharfkantigen Gegenständen umgeben, bedroht und malträtiert zu werden scheint. Das Körperbild wirkt deformiert und Körperteile wie die Hände scheinen abgeschnitten. Der Eindruck einer gewaltsam erlebten Fragmentierung spiegelt seine häufigen literarischen Hinweise auf eine ablehnende und von aggressiven und sexuellen Fantasien begleitete Beziehung zum eigenen Sein.

Seit 1945 bemühen sich Artauds Freunde um seine Entlassung aus der Anstalt. Zur Sicherung seines Lebensunterhalts wird 1946 im Theater Sarah-Bernhardt ein Galaabend veranstaltet, zu dem berühmte zeitgenössische Künstler und frühere Weggefährten wie Breton, Braque, Picasso, Giacometti, Leiris, Sartre, Simone de Beauvoir beitragen. André Bretons Rede »Antonin Artaud zu Ehren« schließt mit dem Satz: »Im Namen alles dessen, was mir mehr als jemals am Herzen liegt, feiere ich Antonin Artauds Rückkehr zur Freiheit, in einer Welt zwar, in der die Freiheit selbst erst noch zu schaffen ist; jenseits aller prosaischen Einwendungen setze ich all meinen Glauben auf Antonin Artaud, den Mann der Wunder; ich grüße Antonin Artaud, das leidenschaftliche, heroische Nein zu all dem, woran wir sterben, wenn wir es leben.«

Artaud ist schreibend aktiv, trotz der inzwischen chronifizierten psychischen Störung und dem dauerhaften Konsum von Drogen, die er wegen Schmerzen einnimmt, von denen er aber auch weiter abhängig ist. So verhandelt er z. B. mit Verlegern über die Veröffentlichung seiner Schriften. Er wechselt 1946 in eine Klinik in Ivry-sur-Seine. Dort stirbt er am 4. März 1948, nachdem nach monatelangen Schmerzen und Verdauungsbeschwerden ein inoperables Analkarzinom festgestellt worden war.

20.2 Artauds psychische Störung und sein künstlerisches Schaffen

Es gibt keine Zweifel, dass Artaud psychisch krank war und an einer Störung aus dem schizophrenen Formenkreis litt. Nach der damaligen Nomenklatur sprachen seine Ärzte meistens von »Delirium« im Sinne der Verwirrung. Diagnostisch ist bezüglich retrospektiver Diagnosen natürlich Zurückhaltung geboten. Dennoch erlauben die vielfältigen Zeugnisse und schriftlichen Äußerungen zu seiner Person eine Zuordnung (► Abb. 20-3). Es finden sich viele Beschreibungen, die an Leonhards *affektvolle Paraphrenie* denken lassen. Die sehr differenzierte Nomenklatur Leonhards ist in den Zeiten der internationalen Klassifikationssysteme weitgehend vergessen; er hat insbesondere den Bereich der schizoaffektiven Psychosen durch seine Schilderungen bereichert (Leonhard 1995): Demnach beginnt die affektvolle Paraphrenie mit schweren Ängsten, die mit wahnhaften Inhalten, Beziehungsideen und Sinnestäuschungen verbunden sind. Allerdings haben diese Ängste von Anfang an etwas Unlogisches, Absurdes und tendieren zur Chronifizierung. Andere Kranke imponieren durch hypochondrische

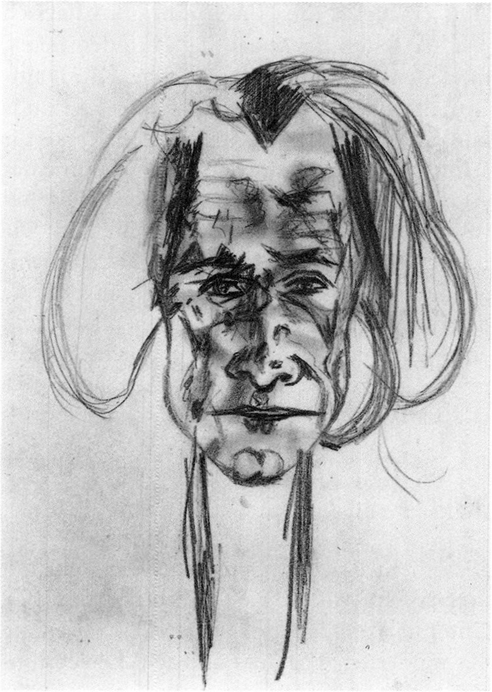

Abb. 20-3 Selbstporträt, Bleistift, 1947.

Symptome und Halluzinationen, die ebenfalls auf die Außenwelt bezogen sind. Manchmal beginnt die Krankheit auch mit ekstatischen Zuständen. Die Affektivität der affektvollen Paraphrenie verändert sich im Krankheitsverlauf hin zu einer zunehmenden Gereiztheit; die Beziehungsideen enthalten zunehmend feindselig gereizte Umdeutungen von äußeren Vorgängen. Leonhard spricht hier von einem gereizten Beziehungssyndrom mit abnormen Ideen und Sinnestäuschungen. Es kommen auch Entwicklungen vor, bei denen von Anfang an mehr eine Gereiztheit als eine Ängstlichkeit besteht. Bei der affektvollen Paraphrenie können sich beide Affektpole abwechseln, z. B. mit einer Mischung von ekstatischen Ideen mit ängstlich-gereizter Gestimmtheit. Noch häufiger ist die Affektivität nach beiden Seiten hin krankhaft verändert, sodass Verfolgungs- und Größenideen gleichzeitig bestehen. Die Ideen werden häufig expansiv vorgetragen. Eine Systematisierung der Wahnideen deutet sich oft an, gelegentlich ist sie ausgesprochen gegeben. Es gibt remittierende und schleichende Verläufe, bei denen sich die Wahnideen systematisieren. Die affektive Verankerung der Wahnideen bleibt bestehen, kann aber starr werden.

In seinem Essay über van Gogh als »Selbstmörder durch die Gesellschaft« hat Artaud für Psychiater nur Verachtung übrig, was nicht unterschlagen werden soll: »Gegenüber van Goghs tätiger Luzidität ist die Psychiatrie nichts anderes als eine Höhle von Gorillas, die – selbst besessen und an Verfolgungswahn leidend – nichts als eine lächerliche Terminologie besitzen, um die entsetzlichsten Zustände der Angst und menschlicher Beklemmung zu beschönigen, würdiges Ergebnis ihrer verdorbenen Hirne.« (Artaud 1974)

Breton, selbst Arzt, der Artaud über Jahrzehnte begleitet hat, kommentiert dessen psychische Störung in einem Interview 1959 so:

FRAGE: »Sie meinen, um einen ihrer Ausdrücke zu verwenden, Artaud ›habe die Grenze überschritten‹. Können Sie das genauer beschreiben?«

AB: »Ich will zunächst das Axiom setzen, dass der Dichtung von einem bestimmten Punkt an die geistige Gesundheit des Dichters völlig gleichgültig ist. Ihr höchstes Privileg ist es, ihre Herrschaft weit über die durch menschliche Vernunft gesteckten Grenzen auszudehnen. Es gibt für sie keine anderen Barrieren als die Banalität und allgemeines Einverständnis. Seit Rimbaud und Lautréamont wissen wir, dass die schönsten Gedichte oft auch die wildesten sind. Aurelia von Nerval, Hölderlins Gedichte aus der Zeit des Wahnsinns, Van Goghs Bilder aus der Zeit von Arles sind diejenigen Werke, die wir am meisten von denen schätzen, die sie gemacht haben.«

FRAGE: »Wie konnte er es schreiben? Ist es das Werk eines Verrückten oder eines scharfsinnigen Menschen? Können Sie in einigen Worten den Charakter und die Tragweite dieses Werkes erklären?«

AB: »Artauds Krankheit gehört nicht zu den Krankheiten im psychiatrischen Sinn, die ein Nachlassen der intellektuellen Fähigkeiten mit sich bringen. Es ist ein weit verbreiteter Irrtum, wenn man glaubt, dass in einem solchen Fall das Denken und dass alle vom Denken abhängigen Bereiche zutiefst gestört seien. Nichts dergleichen. Im Falle Artauds deuten die großen Abweichungen im Urteil über die letzten Bestimmungen des Menschen, die extremen Verbaleruptionen auf eine sehr starke innere Spannung hin, die uns noch lange in Bewegung halten wird.«

(Kapralik 1977, S. 416 f.)

In der ersten Hälfte und vor allem in den 20er-Jahren des 20. Jahrhunderts brach die Kunst radikal mit bis dahin verinnerlichten Sehgewohnheiten. Impressionismus, Expressionismus, Kubismus, Dadaismus, der Surrealismus waren Stilrichtungen, die neu erfunden, interpretiert und entdeckt wurden. Die Kunst provozierte, war anarchisch und unberechenbar. Heute kennen wir diese Bilder und wir können uns nicht vorstellen, wie es war, sie das erste Mal zu sehen – in einem völlig anderen kunsthistorischen Zusammenhang. Man stelle sich die Reaktionen vor, als zum ersten Mal – von Buñuel in dem Film »Der andalusische Hund« gezeigt – ein Augapfel mit einem Rasiermesser geteilt und gefilmt wurde. Picasso stellte die Malerei total auf den Kopf und betrat völlig neue, bis dahin unbekannte Gebiete. Es war auch in dieser Zeit, als die Kunstwelt, zuerst namhafte Künstler der Surrealistengruppe, auf die Bildnerei psychisch kranker Menschen und sogenannter primitiver Völker aufmerksam wurde. Die Anerkennung der künstlerischen Qualität der Stilrichtung der Art brut stieg zusehends. Vielleicht ist es kein Zufall, dass Artaud, der zur künstlerischen Avantgarde zählte, Anfangsmitglied der Surrealisten war und damals die Möglichkeit hatte, seine künstlerische Radikalität umzusetzen und auszudrücken.

»Ich anerkenne, was mir passt und nicht was auf der Linie liegt«, mit dieser Aussage stellte Artaud klar, dass er keinerlei Grenzen in Kunst und Krankheit akzeptierte. Auffallend erscheint uns, dass seine künstlerisch produktivsten Phasen in die Perioden fielen, in denen er keine oder wenige Klinikaufenthalte hatte. Das legt nahe, dass Artauds künstlerische Produktivität auch ein Ventil für sein psychotisches Erleben war, im Sinne der »starken inneren Spannung« von der Breton in dem zitierten Interview spricht, oder wie Breton an anderer Stelle über Hölderlin, Rimbaud oder Van Gogh schreibt: »… als habe sie der ›Wahnsinn‹ befreit, so als seien sie durch eine ganz und gar unwirkliche Brücke mit uns in eine blitzartige Kommunikation getreten.« (Kapralik 1977, S. 416)

20.3 Fazit

Dieser Beitrag ist nur eine erste Begegnung mit dem außergewöhnlichen Leben und Schaffen Antonin Artauds. Insbesondere seine Prägung des modernen Theaters und seine Zeichnungen bieten in seinem umfangreichen Oeuvre noch viele Möglichkeiten der Auseinandersetzung mit seiner Person. Die eigentliche Herausforderung in der Beschäftigung mit Artaud scheint uns in dem ständigen Infragestellen jeglicher Grenzen und Konventionen zu liegen, aber auch in der Infragestellung der eigenen Position, sei sie die des Künstlers, des Arztes und Therapeuten oder des Kranken.

Literatur

Artaud A (1974). Van Gogh, Selbstmörder durch die Gesellschaft. Berlin: Matthes & Seitz 2009.

Artaud A. Die Tarahumaras. München: Matthes & Seitz 1992.

Kapralik E. Antonin Artaud – Leben und Werk des Schauspielers, Dichters und Regisseurs. München: Matthes & Seitz 1977.

Leonhard K. Aufteilung der endogenen Psychosen und ihre differenzierte Ätiologie. Stuttgart: Thieme 1995.

V Kunst als therapeutische Methode

21 Gaetano Benedettis Weg zu einem künstlerischen Therapieansatz

Gottfried Waser

Über das Lebenswerk meines Lehrers Gaetano Benedetti (1920–2013) zu schreiben, ist eine Ehre und eine Herausforderung zugleich. Seit Mitte der 60er-Jahre kenne ich Benedetti, ursprünglich als Dozent und Supervisor und später aus der kunsttherapeutischen Zusammenarbeit von 1975–1989. Von 2001–2004 war ich gemeinsam mit Benedetti und Rut Mitherausgeber des Buches »Trauma und Kunst« (Waser et al. 2004).

Ein Zitat von Benedetti ist wegweisend: »Der Kunsttherapeut aber, der am Entstehen des Werkes seines Patienten teilgenommen hat, erlebt an ihm seinen eigenen therapeutischen Weg. Wir alle haben durch das kreative Schaffen der psychisch Betroffenen etwas gelernt, was wir in früheren Zeiten noch nicht genügend kannten: den nicht nur menschlichen, sondern auch kognitiven Respekt für die betroffene Person.« (Benedetti 2004, S. 108) So wie Benedetti als Psychotherapeut seine Patienten[66] und deren kreatives Schaffen menschlich und gedanklich würdigte, versuche ich jetzt in dankbarer und inspirierender Erinnerung, den kunsttherapeutischen Anteil in seiner Psychotherapie der Schizophrenie aufzuzeigen. Erstmals habe ich in den 80er-Jahren dazu geschrieben und vorgetragen (Waser 1984, 1986). Wenn ich anhand persönlicher Erinnerungen und ausgewählter Literatur seinen Weg zur Kunsttherapie skizziere, spiegelt sich darin auch meine Entwicklung, die mich zu Piaget (1983) und seinem konstruktivistischen Konzept der kognitiven Entwicklung geführt hat (Waser 1990).

21.1 Zur Psychotherapie der Schizophrenie

Benedettis Konzept der individuellen Psychotherapie der Schizophrenie bezieht sich, neben Ansätzen aus der analytischen Psychologie C. G. Jungs (1957), vor allem auf Freuds Psychoanalyse, allerdings modifiziert in Bezug auf Übertragung und Gegenübertragung. Es handelte sich um eine primär nicht verbal deutende, empathisch teilnehmende, »existenziell herausfordernde« Form der Psychotherapie im psychogenetisch vor- und unbewussten Raum von Symbiose und symmetrischer Spiegelbeziehung (Benedetti 1983).

Dieser therapeutische Prozess wurde von ihm damals, analog zu den kindlichen Ent-

---

66 Die männliche Form, z. B. Patient, Therapeut usw., steht für beide Geschlechter.

wicklungsstufen nach Margaret Mahler (1978), als »symbiotisch-duales, spiegelbildlich-wechselseitiges, positivierend-komplementäres System projektiv-introjektiver Identifikationen« beschrieben (Waser 1984). Beginnend mit der symbiotisch-dualen Phase (Spiegelbeziehung) und fortschreitend zur bildnerischen Triangulierung in der Therapie, schaffen die Bildnereien der Patienten ein Drittes, auf das wechselseitig projiziert und introjiziert wird. Daraus entsteht das vorerst gemeinsame Selbstsymbol, das der Patient übernehmen kann, sodass die Separation aus der therapeutischen Symbiose eingeleitet wird und sich in der Individuation verinnerlichen kann (Mahler 1978). In meiner Hypothese eines »therapeutischen Systems« mit seelischen Anteilen von Patient und Therapeut ist der von Benedetti später ausgearbeitete Begriff des Übergangssubjekts, auf den nachfolgend eingegangen wird, im Kern vorhanden. Benedetti umschreibt später diese ersten symbiotisch-dualen Erfahrungen des Menschen, aus denen sich erste Identität im Selbst-Objekt bildet, als »Urbeziehung« (Benedetti 1964; Bernhard-Hegglin 2000). Die unbewusst ablaufenden, symbolischen Vorgänge von Projektion (psychisch veräußern) und Introjektion (psychisch verinnerlichen) hat Benedetti schon in den 1960er Jahren beschrieben. Er hat sie in Verbindung gebracht mit den psychotischen, konkretistischen Prozessen von Transitivismus (Verlagern von Teilen der eigenen Person nach außen) und Appersonierung (Anlagern von Teilen einer anderen Person in die eigene), bei denen Symbolbildung und Realitätserleben gestört sind.

Benedetti entwickelte über 60 Jahre lang sein Therapiekonzept der Schizophrenie weiter. Es ging ihm vor allem darum, mit dem Kranken mitmenschlich in Beziehung zu treten, »mit dem Einsatz (…) gesamtpersönlicher Existenz« zu antworten auf die »Aussichtslosigkeit, die in den meisten psychotischen Erlebensweisen enthalten ist«. Krankheitssymptome werden dialogisiert, getragen von prospektiver Hoffnung, dass der Kranke sich allmählich mit der positivierenden Gegenübertragung des Therapeuten identifiziert, die abgespaltenen kreativen Ressourcen des Patienten zumindest teilweise spiegelt (Benedetti 1992, S. 223).

Benedetti erklärt dieses heilsame Verhalten des Kranken mit dem Begriff der »Interaffektivität« nach D. N. Stern (1985): »Durch den Ausdruck unserer stets positivierenden Affekte versuchen wir, beim Kranken eine positive Beziehung zu uns zu bewirken, dank derer er sich vielleicht seine Identität am Modell der unsrigen rekonstruieren kann.« (Benedetti 1992, S. 19) Es erstaunt nicht, dass Benedetti in seiner Offenheit für den Begriff des »kollektiven Unbewussten« im Sinne von C. G. Jung später auch vom »kommunikativen Unbewussten« spricht (Waser 1998).

21.2 Benedettis Zuwendung zur Kunsttherapie

Schon in den frühen 80er-Jahren hat Benedetti sein Therapiekonzept »von einer rein verbalen (…) zu einer gestaltenden-bildnerischen Psychotherapie« erweitert (1992, S. 10). Rückblickend schreibt er dazu: »(…) der Patient«, der wie mancher mir bekannte Kranke oft zum Pinsel greift, »ahnt, dass das Bild tiefer reicht als das Wort, denn wir haben ja alle als Kinder die Welt in Bildern wahrgenommen. Sogar das sprachlich Unsagbare macht durch die Verbildlichung einen Sprung nach vorne und wird kommunikativ. Der so kreativ tätige Patient erlebt dann die eigene gestaltende Tätigkeit als psychische Kraft. Er erlebt ferner eine relative Distanzierung des Zeichens von den quälenden psychischen Introjekten, eben durch die Projektion derselben auf das Bild, das gleichzeitig eine symbolische und eine spiegelbildliche Qualität hat (…).« Auf diese Weise, fährt Benedetti fort, »stellen wir der Welt der Entfremdung die ›Welt des therapeutischen Empfangens‹ entgegen, wo die traditionellen Konzepte der Übertragung und Gegenübertragung eine Vertiefung erfahren, die über die projektiven Elemente hinausschreitet: In ihrer Gegenseitigkeit entsteht eine neue Wirklichkeit, die nicht nur Objekt der Interpretation, sondern Erfahrung einer existenziellen Dualität ist (...).« (2004, S. 104)

Benedetti, eng mit dem europäischen Kunstbegriff verbunden, fügt kritisch an, wenn er von »Kunsttherapie« spricht: »Ich neige immer wieder dazu, den (in der Therapie bildnerisch gestaltenden) Bereich als ›Kunsttherapie‹ zu bezeichnen. Denn meines Erachtens verdient die im Verlaufe mancher Formen der Psychotherapie entstehende Bildnerei oft, relativ unabhängig von ihrem kognitiv zu beurteilenden Formenniveau, die Bezeichnung ›Kunst‹, weil sie von kranken Menschen stammt, die ihren Kampf auf Leben und Tod in meistens sehr einfachen, aber immer erschütternden Bildern ausdrücken, und weil eine solche Gestaltung uns Psychotherapeuten so anspricht, wie die eigentlichen Kunstwerke alle Menschen ansprechen. So, wie wir alle in den großen Dokumenten der Kunst der Darstellung unseres menschlichen Seins begegnen und uns dieses dadurch neu aneignen, so erlebt der Psychotherapeut seinen gemeinsamen Lebensweg mit dem Patienten in dessen Ausdrucksbildnern.« (1992, S. 214)

21.3 Zwei operationelle Settings

Bildgestaltende Psychotherapie

Aus kunsttherapeutischer Sicht unterscheidet Benedetti zwei »operationelle Settings« (1992, S. 215 f.): Wenn das Bild »ganz vom Patienten stammt« und »der Therapeut nicht selber mit seinem Patienten zeichnet oder malt, sondern einfach anregend, kommentierend, deutend bei seinen Patienten weilt, während diese sich schöpferisch ausdrücken« spricht er von **bildgestaltender Psychotherapie** (Benedetti 1992). Gertraud Schottenloher bezeichnet dieses Setting als »Psychotherapie mit bildnerischen Mitteln«. Das Bild des Patienten diene hier, schreibt Benedetti, »der Gestaltung seiner Innerlichkeit«. Denn »der innere Vorgang will sich im Spiegel erfassen, um von dort her volle seelische Wirklichkeit zu werden. Die Entdeckung des Bildes in der Psychotherapie ergänzt die introspektive Seite der heutigen Psychologie auf die prospektive Seite der uralten menschlichen Seele hin« (Schottenloher 1994, S. 18).

Auf diesem kunsttherapeutischen Weg habe ich meinen Lehrer Benedetti, der sich in seinem Buch »Psychiatrische Aspekte des Schöpferischen, schöpferische Aspekte der Psychiatrie« (1975) vertieft den Fragen der Kreativität und der Bildgestaltung von psychisch Kranken zugewandt hatte, von 1975 bis 1989 begleitet. Damals war ich als Assistenzarzt an der Psychiatrischen Universitätspoliklinik Basel bei Professor Dr. R. Battegay (1927–2016) tätig und habe dann beim Chefarzt der Psychiatrischen Universitätsklinik, Professor Dr. P. Kielholz (1916–1990) meine Dissertation zu Bildern und Plastiken einer schizophrenen Frau ausgearbeitet (Waser 1977). 1979 ließ ich mich in Basel als Psychiater nieder.

Zur Funktion der Bilder in der gestaltenden Psychotherapie fügt Benedetti an und verweist auf unsere Zusammenarbeit: »Knapp und präzis hat Gottfried Waser, einer meiner Mitarbeiter, mit dem zusammen ich vor bald zehn Jahren diese Arbeitsweise entwickelt habe, ihre Bedeutung in der Dialektik von Innen und Außen formuliert: ›Kreative Therapien, sei es mittels Bildnerei oder dramatisch-szenischer Gestaltung, befreien uns, heilen uns, weil wir, durch die äußeren Gestaltungen und Rituale angeregt, innen die seelischen Energien fließen lassen und neue Möglichkeiten des Verstehens erproben‹«. (1992, S. 217)

Exkurs

Zum Begriff des Übergangssubjekts

Bevor wir uns Benedettis zweitem kunsttherapeutischen Setting zuwenden, gehe ich auf seinen Begriff des Übergangssubjekts ein, den er, soweit mir bekannt ist, erstmals am 22.11.1986, anlässlich der Gründungsfeier des Schweizerischen Fachverbandes für Gestaltende Psychotherapie und Kunsttherapie vorgestellt hat. Er habe, so Benedetti damals, »eine besondere kunst-therapeutische Erfahrung gemacht: die Schaffung des gemeinsamen Selbst-Symboles im Bilde (...) durch Prozesse der gegenseitigen Teil-Identifizierung zwischen Patient und Therapeut (...), die sowohl im Unbewussten des Kranken als auch des Therapeuten wurzeln und welche aus Aspekten, Selbst-Teilen und Phantasien der beiden (...) bestehen.« (Benedetti 1986)

Eine solche Gestalt nennt Benedetti Übergangssubjekt in Anlehnung an den Begriff Übergangsobjekt von Winnicott (1953). Das **Übergangssubjekt** ist eine bedeutsame Entwicklung des Selbst-Objektes, in dem Sinne, dass die narzisstisch-autistische Beschaffenheit des Letzteren durch eine Dualisierung des Selbst-Symboles ersetzt wird. In der Kunsttherapie gelangt das Übergangs-Subjekt zur anschaulichen Darstellung; ja gerade die Schaffung von Bildern begünstigt seine Expression und Aktivität. Die therapeutische Dyade des Patienten und seines therapeutischen Partners wird auf diese Weise durch das im Bilde selbstständig handelnde Übergangsubjekt »trianguliert« (Waser 1984 u. 1989). So nämlich, dass Kommunikationsvorgänge über die Gestaltung artikuliert werden und die Barriere des Autismus durchbrochen wird. Im Bild entfaltet sich eine »progressive Psychopathologie«, in der die Sprache des Wahns bereits ein Übergang zur Realität der personalen Identität wird.

Einige Jahre später beschreibt Benedetti diesen Begriff respektive diesen kunsttherapeutischen Prozess mit folgenden Worten: »Wenn die Psychose nach unserer Auffassung damit zusammenhängt, dass die menschlichen Symbole mit den von ihnen gemeinten Objekten zusammenfallen, koinzidieren, sodass der psychotische Patient sich nur in der Weise ausdrückt, indem er die Welt der Objekte, der Realität halluzinatorisch verändert, dann liegt die therapeutische Aufgabe darin, in der Zuwendung zum Patienten ein Symbol seiner Person entstehen zu lassen, das eine Wurzel in sich selber hat und nicht mit dem Objekt verwechselt werden muss. Mit Rosenfeld (1969) stellen wir uns vor, dass der psychotische Mensch eine abnorme, exzessive, projektive Identifikation entwickelt, weil er seine selbstständige Identität verloren hat, allzu viele eigene Teile in das Objekt verlegt, woraus eine Konfusion von Subjekt und Objekt entsteht, die weit über den Winnicott'schen Begriff des Übergangsobjektes (1953) hinausgeht; im Übergang wird das Selbst nicht mehr entdeckt, sondern verwirrt. Kein Übergang also, sondern identifikatorische Konfusion mit der Umwelt, Verlust jener Subjekt-Objekt-Grenze, die Kant als eine Grundkategorie der Existenz bezeichnete. Die Bildung eines psychotherapeutischen Übergangsraumes rettet das Selbst des Patienten deshalb, weil er dem Patienten wie ein Spiegel seine durch die positivierenden Einfälle des Therapeuten angereicherte Imago zurückwirft. Wenn der Therapeut in seinen Einfällen, Träumen, Zeichnungen Teile des Patienten in sich entdeckt, fördert er nicht mehr die abnorme projektive Identifikation, den Ich-Verlust des Patienten, weil dieser nun beginnt, umgekehrt bedeutsame Teile des Therapeuten zu introjizieren und dadurch seine negative oder fehlende Selbstidentität zu korrigieren.« (Peciccia u. Benedetti 1989, S. 1)

Im Jahr 2000 umschreibt die Zürcher Psychologin Alice Bernhard-Hegglin den Begriff des Übergangssubjektes mit folgenden Worten: »Durch die Phänomene der Spiegelung und der Verinnerlichung entsteht im dualen Unbewussten eine dritte Realität: Es ist ein ›drittes Subjekt‹, das aus Teilen des Patientensubjekts und desjenigen des Therapeuten sich bildet, das beiden zugehört, von beiden gemeinsam erschaffen wird und in beiden, auf verschiedene Weise, wirksam ist. Im Prozess der Therapie wird dieses gemeinsame Subjekt nicht nur aufgebaut, sondern auch fließend verändert; es wird dann mehr und mehr vom Patienten verinnerlicht; dadurch entsteht als neue Wirklichkeit das in der therapeutischen Einheitserfahrung gründende (wie im Prozess von Symbiose-Separation-Individuation nach M. Mahler oder wie in der Urbeziehung nach Benedetti) neue Selbst des Leidenden. Das Übergangssubjekt wird bildlich sichtbar in der Entwicklung von gemeinsamen Zeichnungen; verbal in gemeinsamen Fantasien«.

Unter Verweis auf die sprachliche Anlehnung des Begriffes an jenen des Übergangsobjektes von Winnicott, betont Bernhard-Hegglin jedoch, dass beide sich grundlegend unterscheiden: »Das Übergangsobjekt bezieht sich auf die Objektwelt und dient der Auflösung der Symbiose zwischen Mutter und Kind; das Übergangssubjekt bezeichnet eine vorübergehende Symbiose zwischen Therapeut und Patient, die therapeutisch wirkt, indem sie den Prozess der Selbstbildung einleitet und unterstützt.« (2000, S. 175)

Benedetti selbst beschrieb 1992 den Begriff des Übergangssubjektes wie folgt: »Durch die anteilnehmende Zuwendung zum Patienten entsteht ein Netz von beidseitigen Projektionen und Introjektionen, die ihren Niederschlag finden in dem, was ich ›Übergangssubjekt‹ nenne: ein Bild, das aus Teilen von uns und Teilen vom Patienten besteht, das oft eine phantasmatische Gestalt, eine Stimme, ein Traumbild, eine Zeichnung ist (...). Das Übergangssubjekt, das aus der therapeutischen Symbiose entsteht, überbrückt die psychotische Spaltung.« (Benedetti 1992, S. 40)

Das Progressive therapeutische Spiegelbild (PTS)

Das andere kunsttherapeutische Setting, »bei dem das Bild gemeinsam gestaltet wird« – sei es, dass der Patient und der Therapeut am selben Bild arbeiten, sei es, dass sie »reziprok« zeichnen –, entwickelte er ab 1984 in Zusammenarbeit mit seinem Mitarbeiter Maurizio Peciccia (Benedetti 1992).

Der Begriff des Übergangssubjektes lässt verstehen, warum Benedetti vom spiegelbildlichen Zeichnen fasziniert war: Das **Progressive therapeutische Spiegelbild (PTS)**, so schrieb er, visualisiere den Entstehungsprozess des Übergangssubjektes.

In Maurizio Peciccia begegnete Benedetti nicht nur einem Kollegen und kreativen Kunsttherapeuten aus der toskanischen Region – in den Bergen von Arezzo hatte er auch selbst einen Wohnsitz –, sondern er fand in Peciccia auch einen jungen Forscher und Psychotherapeuten, der begeistert war von seinem Psychotherapiekonzept der Schizophrenie. Peciccia arbeitete von 1988–1995 an der Basler Psychiatrischen Universitätsklinik und Benedetti entwickelte mit ihm in diesen Jahren das kunsttherapeutische Setting des PTS praktisch und theoretisch weiter.

Peciccia berichtet, dass er sich bereits während seines Studiums mit der Frage beschäftigt habe, worin das Wesen der Schizophrenie bestünde, bis zu seiner Begegnung mit Benedetti 1984 in der einschlägigen Literatur aber keine überzeugende Antwort gefunden habe. »Keine der Schriften, die ich bis zum damaligen Zeitpunkt gelesen hatte, zeigte in so zentraler Weise wie Benedetti die unerlässliche Notwendigkeit, in die psychotische Welt hinab zu tauchen ... die Dringlichkeit, mit dem Patienten zusammen eine gemeinsame Sprache zu entwickeln, auch wenn diese wahnhaft bleibt (...). Diese Grundidee führte mich dazu, in der psychotherapeutischen Kommunikation mit Schwerkranken einen gegenseitigen Austausch von gezeichneten Bildern zu entwickeln, der später von Benedetti als das ›Progressive therapeutische Spiegelbild‹ bezeichnet wurde.« (2000, S. 47 f.)

Setting des Progressiven therapeutischen Spiegelbildes

Bei dem von Benedetti und Peciccia entwickelten Setting handelt es sich um eine Arbeitsweise, bei der sowohl Patient als auch Therapeut auf durchsichtigem Pauspapier zeichnen. Dadurch wird »der Therapeut zum Spiegelbild seines Patienten (...). Die Kommunikation zwischen Patient und Therapeut erfolgt dabei auf einer doppelten Ebene, auf der der Worte und auf der der Zeichnungen, die nachträglich immer verbal kommentiert werden. Auf der grafischen Ebene findet ein ständiger Austausch von Zeichnungen statt, die auf Pauspapier ausgeführt werden, und zwar so, dass der Therapeut die unter dem Pauspapier sichtbare Zeichnung des Patienten weitgehend kopiert, aber dann an einer bedeutsamen Stelle durch eigene Einfälle verändert. Gleichzeitig macht der Patient dasselbe mit einer anderen therapeutischen Zeichnung.« (Benedetti 1992)

Auf diese Weise beantwortet der Therapeut die Zeichnung des Patienten und umgekehrt, wodurch das Unbewusste beider angeregt wird. Die aufeinander bezogene, chronologische Reihenfolge von Zeichnungen mit Bildern und Symbolen entstehe gleichsam in einem Übergangsraum, der zu beiden gehöre. »Indem der Therapeut das Bild seines Patienten kopiert«, fährt Benedetti fort, »identifiziert er sich mit diesem und zeigt ihm dadurch, dass er an seiner Stelle steht – und dann darf er etwas Neues beginnen. Durch den Ausdruck der Symmetrie übernimmt der Therapeut in seiner Zeichnung und in seiner Seele die negativen Botschaften des Patienten, die Bion (1962) einmal ›mind-Iess‹ genannt hat. Durch diese Übernahme und Symmetrie ist er befähigt und in den Augen des Patienten auch erst berechtigt, dem Bilde etwas hinzuzufügen, und dieses »Etwas« ist eben der therapeutische Einfall, der dem Patienten sein nun verwandeltes Bild zurückgibt.«

Benedetti spricht von einer »progressiven« Bildkopie, die der Therapeut dem Patienten zurückgebe und auf die der Patient, je nach seiner Ich- und Gemütsverfassung, reagiere – entweder damit, dass er die Positivierung in sein nächstes Bild übernehme oder mit Widerstand, Ablehnung oder gar mit Regression antworte (Benedetti 1999). Der Therapeut könne im ersten Falle positivierend weiterfahren oder er müsse sich beim Widerstand fragen, ohne der Destruktion nachzugeben, ob er zu rasch vorangegangen sei.

Das Progressive therapeutische Spiegelbild stehe »in der Spannung zwischen Symmetrie und Asymmetrie von Patient und Therapeut«. Der Therapeut identifiziere sich mit dem leidenden Patienten, den er in der Zeichnung positivierend zurückspiegle, während der Leidende sich mit dem Therapeuten gegenidentifiziere, was dann in seinem Bilde progressiv zum Ausdruck komme. Der Heilungsprozess mit Hilfe wechselseitigen Gestaltens sei ein gegenseitiger ästhetischer Prozess von angleichendem Wahrnehmen und annehmendem Verändern.

Zusammenfassend schreibt Benedetti: »Wir meinen, dass solche Verhältnisse der Symmetrie und Asymmetrie, der Positivierung und Progression, der Identifikation und Gegenidentifikation durch das Bild ungemein viel anschaulicher für den Patienten als auch für den Therapeuten werden, den dialogischen Prozess beschleunigen, die Phantasien der beiden anregen und die Erfahrung der gegenseitigen Nähe vertiefen.« (Benedetti 1992)

In der Psychotherapie der Psychosen verhelfe das Bild dazu, gefährdend direkte Konfrontationen zu vermeiden und doch Auseinandersetzung zu vermitteln. Der Patient spreche von sich selber durch das Bild, schütze sich damit aber auch und erlebe die zwei Ebenen der symbolischen Natur. Das in der Therapie entstandene Bild werde, so fährt Benedetti fort, »als Sinnbild erkannt, weil es, wie jedes Symbol am Anfang des Lebens, in einer Dualität entsteht« (ebd.).

PTS und pharmakologische Behandlung

Hinsichtlich der Frage einer gleichzeitig zur Anwendung der Methode PTS erfolgenden pharmakologischen Behandlung mischte sich Benedetti nie in die Polarisierung zwischen Vertretern der biologischen und der psychotherapeutisch orientierten Psychiatrie ein und nahm keine Entweder-oder-Haltung ein. Er verstand, wie es auch den heutigen Behandlungsleitlinien in der Psychiatrie entspricht, beide Behandlungsprinzipien und nahm stets eine vermittelnde Position ein. Er bezog sich aber auf die Forschungsergebnisse von Alanen et al. (1984) und stellte aufgrund eigener Erfahrung und sorgfältiger Statistik in Übereinstimmung mit dieser Forschergruppe fest, »dass die individuelle Psychotherapie den Gebrauch der Medikamente im Laufe der Jahre bei den gut behandelten Kranken progressiv verringert«. Kritisch gibt er aber auch zu bedenken, dass diesbezügliche katamnestische Befunde nicht generalisiert werden können, »weil sie nur eine bestimmte Anzahl von Kranken betreffen, die zur Psychotherapie motiviert und die bei aller Chronizität der Psychose ambulant behandelt werden konnten« (1992, S. 250). Benedetti verweist auch darauf, dass viele Patienten nach Abschluss der Psychotherapie besser mit der Psychose umgehen können.

21.4 Zusammenfassender und auch kritischer Ausblick

Seit der Entwicklung des PTS durch Gaetano Benedetti und Maurizio Peciccia (Benedetti u. Peciccia 1988) sind über 20 Jahre vergangen und dieses kunsttherapeutische Setting hat sowohl bei der Kerndisziplin der psychologischen und psychiatrischen Psychotherapie als auch bei vielen angrenzenden Disziplinen bis hin zur Neurobiologie großes Interesse geweckt. Viele Fachleute aus der Kunst- und Psychotherapie haben sich in Workshops anregen lassen, die Methode des PTS in ihrer beruflichen Arbeit anzuwenden. Doch muss dem aus meiner Sicht unbedingt eine psychotherapeutische Ausbildung vorausgehen. Um Erfahrungen mit dem PTS zu vertiefen, sind sowohl Lehrtherapie und Supervision nötig als auch das Studium von PTS-Bild- und den damit verbundenen verbalen Kommunikationsprozessen.

Wie bei jedem neuen Therapieansatz ist auch beim PTS eine begleitende, evidenzbasierte sowie wissenschaftlich psychologische, kunst- und kommunikationstheoretische Forschung nötig. Es besteht die Gefahr, dass bei der Anwendung des PTS bei schizophrenen Kranken, für die es ja in erster Linie entwickelt worden ist, die heilende Wirkung des wechselseitigen Zeichnens über- oder sogar fehleingeschätzt wird. Das heißt nicht, dass diese Methode nicht eine helfende Wirkung haben kann. Aber vielleicht kommt sie nicht auf die Weise zustande, wie sie konzeptualisiert worden ist. So einleuchtend es auf den ersten Blick erscheint, dass sich im Setting des PTS die Entstehung der »phantasmatischen Gestalt« (Benedetti 1992, S. 40) des Übergangssubjektes visualisiert, so kritisch ist auch zu fragen, ob es sich bei dieser Feststellung nicht um eine problematische Verallgemeinerung handelt. Damit soll nicht ausgeschlossen werden, dass es einzelnen Therapeuten und Patienten gelingen mag, auf diese Weise den Heilungsweg aus der Psychose zu finden und ihn im gemeinsamen zeichnerischen Werk zu reflektieren. Doch weitere Forschung ist zu diesem Thema unbedingt zu leisten.

Mich hat einmal ein junger Forscher nach dem Vortrag über das von mir konzeptualisierte Setting des »Thematisierten Zeichnens« gefragt, ob ich die von den Klienten gestalteten Bilder nicht im Sinne eines Mythos überschätzen würde. Zuerst hat mich diese Frage recht vor den Kopf gestoßen, dann aber nachdenklich gemacht. Es entspricht einer menschlichen Erfahrung, dass das, wonach leidenschaftlich gesucht wird, vermeintlich auch gefunden wird, sich jedoch später als überschätzte oder gar selbsttäuschende Hypothese herausstellen kann. Ebenso kritisch gilt es, die »Öffnung für transdisziplinäre Erkenntnisse« (Peciccia 2000, S. 69) zu begleiten, denn der Reduktion von psychologischen Prozessen auf neurophysiologische Befunde und Sachverhalte sind Grenzen gesetzt. Als Beispiel dafür verweise ich auf »Spiegelprozesse in Psychotherapie und Kunsttherapie« (Dammann u. Meng 2010), wie sie beim PTS reflektiert und zum »Brennpunkt« gemacht werden für neuere Befunde aus der Neurobiologie.

Literatur

Alanen YO et al. Psychotherapeutically Oriented Treatment of Schizophrenia. Abstracts of the Regional Symposium of the World Psychiatric Association, Helsinki, June 18–21 1984, S. 3.

Benedetti G. Psychiatrische Aspekte des Schöpferischen, schöpferische Aspekte der Psychiatrie. Göttingen: Vandenhoeck & Ruprecht 1975.

Benedetti G. Psychotherapie der Schizophrenie. In: Archiv für Neurologie 1983.
Benedetti G. Der psychisch Leidende und seine Welt. Frankfurt a. M.: Fischer 1984.
Benedetti G. Persönliche Mitteilung an Gottfried Waser in Briefform zur »bildnerischen Triangulierung«. Juni 1985.
Benedetti G. Der kunst-therapeutische Zugang zum Selbstobjekt und Übergangssubjekt in der Psychotherapie der Schizophrenie. Forum für Kunst-Therapie 1986; 1: 7.
Benedetti G. Das progressive therapeutische Spiegelbild. Eine Methode in der Behandlung von psychotischen Jugendlichen, Vortrag am 5. Tübinger Kinder- und Jugendpsychiatrischen Symposion. Tübingen 1989 (Manuskript).
Benedetti G. Psychotherapie als existenzielle Herausforderung. Göttingen: Vandenhoek & Ruprecht 1992.
Benedetti G, Peciccia M. Attualità del concetto di dissociazone mentale. In: Rossi Monti M., Stanghellini G (Hg). Psicopatologia della schizofrenia. Mailand: Cortina 1999.
Benedetti G. Trauma und Kunst aus dem Leiden. In: Hampe R, Martius Ph, Reiter A et al. (Hg). Trauma und Kreativität – Therapie mit künstlerischen Medien. Universität Bremen 2003, S. 39–49.
Benedetti G, Rut, Waser G. Trauma und Kunst. Sexueller Missbrauch und Depression. Basel: Karger 2004.
Bernhard-Hegglin A. Einige wichtige therapeutische Konzepte Benedettis. In: Rachel B (Hg). Die Kunst des Hoffens. Begegnung mit Gaetano Benedetti. Göttingen: Vandenhoeck & Ruprecht 2000; S. 166–177.
Bion WR. Learning from Experience. London: William Heinemann, Medical Books 1962.
Dammann G, Meng Th (Hg). Spiegelprozesse in Psychotherapie und Kunsttherapie. Das Progressive therapeutische Spiegelbild – eine Methode im Dialog. Göttingen: Vandenhoeck & Ruprecht 2013.
Jung CG. Bewusstes und Unbewusstes. Frankfurt a. M.: Fischer 1957.
Mahler M. Die psychische Geburt des Menschen. Frankfurt a. M.: S. Fischer 1978.
Peciccia M. Das progressive therapeutische Spiegelbild. Eine neue Methode in der Psychosen. Unveröffentlichtes Manuskript 1988.
Peciccia M. Die Entwicklung meines Denkens im Gespräch mit Gaetano Benedetti. In: Rachel B (Hg). Die Kunst des Hoffens. Begegnung mit Gaetano Benedetti. Göttingen: Vandenhoek & Ruprecht 2000; S. 47–86.
Peciccia M, Benedetti G. Das progressive therapeutische Spiegelbild. Eine neue Methode in der Psychotherapie der Psychosen. Neurologie und Psychiatrie 1989; 5: 296–304.
Piaget J. Meine Theorie der geistigen Entwicklung. (Hg. v. Reinhard Fatke). Frankfurt a. M.: Fischer Taschenbuch Verlag 1983.
Schottenloher G (Hg). Wenn Worte fehlen, sprechen Bilder- Bildnerisches Gestalten und Therapie. Bd. I: Künstler als Therapeuten. München: Kösel 1994.
Stern DN. The Interpersonal World of the Infant. New York: Basic Books 1985.
Waser G. Bildnereien von Olga. Dissertation, Universität Basel 1977.
Waser G. Die Funktion kreativer Gestaltungen im Konzept der individuellen Psychotherapie der Schizophrenie von Gaetano Benedetti (Unveröffentlichtes Manuskript eines Workshops in Stuttgart bei der Deutschen Gesellschaft für Gestaltungstherapie, 23.09.1984).
Waser G. Die Bedeutung kreativer Gestaltungen und deren Symbole für die Psychogenese im Rahmen der psychotischen Fragmentierung. Forum für KunstTherapie 1986; 1 (1): 8–9.
Waser G. Zur Gestaltenden Psychotherapie. In: Driever R. Krankheit und Gesundheit in der Kunst: Der ästhetische Ausdruck als Lebens- und Zeitdiagnose. Essen: Die blaue Eule 1989.
Waser G. Auf dem Weg zu einer gestaltenden Psychologie und Psychotherapie. Zeitschrift für Musik-, Tanz- und Kunsttherapie 1990; 1 (3): 166–178.
Waser G. Das kommunikative Unbewusste und die Kunsttheapie. In: Condrau G et al. (Hg). Bewusstsein, Wahrnehmung, Nervensystem. Zürich: Walter Verlag 1998.
Waser G, Rut, Benedetti G. Trauma und Kunst – Sexueller Missbrauch und Depression. Basel: Karger 2004.
Winnicott DW. Transitional Objects and transitional phenomena. A study of the first not-me-possesion. Intern J Psycho-Anal 1953, 34, S. 89–97.

22 Das Künstlerische und das Therapeutische: Verbündete oder getrennte Welten?

Hans Stoffels

22.1 Bescheidenheit

Als Sigmund Freud im Jahr 1914 seine Arbeit »Der Moses des Michelangelo« publizierte, bekannte er im Eingangskapitel, dass er »kein Kunstkenner« sei, sondern sich als Laie verstehe (Freud 1914). Diese Bescheidenheit steht dem Psychotherapeuten gut an, wenn er sich Fragen der Kunst zuwendet. Jede Fachdisziplin soll bei ihren Leisten bleiben.

Aber wenige werden bestreiten, dass auch Psychotherapie eine Kunst ist, die hohe Kunstfertigkeit verlangt, selbst dann, wenn sie sich als Applikation von Lerneinheiten in vorstrukturierten Dialogen versteht. Kreativität des therapeutischen Dialogs ist Bedingung seiner Wirksamkeit. Aber was ist das Kunst-Produkt? Ist der Patient, der geheilt wurde, ein Kunst-Produkt, eine Kreation des Psychotherapeuten?

22.2 Kunsttheorie

Wir können der Frage nach Definitionen nicht ausweichen, z. B. der Definition dessen, was wir unter Kunst verstehen. Wenn wir uns der Theorie der Kunst zuwenden, erfahren wir, dass alle Zeitepochen ihre je eigenen Auffassungen vom künstlerischen Tun und von der Kunst, vom Schönen und Schöpferischen hatten, abhängig von den jeweiligen Anschauungen des Menschen und der Welt. So sah man in der Antike in der Nachahmung der Natur die Aufgabe der Kunst, während in der Postmoderne alles, was nicht dem unmittelbaren physischen Überleben dient, als »Kunst« apostrophiert werden kann. Eine Definition dessen, was Kunst ist, wird schwierig. Allgemeinverbindliche Aussagen werden nicht akzeptiert, als Einengung des Schöpferischen, das sich gerade im Bruch von Regeln, Traditionen, vorherrschenden Geschmacksrichtungen versteht, erfahren.

Die Theorie der Kunst ist in eine Krise geraten und die französische Dramatikerin Jasmina Reza hat dies zum Thema ihres Stückes »Kunst« gemacht, einem Stück, das leichtfüßig wie eine Komödie daherkommt. In »Kunst« geht es um ein weißes Bild, etwa 1,60 m mal 1,20 m groß, und wenn man die Augen zukneift, kann man feine weiße Querstreifen erkennen. Das Bild soll nach dem Wunsch des Malers keinen Rahmen haben, weil es – wie es heißt – nicht begrenzt werden dürfe. 200.000 Franc hat der Dermatologe Serge für dieses Bild bezahlt. Darüber geht die Freundschaft dreier Männer zu Bruch, es kommt zu Handgreiflichkeiten zwischen den Freunden und ein Fausthieb trifft ausgerechnet denjenigen, der Frieden stiften will. Bei der Frage nach dem, was Kunst ist, handelt es sich offensichtlich nicht um eine akademische Frage.

Das gibt mir die Erlaubnis, kunstphilosophische Betrachtungen über die Welt des Schönen zurückzustellen und mich in mein Sprechzimmer zu begeben. Ich schildere eine Kasuistik, über die ich schon an anderer Stelle und in anderem Zusammenhang berichtet hatte.

Fallbeispiel

Der Julklapp

In meiner Sprechstunde konsultierte mich ein 60-jähriger Jurist. Seit längerem litt er an depressiven und zwanghaften Störungen und er suchte Beratung, ob Medikamente ihm helfen könnten. Eine mehrjährige psychoanalytische Behandlung habe seine periodischen Verstimmungen und Zwangshandlungen nicht verändert. In der psychoanalytischen Therapie, so berichtete er, habe er seine »Hauptschwäche« erkannt, dass er sich in seinem Leben nicht trennen könne. Weder von Menschen, noch von Dingen, noch von Gewohnheiten.

Bei der weiteren Anamneseerhebung fiel auf, dass der Patient trotz weitgehender Erfolglosigkeit der psychoanalytischen Therapie diese nicht beenden konnte. Selbst während einer Krebserkrankung hatte er seinem Analytiker die Treue gehalten, obwohl dieser die Initialsymptome seines Dickdarmkrebses psychologisch gedeutet und ihn in Gefahr gebracht hatte. Um mir seine tiefgreifende Unfähigkeit, sich von Menschen oder Dingen zu trennen, zu veranschaulichen, erzählte er aus seiner Kindheit die folgende Geschichte:

Es mag in der ersten oder zweiten Schulklasse gewesen sein. Der Klassenlehrer bereitete eine Weihnachtsfeier vor, in deren Mittelpunkt ein Julklapp stand: Jedes Kind war gehalten, einem anderen Kind eines von seinen Spielzeugen zu schenken, ohne dass der Adressat wusste, von wem das Spielzeug kam. Unser Patient geriet in Not, da er sich von keinem seiner Spielzeuge, die er einzeln prüfte, trennen wollte. Der Tag der Weihnachtsfeier rückte näher und er hatte immer noch kein Geschenk ausgewählt. Er wurde unruhig, schlief schlecht, es quälte ihn. Wenige Stunden vor der Weihnachtsfeier kam ihm ein rettender Gedanke. Er ging hin und malte ein Bild und brachte dieses als Geschenk mit, wobei er sich – wie er berichtete – vor sich selbst schämte, da er die Enttäuschung des beschenkten Klassenkameraden ahnte, der sicher viel lieber ein kleines Auto, jedenfalls etwas Konkretes, Handhabbares gehabt hätte als ein gemaltes Bild.

22.3 Der kreative Betrug

Prüfen wir diese Kasuistik, so stellt sich die Frage, ob sie in nuce eine Theorie des künstlerischen Schaffens enthält. Im Hinblick auf unseren Patienten können wir sagen, dass er als Kind geizig war, nichts hergeben wollte, was ihm wertvoll erschien, dass er vielmehr ein Ersatzprodukt schuf, das in den Augen eines Kindes ohne Wert ist. Er hat in gewisser Weise einen Betrug begangen. Andererseits können wir unserem Patienten eine kreative Leistung bescheinigen, weil er sein inneres Dilemma erfolgreich bewältigt hat. Es war ein kreativer Betrug. Jedenfalls konnte auch er mit einem Geschenk aufwarten und mithilfe eines gemalten Bildes, eines kleinen Kunstproduktes, zog er den Kopf aus der Schlinge.

Diese Kasuistik wirft die Frage auf, ob es Sinn macht, in allgemeiner Form Kunst und künstlerische Produktivität unter dem Aspekt zu betrachten, dass sie der Bewältigung einer Not dienen. Kunst wäre in diesem Fall nicht das Originäre, das Urtümliche oder Archaische, das gegen alle Widerstände zur Oberfläche durchbricht, sondern Kunst stünde im Dienst bestimmter Bedürfnisse, eben der Konflikt- und Lebensbewältigung. Kunst wäre das Künstliche, nicht das Unmittelbare und Konkrete, sondern Ersatz für das Konkrete, die Pseudogabe, immer Substitut.

An dieser Stelle erinnern wir uns an die Bescheidenheit, mit der Freud sich dem Moses des Michelangelo annäherte. Es wäre vermessen, all das, was uns als Kunst in seinen vielfältigen Gestaltungen anspricht, allein unter dem psychologischen Gesichtspunkt der Bewältigung von Lebensnot zu betrachten. Später hat allerdings auch Freud seine Bescheidenheit abgelegt und versucht, Kunst als etwas Abgeleitetes zu verstehen. Nach seiner Sublimierungstherorie soll Kunst ein Produkt der Triebunterdrückung sein. So zeigte Freud Parallelen auf zwischen der neurotischen Symptomatik und dem künstlerischen Prozess.

22.4 Engel und Dämonen

Es gibt zahlreiche Beispiele, wo es den Anschein hat, dass der Künstler seine Neurose, anstatt sie psychotherapeutisch behandeln zu lassen, in Form einer künstlerischen Leistung »bewältigte«. Als Beispiel sei auf Rainer Maria Rilke hingewiesen, der unter vielfältigen larviert-depressiven und hypochondrisch anmutenden Störungen litt. Er erwog, sich in Behandlung zu begeben, lehnte aber schließlich die ihm angebotene Psychotherapie ab. Er habe die Sorge, so schrieb er seinem Freund von Gebsattel, dass im psychotherapeutischen Prozess mit den Dämonen auch die Engel ausgetrieben würden und die zurückbleibende Leere ihn unfähig machen könnte, künstlerisch aktiv zu sein (Rilke 1912/1950, S. 349 f.).

Jetzt machen wir die erstaunliche Entdeckung, dass Psychotherapie eine Kunst ist, die – gerade wenn sie erfolgreich ist – möglicherweise Kunst verhindert, und kein geringerer als Thomas Mann hat sich in seiner Novelle »Tonio Kröger« von dieser Idee leiten lassen. Dort schildert er den künstlerischen Menschen als den Gebrochenen, der sich nach dem normalen, natürlich empfindenden Menschen sehnt. Es sei ein »rätselhafter Gegensatz«, in dem sich der Künstler zu den »anderen, den Gewöhnlichen, den Ordentlichen« befindet. In schonungsloser Selbstanalyse verwickelt Thomas Mann sein Alter Ego Tonio Kröger in einen Monolog, der das Künstlertum als etwas tief Zweideutiges, tief Anrüchiges und Zweifelhaftes anklagt. Intellekt und Gefühl seien beim Künstler voneinander geschieden und insbesondere stünde ihm das unmittelbare, natürliche, warme Gefühl nicht zur Verfügung. Weiter heißt es: »Die Begabung für Stil, Form und Ausdruck setzt bereits dies kühle und wählerische Verhältnis zum Menschlichen, ja, eine gewisse menschliche Verarmung und Verödung voraus. Denn das gesunde und starke Gefühl (…) hat keinen Geschmack. Es ist aus mit dem Künstler, sobald er Mensch wird und zu empfinden beginnt. (…) Das Reich der Kunst nimmt zu und das der Gesundheit und Unschuld nimmt ab auf Erden«. (Mann 1903/1957, S. 31 ff.)

Tatsächlich befremdet die aktuelle Kunstszene, die unter dem Zwang zu stehen scheint, stets innovativ, unkonventionell, noch-nie-dagewesen zu sein. Gerade geht in Berlin eine Ausstellung zu Ende, bei der Tomás Saraceno 200 bis 300 Mitarbeiter beschäftigt hatte, die über Nacht komplexe Netze bauten, z. T. Kuppelbauten von erstaunlicher Kühnheit. Die Mitarbeiter von Saraceno waren Spinnen, die in Glaskästen lebten und nachts tätig waren, und deren filigrane Fäden und Netze von einem Lichtstrahl erleuchtet wurden. Diese Kunst steht unter einem Motiv, das in der Barockkunst stets präsent war, nämlich der Vergänglichkeit. Saraceno nannte seine Kunstausstellung »Vanitas – Ewig ist eh nichts.«

Andererseits ist eine Gigantomanie in der Kunst zu beobachten. Skulpturen müssen mit Kränen bewegt werden und ganze Fabrikhallen werden künstlerisch gestaltet. Im Südwesten Englands will Damien Hirst eine Stadt nach seinen künstlerischen Gesichtspunkten bauen. Bisher war er mit der Präsentation von Tierkörperquerschnitten aufgefallen, die er in Formaldehyd gelegt hatte und in einer Schnittreihe aufstellte, sei es ein Schaf, ein Hai oder Kühe. Die Präsentation dieser Arbeiten erforderte einen hohen Sicherheitsaufwand, da es Sabotageakte gab. Inzwischen gilt Damien Hirst als der Künstler, der mit seinen Kunstwerken den größten Reichtum erworben hat.

22.5 Der a-soziale Künstler

Studieren wir die Biografien von Künstlern, so fällt auf, dass sie nicht selten Außenseiter waren, Exzentriker, eine Belastung für sich und andere, manchmal sogar rücksichtslos, asozial und grausam. Als Beispiel sei auf den Enkel von Sigmund Freud, den Maler Lucian Freud, verwiesen, der 2011 im Alter von 88 Jahren verstarb. Er gilt als einer der bedeutendsten Künstler unserer Zeit. Kürzlich erzielte eines seiner Bilder den höchsten Preis, der je für das Bild eines zeitgenössischen Künstlers bezahlt wurde.

Lucian Freud hat Zeit seines Lebens alles darangesetzt, dass über seine Biografie nichts an die Öffentlichkeit dringt. Es heißt, er habe sogar Gangster beauftragt, um diejenigen zu bedrohen, die die Absicht hatten, eine Lucian-Freud-Biografie zu schreiben. Erst 2013 ist in England eine offenbar von Lucian Freud noch zu Lebzeiten autorisierte Biografie erschienen (Greig 2013). Das, was wir über den Künstler erfahren, wird jeden Psychotherapeuten berechtigen, eine schwere Persönlichkeitsstörung mit ausgeprägt dissozialen und impulsiven Zügen zu diagnostizieren sowie eine Spiel- und Sexsucht verbunden mit der Unfähigkeit, zwischenmenschliche Bindungen einzugehen. Wir erfahren, dass er 14 von ihm anerkannte Kinder hat und vermutlich doppelt so viele nicht anerkannte. Dennoch war Lucian Freud, wie sein Biograf schreibt, »der Zentralplanet, um den sich die kleineren Sterne drehten wie um eine wärmende Sonne«. Dass Lucian Freud sich jemals in Psychotherapie befand, ist nach Greigs Biografie zu urteilen höchst unwahrscheinlich.

Lucian Freuds Biografie gibt uns Anlass, die Frage zu prüfen, ob Kunst bzw. künstlerisches Tun therapeutisch ist und heilsame Wirkungen in dem Sinne entfaltet, dass sie stabilisierend auf die brüchige Persönlichkeit wirkt. Auch hier stellen sich Definitionsfragen: Was sind die Ziele der Psychotherapie? Psychotherapeuten mit einem hohen Anspruch werden die Definition wagen, dass Psychotherapie dazu diene, den Patienten zu sich selbst zu führen, sich selbst zu entwickeln und zu verwirklichen. Andere Psychotherapeuten werden dies für hybrid halten und sich mit dem Ziel begnügen, störende Symptome zu beseitigen. Die Mehrzahl der Psychotherapeuten wird sich unter das Definitionsdach stellen, dass es Aufgabe der Psychotherapie sei, dem Menschen die Teilhabe am gemeinschaftlichen Leben zu ermöglichen, ihn arbeits- und genussfähig zu machen.

22.6 Grenzenlose Kunst und grenzenlose Psychotherapie?

Inzwischen mehren sich die Anzeichen, dass Psychotherapie die Grenzen einer ärztlichen oder psychologischen Heilkunst überschritten hat und eine Entgrenzung zu konstatieren ist im Hinblick auf eine immer größere Zahl von unterschiedlichen psychotherapeutischen Verfahren. Die aktuelle Psychotherapie-Szene ist nicht mehr überschaubar und die neuen Verfahren überbieten sich in dem Anspruch, innovativ zu sein und gleichzeitig schulenübergreifend und schulenunabhängig.

Wer wollte ernsthaft bestreiten, dass z. B. Nachdenken über sich und seine Beziehungen und Beziehungsmuster, aber auch sportliche Betätigung, Musizieren, Singen, Malen, Kochen, Meditieren und Fantasieren oder das Vorbereiten und Halten eines Vortrages, das Schreiben eines Aufsatzes im Sinne des Sich-zum-Ausdruck-Bringens therapeutische Aspekte beinhaltet? Ich erinnere eine Patientin, die von der Mal- und Kunsttherapie in meiner Klinik profitierte. Das depressive Erleben wich einer intensiven Beschäftigung mit Form und Farbe, bei der ein künstlerisches Talent zum Vorschein kam. Als sie entlassen werden konnte, begann sie, ihre Wohnung umzugestalten, bemalte Wände und Decken und die Wohnung entwickelte sich zu einem Kunst-Objekt, an dem sie unermüdlich tätig war. Andere Interessen, z. B. die beruflichen, traten ganz in den Hintergrund. Ein Teil des therapeutischen Teams zweifelte daran, ob die Patientin zu sich selbst gefunden habe, während ein anderer Teil von ihrer Heilung und Selbstfindung überzeugt war.

Wir beobachten sowohl in der Welt der Kunst als auch in der Welt der Psychotherapie das Bestreben, sich von methodischen Beschränkungen und traditionellen Definitionen zu lösen. Offen bleibt, was Freiheit und was Willkür ist, was wirkliche Innovation und Pseudo-Neuheit ist, was Kunst und Nicht-Kunst ist. In Jasmina Rezas Drama »Kunst« stellt Marc, der sich später zum Fausthieb hinreißen lässt, die Frage: »Ist die Tatsache, dass er (Serge) sich zu diesem unvernünftigen Kauf hinreißen ließ, nicht eine höchst poetische Handlung?«

22.7 Die lebensverändernde Fantasie

In seinen Frankfurter Poetik-Vorlesungen im Jahr 1980 ist der Schriftsteller Adolf Muschg dem Verhältnis von Literatur und Therapie nachgegangen. Als er die Vorlesungen in Buchform publizierte, wurde ihm deutlich, dass das Thema einer zusammenhängenden Behandlung spottet und den Mut zu Aus- und Abschweifungen fordert. Am Ende kommt er zu einem Resümee in einer Sprache, die heute fast antiquiert klingt. Aber manchmal stellt das, was überholt zu sein scheint, die Herausforderung dar, die in der Zukunft wartet. Muschg schreibt: »Kunst und Therapie haben ein Ziel: Befähigung zum eigenen Leben (...) Die Therapie ist nicht Kunst, aber sie dient der Kunst als Bürgschaft für die Verbindlichkeit, für die Gangbarkeit der lebensverändernden Phantasie.«

Literatur

Freud S. (1914) Der Moses des Michelangelo. Studienausgabe Bd. X. Frankfurt a. M.: S. Fischer 1980.
Greig G. Frühstück mit Lucian Freud. München: Nagel & Kimche 2014.
Mann T. (1903) Tonio Kröger. Berlin: S. Fischer 1957.
Rilke RM. (1912) Briefe Erster Band 1897–1914 Hg. v. Rilke-Archiv Weimar. Wiesbaden: Insel 1950.

23 Wie weit können psychotische Desintegration und Selbstfragmentierung rekonstruiert werden?

Peter Hartwich

23.1 Einleitung

Wenn eine Psychose ausbricht, erfährt der Betroffene das Zerreißen seiner Assoziationsfäden, die Entordnung von Richtung und Zielvorstellungen der Gedanken, auch Affekte und Gefühle passen nicht mehr zu den Inhalten, die Wahrnehmung der Wirklichkeit wird fremd und das Erleben des Unheimlichen breitet sich aus.

Die natürliche Selbstverständlichkeit des funktionierenden Integrals der Psyche droht zu zerfallen. Das Ich-Bewusstsein in seinen basalen Dimensionen und das Selbst-Erleben geraten in Gefahr, in Fragmente gespalten zu werden, teilweise langsam und nur angedeutet, teilweise rasch und zersplitternd. Aus deskriptiver psychopathologischer Sicht spricht man von Desintegration und Desorganisation der psychischen Strukturen. Aus psychodynamischer Sicht wird die psychotische Veränderung als Fragmentierung des Selbst erlebt. Scharfetter (2003, S. 42 f.) berichtet einige Selbstzeugnisse des Verlustes von Kohärenzerleben bei schizophren Erkrankten: »Mir fehlt das selbstverständliche Ich … Das ist das Kostbarste, was es gibt«; »Es ist eine unendliche Erdferne … das Nirgendland«; »Das Ich zerrinnt«; »Ich bin weder tot noch lebendig«.

Historisch hat die psychopathologische Beschreibung der Desintegration eine lange Tradition. Ideler sprach 1847 von einer »chaotischen Verwüstung des Bewusstseins«, Stransky (1914) nannte die Störung in Analogie zu neurologischen Erkrankungen »intrapsychische Ataxie«. Bleuler sprach 1911 von der »Spaltung des Zusammenhangs der Funktionen bezüglich Denken, Wahrnehmen, Erinnern und Fühlen«. Später tauchte der Begriff der Desintegration als Kernstück des schizophrenen Geschehens bei Conrad (1952, 1958), Heimann (1957), Spörri (1957) und Petrilowitsch (1958) auf. C. G. Jung (1939) bezeichnet in seiner bildhaften Sprache das Geschehen der Desintegration als »zersplitterten Spiegel«.

Zu welchen Reaktionen ist die Psyche fähig, sich vor Desintegration und Selbstfragmentierung zu retten? Es kommt, ähnlich wie beim verletzten Körper, der das Verbluten durch Thrombozytenagglutination verhindert, zu lebenserhaltenden Maßnahmen. Dabei werden alle kreativen Kräfte mobilisiert und es kommt zu Schutzversuchen in der Form von Gegenregulationen, die sich als Symptome manifestieren. Ein anderes Beispiel ist der Liebeswahn, hier wird eine äußere Figur geschaffen, die mit der Kraft ausgestattet wird, das bedrohte Ich mit der Energie des Liebesgefühls zu festigen. Manche halluzinatorischen Stimmen sprechen »wie von außen« und werden damit als Objekt erlebt, das dem Ich als Subjekt gegenübersteht. Somit sind viele psychotische Symptome, keinesfalls aber alle, als Manifestationen zu verstehen, die aus Gegenregulationsversuchen stammen.

Die Anschauung, psychotische Symptome als Gegenregulationsbemühungen zur Überwindung der Desintegration, Ich-Bedrohung und erlebten partiellen Zerfallsgefahr zu interpretieren, hat ebenfalls Vorläufer in der psychiatrischen Tradition. Ideler (1847) war der Auffassung, dass das Paranoide, der Wahnsinn ein angestrengtes Arbeiten an der Reorganisation des Bewusstseins sei. Freud griff den Gedanken der Reorganisation auf und interpretiert die psychotischen Symptome in seinem Aufsatz über den Fall Schreber: »Wenn die Bedingung des Konflikts in der Außenwelt nicht noch weit auffälliger ist, als wir sie jetzt erkennen, so hat dies seinen Grund in der Tatsache, dass im Krankheitsbild der Psychose die Erscheinungen des pathogenen Vorgangs oft von denen eines Heilungs- oder Rekonstruktionsversuches überdeckt werden.« (1923, S. 389) Freud sah das Erleben des äußeren Weltuntergangs bei Schreber als Projektion der innerlichen Katastrophe: »Der Paranoiker baut sie wieder auf, (…) dass er damit leben kann. Was wir für Krankheitsproduktion halten, ist in Wirklichkeit der Heilungsversuch, die Rekonstruktion.« (1911, S. 308)

Die psychoanalytische Richtung, die sich nach Freud mit der Therapie von Psychosen beschäftigte, ging davon aus, dass aus dem Zerfall eine echte Rekonstruktion gelingen könne. Diese Anschauung war über viele Jahre hinweg vermutlich einer der Gründe, weswegen die psychoanalytische Behandlung der Schizophrenie, wenn sie ohne Modifikation durchgeführt wurde, kaum durch Erfolge überzeugte. Die Erkenntnisse der neurobiologischen Forschungen sprachen jedoch gegen eine einseitige psychodynamische Interpretation, sodass die heute vertretene Auffassung der Psychosomatose im Sinne von Mentzos (2011) und der Neuropsychodynamik (Böker u. Northoff 2010), bei der die somatischen und die psychischen Aspekte in den ätiopathogenetischen Konzepten der nichtorganischen Psychosen ineinandergreifen, vorherrscht (Hartwich u. Grube 2015). In diesem integrativen Verständnis lassen sich bei Menschen, die eine Desintegration bzw. Selbstfragmentierung erleiden, ihre Restitutionsbemühungen als Teilrestitutionen verstehen, deren Resultate sich als die typischen Symptome der Psychose manifestieren: z. B. Wahn, Mutismus, Autismus, Halluzinationen, Antikohäsionen (Hartwich 2004) und Coenästhesien, um nur einige zu nennen. Diese versuchten Rekonstruktionen der psychischen Strukturen, die nicht bis zu einer völligen Rekonstruktion gelangen, nennen wir Parakonstruktionen (Hartwich 1997, 2006).

23.2 Konzept der Parakonstruktion

Die Parakonstruktion ist ein neuropsychodynamischer Begriff (Hartwich 2013) und hat den Sinn, die Psyche vor weiterem Zerfall und einer weiteren Selbstfragmentierung zu schützen. Beim Vorgang einer drohenden oder manifesten Desintegration wird das Selbst dem Erleben einer Vernichtung ausgesetzt. Bedrohungsangst und andere Faktoren können zum Motor für Schutzanstrengungen werden, die sich in Partialkohärenzen manifestieren, in psychotischen Organisationen auf dem Niveau von Parakonstruktionen, die gegenüber der Fragmentierung einen reparativen Versuch zur Erlangung von Kohärenz darstellen.

Wir sprechen von Parakonstruktion, weil damit zum Ausdruck kommt, dass dieses kreative Wiederherstellungsprinzip nicht nur auf psychodynamischer Ebene, sondern gleichzeitig auch auf somatischer (genetischer, neuronaler) Ebene aufzufassen ist. Mit diesem Begriff wird eine zusätzliche neuronale (und damit somatische Dimension) eingeführt, die in Wechselwirkung mit der psychischen Dimension steht; dieses Konzept geht über die frühere Auffassung von rein psychischen Abwehrmechanismen, wie sie noch von Freud im Sinne einer Rekonstruktion vertreten wurde, hinaus (Hartwich 2016).

Parakonstruktion und Kunsttherapie

Die Betrachtungsweise, dass Parakonstruktionen, die sich in den genannten Symptomen manifestieren, Schutzversuche sind, bedeutet für den Psychosentherapeuten einen Paradigmenwechsel im Umgang mit seinen Psychosekranken. Die besondere Intensität, mit der Patienten an ihren Symptomen festhalten, wie es

z. B. beim Wahn deutlich ist, zeigt, dass es für den Therapeuten im Umgang mit seinen Patienten entscheidend ist, ob er die Schutz- und Haltefunktion des Wahns gegenwärtig respektieren kann. Gelingt es ihm, zu erfassen, dass der Patient gegenwärtig sein Symptom braucht, um nicht noch stärker zu fragmentieren, dann »setzt er sich mit ihm in ein gemeinsames Boot« und es kommt zu einer neuen Ebene der respektvollen therapeutischen Beziehung, in der an dem psychotherapeutisch gearbeitet werden kann, was »hinter« dem Symptom liegt, damit es losgelassen werden kann.

Neben somatischen Behandlungsmaßnahmen und psychodynamischen Therapien, die sich im Gespräch konstellieren, sind genau hier die Ansatzpunkte des gestalterischen Therapieprinzips, um das sich die Kunsttherapie bemüht. Das Kreative wird durch eine Reihe von Verfahren stimuliert und kanalisiert, in denen Freiheit und Wahlmöglichkeiten vergrößert werden (Arieti 1976).

> Entscheidend ist, dass ein Objekt in die Therapie eingeführt wird, ein gemeinsames Drittes, an dem und durch das sich der Patient ausdrückt; dieses wird zum Symbol seines inneren Zustandes, an dem er äußerlich bauen kann und das dann nach innen zurückwirkt (Hartwich u. Fryrear 2002). Das Dritte ist Gegenstand, geschaffen durch Materialien, wie sie Künstler gebrauchen und kann in vielen Varianten angeboten werden.

Aus der Vielzahl von Möglichkeiten, die unter anderem in den Werken »Wissenschaftliche Grundlagen der Kunsttherapie« (Sinapius et al. 2007–2012), »Kreativität das dritte therapeutische Prinzip in der Psychiatrie« (Hartwich u. Fryrear 2002) zu finden sind, sollen hier nur drei Beispiele herausgegriffen werden, weil an ihnen der Wiederaufbau von Struktur und Halt bei psychotischer Zerfallsgefahr (Desintegration und Selbstfragmentierung) deutlich gemacht werden kann:

- Malen mithilfe eines Computerprogramms,
- Steinbildhauerei (Alabaster, Marmor),
- Videospiegelung – das Bild von sich selbst.

Malen mithilfe eines Computerprogramms

Das Malen auf Papier mit Stiften oder Pinsel und Farben hat eine lange Tradition in psychiatrischen Behandlungen. Das leere Blatt, auf dem der akut psychotische Patient malen soll, verlangt von ihm jedoch die Fähigkeit der Strukturierung, die er meistens noch nicht hat. Infolgedessen nutzen wir (Hartwich u. Brandecker 1997) in solchen psychopathologischen Zuständen Computermalprogramme, deren klare Struktur es dem Patienten ermöglicht, ein elektronisches Bild zu erschaffen. Die Vorstellung, dass Kunsttherapie mit einem Computermalprogramm durchgeführt werden soll, stößt heute manchmal noch auf Vorurteile. Es wird befürchtet, die spontane Kreativität gehe an die Computertechnik verloren. Das mag auf manche psychoreaktiven Störungen, die man früher unter dem Begriff der Neurosen zusammengefasst hat, zutreffen. Möchte man aber die Logik des Malprogramms, die Distanz des virtuellen Bildes und die Möglichkeiten mit dem hohen Aufforderungscharakter ansprechender Form- und Farbgebung zu spielen, nutzen, so kann man psychotische Patienten zur Therapie bringen, bei denen es sonst noch kaum möglich ist.

Fallbeispiel

Ein 22-jähriger kataton Schizophrener reagiert immer mutistisch und dreht den Kopf zur Wand, wenn seine Eltern ihn in der Klinik besuchen. Sein Symptom des Negativismus fassen wir als Parakonstruktion auf; er versucht damit, die emotionale Nähe zu vermeiden, da sie ihn zu überschwemmen droht und zur Selbstfragmentierung beiträgt. Da er früher gern seine Zeit mit Computerspielen verbracht hatte, gelingt es, ihn zum Malen am Computer zu bewegen; trotz der Beschränkungen durch seine katatonen Symptome wird ihm das möglich. Er erlebt die Technik als »neutrales Gegenüber« ohne eine für ihn gefährliche Emotionalität. Es gelingt ihm sogar, sein Erleben der Körpererstarrung zu bebildern und dieses dadurch zu kommunizieren, was ihm verbal nicht möglich gewesen wäre. Die technische Möglichkeit des Ausdruckens der Bilder hilft dabei zusätzlich.

In der Maltherapie mithilfe des Computers bieten sich die folgenden Vorteile gegenüber der üblichen Maltherapie an, die bei strukturschwachen Patienten genutzt werden können: Der gesamte Vorgang ist durch die Software des Malprogramms klar strukturiert und geregelt, dieses schützt gegen ein Überschwemmtwerden durch emotionale Kräfte, die gegenwärtig nicht ausgehalten werden können. Wird das Gemalte emotional zu intensiv, speichert der anwesende Kunsttherapeut das Bild ab und der Bildschirm wird leer. Bei der nächsten Sitzung kann er fraktioniert und zeitlich gesteuert das Bild aus dem Speicher hervorholen und der Patient kann daran weitermalen. Die therapeutische Gratwanderung zwischen zu wenig und zu viel der Belastung kann besser dosiert und der gegenwärtigen Ichstärke des Patienten angepasst werden. Gegenüber dem mit Pinseln gemalten Bild besteht Distanz, es ist ein virtuelles Bild auf dem Monitor und die »elektronische Intellektualisierung« bietet sich als Abwehrmechanismus an, den psychotische Patienten erst wieder lernen müssen.

Für den, der daran interessiert ist, kunsttherapeutische Wirkmechanismen auf die Behandlung wissenschaftlich zu untersuchen, bietet sich durch das Verfahren eine Quantifizierung an. Da die Computerbilder in Form von Pixeln numerisch digitalisiert sind und ein Verhältnisskalenniveau vorliegt, lassen sie sich gut mathematisch bearbeiten. Infolgedessen haben wir ein Bildanalyseprogramm erstellt, in dem Farbkriterien und Formalkriterien erfasst werden können (Hartwich u. Brandecker 1999). Im Fall der Komplexitätsfrage bezüglich eines Bildes sind es mal viele und mal wenige Gestaltungselemente, die das Bild ausmachen. Bei der Spektrumanalyse (Fourier-Transformation) wird jeder Pixel in drei Farbanteilen entsprechend den RBG-Werten (Rot-Grün-Blau) dargestellt und in ein Frequenzamplitudendiagramm übergeführt. Farbbevorzugungen, Kontrastverwendungen und andere formale Gestaltungselemente können für jeweilige Diagnosen zufallskritisch untersucht und mit der Veränderung des psychopathologischen Zustandes verglichen werden. Oft werden Veränderungen, ob positiv oder negativ, zuerst bildlich ausgedrückt, bevor die Patienten auch verbal davon berichten können.

Bei unserer Auswertung zeigte sich, dass akut Schizophrene signifikant (1 % Niveau) mehr Komplementärfarbenpaare, höhere Farbkontrastwerte und höhere Helligkeitsdifferenzwerte bevorzugen als gesunde Menschen und auch als Depressive sowie Neurosekranke (Hartwich 2002).

Die folgenden Kriterien werden bei der Kunsttherapie mithilfe des Computermalens als effektiv bei Psychosekranken beobachtet (Hartwich 2010):

- Medium mit hohem Aufforderungscharakter und klaren Regeln sowie Strukturgebung,
- Distanzierung von emotionaler Wucht (hinter dem Bildschirm) vergleichbar mit Affektisolierung,
- Hilfe beim Wiedererlangen der Subjekt-Objekt-Differenzierung,
- Förderung der Fähigkeit, Abwehrmechanismen wieder zu nutzen: Wird nämlich die Gestaltung gefährlich und psychotisches Erleben losgetreten, kann sofort abgespeichert werden, vergleichbar mit Verdrängung,
- subtil angepasstes Wechselgeschehen zwischen Aufdeckung und Abwehr,
- Effekte der Behandlung können nicht nur sichtbar (Dokumentation in Form von Pixeln) gemacht, sondern auch mathematisch dargestellt und zufallskritisch überprüft werden.

Steinbildhauerei

Für die gestaltende Kunsttherapie mit psychotisch Kranken sind Marmorsteine, Kalksteine u. a. (z. B. Alabaster) gut geeignet. In Projektgruppen haben wir (Hartwich 2012; Hartwich u. Weigand-Tomiuk 2002) psychotisch Kranke, Depressive, Suchtkranke und Patienten mit Persönlichkeitsstörungen an das harte Material herangeführt. Das Ansteckungsgeschehen des kreativen Potenzials im gruppendynamischen Prozess stellt eine zusätzliche Verstärkung dar und ist damit Einzelsitzungen überlegen. Die Kranken lernen zunächst, mit Hammer und Spitzeisen umzugehen. Im Freien haben Marmorkristalle im Licht einen eigenen Glanz und üben damit eine Faszination mit Aufforderungscharakter aus, die die Motivation stärkt. Es geht darum, aus einem vorgefundenen Steinbrocken durch gezieltes Behauen allmählich zu einer Form zu finden, in der konvex und konkav gespannte Flächen mit Rundungen und Kanten abwechseln, bis eine meistens abstrakte Skulptur zu ihrer Endform gekommen ist. Das subtraktive Vorgehen des Abschlagens von Steinmaterial gestaltet sich im ständigen Wechselgeschehen zwischen Marmorstein und bildhauerisch tätigem Patienten.

Das Material Stein bietet ein hohes Maß an Struktur. Die Auseinandersetzung mit der Härte des Materials ist nur allmählich und Schicht für Schicht möglich; rasche Lösungen, wie beim Malen und Zeichnen gibt es hier nicht. Bei ungeduldigem, zu forschem Vorgehen machen die Patienten die Erfahrung, dass der Stein an ungewollter Stelle bricht, was nicht wieder reparierbar ist. Nur im respektvollen Umgang mit dem Werkstück kann sich die Gestalt einer Skulptur entwickeln. Dieses erstreckt sich über mehrere Wochen. Die Gestaltung bis zur groben Form wird mit Hammer und Spitzeisen durchgeführt, danach wird weiter mit dem Zahneisen, dem Flacheisen und schließlich mit Schleifmaterial gearbeitet. Auch schwerer psychotisch Gestörte profitieren von den oben beschriebenen Strukturvorgaben; würde man ihnen hingegen Materialien, wie strukturlosen Ton oder ein leeres Blatt zum Bemalen anbieten, würde zu viel gestalterisches Ordnen erforderlich sein, wozu die Kranken im akuten Stadium mit der entsprechenden Strukturschwäche noch nicht in der Lage sind.

Wir haben beobachtet, dass die Zeitdauer, die Intensität der Interaktion mit dem Marmorstück, der tägliche Einsatz des ganzen Körpers und der meditative rhythmische Vorgang des Schlagens mit Hammer und Spitzeisen zu einer hohen libidinösen Besetzung führen. Aus dem Objekt wird auf diese Weise ein **Selbstobjekt** (Winnicott 1953), das häufig in den Träumen der Patienten vorkommt. Wir interpretieren diese zunächst nicht, sondern warten ab, wie sich die positive Kraft des Selbstobjekts entwickelt. Das kreative Geschehen, das sich über mehrere Wochen erstreckt, entfaltet eine beachtliche **kreative Bindungskraft**, die hilft, die drohende oder geschehene Fragmentierung des Selbst (Kohut 1973; Kohut u. Wolf 1980) des psychotisch Kranken zu mildern. Erst die Stärkung der Selbstkohäsion ist die Voraussetzung dafür, dass solche Patienten ihre symptombildenden Schutzversuche der projektiven Wahnbildung und weiterer Parakonstruktionen (Hartwich 1997b, 2006) loslassen können.

Die folgenden therapeutischen Effekte werden bei der Steilbildhauerei beobachtet:

- Einsatz des ganzen Körpers,
- Schaffen eines räumlichen Werkstücks,
- mit dem Tastsinn durch Begreifen erfahrbar,
- es entsteht ein Selbstobjekt (Winnicott 1953),
- der langsame Zeittakt macht den kreativen Prozess beständig,
- es entsteht ein Symbol des inneren Zustands, an dem äußerlich gebaut werden kann und das dann nach innen zurückwirkt,
- die solide Struktur wird dem drohenden Strukturzerfall entgegengesetzt,
- die langsame und beständige Kreativität hat hohe Bindungskraft,
- Fragmente kommen wieder zusammen,
- Symptome in Form von Parakonstruktionen können losgelassen werden.

Videospiegelung – das Bild von sich selbst

Die Videospiegelung wird bei Psychosekranken eingesetzt, indem aus einem mit Video aufgenommenen Interview geeignete Sequenzen ausgewählt und gesondert aufgezeichnet werden. Mit diesen wird der Patient dann in kurzen Abschnitten gespiegelt, indem sie ihm fraktioniert gezeigt werden (Hartwich 1986, 1993).

Es ist eindrucksvoll zu beobachten, wie stark Patienten auf ihr eigenes Spiegelbild affektiv reagieren. Es handelt sich um eine besonders ausgeprägte Intensität von Besetzungsenergie (die Freud auch als Cathexis bezeichnet hat; 1926, S. 302), die für therapeutische Zwecke nutzbar gemacht werden kann. Hinsichtlich neurobiologischer Befunde im Zusammenhang mit der Cathexis postuliert Northoff (2011) eine Schlüsselstellung des Übergangs vom neuronalen Kontext des Hirns zum psychologischen Kontext der Psyche.

Zum Spiegelphänomen

Werden z. B. Familienfotos herumgereicht, so sind die Reaktionen beim Sehen des Bildes von sich selbst unterschiedlich, der eine ist begeistert, der andere enttäuscht. Entscheidend ist dabei, dass Aufmerksamkeit und emotionales Interesse bei unserer eigenen Spiegelung wesentlich stärker sind, als wenn wir andere Menschen abgebildet sehen. Psychodynamisch gesehen handelt es sich dabei um ein hohes Maß an Besetzungsenergie.

Zur Historie des Spiegelphänomens weist Brasch (1973) darauf hin, dass die ersten Spiegel glatte Wasseroberflächen waren. Unsere Vorfahren sollen aus dem sich unterschiedlich brechenden Spiegelbild an der sich kräuselnden Oberfläche das eigene zukünftige Schicksal herausgelesen haben. Weitere Verbindungen zu diesem Phänomen sind aus griechischen Sagen überliefert. Perseus konnte die Medusa überwinden, indem er sie auf der glänzenden Oberfläche seines Schildes reflektierte. Damit konnte er vermeiden, das unfassbar Schreckliche der Medusa direkt anzusehen; anderenfalls wäre er, der Sage nach, sofort zu Stein erstarrt. Damit wird verdeutlicht, dass es in der menschlichen Eigenart liegt, die Realitäten, die in ihrem Schrecken unser psychisches Fassungsvermögen übersteigen, nicht ohne Schaden direkt anschauen können. Müssen wir das trotzdem tun, so kann unsere Emotionalität erstarren. Perseus ging mithilfe der Spiegelung einen mittelbaren Weg, wie wir das in der Psychotherapie häufig ebenfalls tun.

In der Psychoanalyse hat sich Kohut (1973) mit dem Spiegelphänomen befasst. In der Kindheitsentwicklung wird der Übergang vom Autoerotismus zum Narzissmus durch Spiegelung in der Bezugsperson unterstützt. Damit ist ein Entwicklungsschritt gemeint, der »von der Stufe des fragmentierten Selbst (Stufe der Selbstkerne) zur Stufe des kohärenten Selbst, d. h. zum Wachstum der Wahrnehmung des Selbst als einer körperlichen und geistigen Einheit, die räumlich zusammenhängt und auch zeitlich fortdauert« (Kohut, 1973 S. 143).

Als erster, der die Fotografie in die Behandlung psychiatrisch Kranker zum Zweck der Spiegelung einführte, gilt der englische Psychiater Hugh Welch Diamond. Er war der Pionier, der in den frühen 1850er-Jahren begann, psychotisch Erkrankte mit der neu erfundenen Fotografie abzubilden und sie mit ihrem eigenen Bild zu spiegeln. Er beschreibt die Wirkung: »Es gibt noch weitere Gesichtspunkte, unter denen der Wert des Porträts von Geisteskranken besonders deutlich hervortritt, nämlich die Wirkung, die diese auf die Patienten selbst ausüben. Ich habe diese Wirkung zu vielen Malen beobachten können. Sehr häufig werden solche Aufnahmen mit Interesse und Vergnügen betrachtet, und die beste Wirkung erzielen jene Bilder, an denen der Fortschritt und die Genesung eines schweren Anfalls von Wahnsinn abzulesen sind« (S. 156).

Allerdings gibt es Ausnahmen: Klein (1929) berichtete über hebephrene Patienten, die ihren Anblick im Spiegel nicht ertragen konnten und diesen deswegen zertrümmerten. Delmas (1929) und Abély (1930) haben bei psychosekranken Menschen das Spiegelzeichen (Le signe du miroir) als charakteristisch für die Diagnostik beschrieben.

Verbesserung des Kohärenzerlebens durch Videospiegelung

Die therapeutische Videospiegelung hilft dem psychotischen Patienten, sein Kohärenzerleben wieder zu festigen. Auf dem Monitor sieht er sich als Einheit in Mimik und Gestik sowie als sprechende Person. Die Gedanken sind bei der entsprechend ausgewählten Sequenz, die gespiegelt wird, zusammenhängend formuliert. Die Sequenz wird nur kurz gezeigt und das stehende Bild dient als Ankerreiz für therapeutische Gespräche. Psychotische Patienten fühlen sich positiv stimuliert und ihr Erleben der vormals mangelnden Kohärenz wird verstärkt. Es kommen spontane Äußerungen wie: »Ich wirke ja ganz normal, viel sicherer und fester, als ich mich fühle.« Bei diesem Vorgehen ist zu betonen, dass der Patient das Erleben der Selbst-Fragmentierung in sich trägt und die Unsicherheit der Synchronisation von Gedanken, Worten, Gefühlen und Körpererleben mit den dazu gehörigen Ausdrucksbewegungen empfindlich spürt. Auf dem Monitor jedoch begegnet er dem Zusammenhang seiner eigenen kognitiven und affektiven Möglichkeiten und deren psychomotorischem Ausdruck. Hierin liegt einer der Wirkmechanismen der Videospieglung bei Schizophrenen.

In der experimentellen Untersuchung dieses Phänomens (Hartwich u. Lehmkuhl 1979; 1981; Hartwich 1982) wurde die Beeinflussung von schizophrenen Ich-Störungen durch Videospiegelung systematisch untersucht. Bei der Anwendung über mehrere Wochen wurde die Ich-Demarkation (Scharfetter 1986) als signifikant verstärkt gemessen. Affekte und Denkinhalte wurden stärker synchron erlebt und bei der Ich-Aktivierung wurden Sprachantrieb und mimisches Ausdrucksverhalten lebhafter. In einer anderen Studie (Hartwich 1982) wurde mittels Typenanalyse bei den untersuchten Schizophrenen eine Untergruppe extrahiert, bei der die Effekte nicht messbar waren, während eine andere Untergruppe durch eine lebendigere und intensivere Affektivität sowie eine Abnahme der Ich-Störungen auffiel.

Bei psychotischen Patienten mit ausgeprägter Strukturschwäche ist eine länger anhaltende Kommunikation mit anderen Menschen oft noch zu schwierig. In der Videospiegelung ist zunächst die »Kommunikation mit sich selbst« schon möglich. Dabei wird die Besetzungsenergie an das eigene Spiegelbild gebunden, sie gelangt aus dem persönlichen Innenraum heraus und nimmt eine Mittelstellung zur Objektbesetzung ein. Die Kommunikation mit dem eigenen Selbstbild kann auf diese Weise zur Vorstufe der besseren Kontaktaufnahme mit anderen Menschen werden. Darüber hinaus bietet die Videospiegelung die Chance »geronnene und gefrorene« Besetzungsenergie wieder zu »verflüssigen«.

Die folgenden therapeutischen Effekte werden bei der Videospiegelung beobachtet:

- Verbesserung von Kohärenzerleben und Selbstsicherheit,
- Verminderung der Selbstfragmentierung,
- Stärkung von Motivation und Antrieb,
- geronnene Besetzungsenergien werden wieder flüssig,
- Stärkung der affektiven Schwingungsfähigkeit.

23.3 Ausblick

Es ist zu erwarten, dass die kreativen Therapieverfahren, bei denen vielfach mit Mitteln gearbeitet wird, die von Künstlern abgeschaut werden, eine immer stärker werdende Bedeutung in der psychiatrischen Landschaft mit ihren vielen Behandlungsansätzen erringen werden. Dabei wird die besondere Qualität der Antriebskraft der Dynamik bei kreativen

Tätigkeiten, wie sie sich beispielsweise beim Malen, Bildhauern, Dichten, Musizieren usw. entfalten kann, genutzt. Die neurobiologische Forschung liefert inzwischen Hinweise, dass dabei die Verstärkung bestimmter neuronaler Hirnaktivitäten sowie eine Verminderung zerebraler Hemmfunktionen zu beobachten sind. Die kreative Bindungskraft lässt sich überall dort therapeutisch besonders wirksam einsetzen, wo eine Desintegrationsgefahr der Psyche bzw. eine Fragmentierung des Selbst auftreten. Die dadurch erzielbare Verbesserung der Ich-Kohärenz bei psychotisch kranken Menschen, die wir anhand einiger Beispiele (Malen mit Hilfe eines Computerprogramms, Bildhauerei mit Stein und Videospiegelung) aufgezeigt haben, lässt sich in vielen Bereichen erweitern. Allerdings ist es erforderlich, bei psychotisch erkrankten Menschen die kreative Dynamik auch zu kanalisieren. Ungeordnet Schöpferisches einerseits und strukturierende Elemente andererseits müssen die erforderliche Balance halten können, um in einer Therapie erfolgreich zu sein. Da sind wir Therapeuten gefragt, kreativ zu sein und die passenden Techniken für die individuelle Psychopathologie und Neuropsychodynamik unserer Patienten immer wieder neu zu finden und zu erproben.

Literatur

Abély P. Le signe du miroir dans les psychoses et plus spécialement dans la démence précoce. Ann Med Psychol 1930; 88: 28–36.

Arieti S. Creativity. The Magic Synthesis. New York: Basic Books Inc. Publishers 1976.

Bleuler E. Dementia praecox oder Gruppe der Schizophrenien. Leipzig, Wien: Deuticke 1911.

Böker H, Northoff G. Die Entkoppelung des Selbst in der Depression: Empirische Befunde und neuropsychodynamische Hypothesen. Psyche 2010; 64: 934–76.

Brasch R. Dreimal schwarzer Kater. München: dtv 1973.

Conrad K. Die Gestaltanalyse in der Psychiatrie. Stud Gen 1952; 5: 503–14.

Conrad K. Die beginnende Schizophrenie. Stuttgart: Thieme 1958.

Delmas FA. Le signe du miroir dans la démence précoce. An med psychol 1929; 87: 227–33.

Diamond HW. Über die Anwendung der Photographie auf die physiognomonischen und seelischen Erscheinungen der Geisteskrankheit. Vortrag vor der Royal Society am 22. Mai 1856. In: Burrows A, Schumacher J. Doktor Diamonds Bildnisse von Geisteskranken. Frankfurt a. M.: Syndikat 1979; S. 155–58.

Freud S. (1911) Psychoanalytische Bemerkungen über einen autobiographisch beschriebenen Fall von Paranoia (Dementia paranoides) mit Nachtrag. GW Bd 8. Frankfurt a. M.: S. Fischer; S. 239–320.

Freud S. (1923) Neurose und Psychose. GW Bd 13. Frankfurt a. M.: S. Fischer; S. 385–91.

Freud S. (1926) Psycho-Analysis. GW Bd 14. Frankfurt a. M.: S. Fischer; S. 299–307.

Hartwich P. Experimentelle Untersuchungen zur audiovisuellen Selbstkonfrontation bei Schizophrenen. In: Kügelgen B (Hg). Video und Medizin. Erlangen: Perimed 1982.

Hartwich P. Audiovisuelle Verfahren. In: Müller C (Hg). Lexikon der Psychiatrie. Berlin, Heidelberg: Springer 1986; S. 74–6.

Hartwich P. Videospiegelung in der Behandlung schizophrener Psychosen. In: Ronge J, Kügelgen B (Hg). Perspektiven des Videos in der klinischen Psychiatrie und Psychotherapie. Berlin, Heidelberg: Springer 1993.

Hartwich P. Die Parakonstruktion: eine Verstehensmöglichkeit schizophrener Symptome. Vortrag Frankfurter Symposion: Schizophrenien – Wege der Behandlung. Erweiterte Fassung publiziert in: Hartwich P, Pflug B (Hg). Schizophrenien – Wege der Behandlung. Sternenfels: Wissenschaft & Praxis 1997.

Hartwich P. Creative Therapeutic Methods and Quantification. In: Hartwich P, Fryrear JL (Hg). Kreativität: Das dritte therapeutische Prinzip in der Psychiatrie. Sternenfels: Wissenschaft & Praxis 2002; S. 47–62.

Hartwich P. Wahn – Sinn und Antikohäsion. In: Hartwich P, Barocka A (Hg). Wahn: Definition, Psychodynamik, Therapie. Sternenfels: Wissenschaft & Praxis 2004; S. 85–98.

Hartwich P. Schizophrenie, zur Defekt- und Konfliktinteraktion. In: Böker H (Hg). Psychoanalyse und Psychiatrie. Heidelberg: Springer 2006; S. 159–79.

Hartwich P. Bildnerisches Gestalten in der Kunsttherapie mit Psychosekranken. In: Sinapius P, Wendlandt-Baumeister M, Niemann A, Bolle R

(Hg). Wissenschaftliche Grundlagen der Kunsttherapie. Bd III: Bildtheorie und Bildpraxis in der Kunsttherapie. Frankfurt a. M.: Peter Lang 2010; S. 195–210.

Hartwich P. Bildhauerei mit psychotisch Kranken. Die Bedeutung von Kreativität und Parakonstruktion. Forum der Psychoanalytischen Psychosentherapie. Bd 28, Göttingen: Vandenhoeck & Ruprecht 2012; S. 56–70.

Hartwich P. Zu Indikation und Kontraindikation für psychoanalytisch modifizierte Behandlung der verschiedenen Schizophrenieformen. In: Müller T, Matejek N (Hg). Indikation zur analytischen Psychosentherapie. Forum der Psychoanalytischen Psychosentherapie, Bd 29. Vandenhoeck & Ruprecht 2013; S. 111–52.

Hartwich P, Brandecker R. Computer-based Art Therapy With Inpatients: Acute and Chronic Schizophrenics and Borderline Cases. Arts Psychother 1997; 24: 367–73.

Hartwich P, Brandecker R. Quantifizierung bildnerischer Gestaltungselemente in der Computermaltherapie bei Schizophrenen. In: Hartwich P (Hg). Videotechnik in Psychiatrie und Psychotherapie. Sternenfels: Wissenschaft & Praxis 1999.

Hartwich P, Fryrear JL. Einführung. In: Hartwich P, Fryrear JL (Hg). Kreativität: Das dritte therapeutische Prinzip in der Psychiatrie. Sternenfels: Wissenschaft & Praxis 2002; S. 9–28.

Hartwich P, Grube M. Psychotherapie bei Psychosen. Neuropsychodynamisches Handeln in Klinik und Praxis. Heidelberg u. Berlin: Springer 2015.

Hartwich P, Lehmkuhl G. Audiovisual self-confrontation in schizophrenia. Arch Psychiatr Nervenkr 1979; 227: 341–51.

Hartwich P, Lehmkuhl G. Experimentelle Einzelfalluntersuchung zur schizophrenen Affektivität. Z Psychother Psychosom Med Psychol 1981; 31: 83–6.

Hartwich P, Weigand-Tomiuk H. Bildhauerei mit Marmor in der Psychiatrischen Klinik. In: Hartwich P, Fryrear JL (Hg). Kreativität: Das dritte therapeutische Prinzip in der Psychiatrie. Sternenfels: Wissenschaft & Praxis 2002; S. 107–24.

Heimann H. Karl Wilhelm Idelers »Versuch einer Theorie des religiösen Wahnsinns« nach 100 Jahren. Bibl Psychiat Neurol 1957, 100: 68–78.

Ideler KW. Der religiöse Wahnsinn. Halle: Schwetschke 1847.

Jung CG. Über die Psychogenese der Schizophrenie. GW Bd 3, Olten, Freiburg: Walter 1979.

Klein R. Über eine eigenartige Spiegelreaktion bei Geisteskranken über ihre Beziehung zum Gesamtbild. Z Ges Neurol Psychiat 1929; 118: 789–97.

Kohut H. Narzissmus. Frankfurt a. M.: Suhrkamp 1973.

Kohut H, Wolf ES. Die Störungen des Selbst und ihre Behandlung. In: Peters UH (Hg). Die Psychologie des 20. Jahrhunderts. Bd X. Zürich: Kindler 1980; S. 667–82.

Mentzos S. Lehrbuch der Psychodynamik. Göttingen: Vandenhoeck & Ruprecht 2011.

Northoff G. Neuropsychoanalysis in Practice. Oxford: University Press 2011.

Petrilowitsch N. Beiträge zur Strukturpsychopathologie. Basel, New York: Karger 1958.

Scharfetter C. Schizophrene Menschen. München u. Weinheim: Urban & Schwarzenberg 1986.

Scharfetter C. Wahn im Spektrum der Selbst- und Weltbilder. Sternenfels: Wissenschaft & Praxis. 2003.

Sinapius P et al. (Hg). Wissenschaftliche Grundlagen der Kunsttherapie. Bd. I-IV. Frankfurt a. M.: Peter Lang 2007–2012.

Spörri T. Die historische Betrachtung als Methode für die Psychiatrie. Bibl Psychiat Neurol 1957; 100: 11–20.

Stransky F. Schizophrenie und intrapsychische Ataxie. Jb Psychnat 1914; 36: 485.

Winnicott DW. Transitional objects and transitional phenomena. Int J Psychoanal 1953; 34: 89–97.

24 Traut euren Augen! Traut euren Empfindungen!

Neue Wege der Kunstwahrnehmung

Karolina Sarbia

24.1 Therapie und Wahrnehmung – verbinden, was zusammengehört

Der Kunsthistoriker Willibald Sauerländer hat in einer Rezension anlässlich einer Ausstellung christlicher Kunst ein Plädoyer dafür gehalten, die Bilder aus der »Indolenz des kunsthistorischen Schlummers zu erwecken«, um ihr ethisches, soziales Potenzial zu reaktivieren. »Kunstschätze«, mahnt er, »dürfen nicht von Fachleuten eingesargt werden.« (Sauerländer 2000, S. 15) Jedes Kunstwerk, ob historisch oder zeitgenössisch, will, sofern es einen Wirkradius entfalten soll, erschlossen und ins Licht des Bewusstseins der Betrachter gehoben werden. Um diesen Wahrnehmungsvorgang geht es im folgenden Beitrag. Die Kunsttherapeutin leiht sich den Blick der Kunsthistorikerin, und die Kunsthistorikerin verbindet den interpretativen, manchmal kalten Zugriff auf ein Werk der Bildenden Kunst mit der subjektiven Sichtweise des Betrachters. In diesem Fall sind es junge essgestörte Frauen, die sich Künstlerinnenvideos anschauen und mit mir gemeinsam diskutieren.

Ich stelle einen neuen Ansatz in der rezeptiven Kunsttherapie vor, der den Fokus von der Kunstwahrnehmung auf die Selbstwahrnehmung richtet. Kunstwerke in den therapeutischen Prozess einzubeziehen, ist nicht ganz neu. Aber Kunstwerke als Basis für eine Therapie der Wahrnehmung zu benutzen, ist durchaus neu. Vor dem Hintergrund der wichtigsten rezeptiven Ansätze in der Kunsttherapie soll das Spezifische meines methodischen Ansatzes hervortreten. Neu ist auch die Art der Fallbesprechungen, die ich Kunsttherapeutische Werkbesprechungen nenne. Ein Beispiel wird im Praxisteil wiedergegeben. Es handelt sich um das Video mit dem Titel »Reservereifenperformance« der Künstlerin Maren Strack. Allerdings finden die Werkbesprechungen nicht hinter verschlossenen Türen statt; im Gegenteil, die Tür wird geöffnet und das, was sich im Kunstraum ereignet hat, wird, was im Therapiebereich eher unüblich ist, transparent gemacht und interessierten Lesern zur Diskussion gestellt.

Rezeptive Ansätze in der Kunsttherapie

In der Kunsttherapie wurden in den vergangenen zwanzig Jahren verschiedene Ansätze entwickelt, denen zufolge die Rezeption von Kunstwerken eine Freisetzung von heilenden Kräften bewirken kann. Pöppel (2006) hat diese Methoden systematisch aufgelistet und in ihren Grundlagen untersucht. Wesentlich für die kunsttherapeutische Sichtweise ist, dass sie, anders als Kunsthistoriker, nicht nach der Bedeutung oder dem Kontext eines Kunstwerkes fragt, sondern immer von der Wirkungsweise auf den Betrachter ausgeht. Am deutlichsten wird dies in der von dem Chirurgen Gerhard H. Ott bezeichneten »Ikonotherapie« (Ott 1996, S. 223), einem Ansatz zur Behandlung von Patienten im Krankenhaus mit originalen zeitgenössischen Kunstwerken, die allein durch ihre unmittelbare Präsenz wirken sollen – im Sinne einer Medizin für die Seele.

Der Begriff »Rezeptive Kunsttherapie« wurde 1989 von Leuteritz am Beispiel des Isenheimer Altars von Grünewald erstmals ausgearbeitet. Er geht von einem aktiven Betrachtungsvorgang aus, der als »schöpferische Leistung« (Leuteritz 1996, S. 264) gewürdigt wird – analog dem Schaffensprozess des Künstlers. Die »seelische Resonanz« (ebd., S. 263), die die Verbindung zwischen Werk und Betrachter herstellt, ist es, die über die emotionale Beteiligung des Betrachters am Werk seelische Formbildungsprozesse in Gang setzt, die heilende Wirkung entfalten.

Auch Petzold arbeitet im Rahmen seines integrativen Therapieansatzes mit rezeptiven Methoden, jedoch nicht mit Originalen, sondern Kunstdrucken. Nach ihm wirken Kunstwerke wie ein Spiegel, insofern das Betrachten einer Projektion gleichkommt, die immer auch das Wahrnehmen seiner Selbst beinhaltet. Auch hier wird der Betrachter vom Kunstwerk mehr intuitiv angerührt, spürt seine »innere Resonanz« (Petzold 1999, S. 123), die im anschließenden Verbalisieren ins Bewusstsein gehoben wird. Das Förderliche am rezeptiven Vorgehen sieht er darin, dass das Kunstwerk eine kommunikative Ebene eröffnet, die nicht vom Therapeuten geleistet werden muss.

Darin steht er dem Ansatz des Psychotherapeuten Georg Franzen, der mit psychisch kranken Patienten in Museen arbeitet, nahe. Er sieht in der Kunst ein hilfreiches, nonverbales Mittel zur Unterstützung der verbalen Kommunikation, das selbst bei schwer gestörten Menschen greift. Aber rezeptiv heißt für Franzen »mit der Betrachtung von Kunstwerken psychotherapeutisch zu arbeiten« (Franzen 1997, S. 303). Die therapeutische Wirkung rezeptiver Verfahren untermauert er mit der psychoanalytischen Selbstpsychologie von Kohut als theoretischem Erklärungsmodell. Identitätssuche und Selbsterfahrung müssen nach seinem Verständnis auch in die kulturelle und psychosoziale Erfahrung eingebettet sein. Seine These: »Rezeptive Arbeit mit Bildern in der Therapie sollte nicht unter Ausschluss des kunsthistorischen Quellenmaterials und der Künstlerbiografie erfolgen.« (ebd., S. 311) Deshalb bezieht er Künstlerviten wie z. B. von van Gogh oder Camille Claudel, die Ähnlichkeiten zu Krankenbiografien aufweisen, in seinen rezeptiven Ansatz mit ein.

Auch Kraft betont in seinem analytisch-kunstpsychologischen Ansatz die Wichtigkeit der »Psyche des Künstlers« für die Analyse eines Werks. Kunstwerk und Künstlerbiografie können nicht isoliert voneinander betrachtet werden und auch der Betrachter mit seiner eigenen Biografie muss in die Werkanalyse Eingang finden. Nicht »das Werk an sich« wird analysiert, untersucht wird die Beziehung zwischen uns selbst und dem Kunstwerk im Sinne einer Erkundung, die im günstigsten Fall zu einer Selbsterkenntnis führt (Kraft 1988, S. 282). Er entwickelt ein interaktionelles Konzept der sogenannten »Dyaden zu dritt« (ebd., S. 284), wo er die »Zwei-Personen-Psychologie« aus der psychoanalytischen Therapiemethode auf die Werkbetrachtung überträgt.

Worüber sich alle Theoretiker in der Kunsttherapie einig sind: Im Rezeptionsvorgang wird für den Betrachter etwas erfahrbar, das er andernorts nicht in der Art erfahren würde. Er wird vom Künstler an Prozessen beteiligt, die nicht seine eigenen sind, wohl aber in der Auseinandersetzung eigene anregen können. Immer ist das Kunstwerk ein geeignetes Medium für Identifikations- und Projektionsvorgänge. Mir persönlich wird bei all den Ansätzen zu viel projiziert und zu wenig gesehen. Der eigene Blick wird selten gehalten und hinterfragt. Umgehend ist die Kunst bei Seite gelegt und der Betrachter mit seiner (Kranken-)Biografie im Fokus. Wo ist der Raum, der entsteht, wenn Wahrnehmungsbemühungen am Werk sind, in der Absicht etwas sehen zu wollen, das man nicht schon kennt, noch bevor man es geschaut hat?

Die »Kunsttherapeutische Werkbesprechung« – ein neuer Ansatz in der Kunsttherapie

Der Begriff **Kunsttherapeutische Werkbesprechung** (KT WB) setzt sich aus verschiedenen Bausteinen zusammen. An den Kunstakademien gibt es Vortragsreihen mit dem Titel: »Künstler sprechen über ihre Arbeit«. Nicht das Werk allein ist interessant, sondern auch die Person, die Arbeitsweise, die Haltung, der Kontext der Arbeit. Ferner gibt es sogenannte »Werkgespräche mit KünstlerInnen«, eine Interviewform, die den Schwerpunkt weniger auf die Lebens- als die Arbeitszusammenhänge legt (http://www.werkgespraeche-kunstsarbia.de/). Bei der KT WB hingegen ist die Künstlerperson außen vor, auch die Künstlerbiografie oder Künstleraussagen. Das Werk steht im Zentrum der Aufmerksamkeit. Die KT WB ist eine Gesprächsform, die in Teilen an das museumspädagogische Konzept »Sehen Sie selbst« der Kunstvermittlerin Anette Philp angelehnt ist (Philp 2002), jedoch mit therapeutischer Zielsetzung.

Das Setting gestaltet sich immer gleich. Eine Gruppe von mindestens vier und maximal acht TeilnehmerInnen trifft sich regelmäßig für zwei Stunden an einem Ort, der weniger ein Ort der Therapie, als vielmehr ein Ort der Kunst ist. Pro Sitzung werden ein oder maximal zwei Arbeiten ausgesucht. Diese Reduktion auf eine Sache fördert nicht nur den Prozess der Auseinandersetzung, sondern entschleunigt in erster Linie den Wahrnehmungsvorgang. Sie stellt das andere Extrem des allgemeinen Besucherverhaltens im Museum dar, das, wie zwei empirische Studien belegen, nur ca. acht Sekunden Verweildauer vor jedem einzelnen Exponat beträgt (Schulze 1994, S. 111).

Wie beim Malen bedarf es keiner Voraussetzungen seitens der Teilnehmer außer den Mut, die eigene Wahrnehmung zu benutzen, Fragen zu stellen und sich zu trauen, diese in der Gruppe zu artikulieren. Der eigene Augenschein ist es, mit dem alles beginnt. Was zählt, ist einzig und allein das Bemühen, selbst zu sehen und genau zu sehen. Sehen ist eine Übung, die gelernt sein will. Es ist das Vertrauen in die eigene Wahrnehmung, die Sicherheit gibt, und der Wille, sich zur eigenen Sichtweise zu bekennen.

Die protokollierten Bayer-Gespräche von Max Imdahl

Anregung und Vorbild für die KT WB sind die fesselnden Bildanalysen des Kunsthistorikers Max Imdahl (1925–1988), wie er sie uns in den protokollierten Bayer-Gesprächen am Beispiel moderner Kunst hinterlassen hat (Imdahl 1982). In sechs Seminaren von jeweils zweistündiger Dauer diskutierte er mit Arbeitern und Angestellten der Bayer AG Leverkusen jeweils drei Werke der Moderne. Seine intensiven »Bildbesprechungen« sind immer zielstrebig auf Erkenntnis ausgerichtet; Erkenntnis als rationaler Akt und Erkenntnis als eine am Kunstwerk zu machende Erfahrung, die die Augen für das Dargestellte öffnet. Am Ende sieht man ungleich mehr als am Anfang. »Sehendes Sehen« nannte Imdahl diesen Vorgang. Seiner Methode bildgerechter Interpretation gab er den Namen »Ikonik«. Nach Imdahl birgt jedes Kunstwerk das Paradox in sich, dass es etwas ins Bild setzen kann, für das es keine außerbildliche Wahrnehmung gibt. Gerade in der Uneinholbarkeit des Kunstwerks durch die Sprache wird sein genuin bildstiftender Sinn erfahrbar.

Imdahl ging es immer darum, sich selbst als Person und nicht als ästhetischer Betrachter zum Kunstwerk zu positionieren. Anhand eines kurzen Gesprächsauszugs möchte ich diesen Übergang ins Persönliche dokumentieren. Ein Teilnehmer, der im Verlauf des Gesprächs über konstruktive Bilder von Josef Albers und Max Bill immer mehr irritiert und konsterniert war, beschwerte sich am Ende darüber, dass er nicht mehr unterscheiden könne, ob das Kunstwerk nun eine Rechenaufgabe, Tüftelei oder Kunst sei. Darauf Imdahl: »Das spielt doch gar keine Rolle mehr! Die Frage ist, wie sie über ihre eigenen Möglichkeiten des Verstehens und über das, was Ihnen sozusagen zugemutet werden kann an Beschäftigung, wie Sie sich selbst dazu stellen. Wenn Sie sagen, Teufel noch, da werde ich nicht damit fertig, … Was ist das für eine wahnsinnige Erfahrung, das ist eine ganz irre – ob das nun was mit Kunst zu tun hat oder nicht – mag es sein wie es will! Kunstverdacht besteht jedenfalls in dem Maße, wie die Erfahrung, die Sie machen, und die Überlegung, die Sie an die Erfahrung anknüpfen, ungemacht blieben und ungedacht blieben, wenn es solche Sachen nicht gäbe.« (Imdahl 1982, S. 38)

Die Methode der »Begleitenden Wahrnehmung«

Die KT WB basiert auf der Methode der »Begleitenden Wahrnehmung«. Sie ist das kunstrezipierende Pendant zur bildproduzierenden Praxis des »Begleitenden Zeichnens«, die ich an anderer Stelle in ihrer theoretischen Herleitung und praktischen Durchführung dargestellt habe (Sarbia 2012, S. 69). Ausgehend von drei Fragen entwickelt sich die Methode in drei Phasen, die in der Praxis fließend ineinander übergehen:

- Was sehe ich? Die Beschreibung des Kunstwerks.
- Was empfinde ich? Die Wahrnehmung der ausgelösten Gefühle.
- Was denke ich? Die Verbindung zur eigenen Lebenssituation und wenn möglich auch zur Krankheit.

Die Teilnehmer werden am Anfang aufgefordert, sich das Werk in Ruhe gemeinsam anzuschauen und ihren persönlichen Eindruck auf einem Zettel zu notieren. Alles, was auftaucht, Gedanken, Gefühle, Assoziationen, sind nicht nur erlaubt, sondern erwünscht – ungeordnet, ungefiltert, widersprüchlich. Es soll so wertfrei wie möglich gefühlt und gedacht werden. Am Anfang steht das eigene Erleben, das durch keine Hintergrundinformationen verstellt sein soll. Bei der anschließenden Besprechung wird deutlich, wie weitläufig das Spektrum unterschiedlicher Eindrücke ist. Hier wird unmissverständlich das Aufbrechen der eigenen Sichtweise erlebt. Es geht hin und her, alle sind involviert, ohne reflektierende Distanz. Dazu eine Teilnehmerin aus einer schriftlichen Feedbackbefragung: »Ich dachte nicht, dass ein Video oder ein Bild wie im Museum so viel auslösen könnte, wenn man da tiefer reingeht und sich einlässt. Es sind ja oft so Minisequenzen, die so Unterschiedliches auslösen. Was der einen auffällt und bedeutsam ist, merkt die andere gar nicht.«

Wahrnehmen – Empfinden – Deuten

Bei der Kunstwahrnehmung trügen nicht die Sinne, sondern das Urteil über sie und die Geschwindigkeit des Fällens. Diese These teile ich mit dem Wahrnehmungspsychologen Wolfgang. Tunner (Tunner 1999, S. 36), der zwischen den Kategorien Wahrnehmen – Empfinden – Deuten unterscheidet und dafür plädiert, das Vertrauen in die eigene Empfindung zu stärken, um ein ästhetisches Urteil treffen zu können. »Denn wer seinen Empfindungen misstraut, kann nicht die Hingabe erreichen, welche die Wahrnehmung benötigt, um ein Verständnis für die Kunst zu gewinnen. Empfindungen aber brauchen Zeit, um sich zu entfalten.« (ebd., S. 38) Da das Erkennen von Empfindungen immer mit Sprache verbunden ist, die mit ihren Regeln erheblichen Einfluss auf unsere Wahrnehmung nimmt, so behauptet Tunner weiter, sei das Sehen nahezu immer mit einem Urteil verbunden. Nach ihm sprechen wir weniger eine Sprache der Empfindungen als eine der Beurteilungen, sodass das Spezifische an der Wahrnehmung von Kunst auf der Strecke bleibt, wenn das Wort schon eingreift, noch bevor die Empfindung Zeit hat, sich zu entfalten. Für eine Schule des Sehens ist es deshalb von Bedeutung, das Sehen um der Empfindung willen vom Zwang der Worte zu befreien, um einen möglichst unbefangenen Blick zu entwickeln, der die Voraussetzung dafür ist, Erkenntnisse bildhaft zu gewinnen. Es handelt sich um eine Übung, das Sehen vom Deuten zu unterscheiden, denn oft schränkt eine Deutung die Wahrnehmung von vornherein ein.

Die Praxis zeigt, dass es vor allem die affektiv getragenen Deutungen sind, die zu einem Teufelskreis der Bestätigung führen. Die Beteiligten erkennen z. B. relativ schnell, dass nicht das Kunstwerk die Eigenschaft »ängstlich«, »aggressiv« oder »attraktiv« besitzt, sondern man die Eigenschaft, die der eigenen Sichtweise entspringt, dem Kunstwerk zuschreibt. Der Vorgang der Projektion und Identifikation ist leicht in Gang zu setzen, aber die Projektion wieder vom Kunstwerk zu lösen und als subjektive Konstruktion zu charakterisieren, erfordert eine ausdauernde Wahrnehmungsbereitschaft, die nur zu erlangen ist, wenn ausreichend Zeit auf die Wahrnehmung verwendet wird. Der schnelle und leicht übersehbare Übergang vom Wahrnehmen zum Deuten verleitet dazu, den Kunstwerken Eigenschaften zuzuschreiben, die zwar den subjektiven Eindrücken entsprechen, objektiv gesehen aber nicht am Kunstwerk nachweisbar sind. Dieses Dilemma ist nur dadurch zu beheben, dass man den Wahrnehmungsprozess intensiviert, indem man den subjektiven Eindruck an Merkmalen des Kunstwerks versucht zu begründen und das Kunstwerk als Korrektiv für die eigene Wahrnehmung benutzt.

Zu den Kompetenzen der Gruppe

»Verstehen ist eine Arbeit, das hat man klarzumachen.« (Brock 1977, S. 132) So kommentiert Bazon Brock sein Konzept der »Besucherschule«, das er 1972 auf der documenta 5 zum ersten Mal vorgestellt hat. Er verstand seine Art der Kunstvermittlung als eine künstlerische Form des »action teaching«. Authentizität und Offenheit sind für ihn zwei wesentliche Merkmale des Kunstvermittlers, um einen Dialog auf Augenhöhe zu führen. Therapeutisch gewendet heißt das, in eine echte, nicht professionell »gespielte« Beziehung zu den Teilnehmern zu treten, sich ihnen zuwenden und sie verstehen wollen. Die wertschätzende Qualität der Beziehung prägt unsichtbar den kommunikativen Prozess der Kunstaneignung als ein lebendiges Verstehen. Es ist auch die Erfahrung von Philp, die sich in ihrem gruppendynamischen Ansatz an der Methode der themenzentrierten Interaktion von Ruth C. Cohn orientiert, dass sich diese Haltung auf die Begegnung mit dem Kunstwerk überträgt: es verstehen wollen, nicht einordnen oder beurteilen, spüren, dass es hier nicht um richtig oder falsch geht (Philp 2000, S. 25). Nur in einem positiven Klima werden sich die Teilnehmer trauen, Unfertiges zu äußern. Dafür muss man die Voraussetzungen schaffen. Das selbsterkennende Sehen bedarf lediglich eines strukturierten Rahmens. Mit Philp teile ich die Ansicht, dass genau darin die Aufgabe des Gruppenleiters besteht: Struktur anzubieten und das Gespräch zu moderieren. Dass dieser gemeinsame Prozess nicht einfach eine Summierung von Positionen, sondern eine Potenzierung dessen ist, was ein Einzelner wahrnehmen kann, unterstreicht eine Patientin: »Für mich ist die Gruppe wichtig, um auch die Meinungen der Anderen zu hören, um seine eigene Meinung oder besser Sichtweise nochmals zu hinterfragen, weil durch die Sichtweise der Anderen wird die eigene auch nochmal aufgebrochen, gegengespiegelt.«

24.2 Die kunsttherapeutische Werkbesprechung in der Praxis am Beispiel junger Frauen mit Essstörungen

In Zusammenarbeit mit Münchener Essstörungseinrichtungen habe ich im Rahmen eines Promotionsvorhabens ein Projekt mit jungen essgestörten Frauen initiiert und durchgeführt. Alle hatten sie klinische Therapieerfahrung und waren inzwischen nicht mehr akut von der Essstörungssymptomatik betroffen, wurden aber weiterhin einzeln oder in der Gruppe psychotherapeutisch betreut.

Alle waren sie in Ausbildung bzw. im Studium oder gingen einer geregelten Arbeit nach. Fast zwei Jahre lang trafen wir uns regelmäßig im 14-tägigen Rhythmus nach Arbeitsende. Die Teilnahme war freiwillig. Mit der Zeit bildete sich ein konstanter Personenkreis heraus, der immer kam, zwischen vier und sechs Frauen. Nie waren es mehr als acht Personen. Das Alter der Frauen lag zwischen 19 und 32 Jahren.

Treffpunkt für unsere Veranstaltung war das digitale Spiegelarchiv, genannt *spiegel 13*, das an die gleichnamige Ausstellungshalle der Stadt München angrenzte. Der *spiegel 13*, der 2013 städtischen Sparmaßnahmen zum Opfer fiel, war ein Ort zur Präsentation zeitgenössischer Videokunst in Form einer Präsenzvideothek, gegründet von Matthias von Tesmar und Christian Gögger. Basis der Videothek war die Sammlung der damals im Umbau befindlichen Städtischen Galerie im Lenbachhaus. Der *spiegel 13* war zudem ein Ort, an dem man die Videos auf einer großen Leinwand in einer alten, mit rotem Samt überzogenen Kinobestuhlung schauen und hinterher in einer Art Lounge auf lässigen Sitzkissen miteinander diskutieren konnte. Nachdem der *spiegel 13* als Archiv neuer medialer Kunst konzipiert war, benötigte man dort zu allen Tageszeiten Kunstlicht. Es war ein spezieller »clos lieu« in Sachen Kunst, halb öffentlich, halb privat, klein, dunkel, abgründig, heimelig.

Zum Verhältnis von Kunstwerk und Krankheitsbild

Das Lenbachhaus besitzt in seiner Videosammlung Originalvideos von feministisch engagierten Künstlerinnen wie Ulrike Rosenbach, Barbara Hammann, Friederike Petzold u. a. aus den Siebzigerjahren. In Form von Kopien der Originale konnte ich im *spiegel 13* auf diesen Bestand zugreifen, verwendete im Laufe des Projektes aber zunehmend auch Videos von zeitgenössischen Künstlerinnen. Die Auswahl der Kunstwerke im Hinblick auf Essstörungspatientinnen ist genau überlegt. Dazu gibt es ein Konvolut von Theorien, das hier im Praxisteil nicht wiederzugeben ist. Der Basisgedanke jedoch ist, dass eine gezielte Auseinandersetzung mit künstlerischen Positionen als kunsttherapeutisches Instrument dann sinnvoll genutzt werden kann, wenn die ausgewählten Kunstwerke in einem evidenten Zusammenhang mit dem Krankheitsbild stehen.

Zur Verdeutlichung: Von Essstörung betroffene Frauen haben extreme Schwierigkeiten mit ihrer Rollenfindung und dem Selbstwert als Frau. Symptomatisch für dieses Krankheitsbild ist neben den biografischen Umständen auch das Fehlen weiblicher Selbstkonzepte. Den Patientinnen mangelt es an authentischen Vorbildern, nachdem sie die Mutter in der Regel ablehnen. Sie hungern nach Selbstbestimmung und üben sich in der Therapie im Erarbeiten von individuell stimmigen Lebensentwürfen. Die Suche nach weiblicher Identität ist *das* Verbindungsstück zu den Videoarbeiten der Künstlerinnen. Gerade die Anfänge der sogenannten »Frauenkunst« in den Sechzigerjahren lesen sich wie eine Geschichte des Wunsches der Künstlerinnen nach Selbstbestimmung und Selbstdefinition. Sie stehen für eine künstlerische Grundlagenforschung, die Frauen- und Körperbilder, wie sie in der Alltags- und Kulturgeschichte unter männlicher Herrschaft gebildet wurden, kritisch hinterfragen und bildnerisch analysieren. Ziel war es, die traditionellen Rollenbilder unter weiblicher Kompetenz mit selbstgewählten Attributen zu erweitern, um neue Identifikationsmuster für Frauen zu entwerfen. Sie suchten nach weiblichen Vorbildern in der Geschichte und konstruierten neue Bilder für die Gegenwart (Nabakowski et al. 1980, S. 176 ff.). Der weibliche Körper wurde nicht nur zum Objekt der Untersuchung, er wurde selbst zum Material künstlerischer Darstellung (Engelbach 2001). Künstlerinnen verließen das Feld der Malerei und entdeckten das Medium Video für sich, das nicht schon von Männern vordekliniert war, und entwickelten im Zuge dessen spezielle Arten von Performances, die

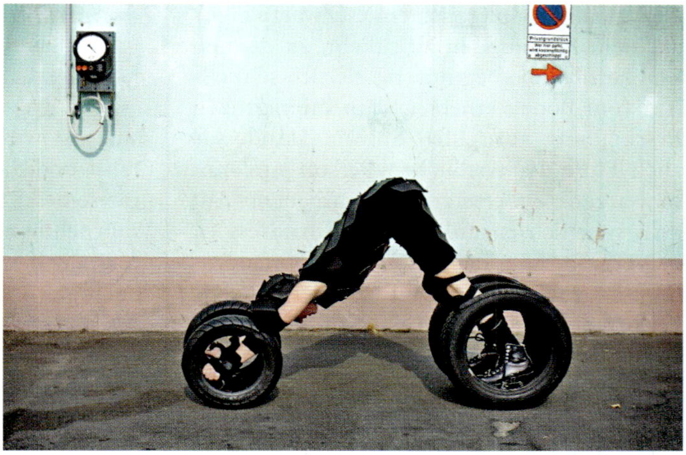

Abb. 24-1 Maren Strack: Reservereifenperformance. Standbild 1.

sich im Kern um weibliche Selbstkonzepte und Identitätsfragen drehten (Schubinger 2004).

Während Patientinnen ihren Körper meist unbewusst als Austragungsort pathologischer Handlungen nutzen, verwenden die Künstlerinnen im Gegensatz dazu ihren Körper als Austragungsort künstlerischer Handlungen offen und reflektiert. Fehlende weibliche Identitätsentwürfe einerseits treffen auf zeitgemäße Identitätskonstruktionen andererseits. Seit den 1970er Jahren offerieren Künstlerinnen ein immenses Repertoire von Statements zur Definition von Geschlechterrollen, die es wert sind, offen und kritisch rezipiert zu werden. Und zwar von dem Personenkreis, der mit der Suche nach der eigenen weiblichen Identität enorm beschäftigt und meist heillos überfordert ist: den essgestörten jungen Frauen.

Kunsttherapeutische Werkbesprechung über die »Reservereifenperformance« von Maren Strack

Die »Reservereifenperfomance« (Galerie der Künste, Berlin 2008, ► Abb. 24-1; ► Abb. 24-2) dauert 15 bis 20 Minuten. Mit einer Gruppe von fünf jungen Frauen mit Essstörungen habe ich die sechsminütige Videodokumentation angesehen (anzusehen unter http://vimeo.com/channels/marenstrack). Das Gespräch ist digital erfasst und transkribiert. Nach einer kurzen Beschreibung des Videos folgt eine inhaltliche Zusammenfassung der Werkbesprechung.

Das Video dokumentiert eine Performance, die an einem Sommerabend in einem kleinen, hinterhofähnlichen Außenraum vor einer Mauer stattgefunden hat. Es ist dämmrig bis

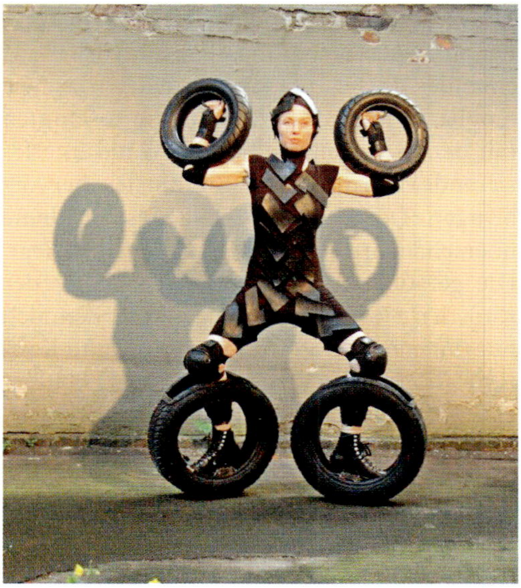

Abb. 24-2 Reservereifenperformance. Standbild 2.

dunkel, als sich plötzlich eine schwarze Figur auf dem Betonboden zu räkeln, zu dehnen und zu strecken beginnt, bis sie sich schließlich vom Boden erhebt und in ihrer ganzen Erscheinung aufrichtet. Sowohl Hände als auch Füße der weiblichen Person sind mit schwarzen Autoersatzreifen ummantelt. Auf dem sportlich enganliegenden Turndress ist in Vergrößerung das Muster von Reifenprofilen angebracht, eine Art Reifentrikot. Die Performerin trägt zudem eine Kopfbedeckung aus demselben Material, die ihr das Aussehen einer Rennfahrerin im Stil der Zwanziger Jahre verleiht, sowie schwarze Knie-, Hand- und Ellbogenschoner. Ihre Miene ist ernst. Es ist sehr ruhig. Außer dem Rollen und Quietschen der Reifen ist während der ganzen Aufführung kein Geräusch zu hören.

Normalerweise sind es die rollenden Autoreifen, die das immobile, metallene Fahrgestell in Bewegung versetzen. In diesem Fall ist es umgekehrt. Der Körper der Künstlerin ist extrem gelenkig und bewegt die Reifen. Die Autoreifen stellen nicht nur eine Arm- und Fußverlängerung dar, sie erweitern auch das Spektrum der Bewegungsmöglichkeiten mit dem Körper: er kann nicht nur auf zwei Beinen, sondern auf allen Vieren rollen. Die Choreografie gleicht einem Tanz auf Rädern. Die einzelnen Bewegungselemente fließen ineinander, die Figuren, die sie stellt, wirken wie mobile, lebendige Skulpturen, die zusammen mit dem Schattenwurf an der Wand interferierende, harmonische Bildmuster hervorbringen. Der Bewegungsablauf ist in kleine überschaubare Bewegungseinheiten zerlegt. Die geradezu artistische Beweglichkeit der Künstlerin wirkt sehr leicht und ist dennoch nur mit enormer Kraftanstrengung und Konzentration aufrechtzuerhalten. Am Schluss entfernt sie zuerst die Arm-, dann die Fußreifen und rollt in weitem Bogen auf Rollschuhen von der Bühne.

Zusammenfassung des Gesprächs

Vom Kriechen zum aufrechten Gang

Zunächst wurden die Performerin in ihrem Outfit und die Requisiten in der Örtlichkeit präzise beschrieben. Danach richtete sich die Wahrnehmung auf die Entwicklung der Bewegung, die bei den Teilnehmerinnen eine Flut von Bildern auslöste. Allen war aufgefallen, dass sich die Gesamtbewegung vom anfänglichen Kriechen hin zum aufrechten Gang entwickelt hat. Eine Teilnehmerin assoziierte mit dieser Bewegung »eine symbolische Entwicklung vom Kind zum Erwachsenen«. Eine andere sah in dem Bewegungsablauf mehr ein Spiel mit Reifen, das mit zunehmender Dauer an Ernst gewann. Das Abwerfen der Reifen verglich sie mit dem Abwerfen von Ballast.

Wieder eine andere fokussierte auf den Aspekt der Balance: Während Reifen normalerweise am Boden haften, erhob sich die Künstlerin vom Boden und lernte zu balancieren. Die schweren Fremdkörper wirkten zunehmend leichter und die Künstlerin wirkte sogar ein bisschen übermütig, fast kess, als sie die Hände nach oben hielt und die Reifen drehte. »Sie wirkt später so sicher. Man merkt, dass sie die Balance gefunden hat und souverän mit diesem Gewicht umgehen kann.« Als die Künstlerin am Ende das »Gewicht« abstreifte und die Reifen entfernte, empfanden das alle als Symbol der »Befreiung«. Manche empfanden es z. T. sogar als »weibliche Befreiung«, auch deshalb, weil in unserem Gespräch von geschlechtsspezifischen Rollen in unserer Kultur die Rede war. Eine Teilnehmerin erkannte in dem Titel »Reservereifenperformance« eine ironische Anspielung auf dieses Rollenverhältnis: »Reservereifen sind immer die zweite Wahl. Sie haben wenig Profil und sind meist abgefahren. Vielleicht macht sich die Künstlerin lustig über das abgefahrene männliche Profil.«

Über den Umgang mit schwerem Material

In den Augen aller Teilnehmerinnen bildete der Körper mit den Reifen eine Einheit. Die Reifenkonstruktion wurde sowohl als eine Erweiterung der körperlichen Mobilität, aber auch als Einschränkung der Beweglichkeit gesehen. Der Begriff der Balance tauchte schon in den Anfangseindrücken mehrfach auf und wurde zu einem Schlüsselbegriff der Werkbesprechung. Übereinstimmung gab es auch darüber, dass die Bewegung leicht aussah, doch von der Schwere der Belastung nichts zu spüren war. »Die Belastung sieht man kaum. Die Künstlerin stöhnt nicht unter der Last. Sie bricht auch nicht zusammen. Es kommt leicht daher, aber in Wirklichkeit ist die Balance schwer zu halten.« Alle stellten fest, dass es der Künstlerin gelingt, mit schwerem Material kreativ umzugehen und eine Balance zu finden. Sie bemerkten, dass sie sich enorm anstrengt und dadurch Schweres zu bewältigen in der Lage ist.

Eine andere Teilnehmerin relativierte diese positive Sicht mit dem Hinweis, dass die Künstlerin bei all der Anstrengung keine Gefühle nach außen zeige und sich so cool wie Männer gebe, was sie sehr irritierte. Falls sie das Gewicht der Reifen belasten würde, dann würde das kein Mensch merken: »Ich habe mir vorher nicht überlegt, wie schwer Autoreifen sind. Ich habe noch nie einen gehoben. Die Belastung ist überspielt.« Für diese Teilnehmerin repräsentierte das Video ein Idealbild: Diese Frau kann alles, schafft alles und behält dabei noch ihre Weiblichkeit. Das gelinge ihrer Meinung nach nur wenigen Frauen. Angeregt durch diesen Einwand traute sich dann auch noch eine andere Teilnehmerin ihre Bedenken formulieren: Auch für sie wirkten die Reifen wie Klötze an Händen und Beinen, wie Fremdteile, die an ihr kleben, ein schweres Gewicht, das sie loswerden will.

Eine Beobachtung half, die beiden Sichtweisen zu verbinden, denn klar war, dass mit der Länge der Performance die körperliche und mentale Anstrengung zunahm. Eine Teilnehmerin war von der Leichtigkeit der Bewegung und der Disziplin, die dahintersteckt, ungeheuer fasziniert: »Das ist sicher mega-anstrengend (...). Die Reifen sind echt schwer und es erfordert einen extremen Kraftakt, das so leicht aussehen zu lassen.« Im Austausch der differenten Ansichten kamen sie zu dem Schluss, dass die künstlerische Qualität des Videos darin bestehe, die beiden Extreme, Ballast und Schwere einerseits und Leichtigkeit und Harmonie andererseits zusammenzubringen. »Die Künstlerin inszeniert diesen Widerspruch, ohne sich selbst als Frau zu inszenieren«, fasste eine Teilnehmerin zusammen.

Die Verbindung zum eigenen Leben

Etwas leicht aussehen zu lassen, obwohl dahinter harte Arbeit steckt, spiegelt in gewisser Weise das wieder, was man in der Essstörung unter »Fassaden-Identität« versteht. Dieser Zusammenhang lag für die meisten Teilnehmerinnen offen auf der Hand, »denn«, so eine Teilnehmerin, »man muss ja mal hinter die Fassade gucken und schauen, was für eine enorme Willenskraft und Anstrengung hinter der Essstörung steckt«. Es laufe so vieles im Kopf ab, was man alles glaubt machen zu müssen, wem man was sagen dürfe und wem nicht, die ganzen Abläufe müssten genau koordiniert werden, um das perfekte Bild als Frau nach außen herzustellen. Während diese Teilnehmerin die Verbindung zur Essstörung in dem Kraftaufwand sah, entdeckte eine andere den Bezug mehr im Bewegungsablauf, denn nach ihrer Erfahrung gerät man nicht von null auf hundert in die Essstörung: »Es fängt langsam und schleichend an und am Ende merkt man, wie sehr man eingeschränkt war, wenn man die Reifen abwirft.«

Wieder eine andere Teilnehmerin stellte über das reale Gewicht der Reifen eine Analogie zur Essstörung her. »Man muss sie [die Essstörung] schleppen, und merkt erst, wie schwer sie eigentlich war, wenn man sie abgelegt hat. Und das geht ja nicht auf einmal, sondern in Etappen. Und bei jedem Rückfall merkt man, wie schwer es ist, die Kontrolle über das Gewicht abzulegen und die Balance wieder zu finden.« Im gemeinsamen Reflektieren kamen die Teilnehmerinnen zu der Einsicht, dass das Gewicht das Gefühl der Schwere der Erkrankung, und die Befreiung von dem Gewicht das Gefühl der Leichtigkeit nach Überwindung der Krankheit widerspiegle. »Wenn die Schwere weg ist, dann sieht man erst den Unterschied, sieht die Leichtigkeit; dann schätzt man erst die Leichtigkeit, wenn man die Schwere kennt. (…) Hätte die Künstlerin von Anfang an ohne die Reifen dagestanden, dann würde sich uns die Leichtigkeit gar nicht vermitteln.« Danach fanden sie eine Gemeinsamkeit mit der Künstlerin heraus: Beide tragen sie im realen wie im übertragenen Sinne ein schweres Gewicht, mit dem Unterschied, den eine Teilnehmerin so formulierte: »Die Künstlerin zeigt, dass man damit umgehen kann. Und sie geht auch souverän damit um. Wir gehen ja auch mit Ballast um, aber halt irgendwie und nicht so souverän.«

So faszinierend die Körper- und Gleichgewichtskontrolle der Performerin auf einige Teilnehmerinnen wirkte, so kritisch wurde sie von einer anderen Teilnehmerin gesehen, die den Zusammenhang zwischen der körperlichen Anstrengung und der Essstörung nicht so positiv finden konnte. »Ich sehe das so, dass die Essstörung einem hilft, die Gefühle nicht immer so vor anderen zu zeigen. Als Kind habe ich immer gleich losgeheult. Und mit der Essstörung habe ich gelernt, die Gefühle zu kompensieren. (…) Die Künstlerin hat die Reife, die Balance gut zu halten, und die nötige Kraft. (…) Wenn man den Gefühlen so ausgeliefert ist wie in der Essstörung, dann ist z. B. so eine körperliche Anstrengung wie Sport eine Strategie, die einem hilft, die Gefühle zu kontrollieren bzw. wegzudrängen.« Alle Teilnehmerinnen fühlten sich durch den Hinweis direkt angesprochen, weil sie selbst den Bewegungsdrang und die Funktion des Spannungsabbaus durch sportliche Betätigung am eigenen Leib verspürt haben. Im Gespräch kamen sie zu dem Ergebnis, dass die überzogene körperliche Anstrengung im kranken Zustand die Wahrnehmung unangenehmer Gefühle verhindere. Sport verhindere das Denken und das Fühlen, pointierte eine Teilnehmerin.

Dieser Zusammenhang hätte – ebenso wie die oben dargestellten – durch einen Therapeuten nicht treffsicherer formuliert werden können. Das Vertrauen in die eigene Wahrnehmung und der Mut, sich vor anderen in der Gruppe zur eigenen Sichtweise zu bekennen, sind m. E. der Garant dafür, ein so offenes Gespräch führen zu können. Und die Kunst hilft, eine Sprache zu finden, die nicht im krankhaften Milieu, sondern im kulturellen Kontext verankert ist.

Literatur

Brock B. Interviewauszug aus dem d5 Katalog (1977). http://www.bazonbrock.de/bazonbrock/aktionen/besucherschulen/. 5.10.2014.

Engelbach B. Zwischen Body Art und Videokunst, Körper und Video in der Aktionskunst um 1970. München: Verlag Silke Schreiber 2001.

Franzen G. Rezeptive Kunsttherapeutische Verfahren. In: Kruse O (Hg). Kreativität als Ressource für Veränderung und Wachstum. Kreative Methoden in den psychosozialen Arbeitsfeldern: Theorien, Vorgehensweisen, Beispiele. Tübingen: DGVT 1997; S. 303–15.

Imdahl M (Hg). Arbeiter diskutieren moderne Kunst. Seminare im Bayerwerk Leverkusen. Berlin: Rembrandt Verlag 1982.

Kraft H. Dyaden zu dritt: Der (analytisch-) kunstpsychologische Ansatz. In: Belting H et al. (Hg). Kunstgeschichte. Eine Einführung. Berlin: Reimer 1988; S. 281–305.

Leuteritz A. Rezeptive Kunsttherapie durch ästhetische Wahrnehmung. In: Zifreund W (Hg). Therapien im Zusammenspiel der Künste. Tübingen: Attempo 1996; S. 261–68.

Nabakowski G, Sander H, Gorsen P (Hg). Frauen in der Kunst, Bd 2, Frankfurt a. M.: Suhrkamp 1980.

Ott GH. Kunst im Krankenhaus. In: Zifreund W (Hg). Therapien im Zusammenspiel der Künste. Tübingen: Attempto 1996; S. 221–30.

Petzold H. Das Selbst als Künstler und als Kunstwerk rezeptive Kunsttherapie und die heilende Kraft »ästhetischer Erfahrung«. Ein Interview. Kunst

& Therapie. Zeitschrift für Theorie und Praxis künstlerischer Therapieformen 1999; 2: 105–29.
Philp A. Sehen Sie selbst. Warum nicht mehr Museumsarbeit mit Erwachsenen? In: Förderverein Kurt-Lorenz-Preis e. V. (Hg). Kunstvermittlung heute, o. O., S. 21–6.
Philp A. Sehen Sie selbst, in: Hoppe-Sailer R, Brunsiek S, Spiegel J (Hg). Transfer. Beiträge zur Kunstvermittlung. Schöppinger Forum der Kunstvermittlung. Tage der Kunstvermittlung 2002. Dokumentation. Schöppingen 2002, S. 6–22.
Pöppel S. Zur kompensatorischen Wirkung aktiver Werkbetrachtung im Kunstmuseum auf der Basis rezeptiver Kunsttherapie. Diplomarbeit, Universität Köln 2006.
Sarbia K. Kind im Kofferraum. Bildwahrnehmung als kunsttherapeutische Praxis. In: Menzen KH, Rech P, Wendlandt-Baumeister M (Hg). Kunst & Therapie. Zeitschrift für Bildnerische Therapien 2012, 2: 66–76.
Sarbia K. Werkgespräche Kunst. www.werkgespraeche-kunst-sarbia.de. 8.9.2015.
Sauerländer W. Die Predigt der Bilder. Süddeutsche Zeitung 5./6.8.2000, S. 15.
Schulze C. Besucherinteressen und Besucherverhalten. In: Vieregg H et al. (Hg). Museumspädagogik in neuer Sicht: Erwachsenenbildung im Museum. Bd 1. Hohengehren: Schneider Verlag 1994; S. 108–15.
Schubinger I. Selbstdarstellung in der Videokunst. Berlin: Reimer Verlag 2004.
Tunner W. Psychologie und Kunst. Vom Sehen zur sinnlichen Erkenntnis. Wien, New York: Springer Verlag 1999.

25 Diagnostik versus Ästhetik

Die Entwicklung der Sicht auf künstlerische Werke aus psychiatrischem Kontext

Thomas Röske

Sicherlich waren immer schon unter denjenigen Menschen, die als psychisch krank diagnostiziert und deshalb von der Gesellschaft abgesondert wurden, einige, die gezeichnet und plastisch gearbeitet haben, soweit sie sich Mittel dazu verschaffen konnten – allein schon, weil sich damit die Zeit strukturieren ließ, von der die Alleingelassenen oftmals reichlich hatten. Erhalten haben sich Beispiele erst seit dem späten 18. Jahrhundert und das auch nur deshalb, weil sie von Prominenten stammten, wie etwa dem Teehändler James Tilly Matthews (1770–1815), der eine Rede des Premierministers William Pitt durch den Ausruf »Verräter!« gestört hatte. 1810 wurde seine Zeichnung einer Beeinflussungsmaschine, genannt *Air Loom*, publiziert (► Abb. 25-1), die er für eine Verwirrung im Denken hoher britischer Politiker verantwortlich machte (Brand-Claussen u. Röske 2006; Jay 2014).

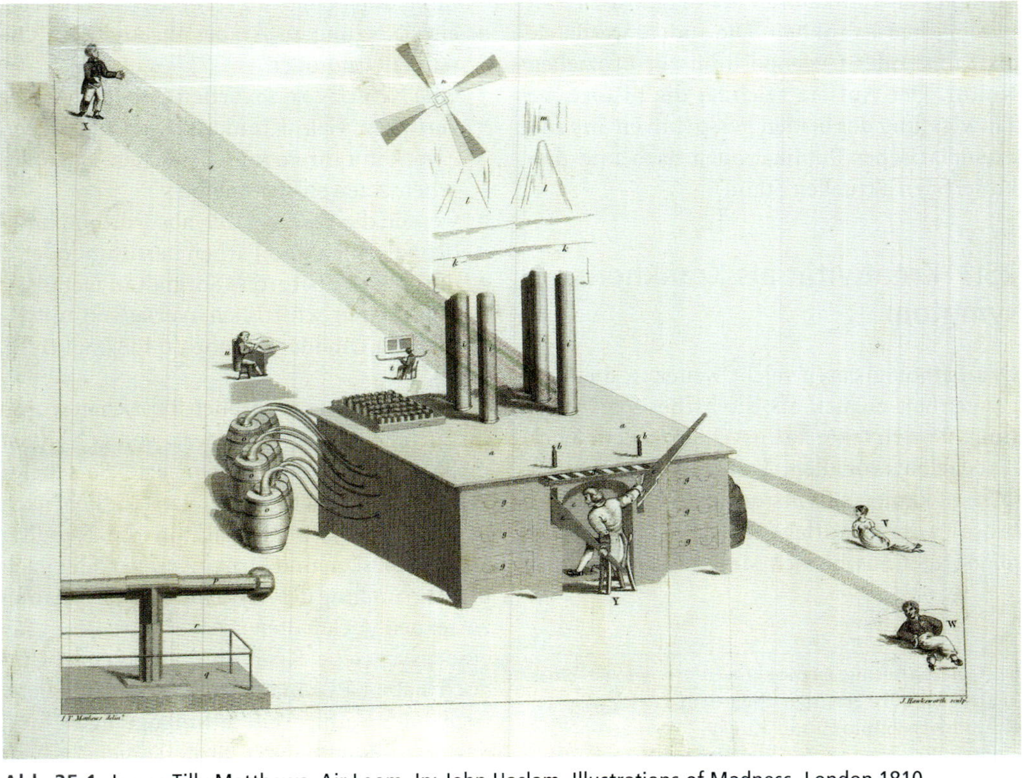

Abb. 25-1 James Tilly Matthews, Air Loom. In: John Haslam, Illustrations of Madness, London 1810.

Zugelassen oder sogar unterstützt wurde künstlerisches Arbeiten der übrigen Patienten nur, wenn Ärzte und Pfleger den Eindruck hatten, dass die so Beschäftigten weniger störten als andere. Die Produkte wurden zumeist als wertlos vernichtet, zumal sie in der Regel weder formal noch inhaltlich der offiziellen Ausstellungskunst glichen und oft von ihren Urhebern nicht einmal als Kunst gemeint waren, sondern etwa als technische Zeichnungen, »Beweise« für besondere Wahrnehmungen, Belege für Visionen oder sogar als magische Eingriffe in die Realität.

Die Situation änderte sich erst, als Psychiater in der zweiten Hälfte des 19. Jahrhunderts wissenschaftliches Interesse für »Irrenkunst« entwickelten und deshalb eigene Sammlungen anzulegen begannen. Dabei zeichneten sich bald zwei Betrachtungsweisen ab, die bis heute nachwirken. Die eine sieht die Werke im Sinne eines Appendix zu den Krankenakten ihrer Schöpfer als Indikatoren der diagnostizierten psychischen Krankheit. Die andere wertet sie als Kunst oder Gegenposition zur offiziellen Kultur. Der Aufsatz zeichnet die historische Entwicklung der beiden Perspektiven anhand exemplarischer Publikationen nach und diskutiert den aktuellen Stand.[67]

25.1 Kreativität als Krankheitssymptom

Das Pathologisieren reicht weiter in die Vergangenheit zurück als die ästhetische Wertung, da Artefakte aus psychiatrischem Kontext ehemals vor allem Ärzten und Pflegern zu Gesicht kamen. Als erster stellte Cesare Lombroso in der 4. Auflage seines Buches *Genio e follia* (1882) ausführlich Merkmale von »Kunst der Irrsinnigen« vor, wobei er neben Beispielen für bildende Kunst auch kurz solche aus dem Bereich der Musik behandelte (zu Lombroso vgl. MacGregor 1989, S. 91 ff.). Für seine Betrachtung von Malerei, Zeichnung und Bildhauerei von Anstaltsinsassen stützte er sich auf frühere Autoren und auf eigene Beobachtung an Werken von 107 Patienten. Charakteristika, die er feststellen zu können meinte, sind auf unterschiedlichen Ebenen angesiedelt, betreffen zum einen Inhalte, Form und Qualität der Werke, zum anderen deren Deutung durch die Schöpfer. Lombroso zufolge

- ist der Gegenstand vieler Werke von der Krankheit angeregt;
- wird die Originalität des künstlerischen Schaffens durch die Krankheit gesteigert;
- besteht die Originalität oft in Seltsamkeiten, die sich nur aus den besonderen Gedanken der Kranken verstehen lassen;
- zeigen viele Kranke eine Neigung, Zeichnung und Schrift zu verbinden und/oder
- eine Neigung zu Arabesken und zum Ornament und/oder
- eine Neigung zu sexuellen Gehalten;
- verfolgen viele Kranke keinen nützlichen Zweck mit ihrem künstlerischen Tun oder
- sehen einen solchen nicht;
- werden die Werke durch absurde und hässliche Formen und Farben bestimmt oder
- durch eine übergroße Sorgfalt in Details;
- dominieren schließlich Werke von mittelmäßiger Qualität (Lombroso 1887, S. 191 ff.).

Das meiste dieses vorgeblich Typischen wurde im 20. Jahrhundert relativiert, weil sich Kunst mehr und mehr ausdifferenzierte. So scheint es aus heutiger Sicht schwer verständlich, nach Aufkommen der Abstraktion die Neigung zum Arabesken und Ornamentalen oder nach der Begründung des Surrealismus die Neigung zu sexuellen Gehalten noch als spezifisch für eine psychische Krankheit zu werten. Und doch haben Psychiater an diesen »Indizien« festgehalten und weitere hinzugefügt – und darüber hinaus sogar professionelle Kunst ihrer Zeit auf solcher Grundlage psychischer

67 Dieser Aufsatz ist die aktualisierte Version eines Textes, der 2012 erschien unter dem Titel: Zwischen Krankheitssymptom und Kunst – Werke von Psychiatrie-Erfahrenen. In: Mentzos u. Münch 2012; S. 107–26.

Krankheit verdächtigt (vgl. Brand-Claussen 2001; Gockel 2010).

Seinen Höhepunkt erreichte das Bemühen um ärztliche Diagnostik von Patientenkunst mit dem Buch *Die Merkmale schizophrener Bildnerei* (1962) von dem 1952–1958 in Jena, dann bis 1984 in Halle tätigen Psychiater Helmut Rennert (1920–1994), das 1966 in erweiterter Auflage erschien. Es erläutert einen auf fast einhundert formale und inhaltliche angebliche Charakteristika angeschwollenen Katalog, den der Autor für eine so große Leistung hielt, dass er ihn in der zweiten Auflage auch in englischer, französischer, italienischer und russischer Übersetzung bot.

Allerdings ist schon die Grundlage des Buches fragwürdig, da Rennert fast ausschließlich publizierte Beispiele anderer Autoren ohne persönliche Kenntnis der Originalwerke heranzog und Auswahl wie Diagnosen unkritisch übernahm. Zudem überzeugt die Zuordnung der Beispiele zu den behaupteten »Merkmalen« in vielen Fällen nicht. Und schließlich beschreiben die meisten seiner »Merkmale« nicht nur, sondern stellen bereits eine Norm-Abweichung fest, und zwar letztlich im Sinne psychiatrischer Diagnose.

In Rennerts Katalog findet sich die »Überschreitung ästhetischer Regeln«. Was er damit meinte, verdeutlichen andere seiner »Merkmale«: Allgemein benennen es Formulierungen wie »Verzerrung« und »Umformung des bildnerischen Ausdrucks«, konkreter »Disproportionierung der Figuren«, »gedrängtes Durcheinander«, »randvolle Überladung« und »Kombination heterogener Materialien«. Dass Rennert damit ein Abweichen vom Schönen meint, machen die Punkte »fratzenhafte Gesichter« und »monströse Neubildungen« deutlich. Aufschlussreich ist zudem das »Merkmal« »Mangel an Perspektive«. Denn die gemeinte Zentralperspektive ist bekanntlich eine erst in der Frührenaissance entwickelte darstellerische Konvention, die keine Entsprechung im menschlichen zweiäugigen Wahrnehmen hat.

Die Norm, an der Rennert die Werke von Anstaltspatienten misst, ist damit klar erkennbar die seit ca. 1500 entwickelte, sogenannte »klassische« Ästhetik des Schönen, die auf Ordnung, Klarheit und Kohärenz ausgerichtet ist. Sie begegnete im Laufe der Jahrhunderte vielfältiger Opposition; endgültig stellten ihre Vorherrschaft moderne und avantgardistische Künstler im frühen 20. Jahrhundert infrage. Allein unter faschistischen und sozialistischen Diktaturen wurde sie für gewisse Zeit gewaltsam wieder durchgesetzt. Dass sich Rennert an ihr orientierte, ist möglicherweise durch beides, eine ästhetische Prägung im deutschen Faschismus wie auch später durch die Ästhetik des sozialistischen Realismus zu erklären. Allerdings hingen auch im kapitalistischen Westen bis in die 1960er-Jahre noch viele dieser konservativen Ästhetik an, wie die lang anhaltende Kontroverse um Hans Sedlmayrs Buch »Verlust der Mitte« (1948) zeigt.

Mit dem Abweichen von der klassischen Norm, dem vorgeblich Hässlichen, meint Rennert aber das Kranke. Das wird begrifflich fassbar in seinen »Merkmalen« »Regression«, »Erstarrung« und »Zerfall des bildnerischen Ausdrucks« (vgl. Röske 2012). Abgesehen davon, dass sich die Begriffe Regression, Erstarrung und Zerfall auf Verläufe beziehen und der Psychiater in seinem Buch nur Einzelbilder präsentiert, fiele es selbst angesichts mehrerer, chronologisch geordneter Werke einer Person schwer, sie überzeugend mit Inhalt zu füllen. Denn begründet eingeführt in die Kunstbetrachtung sind diese Termini aus Psychoanalyse und Psychiatrie bis heute nicht. Solches naives Anwenden medizinischer Normierung von gesund und krank auf künstlerische Gestaltung ist das größte Problem an Rennerts Vorgehen, setzt er damit doch das Gerede über vorgebliche »Entartung« von Kunst, das in der Zeit des Nationalsozialismus seinen traurigen Höhepunkt erlebte, auf einer scheinbar wissenschaftlichen Ebene fort.

Umso erstaunlicher ist es, dass Rennerts Buch nicht nur bis zu Studentenrevolte und Psychiatriereform (vgl. Röske 2008a), sondern von manchen führenden Psychiatern und Kunsttherapeuten auch danach ernst genommen wurde. So beruft sich etwa noch 2001 ein Aufsatz über »Das Selbstporträt im Verlauf psychischer Erkrankungen« explizit auf den kompletten Merkmalskatalog Rennerts (Spreti u. Rentrop 2001).

25.2 Kreativität als Kunst

Das Betrachten der Werke von Anstaltsinsassen als Kunst beginnt mit dem Taschenbuch *L'art chez les fous* (1907). Bezeichnenderweise ist der Autorenname Marcel Réja ein Pseudonym des Psychiaters Paul Meunier (1873–1957), das er auch bei literarischen Veröffentlichungen verwendet hat (zu Réja vgl. MacGregor 1989, S. 161 ff.). Obgleich er vorsichtig von »embryonalen Formen der Kunst« spricht (Réja 1997, S. 161), war seine Sichtweise zu neu, um sich als Arzt schon dazu bekennen zu können. Meunier geht auf Werke der bildenden Kunst und der Literatur von Anstaltsinsassen ein. Den Abschnitt »Die Zeichnungen der Verrückten« (Réja 1997, S. 21 ff.) teilt er in »Verrückte ohne künstlerische Vorbildung« und »mit künstlerischer Vorbildung«. Beide Teile beginnen mit einfachsten Hervorbringungen, bei denen es »Künstlerisches oder Schönes« Meunier zufolge noch nicht oder nicht mehr gibt (Réja 1997, S. 24). Auch für die jeweils danach betrachteten Beispiele »Dekorative(r) Kunst« macht der Autor vor allem einen »Betätigungsdrang« verantwortlich (ebd.). Die Entdeckung der gegenstandslosen Malerei und Zeichnung war zeitlich zu nah, um Meunier als Vergleich dienen zu können. Erst den Beispielen der jeweils dritten Gruppe, »Werke, in denen Ideen und Gefühle zum Ausdruck kommen« (ebd., S. 27 ff.), erkennt er eigentlichen Kunstcharakter zu. Wesentlich sieht der Psychiater für die ungewöhnliche Kreativität der Verrückten aber ihre Krankheit verantwortlich und damit das Unbewusste. Auf dieser Grundlage vergleicht er die vorgestellten Werke anschließend mit den »Zeichnungen der Kinder und der Wilden« (ebd., S. 87 ff.).

Fand das Buch Meuniers in der unmittelbaren Folge nur eine begrenzte Rezeption, machte die Studie *Ein Geisteskranker als Künstler* (1921) des Psychiaters Walter Morgenthaler (1882–1965) den darin vorgestellten Adolf Wölfli (1864–1930), Insasse der Anstalt Waldau bei Bern, bekannt (► Abb. 25-2) (Morgenthaler 1921, vgl. MacGregor 1989, S. 208 ff.).

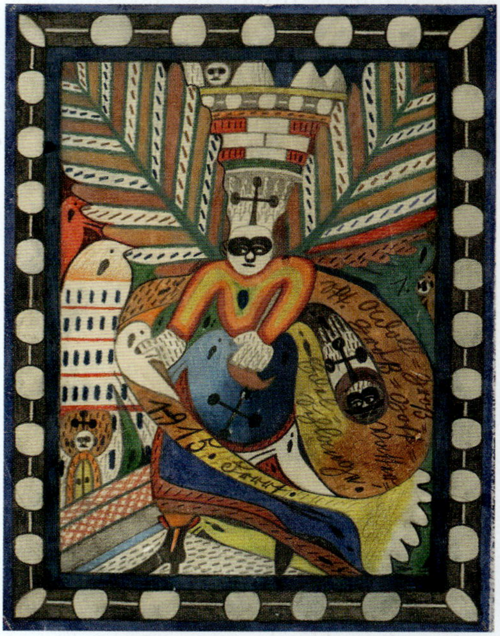

Abb. 25-2 Adolf Wölfli, Skt. Adolf=Groß=Groß=Gott=Vatter=Edel=Schlange, 1915, Museum Sammlung Prinzhorn, Heidelberg.

Morgenthaler war mutig genug, nicht nur von Kunst zu sprechen, sondern Wölfli einen Künstler zu nennen. Die persönliche »besondere Ausprägung von Objektivitätsfunktionen« (ein Begriff von Hermann Ebbinghaus), der hervorstechende Hang zur Ordnung, mache ihn dazu, nicht die Krankheit. Vor allem wegen dieser ersten Monografie über einen künstlerisch tätigen Psychiatriepatienten wird an Wölflis Œuvre bis heute die Qualität der Werke anderer Psychiatrie-Erfahrener gemessen.

Einen Schritt weiter ging der Kunsthistoriker und Psychiater Hans Prinzhorn (1886–1933) mit seinem Buch *Bildnerei der Geisteskranken* (1922), ein Klassiker, der in vieler Hinsicht von anhaltender Bedeutung ist und bis heute unverändert nachgedruckt wird; Übersetzungen liegen mittlerweile in fünf Sprachen vor (Prinzhorn 1922).[68] Die Studie basiert auf der wesentlich von Prinzhorn zusammengetragenen Sammlung der Psychiatrischen Universitätsklinik Heidelberg. Zusammen mit dem Klinikleiter Karl Wilmanns hatte der Assistenzarzt seit 1919 Aufrufe an sämtliche psychiatrischen Einrichtungen im deutschsprachigen Raum ausgesandt. Daraufhin kamen bis zu Prinzhorns Weggang aus der Klinik 1921 mehr als 5000 Zeichnungen, Malereien, Skulpturen und textile Arbeiten von Anstaltsinsassen aus den Jahren seit 1845 zusammen.

Trotz des medizinisch klingenden Untertitels seines Buches, *Ein Beitrag zur Psychologie und Psychopathologie der Gestaltung*, hat Prinzhorn als erster die ästhetische Wertschätzung unterschiedlichster Patientenwerke zu begründen versucht. Angesichts der vielfältigen Heidelberger Sammlung bestreitet er sogar, dass es eindeutige Charakteristika gebe: »Man kann nicht mit Sicherheit sagen: dies Bildwerk stammt von einem Geisteskranken, weil es diese Merkmale trägt.« (Prinzhorn 1922, S. 337) Für ihn waren die Werke alle, von der einfachen Kritzelei bis zum ausgearbeiteten Werk, als »Ausdruck von Seelischem« anzuerkennen (Prinzhorn 1922, S. X). Hierin schlägt sich Prinzhorns Neigung zur Psychoanalyse nieder, mit der er sich damals unter Psychiatern starken Anfeindungen aussetzte (vgl. Röske 1995, S. 221 ff.; Hoffmann 2008).

Im ersten Teil seines Buches entwickelt Prinzhorn dementsprechend eine komplexe triebbasierte Ausdruckstheorie der Kunst. Danach ist das Zusammengehen von »Ausdrucksbedürfnis«, »Spieltrieb« und »Schmucktrieb« verantwortlich für einen grundlegenden »Gestaltungsdrang«, dessen erste Äußerung »objektfreie, ungeordnete Kritzelei« ist. Für differenziertere Gestaltungsweisen sind ihm zufolge dann entweder eine »Ordnungstendenz« oder eine »Abbildetendenz« verantwortlich. Und wenn sich diese beiden mit einem »Symbolbedürfnis« zusammenschlössen, komme es zu »Symbolische(r) oder abstrakte(r) Gestaltung«. Das Hinzutreten des »Mitteilungsbedürfnisses« führe schließlich zur Schrift (siehe das Schema in Prinzhorn 1922, S. 20) – ein Entwicklungsschritt, der den Ausdruckstheoretiker nicht mehr interessierte.

Im zweiten Teil seines Buches illustriert Prinzhorn zum einen diesen Entwicklungsgang mit zahlreichen Beispielen aus der Heidelberger Sammlung; deren Werke schienen ihm besonders gut dafür geeignet, weil sich Anstaltsinsassen »triebhaft, zweckfrei« ausdrückten, »sie wissen nicht, was sie tun« (Prinzhorn 1922, S. 343); zum anderen stellt er zehn »schizophrene Meister« mit kurzem biografischen Abriss und Überblick ihres Œuvres vor. Der dritte Teil der Studie zieht dann Schlüsse aus dem Vorangegangenen und erörtert das Verhältnis der »Geisteskrankenbildnerei« zu anderen künstlerischen Werken am Rande westlicher Hochkunst, aber auch zu dieser selbst. Dafür, dass viele seiner Zeitgenossen von der Anstaltskunst fasziniert waren, macht Prinzhorn schließlich mit Karl Jaspers (1977, S. 179 ff., vgl. auch Röske 2008b) ein »schizophrenes Weltgefühl« seiner Zeit verantwortlich.

Folgt man Prinzhorns anfänglichem Hinweis, er vermeide den Begriff Kunst, weil er ein »Werturteil« einschlösse, in diesem Buch aber »Bildwerke (…) durchaus nicht wertend gemessen, sondern psychologisch erschaut« würden (Prinzhorn 1922, S. 3), scheint das ein Rückschritt im Vergleich zu Morgenthalers Ansatz. Die Stufung der Patientenwerke von der einfachsten zur komplexesten Gestaltung

68 Die 7. Auflage des Buches erschien 2011, die englische Übersetzung zuerst 1972, die französische 1984, die italienische 2004, die spanische 2012 und die japanische 2014.

und das Betonen des Unbewussten erinnern ohnehin an Meunier. Doch verrät eine Stelle weiter hinten im Buch eine zusätzliche Absicht Prinzhorns mit dem neudefinierten Begriff »Bildnerei«. Hier stellt er fest, dass zeitgenössische Künstler jenes den Anstaltsinsassen zugängliche »primäre Erleben, das vor allem Wissen steht und allein inspirierte Gestaltungen zeugt«, ersehnten, dass sie aber letztlich »fast nur intellektuelle Ersatzkonstruktionen« zuwege brächten (Prinzhorn 1922, S. 347 f.). Die Werke der Anstaltsinsassen sind Prinzhorn also Vorbild einer eigentlichen Kunst, die professionelle Künstler mit ihrer Befangenheit in Tradition und Kalkül nicht erreichen könnten. Diese Idee einer Gegenkunst reagiert sicherlich auf den Verlust des Glaubens an eine Vernunftkultur, die zum Wahnsinn des Ersten Weltkriegs geführt hatte. Ähnlich vielen Künstlern seiner Zeit war Prinzhorn als Zeuge des sinnlosen Massenmordens zum »Nihilisten« geworden (Prinzhorn, 1927, S. 278; vgl. Röske 1995, S. 55 ff.), der nach einem radikalen Neuanfang suchte – im »inneren Afrika« der Kultur Europas.

Prinzhorns Ansatz einer ästhetischen Aufwertung der »Irrenkunst« war folgenreich. Nicht nur haben viele Künstler seit Expressionismus und Surrealismus aus Text und Abbildungen seines Buches allgemeine wie konkrete Anregungen für ihr eigenes Werk gezogen. Der französische Künstler Jean Dubuffet (1901–1985) hat später überdies den kulturkritischen Impetus von *Bildnerei der Geisteskranken* aufgenommen (ob wissentlich, ist nicht klar) und bekräftigt, indem er seit 1945 der *Art culturelle* eine *Art brut* entgegenstellte. Damit bezeichnete er eigenwillige Werke von Menschen am Rande der Gesellschaft, die sich keiner künstlerischen Traditionen anlehnen. Obgleich Dubuffet vorgab, sich um den Geisteszustand von Vertretern dieser »eigentlichen Kunst« nicht zu kümmern (»Wir sind der Ansicht, […] dass es ebenso wenig eine Kunst der Geisteskranken gibt wie eine Kunst der Magenkranken oder der Kniekranken« [Dubuffet 1991, S. 94]), stammten doch die meisten Werke, die er in seiner *Collection de l'art brut* zusammentrug, von Patienten psychiatrischer Anstalten (vgl. Gorsen 2006). Dieses Eintreten für einen Neuanfang nach dem Zweiten Weltkrieg fand ein noch größeres Echo als Prinzhorns Projekt nach dem Ersten. Vor allem die Künstler der internationalen Gruppe *CoBrA*, aber auch viele individuell arbeitende Maler und Bildhauer der 1950er- und 60er-Jahre ließen sich davon anregen.

Weitere 25 Jahre später, um 1970, gab es den nächsten Schub im Interesse an den Werken Psychiatrie-Erfahrener als Kunst. Dafür war weniger die in ganz Europa wachsende Kritik am Anstaltswesen verantwortlich, die schließlich zu tiefgreifenden Reformen führte. Vielmehr wirkte der Enthusiasmus für *Art brut* bei einer Reihe von europäischen und US-amerikanischen Künstlern, Sammlern, Galeristen und Ausstellungsmachern als Motor, von denen zudem viele durch das Streben nach persönlicher Authentizität und Bewusstseinserweiterung in den 1960er-Jahren geprägt waren, sei es durch Kleinianische Psychotherapie (vgl. Guignon 2004), sei es durch Drogen- oder Meditationserfahrung. Nun erst wurde *Art brut* zu einem eigenen Sektor des Kunstmarktes, und zwar unter dem Begriff *Outsider Art*. Eingeführt 1972 durch das gleichnamige Buch des Romanisten Roger Cardinal über *Art brut* für den angloamerikanischen Markt (Cardinal 1972) hat er sich bald zu einem Umbrella Term verselbstständigt und bezeichnet heute etwa auch sogenannte *Contemporary Folk Art*. Just im Jahr 1972 erschien zudem Prinzhorns Buch erstmals in englischer Übersetzung (Prinzhorn 1972) und präsentierte Harald Szeemann auf der von ihm kuratierten *documenta* 5 unter der Überschrift »Parallele Bildwelten« zum ersten Mal »Bildnerei der Geisteskranken«. In den kommenden Jahrzehnten spezialisierten sich mehr und mehr Sammler und Galerien auf *Outsider Art*; eigene Zeitschriften, Kunstmessen und Auktionen sowie eigene Museen entstanden (so erhielt Dubuffets *Collection de l'art brut* 1976 in Lausanne ein eigenes Haus, 1995 wurde in Baltimore das *Visionary Art*

Museum eröffnet, 2001 das *Museum Sammlung Prinzhorn* in Heidelberg). Doch blieb diese *Outsider Art*-Welt noch weitgehend abgegrenzt vom übrigen Kunstbetrieb. Eine frühe Ausnahme der Grenzüberschreitung bildete die Ausstellung *Parallel Visions. Modern Artists and Outsider Art*, die 1992/93 in Los Angeles, Madrid, Basel und Tokyo zu sehen war.

25.3 Die Situation heute

Seit 2000 wird nun auch diese Beschränkung mehr und mehr aufgehoben, das Interesse an *Outsider Art* bei Sammlern von Gegenwartskunst sowie bei entsprechenden Galerien und Museen wächst sprunghaft. Einige große Häuser richten eigene Abteilungen für diese Kunstform ein, das *Musée d'art moderne Lille métropole* in Villeneuve d'Ascq eröffnete 2010 sogar einen eigenen Anbau, populäre Ausstellungshäuser wie die *Schirn Kunsthalle* in Frankfurt a.M. oder die Hayward Gallery in London veranstalten Überblicksschauen zum Thema (»Weltenwandler« 2010/2011, »The Alternative Guide to the Universe« 2013), die Internationalen Tage in Ingelheim feierten 2011 Adolf Wölfi als Star des 20. Jahrhunderts und 2013 war auf der 55. Biennale Venedig die Hauptpräsentation im Arsenale unter dem Titel »Palazzo Enciclopedico« einer anregenden Mischung von moderner sowie zeitgenössischer Ausstellungskunst und Outsider Art gewidmet.

Die Gründe für diesen Boom dürften über die Faszination für das Exotische und den Wunsch, sich damit zu schmücken, hinausgehen. Zum einen verliert sich wohl langsam die Scheu vor psychischer Erkrankung; die vielfältigen Anstrengungen zur Reintegration von Psychiatrie-Erfahrenen in die Gesellschaft zeigen Erfolge auch in einem Einstellungswandel. Zum anderen erhalten in einer Zeit, da mehr und mehr Menschen unter wirtschaftlich prekären Umständen zu leben gezwungen sind und Alternativen zum krisenhaften Spätkapitalismus suchen, Gegenbeispiele zum herkömmlichen Kulturbetrieb offenbar eine immer größere Bedeutung. Seit der Romantik fungierte der Wahnsinnige als Projektionsfigur für junge Künstler, die sich gegen die bürgerliche Gesellschaft auflehnten. Heute werden künstlerische Werke, die von psychischen Ausnahmeerfahrungen ausgehen, offenbar auch von vielen Kunstinteressierten als modellhafte symbolische Reaktionen auf den »Wahnsinn« gesellschaftlicher Realität geschätzt. Besucher des *Museums Sammlung Prinzhorn*, so kann ich aus eigener Anschauung berichten, zeigen in der Regel ein ungewöhnlich hohes Einfühlungsvermögen in die Ergebnisse idiosynkratischer Kreativität, die dort vorgestellt werden.

Doch das Vereinnahmen der Werke von Psychiatrie-Erfahrenen durch den Kunstbetrieb birgt das Risiko ebenso großer Missverständnisse wie ihr Pathologisieren durch Psychiater. Werden sie wie Ausstellungskunst des 20. Jahrhunderts mit spärlichen Zusatzinformationen in White Cubes präsentiert, drohen zumindest bei einigen wesentliche Momente übersehen zu werden. Peter Gorsen hat schon in der Zeit der aufkommenden Kommerzialisierung von *Outsider Art* vor der »Verkunstung« der »Irrenkunst« im Sinne einer Überbetonung ihrer Ästhetik gewarnt (vgl. Gorsen 1990, S. 26 ff.).

Heute, da an fast allen psychiatrischen Einrichtungen Kunsttherapie und oft zusätzlich offene Ateliers angeboten werden, in denen Interessierte ohne therapeutischen Kontext gestalterisch arbeiten und die Ergebnisse zeigen können, setzen sich viele Psychiatrie-Erfahrene differenziert mit der Wirkung ihrer Werke auseinander. Oft bezeichnen sie ihre Bilder, Zeichnungen und Skulpturen bereits selbst als Kunst und sehen sie als Teil der öffentlichen Kultur unserer Zeit. Da sie mit der Ästhetisierung ihrer Werke rechnen, ist deren Integration in den Ausstellungsbetrieb weniger prekär, obgleich Besonderheiten von Form und Inhalt möglicherweise auch hier als bloße persönliche Handschrift missverstanden werden können.

Daneben gibt es aber nach wie vor Psychiatrie-Erfahrene, deren Kreativität stärker von ihrer Existenz Besitz ergreift, als gewöhnlich bei Ausstellungskünstlern und für die das Zeigen ihrer Werke in einem Kunstkontext nicht im Vordergrund steht, wenn sie überhaupt daran denken – auf diese Eigenheit der Haltung hatte bereits Lombroso hingewiesen. Den Werken dieser Menschen droht durch herkömmliche Ausstellungsformen das Beschneiden ihres spezifischen Potenzials. Ich möchte zum Abschluss drei Außenseiter des Kunstmarktes kurz vorstellen, um dabei das angesprochene Problem zu verdeutlichen.

25.4 Drei Beispiele

Marvin »Milky« Way

Marvin »Milky« Way (geb. 1954), ein Schwarzer aus South Carolina, der in Brooklyn aufwuchs, lebt in New York City (Karlins 2001). Nach der Schule, in der er sich vor allem für Naturwissenschaft und Musik interessierte, war er Sänger und Bassist in einer Band und begann ein Studium am Technical Career Institute. Bald erlitt er eine psychische Krise, brach das Studium ab und begann auf der Straße zu leben. In einem Kunstprogramm für Psychiatrie-Erfahrene wurde man um 1990 erstmals auf sein Aufzeichnen kryptischer Formeln aufmerksam.[69] Bis heute sind knapp hundert dieser kleinen Blätter entstanden (► Abb. 25-3).

Alle zeigen komplizierte Reihungen von Zahlen und teils neu erfundenen Zeichen, die chemischen und mathematischen Gleichungen ähneln, dazu manchmal Fremdwortkonglomerate. Umfeld und Zwischenräume sind gelegentlich mit Gruppen von Linien und Punkten, einfarbig schwarz oder farbig ausgefüllt, sodass unregelmäßige abstrakte Formen das Geschriebene umgeben.

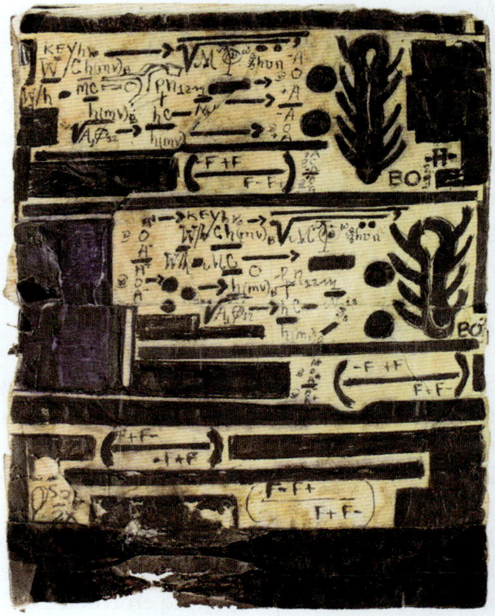

Abb. 25-3 Melvin »Milky« Way, Key to life, undatiert, Tinte und Klebestreifen auf Papier, 15 × 11 cm.

Viele Blätter weisen Gebrauchsspuren und Knicke auf, viele sind zum Schutz mit durchsichtigen Klebestreifen bedeckt, einige hinten mit Isolierband verstärkt. Tatsächlich trägt Way diese »Schemata« (»schematics«), wie er sie selbst nennt, längere Zeit wie Talismane in den vielen Taschen seiner Kleidung mit sich herum und verändert sie auch noch. Er ist davon überzeugt, dass es sich um machtvolle und sehr gefährliche Formeln handelt, die nur er oder Professoren verstehen. Einige dürfen nicht einmal berührt werden. Seit sich der Kunstmarkt für die Blätter interessiert, verkauft Way sie, warnt aber die neuen Besitzer, die Formeln nicht zu verwenden.

Harald Bender

Der in Bruchsal geborene und dort aufgewachsene Harald Bender (1950–2014) riss mit fünfzehn Jahren von zu Hause aus und ging nach Ludwigshafen. Nach einer zweijährigen Elektrikerlehre zog es ihn 1968 nach Berlin. 1971

69 Ich danke Quimetta Perl von HAI New York für ihre Auskünfte.

kam er mit Drogenpsychose in die Psychiatrie und wurde anschließend sozialpsychiatrisch betreut, sodass er seinen Realschulabschluss nachholen konnte. Ein 1974 begonnenes Studium an der Hochschule der Künste wurde schon zwei Jahre später durch Exmatrikulation beendet, da Bender sich verfolgt fühlte und sich zunehmend auffällig verhielt. Nach dieser Katastrophe begann er sich mit Aristokratie zu beschäftigen, nannte sich Adelhyd von Bender und verleugnete seine leiblichen Eltern. In seiner Berliner Wohnung brannte es zweimal. Als man dabei 1987 Mengen an brennbarem Material fand, das Bender zum Bau einer »Atombombe« dienen sollte, kam er erneut in die Psychiatrie. Seit seiner Rückkehr beschäftigte ihn nur noch ein Projekt: Er wollte den Zusammenhang zwischen »dem Atom«, für ihn gleichbedeutend mit Lichtenergie, und »dem Eisprung« ergründen. Zu diesem Zweck füllte er eine Unzahl Blätter, zumeist im Format DinA4 oder DinA3 mit selbstkreierten Symbolen oder abstrakten Zeichnungen, teils mit Stiften, teils mithilfe eines Fotokopierers, und legte sie dann, gesteckt in Klarsichthüllen, in Aktenordnern oder Plastiktüten ab, die er in einer Doppelreihe an den Wänden seines Zimmers stapelte. Ältere Wandmalereien mit seinem typischen Formvokabular wurden dadurch zunehmend verdeckt (► Abb. 25-4).

Bender bezog alle Wissenschaften in seine Forschung ein und erkundete auf seine eigene grafische Weise, was sie dazu beitragen konnten. Aber auch jedes Stück Papier, das in seinen Haushalt geriet, sei es Brief oder Rechnung, wurde schnell Teil seines Kosmos, indem er es mit seinen Zeichen und Symbolen überzog.

Im Grunde diente sein Projekt der Selbstvergewisserung. Bender suchte nach seinem Ursprung und damit nach seiner Daseinsberechtigung. Als Kunst sah er seine Zeichnungen nicht, obgleich er akzeptiert hatte, dass die ersten 200 seiner Ordner in den 1990er-Jahren der Sammlung Prinzhorn übergeben wurden. Ausgestellt waren sie dort 2005, im Rahmen einer exemplarischen Präsentation jüngerer Museumsbestände. Andere Berührungen mit dem Kunstmarkt gab es zu seinen Lebzeiten nicht. Bender glaubte, dass das Landesgericht Berlin der angemessene Ort für seine Werke sei. Nach seinem Tod übernahm eine Kölner Galeristin das Werk, konservierte und dokumentierte es und vertreibt es nun im In- und Ausland.

Vanda Vieira-Schmidt

Vanda Vieira-Schmidt, geboren 1949 in Berlin, wuchs auf Madeira auf. Mit 17 zurück in Berlin arbeitete sie nach einer Ausbildung

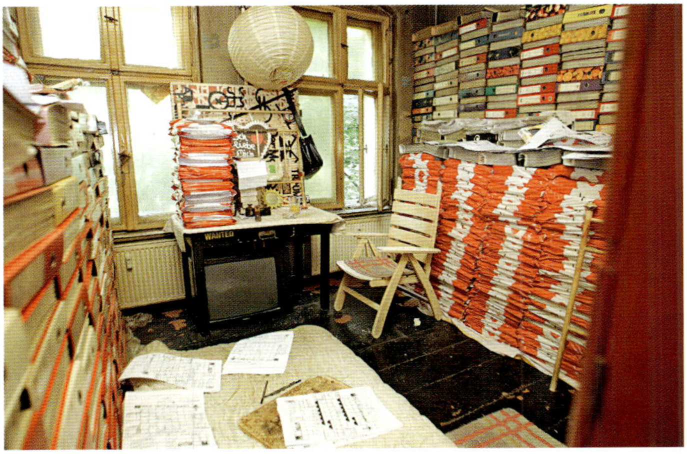

Abb. 25-4 Einblick in die Ein-Zimmer-Wohnung Harald Benders, 2011 (Foto: Jo Goertz).

zunächst als Kosmetikerin, später betrieb sie ein portugiesisches Restaurant. Seiner Schließung 1990 folgte eine schwere Zeit für sie, die zum ersten Psychiatrie-Aufenthalt führte. Seit 1995 lebt Vieira-Schmidt in betreuten Wohngemeinschaften. Hier arbeitet sie seitdem daran, die Welt zu retten. Unermüdlich zeichnet sie auf DIN-A4-Blätter Symbole, die gegen das Böse gerichtet sind. Sie glaubt, mit der deutschen Armee zu kooperieren; im Verteidigungsministerium stehe ein spezieller Computer, der die Zeichnungen als farbige Videos lesen kann. Mit seiner Hilfe könnten Vieira-Schmidts Werke politische und kriegerische Konflikte lösen helfen.

Oft entstehen pro Tag mehrere Hundert Blätter. Lange Zeit hat Vieira-Schmidt sie im Keller ihrer Wohnung aufgestapelt in der Gewissheit, dass ihre Gesamtheit den Weltfrieden sicherstellte. 2005, als sie in eine kleinere Wohnung umziehen musste, wurden die mehr als 500.000 Zeichnungen erstmals von Betreuern entdeckt. Zur Begutachtung nach Berlin gebeten, konnte ich sie vom Außergewöhnlichen dieses Projekts überzeugen. Das Gesamtwerk wurde nach Heidelberg transportiert und im Foyer des Museums Sammlung Prinzhorn ausgestellt (► Abb. 25-5). Dazu war ein Video zu sehen, in dem Vieira-Schmidt die Hintergründe ihres Weltrettungsprojekts erläutert.

Nach zwei Jahren ging das Werk auf Reisen. Es war in Bochum, Berlin (Kleisthaus 2008), Marburg und Rottenburg zu sehen. 2011 wurde es, ergänzt um mittlerweile über 250.000 neue Zeichnungen, vom umgestalteten Militärhistorischen Museum in Dresden übernommen, wo es auf Dauer im obersten Stock des Einbaus von Daniel Liebeskind zu sehen ist (Protte 2011; Röske 2015).

An diesem Ort haben Vieira-Schmidts Bemühungen um den Weltfrieden einen geeigneten Kontext gefunden. In einem Kunstmuseum wären die Papierstapel möglicherweise bloß als ästhetische Konkurrenz zu seriellen Werken etwa einer Hanne Darboven wahrgenommen worden. Die gesammelte

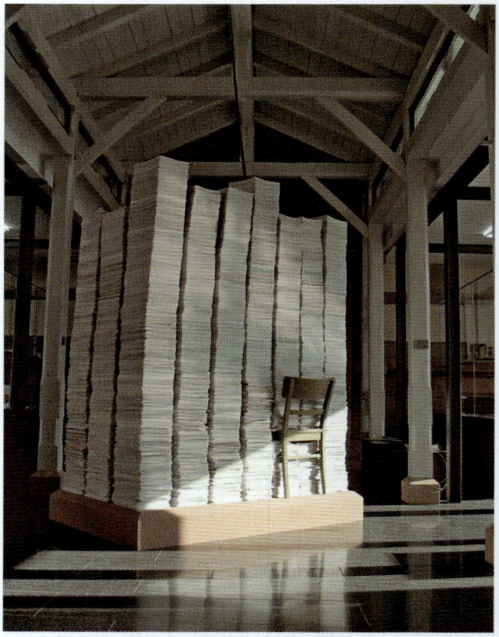

Abb. 25-5 Vanda Vieira-Schmidt, Weltrettungsprojekt, 1995–2005 (Präsentation im Museum Sammlung Prinzhorn 2006).

Forschungsarbeit Harald Benders erhält hoffentlich ebenfalls einmal einen ihr angemessenen Platz, etwa in einem Wissenschaftsmuseum, das auch Werken von Melvin Way eine über die Kunst hinausgehende Dimension erschließen würde. Denn selbst wenn heute Ausstellungskünstler im Sinne »künstlerischer Forschung« Alternativen zu akademischem Vorgehen erkunden, unterscheidet sich ihr spielerischer Umgang mit wissenschaftlichen Verfahrensweisen deutlich von dem ernsthaften Einsatz irrationaler Techniken und Kräfte, den Melvin Way, Harald Bender und Vanda Vieira-Schmidt mit ihren Werken verbinden.

Gleichwohl ist das Anliegen aller drei nachvollziehbar, geht es doch um den oft verzweifelten Wunsch, Ohnmachtsgefühle zu überwinden und die neu gewonnene Position einzusetzen im Kampf gegen das Böse in der Welt, zum Ergründen der Frage, wer wir sind, oder zur Selbstverteidigung. Dass die dafür eingesetzten Mittel uns auf den ersten Blick unangemessen erscheinen, entwertet die Anliegen nicht, verleiht ihnen vielmehr einen eigentümlichen Nachdruck.

Dies ist kein Plädoyer dafür, dass existenzielle Werke von Psychiatrie-Erfahrenen die Kunstmuseen und Ausstellungshallen grundsätzlich meiden sollten. Der Prozess der Integration in den Kunstbetrieb ist eingeleitet und unumkehrbar. Dass dabei auch der in vieler Hinsicht problematische Begriff Outsider Art obsolet wird, ist zu begrüßen. Doch möchte ich zu bedenken geben, dass der Kunstbetrieb selbst sich um gesellschaftlich provozierende Impulse beschnitte, wenn er die Außenseiter-Werke einfach seinen tradierten Präsentationsformen mit ihren Marktmechanismen unterwürfe. Eine wirkliche Integration, bei der die Eigenheiten des Integrierten wahrgenommen und respektiert werden, ist immer eine Bereicherung für beide Seiten.

Literatur

Brand-Claussen B. Häßlich, falsch, krank. »Irrenkunst« und »irre Kunst« zwischen Wilhelm Weygandt und Carl Schneider. In: Mundt C, Hohendorf G, Rotzoll M (Hg). Psychiatrische Forschung und NS-»Euthanasie«. Beiträge zu einer Gedenkveranstaltung an der Psychiatrischen Universitätsklinik Heidelberg. Heidelberg: Wunderhorn 2001; S. 265–329.

Brand-Claussen B, Röske T (Hg). Air Loom. Der Luftwebstuhl und andere gefährliche Beeinflussungsapparate. Ausstellungskatalog Sammlung Prinzhorn. Heidelberg: Wunderhorn 2006.

Cardinal R. Outsider Art. London: Vista 1972.

Dubuffet J. Art brut: Vorzüge gegenüber der kulturellen Kunst [1949]. In: Dubuffet J. Malerei in der Falle. Antikulturelle Positionen. Schriften Bd. 1. Bern und Berlin: Gachnang und Springer 1991; S. 86–94.

Eissing-Christophersen C, Le Parc D. (Hg). Marcel Réja. Die Kunst bei den Verrückten. Wien: Springer 1997.

Gockel B. Die Pathologisierung des Künstlers. Künstlerlegenden der Moderne. Berlin: Akademie-Verlag 2010.

Guignon C. On Being Authentic. London, New York: 2004.

Gorsen P. Der Dialog zwischen Kunst und Psychiatrie heute. In: Benkert O v, Gorsen P (Hg). Von Chaos und Ordnung der Seele. Ein interdisziplinärer Dialog über Psychiatrie und moderne Kunst. Berlin u. a.: Springer 1990; S. 1–53.

Gorsen P. Art Brut versus Art Fou. Sammeln als Positionssuche bei Jean Dubuffet. In: Röske T, Brand-Claussen B, Dammann G (Hg). wahnsinn sammeln. Outsider Art aus der Sammlung Dammann. Ausstellungskatalog Sammlung Prinzhorn. Heidelberg: Wunderhorn 2006; S. 48–56.

Hoffmann K. Hans Prinzhorn: Seine Auseinandersetzung mit der Psychoanalyse in Dresden und Frankfurt a. M. (1922–1928). Luzifer Amor. Zeitschrift zur Geschichte der Psychoanalyse 2008; 41: 153–59.

Jaspers K. Strindberg und van Gogh. Versuch einer vergleichenden pathographischen Analyse [1922]. München: Piper 1977.

Jay M. A Visionary Madness. The Case of James Tilly Matthews and the Influencing Machine. Berkeley: North Atlantic Books 2014.

Karlins NF. Melvin »Milky« Way. In: Raw Vision 2001; 34: 50–3.

Kleisthaus (Hg). Vanda Vieira-Schmidt – Weltrettungsprojekt. Ausstellungskatalog Kleisthaus Berlin. Berlin: Kleisthaus 2008.

Lombroso C. Genie und Irrsinn in ihren Beziehungen zum Gesetz, zur Kunst und zur Geschichte. Leipzig: Reclam 1887.

MacGregor JM. The Discovery of the Art of the Insane. Princeton: Princeton University Press 1989.

Mentzos S, Münch A (Hg). Das Schöpferische in der Psychose (Forum der psychoanalytischen Psychosentherapie, Bd. 28). Göttingen: Vandenhoeck & Ruprecht 2012.

Morgenthaler W. Ein Geisteskranker als Künstler. Leipzig: Bircher 1921.

Prinzhorn H. Bildnerei der Geisteskranken. Ein Beitrag zur Psychologie und Psychopathologie der Gestaltung. Berlin: Springer 1922.

Prinzhorn H. Die erdentrückbare Seele. Der Leuchter 1927; 8: 277–96.

Prinzhorn H. Artistry of the Mentally Ill. A Contribution to the Psychology and Psychopathology of Configuration. Wien, New York: Springer 1972.

Protte K. Weltrettungsprojekt. In: Pieken G, Rogg M (Hg). Das Militärhistorische Museum der Bundeswehr. Ausstellungsführer. Dresden: Sandstein 2011; S. 142 f.

Rennert H. Die Merkmale schizophrener Bildnerei. Jena 1966.

Röske T. Der Arzt als Künstler. Ästhetik und Psychotherapie bei Hans Prinzhorn (1886–1933). Bielefeld: Aisthesis 1995.

Röske T. Die Psychose als Künstler. Leo Navratils »Schizophrenie und Kunst« – eine Kritik. In: Theunissen G (Hg). Außenseiter-Kunst. Außergewöhnliche Bildnereien von Menschen mit intellektuellen und psychischen Behinderungen. Bad Heilbrunn: Klinckhardt 2008a; S. 103–17.

Röske T. »Suchende Kierkegaard-Natur« und »Enfant terrible«. Karl Jaspers und Hans Prinzhorn. In: Meyer-Bohlen M, Bormuth M (Hg). Wahrheit ist was uns verbindet. Philosophie, Kunst, Krankheit. Bremen: Hauschild 2008b; S. 320–30.

Röske T. Ernst Kris und die »Kunst der Geisteskranken«. In: Krüger S, Röske T (Hg). Im Dienste des Ich – Ernst Kris heute. Wien: Böhlau 2013.

Röske T Widerstände gegen Werke von Psychiatrie-Erfahrenen. In: Mentzos S, Münch A (Hg). Widerstände gegen ein psychodynamisches Verständnis der Psychosen (Forum der psychoanalytischen Psychosentherapie Bd. 31). Göttingen: Vandenhoeck & Ruprecht 2015; S. 169–79.

Spreti F v, Rentrop M. Das Selbstporträt im Verlauf psychischer Erkrankungen. In: Spreti F v, Förstl H, Breindl K, Martius P (Hg). Selbstbilder in Psychose und Kunst. Portraitgestaltung als Spiegel psychischer Befindlichkeit. München: Akademieverlag 2001; S. 65–82.

VI Trauma und Kreativität

26 Künstlerische Verarbeitung und Kunsttherapie

Luise Reddemann

»Ob sich kranke Anteile in der Künstlerpersönlichkeit erhalten oder ob eine Genesung eintritt – das Werk hat heilende Kraft.« (Simenauer 1976) Es ist bekannt, dass viele Künstlerinnen und Künstler in ihren Werken traumatische Erfahrungen verarbeiten und dass dies als Selbstheilungsprozess verstanden werden kann. Ziel dieses Kapitels ist es, einige Anregungen zu geben, künstlerisches Schaffen respektvoll als Überlebenskunst zu betrachten und möglicherweise daraus für therapeutische Ansätze zu lernen. Künstlerpersönlichkeiten können als Vorbilder und Anregende gelten, sodass das Kreative in den Menschen, die uns als Patientinnen und Patienten begegnen, entdeckt, anerkannt und gefördert werden kann. Ich wähle, um dies zu verdeutlichen, das Schaffen einiger bekannter Künstler des 20. Jahrhunderts aus. Eines Jahrhunderts, das durch den Verlust menschlicher Werte gekennzeichnet ist. Die Folgen davon erkennen wir immer mehr. Sie wirken auch in den nächsten Generationen weiter.

Die Werke, auf die ich hier eingehe, scheinen mir zwei unterschiedliche Räume zu eröffnen: Räume zu klagen, Verzweiflung zum Ausdruck zu bringen, und auch Räume der Resilienz und Salutogenese.

26.1 Nelly Sachs (1891–1970)

»Alles beginnt mit der Sehnsucht.« So wurde Nelly Sachs vom Nobelpreiskomitee vorgestellt. Sehnsucht ist der Motor ihrer Gedichte, Sehnsucht nach Worten, die »an ihrer Quelle (…) die Horizonte in die wahren Himmel rücken können« (Sachs 2011). Sachs ist eine der bedeutendsten Dichterinnen des 20. Jahrhunderts, ihr Gedicht »Völker der Erde« wirkt wie ein Aufruf. 1940 verließ sie gemeinsam mit ihrer Mutter wegen der Bedrohungen durch den Nationalsozialismus mithilfe der schwedischen Schriftstellerin Selma Lagerlöf Deutschland und emigrierte nach Schweden. Dort lebte und arbeitete sie bis zu ihrem Tod 1970.

»Fast wäre sie wie ihre Freundinnen Gertrud Kolmar und Helene Herrmann von den Nazis ermordet worden, und wir wüssten nicht einmal ihren Namen. Denn die spätere ›Dichterin jüdischen Schicksals‹ und Nobelpreisträgerin für Literatur erhielt den Befehl für den Abtransport und das Visum nach Schweden am selben Tag (…). Mit 17 Jahren erlebte sie eine tiefe, aber hoffnungslose Liebe, die ihr Leben und Schaffen entscheidend beeinflusste; viele von ihren späteren Gedichten kreisen um den ›toten Bräutigam‹, der (nach

Hilde Domin) 1940 von der Gestapo verhaftet und später ermordet wurde (…).« (Horsley 2014) Sie hat gelitten unter den »Zuschauenden Unter deren Blicken getötet wurde«. Und sie kann ein weit verbreitetes Gefühl in Worte fassen: »Wie man auch einen Blick im Rücken fühlt, So fühlt ihr an euerm Leibe Die Blicke der Toten.« (Sachs 1999) Das Entsetzen über den Holocaust und ihre Jahre im Exil durchziehen ihr Werk.

1965 erhielt Nelly Sachs den Friedenspreis des Deutschen Buchhandels, den sie mit den Worten »Trotz aller Grausigkeiten der Vergangenheit, glaube ich an Dich«, entgegennahm, und ein Jahr später gemeinsam mit dem israelischen Schriftsteller Samuel Josef Agnon den Nobelpreis für Literatur »für ihre herausragenden Werke, die das Schicksal Israels mit ergreifender Kraft und Ehrlichkeit interpretieren und wiedergeben.« (www.nelly-sachs.de)

»Neben der harten Arbeit des Überlebens (Sachs arbeitete zeitweise als Wäscherin) und der anstrengenden Pflege der kranken Mutter begann sie, Gedichtzyklen und szenische Dichtungen zu schreiben. Trotz ihrer großen Produktivität wurde Sachs bis Ende der 50er-Jahre in der Bundesrepublik ignoriert. Die Schrecken der Vergangenheit suchten die fast Siebzigjährige noch einmal heim, sie brach 1960 zusammen.« (Horsley 2014)

In ihrem Gedicht »Völker der Erde« (Sachs 2011), entstanden 1948/49, also bald nach dem Ende des Zweiten Weltkriegs und der NS-Zeit, geht es ihr um die Notwendigkeit, Sprache präzise zu nutzen und nicht mit ihrer Hilfe Unwahrheiten zu verbreiten:

Völker der Erde
ihr, die ihr euch mit der Kraft der unbekannten
Gestirne umwickelt wie Garnrollen,
die ihr näht und wieder auftrennt das Genähte,
die ihr in die Sprachverwirrung steigt
wie in Bienenkörbe,
um im Süßen zu stechen
und gestochen zu werden –

Völker der Erde,
zerstöret nicht das Weltall der Worte,
zerschneidet nicht mit den Messern des Hasses
den Laut, der mit dem Atem zugleich geboren wurde.

Völker der Erde,
O dass nicht Einer Tod meine, wenn er Leben sagt –
und nicht Einer Blut, wenn er Wiege spricht –

Völker der Erde,
lasset die Worte an ihrer Quelle,
denn sie sind es, die die Horizonte
in die wahren Himmel rücken können
und mit ihrer abgewandten Seite
wie eine Maske dahinter die Nacht gähnt
die Sterne gebären helfen –

aus: Nelly Sachs, Werke.
Kommentierte Ausgabe in vier Bänden.
Hrsg. von Aris Fioretos,
Band 1, Gedichte 1940–1950.
Hrsg. Von Matthias Weichelt.

Wir sollen die Worte »an ihrer Quelle« lassen. Worte könnten »Horizonte in die wahren Himmel rücken«, das ist ihre Hoffnung als Dichterin. Und sie ruft dazu auf, »nicht mit den Messern des Hasses den Laut, der mit dem Atem zugleich geboren wurde« zu »zerschneiden«. So setzte sie sich mit der auf ihr und dem israelischen Volk lastenden Schwere der Erfahrung des Holocaust auseinander und macht deutlich, dass diese Schwere alle Völker betrifft, also jeden Menschen.

Besonders eindrucksvoll scheinen mir die Sätze »O dass nicht einer Tod meine, wenn er Leben sagt – und nicht einer Blut, wenn er Wiege spricht –« Es fallen die Gedankenstriche auf, vor allem der letzte am Ende des Gedichts löste bei mir den Impuls aus, ihn zu entfernen, bis ich verstand, dass Nelly Sachs damit Ungewissheit ausdrücken möchte. Eine Ungewissheit, die sich inzwischen erneut in bittere Wahrheit verwandelt hat, und eine, die viele schwer belastete Patientinnen und Patienten ertragen müssen.

26.2 Rainer Maria Rilke (1875–1926)

Als junges Mädchen war ich – wie viele meines Alters – begeistert von Rilkes Gedicht über den Panther, in dem es heißt: » Ihm ist, als ob es tausend Stäbe gäbe und hinter tausend Stäben keine Welt / Der weiche Gang geschmeidig starker Schritte, der sich im allerkleinsten Kreise dreht, ist wie ein Tanz von Kraft um eine Mitte, in der betäubt ein großer Wille steht.« Viele meiner Generation erkannten sich darin, das Gebrochene und die Kraft, die nach einem Leben in größerer Freiheit strebte. Rilke schrieb dieses Gedicht im Alter von 27 Jahren, als er in Paris weilte und sich von inneren Fesseln zu befreien begann. Er kann mit dem eingesperrten Panther fühlen, dem er im Jardin des Plantes begegnet. Und vielleicht ist es kein Zufall, wenn er in der 5. Duineser Elegie zu den Gauklern auf Pariser Plätzen zurückkehrt und fragt: »Wer aber sind sie, sag mir, die Fahrenden, diese ein wenig Flüchtigern noch als wir selbst, die dringend von früh an wringt ein wem, wem zuliebe Niemals zufriedener Wille?«. Sind sie Vertreter von Hoffnung auf Freiheit? Darum hat Rilke wohl lebenslang gerungen, denn er weiß: »… schon das frühe Kind wenden wir um und zwingens, dass es rückwärts Gestaltung sehe, nicht das Offene, das im Tiergesicht so tief ist. Frei von Tod.«

Rilke hat den Leserinnen und Lesern trotz seiner schwierigen Sprache viel zu sagen, insbesondere zum Thema (früh-)kindliche Traumatisierung. Der Psychoanalytiker Erich Simenauer hat aus Anlass des 100. Geburtstags von Rilke eine lesenswerte Studie über ihn vorgelegt, die 1976 in der »Psyche« publiziert wurde. Anders als Simenauer, der sich ausschließlich in der damals vorherrschenden Herangehensweise auf Rilkes innerseelisches Konfliktpotenzial bezieht, beschäftigt mich Rilkes Traumageschichte und wie er die aus heutiger Sicht gravierenden traumatischen Erfahrungen verarbeitet hat. Für ihn dürfte das Schreiben, und besonders das der Duineser Elegien, Selbsttherapie gewesen sein. Er schreibt, dass seine »Arbeit eigentlich nichts anders als eine derartige« – sprich analytische – »Selbstbehandlung« (zit. n. Simenauer, S. 1096) gewesen sei. Ein langer selbsttherapeutischer Prozess, insgesamt schrieb Rilke an den Elegien über zehn Jahre.

Diesen selbsttherapeutischen Prozess beginnt Rilke in der 1. Elegie mit einer Klage: »Wer, wenn ich schriee, hörte mich denn aus der Engel Ordnungen?« Simenauer nennt Rilke einen Einsamen, auf sich Geworfenen, der Mitleid zynisch von sich gewiesen habe. Er sei ein Gefangener seiner Hemmungen gewesen und ein Opfer seiner seelischen Konflikte bis in die Leiblichkeit hinein (Simenauer 1976, S. 1082). Rilke klagte viel über diverse Krankheiten: Mattigkeit und Schreckhaftigkeit, Kopfschmerzen, langwierige Zahnleiden. »Eine Unzahl hypochondrischer Leidenszustände mit körperlichen Übelzuständen wechseln ab mit Angstzuständen und Phobien. Furcht vor Identitätsverlust, Absenzen wie im petit mal, sensorische Störungen und solche des Gedächtnisses und der Zeitwahrnehmung sind dokumentiert. Rilke glaubte, das Entsetzliche mit jedem Luftpartikel einatmen zu müssen (…) Der depressive Anteil an seiner Struktur kommt in der von ihm beklagten Hilflosigkeit und Hoffnungslosigkeit zum Ausdruck.« (ebd., S. 1082 f.)

Im Gegensatz zu Simenauer, der, wie erwähnt, von einer Konfliktpathologie ausgeht, verstehe ich Rilkes Schwierigkeiten als Ausdruck einer komplexen posttraumatischen Störung. Simenauer kommt zu dem Schluss, dass sich Urvertrauen bei Rilke aufgrund einer hochproblematischen Mutterbeziehung nicht entwickeln konnte. Wir nennen das, was Rilke erlebte, heute emotionale Vernachlässigung und psychische Gewalt und wissen besser als vor 40 Jahren, dass solche frühkindlichen Erfahrungen nicht nur zu Störungen der Bindungsfähigkeit führen, sondern auch den Grundstein legen können zu mannigfachen körperlichen, psychosomatischen und psychischen Störungen wie ich sie oben erwähnt habe.

»Ein jeder Engel ist schrecklich …« Hinter dem scheinbar Schönen droht der Schrecken. In Märchen ist die Rede von der Stiefmutter, wenn die Mutter böse und bedrohlich wird. Rilke verfremdet noch mehr, wenn er von den schrecklichen Engeln spricht. Für ihn ist es schrecklich, das Kind »eines Engels« zu sein, der sich für nichts interessiert und den es dann in Reaktion nicht »zu brauchen vermag«, weil der Engel es nur »aus Versehen« wahrnimmt. Nach meiner Auffassung sind die Engel Repräsentanten der erschreckenden und schrecklichen Mutter, die ihr Kind zur Erhöhung ihres Selbstwertes benötigt. Noch im Erwachsenenalter blieben Frauen für Rilke bedrohlich, »umschwärmt zwar in der Entfernung, gefürchtet als Gefahr in realer Gegenwart« (Raddatz 2009, S. 15). Über seine Mutterbeziehung schreibt er: »Ach, wehe, meine Mutter reißt mich ein. Nun kommt die Mutter, kommt und reißt mich ein. Sie reißt mich ein, indem sie kommt und schaut, Sie sieht es nicht, dass einer baut. Sie geht mir mitten durch die Wand von Stein, Ach wehe, meine Mutter reißt mich ein.« (zit. n. Simenauer, S. 1002)

Rilkes Gedichte und Elegien helfen zu verstehen, was Traumatisierungen durch nahestehende Menschen anrichten und wie sie insbesondere ein Kind verändern oder an seiner gesunden Entwicklung hindern können. Ein solcher Mensch scheint immer damit zu rechnen, wieder verraten zu werden. »Denn das Schöne ist nichts als des Schrecklichen Anfang«, schreibt Rilke und die dichterische Sprache kann eine Brücke bauen, um den eigenen Schmerz auszudrücken und die Hoffnung auf Befreiung zu vermitteln. Vor allem in der 9. Elegie scheinen Befreiung und Lösung möglich geworden zu sein. Die Beziehung zum Engel hat sich nämlich verändert: »Preise dem Engel *die Welt*«, heißt es jetzt auf einmal. Und »drum zeig ihm (dem Engel) das Einfache, (…), Sag ihm die Dinge (…) Zeig ihm, wie glücklich ein Ding sein kann, wie schuldlos und unser (…) Erde, du liebe, ich will. O glaub, es bedürfte nicht deiner Frühlinge mehr, mich dir zu gewinnen (…) Immer warst du im Recht, und dein heiliger Einfall ist der vertrauliche Tod. Siehe, ich lebe. Woraus? Weder Kindheit noch Zukunft werden weniger (…) Überzähliges Dasein entspringt mir im Herzen.«

Rilke nutzt ein literarisches Mittel, das Enjambement, zu Deutsch Zeilensprung. Ich erlebe diese Enjambements als etwas, was mich ständig aufmerksam sein lässt, so als würde Rilke mich auffordern, genau hinzusehen, genau hinzuhören. Wenn schon seine Mutter ihn nicht wahrnahm, so soll es nun wenigstens die Leserin, ist mein Einfall dazu. In Therapien sehen wir uns in ähnlicher Weise gefordert. Letztlich geht es darum, dass Rilke sich selbst mehr zuhört und das scheint er ja zu tun. Zehn Jahre hat er sich Zeit gelassen für die Elegien, er der sonst so eilig, ja gehetzt unterwegs war.

Der durch die narzisstischen Bedürfnisse einer unglücklichen Mutter ausgebeutete Sohn geht einen langen Weg der Befreiung und neben vielen anderen Wegen ist es seine Dichtkunst, die ihm hilft, schließlich doch zu sich selbst und seiner Liebe zur Erde, weit entfernt von der Bigotterie der Mutter, zu finden. Nur erwähnen möchte ich, dass Rilke als Jugendlicher auch Opfer von Gewalt und sexualisierter Gewalt war.

26.3 Dimitri Schostakowitsch (1906–1975)

Ähnlich wie Nelly Sachs wurde Dimitri Schostakowitsch durch Krieg und ein totalitäres Regime, das er teilweise als lebensbedrohlich erfuhr, traumatisiert. Im Gegensatz zu Nelly Sachs konnte – und wollte (?) – Schostakowitsch diesem Regime nicht entfliehen. Vielleicht war auch dies Grund für seine zahllosen schweren Erkrankungen. Für ihn war es die Musik, die ihm half zu überleben. In ihr konnte er sich ausdrücken, aber auch verbergen, was in einem totalitären System, in dem Menschen jederzeit verschwinden konnten, weil das, was sie taten, unliebsam wurde, unbedingt überlebensnotwendig war. Diesen Aspekt will ich hier hervorheben.

Schostakowitsch hatte ein extrem belastetes und bedrohtes Leben. Wie kann ein Mensch ein solches Leben überhaupt durchhalten? Er verfügte über die Gabe des Humors, der Ironie und des beißenden Spotts. Es gibt zahllose musikalische Beispiele für Schostakowitschs Versuch, sich spöttisch gegen die Machthaber aufzulehnen. Schon in seinen frühesten Werken konnte man seine Begabung für exzentrischen Humor, Groteske und absichtliche Benutzung banaler Phrasen erkennen. Andererseits wurden von allen, die ihn kannten, seine Bescheidenheit und Freundlichkeit und seine Bereitschaft, anderen zu helfen, also mitmenschliche Güte, hervorgehoben. Er muss eine sehr starke Ausstrahlung besessen haben.

Schostakowitsch war ein hoch talentierter Komponist und besaß das absolute Gehör. Im Januar 1936 hörte sich Stalin seine Oper »Lady Macbeth von Minsk« an und soll gesagt haben: »Das ist Blödsinn und keine Musik.« Ein Satz, der in einem Tyrannenstaat ein Todesurteil bedeutete. So wurde Schostakowitsch in der »Prawda« offiziell zum künstlerischen Tod verdammt. Die ständige Erwartung des Schlimmsten hinterließ in seiner Psyche bleibende Spuren und eine panische Angst vor dem Verlust der Freiheit begleitete ihn fortan bis an sein Lebensende. Was tat Schostakowitsch? Er war weiter schöpferisch tätig und sagte: »Und wenn sie mir beide Hände abhacken, werde ich mit Zähnen eine Feder halten und weiter Musik schreiben.« Er schrieb für die Schublade, aber er schrieb, z. B. seine 4. Sinfonie, die, mit einem Aufführungsverbot belegt, erst 1961 uraufgeführt wurde.

Künstlerisches Schaffen entspringt immer auch einer inneren Notwendigkeit, die sich willentlich nicht ohne Weiteres steuern lässt. Das heißt, der Künstler muss kreativ sein, wenn das innere Wollen das will, er kann sich dem nicht entziehen. Das kann Kraft geben, aber das kann auch wie ein Fluch erlebt werden. Für Schostakowitsch war es wohl eher eine Kraftquelle. Von 1937 bis 1948 arbeitete er am Leningrader Konservatorium, das heißt, man ließ ihn arbeiten, 1948 wurde er aller seiner Lehrämter enthoben. Seine wahre Meinung äußerte er in seiner Musik. Dort setzte er sich mit den Themen Gewalt und seiner Verachtung dafür auseinander. Öffentlich aber heulte er – wenigstens gelegentlich – mit den Wölfen. So kündigte er z. B. eine Sinfonie zum Andenken an Lenin an, die er nie schrieb, dadurch gewann er Zeit und konnte an dem arbeiten, das ihm wirklich am Herzen lag. So entstand seine 6. Sinfonie, die vom Publikum begeistert aufgenommen wurde. Ein erneuter Durchbruch gelang ihm mit seinem Klavierquintett, das als eines der wichtigsten Werke seiner Gattung im 20. Jahrhundert gilt. Dafür erhielt er 1941 den Stalinpreis. Das Preisgeld verschenkte er an Menschen, die in Armut lebten. Einige Zeit später nahmen Verfolgung und Drangsalierung zu, sein damals zehnjähriger Sohn erzählte, dass man ihn bei der Prüfung in der Musikschule zwang, seinen Vater zu verdammen.

Erkennen, wo man etwas ändern kann und wo nicht, ist ein wesentlicher Resilienzfaktor. Schostakowitsch machte in seiner Musik seinem Zorn mit einer Satire Luft, selbst wenn er sie wieder für die Schublade schrieb. In der Atmosphäre des »Tauwetters« nach Stalin besserte sich seine Situation, aber er musste auch weiterhin Zugeständnisse machen. Sein David Oistrach gewidmetes 1. Violinkonzert konnte aufgeführt werden, das sieben lange Jahre in der Schublade gelegen hatte.

Ich sehe bei Schostakowitsch Parallelen zum Schelmen- und Spielerthema. Der Schelm kann, insbesondere in Gestalt des Hofnarren, Dinge zum Ausdruck bringen, die sonst keiner sagen darf. Aber er kann auch jederzeit verjagt, ja getötet werden. Der lebensbedrohliche Druck hatte für Schostakowitschs Gesundheit gravierende Folgen. 1958 wurde eine beispiellose Verleumdungskampagne gegen Boris Pasternak angezettelt, der sogar gezwungen wurde, die Annahme des Nobelpreises zu verweigern. Man muss sich klarmachen, dass alle diese Ereignisse die Angst in jedem einzelnen Künstler wieder schürte, wann war der Nächste dran?

Im Sommer 1960 entstand das Streichquartett Nr. 8. Kaum jemand kann sich der starken emotionalen Ausdruckskraft dieses Stückes entziehen. Der Komponist schreibt über dieses Werk an einen Freund: »Ich dachte daran, dass nach meinem Tod wohl niemand ein Werk zu meinem Gedächtnis komponieren wird. Daher beschloss ich, ein solches Werk selbst zu komponieren (…) Das Hauptthema dieses Quartetts bilden die Töne D-Es-C-H, also meine Initialen (…) Die Pseudotragik dieses Quartetts liegt darin, dass ich beim Komponieren so viele Tränen vergoss wie Urin nach einem halben Dutzend Bieren. Zu Hause versuchte ich zweimal, das Quartett zu spielen, und schon wieder flossen die Tränen. Aber schon nicht mehr bloß wegen der Pseudotragik des Quartetts, sondern aus Verwunderung über die wunderschöne Klarheit seiner Form.« Ironie, Sarkasmus und Trauer sind nicht zu überhören. Wir können einmal mehr den Narren, den Clown, der unter Tränen die Wahrheit sagt, entdecken.

Das Aufatmen war von kurzer Dauer. Seine 13. Sinfonie nach Gedichten von Jewgeni Jewtuschenko ist ein Werk des Widerstands und der Regimekritik. Sogar Jewgeni Mrawinski, der einflussreiche Chefdirigent der Leningrader Philharmoniker, der sich früher für ihn eingesetzt hatte, befürchtete Schwierigkeiten und lehnte es ab, das Werk aufzuführen. Es folgte eine vernichtende Kritik in einem offiziösen Organ, sodass sich die Sinfonie bald auf der Verbotsliste befand. Bis zu Schostakowitschs Tod wurde die Aufführung des Werkes durch die Behörden verhindert. Dem Komponisten selbst bedeutete diese Sinfonie besonders viel. Mit seinen Nächsten feierte er zwei Daten, das der Uraufführung seiner 1. Sinfonie und das der Beendigung seiner 13. Sinfonie.

Schostakowitsch war zu einer Doppelexistenz gezwungen, um in dem Land, von dem er selbst sagte, dass man in ihm nicht atmen könne, zu leben. Wie es scheint, ist es ihm nie in den Sinn gekommen, das Land zu verlassen, denn er war zu sehr mit der russischen Kultur verbunden. Anlässlich der Vorbereitungen zum 50. Jahrestag der Revolution komponierte er das zwölfminütige Werk »Oktober«. Der Cellist Mstislaw Rostropowitsch meinte, dass Schostakowitsch absichtlich schlechte Musik schrieb, wie z. B. dieses Stück. Er gab nicht auf. In seiner 14. Sinfonie, in der er sich mit dem Tod auseinandersetzt, gibt es einen Satz »Antwort der Saporoger Kosaken an den Sultan von Konstantinopel«, der voller wüster Beschimpfungen gegen den Herrscher ist, und man kann sich leicht vorstellen, wem das gilt. Der Sultan wird verflucht und beschimpft mit Worten wie »du elende Brut des Barabas, Fass voller Spülwasser, faulender Fisch aus Saloniki, Fass voller Albträume, Schweinskopf, Stutenhintern«.

Auch in der Breschnew-Ära fanden ab 1966 wieder politische Prozesse statt. Und Anfang der 70er-Jahre begann die zwangsweise Einlieferung von Missliebigen in psychiatrische Anstalten. Der Schriftsteller und spätere Nobelpreisträger Alexander Solschenizyn wurde verhaftet, zu acht Jahren Zwangsarbeit in den Arbeitslagern des Gulags verurteilt und anschließend verbannt. Schostakowitsch beobachtete diese Ereignisse mit Entsetzen, aber er hatte nicht mehr die Kraft, sich den politischen Verhältnissen zu widersetzen. Unter dem Druck der staatlichen Repression unterzeichnete er ein offizielles Schreiben zur Verdammung des Menschenrechtlers und Friedensnobelpreisträgers Andrei Sacharow, der daraufhin ebenfalls verbannt wurde.

Am Ende seines nun von schwerer Krankheit gezeichneten Lebens schrieb er als sein letztes Werk die Sonate für Viola und Klavier. Hier benutzt er im letzten Satz das bekannte Motiv aus dem ersten Satz der »Mondscheinsonate« von Beethoven. Ich mag diesen Satz besonders wegen der Stille darin. Er drückt für mich auch vollständige Akzeptanz von Leiden und Verzweiflung aus, sodass daraus etwas Neues zu entstehen scheint, etwas, wofür ich keinen Namen habe, etwas, das in transzendente Bereiche zu gehören scheint.

Bemerkenswert am Beispiel Schostakowitschs ist die Behauptung einer Künstlerpersönlichkeit in einem repressiven Unrechtsregime. Es hat ihm vermutlich geholfen, dass er Humor hatte, den er als Ausdruck seines Überlebenswillens nutzen konnte, dass er lachte, wenn er nicht weinen konnte, sich lustig machte, sich auflehnte. Humor und Schelmengeist, der ja eine lange Tradition in Zeiten von Unterdrückung hat, können aus Unrechtserleben und Ungerechtigkeit erwachsen. Schostakowitsch war ein Meister darin, dies musikalisch auszudrücken.

26.4 Niki de Saint Phalle (1930–2002)

Niki de Saint Phalle wurde am 29. Oktober 1930 geboren. Der Vater war ein französischer Adliger, die Mutter Amerikanerin. Sie sei ein »Depressionsbaby« gewesen, sagte sie von sich selbst. Im doppelten Sinn: Die Mutter litt während der Schwangerschaft an einer Depression, den Vater kostete die schwere Wirtschaftskrise (The Great Depression), die die 1930er-Jahre in den USA bestimmte, sein Vermögen – keine günstigen Bedingungen, um auf die Welt zu kommen. Die Geburt war schwierig, ja lebensbedrohlich, da die Nabelschnur sich um den Hals gewickelt hatte. 1931 wurde Niki zu ihren Großeltern nach Frankreich gegeben und erst 1933 wieder zurückgeholt. 1937 erfolgte der Umzug der Familie von Greenwich/Connecticut nach New York, die Ferien verbrachte sie auf dem Schloss der Großeltern in Frankreich.

Elterliche Gewalt wurde in Form von schwarzer Pädagogik ausgeübt, das heißt Gewalt wurde gerechtfertigt nach dem Motto: Wer sein Kind liebt, züchtigt es. Die Mutter schlug sie mit den Borsten ihrer Haarbürste ins Gesicht. Der Vater peitschte sie, bis ihre Beine bluteten. Gut ging es dem Kind bei der schwarzen Köchin. Und sie las heimlich Geschichten, hatte ihre Wachträume, die ihr halfen die schlimmen Tagesereignisse zu vergessen. Sie dachte sich eine »magic box« aus, angefüllt mit Träumen. Zutritt haben nur selbst erschaffene Figuren. Der Wunsch, aus eigener Kraft ein Ziel zu erreichen, für das man etwas ganz Besonderes leisten muss, prägte sich ihr tief ein.

Im Alter von zwölf Jahren, ein Jahr nach einem Unglück, durch das die Großmutter starb, wurde sie vom Vater sexuell missbraucht. Das Mädchen zeigte in der Folge ein auffälliges Verhalten: Sie schneidet Grimassen und stiehlt in Kaufhäusern. Sie verfasst wütende Hassbriefe und glühende Liebesbriefe an Gott. 1953 musste sie eine psychiatrische Klinik aufsuchen. Sie begann zu malen, die Beschäftigung mit der Kunst half ihr aus der Krise. Doch dann erreichte sie ein Brief ihres Vaters, der sich zum Missbrauch an ihr bekannte und versuchte, sich zu rechtfertigen. Sie zeigte diesen Brief ihrem Psychiater. Der Arzt erklärte, der Vater sei verrückt, es sei nie etwas geschehen. Erneut war sie mit ihrer Verzweiflung allein. Doch Niki de Saint Phalle gab nicht auf und entschied sich erneut fürs Malen. In ihren frühen Bildern, so erklärte sie, habe sie ihre Wünsche lebendig werden lassen, ihre Gefühle, ihre Widersprüche, Sehnsüchte, vergessene Erinnerungen und Schatten (Schröder 2002).

Ihr erster Mann sagte später, dass ihr Glaube an das Leben, an die Zukunft unerschütterlich gewesen seien. Später trennte sie sich von ihrer Familie. Ihr Mann unterstützte sie weiter, sorgte für die Kinder, die sie so oft sehen konnte, wie sie wollte (Schröder 2002).

Sie besuchte und bewunderte den Park von Antoni Gaudí in Barcelona, den er als Gartenstadt geplant hatte, und nahm sich vor, dass sie einmal solch einen Garten bauen werde. 1961 organisierte sie eine Schießaktion auf ein Bild, das sie »Tir« nennt, erntete damit viel Erfolg und wurde in die Gruppe der Nouveaux Réalistes aufgenommen. Niki de Saint Phalle schuf Kunstwerke, in denen sie ihre Aggressionen ausdrückte. Objekte von Tod und Verwüstung. Der Mond in den Bildern, der für Weiblichkeit steht, ist schwarz und zeigt immer Spuren von Gewalt. Sie entwarf ein ironisches »Porträt ihres Geliebten«, indem sie auf ein schwarzes Brett ein Herrenhemd klebte und ihm eine dunkelbraune Krawatte umband. An der Stelle des Kopfes ist eine Wurfscheibe, auf die sie Pfeile warf. »1961 schoss ich auf Papa, alle Männer, bedeutende Männer, auf die Gesellschaft mit ihrer Ungerechtigkeit, auf die Kirche, auf die Schule, auf meine Mutter. Ich schoss auf meine Gewalttätigkeit und brauchte sie nicht länger mit mir herumzuschleppen. Es war eine großartige Therapie für mich.« (Schröder 2002, S. 83) Später sagte sie von sich: »Sehr jung erhielt ich die Botschaft, dass Männer Macht hatten, und die wollte ich. Die Rollen der Männer schienen wesentlich mehr Freiheit zu gewähren, und ich war entschlossen, diese Freiheit zu meiner eigenen zu machen. Ich würde ihre Welt, die mir abenteuerlich, geheimnisvoll und aufregend erschien, unbefugt betreten.« (ebd., S. 83)

Niki de Saint Phalle war fähig, ihren eigenen Weg zu gehen und sich nicht nach der Meinung der anderen zu richten, wenn es ihrer Wahrheit nicht entsprach. Vor Beginn der Frauenbewegung war sie bereits eine emanzipierte Frau. So hörte sie mit den sehr erfolgreichen Schießbildern auf, als sie für sie ihre Wichtigkeit verloren. Sie beschäftigte sich jetzt mit Stoffskulpturen, die bei Betrachtern wenig Begeisterung auslösten, und aus dieser Arbeit heraus entwickelte sie ihre »Nanas«, üppige Frauenfiguren, vorwiegend aus Polyester gefertigt. »Meine Nanas haben etwas sehr Unschuldiges. Sie sind freundlich, glücklich … durch alle Zeiten und Kulturen hindurch sind Mythen und Symbole periodisch wiedergefunden und neu erschaffen [worden]. (…) So sind zum Beispiel die Nanas Skulpturen ganz aus unserer Zeit – und doch muss man bei einigen sofort an die Venus von Willendorf denken. (…) Was ich vorschlage, ist eine Lösung der Freude.« (ebd., S. 110 f.) Sie schickte ihre Nanas in die Welt. Es wurde ein Triumphzug.

Niki de Saint Phalle zerbrach nicht an der Untreue ihres Partners Jean Tinguely, sondern verarbeitete ihr Erleben in der Kunst. Sie reiste allein, beschäftigte sich mit dem Buddhismus und ihre Kunst veränderte sich. Sie baute Traumhäuser, die von manchen Kritikern für kitschig gehalten wurden. 1971 baute sie in Jerusalem einen freundlichen Riesen, den »Golem«, von dem die Kinder, für die er geschaffen wurde, begeistert waren. Danach entstand der Drache, ein Spielhaus.

1972 machte sie einen Film mit dem Titel »Daddy«, in dem sie sich mit dem Inzest auseinandersetzte. Sie stieß auf eisige Ablehnung. Das Thema war auch in den Siebzigerjahren noch ein absolutes Tabu. Niki de Saint Phalle war ihrer Zeit weit voraus. Unbeirrt setzte sie die Arbeit an den Nanas fort, 1974 entstanden drei Figuren für Hannover, die sie nach berühmten Frauen der Stadt Charlotte, Karolin und Sophie nannte.

Als Folge einer Vergiftung durch die Polyesterdämpfe erkrankte sie schwer an einer Lungenentzündung und schwebte zwischen Leben und Tod. Sie war 44 Jahre alt und innerhalb von zwanzig Jahren zu einer der bedeutendsten Künstlerinnen des 20. Jahrhunderts geworden.

Wieder gesundet entdeckte sie den Reiz der Natur und nahm Düfte und Farben intensiv wahr. Das Element Luft wurde ihr wichtig: »Ich will wie ein Vogel fliegen und die Unendlichkeit entdecken.« (Schröder 2006, S. 160) Neue Skulpturen entstehen: Skinnies, die Dünnen. »Die Skinnies atmen. Es handelt sich um Luftskulpturen mit mythologischen Themen. Durch sie sind der Himmel oder Pflanzen sichtbar …« (ebd., S. 169).

Nach dem Tod von Tinguely und gegen Ende ihres eigenen Lebens schuf Niki de Saint Phalle Figuren, in denen sie ihrem Mann, sich selbst, ihrem Lebenswerk ein Denkmal setzte: Die Figuren sind beweglich, Maschinen spielen eine Rolle, sind aber unsichtbar. Die Künstlerin schuf damit, wie so oft, etwas Neues und blieb doch verbunden mit dem Mann, den sie liebte.

Ihr Garten, die Erfüllung ihres Wunsches aus jungen Jahren, ist als »Tarot-Garten« bekannt, weil sie darin wichtige Figuren aus dem Tarot darstellt. »Dem Tarot verdanke ich ein besseres Verständnis der Welt und der Probleme im Leben – auch die Einsicht, dass jede Schwierigkeit gelöst werden muss, damit man erneute Hürden in Angriff nehmen kann, um schließlich die innere Einsicht und den Garten des Paradieses zu erreichen.« (ebd., S. 177) Niki de Saint Phalle identifizierte sich insbesondere mit dem Tarot-Bild des Narren. Schaut man sich ihr Werk an, so findet sich ihre Lust am Spiel und am Narrentum fast durchgängig. Für den Narren gelten die Gesetze von Moral und Konvention weniger. Ich glaube, wenn wir unseren seelisch schwer verletzten Patientinnen und Patienten helfen wollen, sollten wir Wege jenseits der Moral und der Konvention immer wieder in Betracht ziehen können.

Betrachtet man die Lebenswege der Frauen und Männer, die ich hier vorgestellt habe, so besticht ihr Optimismus, ihre Gradlinigkeit, ihre Fähigkeit, auf Bestätigung zu verzichten und nur zu tun, was ihnen ihre innere Stimme gebot. Die Traumata in ihren Lebensgeschichten sind so gravierend, dass es wie ein Wunder erscheint, dass sie dennoch produktiv waren und dass sie diese mit so kreativer Produktivität überlebten. Die Betrachtung ihrer Biografien und ihrer Kunst könnte eine Antwort geben auf die Frage: Wie bewältigen Menschen Leiden? Für alle scheint zu gelten, dass sie Hoffnung hatten, Hoffnung, die durch ihre Kunst genährt wurde.

Literatur

Hoarsley J. Nelly Sachs. http://www.fembio.org/biographie.php/frau/biographie/nelly-sachs/, 2014. (11.11.2015).

Raddatz FJ. Rilke. Überzähliges Dasein. Eine Biografie. Zürich, Hamburg: Arche 2009.

Sachs N. Werke. Kommentierte Ausgabe in vier Bänden. Bd 1: Gedichte 1940–1950. Berlin: Suhrkamp 2010.

Schröder S. Ein starkes verwundetes Herz. Niki de Saint Phalle: Ein Künstlerleben Freiburg i. Br.: Herder 2002.

Siemenauer E. Rainer Maria Rilke in psychoanalytischer Sicht. Psyche 1976; 12: 1081–1112.

27 Todeskünste

Tod und Sterben in der Kunst(therapie)

Ralf T. Vogel

Die nahe Verwandtschaft des Künstlerischen mit der menschlichen Endlichkeit wurde bereits vielfach beschrieben, so bei Philippe Ariès, der in seiner »Geschichte des Todes« den Tod als »bilderfreundlich« bezeichnet (Ariès 2005). Zunächst vor allem die eigentliche Unaushaltbarkeit unserer Sterblichkeit, später eine mindestens bis in die Renaissance andauernde Verbindung der Kunst mit dem Sakralen – und damit auch mit dem Todesthema als einem der bevorzugten Sujets einer religiösen Kunst – können wohl als (historische) Ursachen dieser Verwandtschaft gelten und brachten uns entscheidende Impulse für die Weiterentwicklung von Musik, Dichtung und Bildenden Künsten. Dies gilt sowohl für das aktive Kunstschaffen als auch für die Kunstrezeption. Vermehrt wenden sich in heutiger Zeit auch renommierte Ausstellungsstätten dem Bereich »Kunst und Tod« zu, etwa die Kunsthalle Recklinghausen 2007 mit der Ausstellung »Zum Sterben schön? Der Tod in der Kunst des 20. Jahrhunderts« oder im selben Jahr das Deutsche Hygiene-Museum Dresden mit der vielbeachteten Schau »Six Feet Under: Autopsie unseres Umgangs mit Toten«. In Palliativ- und Hospizkreisen steht die Foto-Wanderausstellung »Noch einmal Leben vor dem Tod«, in hohem Ansehen, die beeindruckende Schwarzweiß-Fotos schwerstkranker Menschen vor und nach ihrem Tod zeigt (Lakotta u. Schels 2007).

In diesem Aufsatz sollen diejenigen Komponenten des Zusammenhangs von Kunst und Tod exemplarisch dargestellt werden, die vor allem für die therapeutische Arbeit im Umkreis des Todes von Belang sind. Seien es nun explizit kunsttherapeutisch arbeitende oder in erster Linie verbal intervenierende Therapeutinnen und Therapeuten, die sich aber in ihrer Arbeit mit dem »Unaussprechlichen« des (äußeren) Bildes bedienen, sie können in jedem Fall Wesentliches dieses Zusammenhangs in ihrer Arbeit nützlich finden. In der tiefenpsychologischen Literatur finden sich, soviel sei zu Anfang schon bemerkt, zusammengefasst vier grobe Linien der Betrachtung des Verhältnisses von Kunst und Todesthemen:

1. Kunst als Sublimierung der Todesangst, als Umwandlung der Todesangst in wertvolles Kulturgut,
2. Kunst als kreative »Bewältigung« von Sterblichkeit und Tod,
3. Kunst als narzisstisch-grandioses Unsterblichkeitsprojekt,
4. Tod als »Kreativitätsanstoß« bzw. gar als »Kreativitätsermöglicher«.

Wir werden diese Konstellationen im Folgenden anhand konkreter künstlerischer Beispiele nachspüren, werden uns also der aus der Analytischen Psychologie C. G. Jungs stammenden Methode der »Amplifikation« bedienen, der Anreicherung schwer zugänglicher Seeleninhalte (und wer möchte bestreiten, dass die seelischen Niederschläge unserer Endlichkeit hierzu zählen) durch menschheitskulturelle Schöpfungen.

In zahlreichen Hospizen und Palliativstationen, in onkologischen Krankenhausabteilungen und in ambulanter Praxis sind heute auch oder vorwiegend kunsttherapeutisch arbeitende Behandlerinnen und Behandler mit sterbenden Menschen oder mit Menschen in Todesnähe (Trauernde, suizidale Menschen, traumatisierte Menschen etc.) befasst (vgl. Henn u. Gruber 2004). Aus dem Bereich der Palliative Care, einem Sammelbegriff aller professionellen Beziehungsvarianten zu sterbenden Menschen, wie auch aus der Psychoonkologie ist die Arbeit mit künstlerischen Mitteln nicht mehr wegzudenken. Dies gilt für sämtliche in diesem schwierigen Feld involvierten Personengruppen, also neben den Sterbenden auch für deren Bezugsgruppen (Angehörige, Freunde etc.) und das gesamte professionelle Behandlungsteam.

In theoretischen und praktischen Schriften nähern sich Kunsttherapeutinnen den Themen schwerster Krankheit, Tod und Sterben (z. B. Connert u. Seegenschmiedt 2004; Titze 2014), in der klassischen Psychoanalyse ist die Bedeutung des kreativen Schaffens oder der rezeptiven Kunstbetrachtung für die Schaffung eines sogenannten »intermediären Raumes« spätestens seit Winnicotts eindeutiger Bezugnahme darauf (1971) gängiges Wissen. Die Sterbephase ist wohl eines der anschaulichsten Beispiele für einen solchen Bereich. Das große Interesse der Kunsttherapie am Arbeiten in Todesnähe zeigen beispielhaft auch die Tagung der Deutschen Fachgesellschaft für Kunst und Gestaltungstherapie 2010 zum Thema »Kunsttherapie in der Onkologie« oder das Hochschul-Symposion »Kunsttherapie in der Palliativmedizin« im Jahr 2013. Drei einführende grobe Thesen lassen sich bei der überblicksartigen Betrachtung der einschlägigen Literatur festhalten:

- Psychosomatik, Palliativmedizin und Hospizwesen haben es zunächst immer auch mit inneren Bildern vom Tod und vom Sterben zu tun.
- Äußere Bilder vom Tod gehen, aus unterschiedlicher Motivation, aus inneren Bildern ihrer Schöpfer und deren Zeit hervor.
- Äußere Bilder vom Tod haben das Psychische spiegelnde, sichtbar machende und bebzw. verarbeitende Funktionen.

Es sind »durchlässige Grenzen (…) zwischen Kunst und Leben, Kunst und Therapie, Leben und Therapie« (Titze 2005, S. 242) und dies gilt wohl besonders für die letzte Lebensphase des Menschen, seine Sterbezeit. Dabei haben kreative Menschen, so C. G. Jung 1930 (GW Bd. 15) in seinem Aufsatz »Psychologie und Dichtung«, die gerade im Zusammenhang mit dem Todesthema so bedeutsame Fähigkeit, nicht nur aus sich selbst schöpfend zu gestalten, sondern auch archetypische, also kollektiv-existenzielle Mächte – und dazu zählt auch der Tod – durch sie gestalten zu lassen. Kunst kann in diesem Zusammenhang auch als eine Form der sogenannten »Aktiven Imagination« verstanden werden, um einen weiteren alten Begriff aus der Analytischen Psychologie C. G. Jungs zu gebrauchen, der sich zunächst nur auf die Arbeit mit inneren Bildern bezog, dann aber von vielen Tiefenpsychologen stetig weiterentwickelt wurde (vgl. Dorst u. Vogel 2014).

Jeder Mensch kennt und macht sich selbst Bilder vom Tod. »Feststeht, zu allen Zeiten gaben Künstler der steten Präsenz des Todes bildhafte Gestalt (…)« (Hegener u. Pöpper 2012, S. 12), auch wenn der Tod in recht unterschiedlicher und mehr oder weniger direkter Art auftritt. So gilt etwa das 1514 entstandene »Bildnis der Mutter« von Albrecht Dürer, das ungefähr zwei Wochen vor deren Ableben entstand, für viele Kunsthistoriker als erstes Bild eines auf den Tod zugehenden, sterbenden Menschen. Bilder des Todes und des Sterbens lassen sich grob einteilen in Bilder, die den Tod oder das Sterben als expliziten Gegenstand haben, solche, die indirekt darauf verweisen wollen, etwa durch Symbole oder Allegorien, und diejenigen, die unter dem Eindruck des (eigenen und der fremden) Todes entstanden sind. Auch die alten Totenbücher aus Ägypten, Tibet, Südamerika oder anderen Teilen der Welt gelten als »Bilder vom Leben und vom Sterben« (Grof 1994, S. 1) und wurden tatsächlich in den Jahrtausenden nach ihrer Entstehung zu Motiven und Motivgebern der Bildenden Künste.

»Das Bild des Todes hat Konjunktur« (Schwalm 2007, S. 7). Es ermöglicht, in seiner Gestaltung wie in seiner Betrachtung und Interpretation, die Entwicklung einer subjektiven Haltung zu Tod und Sterben, die Entwicklung eines »Todeskonzepts«, die mit der Ausformung des individuellen Selbstkonzeptes einhergeht. Das Todeskonzept ist hierbei definiert als »die bewusste oder zumindest vorbewusste, d. h. potenziell durch Anstrengung bewusstseinsfähige Sicht des Ich auf das eigene Selbst im Hinblick auf dessen zeitliche und räumliche Grenzen und damit Ende. Es enthält – analog dem Selbstkonzept – bestimmte kognitiv-affektive Strukturen und Inhalte« (Vogel 2012a, S. 80). Waren die Todeskonzepte der vorherigen Generationen noch stark kollektiv bestimmt und vorgegeben, so ist es nun die Aufgabe jedes einzelnen (sterbenden) Individuums, sich in mühevollem Ringen um ein solches zu bemühen. Die Geschichte des Todes ist auch eine Geschichte der Subjektivierung und Individualisierung unserer Sicht auf und unseres Umgangs mit Sterblichkeit und Tod (vgl. Ariès 2005). Schöpferisches Gestalten wird diesem Anspruch auf Singularität und Individualität gerecht, die Arbeit am Todesbild ist Arbeit am Todeskonzept.

Zu den Bildern vom Tod gehören auch die sogenannten »letzten Bilder«, diejenigen Werke also, die bereits unter dem Eindruck des Todes, vielleicht sogar während des Sterbeprozesses entstanden sind und »... häufig wohnt den letzten Werken bedeutender Künstler tatsächlich eine besondere Poetik inne (...). Häufig von existenziellen Erfahrungen gezeichnet, durch Krankheit geschwächt, mitunter wohl auch in vollem Bewusstsein des herannahenden Todes, haben sie alle zum Ende ihres Lebens Arbeiten geschaffen, in denen ihr Werk eine besondere Wendung oder gar Zuspitzung erfährt« (Hollein 2013, S. 9). In todesnahen Werken verdeutlichen sich eben »die unterschiedlichen Facetten des nahestehenden künstlerischen Endes wie neu gewonnene Freiheit und Souveränität, Rückbesinnung auf die eigenen Anfänge und das Beharren auf dem eingeschlagenen Weg« (Strenger 2013, S. 8). Diese, hier den letzten Werken ausgewiesener Künstler zugeschriebenen, Eigenschaften begegnen uns in den bildnerischen Gestaltungen von dem Tode nahen Menschen ganz generell, wie überhaupt die Konfrontation mit dem Existenziellen Unterschiedlichkeiten (wie hier etwa zwischen Künstlern und »Nicht-Künstlern«) aufweicht und das Menschlich-Gemeinsame solcher Auseinandersetzungen in den Vordergrund tritt (vgl. Vogel 2013b).

Die Multipräsenz der Todesthematik im Bereich der Kunst und die nicht selten auch außerhalb der »Kunstszene« vertretene »totalistische« Auffassung, der Tod sei an sich als ein Bild aufzufassen (vgl. Lüders 2005) erfordert eine Beschränkung der Referenzen. Dieser Artikel bezieht sich, ohne in eine tiefergehende biografische oder ikonografische Analyse ihres Todesbezugs eintreten zu können, vorwiegend auf zwei Künstler, die in sehr unterschiedlicher, ja man könnte sagen fast konträrer und damit auch wieder komplementärer Weise den Tod und das Sterben in ihr Schaffen und auch in ihr Leben einbezogen: Da ist zunächst Christoph Schlingensief (1960–2010), der nach der Diagnosestellung einer Krebserkrankung seine Krankheit, sein Leiden und sein in diesen Zeiten entstehendes künstlerisches Werk öffentlich machte, in Büchern, Interviews und Vorträgen ausführlich darüber berichtete und so tiefe Einblicke in seine höchstpersönliche und künstlerische Bewältigung gab. Für ihn ist der Tod »ein Akt von Arbeit, Schmerzen, Produktivität, Leiden, Erzählen« (Schlingensief 2009, S. 63). Es wird dabei deutlich: Der bewusst gelebte Strebeprozess, die Existenz im »Randbereich des Lebens« (Schlingensief 2012, S. 130) ist ein radikales, von Außenstehenden nicht einmal ansatzweise nachzuvollziehendes Unterfangen. »Schon immer« habe er sich mit Leben und Tod auseinandergesetzt, meint der Künstler, aber jetzt, in unmittelbarer Todesnähe, sei es doch anders (2009, S. 159). Unvermeidlich verändert sich einerseits die Sicht auf alles Bisherige und verlangt andererseits doch, »man selbst« zu bleiben und »seinen eigenen Tod« zu finden und zu sterben.

Zum andern wenden wir uns Pablo Picasso (1881–1973) zu, weil einerseits »die Todesthematik« einen wichtigen Platz in dessen Werk einnimmt. »Eine Reihe seiner Hauptwerke haben – offen oder verdeckt – ein Todesthema zum Inhalt.« (Weisner 1984, S. 8) Andererseits hat er, ganz im Gegensatz zu Schlingensief »nur selten (...) die Macht des Todes offen anerkannt«, der Tod wurde gar in seiner Gegenwart nie erwähnt (Cooper 1984, S. 11 f.). Psychologisierend mag man dies als Reaktion auf seine Todesnähe bei der Geburt zurückführen, bei der, so geht die Geschichte, die Hebamme bzw. der Arzt (das differiert je nach Erzähler) bereits aufgegeben haben sollen. Als Picasso dreizehn Jahre alt war, starb zudem seine geliebte, sechs Jahre jüngere Schwester an Diphtherie, was wohl lebenslang zumindest latente Schuldgefühle hinterließ.

Auf der bewussten Ebene war Picasso auf den Tod trotz seines hohen Alters nicht vorbereitet. Sein Umgang damit erscheint dadurch in seiner sublimierenden Art »topaktuell«: »Für ihn war im Alter der Blick auf das Alter das Unerträglichste. Seine ganze Strategie des Arbeitens hatte damit zu tun. Sie hatte nur ein Ziel, ihm täglich, stündlich die Versicherung zu geben, dass er der verrinnenden Zeit widerstreben, sich ihr widersetzen könne. Er suchte nach Ewigkeit ...« (Spies 2007) Picassos Todesarbeit erfolgte in der und durch die Kunst und es ist nicht wirklich klar, inwieweit er selbst dies als explizite Auseinandersetzung mit dem Todesthema erkannte. Schlingensief durchlebte eine mehrjährige Sterbephase und verstarb jung, Picasso erlitt im Alter von 91 Jahren einen Herzinfarkt nach Schwächung durch eine Grippe, beide wurden jedoch aus einer aktiven Schaffenszeit herausgerissen.

Welche, dem Einzelnen nur mehr oder weniger bewusst zugänglichen Zusammenhänge können wir nun von diesen beiden Künstlern erfahren und als Grundlage eines therapeutischen Tuns in Todesnähe nutzen? An erster Stelle ist hier wohl die Rolle der Kunst als Möglichkeit einer Suche nach Unsterblichkeit zu nennen. Die »reale Zeit auszulöschen« (...) so auch die Ansicht vieler Kunsttheoretiker, »ist das Wesen der Kunst« (Schlingensief 2012, S. 278). Das schöpferische Werk ist in dieser Sicht, wenn wir mit C. G. Jung argumentieren, ein Weg, »zeitlose« Schichten des Unbewussten aufzusuchen und sich damit zu verbinden. Es ist aber natürlich auch ein profaner Kampf gegen »das Vergessenwerden nach dem Tod« (Hegener u. Pöpper 2012, S. 25). Der Ausdruck des Selbst im unvergänglichen Kunstwerk sowie die Einbettung des Selbst in den durch das Kunstwerk erhofften Ruhm sind damit gemeint. Als Beweis kann der moderne Kunstmarkt dienen, denn: »Dass die Kunst dem Tode trotzt, kommt auch darin zum Ausdruck, dass der Tod eines Künstlers den Wert seiner Werke steigert« (Barley 2000, S. 225). Im Kunstwerk lebt der verstorbene Mensch weiter, als würde sich seine Seele in das Werk eingraben, wie wir es von Oscar Wildes Dorian Gray kennen. Ja, er kann sich in gewissem Sinne sogar weiterentwickeln, wenn das Kunstwerk in den unterschiedlichen kunsthistorischen Epochen einer völlig unterschiedlichen Interpretation zugeführt wird.

Natürlich ist aber ein Kunstwerk unter Umständen auch etwas, das durch seine bloße Existenz auf andere, Kunstbetrachter oder -rezipienten, Einfluss nimmt, sie vielleicht sogar bleibend verändert. Der amerikanische Psychoanalytiker und Vertreter der existenziellen Psychotherapie Irvin Yalom (2008) nennt dies den »Welleneffekt«: Eine durch uns (mit-)verursachte, noch so geringe Veränderung der Einstellung, Haltung oder auch isolierten Sichtweise eines Menschen breitet sich wellenförmig aus, da dieser in seinem Verändertsein wiederum auf andere verändernd einwirkt. Christoph Schlingensief drückt diese Hoffnung, die er in das Projekt eines Operndorfes in Burkina Faso legte, so aus: »Am Ende, egal wann, will ich sicher sein, dass meine Arbeit einen sozialen Gedanken hatte. (...) deshalb vielleicht die Idee mit dem Festspielhaus in Afrika.« (Schlingensief 2009, S. 32 f.) Das künstlerische Projekt Operndorf ermöglicht so vielleicht ein leichteres Abschiednehmen (Schlingensief 2012, S. 250).

»Kunst kann heilen«, lautet ein schöner Satz von Christoph Schlingensief (2012, S. 249). Er zielt allerdings sehr konkret auf die Krankenstation in seinem geplanten afrikanischen

Operndorf, sodass nicht die Kunst selbst, sondern vielmehr die durch sie ermöglichte ganz profane Medizin die Therapie bedeutet. Dass die Kunst in einer zumindest auch in Randgebieten der kunsttherapeutischen Szene immer wieder anzutreffenden Idealisierung gleichzeitig auch Gesundungsfantasien fördert, das Kunstschaffen also als Heilungsmittel gegen die todbringende Krankheit eingesetzt oder doch zumindest erhofft wird, macht er allerdings ebenfalls deutlich, wenn er sagt: »Ich wäre natürlich froh, wenn sich dieses Afrikaprojekt als der Weg entpuppen würde, der zum Sieg über die Krankheit führt« (Schlingensief 2009, S. 65). Von hier aus ist es kein weiter Weg zur Konzeption des Künstlerischen als Bewältigungsform von Sterblichkeit und nahendem Tod.

»Die schöpferische Kompetenz kennt keine Einschränkungen auf Gesundheit und Normalität.« (Spreti 2005, S. 218). Mit dieser Zuversicht ausgestattet ermutigen wir auch (sterbens-)kranke Menschen zu schöpferischem Tun. Die seelischen Prozesse in der Sterbezeit verlangen Bewusstwerdung und Stellungnahmen und befördern so unseren Individuationsprozess, unseren Weg, der oder die zu werden, die wir eigentlich und in tiefsten Seelengrunde sind. (Vogel 2015a). Aus den Schilderungen Christoph Schlingensiefs (2009, S. 108 ff.) lesen wir diese psychischen Folgen der Todesnähe, die wir etwa in der Analytischen Psychologie C. G. Jungs als Aufgaben des lebenslangen menschheitsimmanenten Wandlungsprozesses (z. B. Vogel 2008) wiederfinden: Die bewusst erlebte Todesnähe führt zu Rückzugsbedürfnissen, Einsamkeit, Angst, Schrecken und dem Gefühl, seiner Freiheit beraubt zu sein. Gleichzeitig gilt aber: »... in diesem Moment der Unfreiheit erfährt man gleichzeitig die Freiheit, Neues denken zu können ...« (Schlingensief 2009, S. 62).

Aggressionen werden manifest und können nur mühevoll zurückgehalten werden. (Picassos Stierkampfbilder können als Auseinandersetzung mit dem Aggressiven im Tod [vgl. u.a. Chipp 1984] bzw. als inszenierter Kampf mit dem Tod [Huffington 2006] gesehen werden). Zu dieser nach Ausdruck strebenden Aggression gesellt sich in einer schmerzlichen Ambiguität auch der Wunsch nach Aussöhnung mit denen, denen früher Unrecht getan wurde.

Zu einer verzweifelten Suche nach Kausalität, nach einem Wissen, warum man sich diesem Leiden zu stellen habe, kommt das Bedürfnis, aber auch die Möglichkeit eines verstärkten Lebens im Hier und Jetzt mit dem bereits von Yalom (2000) beschriebenen Erkennen von Banalitäten und dem umgekehrten Bedeutsamfinden von bisher Banalem. Kausalität allein aber befriedigt nicht, eine auf Finalität (»Ich werde mir Wünsche wünschen«; Schlingensief 2009, S. 112) gerichtete Sicht nach vorn auch und gerade unter dem Schatten des Endes ist nötig: »Der Mensch besteht aus ganz viel Sehnsucht« (Schlingensief 2012, S. 50). Sehnsucht und Hoffnung (auch von ihr weiß Schlingensief zu berichten) sind die zugrundeliegenden Gefühle des »Finalitätsprinzips« der menschlichen Existenz (vgl. Vogel 2012b), sich auch unter schwierigsten Bedingungen weiterentwickeln zu wollen und zu können.

Christoph Schlingensiefs »Tagebuch einer Krebserkrankung« ist auch die Dokumentation des Ringens um eine ihm und seinem Leiden entsprechende Spiritualität. Spätestens seit den therapeutischen Erkenntnissen C. G. Jungs, der feststellte, es sei unter all seinen »Patienten jenseits der Lebensmitte, das heißt jenseits 35, (...) nicht ein einziger, dessen endgültiges Problem nicht das der religiösen Einstellung wäre. Ja, jeder krankt in erster Linie daran, dass er das verloren hat, was lebendige Religionen ihren Gläubigen zu allen Zeiten gegeben haben, und keiner ist wirklich geheilt, der seine religiöse Einstellung nicht wieder erreicht, was mit Konfession oder Zugehörigkeit zu einer Kirche natürlich nichts zu tun hat« (Jung 1932, S. 362). Kunst, definiert als »auf ein spirituelles Ziel gerichtetes Leben« (Picasso 2005, S. 277) scheint für dieses Anliegen prädestiniert.

2012 ergänzt Schlingensief noch den Wunsch nach Harmonie und Frieden und die Frage nach dem authentisch gelebten Leben (»Ich bin nicht der geworden, der ich sein wollte«; Schlingensief 2012, S. 251), sowie die Erkenntnis, dass leidende Menschen, »Schmerzmenschen«, besondere Wahrnehmungskanäle, »Antennen« besitzen oder wieder aktiveren (S. 243).

Das »Schlussbild« (Schlingensief 2009, S. 106), das Bemühen darum, auch im Sterben authentisch bleiben zu können (ein höchsteigenes Todeskonzept entwickeln zu können), und die Sicht des eigenen Sterbens als Kunstwerk weisen uns auf die von Rilke bereits bekannte Notwendigkeit hin, den höchst persönlichen, »eigenen Tod« finden und sterben zu können: »Wenn ich mir den Tod als Bild vorstelle, sehe ich mich eigentlich immer auf der Bühne, während ich den eigenen Tod als Stück inszeniere. (…) Zurzeit habe ich am meisten Angst davor, nicht im eigenen Bild sterben zu dürfen.« (Schlingensief 2009, S. 73) Der jungianische Analytiker und Autor Wolfgang Giegerich berichtet im Zusammenhang mit seiner Auffassung einer neurotischen Dynamik eine Umschreibung, die unmittelbar übertragen werden kann auf die Dynamik des Sterbens (Giegerich 2014), natürlich ohne dieses pathologisieren zu wollen: »In der Neurose waltet ein produktiver Wille, sie ist Sprechen, Ausdruck, sie will etwas sichtbar machen, will Unbedingtheit real und objektiv-gegenständlich zur Darstellung bringen und zelebrieren.« Die Neurose hat »Werk-Charakter, ganz analog zum Kunstwerk«. Auf den »Werk-Charakter« des Todes weist auch die moderne Terminologie der Sterbearbeit hin.

In diesen Zusammenhang gehört auch die Sicht auf den künstlerischen Prozess als Akt einer Sterbebegleitung, etwa, wenn Künstler oder Kunsttherapeuten gemeinsam mit dem Sterbenden etwas Neues erschaffen oder gar gemeinsam einen Grabstein meißeln. Picasso malte in seiner kunsttherapeutischen »Selbstanwendung« in den letzten Jahren vermehrt Selbstporträts »bei denen die Augen

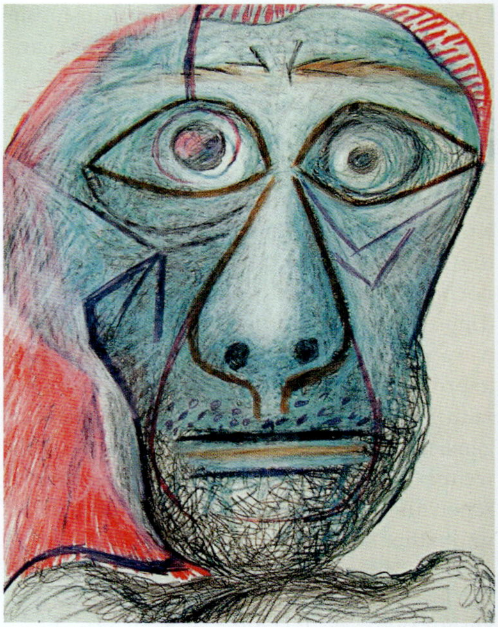

Abb. 27-1 Pablo Picasso: Selbstporträt. 1972, schwarze und farbige Kreiden auf Papier.

die ganze Macht zum Ausdruck bringen, die der Tod ihm eingab« (Picasso 2005, S. 286) (► Abb. 27-1).

In Picassos Schaffen wird auch die angstbindende Wirkung des Gestalterischen deutlich. Ästhetisierung und im Laufe seines Lebens eine immer stärkere Abstrahierung bannen den Angstaffekt im Bild und ermöglichen gleichzeitig eine Distanzierung. Um nicht völlig unvorbereitet in »die Geburt des Todes« (Jung GW Bd. 8, § 800) einzutreten, entwickelten alle großen Kulturen ihre Methoden einer speziellen Sterbe*kunst*, einer *Ars moriendi*. Was zunächst im späten Mittelalter als religiöse Literaturform begann, entwickelte sich im Laufe der Jahrhunderte zu einer regelrechten »angewandten Philosophie«, später auch Psychologie, wenn modern die Ars auch mit dem Finden und Entwickeln eines individuell »passenden« Todeskonzepts gleichgesetzt werden kann.

Hier, in der *Kunst des (gelingenden) Sterbens* ist der Kunstbegriff aufs Engste mit dem Todesthema verwoben. Spätestens seit Beuys' berühmt-berüchtigtem und oftmals falsch verwendeten Satz in einem »Spiegel«-Interview 1984: »Jeder Mensch ist (...) ein Künstler« (Brügge 1994, S. 182) wird das Konzept »Kunst« in populären, aber auch in kultur- und geisteswissenschaftlichen Kontexten inflationär verwendet. Bestimmte Formen des eigenen Todes werden jedoch bereits seit Jahrtausenden als Kunst des Sterbens bezeichnet, die man durchaus üben und trainieren könne und solle. Die Kritik am Kunstbegriff im Zusammenhang mit der Sterbephase kommt derzeit, obwohl die Ars durchaus als religiöse Übung entstand, aus theologischen Kreisen, aus denen zu hören ist, »dass beim Wort ›Kunst‹ in Zusammenhang mit dem Sterben ohnehin Skepsis angesagt ist« (Wannenwetsch 2013, S. 91). »Im Kern ist klar: Sterben lernen geht nicht« so auch Christoph Schlingensief (2012, S. 241) lapidar, auch wenn er selbst für viele fast zu einem Lehrmeister in der Sterbekunst avancierte. Picasso hingegen starb wohl ohne dass ihm – auch nicht in seinen letzten Tagen und Stunden – seine Todesnähe bewusst gewesen wäre (Huffington 2006, S. 467). Trotzdem wäre es falsch, seine Flucht vor der verbalen Auseinandersetzung mit dem Todesthema hinein in künstlerisches Schaffen als Abwehr zu deuten. Sein Kunstschaffen war in weiten Zügen eine größtenteils unbewusste Art einer höchst individuellen Ars moriendi. Kunstschaffen kann unter Umständen eben auch ungewollt, zumindest aber unbeabsichtigt durchaus auch das Sterben einüben, künstlerische Werke werden zu »Objekten der Sterbekunst« (Hülsen-Esch 2007, S. 5).

Schöpferisches vernichtet in seinem Entstehungsprozess, etwa durch Übermalen, Verändern oder einfach schon durch das Bemalen des vorher weißen Blattes (besonders eindrücklich ist dies schon in der ersten Malszene und dann immer wieder in Henri-Georges Clouzots vielfach ausgezeichnetem, 1955 entstandenem Filmdokument »Picasso«). Denn »im Verlauf des Gestaltens stirbt das alte Bild zugunsten des neuen in einem fortwährenden Wandel« (Titze 2008, S. 96). Hinzu kommt die im Gestalterischen immer deutlich werdende und im Todesthema immanente Konfrontation mit der Begrenztheit, etwa der eigenen Fähigkeiten, vor allem aber auch des genutzten Materials. Die Farbe Schwarz, der leer gelassene Raum, die Verwendung von Schatteneffekten und Dunklem, all das assoziiert auch das Todesthema. Und schließlich hat auch der gesamte künstlerische Entwicklungsprozess Anklänge zum Strebeprozess: »Die moderne Kunst muss man töten. Das heißt auch, dass man sich selber töten muss, wenn man weiterhin etwas zustande bringen will« so Picasso 1965 (zit. n. Parmelin 1967, S. 11).

Zu den oben bereits angesprochenen spirituellen Bedürfnissen gehören, folgt man Schlingensief, auch der Aufbau von Bildern des Jenseits (z. B. 2009, S. 231). Die Arbeit am inneren Bild wird eine Sterbekunst, eine Ars moriendi, die diesen Namen wirklich verdient: »Ich bin abhängig von Bildern. Ich brauche immer Bilder; Bilder, Bilder« (Schlingensief 2012, S. 19). In der modernen, vor allem der angloamerikanischen Psychotherapie gibt es eine lange, auch akademisch untermauerte Tradition der »Death Imagery« (z. B. Sheikh u. Sheikh 2007), der Arbeit am eigenen Todeskonzept durch Imagination. Aus der Analytischen Psychologie kennen wir die Vorbereitung auf den Tod durch Aktive Imagination (Vogel 2015b). Dies bereits in den Zeiten einzuüben, in denen der Tod noch nicht allzu nah gerückt ist, darauf weist auch Schlingensief hin, wenn er meint. »Ich ... bastele weiter an meinem Bild des Sterbens, weil ich es wichtig finde, dass man sich nicht an Kabeln und Drähten befindet, wenn man die letzten Gedanken denkt. Sondern dass man in ein Bild einsteigen kann, das man schon früher gebaut hat, das Bild eben, in dem man seinen letzten Gedanken denken möchte. (...) Und man muss vor allem herausfinden, wie lang die Schläuche sind, damit man noch in das Bild reisen kann.« (Schlingensief 2009, S. 113 f.)

Kunst übt ein in einer »Trennung von der Normalität« (ebd., S. 39), wie sie Sterbende regelmäßig erfahren, sie arbeitet »... gegen die Sprachlosigkeit des Sterbens« und ermöglicht es, die Ängste – in welcher Form auch immer – zu modellieren (Schlingensief 2009, S. 9). Kunst wird hier gesehen als Ausdrucksmittel des Todeserlebens. Aber es läuft auch umgekehrt: Die Konfrontation mit der Endlichkeit zwingt den Menschen förmlich in die schöpferische Position. Verena Kasts Merksatz, die Kreativität sei »die Antwort des Menschen auf das Sterbenmüssen« (Vogel 2013a) weist in diese Richtung. Der Tod gehörte für Picasso, etwa wie das Leiden oder die Geburt zu den wenigen existenziellen, den »großen«, die Geschichte der Malerei konstituierenden Themen (Gilot 1977, S. 275).

Natürlich ist die Kunst seit jeher auch Trauerhelferin. Picasso, so der spanische Bildhauer und Freund Picassos Jaime Sabartes, »hält die Kunst für eine Emanation von Trauer und Schmerz« (Sabartes 1956, S. 77). Er begann seine Blaue Periode nach dem wohl schuldhaft verarbeiteten Suizid seines Freundes Carlos Casagemas (vgl. Huffington 2006, S. 55). Mehrere Bilder entstanden in der Zeit (am bekanntesten wohl »Evokation – Das Begräbnis Casagemas«, 1901), die den Toten, z. T. mit Einschussloch, zeigen. Picasso versuchte wohl, den Verlust so lange wie möglich zu verleugnen und er wollte auch nicht darüber reden: »In einer Krise suchte Picasso eher die Katharsis als menschlichen Zuspruch. Er flüchtete sich eher in seine Arbeit, als dass er Freunde aufsuchte ...« (Huffington 2006, S. 55) Katharsis kann ein Grund für eine »Flucht in die Arbeit« in einer Trauerzeit sein, allerdings lassen sich auch noch andere Gründe finden.

Zur Trauerarbeit mit künstlerischen Mitteln gehört auch die Kunst als Totengedächtnis. Grabsteine, Denkmäler und Epitaphe aller Epochen geben davon beredtes Zeugnis. Besonders eindrucksvoll sind Künstlergrabmale, die die Künstler für sich selbst gestaltet haben oder die von Künstlerfreunden entworfen und verwirklicht wurden. Empfohlen sei hier die Ende des 13. Jh. gebaute Franziskanerkirche Santa Croce in Florenz mit einer Fülle von Bildhauergräbern z. B. für Machiavelli, Michelangelo oder Dante Alighieri. Hier wird Kunst auch zu einem bewussten oder unbewussten *Memento mori* bzw. dessen Verarbeitung. Wir alle kennen die lange Tradition der Vanitas-Bilder oder der mehr oder weniger direkten Todessymbolik etwa auch in vielen von Picassos Werken. »Ich denke von morgens bis abends an ihn, er ist die Geliebte, die einen nie verlässt« so Picasso (2005, S. 288) über den Tod. Ob es sich bei diesem Ausspruch um den Ausdruck eines *Memento mori* oder vielmehr um ein Anzeichen seiner unzweifelhaften Hypochondrie handelt, kann nicht entschieden werden. Picasso schien z. B. von der Darstellung des Totenschädels fasziniert, einem typischen Motiv schon der mittelalterlichen Vanitas-Kunst. In vielen seiner Bilder taucht er auf, am eindrucksvollsten ist wohl die 1943 entstandene Bronzeplastik der überlebensgroße »Totenkopf« (vgl. Steinberg 1984).

Welche praktischen Relevanzen ergeben sich nun zusammenfassend aus dieser Lehrstunde bei den Künstlern für das (kunst-)therapeutische Handeln, dessen vielfältige klinische Settingvariablen von der Einzelgestaltung durch den Patienten über gemeinsames Gestalten, Porträtieren bis hin zum »Bildgeschenk« für den Patienten oder gemeinsame Bildbetrachtung und Imagination reichen (vgl. Connert 2008)? Und: Warum schaffen Menschen im Umfeld des Todes Kunst, warum gestalten Menschen Bilder vom Tod? Kollektive Gründe (die auch im Einzelnen wirken) sind zusammengefasst folgende:

- Anschaulich machen und Verdrängung (Sprachlosigkeit) aufheben,
- Ästhetisieren,
- Symbolisieren,
- Abstrahieren und Distanzieren,
- Einüben in den Tod,
- Habituations- und Kontrollanliegen,
- Überwinden (»*Vita brevis, ars longa*«).

Individuelle Gründe finden wir vor allem in

- Todesangst (deren Gestaltung oder deren Bewältigung),
- Trauer (deren Ausdruck oder deren Bewältigung),
- Individuation (die Sterbephase als [kunsttherapeutisch] begleiteter letzter Weg zum »Werde der/die Du bist«).

Menschen in Todesnähe an künstlerische Methoden und Kunst heranzuführen, sie in rezipierender oder schaffender Weise künstlerische Formen der Begegnung mit dem Todesthema ausprobieren oder einüben zu lassen und ihnen dadurch zu einem »eigenen Tod« zu verhelfen, das sind also die Indikationen für die Bewusstmachung des Zusammenhangs von Kunst und Tod. Es konnte hier allerdings nur ein kleiner Ausschnitt dieses Zusammenhangsgeflechtes dargestellt werden mit der Hoffnung, die jeder Amplifikation zugrunde liegt, dass manche/r sich inspirieren lässt zu einer eigenen und dann vielleicht auch professionell umgesetzten Sicht.

Literatur

Ariès P. Bilder zur Geschichte des Todes. München: Hanser 1973.

Ariès P. Geschichte des Todes. München: dtv 2005.

Barley N. Tanz ums Grab. Stuttgart: Klett-Cotta 2000.

Brügge P. »Die Mysterien finden im Hauptbahnhof statt«. Gespräch mit Josef Beuys über Anthroposophie und die Zukunft der Menschheit. Spiegel 1984, 23: 178–86.

Chipp HB. Die Todesthematik in »Guernica«. Der Tod und Spanien. In: Kunsthalle Bielefeld. Ausstellungskatalog: Picasso und der Tod. Bielefeld 1984, S. 73–88.

Connert S. Die Bedeutung von Kunsttherapie in der Begleitung Sterbender. In: Konvergenzen – Divergenzen – Transformation. Tagungsband. Berlin: Verlag Institut für Weiterbildung im Deutschen Arbeitskreis Gestaltungstherapie/ Klinische Kunsttherapie e. V 2008.

Connert S, Seegenschmiedt MH. Kunsttherapie in der Onkologie. In: Focus Onkologie 2004; 7: 63–6.

Cooper D. Picasso und der Tod. In: Kunsthalle Bielefeld (Hg). Picasso und der Tod. Ausstellungskatalog. Bielefeld 1984; S. 11–8.

Dorst B, Vogel RT. Aktive Imagination. Schöpferisch leben aus inneren Bildern. Stuttgart: Kohlhammer 2014.

Giegerich W. Neurose, das Werk der kranken Seele. Analytische Psychologie 2014, 177 (4): 288–300.

Gilot F, Lake C. Leben mit Picasso. Zürich: Diogenes 1967.

Grof S. Totenbücher. Bilder vom Leben und Sterben. München: Kösel 1994.

Hegener N, Pöpper T. Mit dem Tod an Bord. Künstlertestamente als Quellen der Kunstgeschichte und Künstlersoziologie. In: Hegener N, Schwedes K (Hg). Der Künstler und sein Tod. Würzburg: Verlag Königshausen und Neumann 2005; S. 11–52.

Henn G, Gruber H. Kunsttherapie in der Onkologie. Grundlagen, Forschungsprojekte, Praxisberichte. Köln: Verlag Claus Richter 2004.

Hollein M. Vorwort. In: Schlicht E, Hollein M (Hg). Letze Bilder. Von Manet bis Kippenberger. Ausstellungskatalog Schirn Kunsthalle. Frankfurt a. M. 2013; S. 9–11.

Huffington AS. Picasso. Ein Leben. München: Diederichs 2006.

Hülsen-Esch A v. Zum Sterben schön. In: Zum Sterben schön? Der Tod in der Kunst des 20. Jahrhunderts. Ausstellungs-Begleitheft. Kunsthalle Recklinghausen 2007; S. 3–5.

Jung CG. Psychologie und Dichtung. GW Bd. 15. Ostfildern: Patmos 1930/2011.

Jung CG. Über die Beziehung der Psychotherapie zur Seelsorge. GW Bd. 11. Ostfildern: Patmos 1932/2011.

Jung CG. Picasso. GW Bd. 15. Ostfildern: Patmos 1934/2011.

Jung CG. Seele und Tod. GW Bd 8. Ostfildern: Patmos 1934/2011.

Lüders A. Der Tod ist ein Bild. Zum Bild des Todes in der Ästhetik. Marburg: Tectum 2005.

Lembke K. Kunsttherapie mit Bewohnern im Hospiz. 2002. http://malstatt.ch/pdf/kunsttherapie_im_hospiz.pdf. 14.9.2015.

Parmelin H. Picasso sagt ... München: Desch 1967.

Picasso OW. Picasso. Porträt der Familie. München: Dtv 2005.

Sabatres J. Picasso. Gespräche und Erinnerungen. Zürich: Sammlung Luchterhand 1956.

Schlingensief C. So schön wie hier kann's im Himmel gar nicht sein. Köln: Kiepenheuer & Witsch 2009.

Schlingensief C. Ich weiß, ich war's. Köln: Kiepenheuer & Witsch 2012.

Schwalm H-J. Der Tod in der Kunst des 20. Jahrhunderts. In: Zum Sterben schön? Der Tod in der Kunst des 20. Jahrhunderts. Ausstellungs-Begleitheft. Kunsthalle Recklinghausen 2007; S. 6–11.

Sheikh AA, Sheikh KS (Hg). Healing with death imagery. New York: Baywood Publishing Company 2007.

Spreti F v. Künstler, Patient, Künstler. In: Hochschule für Bildende Künste Dresden, Titze D (Hg). Aus der Mitte. Die Kunst der KunstTherapie. Bd. 1. Dresden: Sandstein 2005; S. 235–42.

Spies W. »Picasso suchte nach der Ewigkeit«. K.West. Kulturmagazin des Westens 2007, 1.

Strenger Ch. Geleitwort. In: Schlicht E, Hollein M (Hg). Letze Bilder. Von Manet bis Kippenberger. Ausstellungskatalog Schirn Kunsthalle Frankfurt. Frankfurt a. M.; S. 8.

Steinberg L. Die Totenschädel Picassos. In: Kunsthalle Bielefeld (hg). Picasso und der Tod. Ausstellungskatalog. Bielefeld 1984, S. 89–4.

Titze D. Kunst, -Therapie, -Geschichte. Eine Dreiecksbeziehung. In: Titze D (Hg). Aus der Mitte. Die Kunst der KunstTherapie. Bd. 1. Dresden: Sandstein 2005; S. 235–42.

Titze D. Wir selbst sind der Ort unserer Bilder. In: Hochschule für Bildende Künste Dresden, Titze D. (Hg). Resonanz und Resilienz. Die Kunst der KunstTherapie Bd. 4. Dresden: Sandstein 2008.

Titze D. Wider den Stachel gebürstet. Kategorien kunsttherapeutischer Qualität. Kunst & Therapie. Zeitschrift für bildnerische Therapien 2014; 1.

Vogel RT. C. G. Jung für die Praxis. Stuttgart: Kohlhammer 2008.

Vogel RT. Selbst und Tod. In: Frick E, Vogel RT. Den Abschied vom Leben verstehen. Stuttgart: Kohlhammer 2012a.

Vogel RT. Todesthemen in der Psychotherapie. Stuttgart: Kohlhammer 2012b.

Vogel RT. »Kreativität ist die Antwort des Menschen auf das Sterbenmüssen«. Das Todesthema im Werk Verena Kasts. In: Riedel I (Hg). Kunst des Lebens – Kunst des Heilens. Ostfildern: Patmos 2013a.

Vogel RT. Existenzielle Themen in der Psychotherapie. Lindauer Beiträge zur Psychotherapie und Psychosomatik. Stuttgart: Kohlhammer 2013b.

Vogel RT. Schicksal und Psychotherapie. Berlin: Springer 2015a.

Vogel RT. Der Tod ist groß, wir sind die seinen. Mit dem Sterben leben lernen. Ostfildern: Patmos 2015b.

Wannenwetsch B. Vom Lebenszwang zur Sterbekunst. Warum menschenwürdiges Sterben den geistlichen Tod voraussetzt. In: Spaemann R, Wannenwetsch B (Hg). Guter schneller Tod? Von der Kunst, menschenwürdig zu sterben. Basel: Brunnen 2013; S. 41–103.

Weisner U. Vorwort. In: Kunsthalle Bielefeld (Hg). Picasso und der Tod. Ausstellungskatalog. Bielefeld 1994; S. 8–9.

Winnicott DW. Playing and Reality. London: Tavistock Publications 1971.

Yalom I. Existenzielle Psychotherapie. Köln: Edition humanistische Psychologie 2000.

Yalom I. In die Sonne schauen. München: Btb 2008.

28 Malen aus dem Unbewussten

Analytische Maltherapie bei schwereren Störungen

Ingrid Riedel

28.1 Carl Gustav Jung

»In creation you are created«, sagte Jung einmal in einer seiner englischen Vorlesungen: »Schaffend wirst du erschaffen.« (zit n. Jarett 1988) Er ging dabei von einer Erfahrung mit sich selbst während einer krisenhaften Phase mit stürmischen Emotionen aus, die ihn geradezu aufzulösen drohten: »Wenn es mir damals nicht gelungen wäre, meine Emotionen in Bilder zu fassen, wäre ich verrückt geworden.« (Jaffé 1967) Es ist bekannt, dass Jung selbst, z. B. im »Roten Buch«, seine damaligen Emotionen und Imaginationen zu eindrucksvollen Bildern zu gestalten wusste. So ist seine Erfahrung zur Grundlage eines therapeutischen Konzepts geworden, das er auch selbst in seiner Praxis mit den eigenen Patienten anwandte. Es ist ein Konzept, das Bildern in jeder Form, in Gestalt von Traumbildern, von imaginierten Bildern, nicht zuletzt aber in Gestalt von gemalten Bildern eine entscheidende Rolle beim Heilungsprozess zuschreibt. Es beruht, wie gesagt, auf der Erfahrung, dass es immer dann, wenn es gelingt, eine starke bzw. überstarke Emotion in ein Bild zu fassen, zu einer positiven Persönlichkeitsveränderung kommen kann.

Der »schöpferische Instinkt«, wie Jung ihn nennt, ist gleichsam eine biologische Ressource, zunächst noch unbewusst, doch bewusst aufgegriffen im intuitiven, schöpferischen Akt, der mit einer Gestaltung beginnt. Dass beim Gestaltungsvorgang Bewusstes und Unbewusstes miteinander in Kontakt kommen, miteinander ringen, bis sie ein Symbol, also ein Sinnzeichen hervortreiben, das von den beiden psychischen Bereichen etwas enthält und sie miteinander verbindet, dies hält Jung für das besonders Heilsame am Malprozess. Bisher unbewusst Gebliebenes oder gar Abgespaltenes in der Psyche des Gestalters kann integriert werden.

Intuitives Malen

Während des Gestaltungsprozesses bleibt man bei diesem Malen zum Unbewussten hin geöffnet, sodass es beim Malen zu einem ständigen Austausch zwischen bewussten und unbewussten Impulsen kommt. Man könnte vielleicht besser von intuitivem Malen sprechen, bei dem während der Begegnung zwischen unbewussten und bewussten Impulsen auch die Symbolbildung einsetzt. Das Symbol kann z. B. eine Brücke sein, die über das bisher als unüberbrückbar dargestellte Wasser führt, und dies macht die eigentliche Verbindung zwischen Bewusstem und Unbewusstem des Malers aus und macht sie sichtbar.

In dem Symbol der Brücke wird diese Verbindung auch darstellbar, anschaubar, und damit auch verbalisierbar.

Bild und Sprache

In einem nacherlebenden und reflektierenden Dialog mit dem Therapeuten kann das Bild in seiner Bedeutung für den, der es gemalt hat, nun zur Sprache kommen und auch im Zusammenhang mit dessen Lebenssituation verstanden werden. Was ist im Leben des Malenden konkret das Wasser, was sind die beiden Ufer, die hier im Bild wie in der psychischen Wirklichkeit von nun an wirklich überbrückbar erscheinen? Hier setzt Jungs Konzept einer tiefenpsychologischen Therapie durch das Malen und Besprechen von Bildern an, die er selber in seiner psychiatrischen Praxis auch mit schwer gestörten Patienten erprobte. Schon bei Jungs enger Mitarbeiterin Jolande Jacobi, die solche Arbeit mit dem Malen und Besprechen von Bildern als erste auch in der Klinik einsetzte, kam die Bezeichnung dieser Arbeit mit Bildern als »Malen aus dem Unbewussten« (Jacobi 1969) auf.

Inspiration aus dem Unbewussten

Direkt aus dem sogenannten »Unbewussten« heraus kann man natürlich nicht malen, wohl aber geöffnet für Impulse aus dem Unbewussten, sodass man schon den ersten Einfall zur Gestaltung von Bildern, die Inspiration, vom Unbewussten her erwartet. Zunächst kommt vielleicht nur der Impuls, mit Blau anzufangen, auf, der sich dann während der Gestaltung unwillkürlich z. B. zu einem Meer ausformt und konkretisiert und damit eine bestimmte Symbolik hinzugewinnt, während auch schon das Blau als Farbe ein bestimmtes emotionales und symbolisches Feld eröffnet hatte.

Die weite waagerechte Fläche lockt bei der Gestalterin dann vielleicht den Impuls hervor, einen Kontrast zu setzen, z. B. den hohen senkrechten Mast eines Segelbootes einzufügen, um dann plötzlich – worauf sie in dem Moment nicht gefasst war – einen Blitz aus dem Himmel auf ihn herabfahren zu sehen. Damit blitzt zugleich ein bisher verborgener, nicht ungefährlicher, ja lebensgefährlicher Konflikt auf, an dem man weiterarbeiten kann – malend und dann in der Besprechung des Bildes mit der Therapeutin, in der man auch eine Spannung in der Lebenssituation des Patienten, die sich in dessen Bild bereits entlädt, thematisieren kann.

28.2 Tiefenpsychologisch fundierte Kunsttherapie

Es hat sich in der Jungschen Schule eingebürgert, nicht nur den beschriebenen Malprozess selber als »Malen aus dem Unbewussten« zu bezeichnen, sondern die ganze Methode so zu benennen, in der phasenhaft während einer laufenden Psychotherapie – Jungsche Therapie ist ja nicht in jedem Fall Kunsttherapie – ein solches Malen und Besprechen der Bilder einbezogen wird bzw. in der das Malen und Besprechen der Bilder die ganze Therapie vom Anfang bis zum Abschluss begleitet, sodass das Malen aus dem Unbewussten hier wirklich zu einer tiefenpsychologisch fundierten Kunsttherapie wird, zu einer analytischen Maltherapie.

Solches Malen wird also entweder während der schon laufenden Therapie vom Therapeuten angeregt, oder, wenn spontan vom Patienten her gewünscht, vom Therapeuten in den Therapieprozess einbezogen, in dem nun die entstehenden Bilder den gleichen Stellenwert haben, den etwa Träume seit jeher in der Jungschen Analyse haben: als Stoff und Botschaft aus dem Unbewussten (Kast 2006; Riedel 1997). Wie die Träume auch werden jetzt die Bilder mit dem Patienten zusammen emotional nacherlebt, betrachtet und besprochen. Der Patient als Gestalter seiner Bilder und der Therapeut als empathisch teilnehmender, mitschwingender Betrachter und Gesprächspartner mit dem Bild und über das Bild arbeiten bei dieser tiefenpsychologischen Maltherapie auf eine besonders aktive und zugleich intuitive Weise zusammen, sind in Resonanz miteinander. Das Bild ist einerseits das eigenste, das der Patient einbringt, während es zugleich, wenn sich Patient und Therapeut im Dialog gemeinsam darauf beziehen, zu einem Dritten wird, dem ihre gemeinsame Zuwendung gilt. Dies ermöglicht eine eigentümliche Triangulierung der therapeutischen Beziehung, eine gemeinsame Bezogenheit auf das Bild, bei der Patient und Therapeut eher auf Augenhöhe miteinander kommunizieren und Übertragungsverwicklungen vermieden werden.

Bild, Traum, Imagination

Dem Besprechungsvorgang von Bildern wird wie dem von Träumen und Imaginationen hier ein hoher therapeutischer Stellenwert und Wirkfaktor eingeräumt, auch wenn nicht jedes einzelne Bild besprochen werden muss, manchmal ist die Besprechung stimmiger, wenn bereits eine kleine Serie von Bildern entstanden ist. Die betreffende Gestalterin ist oft noch nicht unmittelbar nach dem schöpferischen Prozess zu einem Gespräch darüber bereit, es ist alles noch zu frisch, während einige Tage später eine Besprechung, die ja immer auch ein Echo auf das Bild darstellt, von der Malerin hoch erwünscht ist.

Dass bei diesem Dialog vor und mit dem Bild vom Therapeuten her ein hohes Maß an Intuition gefordert ist, lässt sich leicht einsehen: Es bedarf bei ihm oder ihr des Kontaktes zum eigenen Unbewussten und zu dem des Patienten, es bedarf der Empathie, der Wahrnehmung der eigenen Resonanz auf das Bild. Es braucht den Blick auf das Ganze des Bildes, auf seine Stimmung und auf seine Stimmigkeit. Intuition ist zunächst präverbal. Intuition zeigt sich beim Therapeuten vor allem in der Fähigkeit, angesichts eines entstandenen Bildes die Worte zu finden, durch die sich der Gestalter in dem, was er ausdrücken wollte, empathisch verstanden fühlt, indem er Resonanz spürt. Intuition ist die Kunst, angesichts des Bildes dem Gestalter bzw. der Gestalterin die richtigen Fragen zu dem Bild zu stellen.

Intuition, Bild, Resonanz

Meine Intuition als Therapeutin ist der Impuls, mit dem ich über mein therapeutisches Wissen hinaus, das auch dazu gehört, ins noch Unbewusste meiner Patientin hineinspüre und erahne, in welcher Weise bisher Unbewusstes in ihrem Bild erscheint, wie es sich dort symbolisiert. Um dies zu erspüren, brauche ich auch Kontakt zu meinem eigenen Unbewussten, das bei der Betrachtung des Bildes in Schwingung gerät, das mitschwingt. Unser beider Unbewusstes gerät durch das Bild in Resonanz miteinander. Intuition erwächst aus unbewusstem Berührtsein voneinander, auf einem In-Schwingung-Geraten auf gemeinsamer Frequenz. Intuition ist gleichsam ein Resonanzphänomen.

28.3 Dialogische Bildbesprechung

Ich möchte einige Beispiele solch intuitiv-dialogischer Besprechungen von Bildern innerhalb eines analytischen Prozesses aufzeigen, wo für die Therapeutin alles darauf ankam, die intuitive Frage zu finden, die die blockierte Situation der Patientin lösen konnte.

Fallvignette I

Während der suizidalen Krise einer Studentin, 29, entstand ein Baum (▸ Abb. 28-1), den sie mit großer Sorgfalt zu Hause gemalt hatte, der ihr aber dennoch die Ausweglosigkeit ihrer damaligen inneren Situation nur noch zu bestätigen schien (für eine ausführliche Darstellung des damaligen Malprozesses siehe Henzler u. Riedel 2016, S. 66–86).

Als sie mir das Bild zeigte, erschrak ich im ersten Moment. Dieser dunkle, morsche Baum erschien auch mir todgeweiht zu sein. Lässt sich doch ein Baumbild im Allgemeinen als ein Selbstporträt der Analysandin verstehen. Beim genaueren Betrachten zeigte sich eine einzige Stelle im Bild, im Baum, die nicht zu dieser Ausweglosigkeit und Todgeweihtheit passte: Es ist der Ast links oben im Bild, der sogar junge Knospen und ganz feine Blätter aufzuweisen scheint, der aber als Ganzer abzubrechen und abzustürzen droht.

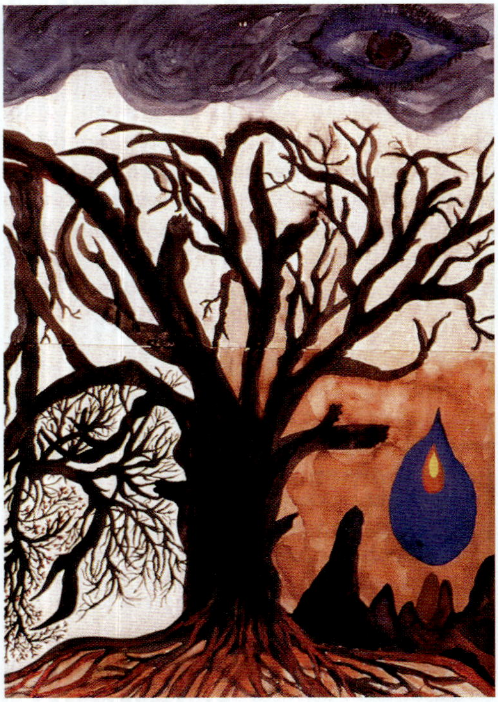

Abb. 28-1 Zerbrechender Baum.

Der junge Baum

In meiner damaligen Intuition bat ich sie, das Bild umzudrehen, es einmal für einen Moment auf den Kopf zu stellen und es damit aus neuer Perspektive zu betrachten. Vor allem im Blick auf das genannte Aststück spürte sie es selbst und sagte: »Das ist ja wie ein eigener junger Baum.« Ja, sie habe diesen besonderen Ast auch mit solcher Sorgfalt und Liebe gemalt, dass sie darüber für einige Zeit ihre suizidale Absicht vergessen habe. Jetzt ging mir selbst als Therapeutin auf, dass nicht der morsche, todgeweihte, sondern dieser junge Baum, der auch ihrem Alter von 29 Jahren entsprach, ihr persönlicher Lebensbaum war, ihr Selbstbild.

Daraufhin schlug ich vor, das Bild wieder umzudrehen und es so zu legen und zu betrachten, wie sie es ursprünglich beim Malen gemeint hatte. Ich fragte: »Wo finden Sie sich denn selbst in diesem Baum?« Da konnte sie antworten »Ich bin am meisten in dem jungen Ast da oben. Mit dem kann ich mich identifizieren. Der Baum selber wäre ja viel zu alt für mich.« So war es auch. Das deutete die Lösung an. Der morsche, alte, todtraurige und todgeweihte Baum war ihr Familienbaum, der Baum ihrer Familiengeschichte, die mit dem frühen Tod der Mutter, der darauffolgenden Depression des Vaters und der aggressiven Übergriffigkeit ihrer Brüder so unerträglich geworden war, dass sie mit der Familie hatte brechen müssen. Durch ihr Weggehen aus dem Elternhaus schon vor Jahren war die Ablösung von der Familie äußerlich vollzogen, aber innerlich überhaupt noch nicht verarbeitet. Ich brachte intuitiv die Frage auf, ob es jetzt vielleicht eher um die wirkliche, innere Ablösung von dieser Familiengeschichte ginge, eher um ein psychisches Sterben als um ein äußeres, physisches Sich-zu-Tode-Stürzen? Damit war ich unwillkürlich in Resonanz mit ihrem eigenen Unbewussten gekommen, das noch nicht gänzlich von dem Todeswunsch besetzt war, und meine Frage arbeitete in ihrer Tiefe weiter.

Helfende Hände

Ein drei Wochen später entstandenes Bild (► Abb. 28-2) zeigt zunächst noch einmal die ganze Dunkelheit ihrer Geschichte, ihr Blick ist noch immer dem Totenkopf zugewandt, aber wie im Bauch – im Bauchgefühl gleichsam, in ihrer Intuition – dreht sich ihr Gesicht und wendet sich nach außerhalb. Es gibt auf einmal ein Außerhalb! Ich frage sie, wohin sich ihr Blick »im Bauch« denn wende? Es wende sich nach rechts, der großen Pflanze zu, sagt sie zögernd, die habe Blätter wie Hände, wie helfende Hände. Sie denke an ihre Freunde in der WG, die sich sehr um sie sorgten und kümmerten in diesen Tagen und die sie immer nur zurückstoße. Und viele Therapiestunden später fügt sie hinzu, dass diese Pflanze auch ihre aufkeimende Hoffnung auf eine mögliche Hilfe durch die Therapeutin bedeute, mit der sie ihre inneren Bilder teilen, besprechen konnte.

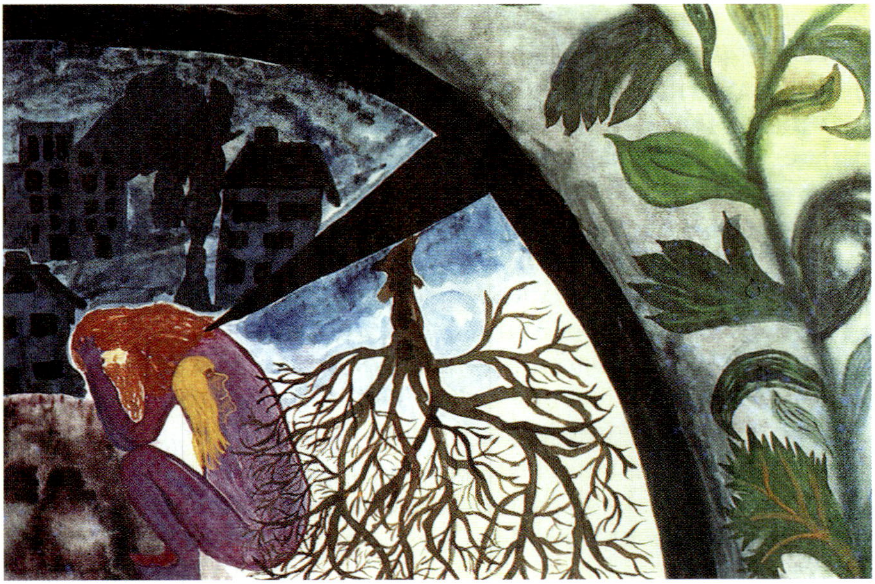

Abb. 28-2 Pflanze gegen den Untergang.

An dieser Stelle ist es sinnvoll, noch einmal zu erwähnen, dass durch die gemeinsame Arbeit von Therapeutin und Analysandin an dem Bild eine Triangulierung entsteht, das Bild also als Drittes im Bunde fungiert, was innerhalb der Dyade von Analysandin und Therapeutin, die auch zur Symbiose verwachsen könnte, eine feine, hilfreiche Distanz ermöglicht, die einer Patientin wie dieser, die sogar auf die Freiheit zum Sterben pochte, gerade erst ermöglicht, sich auf Vertrauen und eine gewisse Nähe einzulassen.

Beim Malen aus dem Unbewussten erscheint der Sachverhalt vielmehr im Bild und ist von der Analysandin selbst gestaltet. Das Bild kann von Analysandin und Analytikerin zusammen gleichsam wie von einem Forscherteam als Drittes betrachtet werden. Das ist immer wieder wohltuend und entkrampfend.

28.4 Die Kunst, die richtige Frage zu stellen

Fallvignette II

Mit allen Anzeichen einer Depression kam eine junge Patientin zu mir in Therapie, die zuvor innerhalb eines Malkurses an der Volkshochschule eine große Enttäuschung erlebt hatte. Die Leiterin jenes Einführungskurses in Maltechniken hatte ihre Malweise und Malmotive ernsthaft kritisiert, mit der gereizten Frage, ob sie denn nicht etwas anderes als Kugeln malen könnte. Das war offensichtlich nicht die Kunst, die richtige Frage zu stellen, gewesen, denn sie hatte der Kursteilnehmerin damit ahnungslos den Rest ihres Selbstwerts weggerissen. Deren schwere Depression zu dieser Zeit rührte natürlich von weiter zurückliegenden Erfahrungen her, aus ihrer frühen Lebensgeschichte, die Enttäuschung innerhalb des Malkurses gab nur den letzten Anstoß zu ihrem Entschluss, eine Therapie zu beginnen, suchte sie doch jetzt ausdrücklich Psychotherapie, da ihr ihre Depression nun endgültig be-

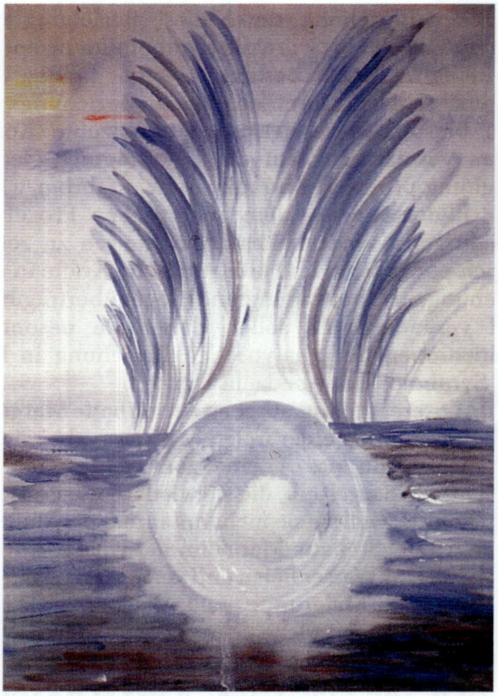

Abb. 28-3 Die Kugel, die ins Wasser fällt.

wusst geworden war. Den Wunsch zu malen, brachte sie aber ausdrücklich mit.

Kugel aus Glas

Sie kam also und brachte ihre neu gemalten Bilder von Stunde zu Stunde mit – es waren wieder Kugeln. Die erste dieser Kugeln, wie aus Glas erscheinend, fällt ins Wasser, fällt sozusagen symbolisch ins Unbewusste zurück (► Abb. 28-3). Meine Intuition von Anfang an war, dass ich diese Patientin vom Malen solcher Kugeln nicht abbringen dürfe, sondern dass ich gerade das ihr Wichtige in diesen Kugeln selbst wahrnehmen und sie im richtigen Moment auch behutsam darauf ansprechen solle. Als erneut eine Kugel ins Wasser fällt, wage ich es anzudeuten: »Ich frage mich, was wir denn tun könnten, um diese Kugeln zu behalten, sodass sie uns nicht immer wieder verloren gehen?« Sie blickt überrascht auf. Ich

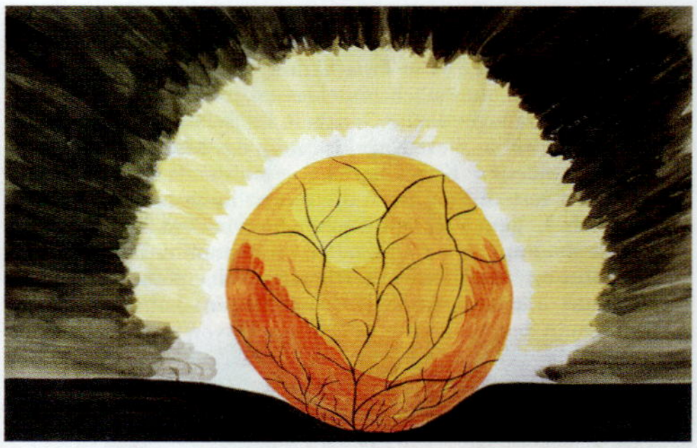

Abb. 28-4 Rissige Kugel

habe ihr ja mitgeteilt, dass mir ihre Kugeln wertvoll genug gewesen wären, sie zu behalten.

Geborgene Kugel

Sie kann dazu nicht gleich etwas sagen, beginnt aber wieder zu malen. Und was geschieht? Im nächsten Bild erscheint natürlich die Kugel wieder, fällt aber dieses Mal wirklich nicht ins Wasser, ist auch nicht mehr gläsern, sondern von einer warmen gelben Substanz und sie fällt sicher auf die Erde, sogar in eine Erdkuhle. Ich frage sie schließlich doch direkt, was ihr diese Kugeln denn bedeuten. So direkt kann sie aber natürlich nicht darauf antworten.

Im nächsten Bild, in dem diese Kugel wieder erscheint, hat sie auf einmal Sprünge bekommen (► Abb. 28-4). Ich frage erstaunt: »Geht sie nun kaputt oder springt sie auf, öffnet sie sich, so ähnlich wie ein Ei?« Wieder kann die Patientin nicht darauf antworten. Die Frage bewirkt aber, dass die Kugel im nächsten Bild noch mehr Sprünge bekommt.

Der Mutterkomplex

Die Kugel springt tatsächlich auf und was herauskommt, was im Kern dieses Kugelkomplexes, wie ich ihn einmal nennen will, enthalten ist, ist ein Mutterthema, ein Mutterkomplex, dargestellt durch eine Mutter und ein Kind unter einem Baum. Die davonfliegenden Ele-

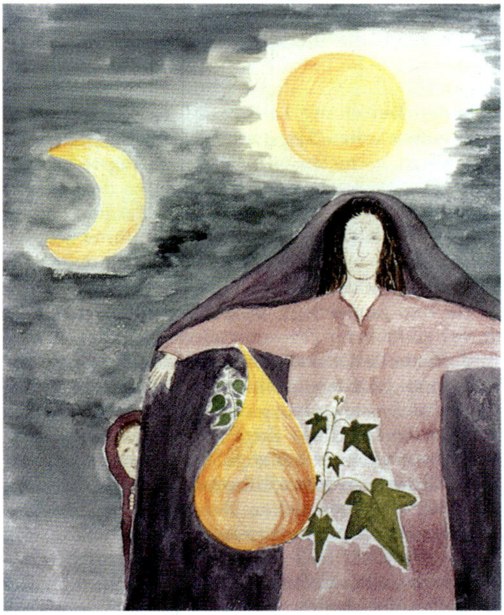

Abb. 28-5 Madonna.

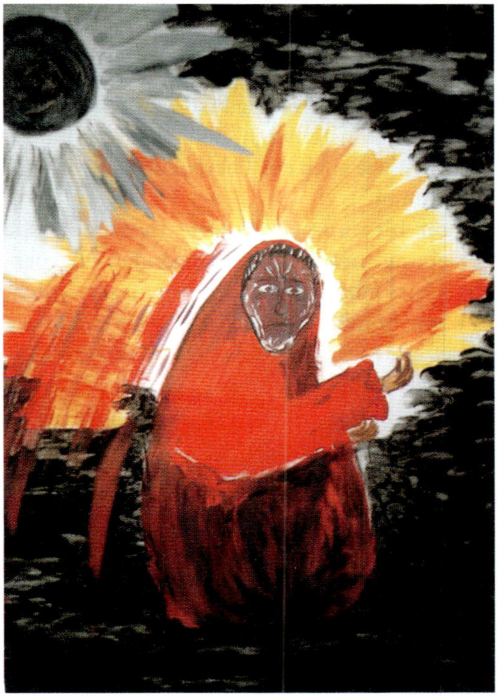

Abb. 28-6 Hexe

mente der gesprengten Kugel sind noch sichtbar und damit auch die bisherige Kugelform noch erkennbar.

Fallvignette III

Marga war ein weitgehend vernachlässigtes, nach mehreren Geschwistern spätgeborenes Kind, das in der Gastwirtsfamilie – ihr Vater war zu der Zeit schon alkoholkrank – die Mutter gänzlich überforderte.

Eine überwältigende Muttersehnsucht brach sich mit diesem Bild der Patientin Bahn, drückte sich in den folgenden Stunden in madonnenähnlichen Bildern aus (► Abb. 28-5 »Im Schutz ihres Mantels«), in denen die beginnende therapeutische Beziehung symbolisch maßlos überhöht und damit natürlich auch überfordert wird. Da die Therapeutin bei aller Zuwendung zu dieser berührenden jungen Frau doch auch einmal Pausen einlegen oder Urlaub machen musste, was die Analysandin in dieser Phase aber als Verrat erlebte – als ein Durchbrechen des Bodens –, kommt es bis dahin, dass schließlich die Projektion, eine Hexe zu sein, auf die Therapeutin erfolgt, die aber zugleich den Durchbruch bringt, den Durchbruch zur Wut und damit auch zu der Kraft, die in dieser Malerin steckt.

Selbstwirksamkeit

Es ist bemerkenswert, wie vital die Hexe gemalt ist (► Abb. 28-6). Und die Patientin bemerkte das auch. Es ist die eigene Vitalität und Selbstwirksamkeit der Patientin, die in der Hexe endlich wieder erscheint. Sie muss sich von nun an der Therapeutin gegenüber nicht mehr so klein und kindlich machen, muss nicht länger mehr die eigene Kraft nur auf die Therapeutin projiziert erleben. Sie hat sich in ihrer Wut und im Bild ihrer Wut auch einmal gezeigt, wer sie ist: Selbst eine Hexe, die die Therapeutin in dem Moment das Fürchten lehren kann, bis es dieser gelingt, durch intuitives Erspüren des beiderseitigen Unbewussten den überpersönlichen Mutterarchetyp, der Hexe und Madonna beide in sich enthält, wieder zu konstellieren, dem sich sowohl die Patientin wie auch die Therapeutin anvertrauen konnten.

Von hier an wurde eine therapeutische Beziehung innerhalb des tragenden überpersönlich-symbolischen Mutterfeldes möglich, frei von bombastischen Übertragungen. Die betreffende Frau hatte ihre Selbstwirksamkeit wiedergefunden.

Symbol und Interpretation

Die Interpretationsphase, wie ich sie früher nannte, die Phase des dialogischen Gesprächs über das Bild, mit dem Bild, mit der Symbolik des Bildes, ist in der Maltherapie auf der Basis der Psychologie Jungs der eigentliche therapeutische Vorgang.

Dabei ist der vorhergehende Prozess, derjenige der Bildgestaltung, den die Patientin selbstständig einbringt, von nicht geringer Relevanz. Der spontane, vom Therapeuten unbeeinflusste Gestaltungsprozess setzt die symbolbildende Funktion frei. Hiervon sollte der Jungsche Therapeut etwas verstehen, ohne sie zu beeinflussen und in ihrem freien Spiel beeinträchtigen zu wollen.

Der Gestaltungsprozess geschieht bei dieser tiefenpsychologischen Therapiemethode innerhalb der therapeutischen Beziehung, die sich auch in den Symbolen der entstehenden Bilder spiegelt. Er sollte aber nicht durch therapeutische Interventionen unterbrochen werden, es sei denn, der Malende gerät durch das aufsteigende Unbewusste in starke psychische Bedrängnis, was vorkommen kann. Zumeist aber fängt der Gestaltungsprozess selbst, der alle Emotionen freisetzt, dies auch wieder auf, indem z. B. ein ausuferndes Rot unwillkürlich durch ein eindämmendes Grün ergänzt wird, wie das unwillkürliche Spiel der Komplementärfarben bewirkt.

In Resonanz gehen

Neben dem Kontakt miteinander auf der bewussten Ebene läuft die Resonanz auf der unbewussten mit. Das mehr oder weniger intuitive Gespräch mit der Therapeutin über das jeweils zuvor betrachtete Bild oder auch über die schon entstandene Bilderserie wirkt bewusst und unbewusst auf das neu entstehende Bild ein. Bei der Besprechung des neu entstandenen Bildes wiederum geht die Therapeutin von der ihr bewussten, aber auch von der ihr bis dahin unbewussten Resonanz auf das Bild aus, und in Kontakt mit ihrem eigenen Unbewussten findet sie intuitiv die Frage, die den Zugang zu der Symbolik und der Botschaft des Bildes erschließt: Worauf weist es zurück und wohin weist es voraus? Hinreichend bekannt ist, dass traumatisches Erleben lange bevor es sprachlich formuliert werden kann, bereits im Bild sichtbar wird.

Die Wirkung des Bildnerischen

Da Malen den ganzen Körper und damit auch die entsprechenden Gehirnareale einbezieht, – die andere sind als die durch das Trauma oft blockierten sprachlichen Areale – nämlich die der Bewegungsprozesse, der Seh- und Tastvorgänge, sogar der Geruchsempfindungen angesichts von Farbe, Klebstoff und feuchtem Papier, bringt es den ganzen Menschen mit dem in Kontakt, was traumatisiert ist, was ausgedrückt und bearbeitet werden soll und will. Unwillkürlich klingt mit dem, was ausgedrückt werden soll auch das zusammen, was souverän vom Unbewussten her sich ausdrücken möchte, zurückverweisend auf Verdrängtes, aber auch auf Ressourcen und schöpferische Möglichkeiten.

Das Unbewusste also bringt sich selbst ins Spiel und damit setzt die Intuition ein, die auch mit der Imagination verwandt ist, indem die Malende z. B. aus einer unbestimmten Form heraus auf einmal ein bedrohliches Tier sieht, einen Zwerg, ein Ungeheuer oder vielleicht auch ein rettendes Wesen, z.B. einen Engel (Riedel 2012).

Wenn wir abschließend fragen, welche Wirkfaktoren einer analytischen Maltherapie nach C.G. Jung für die Behandlung schwerer Störungen besonders effektiv sind, dann könnte die Antwort sein, dass beim Gestaltungsvorgang das Bewusste und das Unbewusste des Patienten miteinander in Kontakt kommen, miteinander ringen, bis sie Symbole hervorbringen, die von beiden psychischen Anteilen etwas enthalten und sie nun miteinander verbinden. Das Symbol einer Brücke wäre z.B. geeignet, voneinander abgespaltene Anteile der Person – häufige Ursache schwerer psychischer Störungen – zu integrieren. Das Gespräch zwischen dem Gestalter des Bildes und dem Therapeuten über den bildnerischen Prozess und das aus ihm entstandene Bild ist geeignet, den Integrationsvorgang bewusst zu machen und die symbolisch vollzogene Angliederung des Abgespaltenen emotional und mental zu begreifen.

Symbole aber sind auch insofern therapeutisch wirksam, als sie Gefäße für Emotionen sind und dadurch auch die Regulation von Affekten ermöglichen, die sie auffangen und denen sie ein Gesicht und eine Gestalt geben. Symbole entstehen bereits dadurch, dass starke Gegensätze des Erlebens, die einen Menschen emotional zerreißen und sich in schweren Störungen manifestieren können, in einem Sinn-Bild zusammengebracht und miteinander verbunden werden können. C.G. Jung spricht von dieser Fähigkeit der Psyche, Affektspannungen durch ein Symbol zu veranschaulichen und damit auch emotional aufzufangen und mental zugänglich zu machen, als von der »transzendenten Funktion« (Jung 1916/1976), insofern als sie Gegensätze auf eine neue Ebene hinüberträgt, auf der sie verbindbar werden. Maltherapie nach C.G. Jung arbeitet mit der therapeutischen Wirkung von Symbolen, die durch Imagination und Malen aus dem Unbewussten aufsteigen und im Gespräch über das entstandene Bild ihren Sinn erschließen können.

Malen macht überdies auch solche Erlebnisbereiche, die z.B. durch Traumata geprägt sind, behandelbar, noch ehe sie sprachlich zugänglich sind, was für die Therapierbarkeit schwerer Störungen entscheidend sein kann. Dies beruht darauf, dass Malen als ganzheitliche Betätigung des Menschen, die alle Sinne einbezieht, auch die Gehirnhälfte bzw. diejenigen Gehirnareale zu aktivieren vermag, die von der Störung weniger oder gar nicht betroffen sind.

Literatur

Henzler C, Riedel I. Malen um zu überleben. Ein kreativer Weg durch die Trauer. Freiburg: Kreuz 2003.

Henzler C, Riedel I. Malen in Gruppen. Modelle für die therapeutische Arbeit mit Symbolen. Freiburg: Kreuz 2008.

Henzler C, Riedel I. Maltherapie – Auf Basis der Analytischen Psychologie von C.G. Jung. Erweiterte Neuaufl. Ostfildern: Patmos 2016.

Jacobi J. Vom Bilderreich der Seele. Freiburg: Otten 1969.

Jaffé A (Hg). C.G. Jung. Erinnerungen, Träume, Gedanken. Zürich, Stuttgart: Rascher 1967; S. 181.

Jarret JL. Nietzsche's Zarathustra. Notes of the Seminar Given in 1934–1939 by C.G. Jung. Princeton: Bollingen Series 1988; S. 653.

Kast V. Träume. Die geheimnisvolle Sprache des Unbewussten. Düsseldorf: Pathmos 2006.

Riedel I. Träume als Wegweiser in neue Lebensphasen. Freiburg: Kreuz 1997.

Riedel I. Engel der Wandlung. Paul Klees Engelbilder. Freiburg: Herder 2012.

29 Kunst und andere Grenzgänger

Zum Verständnis der Borderline-Störung aus psychotherapeutischer Perspektive

Michael Rentrop, Flora von Spreti

29.1 Einführung

Persönlichkeitsstörungen sind eine heterogene Gruppe psychischer Störungen. Das diagnostische Konzept geht ursprünglich auf die Arbeiten des deutschen Psychiaters Kurt Schneider in den 20er- und 30er-Jahren des 20. Jahrhunderts zurück (Schneider 1992). Heute ist diese Diagnosegruppe am schlüssigsten im Klassifikationssystem DSM-III und dem Nachfolgeinstrument DSM-IV konzeptualisiert (APA 1994). Aufgrund neuer wissenschaftlicher Erkenntnisse befindet sich das diagnostische System derzeit im Umbruch. Mit der Einführung des DSM-5 im Mai 2013 war eine grundlegende Reform geplant. Insbesondere sollte die Zahl der Persönlichkeitsstörungen reduziert und eine dimensionale Einordnung der Schwere des Störungsbildes ermöglicht werden. Dieser Ansatz traf jedoch auf Widerstand und Bedenken, sodass für den klinischen Gebrauch die Regelung des DSM-IV gilt. Die Reformvorschläge sind als Anhang im DSM-5 geführt und sollen weiter wissenschaftlich überprüft werden.

29.2 Persönlichkeitsstörungen

Die allgemeine Lebenszeitprävalenz für Persönlichkeitsstörungen liegt bei ca. 10 % der Bevölkerung. Das Wesen der Störungen besteht in einer anhaltenden, einseitigen Ausprägung bestimmter Persönlichkeitseigenschaften, welche in geringerer Ausprägung jedem psychisch gesunden Menschen bekannt sind. Die damit verbundenen Schwierigkeiten werden in der späten Adoleszenz oder dem frühen Erwachsenenalter offenbar und haben eine Tendenz längerfristig und anhaltend vorhanden zu bleiben. Betroffene selbst oder das Umfeld beginnen erheblich unter den einseitigen und extremen Persönlichkeitszügen zu leiden. Probleme zeigen sich insbesondere in den Bereichen zwischenmenschlicher Kontakte und Beziehungen, dem Erreichen beruflicher Ziele, der Emotionalität, aber auch Denken und Wahrnehmung. Das DSM-IV hat die insgesamt zehn Unterformen spezifischer Persönlichkeitsstörungen in drei Cluster eingeteilt. Die Borderline-Persönlichkeitsstörung ist dabei klinisch besonders bedeutsam. Circa 20 % aller Mittel, die für die stationäre Behandlung psychisch Erkrankter in Deutschland aufgebracht werden, fließen in die Therapie der Borderline-Störung (Bohus 2011).

29.3 Borderline-Persönlichkeitsstörung

Die Lebenszeitprävalenz der Borderline-Persönlichkeitsstörung liegt je nach Studie zwischen 1,5 und 3 % (Torgerson 2001; Bohus 2011). Beide Geschlechter sind gleich häufig betroffen, jedoch ist der Anteil weiblicher Patienten weit höher. Männer zeigen allgemein eine Tendenz geringerer Behandlungsbereitschaft, fallen zudem öfter durch fremdaggressive Verhaltensweisen auf und kommen dadurch gehäuft mit der Justiz in Konflikt. Unter ambulanten psychiatrischen Patienten liegt der Anteil von Menschen mit Borderline-Störung bei ca. 10 %, in stationären Behandlungssettings finden sich bis 20 % Patienten mit dieser Diagnose. Hinsichtlich der Ursache wird, entsprechend anderen psychischen Störungen, ein multifaktorielles Ursachenmodell angenommen. Sehr anschaulich findet sich ein entsprechendes Modell z. B. bei Linehan (1993) beschrieben. Kompliziert wird die Situation durch eine hohe Rate psychiatrischer Komorbidität, im Einzelnen sind insbesondere depressive Störungen, Sucht, PTSD und ADHS als häufigste weitere psychische Erkrankungen zu nennen.

Der Verlauf von Borderline-Persönlichkeitsstörungen ist gekennzeichnet von Krisen. Dabei steht im Hintergrund jedoch eine kontinuierliche psychotherapeutische Behandlungsbedürftigkeit, welche oft unterschätzt und durch ein unzureichendes Konzept wechselnder Krisenbehandlungen ersetzt wird. Eine besondere Gefahr besteht im Bereich der Suizidalität mit etwa 10 bis 15 % vollendeten Suiziden im Krankheitsverlauf. Während Suizidversuche und parasuizidale Handlungen meist in der Anfangsphase der Therapie auftreten, kommt es zum vollendeten Suizid häufig erst im späteren Verlauf, wenn Betroffene weitgehend aus medizinischer Versorgung und sozialen Bezügen herausgefallen sind (Maris et al. 2000; Soloff u. Chappietta 2012).

Symptomatik

Im Folgenden fassen wir die wesentliche Psychopathologie der Borderline-Persönlichkeitsstörung noch einmal zusammen: Es handelt sich um eine in der Adoleszenz beginnende Störung, welche in hohem Masse subjektives Leid erzeugt und mit erheblichen Einschränkungen, z. B. in den Bereichen beruflichen Erfolges, sozialer und partnerschaftlicher Beziehungen, einhergeht. Verbunden damit sind:

- eine unsichere Identität,
- instabile, von Außenereignissen getriggerte starke Affekten,
- Affekte, die überwiegend als aversive Anspannung wahrgenommen und um jeden Preis beendet werden,
- Selbstverletzungen und Suizidgedanken,
- impulsive, selbstschädigende Handlungen,
- »Schwarz-weiß-Denken«, verbunden mit der Neigung zu einem stark bewertenden Denkstil.

Marsha M. Linehan formuliert in den Grundannahmen der von ihr begründeten Dialektisch-Behavorialen Therapie: »Das Leben suizidaler Borderline-Patientinnen ist so, wie es gegenwärtig gelebt wird, nicht auszuhalten.« (Linehan 1993)

Symptomatik und Gestaltung

Viele Betroffene einer Borderline-Störung haben Schwierigkeiten ihre innere Welt angemessen in Worte zu fassen. Gerade Patienten, die am Anfang der Therapie stehen, stoßen hier an Grenzen, sei es aus einer inneren Unsicherheit und Verwirrung, Scham, Schuldgefühlen oder einer allgemeinen »Sprachlosigkeit«. Hier kommt Therapieformen, die einen nicht-sprachgestützten Ansatz verfolgen, eine besondere Bedeutung zu. In der Kunsttherapie wird es vielen mithilfe der Gestaltung möglich, der inneren Dynamik Ausdruck zu verleihen. Entsprechend zeigen Patientinnen und Patienten eine große gestalterische Kraft. Analog zur inneren Welt finden sich bevorzugte Themen in den Bereichen Angst, Aggression, Identität, Tod, Suizid und Selbstverletzung.

Diese Themen stellen eine Therapiegruppe vor erhebliche Herausforderungen. Aufmerksamkeit, Mitgefühl und Bestätigung werden vonseiten der Borderline-Patientinnen häufig durch provokante, bedrohliche oder emotional aufgeladene Bildinhalte und entsprechende Kommentare in den Bildbesprechungen eingefordert. Über die Gestaltung Zuwendung und Anteilnahme erlangen, kann eine dringende Absicht sein; dahinter aber wird sich oft auch die nicht vordergründig wahrnehmbare, polare und manchmal auch reflektiertere, reifere Seite der Darstellung erschließen. Denn dass ein Bild in der Kunsttherapie von diesen

Patienten häufig als plakatives Demonstrationsobjekt genutzt wird, um die schmerzhafte Ungerechtigkeit des Lebens einschließlich Gewalt- und Suizidfantasien mitzuteilen, ist all denen bekannt, die mit Borderline-Patienten arbeiten. Doch liegt das nicht nur an der besonderen Schwierigkeit dieser Patienten, sich auf eine adäquatere Weise Gehör zu verschaffen, sondern hat immer auch mit der primären Funktion einer Gestaltung als vielschichtiger, direkter und unübersehbarer Informationsträger zu tun. Künstler haben diese Funktion von Gestaltungen schon immer und für jeden Betrachter sichtbar spätestens ab der Moderne in ihren Werken zum Ausdruck gebracht. Dazu gibt es vielschichtige Literatur.

Bei mehreren Teilnehmern mit Borderline-Problematik in einer kunsttherapeutischen Gruppe, kann es auch zu einer gegenseitigen destruktiven Verstärkung kommen. Daher sollte – vor allem in Patientengruppen mit unterschiedlichen Störungsbildern – auf eine »bekömmliche Dosierung« geachtet werden. Einige der eindrucksvollen, doch häufig auch mit destruktiven Fantasien besetzten Gestaltungen sind mit kurzen Hinweisen zur Entstehungsgeschichte versehen.

Psychotherapie

Seit Aufnahme der Borderline-Störung in das DSM-III 1980, wurden verschiedene manualisierte störungsspezifische Therapieverfahren entwickelt. Im Einzelnen sind dies die

- Dialektisch-Behaviorale Therapie (Marsha M. Linehan)
- Übertragungsfokussierte Psychotherapie (Otto F. Kernberg)
- Mentalisierungsbasierte Therapie (Antony Bateman u. Peter Fonagy)
- Schematherapie (Jeffrey E. Young)

Alle Verfahren haben in mindestens einer randomisierten kontrollierten Studie (RCT) ihre Wirksamkeit nachweisen können und werden von der Cochrane-Gesellschaft als evidenzbasierte Verfahren geführt (Stoffers et al. 2012). Die einzelnen Therapieverfahren unterscheiden sich teils grundsätzlich in ihrer psychotherapeutischen Tradition und den Annahmen über Ursachen, führende Symptomatik der Erkrankung und den Strategien der Behandlung. Ausgehend von den Ursachenmodellen ausgewählter Therapieschulen sollen im Folgenden Anknüpfungspunkte zu kunsttherapeutischem Handeln identifiziert werden.

29.4 Krankheitsmodelle der störungsspezifischen Therapien und Anknüpfungspunkte der Kunsttherapie

Dialektisch-Behaviorale Therapie (DBT)

Die DBT sieht im Zentrum des Krankheitsmodells die Annahme einer *Störung der Emotionsregulation*. Damit ist gemeint, dass Betroffene Emotionen intensiv erleben, meist jedoch nicht eindeutig zuordnen können und als aversive innere Anspannung erleben. Anstelle situationsangemessener Reaktionen kommt es zu destruktiven Handlungen mit dem Ziel, Anspannung zu reduzieren. Die Therapie zielt im Wesentlichen auf die Überwindung stereotyper, impulsiver, emotionsgetriggerter Verhaltensweisen und den Erwerb von alltagsrelevanten Fertigkeiten. Die DBT versteht sich daher insbesondere in der Vermittlung neuer Fertigkeiten als Training. Eine vollständige DBT-Behandlung enthält folgende Therapieelemente: Einzeltherapie, Skillsgruppe, Telefoncoaching und Supervision des Therapeuten. In der psychotherapeutischen Behandlungstechnik setzt die DBT im Wesentlichen auf Verhaltenstherapie und führte zudem Achtsamkeit als zentralen Bestandteil, entlehnt aus dem Zen-Buddhismus, in die Psychotherapie ein. Der Begriffsbestandteil »dialektisch« meint ein stets einzuhaltendes Gleichgewicht zwischen Validierung und Veränderungsanstrengungen, sowie das Aufzeigen und Akzeptieren alltäglich auftretender Dilemmata. Die DBT ist dabei ein Therapieverfahren, welches von Patienten die Bereitschaft erwartet, sich aktiv in der Therapie zu engagieren und neue Verhaltensweisen einzuüben. Fertigkeiten (Skills) sollen anstelle destruktiver Handlungen treten und helfen emotionale Krisen zu bewältigen.

Gestaltung als »Skill«

Gestaltungen bieten sich als konstruktive Handlungsmöglichkeit an, emotionale Krisen und damit einhergehende dysfunktionale Verhaltensweisen zu überwinden. Viele Patienten nutzen dieses konstruktive Potenzial von Gestaltungen, auch wenn sie nie mit DBT in Berührung gekommen sind. Eine DBT-Behandlung verstärkt damit einen häufig von Betroffenen bereits angelegten Weg, jenseits der Selbstschädigung. Künstlerische Betätigung hilft zudem einen aktiven, reflektierten Umgang mit Emotionen einzuüben, Ausdrucksmöglichkeiten zu erweitern und in manchen Fällen auch als Anker gegen Dissoziationen und Schneidedruck zu nutzen.

In Zusammenarbeit mit dem DBT-Team können den Patienten konstruktive Möglichkeiten der Auseinandersetzung mit ihren oft schmerzhaften Erfahrungen vermittelt werden und sie auf die im Bild verborgenen Ressourcen, aber auch auf Gefahren und Destruktion, aufmerksam machen. Andererseits ist die Vertiefung in einen kontinuierlichen gestalterischen Prozess und bildnerische Auseinandersetzung mit den unterschiedlichen Facetten einer bestimmten Thematik anzuregen und zu fördern. Hier kann den Betroffenen der nicht hoch genug zu schätzende Wert einer, vom unmittelbaren emotionalen Erleben distanzierenden Auseinandersetzung mit einem inneren Thema vermittelt werden. Dies kann als Entlastung von andrängenden destruktiven Impulsen gelten und ist übereinstimmend mit dem langfristigen Ziel der Achtsamkeitstechniken in der DBT. Achtsamkeit leitet als »innere Achtsamkeit« zu einer Satellitenposition, bei der aus einem »sicheren« Abstand die eigene Situation betrachtet werden kann. Damit führt Achtsamkeit weg aus dem borderline-typischen Kontrollverlust, der gleichzusetzen ist mit »ich bin das Gefühl …«, hin zur Position »ich habe gerade ein Gefühl von …«. Die schrittweise Erarbeitung eines Themas in der Kunsttherapie, etwa im Sinne der oben erwähnten, kontinuierlichen Gestaltung (z. B. das Anlegen eines Themenbuches) kann bei den Patienten eine ähnliche Wirkung entfalten. Als Beispiel für die Verlagerung des drängenden Suiziddruckes hin zum gestalterischen Ausagieren, kann stellvertretend für manch ähnliche Darstellung das folgende Bild (► Abb. 29-1) einer suizidgefährdeten Patientin mit paranoider Borderline-Persönlichkeitsstörung stehen. In einer schnell aquarellierten Skizze schildert sie den von ihr bevorzugten Weg zum Tod. Durch die »intuitive« Entscheidung der

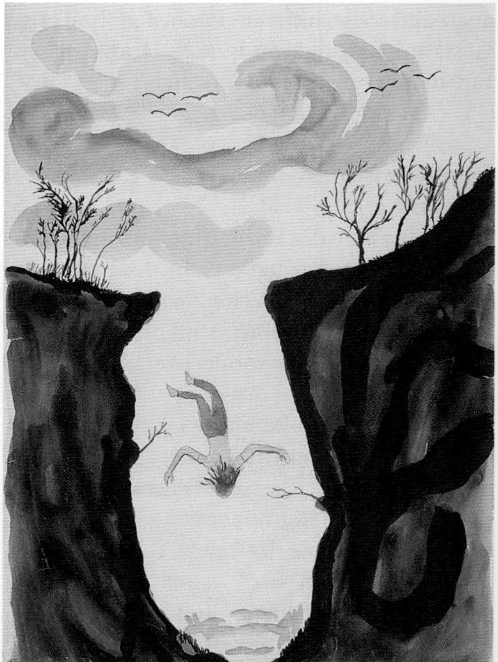

Abb. 29-1 Sprung in den Tod.

Therapeutin, der Patienten zu erlauben, den Suizid im Bild darzustellen, fühlte sich die Patientin in ihrer Not angenommen und für den Augenblick entlastet. Damit bekommt die Darstellung einer Suizidhandlung eine Skill-Funktion und hilft den tatsächlich drohenden Suizid zu verhindern. In ähnlichen Situationen ist vorher jedoch stets zu klären, inwieweit eine solche Darstellung evtl. zur Verstärkung der destruktiven Symptomatik beiträgt, etwa indem eine ambivalente Haltung zwischen Leben und Tod durch die Visualisierung der angstbesetzten Suizidhandlung in Richtung des destruktiven Impulses verschoben, die Handlung somit »entemotionalisiert« wird.

Zwei weitere Bilder zeigen die implizit mentalisierungsfördernde Wirkung eines kontinuierlichen bildnerischen Prozesses. In diesen beiden sorgfältig gestalteten Bildern wird die Hoffnung auf frühe, illusionäre Geborgenheit deutlich. Auf den sanften Wellen des Meeres gewiegt zu werden wie in den Armen einer liebevollen Mutter (► Abb. 29-2) ist eine symbolisierte Fantasie mancher Patienten (das Meer als Symbol des Mütterlichen: sanft gehalten oder gierig verschlungen werden). Dass am Horizont schon ein rettendes Schiff in Sicht ist, falls das Meer unberechenbar und stürmisch werden sollte, wie es die sehr junge Patientin formulierte, wird zur Beruhigung der Therapeutin nicht viel beitragen. Denn dieses Schiff wirkt nicht sehr einladend und passt zu den oft destruktiven, suizidalen Rettungsfantasien einer Borderline-Störung. Diese und ähnliche Assoziationen bleiben aber bei der Therapeutin und werden der Patientin gegenüber nicht verbalisiert. Immerhin hat die Patientin selbst ihr Bild positiv kommentiert.

Ihre Sehnsucht nach vorgeburtlicher Symbiose wird im nächsten Bild (► Abb. 29-3) nochmals thematisiert. Dabei wirkt die Farbstimmung eher kühl und dunkel und vermittelt der kauernden Gestalt, die anmutet, wie ein Fetus im Mutterleib, wenig wärmende Geborgenheit.

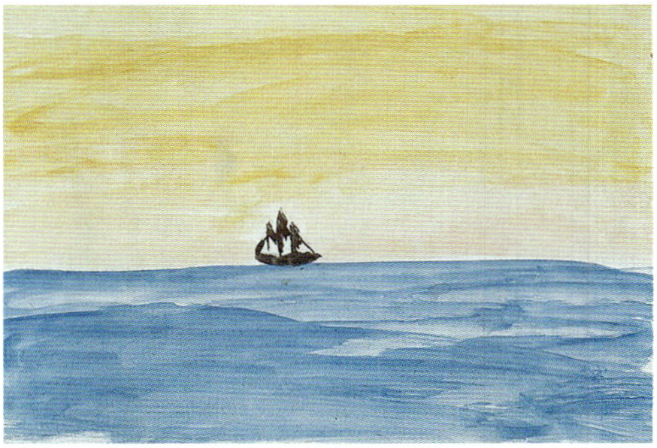

Abb. 29-2 Reise ins Ungewisse.

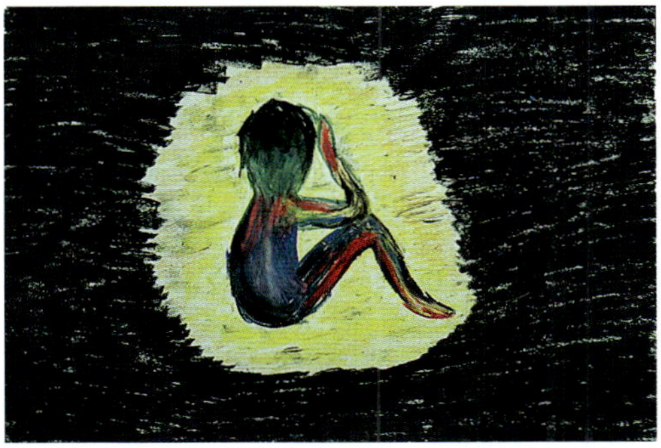

Abb. 29-3 Geborgen? (1)

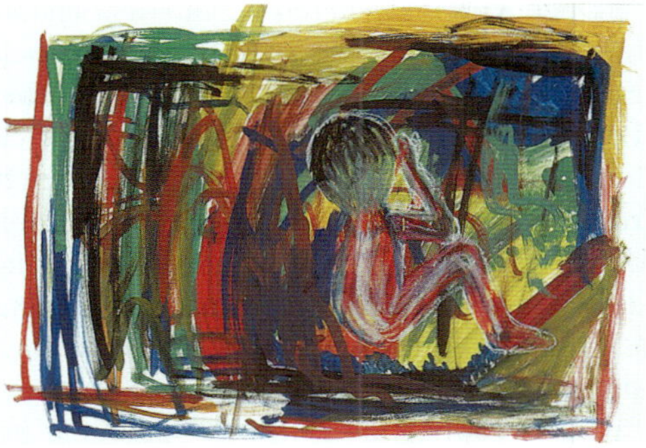

Abb. 29-4 Geborgen? (2)

Das vorgeburtliche Thema beschäftigt die junge Frau über längere Zeit. Am Ende des Geburtszyklus steht ein Bild (► Abb. 29-4) in lebendiger Farbigkeit und heftigem Strichduktus und, wie sie selbst zu ihrer Gestaltung meint, »… drängt es nach draußen …«.

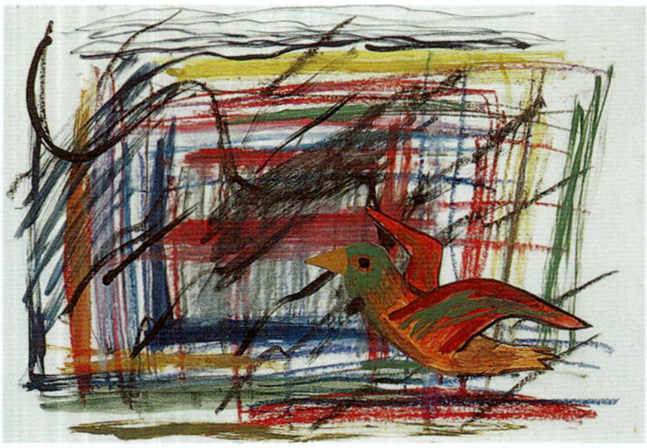

Abb. 29-5 Endlich frei.

In einem ihrer letzten Bilder (▸ Abb. 29-5) stellt sich die junge Frau in der Gestalt eines bunten, noch etwas ungeschickten Vogels dar, der versucht, aus einer dichten, farbigen Struktur, sie nennt es einen Käfig, in die Freiheit zu gelangen. Hier könnte die metaphorische Botschaft sein: Seht her, ich habe mich endlich aus dem engen Käfig (des Mutterleibes?) befreit und fliege davon. Durchaus ist noch eine gewisse Ambivalenz zwischen der Sehnsucht nach Geborgenheit und der Hoffnung auf ein selbstständigeres Leben spürbar.

Doch wird im weiteren Verlauf der Behandlung der »Etappen-Sieg« des freieren, nicht mehr so sehr an die Krankheit gebundenen Lebens deutlich. Diese progressive Entwicklung wurde außer der nicht zu unterschätzenden »Überlebensarbeit« der Patientin und dem Engagement der Therapeuten, zusätzlich durch den engen Austausch aller an der Behandlung beteiligten Berufsgruppen unterstützt. Das ist ebenfalls ein absolutes »Muss« für jede gelingende klinische Therapie der Borderline-Persönlichkeitsstörung.

Übertragungsfokussierte Psychotherapie

Im Unterschied zur DBT sieht die Schule der Übertragungsfokussierten Psychotherapie (Transference-Focused Psychotherapy/TFP) um Otto F. Kernberg im Zentrum der Borderline-Pathologie eine *Identitätsdiffusion*. Damit ist gemeint, dass anstelle eines ausgewogenen und stabilen Wissens um die eigene Person, ein Muster schnell wechselnder *Teilidentitäten* steht (▸ Abb. 29-6). Gerade noch nimmt sich ein Betroffener z. B. als »stark und kompetent« wahr, schon wandelt sich diese Selbstwahrnehmung, meist getriggert von einem Außenereignis, hin zu einem »inkompetenten und wertlosen, schwachen Wesen«. Derartige Wechsel der Wahrnehmung der eigenen Person spielen sich in Sekundenbruchteilen und unterbewusst ab, auf die unmittelbar zuvor wahrgenommene Qualität besteht kein Zugriff mehr. Mit der verzerrten Sicht auf die eigene Person ist ein ebenso unvollständiger und holzschnittartiger Eindruck des Gegenübers verbunden, meist verknüpft mit einem intensiven und ebenso wechselhaften Affekt. Dieses grundlegende Problem tritt in allen relevanten Beziehungen auf, TFP arbeitet bevorzugt mit den in der Therapie selbst auftretenden Situationen verzerrter Selbst- und Objektwahrnehmung.

TFP ist eine modifizierte psychoanalytische Behandlung, die Therapie findet als Einzelpsychotherapie, zweimal pro Woche statt. Die bevorzugten therapeutischen Techniken sind Klärung, Konfrontation und Deutung. Im Unterschied zur klassischen Psychoanalyse bewegen sich die Deutungen im »hier und jetzt«, also bezogen auf aktuelle Ereignisse und werden als Angebote (»Könnte es sein, dass …«) formuliert.

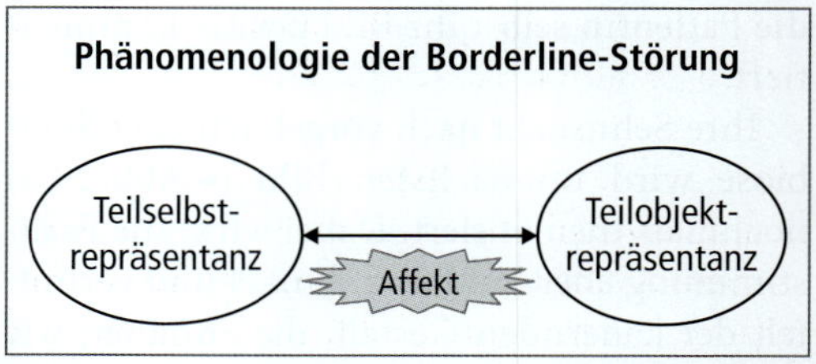

Abb. 29-6 Phänomenologie der Borderline-Störung (Clarkin 2003, nach Kernberg).

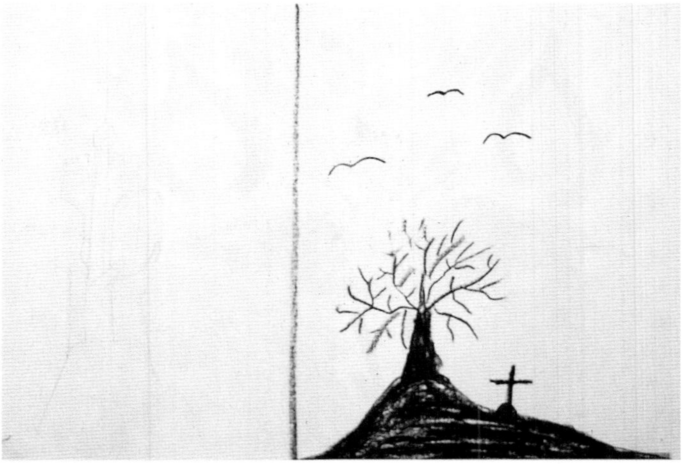

Abb. 29-7 Mein Grab.

Kunsttherapie und Identität

Gestaltungen sind immer auch Teil der inneren Welt, und im Unterschied zur »Eindimensionalität« der Erfassung von Selbst und Objekt im Rahmen der Erkrankung legen Bilder oder Objekte meist mehr als nur einen bestimmten Aspekt der Identität frei. Damit können auch abgewehrte Anteile der eigenen Person Gestalt annehmen. Bei behutsamer Deutung werden diese für den Betroffenen sichtbar und idealerweise im Verlauf auch »annehmbar«. Im Zuge einer längeren kunsttherapeutischen Arbeit zeigen die Bilder zudem einen Entwicklungsverlauf, auf den immer auch zurückgegriffen werden kann. Bei der Betrachtung einer Bilderserie kann gemeinsam mit dem Patienten über die Phase der Behandlung, in der ein bestimmtes Werk entstanden ist, reflektiert werden. Innere Themen werden dadurch nachvollziehbar und mit sicherem Abstand greifbar. Die künstlerische Arbeit kann individuell und damit identitätsstiftend wirken und dem fragilen Selbstbild zu mehr Stabilität verhelfen.

Dazu die Bildbeispiele einer Patientin, die in ihrer Kindheit schwere sexuelle Misshandlung und familiäre Gewalt erlebte. Das erste Bild, »Mein Grab« (► Abb. 29-7), steht ganz im Zeichen ihres Todeswunsches, den sie sich mit schwersten, lebensbedrohlichen Selbstverstümmelungen zu erfüllen sucht. Dass sie als Kind ein hilfloses Opfer war, steht außer Frage – doch welcher Anteil in ihr ist es, der sie heute quält und verletzt? Über eine folgende Gestaltung (► Abb. 29-8) – das Thema in der Gruppe war an diesem Tag das »Selbstbild« – erfährt sie vor allem erst einmal mit triumphierendem Lächeln ihre Macht und genießt, dass einige Mitpatienten ihre Furcht vor der fratzenhaften Darstellung äußern. Dennoch erahnt sie daraufhin erstmals auch ihre grausame Täterseite, die sich selbst, bzw. dem Anteil in ihr, der leben möchte, nach dem Leben trachtet. Dies war anhand der Bilder und im Austausch mit ihrem ärztlichen Therapeuten dann lange Zeit das Thema in Kunst- und Psychotherapie.

Mentalisierungsbasierte Therapie

Im Theoriemodell der Mentalisiserungsbasierten Therapie (MBT) nach Peter Fonagy steht im Zentrum der Borderline-Persönlichkeitsstörung eine *Bindungsstörung* und *Defizite in der Fähigkeit zur Metakognition* (Theory of Mind, ToM). Basierend auf den Arbeiten aus der Bindungsforschung konnte gezeigt

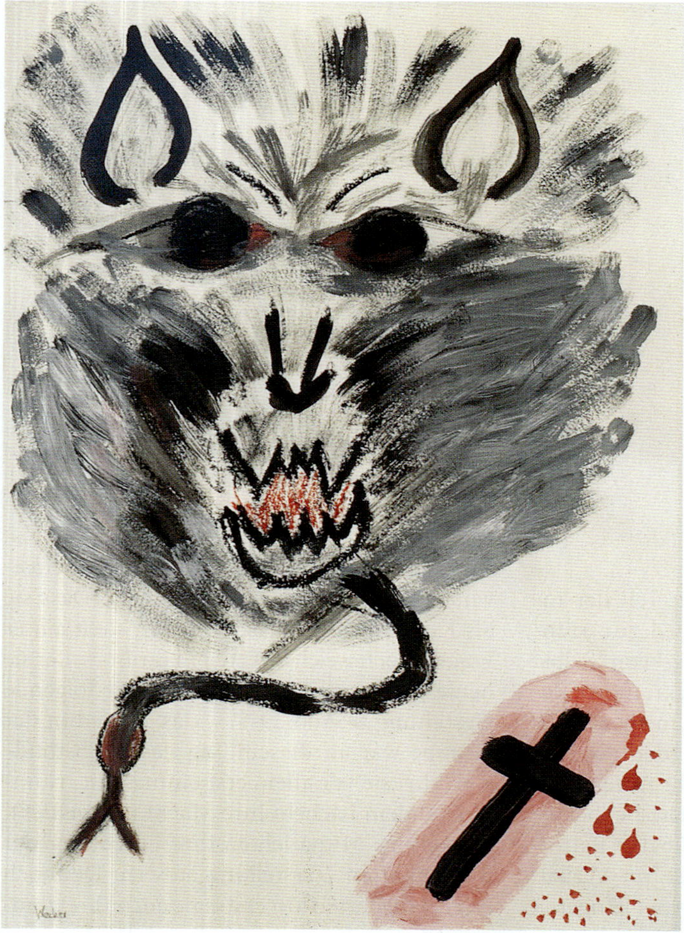

Abb. 29-8 Täter und Macht.

werden, dass Menschen mit Borderline-Persönlichkeitsstörung überwiegend einen unsicheren oder desorganisierten Bindungsstil aufweisen. Im Hintergrund wird angenommen, dass frühe Bezugspersonen Schwierigkeiten hatten, die kindlichen Gefühlszustände angemessen aufzunehmen, zu interpretieren und zu spiegeln (missatunement). Daraus resultiert eine Störung der Entwicklung der Metakognition (Ordnung eigener Gedanken, Gefühle, Wünsche und Abgrenzung zur äußeren Realität sowie Verständnis für Gefühle/Motive anderer), welche sich in der normalen Entwicklung des Kindes ab dem fünften Lebensjahr in Experimenten nachweisen lässt. Die Therapie zielt darauf, Defizite der Entwicklung im therapeutischen Prozess zu erarbeiten und eine Nachreifung zu ermöglichen. Idealerweise lässt sich im Verlauf der Behandlung ein veränderter, gesünderer Bindungsstil nachweisen.

Die Therapieelemente einer MBT-Behandlung sind im ursprünglichen Modell eine teilstationäre Behandlung über 18 Monate, alternativ kann MBT als Einzeltherapie (einmal pro Woche) plus Gruppentherapie anderthalb Stunden pro Woche durchgeführt werden. Die Behandlungstechnik leitet sich aus der Psycho-

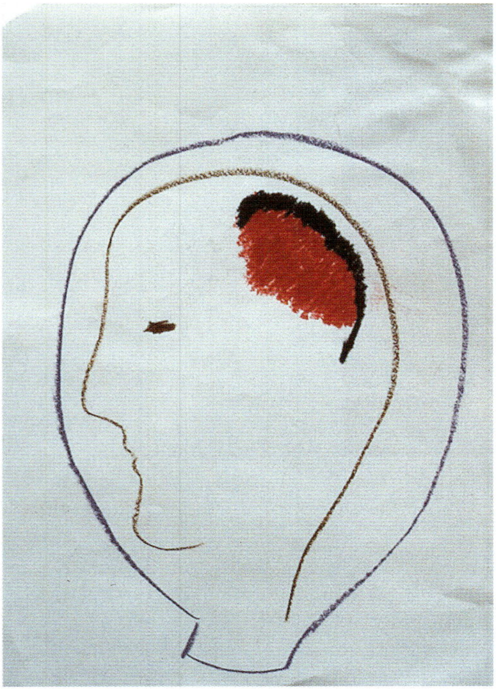

Abb. 29-9 Wo der Schmerz sitzt …

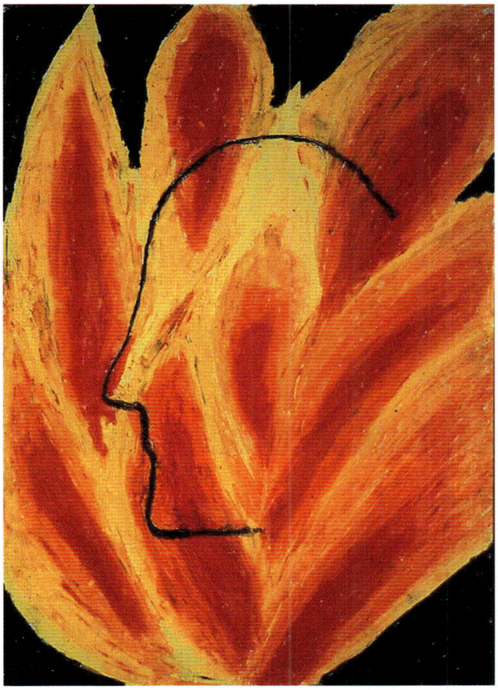

Abb. 29-10 Feuer im Kopf.

analyse ab, jedoch wird auf Deutungen jeglicher Art verzichtet.

Kunsttherapie und Mentalisierung

Gestaltungen nehmen eine Brückenfunktion in der Auseinandersetzung mit eigenen Gefühlen und Gedanken ein. Häufig schaffen Gestaltungen erst eine greifbare Voraussetzung, sich mit der inneren Welt in verbaler Form auseinanderzusetzen. Eine zentrale Rolle kommt der Besprechung von Bildern im Rahmen einer Kunsttherapiegruppe zu. Diese Besprechung kann helfen Mentalisierungskapazitäten zu erhöhen (Spreti et al. 2012). Dabei kann die Frage an den Künstler sowohl lauten: »Welche Gedanken und Gefühle haben Sie veranlasst dieses Bild, in dieser Form zu gestalten?« als auch »Was glauben Sie, löst Ihr Bild in anderen für Gedanken und Gefühle aus?« Letztlich ist anzunehmen, dass auch eine weniger dezidiert auf die Mentalisierung fokussierende Besprechung in einer Kunsttherapiegruppe dem Einzelnen ermöglichen wird, sich mit bewussten und unbewussten Motiven einer Gestaltung auseinanderzusetzen. Das folgende Bild einer Patientin mit schwerer Borderline-Problematik zeigt nach ihrer eigenen Aussage genau den Ort, an dem ihr Schmerz sitzt (► Abb. 29-9). Daraufhin entstand ein weiteres Bild, in dem sie ein Feuer darstellte, in dem sie erst ganz verbrennen müsse, bevor sie wieder »heil« werden könne (► Abb. 29-10). Über das metaphorische Bild des »Phoenix aus der Asche«, der nach dem Verbrennen geheilt und »ganz« wiederersteht (Mythologie), konnte die Kunsttherapeutin die gefährliche bzw. zumindest ambivalente Aussage der Patientin relativieren und der Gestaltung einen positiven Aspekt zuordnen. So zeigt sich auch in diesem Bild eine konstruktive Seite, die im Laufe der The-

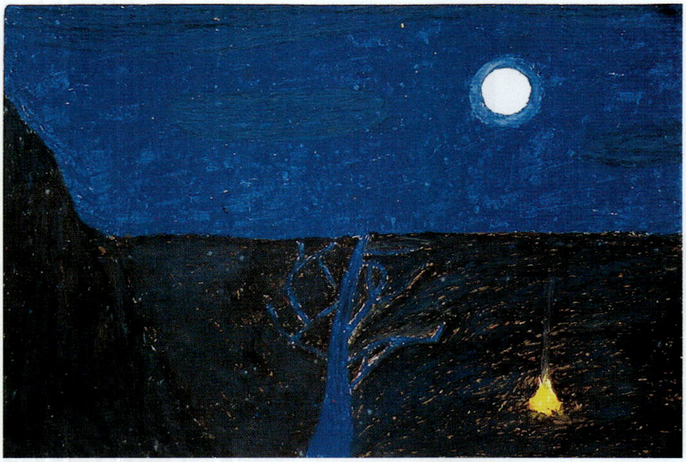

Abb. 29-11 Mondnacht.

rapie von der Patientin als Ressource genutzt werden kann.

In der letzten Gestaltung (► Abb. 29-11) kurz vor ihrer Entlassung konnte die Patientin die andere Seite des einstmals vernichtenden und gefährlichen Feuers in seiner licht- und wärmespendenden Funktion zeigen. Für diesmal hatte sie also das Feuer unter Kontrolle gebracht.

Zusammenfassend kann festgehalten werden, die Krankheits- und Behandlungsmodelle störungsspezifischer Psychotherapien zur Borderline-Persönlichkeitsstörung unterscheiden sich vor allem in der Gewichtung der einzelnen Symptome des Störungsbildes. Die Probleme von Menschen mit Borderline-Persönlichkeitsstörung in den schlaglichtartig beschriebenen Bereichen Emotion, Identität und Mentalisierung werden von allen Therapieschulen anerkannt. Kunsttherapie kann sinnvoll in jede der störungsspezifischen Therapien eingebunden werden und liefert einen wertvollen Beitrag zu einer integrativen und schulenübergreifenden psychotherapeutischen Behandlung schwerer Persönlichkeitsstörungen.

Literatur

American Psychiatric Association. Diagnostic and Statistical Manual of Mental Disorders, DSM-IV. Washington DC 1994.

American Psychiatric Association. Diagnostic and Statistical Manual of Mental Disorders, DSM-5. Washington DC 2013.

Bateman A, Fonagy P. Psychotherapy for Borderline-Personality Disorder. Oxford: Oxford University Press 2004.

Bohus M. Borderline-Störung. Göttingen: Hogrefe 2002.

Bohus M, Kröger C. Psychopathologie und Psychotherapie der Borderline-Persönlichkeitsstörung. Nervenarzt 2011; 82: 16–24.

Bohus M. Borderline-Störung. Göttingen: Hogrefe 2002.

Clarkin JF, Yeomans FE, Kernberg OF. Psychotherapie der Borderline-Persönlichkeit. Manual zur psychodynamischen Therapie. Stuttgart, New York: Schattauer 2001.

Linehan MM. Cognitive-Behavioral Treatment of Borderline-Personality Disorder. New York: Guildford Press 1993.

Maris RW, Berman AL, Silverman MM. Comprehensive Textbook of Suicidology. New York: Guilford Press 2000.

Schneider K. Klinische Psychopathologie. Stuttgart: Thieme 1992.

Skodol AE et al. The Borderline-Diagnosis I: Psychopathology, Comorbidity and Personality Structure. Biol Psychiatry 2002a; 51: 936–950.

Skodol AE et al. The Borderline-Diagnosis II: Biology, Genetics and Clinical Course. Biol Psychiatry 2002b; 51: 951–963.
Soloff PH, Chiappetta L. Prospective Predictors of Suicidal Behavior in Borderline-Personality Disorder at 6-Year Follow-Up. Am J Psychiatry 2012; 169: 484–490.
Spreti F v. Kunsttherapie mit Borderline-Patienten. In: Spreti F v, Martius P, Förstl H (Hg). Kunsttherapie bei psychischen Störungen. München: Urban & Fischer 2005; S. 105–115.
Stoffers JM et al. Psychological Therapies for People with Borderline-Personality Disorder (Review). Wiley, New York: The Cochrane Library 2012.
Torgerson S, Kringelen E, Cramer V. The Prevalence of Personality Disorders in a Community Sample. Arch Gen Psychiatry 2001; 58: 590–596.

30 Bilderrettung

Kunst und Therapie in der Psychiatrischen Klinik »Bellevue« in Kreuzlingen – ein Rückblick

Silvio Lütscher

30.1 Das Bellevue in Kreuzlingen

1980 schloss die »Private Psychiatrische Klinik Bellevue« ihre Häuser aus ökonomischen Gründen. Das medizinhistorische Institut an der Eberhard Karls Universität Tübingen untersuchte daraufhin die Geschichte dieser kleinen psychiatrischen Privatanstalt im schweizerischen Kreuzlingen am Bodensee.

Der Schweizer Psychiater und Psychoanalytiker Ludwig Binswanger (1881–1966) schrieb 1957 über das Bellevue: »Asyl heißt nichts anderes als die Versicherung, dass man nicht allein, nicht von seinen Mitmenschen verlassen sei (…), daher gibt es gerade für eine Stätte, wo kranke Menschen bei einem hilfsbereiten Arzt Zuflucht und Schutz finden, keine schönere Bezeichnung als den ehrwürdigen Namen des Asyls.« Binswanger gehörte schon früh zu den führenden geistigen Persönlichkeiten seines Landes. Er begründete die Daseinsanalyse, eine Verbindung von Psychoanalyse und Existenzphilosophie und leitete 45 Jahre lang das 1857 von seinem namensgleichen Großvater gegründete Sanatorium Bellevue. 1956 vollzog sich der Wechsel zur vierten Generation, zu seinem Sohn Wolfgang Binswanger. Dieser war von 1957 bis 1979 Chefarzt der Klinik und praktizierte wie seine Vorgänger eine »Therapeutische Gemeinschaft« mit den Patienten, den Ärzten, Therapeuten und dem Pflegepersonal.

In ihrem Buch »Orte« beschreibt Marie-Louise Kaschnitz das Bellevue um das Jahr 1920: »Die vornehme Irrenanstalt liegt nicht weit vom See, mit schönen Gartenanlagen und traurigen düsteren Häusern, wie sie damals noch überall zur Unterbringung von Geisteskranken dienten. Der Leiter der Anstalt, der geistvolle Dr. Binswanger, lässt sich einiges einfallen. So wird einmal ein Ball veranstaltet, bei dem ich mit dem leisen Grauen, das mich Geistesgestörten gegenüber nie verlässt, mit außerordentlich lustigen Männern tanze, auch einmal ein Feuerwerk, bei dem die Raketen über die Baumkronen hinausschießen und sich dort zu Palme und Stern, zu bunten Blumenkelchen entfalten.«

30.2 Kunst und Therapie im Bellevue

In der Zeit vom Frühjahr 1974 bis zur Schließung 1980 arbeitete ich als Gestaltungstherapeut im Bellevue. Gestaltende Therapie hieß im Bellevue: Konkrettherapie. Beschäftigt war ich in der Villa Maria, einer kleinen therapeutischen Gemeinschaft mit acht Betten. Die Leitung hatte eine Ärztin. Es gab kein Pflegepersonal, die Patienten waren angewiesen, sich selbst zu organisieren, das Frühstück und das Abendessen zu kochen. Auch die Medikamentenausgabe lag in ihren Händen. Das Mittagessen wurde jeweils direkt von der Großküche geholt und wir nahmen es täglich, auch am Wochenende, zusammen mit den Patienten ein.

Einmal wöchentlich führte ich auch im Haus Bellevue und im Parkhaus, einer geschlossenen Abteilung, eine Malgruppe durch.

30.3 Geschichten aus dem Offenen Atelier

Edina Anson und Fräulein Antje

Edina Anson, eine Patientin der Klinik, die später noch eine Rolle spielen wird, wurde 1923 in Wien geboren und erwarb später ein Bildhauerdiplom an der »École des Beaux Arts« in Genf. Zwischen 1955 und 1973 war sie mehrfach Patientin im Bellevue, seit 1973 wohnte sie außerhalb der Klinik. Von 1971 bis zu ihrem Tod 1978 leitete und gestaltete sie das zentrale und offene Atelier, das sich im Erdgeschoss im Haus Harmonie befand.

Antje Herbrechtsmeier arbeitete vierzehn Jahre lang von 1957 bis 1971 im Bellevue. Als Jüngste von drei Geschwistern ist sie in Varel im Friesland aufgewachsen. Ihre erstaunliche Beobachtungsgabe ist ihr zeit ihres Lebens erhalten geblieben. Sie besuchte die Keramikfachschule in Bremen und arbeitete ab 1957 als Beschäftigungstherapeutin im Atelier des Sanatoriums Bellevue. Dort lernten sich die beiden Frauen Antje und Edina kennen.

Anlässlich einer Tagung im März 2009 in der psychiatrischen Klinik Münsterlingen zum Progressiven therapeutischen Spiegelbild von Gaetano Benedetti und Maurizio Peciccia zeigte ich in einer Ausstellung mit dem Titel »Verlorengegangene und wiedergefundene Bilder« Werke von Patienten, mit denen auch Antje und Edina Kontakt hatten. Bei meiner Recherche zu dieser Ausstellung lernte ich Antje Herbrechtsmeier kennen. Sie übergab mir Texte, die auf anschauliche, sensible und humorvolle Weise schildern, wie sie das Bellevue sah und erlebte.

Der Steinerne Fisch

In einer Stadtwohnung, in Genf, welcher noch ein leichter Abglanz des österreichischen familiären Adelssitzes anhaftete, stand er. Der Steinerne Fisch. So rein, so makellos, aus schimmerndem Marmor, viel zu groß für diese Räumlichkeiten. Die Frucht mühevoller, harter Arbeit Edinas, das glänzende Abschlusswerk der Bildhauerklasse der École des Beaux Arts in Genf. Es war ihre letzte Arbeit in Stein, denn bald darauf fiel sie in eine Phase tiefen psychischen Leidens, während der sie keine körperliche Anstrengung vertrug.

So lernte Fräulein Antje sie im Bellevue kennen, eine wunderschöne, einmalige Frau. Auf den täglichen Spaziergängen mit ihr wurde kaum ein Wort gesprochen, doch häufig flossen stille Tränen. Die Zeit schlich dahin, bis ganz allmählich, mit Vorbehalten, wieder eine Öffnung zur Außenwelt stattfand. Jetzt kamen Bilder zum Vorschein, die Edina ganz konkret, in starker Farbigkeit zu Papier brachte. Mit akribischer Genauigkeit und in skurriler Ausdrucksweise stellte sie mimisch die Welt einer dekadenten Wiener Gesellschaft dar, in welcher sie nach der Vertreibung Jahre mit der Mutter gelebt hatte. Allerdings übertragen auf einen anderen Personenkreis. Zum Beispiel die Familie Binswanger in absurden Situationen. Wolfgang Binswanger schenkte mir 1984 das Bild »Zirkus«, das Edina Anson 1977 gemalt hatte (► Abb. 30-1).

Auf dem Bild beobachtet sie eine Szene und hält dabei einen Strauß von zwölf roten Tulpen vor ihrer Brust. Der Pferdedresseur im hellblauen Anzug, ist Wolfgang Binswanger; frappant ist die Treffsicherheit der Darstellung. Seine Haltung ist eher zögerlich, er weicht vor den wiehernden Pferden zurück und schaut an ihnen vorbei. In der linken Hand hält er einen Würfelzucker und in der Rechten die Peitsche. Der Schimmel hat, wie aufgenähte, schwarze Flecken, der Rappe einen männlichen Penis. Die zwei Pferde repräsentieren zwei Mitarbeiter, es sind dies streitbare Psychologen, die sich im Konflikt mit ihrem Vorgesetzten befinden. Links oben sitzt ein rauchender Mann, neben ihm liegen die ledernen Handschuhe, die Edina gehören. Sie sind ein Requisit ihrer Krankheit, das sie schützte und die sie täglich trug.

Auch Brautpaare mit leidvollen Mienen waren ein häufig wiederkehrendes Thema. Man konnte diese Malerei der Naiven Kunst zuordnen in ihrer herrlich angeordneten Bunt-

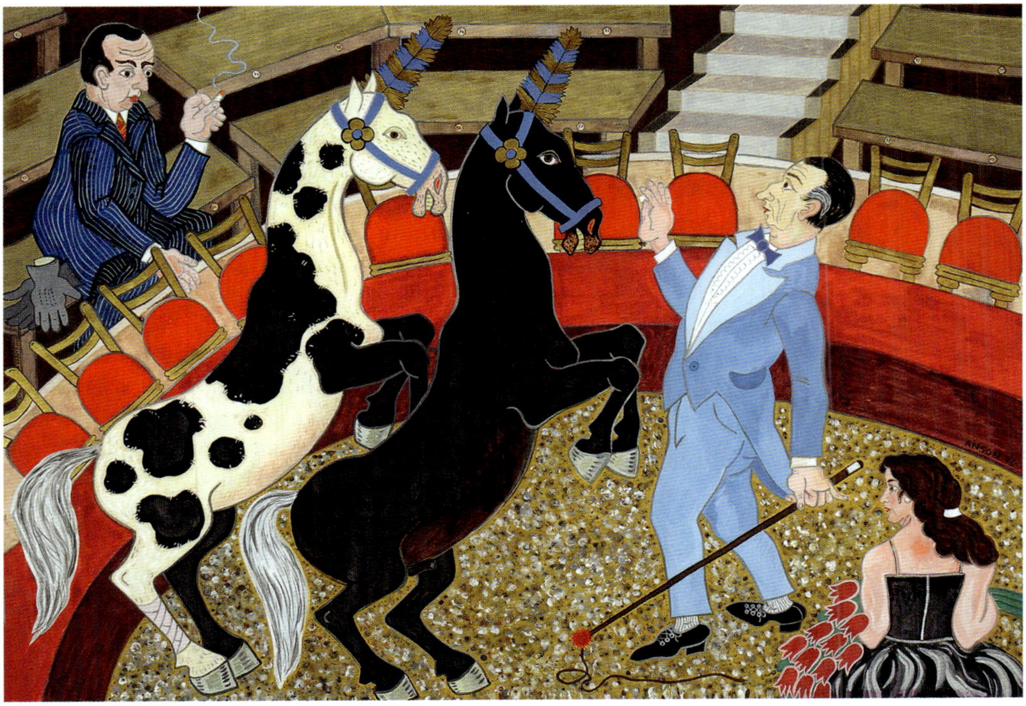

Abb. 30-1 Edina Anson: Zirkus. 1977.

heit, doch die ihnen eigene makabere Weltsicht wollte dazu nicht recht passen. Im Bellevue hat man leider Edinas Bilder kaum als Kunst gewertet, jedoch außerhalb fanden sich verschiedene Liebhaber aus Fachkreisen. Bei den Besuchern im Atelier verstand es Edina sehr gut mit dem ihr eigenen Charme und ihren Geistesblitzen zu einer stimulierenden Atmosphäre beizutragen. So wurde ihr auch eine Halbtagsanstellung in diesem Bereich übergeben. Dann kam die Zeit, dass sie sich stark genug fühlte, eine Ehe mit einem Patienten einzugehen und mit ihm gemeinsam wieder ein Leben außerhalb des Sanatoriums zu versuchen. In Genf brachte sie einen Sohn zur Welt, scheiterte dann aber letztlich an der Schwäche ihres Ehemannes und ihrer eigenen Unfähigkeit zur Selbstständigkeit. Beide kehrten ins Bellevue zurück, wo der Mann bald darauf starb. Das Kind fand eine neue Heimat in einem Schweizer Kinderheim.

Die Arbeit im Atelier wurde zum Lebensinhalt im Zusammenwirken mit Fräulein Antje, in einer vertrauten und gleichzeitig distanzierten Beziehung. Begegnete sie einer Person, die für sie in ihr Gefühle von Unbehagen oder gar Bedrohung auslösten, wehrte sie mit magischen Handlungen, welche sie in ihrer Wohnung durchführte, die Gefahr für sich innerlich ab. Aber ein Mensch, den sie gern hatte, wurde mit Liebe und Wärme umgeben. Tiefes Mitgefühl brachte sie für die reine, geschaffene Kreatur auf, vor allem die am Menschen leidende Kreatur. Der Fisch als Lebewesen war ihr ein Symbol dafür. Als dann das frühere Domizil in Genf aufgegeben werden musste, ließ Edina den Steinernen Fisch dem Bellevue als Geschenk zukommen. Er sollte vor der Villa Maria auf einem Sockel platziert werden. In einer schweren hölzernen Kiste wurde er antransportiert und auf der Wiese abgeladen. In dieser Verpackung verblieb er,

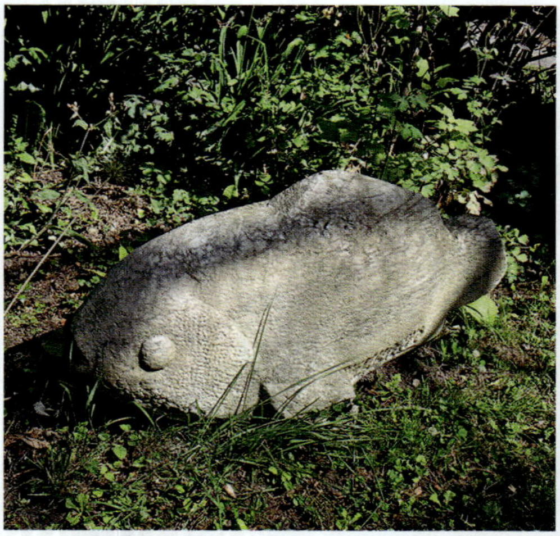

Abb. 30-2 Edina Anson: Steinerner Fisch. Weißer Mamor.

bis im Laufe der Jahre die Holzbretter verfault und verfallen waren. Nach der Schließung des Bellevue wurde sämtliches Inventar an Interessenten verkauft, der Steinerne Fisch blieb, von niemandem beachtet. Der Park verwilderte langsam, stand aber noch längere Zeit unter der alten Verwaltung. Fräulein Antje hatte die Klinik 1971 verlassen und »Antjes Töpferei« gegründet. Nach Erkundigungen bei der Verwaltung wurde es ihr gestattet, den Steinernen Fisch vor ihrer Werkstatt aufzustellen (▸ Abb. 30-2). Die Verbundenheit mit Edina, die noch vor der Schließung des Sanatoriums gestorben war, blieb damit lebendig. Junge Frauen mit ihren Kindern kamen von Zeit zu Zeit vorbei, um den Steinernen Fisch zu bewundern. Die Kleinen setzten sich auf seinen einladenden Rücken und strahlten. Sie alle begegneten dem Steinernen Fisch mit Achtung und Ehrerbietung.

Steve

Ninety-seven Swans

Steve, ebenfalls Patient im Bellevue, war lang und dünn wie eine Hopfenstange, sportlich, immer höflich und korrekt. Vor allem aber war er Amerikaner mit hohem nationalem Wertgefühl. Mit treuem Blick und ernster Miene brachte er oft seine Besorgnis über die sinkende Moral in den großen Städten seiner Heimat zum Ausdruck. Er weilte vordergründig in Kreuzlingen, um seinen im Bellevue »internierten« Bruder Henry zu besuchen und ihm beizustehen. Dieser war jedoch nicht gut auf Steve zu sprechen und traute ihm nicht über den Weg. Vor allem wollte er in Ruhe gelassen werden. Steve dagegen warb unermüdlich, um ihn, wie er sagte, aus seiner Lethargie herauszuholen und zu aktivieren. Vor allem hätte er ihn gern im Atelier gesehen, wo er sich mit Farben und Pinseln betätigen sollte. Um das zu erreichen, fing er selbst an zu malen und besuchte regelmäßig das Atelier. Auch für ihn war das etwas Neues und er fand bald Gefallen daran. Sah er seinen Bruder durch den Park hinaufkommen, versteckte er sich manchmal hinter einem der großen Bäume, um zu beobachten, ob Henry nun zum Malen kommen würde. Doch war er immer wieder enttäuscht, dass sein Bruder andere Wege ging. So wurde es zur Gewohnheit, dass Steve für sich selbst kam, und er eignete sich einiges Geschick an, um konkret seine meist landschaftlichen Eindrücke darzustellen. Ein prächtiges Bild entstand nach dem Seenachtsfest von dem großen Feuerwerk, es sprühte und funkelte in allen Farben vor dem Hintergrund des Nachthimmels. Er machte es Fräulein Antje zum Geschenk. An einem schönen Sommertag war ein Ausflug mit einer Gruppe von Patienten und mehreren Angestellten organisiert worden. Man fuhr an der Insel Mainau vorbei nach Dettingen, um von da aus zu Fuß am Seeufer entlang zur Marienschlucht zu gelangen. Der abenteuerliche Wanderweg durch den wilden Wald gab immer wieder den Blick frei auf das grün schimmernde Wasser und auf das gegenüberliegende Überlingen. Am Rande der Schlucht auf einem einladenden Rastplatz ließ man sich nieder und packte das mitgebrachte Picknick aus. Nun hatte man Muße, die Blicke etwas umherschweifen zu lassen. Den Augen eröffnete sich ein er-

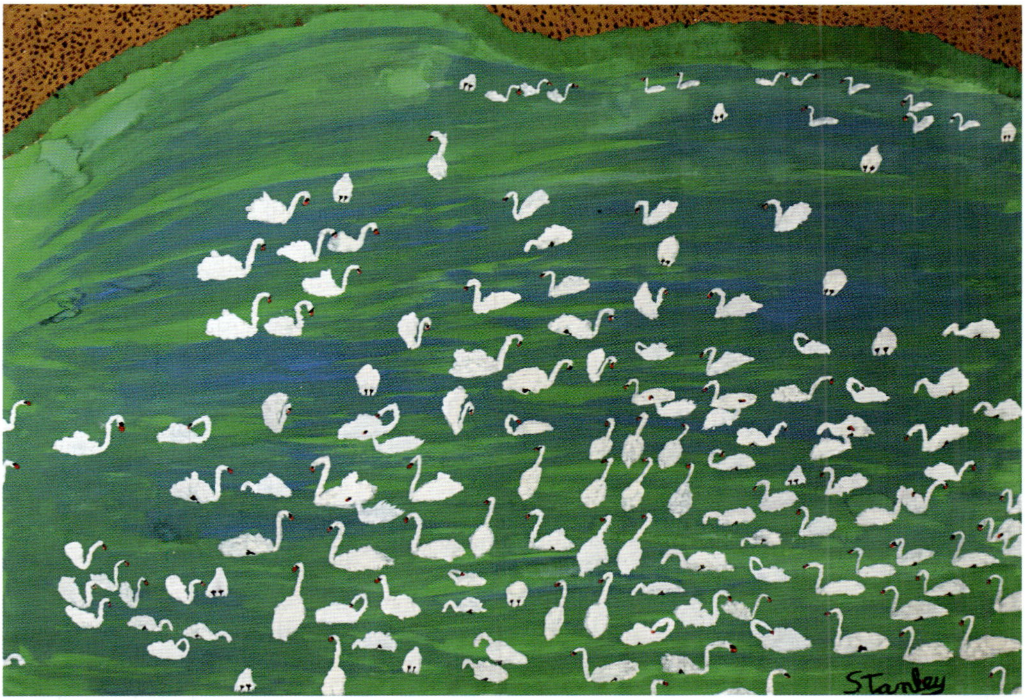

Abb. 30-3 Steve: Ninety-seven Swans. Deckende Wasserfarben.

staunlicher Anblick: Eine riesige Menge von Schwänen bevölkerte hier das Ufer. Die stolzen Vögel ließen sich ruhig auf den Wellen treiben und präsentierten ihre Schönheit. Steve war ganz hingerissen von diesem Schauspiel und begann die Schwäne zu zählen. Nach langem Bemühen rief er aus: »Ninety-seven Swans!«. Diesen Eindruck nahm er mit nach Kreuzlingen und malte danach lange an einem Bild, auf welchem alle siebenundneunzig Schwäne in Miniatur, wunderschön weiß auf dem grünen Wasser, dargestellt waren (► Abb. 30-3). Einige Waldbäume im Vordergrund und am Gegenufer eine zarte Impression der Stadt Überlingen rahmten das Hauptmotiv dekorativ ein. Steve war sehr stolz, als er sein Werk vollendet hatte und setzte einen Preis von 4000 Franken dafür an, falls sich einmal die Gelegenheit zu einer Ausstellung bieten würde.

Auch malte Steve den Korb mit dem Malmaterial (► Abb. 30-4), den Antje H. täglich von ihrer Wohnung zum Klinikatelier trug, und ließ es sich niemals nehmen, ihr diesen bis vor die Haustür zu tragen und sich dann in liebenswürdiger Form zu verabschieden. Eines Tages berichtete Fräulein Antje ihm, dass sie vorhabe, eine Töpferei einzurichten und das Bellevue zu verlassen. Offenbar hat ihn das sehr getroffen, denn nun hatte er plötzlich den Plan abzureisen. In die USA kehrte Steve nur vorübergehend zurück. Später richtete er sich, zusammen mit seiner Mutter, die er als »My dear angel mother« bezeichnete und die ein sehr korpulenter Engel war, im Süden Spaniens ein. Beide wollten sich aufopfernd um Henry kümmern, den sie auch nach dort holten und in einer Klinik unterbrachten. Henry ist dort nach einigen Jahren gestorben, nach weiteren Jahren auch die Mutter. Heute noch lebt Steve in vorgerücktem Alter in einem Hotel in Spanien und ist dort heimisch geworden. Zu Weihnachten sendet er immer noch Grüße

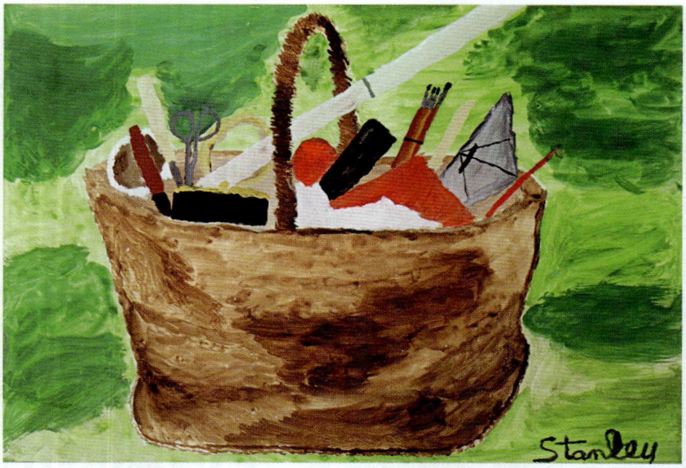

Abb. 30-4 Steve: Malkorb. Deckende Wasserfarben.

in allen Sprachen dieser Erde, bereichert mit etwas ausgefallenen, teils religiösen Berichten. Außerdem liegt stets ein neues Foto von ihm bei, der bildliche Beweis für seine Auskunft: »I am fine!«

Bernardo

Brahms-Symphonie

An diesem Vormittag war es etwas stürmisch im Atelier zugegangen. Es war elf Uhr, der Zeitpunkt, an welchem Fräulein Antje dringend ein Stück Würfelzucker brauchte, um den Blutzuckerspiegel wieder zu normalisieren. Die Besucher des Ateliers hatten sich endlich verabschiedet. Nur Patrice stand noch immer an seiner Staffelei und setzte eine Farbschicht nach der anderen auf die Leinwand, begleitet von Brahms Symphonie Nr. 4 in e-Moll. Plötzlich stürmte Bernardo, ebenfalls Patient in Bellevue, herein, hemdsärmelig und finster, in sehr angespanntem Gemütszustand und magisch angezogen von den überbordenden Klängen der Musik. Er verweigerte das Mittagessen, schien völlig aufzugehen in dieser Brahms-Welt, durchmaß brausenden Schrittes den ganzen Raum, hin und her, her und hin, den Kopf gesenkt, die Fäuste in den Hosentaschen geballt, schweigend. Innerlich hatte ihn der Besuch des Vaters aus Süditalien aufgewühlt, der zu Besprechungen über die Zukunft und den weiteren Verbleib seines Sohnes gekommen war. Fräulein Antje schloss die Tür und setzte sich an den großen Tisch, der voller Zeichnungen lag. Jetzt gab es nichts mehr außer der Musik. Das klagende Anfangsthema hatte sich wellenartig zu immer größerem Nachdruck gesteigert, bis hin zur festen Gegenaussage, von Paukenschlägen untermauert. Ein Wechselspiel zwischen dem melodisch dahinfließenden Motiv und den schroffen, abblockenden Entgegnungen ließ den Vergleich mit zwei streitbaren Gesprächspartnern zu. Einmal die bewegliche, variierende, ausladende Stimmführung, dann der schroffe, unerbittliche Kontrahent in Kurzfassung. Bernardo lief hin, lief her, als sprühte er Funken. In ihm glühte ein Vulkan, bei dem man nicht voraussehen konnte, wann er ausbrechen würde. Fräulein Antje schätzte schon einmal ganz vorsichtig die Distanz von ihrem Stuhl bis zur Tür ein, war jedoch durchaus bereit, mit einem gewissen Risiko hier zu verbleiben, was auch immer passieren würde. Denn es spielte sich hier ein wichtiger innerer Prozess ab. Vielleicht eine Klärung angestauter Gefühle.

Nun begann der wunderbare zweite Satz des Werkes. Das wechselnde Thema hin- und hergereicht zwischen Bläsern und Streichern, entspann sich als ein feines, melodisches Gewebe, in getragenem Tempo dahinfließend. Bernardo setzte seinen Weg fort, im Einklang mit den musikalischen Botschaften, und als jetzt im dritten Satz – das Allegro giocoso – alle Stimmen in rasantem Tempo sich aufschwangen in hellere Regionen, da ging ein Ruck durch den unermüdlichen Wanderer. Einen Moment hielt er inne, hob den Blick, atmete tief ein und aus, um dann in verändertem Schritt weiterzugehen. Die Einleitung zum vierten Satz, acht festliche Bläserakkorde, führten den Zuhörer in die Passacaglia, einen alten italienischen Tanz, hinein. Gewaltig, majestätisch, losgelöst und doch verbunden mit dem Vergangenen, so als rolle ein Film noch einmal rückwärts ab. Und dann ein triumphaler, fester Schluss! Stille war eingetreten, nur ein Nachhall noch im Innern. Was in Bernardo vorgegangen sein mag, blieb unausgesprochen. Jedenfalls war es ein anderer, der da hinausging, als derjenige, welcher hereingekommen war. »So kann es passieren, dass ein Sturm den anderen zur Ruhe bringt«, meinte klug Fräulein Antje.

30.4 Ein Nachtrag mit einem Nachspiel

Als Edina A. sich 1978 das Leben nahm – unter anderem vielleicht auch, weil sie ahnte, dass sie unter neuer Klinikleitung nicht weiter beschäftigt würde – war das für alle, die davon Kenntnis erhielten, ein Schock, eine Schreckensbotschaft. Die Zeit stand still. Das Atelier war über mehrere Monate geschlossen. So wie Edina immer äußerst lebendig wirkte, war sie auch in dieser Zeit noch irgendwie präsent. Es war vielleicht wie ein emphatischer Nachklang ihres Handelns. Ihre Fähigkeit, zwischen Materialvorstellungen, Erfahrungen und Wahrnehmungen sowie der Kommunikation mit dem Gegenüber im Einklang zu sein, blieb noch lange in Erinnerung. In dieser geglückten Verbindung von Person, Gestaltung, Kunst, Symbol, Beziehung war sie eine Meisterin und hatte viel Sinn für Humor. Edina bewahrte in diesem fantastischen Atelier auch einen hölzernen WC-Deckel auf, von dem sie fest behauptete, Sigmund Freud habe einstmals bei seinem Aufenthalt im Bellevue darauf gesessen.

Respekt und Anerkennung für das Geschaffene, bestätigt durch die eigene Erfahrung im Gestalten, formten die Atmosphäre eines ganz und gar von Edinas Persönlichkeit geprägten Ateliers. Markus Binswanger schrieb mir: »Auch ich habe intensive Erinnerungen an Edina, ihr Atelier und die dort herrschende Atmosphäre.«

Doch das war bald Vergangenheit: Der Raum des ehemaligen Ateliers wurde von einem neuen Mitarbeiter, einem jungen Ergotherapeuten, »entrümpelt«. Eines Tages stand ein großer Container vor dem Atelier und der junge Mann entsorgte alles, bis zum letzten Ding, bis das Atelier völlig kahl war. Darauf organisierte er in diesem »Schulzimmer« als erstes für die Patienten einen Schreibmaschinenkurs, doch der Erfolg war kurz: Etwa ein Jahr später wurde das Bellevue aus ökonomischen Gründen geschlossen.

Ich stieg damals in diesen Container und zog alle Mappen, losen Zeichnungen und Malereien heraus, sammelte diese und legte neue Mappen an mit dem Namen und der jeweiligen Nummer der Krankengeschichte des Patienten. Dieses Material deponierte ich in dem Raum, in dem auch die Krankenakten lagerten. Etwa drei Jahre später rief mich Frau Zähringer an, die Sekretärin, die weiterhin das Bellevue vertrat, und fragte mich, ob ich noch Interesse an dieser Bildersammlung hätte. Und dann teilte sie mir mit, dass alle Mappen als Sperrmüll auf dem Fußgängerweg an der Konstanzer Straße lägen. Es gelang mir noch rechtzeitig, diese Sammlung, mit der Zustimmung des Direktors, Karl Studer, in die Psychiatrische Klinik Münsterlingen zu holen. Inzwischen existiert dort ein Bildarchiv für die Sammlung aus dem Bellevue und für Werke aus dem Offenen Atelier in Münsterlingen.

Auf einer Tagung 2010 in Münsterlingen über »Spiegelprozesse« konnte ich nach so langer Zeit erstmals die Rettung der Bilder einem größeren Publikum schildern (Dammann u. Meng 2010). In der ersten Jahreshälfte 2016 schließlich gab das Kunstmuseum Thurgau mit einer Ausstellung Einblick in dieses Materialkonvolut. Der Arbeitstitel dieser Ausstellung lautete: »Kunst oder was? Bildnerisches Gestalten im Spannungsfeld von Therapie und Kunst.«

Literatur

Binswanger L, Warburg A. Die unendliche Heilung. Aby Warburgs Krankengeschichte (hg. v. Chantal Marazia u. David Stimilli). Zürich u. Berlin: diaphanes 2007.

Braendle C, Cahn T. Buntes Haus: Ein Kunstprojekt mit Menschen in der Psychiatrie. Basel: Schwabe 2004.

Dammann G, Meng T. Spiegelprozesse in Psychotherapie und Kunsttherapie. Göttingen: Vandenhoeck & Ruprecht 2010.

Dannecker K. Psyche und Ästhetik. Die Transformationen der Kunsttherapie. Berlin: MWV 2006.

Kempker K. Mitgift. Notizen vom Verschwinden. Berlin: Antipsychiatrieverlag Peter Lehmann 2000.

Lütscher S (Hg). BilderLeben. Forum für Kunsttherapie 1999; 12: 1.

Lütscher S (Hg). Das progressive therapeutische Spiegelbild. Forum für Kunsttherapie 2001; Jahrgang 14, Heft 1/2.

Lütscher S (Hg). Das progressive therapeutische Spiegelbild in der Rehabilitation von schizophrenen Psychosen. SGAZette 2002/03; Heft 17/18.

Moses A, Hirschmüller A. Binswangers Psychiatrische Klinik Bellevue in Kreuzlingen. Das »Asyl« unter Ludwig Binswanger sen. 1857–1880. Frankfurt a. M.: Peter Lang 2004.

Rachel B. Die Kunst des Hoffens. Begegnung mit Gaetano Benedetti. Göttingen: Vandenhoeck & Ruprecht 2000.

Röske T, Brand-Claussen B, Dammann G. wahnsinn sammeln. Outsider Art aus der Sammlung Dammann. Heidelberg: Das Wunderhorn 2006.

Schoop A. Ernst Ludwig Kirchner im Thurgau. Die zehn Monate im Bellevue in Kreuzlingen 1917–1918. Bern: Kornfeld 1992.

VII Kunsttherapie, Lehre und Forschung

31 Das Atelier als Lernort

Eine Didaktik des unverfügbaren Wissens

Peter Sinapius

31.1 Einleitung

Es versteht sich, dass die Herausgeber bei der Vorbereitung dieses Bandes von den Autoren wissen wollten, worüber sie zu schreiben gedenken. Ein vorläufiger Arbeitstitel sollte formuliert werden, der den Inhalt und die Richtung des Beitrags skizziert. Da ich eingeladen bin, einen Beitrag über die kunsttherapeutische Lehre zu verfassen, kreisen meine Gedanken um das Verhältnis von Kunst und Wissenschaft, das in kunsttherapeutischen Studiengängen eine zentrale Rolle spielt. »Das Atelier als Lernort – Eine Didaktik des unverfügbaren Wissens« steht nach einiger Überlegung auf meinem Zettel und überzeugt mich als Ausgangspunkt für die weitere Arbeit. Ich schicke das Ergebnis meiner Überlegungen an die Herausgeber und beginne einige Wochen später mit meinen Untersuchungen.

Dann sitze ich vor meinem Zettel und denke mir: Wie kann ich über etwas schreiben, das mit dem Ungewissen, dem Unbestimmten, dem Nicht-Gewussten zu tun hat? Wie kann ich eine Didaktik beschreiben, die dorthin einen Zugang öffnet? Ich versuche das jeden Tag in meiner Tätigkeit als Hochschullehrer, aber der Schritt von diesem Tun in die Abstraktion der Sprache ist gewaltig. Ich stoße genau auf jene Stelle, auf die der Arbeitstitel meines Vorhabens zielt: den Übergang zwischen Tun und methodischer Verfügbarkeit, zwischen implizitem und expliziten Wissen.

Ich beginne, meine Gedanken zu ordnen und bin gespannt, wohin mich mein erster Schritt trägt. Ich frage Studierende nach ihren Lernerfahrungen, beschreibe mein eigenes didaktisches Selbstverständnis, befasse mich mit Lerntheorien (Reich 2012; Terhart 2009) und didaktischen Modellen (Hattie 2009; Lave u. Wenger 1991; Kolb 1984). Das Ergebnis ist eine streitbare Skizze über eine erfahrungs- und sinnesbasierte Didaktik und eine Sammlung von Anhaltspunkten, die für eine Didaktik des unverfügbaren Wissens in der Kunsttherapie brauchbar sein könnten.

31.2 Implizites und explizites Wissen

Ich will mich der Fragestellung, mit der mein Thema verbunden ist, zunächst metaphorisch annähern, um daran anschließend mögliche Eckpunkte für eine Didaktik des nicht verfügbaren Wissens zu skizzieren.

Was ist unter implizitem und explizitem Wissen im Zusammenhang mit der künstlerischen/kunsttherapeutischen Lehre zu verstehen und welche Dichotomie ist damit angedeutet? Hans Dieter Huber (2015) differenziert beide Formen von Wissen, indem er das implizite Wissen als *knowing how* oder als *Können* bezeichnet, das explizite Wissen als *knowing that* oder als *Kennen*. Als Beispiel für das implizite Wissen führt er das Fahrradfahren an: Fahrradfahren kann ich nicht lernen, indem ich ein Buch darüber lese (knowing that). Ich muss es ausprobieren. Ich lerne durch Versuch und Irrtum (knowing how). Wenn ich allerdings mit dem Fahrrad zu einem bestimmten Ziel gelangen will, werde ich mit Versuch und Irrtum nicht sehr weit kommen. Ich muss mir erklären lassen, wie ich zum Ziel gelange oder eine Landkarte zur Hilfe nehmen (knowing that).

Etwas holzschnittartig ist damit angedeutet, was hier untersucht werden soll: Welche Rolle spielen Zielvorgaben in unseren Curricula (knowing that) und welche Didaktik ist nötig, damit die Studierenden sich durch das Studium bewegen können (knowing how)? Wenn das Bild vom Fahrradfahren zu einem bestimmten Ziel zuträfe, handelte der größte Teil des Studiums vom Fahrradfahren selbst (knowing how), bei dem es gilt, einem vorgegeben Weg zu folgen, damit das Ziel nicht aus dem Auge verloren wird (knowing that). Diese Vorstellung entspricht einem klassischen Verständnis von Lernen bzw. Lehren: Sowohl Ziel als auch Weg sind weitgehend vorgegeben, sodass es nur noch darauf ankommt, dass sich die Studierenden durch das Studium auf einem bestimmten Weg zu einem bestimmten Ziel hinbewegen. Mit einer solchen Vorstellung ist ein deterministisches Menschenbild verbunden, bei dem Entwicklung darin besteht, möglichst erfolgreich in Bezug auf die Annäherung an ein vorgegebenes Ziel zu sein. Wäre das so, könnte man die Studierenden genauso gut zum Ziel tragen und ihnen die Mühsal ersparen, die sie auf sich nehmen, wenn sie die Strecke aus eigener Kraft bewältigen.

Als Kunsttherapeut habe ich gelernt, dass sich Biografien nicht geradlinig auf ein im Voraus bestimmtes Ziel hin entwickeln. Das könnten sie nur um den Preis der Gleichschaltung und Entmündigung. Prozesse der Individuation folgen nicht vorgegeben Wegen. Im Gegenteil: Entwicklung ist von einem im Voraus nicht bekannten Ziel motiviert. Wir entwickeln uns, weil wir wissen wollen, wohin die Reise geht. Ein Studium ist Teil unserer individuellen Entwicklung, die auf eine mehr oder weniger bestimmte berufliche Zukunft hin orientiert ist. Mit dieser Zukunft verhält es sich aber nicht anders als mit einer Reise zu einem Ort, an dem wir zuvor noch nie waren: Wenngleich wir ein Ziel haben, so ist es uns noch nicht bekannt.

Als Hochschullehrer habe ich die Erfahrung gemacht, dass sich Lernen nicht als Prozess vollzieht, bei dem der Weg vorgezeichnet ist und es nur noch darum geht, einer bestimmten Route zu folgen. Lernen vollzieht sich individuell und ist besonders da erfolgreich, wo sich die Studierenden zusammen mit ihrem Lehrer auf unbekanntes Terrain vorwagen. Unter diesem Blickwinkel ist das Fahrradfahren, die Art der Fortbewegung, das knowing how, nicht nur Mittel zum Zweck, sondern eine Möglichkeit der Weltaneignung, die vor allem jenen Bereich des Wissens erschließt, der nicht ohne weiteres zugänglich ist oder zwischen zwei Buchdeckel passt.

Für eine Didaktik des unverfügbaren Wissens, die Lernen als einen ergebnisoffenen Prozess versteht, gelangen so Weg und Ziel in ein völlig anderes Verhältnis: Die Landkarte oder die Route, das knowing that, bestimmen die Rahmenbedingungen, die die Voraussetzung dafür sind, dass Entwicklung und Lernen möglich sind. In einem kunsttherapeutischen Studiengang zählen dazu z. B. kunst- und bildwissenschaftliche Bezüge, phänomenologische und rezeptionsästhetische Theorien, Kenntnisse der Techniken bildnerischen Gestaltens und – je nach Ausrichtung des Studiums – therapeutische Modelle und Konzepte. Sie stecken den Rahmen für Lernprozesse ab, sie sind aber nicht ihr eigentlicher Inhalt.

In der künstlerischen Lehre werden wir mehr noch als in anderen Disziplinen an die

Schwelle zwischen Wissensaneignung und individueller Erfahrung geführt: Was ein Gelb ist, wie ein Ton klingt, wie eine Bewegungsgeste sich vollzieht, folgt keiner curricularen Grammatik und bleibt grundsätzlich unvermittelbar. Sie erschließen sich nur der individuellen ästhetischen Erfahrung und sind reflexiv beschreibbar (Sinapius 2015). Das aber stellt die traditionelle, nach wie vor in weiten Teilen der Hochschullehre praktizierte Didaktik auf den Kopf: Wissen vollzieht sich hier nicht als Einverleibung, sondern als Verwandlung von Stoff.

Ein solcher didaktischer Grundsatz steht in der Tradition der Reformpädagogik, die Lernen nicht von einer Enzyklopädie des Wissens her bestimmt, sondern von einem Verständnis seiner Bedingungen und Voraussetzungen. Sie geht von der Prämisse aus, dass es kein Denken, Erkennen und Verstehen ohne Handeln bzw. auf Handlungen gründende Operationen gibt (Piaget 1980), d.h. sie begreift Lernen als aktiven Prozess und Denken als Methode der bildenden Erfahrung (Dewey 1993). Wissensproduktion wird dabei als etwas aufgefasst, das auf leibgebundenen Erfahrungen beruht, die man an Dingen oder Ereignissen machen kann.

31.3 Eckpunkte einer Didaktik des unverfügbaren Wissens

Im Folgenden umreiße ich einige Eckpunkte einer Didaktik des unverfügbaren Wissens, wie sie sich sowohl aus der Untersuchung meiner eigenen Praxis in der kunsttherapeutischen Lehre ergeben haben, als auch aus einer nicht repräsentativen Erhebung, die ich unter den Studierenden des Studiengangs »Expressive Arts in Social Transformation« an der MSH Medical School Hamburg durchgeführt habe[70]. Den folgenden Gesichtspunkten sind Zitate aus dieser Umfrage vorangestellt.

»Lernen braucht Freiheit, etwas um seiner selbst willen zu tun.«

»... wir machen täglich selbst neue persönliche Erfahrungen, wir erleben alles am eigenen Körper, probieren alles selbst aus und haben auch die Möglichkeit in die Richtung zu recherchieren, die uns interessiert ...« (Stud. 25)

Wenn ich mit den Studierenden improvisiere, geht es nicht um richtig oder falsch, gut oder schlecht. Wir beziehen uns aufeinander und merken: *Es* funktioniert, *es* schließt sich zu einer Gestalt, *es* irritiert oder überrascht uns. Das Wort *Es* weist dabei auf das sogenannte *ästhetische Dritte*, das in der kunsttherapeutischen Literatur als unvermittelbar beschrieben wird und das sich zwischen denjenigen, die improvisieren, einstellen kann (Sinapius u. Niemann 2011). Das Improvisieren verhält sich ähnlich wie das Tanzen, von dem der Choreograph William Forsythe gesagt hat: »Das Tanzen ist wie ein Lebewesen. Du kannst es nicht zwingen, du kannst es nicht zu dir holen. Du musst dich selbst wahrnehmend machen, und es kommt.« (Zit. n. Odenthal 1994)

Das hat scheinbar nichts mit dem zu tun, was sich in einem wissenschaftlichen Studium abspielt: Wenn Studierende eine Hausarbeit schreiben und zur Begutachtung vorlegen, geht es vordergründig darum, dass sie zeigen, was sie gelernt haben. Dann bekommen sie eine Note, die den Lernerfolg messen soll. Dieser Vorgang hat nicht unerhebliche Wirkung auf das Verständnis von Lernen und Lehren an der Hochschule und ist oft tief verankert in unseren biografischen Erfahrungen. Lernen ist dabei an ein System von Belohnung und Strafe gekoppelt, bei dem es um Noten und damit Kategorien von richtig und falsch, gut oder schlecht geht. Das Ziel der Arbeit ist dann eine Zahl, die das Selbstbewusstsein des Studierenden heben oder aber auch bis ins Mark treffen kann. Dieses System produziert Angst: Angst zu versagen oder eigenen oder fremden Ansprüchen nicht zu genügen.

---

70 Die Umfrage erfolgte mittels offener Fragen online, anonym und schriftlich im Zeitraum vom 8.–20. Januar 2015. Von 60 angeschriebenen Studierenden nahmen 26 an der Umfrage teil.

Ich halte dieses System für absurd. Es beruht auf einer Lernkultur, bei der Wissen nicht etwas ist, das aus einer Sachlage erwächst, sondern das bereits vorhanden ist und darauf wartet, dass es abgeholt und reproduziert wird. Lernen geht anders: Wenn sich Studierende für ein Thema interessieren, möchten sie über dieses Thema selbst etwas herausfinden. Das Schreiben einer Hausarbeit beginnt damit, dass sie sich überlegen: Was ist meine brennende Frage, die mir einen Zugang zu meinem Thema verschafft. Dann beginnen sie Material zu sammeln, das sie befragen können. Sie versuchen zu verstehen, machen Beobachtungen, stellen Zusammenhänge her. Das ist ein ergebnisoffener, oft mühsamer und manchmal beglückender Prozess, bei dem sie eine Unterstützung von der Dozentin oder dem Dozenten gebrauchen können. Im Grundsatz unterscheidet sich dieser Prozess nicht von einer musikalischen Improvisation: Das Schreiben einer Hausarbeit braucht dieselbe Offenheit und Fokussierung auf die Sache.

John Dewey (1993, S. 218) nennt fünf Merkmale, die die Bedingungen beschreiben, unter denen sich ein Lernen vollziehen kann, das sich einer Sache um ihrer selbst willen hingibt:

1. Der Studierende hat eine »wirkliche, für den Erwerb von Erfahrungen geeignete Sachlage vor sich«, an der er »um ihrer selbst willen interessiert ist«.
2. Aus dieser Sachlage muss ein echtes Problem erwachsen und damit eine Anregung zum Denken.
3. Der Studierende muss das »nötige Wissen« besitzen und die »notwendigen Beobachtungen« anstellen, um das Problem zu behandeln.
4. Der Studierende soll mögliche Lösungen entwickeln.
5. Er soll die Möglichkeit haben, sie praktisch zu erproben, »ihren Sinn zu klären und ihren Wert selbstständig entdecken«.

Lernen ist intrinsisch motiviert. Es braucht Freiheit, etwas um seiner selbst willen zu tun, hat der Journalist und Filmemacher Reinhard Kahl formuliert (Kahl 2014). Und dann zitiert er den Soziologen Richard Sennet (2008): »Etwas um seiner selbst willen tun und es deshalb gut machen wollen. Dann springt das Virus einer ansteckenden Gesundheit über.«

»Lernen braucht einen Gegenstand, an dem es sich entzündet und auf den es sich bezieht.«

»Indem ich eine klare Aufgabe habe, die mir ein guter Rahmen ist, kann ich alles in diese Richtung lenken. Deswegen ist mir die Zeit, in der ich mich mit meiner Aufgabe alleine auseinandersetze, eine Zeit des intensiven Lernens.« (Stud. 21)

Manchmal lade ich die Studierenden ein, Klänge oder Geräusche zu malen: Wie stellt sich ein »Summ« im Unterschied zu einem »Quäk« oder »Piep« dar? Die Studierenden sind überrascht von der ungewöhnlichen Fragestellung und beginnen mit Farben zu experimentieren: Wie tönt ein Zitronengelb im Unterschied zu einem Orange oder Blau. Wie tönen zwei Farben, deren Flächen aufeinandertreffen. Die Aufgabenstellung führt sie in einen Dialog mit dem, was unter ihren Händen entsteht. Dann setzen wir uns in einen Kreis und betrachten gemeinsam die Bilder, die entstanden sind und versuchen zu »hören«, was uns entgegenkommt. Die Studierenden lernen dabei ihre Wahrnehmung zu differenzieren und die Qualitäten der Farben genau zu studieren. Lernen vollzieht sich dabei nicht repetitiv, sondern als aktives Geschehen, das einen Gegenstand hat, auf das es sich bezieht. Das ist nicht selbstverständlich. In vielen Hochschulen treffen wir auf Lernumgebungen, die einem ganz anderen Verständnis von Lernen folgen: Das Gegenüber ist nicht ein Gegenstand, eine Sachlage oder das Thema, sondern es ist die Dozentin oder der Dozent, auf die/den die Stuhlreihen und Tische ausgerichtet sind. Sie sind vermeintlich im Besitz des Wissens, das die Studierenden in sich aufnehmen sollen. Das Lernen folgt dabei der

Vorstellung, es gehe um Stoffvermittlung und nicht um eine Auseinandersetzung mit dem Stoff.

Kunsttherapeutische Ausbildungen lassen sich schwerlich nur als eine Ansammlung von Stoff beschreiben, für den dann nur noch eine wirksame Form der Vermittlung gefunden werden muss. Ihr Kern sind eher Lernsituationen, die Spielräume öffnen, in denen nicht Stoff vermittelt, sondern mit Stoff (ästhetisch) gearbeitet und Sinn erschlossen wird. An die Stelle der Dualität von Stoff und Vermittlung tritt das Lernen am Stoff durch aktives Gestalten. Dann lässt sich die Didaktik als Methode der Vermittlung nicht vom Inhalt trennen, den sie zum Gegenstand hat (Sinapius 2008).

»Lernprozesse brauchen einen Spielraum, in dem es etwas zu entdecken gibt.«

»Um mich künstlerisch zu entwickeln und auszudrücken hat es mir geholfen, dass ich gelernt habe auf mich zu achten und mich und meine Umgebung intensiver wahrzunehmen. Außerdem hat es mir geholfen, dass es immer den Freiraum gab, sich auszuprobieren und zu experimentieren.« (Stud. 5)

»Ich bin einfach selber immer wieder erstaunt, wenn es diese Klick-Momente gibt. Also meistens lerne ich nicht bewusst, sondern nebenbei und an mir. Wenn ich nach Hause komme und gefragt werde, was ich gemacht habe, fällt mir immer wieder auf, wie viel hängen geblieben ist.« (Stud. 8)

Josef Albers entwickelte ab 1933 am Black Mountain College und später ab 1950 an der Yale University eine Didaktik des Sehens und legte sie in dem Buch »Interaction of Colors« (1975) nieder. Er entwarf für seine Lehre ein ebenso einfaches wie kluges Setting, an dem ich mich orientiere, wenn es um das Thema »Relativität der Farbe« geht: Es liegt eine große Anzahl von farbigen Tonpapieren, Scheren und Klebstoff bereit, mit denen die Studierenden unterschiedliche Farbanordnungen herstellen sollen, um zu untersuchen, wie sich die Farben in unterschiedlicher Weise beeinflussen können: Wie erscheint z. B. ein Rot auf blauem Hintergrund und wie sieht dasselbe Rot auf gelbem Hintergrund aus? Wie wirken umgekehrt unterschiedliche Farben auf gleichfarbigen Hintergründen? Die Studierenden arbeiten in Dreiergruppen und werden aufgefordert, Hypothesen zu entwickeln, die beobachtbare, wiederkehrende Phänomene beschreiben. Als Anregung gebe ich ihnen zwei mögliche Versuchsanordnungen mit auf den Weg: Versuche zwei unterschiedliche Farben wie eine aussehen zu lassen oder versuche eine Farbe wie zwei aussehen zu lassen. Sie haben dafür 45 Minuten Zeit. Danach kommt die ganze Gruppe zusammen, um die Ergebnisse zusammenzutragen. Es gibt keine Gruppe, die dabei nicht überraschende, verblüffende Entdeckungen macht und nach den ersten Beobachtungen den Ehrgeiz entwickelt, dem Grund für die Farbphänomene auf die Spur zu kommen.

Was ist das Besondere an einer solchen Lernsituation? Das Thema der Stunde beschreibt nicht den zu vermittelnden Stoff, sondern bestimmt das Setting, den Rahmen oder Spielraum, der durch das vorgegebene Material und die zeitliche und räumliche Organisation abgesteckt wird. In diesem Spielraum können die Studierenden vielfältige und unterschiedliche Entdeckungen machen und Hypothesen über das Wirken von Farben entwickeln. Wenn dann im Anschluss referiert wird, was Josef Albers über die »Relativität der Farbe« gesagt hat, können die Studierenden darin ihre eigenen Erfahrungen wiederfinden.

Die Gestaltung einer Unterrichtsstunde gleicht einer Inszenierung. Ein Lehrer ist dabei eher Regisseur des Lernprozesses als Wissensvermittler. Er muss in der Lage sein, Interesse an einem Thema zu wecken, die nötigen Instrumente zur Verfügung zu stellen, die die Studierenden brauchen, um das Thema zu erschließen und er muss in der Lage sein, Bedingungen zu schaffen, unter denen Entdeckungen gemacht werden können. Seine Aufgabe ist nicht, Wissen zu produzieren, sondern einen Spielraum zu öffnen, in dem es erschlossen werden kann. Wenn alles klar ist, gibt es nichts mehr zu entdecken. Wenn alles gesagt ist, braucht nichts mehr gesagt zu werden. Wenn die Curricula unserer Studiengänge als Inhaltsangabe dessen missverstanden werden, was »durchgenommen« und hinterher gewusst oder gekonnt werden muss, hat das erhebliche Folgen für den Unterricht, der sich dann als passive Wissensaneignung vollzieht. Wenn die Curricula allerdings als Rahmen für individuelle Lernprozesse genutzt werden, können die Studierenden vorhandene Spielräume nutzen und individuelle Resonanzerfahrungen machen. Lernen vollzieht sich dann nicht als Aneignung, sondern als Konstruktion von Wissen (Reich 2012).

»Lehren und Lernen haben mit Ungewissheit zu tun: Negative capability.«

»... die Bestärkung, dass alles ausprobiert werden darf und kann und alles möglich ist; durch die Erkenntnis, dass auch scheinbar unwichtige Nebenwege Impulse für Neues sein können; dass nichts Fertiges im Kopf sein muss ...« (Stud. 18)

Wenn ich meine Studierenden vor eine Aufgabe stelle, tue ich das nicht in der Absicht, etwas Bestimmtes zu erfahren, das mir vorher schon bekannt ist. Ich will mich überraschen lassen, was die Studierenden aus der Aufgabe machen. Als eine Studentin sich entschuldigte für die Eselsohren und Kaffeeflecke, die ihre Zeichnungen zierten, schlug ich ihr vor, in den kommenden zwei Wochen auf ihren Zeichnungen zu frühstücken und die entstehenden Spuren zum Anlass zu nehmen, sich mit dem Zufälligen, den Spuren des Alltags zu beschäftigen und sie als Einladung zu verstehen, mit Ungewissheiten umzugehen. Irritationen oder Störungen können ein ausgesprochen produktives Moment in einem künstlerischen Prozess sein. In Lernprozessen sind sie häufig Ausgangspunkt für neue Erkenntnisse. In der Kunsttherapie nutze ich sie ebenso wie in Programmen zur Wahrnehmungsförderung (Sinapius 2014). Der – zuvor vereinbarte – Eingriff in ein fremdes Bild kann zu ebenso überraschenden Ergebnissen führen, wie eine gemeinsame Bildbetrachtung, bei der wir das Bild auf den Kopf drehen oder es unter einer neuen Fragestellung untersuchen. Sehen ist ein nicht minder produktives Geschehen als das Malen eines Bildes.

Lernen besteht ebenso wenig wie der spätere berufliche Alltag einer Kunsttherapeutin aus einer Abfolge vorhersehbarer Ereignisse. Was vorhersehbar und planbar ist, sind äußere Rahmenbedingungen, die es uns ermöglichen, einzelne Ausschnitte der uns umgebenden Wirklichkeit in den Blick zu nehmen. Die Studierenden merken ziemlich schnell, dass ihre bildnerischen Erzeugnisse nicht einfach inneren Vorstellungen oder Bildern folgen, sondern dass das, was erscheint, davon abhängt, wie sie es ansehen. Wie in einem Gespräch befinden sie sich in einem steten Wechsel von Bildproduktion und Bildrezeption. Sie lernen mit Unvorhergesehenem, Störungen oder Irritationen umzugehen und sie als produktive Elemente in ihren Gestaltungsprozess einzubeziehen.

Ich bin der Überzeugung, dass intensives Forschen und Lernen erst da beginnt, wo wir vermeintliche Selbstverständlichkeiten infrage stellen und uns auf unbekanntes Terrain vorwagen. Der englische Dichter John Keats nennt das »negative capability«: »Negative capability«, so schreibt er, »that is when man is capable of being in uncertainties, mysteries, doubts without any irritable reaching after fact and reason (...)« (1899, S. 277). In dieser Fähigkeit, mit Ungewissheiten umzugehen, »vielleicht sogar ein gewisses Vergnügen zu empfinden, sich vorübergehend verloren zu haben«, sieht der Musiktherapeut Eckhard Weymann (2014) eine Ressource, die zu kreativen Lösungen führen kann. Ohne ein gewisses Maß an Ungewissheit bleibt Lehren und Lernen ein unproduktives Geschäft, das selbst nur noch dazu in der Lage ist ein System zu reproduzieren, das selbst nicht mehr lernfähig ist.

»Lernen braucht eine Umgebung des Wohlwollens.«

»Mir ist es endlich gelungen, mich belehren zu lassen, was mir in der Schule nicht gelungen ist. Das hängt zum einen natürlich damit zusammen, dass ich etwas studiere, was mich interessiert und was mir Spaß macht, aber viel mehr auch damit, dass ich von meinen Dozenten/Lehrern das Gefühl bekomme, dass ich fähig und gut bin. Gut im Sinne von: Ich glaube an dich, du bist wichtig.« (Stud. 26)

»Eine offene, vertrauensvolle Lernatmosphäre konkret: Dozenten zeigen auch etwas von sich, geben eigene Gedanken und Erfahrungen weiter, Arbeits-›Du‹ (…) Begegnung auf Augenhöhe, kein Frontalunterricht, vielmehr ein Gedankenaustausch und ein gemeinsames Teilen von Erfahrungen.« (Stud. 22)

Man könnte annehmen, das Verhältnis zwischen Studierenden und Dozentinnen/Dozenten an den Hochschulen sei durch Prüfungs- und Studienordnungen geregelt. Sie stecken den Rahmen ab, in dem sich Studierende und Lehrende begegnen. Sie legen Lernziele fest und definieren die Instrumente, mit denen die Dozenten überprüfen können, ob die Studierenden die Lernziele erreicht haben. Noten sind schließlich der Maßstab, wieweit ihnen das gelungen ist. Ein solches Verständnis geht von einem hierarchischen Gefälle zwischen Dozenten und Studierenden aus, führt zu einem output-orientierten Lern- und Lehrverhalten und schafft eine leistungsorientierte Lernatmosphäre. Es misst Lernen an dem, was am Ende gewusst werden soll, stuft Scheitern und Umwege in Bezug auf dieses Wissen als Versagen ein und geht davon aus, dass Lernerfolg und Wissen quantitativ an dem curricular beschriebenen Lernstoff gemessen werden können.

Eine solche hierarchische Organisation von Lehre ist ungeeignet, Lernprozesse so zu fördern oder zu unterstützen, dass Lernen als etwas erlebt wird,

- das intrinsich motiviert ist,
- das sich auf einen Gegenstand bezieht, an dem Erfahrungen gemacht werden können,
- das einen Spielraum hat, in dem es etwas zu entdecken gibt,
- bei dem Ungewissheiten und die Bereitschaft zu scheitern als wesentliche Katalysatoren des Lernens eine Rolle spielen.

Der Umgang mit Studien- und Prüfungsordnungen mag manchmal eine Gratwanderung sein. Man kann Studien- und Prüfungsordnungen aber auch so verstehen, dass sie lediglich den thematischen Rahmen von Lernprozessen festlegen. Sie sind keine didaktischen Leitfäden für den Unterricht. Lernen ist kein hierarchisches Geschehen, bei dem Wissen Macht und Nicht-Wissen Ohnmacht ist. Die Aufgabe des Lehrenden ist es, den Lernprozess zu begleiten, den Spielraum und die nötigen Instrumente zur Verfügung zu stellen, damit die Studierenden ihren Fragen nachgehen und Antworten finden können.

Wenn es um künstlerische oder soziale Fragestellungen geht, zeigt sich besonders deutlich, dass Lernen ein in hohem Maße an individuelle Erfahrungen gekoppelter Vorgang ist, für den Freiräume vorhanden sein müssen, in denen es sich vollziehen kann. Hartmut Rosa hat dafür den Begriff der Resonanz eingeführt, der eine erfolgreiche Weltaneignung mit subjektiven Resonanzerfahrungen in einen Zusammenhang bringt: »Gelingende Weltbeziehungen sind solche, in denen die Welt den handelnden Subjekten als ein antwortendes, atmendes, tragendes, in manchen Momenten sogar wohlwollendes, entgegenkommendes oder ›gütiges Resonanzsystem‹ erscheint.« (Rosa 2012, S. 10) Dass solch ein System ein anderes als jenes sein muss, das Wissen in die Kategorien von richtig und falsch einordnet und subjektive Leistungen mit gut oder schlecht bewertet, liegt auf der Hand.

Lernen braucht einen geschützten Rahmen und eine Atmosphäre des Wohlwollens. Das heißt, dass wir Lernprozesse nicht aus dem Blickwinkel von Studien- und Prüfungsordnungen, sondern aus dem Blickwinkel der Studierenden betrachten sollten. Oder um es mit den Worten des Bildungsforschers John

Hattie zu sagen: »If the teacher's lens can be changed to seeing learning through the eyes of students, this would be an excellent beginning.« (Hattie 2009, S. 252)

Literatur

Albers J. Interaction of Color. New Haven: Yale University Press 1975.

Dewey J. Demokratie und Erziehung. Eine Einleitung in die philosophische Pädagogik. Weinheim: Beltz 1993.

Hattie JAC. Visible Learning. A synthesis of over 800 meta-analyses relating to achievement. London, New York: Routledge 2009.

Huber HD. Das Wissen der Sinne. In: Schmid G, Sinapius P. Artistic Research in Applied Arts. Wissenschaftliche Grundlagen der Künstlerischen Therapien. Bd 5. Hamburg, Potsdam, Berlin: HPB University Press 2015; S. 33–47.

Kahl R. Wie Musiker die Bildung verändern. WDR 3 Kultur am Sonntag. http://www.reinhardkahl.de/pdfs/kammerphil_abo_magazin-2015-ZL%Kahl.pdf (letzter Zugriff 13.10.2016)

Keats J. The Complete Poetical Works and Letters of John Keats. Cambridge Edition. Cambridge: Houghton, Mifflin and Co./The Riverside Press 1899.

Kolb DA. Experiential Learning: Experience as the Source of Learning and Development. Englewood Cliffs, NJ: Prentice Hall 1984.

Lave J, Wenger E. Situated Learning: Legitimate Peripheral Participation. New York: Cambridge University Press 1991.

Odenthal J. Der Raum vor seiner Zeit. Ein Gespräch mit William Forsythe über Ästhetik, Trance und Ballett. In: Ballett International/Tanz Aktuell 1994; 1 (2): 37.

Piaget J. Psychologie der Intelligenz. Stuttgart: Klett-Cotta 1980.

Reich K. Konstruktivistische Didaktik. Das Lehr- und Studienbuch mit Online-Methodenpool. Weinheim: Beltz 2012.

Rosa H. Weltbeziehungen im Zeitalter der Beschleunigung – Umrisse einer neuen Gesellschaftskritik. Berlin: Suhrkamp 2012.

Sennett R. Handwerk. Berlin: Berlin Verlag 2008.

Sinapius P. Über das »Eingießen« von Kunst und andere didaktische Methoden in der kunsttherapeutischen Ausbildung. Kunst & Therapie – Zeitschrift für bildnerische Therapien 2008; 1: 25–34.

Sinapius P. »... man lernt, den Ton des Anderen wahrzunehmen ...« Burnout-Prävention mit künstlerischen Mitteln. Kunst & Therapie – Zeitschrift für bildnerische Therapien 2014; 2: 71–81.

Sinapius P. Wissen und ästhetische Erfahrung. In: Schmid G, Sinapius P. Artistic Research in Applied Arts. Wissenschaftliche Grundlagen der Künstlerischen Therapien. Bd 5. Hamburg, Potsdam, Berlin: HPB University Press 2015; S. 69–89.

Sinapius P, Niemann A. Das Dritte in Kunst und Therapie. In: Sinapius P, Wendlandt-Baumeister M, Gruber H (Hg). Wissenschaftliche Grundlagen der Kunsttherapie. Bd 4. Frankfurt a. M.: Peter Lang 2011.

Terhart E. Didaktik Eine Einführung. Stuttgart: Reclam 2009.

Weymann E. Dynamische Spielverfassung als Voraussetzung für den Umgang mit Nicht-Wissen. Musiktherapeutische Umschau 2014; 3: 228–36.

32 Der ästhetische Moment

Intersubjektivität und Veränderungsprozesse in der Kunsttherapie

Karin Dannecker

32.1 Einführung

Wie Kunsttherapie wirkt, wird aus vielen Blickwinkeln diskutiert. In diesem Beitrag möchte ich die Grundlagen eines Paradigmenwechsels in der psychodynamischen Psychotherapie auf die Kunsttherapie übertragen und zu einem vertieften Verständnis der Beziehung zwischen Kunsttherapeut und Patient gelangen.

Viele Jahre meiner klinischen Arbeit mit psychiatrischen und psychosomatischen Patienten, aber auch die Erfahrungen mit Kunsttherapeuten in der Supervision und Ausbildung haben mein Interesse mehr und mehr auf diejenigen Ereignisse im therapeutischen Prozess gelenkt, die zu dem führen, was wir als Veränderungen wahrnehmen. Diese Transformation findet in der Kunsttherapie in dem vielfach beschriebenen Dreieck von Patient – Werk – Therapeut statt. Mit der Neubetrachtung dieses Beziehungsgefüges in der Kunsttherapie sollen die Bedingungen für therapeutisch wirksame Entwicklungen quasi mikroanalytisch untersucht werden. Dabei wird sich zeigen, dass alle Prozesse innerhalb dieser Triade eng miteinander verflochten sind. Die entscheidende Beteiligung des Kunsttherapeuten am Geschehen führt zu einem relationalen, d. h. auf die Beziehung ausgerichteten Ansatz, dem meines Erachtens bislang zu wenig Aufmerksamkeit geschenkt wurde. Das mag daran liegen, dass die Aktivitäten des Kunsttherapeuten/der Kunsttherapeutin vordergründig oft auf wenige Aufgaben reduziert erscheinen. Sie umfassen die Bereitstellung des Settings, die angemessene Versorgung mit künstlerischem Material, die Einhaltung des Rahmens. Sicherlich schließt seine Rolle eine ermunternde, wohlwollende Haltung ein. Darüber hinaus erscheint, oberflächlich gesehen, seine aktive Partizipation am Prozess nicht dringend notwendig.

Tatsächlich gibt es in den Kunsttherapiestunden lange Phasen, in denen der Patient ganz bei sich zu sein scheint während er mit sich und seinem entstehenden Werk beschäftigt ist. Irgendwie ist er allein beim Malen und Zeichnen; eine Atmosphäre von Konzentration auf den Schaffensprozess und »Bitte nicht stören« liegt in der Luft. Diese Situation erfordert Respekt für den selbstbestimmten Raum. Schließlich gehen wir von dem Verständnis aus, dass allein sein zu können auch eine Fähigkeit ist (Winnicott 1984; Dannecker 2014). Der Patient kann diese Zeit des künstlerischen Schaffens auch als Erholung von der unmittelbaren Beziehung zum Therapeuten und als Phase der Selbstregulierung empfinden (Isserow 2013). In solchen Minuten kann es sein, dass der Kunsttherapeut entbehrlich zu sein scheint und er sich zurückziehen und in Passivität verweilen muss.

Dieses spezielle Setting im kunsttherapeutischen Beziehungsdreieck führt nicht unmittelbar zum Nachdenken über die Rolle des Therapeuten im fortlaufenden Geschehen. In der Theorie und Praxis der Kunsttherapie wird stattdessen die Bedeutung der Dynamik zwischen Patient und Werk fokussiert und das in Form und Inhalt eines Werkes zum Ausdruck Gebrachte wird diskutiert. Dabei werden häufig die Selbstheilungskräfte der Kunst hervorgehoben. Aus dieser Perspektive wird dem Kunsttherapeuten die Funktion eines Katalysators zugewiesen, indem er den Raum, das Material und die akzeptierende, wohlwollende Haltung zur Verfügung stellt. Die Kunst selbst wird zum »Container« und Mittelpunkt. Alles dreht sich um den kreativen Prozess und das entstehende Werk. Jedoch wird die Frage der Intervention, d. h., ob oder wann, und wenn ja, warum der Therapeut im kunsttherapeutischen Prozess des Patienten »dazwischen tritt«, selten reflektiert (Dannecker 2014).

Das ist in der Musik- bzw. Tanztherapie anders: Die Beziehung wird im therapeutischen Prozess fortlaufend von den Therapeuten mitgestaltet. Sie spielen, sie tanzen mit, in hohem Maß sind sie jeweils als Person aktiv beteiligt. Bezeichnenderweise finden sich in diesen Bereichen viele Forschungsberichte zur Qualität und Dynamik der therapeutischen Beziehung. Die gegenseitige Bezugnahme von Patient und Therapeut über das jeweilige Medium – Musik, Tanz – wird als entscheidend für Veränderungen hervorgehoben. Beispielsweise formulierten Schumacher und Calvet zur Untersuchung der Beziehungsqualität in der Musiktherapie »Merkmale synchroner Momente« (2011). Dabei bildet das Konzept der Synchronisation eine wichtige Grundlage für das Verständnis der Rolle und Interventionstechniken des Therapeuten. Auf der Suche nach einem Wirkungsnachweis musiktherapeutischer Interventionen entstand das Forschungsinstrument EBQ (EvidenzBasierte Beziehungsqualität), das mithilfe von Videosequenzen von musiktherapeutischen Sitzungen die Art und Weise fokussiert, wie ein Patient Beziehung zu sich (Körper und Stimme), zu Objekten (Musikinstrumente) und zum Anderen (Musiktherapeut) aufnimmt bzw. aufgenommen hat. Die von den Forscherinnen entwickelten Skalen zur Einschätzung enthalten Merkmallisten, in denen die Ebenen von Beziehung/Kontakt, vorsprachlicher Ausdruck/Affekt, instrumentalem Ausdruck/Instrument und die Interventionen des Therapeuten erfasst werden (Schumacher et al. 2011).

32.2 Die neueren Entwicklungen der psychotherapeutischen Theoriebildung

Entscheidend für Veränderungsprozesse scheinen ganz spezifische Momente zu sein, die, wenn sie vom Therapeuten nicht erkannt werden, oft unbemerkt und ungenutzt vorübergehen. Ein Vertreter dieses Ansatzes der »entscheidenden Momente« in der psychoanalytischen Therapie ist Stern, der in solchen Begegnungen »Schlüsselereignisse in der Behandlung« sieht. Ausschlaggebend für die verändernde Wirkung in der Therapie ist die zeitlich genaue Übereinstimmung im gemeinsamen Tun und Erleben zwischen zwei Personen (Stern et al. 2002).

In der Kunsttherapie finden Begegnungen nicht nur zwischen zwei Personen, sondern auch mit der Kunst statt. Aus diesem Grund beziehen solche wichtigen Momente oft das ästhetisch wahrnehmbare Werk mit ein. Alles, was geschieht, wirkt auf das andere ein. Das heißt, Werk, Patient, Therapeut üben gegenseitig Einfluss aufeinander aus. In dieser therapeutischen Dreiecksbeziehung möchte ich diejenigen Augenblickserfahrungen untersuchen, die als »entscheidende Begegnungsmomente« Veränderungen bewirken. Weil die Kunst hierbei sinnlich wahrnehmbar mitwirkt, werden wir von ästhetischen Momenten sprechen können.

An anderer Stelle habe ich die für die Beziehungsgestaltung in der Kunsttherapie wichtigen Konzepte der Übertragung und Gegenübertragung und den Beziehungsprozess als ein intersubjektives Geschehen beschrieben (Dannecker 2014). Der Fokus auf das, was sich in der Begegnung von Kunsttherapeut und Patient ereignet, soll im Folgenden vertieft werden.

Alle neueren, psychodynamisch ausgerichteten Behandlungstheorien zeigen, dass Entwicklung und Veränderung vorwiegend relational stattfinden und das Selbst sich aufgrund der Beziehung zu anderen bildet. Zwischenmenschliche Beziehung und Bezogenheit werden als Paradigma für die Entwicklung der subjektiven Psyche verstanden. Diese als »Intersubjektive Wende« bezeichnete Entwicklung in der Psychoanalyse beschreibt ein Modell des therapeutischen Prozesses, das Veränderungen im Rahmen eines dynamischen Erlebens innerhalb der Beziehung ansiedelt. Beide Beteiligten einer dyadisch ausgerichteten Therapie tragen zur Begegnung bei. Gemeinsam konstruieren Patient und Therapeut die Realität der Beziehung (Ermann 2014). Nach relationaler Auffassung ist ein psychoanalytisch ausgerichteter Therapeut keine »weiße Leinwand« für die Übertragungen des Patienten, sondern vielmehr »ein höchst lebendiger, aktiver und subjektiver Teilnehmer an einem intersubjektiven Geschehen« (Altmeyer u. Thomä 2010, S. 21). Bei der Interaktionserfahrung übernimmt die Spiegelfunktion des Therapeuten nicht die Funktion als projiziertes Selbstbild, sondern er funktioniert als der Andere, aus dessen Perspektive sich der Patient betrachtet (ebd.).

Wenn wir diesen Paradigmenwechsel in der Psychotherapie mit der Kunsttherapie vergleichen, können wir nicht umhin, die Rolle des Therapeuten im Lichte der Intersubjektivität zu betrachten. Zu den professionellen Kompetenzen des Kunsttherapeuten gehören die Introspektionsfähigkeit und der bewusste Umgang mit der Gegenübertragung. Vom ihm wird erwartet, dass er sich elastisch zwischen Einfühlung, Selbstbeobachtung und Urteilsfindung bewegt (Dannecker 2014). Zugleich sollte er in der Lage sein, sich von der Position des Nachdenkens und Beobachtens zu lösen und den neutralen, validierenden »Standpunkt außerhalb« (Körner 1989) wieder zu verlassen. Er muss in Bewegung kommen und sich aktiv am Prozess beteiligen. Er greift ein im Schaffensprozess des Patienten, unterstützt auch mit Worten; er regt z. B. an, Distanz zum Werk herzustellen und mit dem Patienten die Position des Betrachters einzunehmen. Die gemeinsam gerichtete Aufmerksamkeit hilft bei der Entdeckung der jeweils anderen Perspektive; das Nachdenken und Nachempfinden über andere Positionen, die Fähigkeit zur Empathie und zum Mentalisieren werden vertieft. Die imaginative Tätigkeit des Mentalisierens – die aufmerksame Beachtung und Reflexion des eigenen psychischen Zustandes und der psychischen Verfassung anderer Menschen – gehört zu den grundlegenden Faktoren einer psychotherapeutischen Behandlung und ist im Grunde nichts Neues, hebt aber vielmehr darauf ab, was wichtig ist (Allen et al. 2011). In der Kunsttherapie bildet das gemeinsame Schauen und Sprechen (»Joint Attention«) eine geteilte Erfahrung, die das Werk zum Leben erweckt und ihm Bedeutung verleiht (Dannecker 2006; Herrmann 2010; Isserow 2013).

32.3 Intervention und Intersubjektivität in der Kunsttherapie

Für den Kunsttherapeuten stellt sich die Frage, ob er eher als Künstler oder als Therapeut in der Beziehung handelt, oder wann sich welche Rolle in den Vordergrund schiebt oder sie zur Deckung gebracht werden müssen. Er braucht Fähigkeiten, die augenblicklichen Bedürfnisse des Patienten zu erkennen und auf sie passend zu reagieren. Für diese besondere Kompetenz, die den mit der Kunst arbeitenden Therapeuten vom verbal arbeitenden Psychotherapeuten unterscheidet, hat Kramer eine Metapher gefunden, die anschaulich den Handlungsrahmen der Intervention wiedergibt.

> Was den Kunsttherapeuten auszeichnet, ist die Fähigkeit, eine »Dritte Hand« zu führen, »eine Hand, die den schöpferischen Prozess lenkt, ohne sich störend einzumischen und Bedeutungen zu verzerren oder eigene Bildideen und Wünsche durchzusetzen, die dem Patienten fremd sind« (Kramer 2003, S. 254).

Angelehnt an das »Dritte Ohr« Theodor Reiks, das ein verbal arbeitender Analytiker entwickeln muss, damit er das, was ein Patient zwischen den gesprochenen Zeilen sagt, verstehen kann, muss der Kunsttherapeut ein spezielles

Sehvermögen, ein »Drittes Auge«, schulen, um die vielen verschiedenen Botschaften in den Kunstwerken der Patienten zu erkennen. Mit weitaus mehr Anstrengung muss der Kunsttherapeut jedoch die Ausbildung der »Dritten Hand« verfeinern, um Patienten bei der Schaffung ihrer Werke hilfreich zu dienen. All jene Erfahrungen, die er selbst als Künstler mit Techniken und Materialien, aber auch dem Schaffensprozess selbst erworben hat, bilden dafür die Grundlage. Zur Dritten Hand gehört nach Kramer das Herstellen einer Umgebung für den Patienten, in der er Produktivität entfalten kann. Im Idealfall ist das ein Atelier, in dem qualitativ gutes und passendes künstlerisches Material vorhanden ist. Eine weitere Funktion der Dritten Hand des Kunsttherapeuten ist auch das innere, empathische Mitschwingen mit den Hoffnungen, Zweifeln, Überraschungen und Freuden, die ein Patient im künstlerischen Prozess erlebt. Diese anteilnehmende Gegenwart des Therapeuten vermittelt und erleichtert dem Patienten die Wahrnehmung eigener Affekte und Erlebnisse – er kann ein größeres Bewusstsein seines Selbst entwickeln.

Jedoch ist die aktivste Seite der Dritten Hand die *künstlerische Intervention*. Kramer bezeichnet sie als »Dienstleistungen«, die z. B. darin bestehen können, im richtigen Augenblick den passenden Pinsel oder die passende Farbe anzubieten oder Rettungsaktionen durchzuführen, wenn Farben verrinnen oder die Gefahr besteht, dass Skulpturen auseinanderfallen. Auch wenn eine hilfreiche Linie in der Luft vorgezeichnet wird oder manchmal bei entsprechender Behinderung auch direkt mitgearbeitet wird, zählt dies auch als Dritte-Hand-Intervention.

Kramer gibt Beispiele, wie sie in detaillierten Schritten die Entstehung eines künstlerischen Werkes in ihrer Arbeit mit Kindern beschreibt und ihre stützenden, den Prozess vorwärtsbringenden Interventionen reflektiert. Sie erachtet ihre eigenen künstlerischen Beiträge in der Beziehung als unentbehrlich, weil sie letztendlich dem Kind zu größerer Autonomie im Ausdruck und in der Form verhelfen.

Aus meiner Sicht ist das Konzept der Dritten Hand eine optimale Benennung der besonderen Kompetenzen von Kunsttherapeuten und es stellt Weichen für wirkungsvolle Interventionsstrategien. Kramer hat ihren theoretischen Rahmen fest in den psychoanalytischen Konzepten der Triebtheorie und der Ich-Psychologie verankert; im Zentrum des kunsttherapeutischen Wirkungsansatzes steht die *Sublimierung* und das *Potenzial zur Ich-Reifung* in der Kunst. Dementsprechend ist auch mit der Dritten Hand die Fokussierung auf die Verwandlung des künstlerischen Ausdrucks gemeint. Interventionen werden in Zusammenhang mit der Erweiterung der expressiven Möglichkeiten, der Förderung von Sublimierungsfähigkeit und der Stärkung von Ich-Funktionen gesehen.

Nach Kramer muss der Kunsttherapeut bei seinen Handlungen Selbstdisziplin und Selbsterkenntnis walten lassen, also seine subjektiven Impulse und Wahrnehmungen bewusst handhaben, um störende Einflüsse auf den Patienten zu vermeiden. Sie verweist in diesem Kontext auf die Mechanismen und Gefahren der Gegenübertragung und damit auf traditionelle und der Verantwortung des Therapeuten obliegende selbstreflexive Aufgaben.

Der Kunsttherapeut soll beim Führen der Dritten Hand, bei der Intervention, seine Erfahrungen als Künstler zum Tragen kommen lassen, ohne sich dem Patienten mit eigenen Vorlieben aufzudrängen. Er soll das für den Patienten richtige Angebot machen und das zur passenden Zeit, denn nur in feiner Abstimmung mit seinen Bedürfnissen kann der Patient die Hilfe als ich-synton, d. h., ihn und seinen Prozess unterstützend, erleben.

In einem Vortrag illustriert Kramer diesen Augenblick der erfolgreichen Intervention eines Kollegen: Dieser hatte einem autistischen Jungen, der über unzählige Sitzungen immer gleichgroße Papierblätter mit grafischen Mustern überzog und keine leere Stelle übrig ließ, in einer Stunde einmal ein kreisrundes weißes

Papier ausgeschnitten und gegeben. Er hatte registriert, dass der Junge Baseball liebte. Von diesem Tag an änderten sich die grafischen Zeichnungen: Das runde Papier sah nun aus wie ein Baseball mit Linien, die Zwischenräume enthielten. Viele weitere, mit großem grafischem Verständnis gezeichnete abstrakte Blätter entstanden, ganz offenkundig hatte der Junge einen Zuwachs an Kompetenzen erfahren. Was genau den Therapeuten nun bewegt hat, eines Tages ein anderes, rundes Format anzubieten, war nicht rational nachvollziehbar. Kramer verschob die Erklärung humorvoll ins Göttliche: »Das weiß nur der liebe Himmel!« (Vortrag, unveröffentlicht, 1987). Wie dieser Passungsaugenblick aus psychodynamischer Sicht zustande kommt, ließ Kramer in ihrem erstmals vor dreißig Jahren erschienenen Aufsatz zur Dritten Hand des Kunsttherapeuten offen.

32.4 Kommunikation, Intentionalität und Beziehungswissen

Heute liefern uns neuere Erkenntnisse der psychoanalytischen Forschung wichtige Einsichten über die elementare Bedeutung dieser transformierenden Momente. Sie schaffen das Verständnis für den »*intrinsisch kooperativen Charakter menschlicher Kommunikation* ebenso wie für die Fähigkeit, zum rekursiven Erkennen geistiger Zustände (›Ich weiß, dass Du weißt, dass…‹)« (Tomasello u. Nungesser 2011). Wie sich diese auf Veränderung und psychische Reifung gerichtete wechselseitige Einflussnahme in der Therapie und spezifisch in der Kunsttherapie zeigt, soll im Folgenden skizziert werden.

Tomasello beschreibt, wie jede menschliche Kommunikation auf die Erfüllung individueller Ziele ausgerichtet ist. Mit Signalen einer kommunikativen Absicht wie z. B. Augenkontakt, Gesten, Lauten lenkt eine Person die Aufmerksamkeit des Gegenübers auf eine Bezugssituation in der Außenwelt. Solche gerichteten Handlungen verlaufen vorwiegend non-verbal. Erste Anzeichen für diese »*referentielle Intention*« sieht Tomasello in der schon vorsprachlich zur Kommunikation eingesetzten Zeigegeste der Kleinkinder, mit der sie Dinge verlangen (imperative Gesten), und Erfahrungen und Gefühle mit anderen teilen (deklarative Gesten) (Tomasello 2014). Eine Interpretation der Intention des Kindes, also was es mit der Zeigegeste zu erreichen beabsichtigt, benötigt einen gemeinsamen Erfahrungshintergrund, d. h., die Beteiligten müssen schon zuvor dem, was gemeint sein könnte, gemeinsam Bedeutung verliehen haben. Für die weitere emotionale und kognitive Entwicklung ist ausschlaggebend, wie die Reaktion des Erwachsenen ausfällt, ob er emotional positiv reagiert, oder nichts tut oder sich gar abweisend verhält.

Entwicklungspsychologen und Säuglingsforscher wie Stern, Beebe, Lachmann, Tronick und Trevarthen haben gezeigt, dass schon ein Neugeborenes früheste Fähigkeiten zur präsymbolischen Repräsentation von Interaktionsformen besitzt, mit denen es Erwartungen aufbauen und sein Verhalten organisieren kann. Denn obwohl ein Säugling ohne Absichten und Bewusstheit von sich selbst und anderen zur Welt kommt, zeigt er eine bemerkenswert schlüssige, rhythmische, zweckgerichtete Bewusstseinslage, ein spontanes Ausrichten geformter Bewegungen, selektiver Aufmerksamkeit und affektiver Einschätzung. Er bewegt Kopf, Augen, Arme, Hände und Füße als ein zusammenhängendes, integriertes vitales Selbst.

Die Beobachtungen der Forscher richten sich auf die Interaktionsmuster und den Prozess des Aufeinander-Bezogen-Seins von Mutter und Kind ab dem Zeitpunkt der Geburt. Kinder haben von Geburt an den Antrieb und die Emotionen zum Handeln, die auf menschliche Intersubjektivität ausgerichtet sind (Trevarthen 2011). Schon Säuglinge bilden Erwartungen, wie Interaktionen verlaufen und reguliert werden (Gefüttert werden, Spielen, Umgang mit Störungen). Die Mutter stellt sich am Anfang ganz auf das Kind ein: Mit ihrem Gesicht, aber auch mit ihrer Stimme, dem Tonfall, ihrer Art des Haltens spiegelt sie das, was sie vom Kind wahrnimmt – sie ist sein erster Spiegel, sodass es sich selbst wahrnehmen kann (Winnicott 1985; Wright 2009) Dabei ist dies keine Sender-Empfänger-Beziehung, sondern eine Teil-Ganzes-Beziehung, »ein dyadischer Zustand des Bewusstseins« (Buchholz 2014). »In diesem bidirektionalen Interaktionsfeld ist das Verhalten der einen Person aus dem Verhalten der anderen *vorhersagbar* (nicht ›verursacht‹). Jeder beeinflusst die Worte und Handlungen seines Gegenübers und wird gleichzeitig durch dessen Worte und Handlungen beeinflusst. (…) Das ist das Wesen allen sozialen Verhaltens.« (Beebe u. Lachmann 2004) Je gelungener und zufriedenstellender diese Interaktionen verlaufen, desto mehr lernt das Kind, sich selbst zu regulieren.

Wie Tronick schreibt, führen erfolgreich verlaufende Interaktionen routinemäßig zu reziproken positiven Veränderungen. Wenn das Baby die Situation als gelungen evaluiert, wird es einen positiven emotionalen Zustand wie Freude oder Interesse erleben, der es zu vertieftem Engagement motiviert – zum ersten Lächeln, zum Blick zurück in das Gesicht der Mutter. Dennoch ist es auch in der Lage, bei negativ empfundenen Affekten sich selbst in einem gewissen Ausmaß zu regulieren. Es kann den Blick abwenden, sich selbst trösten und sich selbst sogar stimulieren (Tronick 1989). Tronicks »Still-Face«-Experiment zeigt, wie schnell mangelnde Responsivität zum Nachlassen von vitalen Impulsen und zum Rückzug führt, wenn die Mutter in ihrer Mimik die Erwartungen ihres Babys zu normalem interaktiven Austausch nicht mehr erfüllt, indem sie ihm ihr Gesicht starr und unbeweglich präsentiert. Die Kontingenz des Verhaltens und der Gefühle zwischen Mutter und Kind ist gestört und führt zu affektiven Irritationen des Kindes (Tronick 2009).

Interaktive Irrtümer können auch repariert werden. Verantwortlich dafür ist die betreuende Person, wenn sie das Misslingen von zielgerichteten, von negativen Emotionen begleiteten Aktivitäten des Babys in eine positive emotionale Erfahrung und damit als Verstärker seiner eigenen Erfahrungen umwandeln hilft (Tronick 1989). Was immer auch das Baby an selbstregulierendem Repertoire zu Verfügung hat, so ist es doch von größter Wichtigkeit, dass die wichtigen Bezugspersonen (Mutter, Eltern) sich hochgradig einfühlsam dem Kind gegenüber verhalten. Das sich daraus entwickelnde Wissen »über das Zusammensein mit einer anderen Person« (Stern 1992) bezeichnen Entwicklungspsychologen als *implizites Beziehungswissen*. Schon beim präverbalen Säugling entwickelt sich dieses implizite Beziehungswissen, wenn er mit seinen Betreuungspersonen fortlaufend in einem Prozess über eine Abfolge an Anpassungsaufgaben verhandelt. Die daraus entstehenden Anpassungsstrategien über die Möglichkeiten des Bezogen-Seins mit anderen kommen ein Leben lang zum Tragen (Stern et al. 2002). Zur Unterscheidung vom expliziten Wissen zieht Stern das Beispiel des Malens eines Bildes als analogen, non-verbalen Erfahrungsraum für implizites Wissen heran, während im expliziten Wissen die kognitiv abrufbaren Informationen enthalten sind (Stern 2010).

32.5 Implizites Wissen und der Moment der Begegnung in der Kunsttherapie

Prozesse des sich wechselseitigen Regulierens bestimmen auch den Verlauf in einer psychodynamisch ausgerichteten Therapie. Nach Stern entfaltet sich das implizite Wissen, wenn Veränderungen dazu benutzt werden, Verständnis des eigenen und des Beziehungserlebens des anderen zu erzeugen. Da dies nicht reibungslos und gradlinig verläuft, müssen beide Partner Toleranz für Fehlschläge entwickeln und sich über Korrekturen und Kursänderungen verständigen.

Durch feinfühliges Abstimmungsverhalten, durch wechselseitige Anerkennung von persönlichen Motiven, Wünschen und Gefühlen (»Affektabstimmung«), kann sich ein »Moving-along«-Prozess entwickeln. In der Therapie gehen Patient und Therapeut »miteinander voran«, bis »die beiden Ziele – komplementäre Aktionen und intersubjektive Verständigung über das stimmige Zueinanderpassen – plötzlich in einem *Moment der Begegnung* realisiert werden« (Stern et al. 2002).

Stern hebt hervor, dass dieser Vorgang das implizite Beziehungswissen für den Patienten und den Therapeuten neu arrangiert. Die Veränderung wird als Veränderung der Umwelt, aber auch der Beziehung wahrgenommen. Ein besonderes Merkmal der Modifizierung des impliziten Beziehungswissens ist die plötzliche qualitative Veränderung. Dinge scheinen leichter, gelöster, möglicherweise auch schöner.

Solche Momente können nicht im vorab festgelegt werden. Jedoch sind sie über einen längeren Zeitraum vorbereitet worden (Stern et al. 2002). Stern und seine Mitarbeiter bezeichnen einen solchen Moment als *Gegenwartsmoment*, der oft nur kurz ist und Sekunden oder Bruchteile von Sekunden währt, weil er »als subjektive Zeiteinheit der Zeitdauer entspricht, die benötigt wird, um das zu erfassen, ›was jetzt, hier, zwischen uns geschieht‹« (ebd., S. 988). Solche Momente fordern vom Therapeuten erhöhte Aufmerksamkeit, um entsprechend reagieren und Neues in die Beziehung einbringen zu können. Er muss sich sogar in gewisser Weise entscheiden, ob er im vertrauten habituellen Rahmen bleiben will oder nicht. Wenn er bereit ist, passt er den »günstigen Augenblick« ab – etwas passiert, was vorher nicht erwartet worden war. Die Voraussetzungen dafür waren vorher geschaffen worden. So entspricht der »Gegenwartsmoment« dem antiken griechischen Kairos als einmaliger, das weitere Schicksal entscheidender Moment (Stern 2012).

Hier kehren wir zurück zur Dritten Hand. Sie wird von einem Kunsttherapeuten geführt, der sich auf den schaffenden Patienten einstellt, mit ihm mitschwingt, weil er als psychotherapeutisch denkender und ästhetisch wahrnehmender Künstler erahnen kann, was der Patient empfindet und was er braucht, um »voranzukommen«. In der Beziehung mit dem Patienten hat er ein »intersubjektives Repertoire dessen, was man zusammen machen kann« (Stern et al. 2012) zur Verfügung. Er stellt sich mit seinem gesamten Erfahrungshintergrund auf den Patienten ein: Er unterstützt ihn aktiv, wenn dieser signalisiert, dass er ihn beim Mischen einer Farbe, bei der Entscheidung für eine Papiergröße braucht; oder er äußert sich verbal mit einer stimmigen Bemerkung.

Intersubjektive Bezogenheit erfordert vom Therapeuten eine besondere Art von Offenheit. Er muss bereit sein, mit dem Patienten in einer Haltung des »Nicht-Wissens« unbekanntes Terrain zu betreten. Nach Stern gehören »Ungenauigkeiten« zu den Vorgängen in jeder Therapie. Charakteristischerweise zeigen sie sich spontan, improvisatorisch und unerwartet in der interpersonalen Beziehung. Ihr plötzliches Auftauchen kann genutzt werden, um Begegnungsmomente zu katalysieren und Veränderung zu ermöglichen (Stern et al. 2012). Aus diesem Grund werden in der Kunsttherapie strategische Planungen von bestimmten direktiven Interventionstechniken oder auf ein Ziel ausgerichtete Themenvorgaben nicht zu echter Bezogenheit von Patient und Therapeut führen. Wenn die Spielvorgaben und Regeln vom Therapeuten kommen, kann sich kein fein abgestimmtes Wechselspiel ereignen. Zwar mögen Veränderungen oberflächlich wahrnehmbar sein (der Patient ist dem Therapeuten gefolgt), aber die emotionale Erfahrung der selbst mitbewirkten Veränderung, der Urheberschaft, wird weniger tiefgreifend sein. Ebenso wenig vertragen sich Deutungen mit intersubjektiver Partizipation (Bråten). Es braucht »Etwas-Mehr« als Deutungen im Sinne des Bewusstmachens von Unbewusstem, um Veränderungen zu bewirken (Stern et al. 2002). Patienten sind in der Regel verletzlich und haben wenig Selbstwertgefühl. Deutungen ihrer Werke oder ihres Verhaltens können an frühere Anpassungen an mütterliche Sichtweisen erinnern. Möglicherweise übernimmt ein Patient oberflächlich eine Deutung. Letztendlich wird er aber dies als eine Wiederholung mangelnder Abstimmung mit seinem eigenen Erleben wahrnehmen (Wright 2009).

> Synchrone Momente sind relativ selten in diesem »intersubjektiven Feld«. Aber wenn sie sich ereignen, markieren sie besonders tiefgreifende Reorganisationen der Patient-Therapeut-Beziehung. Auf beide Partner wirken sie vitalisierend, die Beziehung hat sich verändert. Sie wird als erweitert und vertieft empfunden.

Als Beispiel möchte ich eine Szene schildern, in der eine Kunsttherapeutin und ein vierjähriger, von der Mutter vernachlässigter Junge in einem Kinderheim einen solchen Moment erlebten.

Fallbeispiel

Der jeder Beziehung misstrauisch begegnende T. war schwer zu bändigen, er versuchte oft, Grenzen zu überschreiten. Vordergründig verhielt er sich wie ein »kleiner Tyrann«, schroff und abwertend, dann aber auch bedürftig und Nähe suchend. Nach einigen anfänglich schwierigen Stunden hatten die Therapeutin und der Junge spielerische Rituale entwickelt, die ihm ein wenig Sicherheit vermittelten. Dann geschah in einer Stunde mit T. Folgendes, wie die Therapeutin schildert: »Einmal verteilte er mit dem Schrubber Sand im ganzen Raum und versuchte, damit an die Decke zu kommen. Ich half ihm, den schweren Schrubber zu halten, sodass es gelang. Dabei entdeckten wir eine Spinne. T. wollte die Spinne herunterholen und töten, äußerte gleichzeitig Angst. Ich schlug vor, sie in einem Glas zu fangen, anzusehen und später freizulassen. T. wirkte kindlich neugierig und begeistert, beobachtete genau und erschreckte lustvoll. Spielerisch und auf das Ereignis konzentriert beobachtete er, reagierte spontan und vertrauensvoll. Als die Spinne gefangen war, wollte er sie seinen Brüdern zeigen. Stolz strahlend ging T. in die Gruppe und präsentierte die Spinne im Glas. Anschließend ließen wir sie draußen frei und beobachteten noch, wie sie langsam weglief. Ich hatte das Gefühl, dass dies ein gemeinsames Erlebnis war, welches spielerisches Entdecken zuließ. Ich empfand Erleichterung, als wäre ›das Eis gebrochen‹ und ein Stück ›gemeinsame Welt‹ entstanden, in der T. unbeschwert explorieren konnte. Das Glas sollte durch mich beschriftet werden und T. begann zu kritzeln. In den folgenden Stunden ging es um die Gestaltung von Spinnen, Babyspinnen, große Spinne mit Babyspinnen und immer mal auch die Netze.« Manchmal bat T. die Kunsttherapeutin, ihm bei den Zeichnungen zu helfen, was sie mit zartem Strich tat.

Die Vitalisierung beider, der Therapeutin und des Jungen, kommt im Bericht zu Ausdruck: »Ich hatte Freude am gemeinsamen Tun sowie beim Zuschauen, war stolz und entzückt, als T. eine Idee hatte und das mit großer Begeisterung äußerte, und wir diese umsetzten.«

Der Moment der großen Veränderung kündigte sich im Augenblick der Entdeckung der Spinne an der Decke an. Gemeinsam mit dem Jungen eröffnete die Kunsttherapeutin einen Prozess, der zu einer bisher nicht da gewesenen Intensität in der Beziehung führte. Aufeinander bezogen gingen sie »miteinander voran«. Der Junge konnte sich mehr als zuvor mit seinem Thema auf der symbolischen Ebene der Spinnen befassen. Die Therapeutin erkannte in der Spinne das Symbol für die hochambivalente Beziehung des Vierjährigen und seiner Mutter.

Schon zuvor hatte es Abstimmungsprozesse gegeben, die nach einigem Hin und Her gelungen waren. Aber erst in jener Stunde kristallisierte sich der »glückliche Augenblick« (Blothner 2004) heraus, der Gegenwartsmoment, der alles, was danach in der Kunsttherapie geschah, veränderte.

32.6 Schlussgedanken

Die Kunst besitzt zweifelsohne selbstregulierende und beziehungsstiftende Funktion (Dannecker 2014). Im Entstehungsprozess wird sie zum Gegenüber, das sich formen lässt. Damit übernimmt die Kunst die Rolle einer spiegelnden Mutter, die aber auch manipuliert werden kann. Fuller sieht die psychodynamische Funktion der Leinwand für den Künstler als Ersatz für das Gesicht einer guten Mutter eines, das besser ist, als er es im wirklichen Leben erfahren hat (Fuller 1980). Der Künstler bearbeitet sein Bild, bis es mit seinen Vorstellungen übereinstimmt.

In der Kunsttherapie käme der Prozess ohne die auf die Bedürfnisse des Patienten abgestimmten Interventionen des Therapeuten nicht voran. Weil der Therapeut auch Künstler ist, kann er komplexe ästhetische und therapeutische Abstimmungsprozesse in Gang setzen und auf die künstlerischen, non-verbalen und verbalen Mittelungen des Patienten empathisch abgestimmt reagieren.

> Mit seiner Dritten Hand ist der Kunsttherapeut aktiver Ko-Konstrukteur. Im fertigen Werk ist deshalb auch immer etwas von ihm enthalten, es ist ein intersubjektives Ergebnis.

Als Kristallisationspunkt der ästhetischen Erfahrung gilt der Moment der Begegnung mit dem Anderen der Kunst. Dieser Augenblick ist verzaubernd, ozeanisch und vitalisierend. In der Kunsttherapie bewirken ästhetische Momente Veränderungen in der Beziehung zu dritt, wenn der Therapeut/die Therapeutin das »Etwas-Mehr« bereitstellt.

Für die Forschung und zukünftige Theoriebildung in der Kunsttherapie wäre es voraussichtlich ein großer Gewinn, wenn Beziehungsprozesse und Veränderungen mithilfe von Videoaufnahmen von Therapiestunden im Detail untersucht und mikroanalytisch ausgewertet werden. Damit wollen wir den ästhetischen Moment nicht entzaubern, jedoch seine verändernde Wirkung besser verstehen.

Literatur

Allen JG, Fonagy P, Bateman AW. Mentalisieren in der psychotherapeutischen Praxis. Stuttgart: Klett-Cotta 2011.

Altmeyer M, Thomä, H (Hg). Die vernetzte Seele. Die intersubjektive Wende in der Psychoanalyse. Stuttgart: Klett-Cotta 2006.

Beebe B, Lachmann FM. Säuglingsforschung und die Psychotherapie Erwachsener. Wie interaktive Prozesse entstehen und zu Veränderungen führen. Stuttgart: Klett-Cotta 2004.

Blothner D. Der glückliche Augenblick. Eine tiefenpsychologische Erkundung. Gießen: Psychosozial Verlag 2004.

Bråten S. Intersubjektive Partizipation: Bewegungen des virtuellen Anderen bei Säuglingen und Erwachsenen. Psyche – Zeitschrift für Psychoanalyse 2011; 65: 832–61.

Buchholz M. Patterns of empathy as embodied practice in clinical conversation – a musical dimension. Frontiers in Psychology 2014, 5, Article 349.

Dannecker K. Lebendiges Schaffen – Oder: Was hat Pygmalion mit der Kunsttherapie zu tun. In: Schulze C et al. (Hg). Festschrift für Barbara Wichelhaus. München: Kopaed 2006; S. 103–13.

Dannecker K. Psyche und Ästhetik. Die Transformationen der Kunsttherapie. Berlin: Medizinisch Wissenschaftliche Verlagsgesellschaft 2014.

Ermann M. Der Andere in der Psychoanalyse. Die intersubjektive Wende. Stuttgart: Kohlhammer 2010.

Fuller P. Art and Psychoanalysis. Guilford: Writers and Readers Publishing Cooperative 1980.

Herrmann U. Braucht das Selbst ein Bild? Was die Kunsttherapie mit Blinden über das Sehen verrät. In: Sinapius P, Wendlandt-Baumeister M, Niemann A, Bolle R (Hg). Bildtheorie und Bildpraxis in der Kunsttherapie. Frankfurt a. M.: Peter Lang 2010; S. 263–76.

Isserow J. Between Water and Words: Reflective Self-Awareness and Symbol Formation in Art Therapy. Int J Art Ther 2013; 18 (3): 122–31.

Körner J. Arbeit an der Übertragung? Arbeit in der Übertragung. Forum der Psychoanalyse 1989; 5: 209–223.

Kramer E. Die Dritte Hand des Kunsttherapeuten. In: Kramer E. Kindheit und Kunsttherapie. Graz: Nausner & Nausner 2003; S. 254–68.

Nungesser F, Tomasello M. Auf experimentalpsychologischem Wege zu einer kognitiven Kulturtheorie. In: Moebius S, Quadflieg D (Hg). Kultur. Theorien der Gegenwart. Wiesbaden: VS Verlag 2011; S. 671–82.

Schumacher K, Calvet C, Reimer S. Das EBQ-Instrument und seine entwicklungspsychologischen Grundlagen. Göttingen: Vandenhoek & Ruprecht 2011.

Stern DN. Die Lebenserfahrung des Säuglings. Stuttgart: Klett-Cotta 1992.

Stern DN, Bruschweiler-Stern N, Lyons-Ruth K et al. (The Boston Change Process Study Group). Nicht-deutende Mechanismen in der psychoanalytischen Therapie. Das »Etwas Mehr« als Deutung. In: Psyche – Zeitschrift für Psychoanalyse 2002; 56: 974–1006.

Stern DN. Der Gegenwartsmoment. Veränderungsprozesse in Psychoanalyse, Psychotherapie und Alltag. Frankfurt a. M.: Brandes und Apsel 2010.

Stern DN, Bruschweiler-Stern N, Lyons-Ruth K et al. (The Boston Change Process Study Group). Veränderungsprozesse. Frankfurt/M.: Brandes und Apsel 2012.

Tomasello M. Die Ursprünge menschlicher Kommunikation. Frankfurt a. M.: Suhrkamp 2014.

Trevarthen C. What is It Like to Be a Person Who Knows Nothing? Defining the Active Intersubjective Mind of a Newborn Human Being. Infant Child Dev 2011; 20: 119–35.

Trevarthen C. The «Still Face" experiment by Dr. Edward Tronick. 2009 www.youtube.com/watch?v=apzXGEbZht0. Zuletzt aufbgerufen am 15.4.2015.

Tronick EZ. Emotions and Emotional Communication in Infants. Am Psychol 1989; 44 (2): 112–19.

Winnicott DW. Die Fähigkeit zum Alleinsein. In: Ders. Reifungsprozesse und fördernde Umwelt. Frankfurt a. M.: S. Fischer 1984.

Winnicott DW. Spiegeln – Schöpferisches Handeln und die Suche nach dem Selbst. In: Ders. Vom Spiel zur Kreativität. Stuttgart: Klett-Cotta 1985.

Wright K. Mirroring and Attunement. Self-Realization in Psychoanalysis and Art. London: Routledge 2009.

33 Farbe, Linie, Fläche, Raum und Zeit

Bildnerische Qualitäten in der Kunsttherapie

Doris Titze

33.1 Künstlerische Qualität

Bildende Kunst ist implizit so analytisch wie sinnlich, so handlungs- wie lösungsorientiert. In der Kunsttherapie wirkt die Kunst sinnvoll und wertfrei: Sie entwickelt sich durch und vor dem Menschen selbst zu einem Gegenüber, das auf ihn zurückwirkt. Dies können zarte Linien sein, die sich vorsichtig dem Bildgrund nähern, tropfende Farbe, die ergiebig das Papier sättigt oder Ton, der haptisch-sinnlich einen Körper formt. In der Kunsttherapie darf die Kunst ihre ursprüngliche Qualität der Sinneserfahrung und visuellen Erkenntnis erhalten, ohne sich formalästhetischen Wertmaßstäben zu beugen; sie ist im besten Sinne eins mit ihren Erzeugern, die mit ihren Schöpfungen Zwiesprache halten mithilfe der Therapeuten. Zudem sind der Freiraum, den bildnerische Tätigkeit schaffen kann, sowie das Flow-Erleben, das manche Prozesse begleitet, ein Anreiz zu Gestaltung.

Insoweit ist es wichtig, dass Kunsttherapeuten mit dem Material, den Ausdrucksqualitäten und Arbeitsweisen bildnerischer Gestaltung vertraut sind – nicht, weil sie bei Patientinnen und Patienten einen Kunstanspruch herausfordern wollen, sondern weil sie dadurch fachkompetent begleiten können. Auch sind ihnen die Phasen der Kreativität vertraut, vor allem die oft lähmende Phase der Inkubation, in der »nichts weitergeht«, oder jene der Realisation, in der die Ideen sich an der Materie reiben. Dies schließt nicht aus, Anleitungen zur besseren Ausdrucksfähigkeit zu geben: Wenn ein gestalteter Baum fest im Boden verwurzelt ist, wirkt seine Stabilität zurück; wenn Vögel auf dem Blatt frei fliegen dürfen, so entspannt dies auch die Zeichnenden; wenn der Stein dem Werkzeug Widerstand bietet, erzeugt dies sowohl Reibung als auch Halt. Hier bietet sich eine Schnittstelle zur Kunsterziehung.

Kunsttherapeuten und -therapeutinnen fordern die Kunst heraus, der Situation einen gemäßen Ausdruck zu geben, der befriedigt, weil er dem Patienten/der Patientin entspricht. Das Gebilde muss in sich und für den Patienten »stimmig« sein als ein Gefäß für das, was gesehen und gehört werden möchte. Etwas bildet sich, zeigt sich, erhält ein eigenständiges Dasein. Diese »Stimmigkeit einer Gestaltung« ist schwer zu erfassen; hier benötigt es eine feinfühlige, differenzierte Begleitung.

Die künstlerisch-therapeutische Arbeit bleibt in ihrer Wirkung und Besonderheit ein einheitliches Ganzes, dessen Heilkräfte des Schöpferischen über die Summe ihrer Einzelteile hinausreichen. Maria d'Elia bezog sich in einem aufschlussreichen Artikel mit dem Titel »Kunst-Therapie – mehr als die Summe ihrer Teile?« auf die künstlerische Kompetenz der Kunsttherapeuten, einen umfassenden Kunstbegriff sowie das therapeutische Potenzial der Kunst (2011). Sie spricht u. a. vom therapeutischen Wert des künstlerisch basierten, kunsttherapeutischen Handelns, der ästhetischen Zielsetzung und des künstlerischen Blicks der Therapeutinnen und Therapeuten, vom Wert der nonverbalen Kommunikation, des sinnlichen Erlebens und der metaphorischen Sprache bis hin zum Wert kunstgeschichtlicher Bildung und kunstdidaktischer Intervention der Therapeuten. Diesen Handlungskompetenzen, die speziell die bildnerischen künstlerischen Therapeuten auszeichnen sollten, möchte ich Kategorien der Qualität des Bildnerischen hinzufügen. Diese Kriterien der Dresdner Formanalytischen KunstTherapie (FaKT) haben sich in den letzten 17 Jahren zunehmend verdichtet und bleiben ein weiterhin zu untersuchender Prozess (Titze 2005; 2014).

Die folgenden Kategorien Farbe, Linie, Ebene, Raum und Zeit beschreiben zentrale Qualitäten kunsttherapeutischer Arbeit mit bildnerischen Mitteln. Der Fokus wird auf die Bildnerischen Medien gelegt, enthält aber im Kern seiner Analyse die Übertragung auf andere Medien künstlerischer Therapien. Die Kategorien sollten transparent bleiben und eine gewisse Flexibilität ermöglichen zur Beschreibung und Einordnung kunsttherapeutischer Wirkweisen. Zunächst werde ich die einzelnen Kategorien beschreiben, um sie danach innerhalb eines kunsttherapeutischen Prozesses kurz zu veranschaulichen.

33.2 Farbe

Farben berühren die Seele. »Als Energien, die in positiver oder negativer Weise auf uns einwirken, sind Farben immer um uns, am mächtigsten in ihren Erscheinungsformen in der Natur. Umgekehrt geben wir selbst auch farbliche Signale, durch die Kleidung, die wir tragen, durch die Farben, die wir bevorzugen oder ablehnen. (…) Man macht sich oft nicht klar, dass es Farben, abgesehen von ihrer Schwingungsfrequenz und ihrer Lichtqualität, überhaupt nicht gibt!« schreibt Ingrid Riedel (2008, S. 7 f.).

> Farbe ist allumfassende und dennoch subjektive Erfahrung.

Wird die Farbe Rot von manchen als bedrohlich erlebt, wirkt sie auf andere anregend: Was objektiv messbar ist, ist ihre physikalische Strahlkraft, die z. B. Menschen mit verbundenen Augen vor roten Farbwänden zurückweichen und auf blaufarbene Wände zugehen lässt. Was subjektiv erfahrbar wird, hat mit dem einzelnen Menschen zu tun, seinen individuellen, sozialen, kulturellen und geografisch erlebten Besonderheiten: Wird die Farbe Rot in China als Glücksmoment gesehen, so erweckt sie in anderen Ländern Assoziationen an Revolutionen; wird ein Grün innerhalb einer Oase zur Kostbarkeit, so wirkt es im Regenwald fast verschlingend; hatte die Schwester stets die rote, der Bruder aber die blaue Bonbondose, so vernetzen sich die Farbempfindungen mit diesen Erinnerungen.

Farbe ist dem Licht verbunden; sie verweist somit auf Erscheinungen außerhalb von uns selbst und kann spirituelle Bezüge öffnen. Farbe als geistige und emotionale Energie stimuliert unser Befinden und bereichert innere Bilder. Farben an sich sind nicht an die Materie gebunden, doch äußern sie sich darin. Eindrucksvolle Lichtfarbinstallationen schafft z. B. der Künstler James Turrell und doch lassen sich auch diese Farben nur in Raumbezügen erleben. In der Kunsttherapie geht es oft um die Annäherung an die eigene Identität, die eigene Farbigkeit im übertragenen Sinne. Dies ist auch gut möglich mithilfe rezeptiver Verfahren, z. B. durch Bildvorlagen oder Farbräume. Hier ist es hilfreich, sich die emotionalen Qualitäten von Farbe anzueignen, bildnerisch zwischen vertraut-angenehmen und fremd-unangenehmen Farben und deren assoziierten Eigenschaften zu wandern. Da Farben offensichtlich ganzheitlich wirken – alle Spektralfarben des Lichts können im Gehirn Nachbilder der jeweiligen Komplementärfarben erzeugen – werden so auf der psychischen Ebene Projektionen deutlich und psychische Anteile, die noch entwickelt werden wollen. Bilder im kunsttherapeutischen Kontext zeigen die eigene, innere, farbige Bilderwelt auf, selbst wenn der alltägliche »normale« Kontakt abbricht.

33.3 Linie

Linien setzen ein erstes konkretes Gegenüber in das Bild. Linien deuten einen Horizont an oder erzeugen eine Form, öffnen Wege oder setzen Grenzen. Linien abstrahieren eine räumliche Situation in die Fläche, sind der

Rationalität, Analyse und Kontrolle verbunden. Sie entsprechen dem Bewusstsein des Menschen und seinem Dialog mit sich und anderen.

> Die Linie als Sinnbild der Reflexion abstrahiert und konzentriert unser Verhältnis zur Welt.

Thomas Hellinger schreibt in der Einführung des Kataloges »Zeichen setzen im Bild. Jede Linie ist eine Weltachse«: »Die gerade Linie, die es in der Natur nicht gibt, ist eine Konstruktion der Mathematik. Wir benutzen diese Gestaltung, um Verbindungen zwischen Dingen, Räumen, Zeit und Bewegung sichtbar zu machen. Wir stellen uns also etwas vor, das so nicht existiert. Wir konstruieren ein Modell, um die Welt zu erklären; wir machen uns ein Bild von der Welt. Dafür benutzen wir die Sprache der Zeichnung, der Zeichen, der Piktogramme und der Logos. Die piktografischen und logografischen Darstellungen von Begriffen reichen sehr weit in unsere Geschichte zurück und standen stets vor einer phonografischen Wiedergabe der Sprachen.« (Hellinger 2012, S. 9) Die Künstlerin Rune Mields schrieb den Satz: »Jede Linie ist eine Weltaxe« auf die Leinwand ihrer Arbeit »Versuch über Novalis (1 Linie)« und zitiert Novalis: »Das Unendliche ist in der Mathematik das Ideale«. Das Pendant dazu ist ihr Bild »Die Krumme Linie (2. Versuch über Novalis)« mit den Worten: »Krumme Linie – Sieg der freyen Natur über die Regel«; sie spricht von der »Natur, als unbewusste Subjektivität gedacht gegenüber der Ratio der Mathematik« (Mields 2012, S. 54).

In der Zeichnung schreibt sich die Handbewegung direkt in das Blatt und wir gehen der krummen Linie entgegen. Linien bezeichnen und erzählen, führen zur Form, zur Schrift und zur Sprache. Geschlossene Formen symbolisieren erste Abgrenzungen, erzeugen ein Innen und ein Außen. Linien schaffen Distanz zum emotionalen Geschehen. Mit den Anmutungen der Urformen menschlichen Ausdrucks zwischen Abgrenzung und Kontaktaufnahme können wir wahrnehmend arbeiten. Grafische Kriterien wie Linienführung und Strichqualität, die Art der Berührung des Blattes, die Form- und entsprechende Flächenbehandlung sowie die Rhythmik des Blattes sind Ausdruck der Zeichnerin. Eine enge oder großzügige, verhaltene oder vehemente Linienführung kann vielfältig nachempfunden werden.

Die Bewegung und Struktur der Linie verweist auf die eigene (innere) Bewegtheit. Die formale Analyse fragt: Wie ist die Zeichnung ausgeführt? Begegnet der Stift dem Grund kontrolliert, emotional, vorsichtig oder kraftvoll? Wie wirken die Linien, sind die Fläche und Formen behandelt? Die Untersuchung des Zeichenduktus ist der Grafologie entlehnt sowie der eigenen Erfahrung: Die Linien sprechen eine eigene Sprache und ermöglichen dadurch vorsichtige Rückschlüsse auf die zeichnende Person. Doch hier befinden wir uns bereits in der haptischen Qualität der Materie: Die Übergänge sind fließend (Titze 2012).

Das entstandene Produkt bietet die Möglichkeit zur Reflexion, leitet zu gesprächs-psychotherapeutischen und analytischen Verfahren, fördert in seinen erzählerischen Momenten sequenzielles Arbeiten sowie Dialogverfahren. Die Gestaltung vermittelt in der Trennung des inneren vom äußeren Bild Distanzierungsmomente vom eigenen psychischen Geschehen. Diese Option erleichtert wiederum eine Annäherung des Menschen an sich selbst aus einer nun neuen Perspektive. Sie schafft Bewusstsein.

33.4 Fläche

Die Fläche der Gestaltung als *Freiraum der Fantasie* öffnet Spielräume, Beziehungsräume, Möglichkeitsräume.

> Eine Fläche ist nur scheinbar flach, denn sie ist die Bühne der Probehandlung und Symbolebene und bietet in ihrer äußeren Begrenzung den höchstmöglichen inneren Freiraum.

Gemeint ist eine Ebene, die die vorangegangenen, gegenwärtigen und künftigen (psychischen) Prozesse spiegelt. Diese virtuelle Ebene ist nicht auf zweidimensionale Arbeiten bezogen: Sie ist die wahrzunehmende Ebene innerhalb aller Gestaltungen. Unterschiedliche therapeutische Herangehensweisen werden hier tätig. Ob systemische oder tiefenpsychologische Ansätze Biografiebezüge öffnen, ob verhaltenstherapeutische oder gestalttherapeutische Übungen weiterführen, ob nonverbale bildnerische Interventionen erprobt werden: Die Gestaltung an sich ist offen für die unterschiedlichsten therapeutischen Begegnungen von Patient und Therapeut.

Die Mehrschichtigkeit der Gestaltungsfläche zeigt sowohl die objektive als auch die innerpsychische Situation: Ob der Bettler, der gezeichnet wurde, eine Alltagssituation spiegelt, die man gesellschaftlich zu lösen sucht, ob er unangenehme Begegnungen mit anderen formuliert oder Erfahrungen der eigenen Bedürftigkeit, die nicht wahrgenommen werden, ob das Bild verschiedene innere Anteile spiegelt, die um (gegenseitige) Aufmerksamkeit betteln – dies alles erfahren wir nur durch das Gespräch mit den Patienten. Doch wir können in der Art und Weise der Gestaltung lesen, wie kongruent oder different Bild und Sprache miteinander wirken. Bilder verknüpfen Zeiten, Orte und divergierende Geschehen in einer gemeinsamen Ebene. Der Gestaltungsprozess ist zeitbezogen linear, baut aufeinander auf; doch die Bildebene des Produktes ist diskontinuierlich, vernetzt. Diese Ebene führt in die Tiefe.

Auf Achtsamkeit im Umgang mit den Patientinnen, mit inneren wie äußeren Bildern, mit dem Leben und der Welt überhaupt, verweist unter anderem Luise Reddemann stetig und nachhaltig. Sie betont, dass der imaginäre Raum der inneren Bühne bereits eine vorgestellte Externalisierung der Wirklichkeit bedeutet und eine Kontrolle der inneren Bilder ermöglicht (Reddemann 2001, S. 25). Diese nun in der kunsttherapeutischen Arbeit tatsächlich als äußere Bühne vor sich zu sehen, ist eine Externalisierung der Externalisierung, die wiederum innere Bilder distanzieren, aber diese auch beeinflussen kann. Innerhalb des Umgangs mit der Gestaltungsebene ist u. a. von großer Bedeutung, mit dem Schutzbedürfnis von Patienten angemessen umzugehen. Die innere und die äußere Ebene treten in Kontakt und spiegeln einander. Gefühle, denen eine innere Gestalt gegeben wird, mit der man sprechen kann, können zusätzlich in äußere Bilder gefasst werden. Damit wird nun ein konkret handelnder Umgang möglich, indem man sie weglegt, erneut ansieht, verändert.

33.5 Raum

Das Material, in und mit dem wir gestalten, vermittelt die haptische, sinnliche Qualität der gestaltenden Handlung selbst. Jedes Material erfordert und fördert eine andere Handlungsweise; jede Gestaltung ist neu in der Welt. Der Raum der Materie schafft eine sinnliche Erfahrung körperlicher Präsenz. Mit Raum ist ein *tatsächlich vorhandener Empfindungs- und Handlungsraum* gemeint einschließlich des Materials, in dem sich die Bilder äußern. Diese vierte Kategorie hätte auch »Materie« genannt werden können doch dies wäre zu eng gefasst. Denn die Größe der Objekte, ihre Beziehung zueinander im Raum, ihr Abstand oder ihre Nähe zu den Gestaltenden und die Handlung selbst wirken mit.

Gefühle und Gedanken konkretisieren sich in der Materie und werden anschaulich.

> Farbe, Linie und Fläche sind immaterielle Kategorien; sobald sich jedoch der Grafitstift in das Papier drückt, Farbe die Leinwand sättigt oder Ton geknetet wird, wird ein Empfindungsraum betreten.

Gebilde werden erschaffen und neu in die Welt gesetzt. Die Materie vermittelt die Idee des Bildes, indem flüchtige Momente in einer äußeren Substanz gebunden werden. Das in die Materie eingeschriebene Bild vermittelt die Vorstellung, von der es ein Bild ist, in einer stofflichen Gegenwart des Gestalteten. Das äußere Bild kann enttäuschen, weil es an Farbigkeit und Vielschichtigkeit verliert und der kreativen Unschärfe entrissen wird. Es kann gewinnen, indem es konkreter und (be-)greifbar wird sowie eine nächste Vielfalt erzeugt, die wiederum das innere Bild beflügelt.

Der Materialbezug ist ein wesentlicher Faktor kunsttherapeutischer Arbeit. Die Reibung der Vision an der Realität, die Frage der Machbarkeit, stehen im Vordergrund sowie das konkrete Üben und Erproben. Bildnerische Interventionen stehen im Vordergrund, z. B. ein Wechsel des Materials, der Formatgrößen oder der räumlichen Bezüge der Werke zueinander. Verknüpfungen zur Bewegungs- und Dramatherapie sind hier möglich. Wichtig sind die Erfahrung und das Wissen, wie fließende Farben gedämmt oder ausufernde Formen begrenzt, wie Bildinhalte geschützt oder konturiert werden sollten; ob die Art der Linienführung Zwänge verstärkt oder Sicherheit vermittelt. Ob Fingerfarben Gefühle lösen oder emotional überwältigen; ob weicher Ton Hilflosigkeit erzeugt oder innere Strukturierung fördert. Ob die Arbeit am Stein Kräfte kanalisieren hilft oder die Gefahr des Scheiterns die Handlungsfähigkeit lähmt; ob Foto- und Videoarbeiten Nähe oder Distanz vermitteln.

In der Äußerung innerer Bilder entstehen vielfache Wandlungen. Jedes Material ändert die Ausdrucksweise, erfordert eine andere Handlungsweise und beeinflusst das innere Thema. Bettina Homberg schreibt: »Eine Skulptur aus dem Steinmassiv herauszuschlagen, erfordert ein räumliches Vorstellungsvermögen. Jeder Schlag ist eine Entscheidung. Was einmal weggeschlagen wurde, ist unwiederbringlich. Auf jeden Schlag folgt eine Antwort. Auf diesem Weg in den Stein hinein begegnet der Mensch sich selbst. Umgekehrt hat der Stein eine Metamorphose durchlebt und erscheint in neuer Gestalt. Die gemeinsame Geschichte ist in ihm verewigt.« (2004) Die Arbeit am Stein bewirkt subtraktiv seine Veränderung; die Arbeit mit Ton wächst additiv: Skultpur und Plastik.

Kunsttherapie betrachtet den adäquaten Umgang mit Materialerfordernissen: inwieweit man passendes Material für eigene Vorstellungen zu finden sucht oder der Idee ungeeignetes Material aufzwingt; welches Material man überhaupt bevorzugt und wie man auf dessen Eigenschaften reagiert; wie man Zielvorstellungen und Unwägbarkeiten handhabt. Die Verhaltensmuster bildnerischer Konflikte und Lösungswege können in den Alltag übertragen werden, denn deren Strukturen werden in der Kunsttherapie offensichtlich anschaulich. So können Bilder und Objekte sowie die Prozesse ihrer Fertigung formanalytisch gelesen werden und die Art und Weise der Gestaltung kann, vorsichtig interpretiert, Analogien zu seelischen Prozessen aufzeigen. Kunsttherapeuten betrachten neben der Exploration des Inhaltes hoch differenziert die Gestaltungswege und -produkte der Patienten, unabhängig von einem Kunstanspruch. Ihre Fachkompetenz erwächst neben der therapeutischen Basis aus der eigenen bildnerischen Erfahrung einschließlich ihrer sinnlichen und geistigen Qualitäten. Dies sind rezeptive wie produktive Erfahrungen, die man sich nicht nur lesend aneignen kann.

33.6 Zeit

Zeit ist in allen Akten des Schöpferischen enthalten und verändert zusätzlich die Betrachtung der geschaffenen Werke. Bilder erzählen und erinnern an vergangene Geschichten, doch bleiben sie selbst gegenwärtig. Sie bieten eine Quelle der Beständigkeit und Raum für das subjektive Zeit-Erleben innerhalb des Gestaltungsprozesses. Das *Flow-Erleben* an sich, die Möglichkeit des Versunkenseins und Bei-sich-Seins im schöpferischen Tun, des zeitlosen Einklangs mit sich und der Welt, sind bereits heilsame Momente. Das tätige Erschaffen einer persönlichen, eigenständigen Welt gibt dem Leben einen Sinn, stellt oder beantwortet Fragen. Logotherapie und Salutogeneseforschung sind hier beheimatet. Die

Lebenszeit selbst schreibt sich ein in das Bild und strahlt zurück.

Erlebte Erinnerungen, Gedanken, Ängste oder Wünsche verdichten sich im Bild und schaffen Distanz zum (emotionalen) Geschehen. Gleichzeitig berührt es unmittelbar durch seine Gegenwart. John Berger schreibt zum Wesen des Bildes: (1979, S. 221): »Die Abbildung kommentiert die Abwesenheit dessen, das abgebildet ist.« Das, was abgebildet ist, ist vergangen und wird doch präsent. Das ist schmerzhaft, wenn es eine schwierige Erinnerung berührt. Gleichzeitig belegt das Bild, dass dieses Erlebnis der Vergangenheit angehört. Die Statik des Bildes ist ein wichtiger therapeutischer Gegenpol zur meist unverlässlichen Welt der Patientinnen, die beängstigend, feindlich oder verwirrend erscheinen kann: Das Bild bleibt ein verlässliches Gegenüber. Es kann dennoch stets neu gesehen und mit neuen Erfahrungen und Bezügen angereichert werden.

> Dasselbe Bild ist heute ein anderes als morgen, weil man sich selbst in der Zeit verändert.

Gleichzeitig bleibt es, auch in der Teamdiskussion, ein Bild gewordenes Dokument des therapeutischen Prozesses, das sich, anders als Erinnerungen, durch sich selbst nicht verändert.

Der Zeitbezug betrifft den Beginn und Verlauf des Gestaltungsprozesses. Wie betritt jemand den Raum, setzt sich an den Tisch, steht vor der Leinwand, fühlt den Stein oder blickt durch die Kamera? Wie zögernd oder forsch ergreift jemand den Stift oder den Klumpen Ton? Wann und wie taucht jemand den Pinsel in die Farbe oder erforscht das Material? Wie zügig, stockend, überlegt oder bewegt arbeitet er oder sie weiter? Wie, wann, wodurch wird der Prozess beendet oder unterbrochen, zeigt sich sein Rhythmus in der Gestaltung?

33.7 Innere und äußere Bilder

Der Raum der Materie

Manche (visuelle) Erkenntnis entsteht erst, indem innere, geistige Bilder eine äußere, physische Präsenz erhalten. Manches Detail entdeckt man erst später, obwohl es zuvor schon offensichtlich war, denn in Bilder fließen, bei aller rationalen Überlegung, immer auch ungedachte Momente mit ein.

> Innere Bilder verändern sich, indem sie erzählt oder gestaltet werden. Und auch die Betrachtung der Gestaltung ist ein schöpferischer Akt.

In einer kunsttherapeutischen Sitzung hatte eine Patientin sich mit inneren Bildern für eine aktuelle Konfliktsituation gestärkt: Ein Chamäleon sollte ihr als Vorstellung helfen, sich besser anzupassen. In der Ausführung des Bildes sah sie, dass dieses Chamäleon auffällig bunt gestaltet war: Es war »völlig unangepasst«. Es schien ihr offensichtlich, dass sie sich wohl selbst nicht so sehr anpassen wollte, wie sie es von sich verlangte (vgl. Titze 2011).

Eigene Farbigkeit

In ihrem inneren Bild war das Tier ebenfalls sehr farbig, doch erst im äußeren Bild erkannte sie dies und konnte sich dem Konflikt dadurch positiv stellen. Dies heißt, dass visuelle Erkenntnisse erst durch die Handlung, die materielle Ausführung eines inneren Bildes, ausgelöst werden, das die bewusste Wahrnehmung verändert. Dies bedeutete auch, dass die eigene vielfältige Farbigkeit, die das Tier repräsentierte, bisher verborgen blieb (► Abb. 33-1).

Diese visuelle Erkenntnis, erheiterte sie: Sie geriet durch ihre »Farbigkeit« zwar öfter in Konflikte, wurde aber auch deutlich wahrgenommen. Ein Reframing hatte stattgefunden, ein Perspektivenwechsel, und sie sah den Konflikt nun positiv. Die Farbe wirkte als geistige und emotionale Energie: Die eigene Farbigkeit wurde entdeckt und bestärkt. Ein Teil der

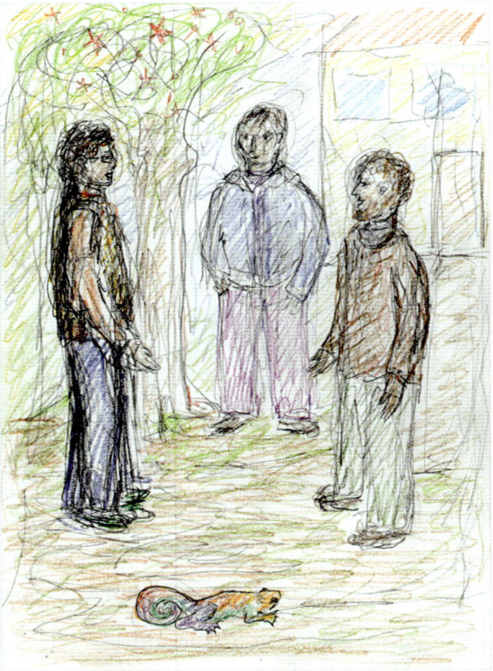

Abb. 33-1 Zeichnung nach aktiver Imagination; visuelle Erkenntnis. Farbstifte, 29,7 × 21 cm.

Farbigkeit des Tieres war bereits in die linke Person geflossen, die sie repräsentierte und die kräftiger konturiert ist als die beiden anderen. Auch das fiel ihr erst später auf. Doch gezeichnet hatte sie aus einem inneren Wissen heraus bereits ihre Kraft.

Distanz der Linie

Die Linie als unmittelbare Reflexion ist hier weniger bedeutend, doch ist die farbige Zeichnung linear gehalten: Die Distanzierungs- und Kontrollmöglichkeit des Stiftes schien sicherer als ein weicher Pinsel. Ein Reflektieren während der Ausführung der Zeichnung schien enthalten. Das kleine Format sowie der Stift (Materialbezug) vermieden die Gefahr einer Gefühlsüberflutung: Der Konflikt schien bedrohlicher zu sein, als er inhaltlich gezeichnet war, denn das Gespräch dreier Personen im Grünen, beäugt von einem farbigen Tier, deutet inhaltlich im Bild keinen Konflikt an. Da das Bild das äußere Ergebnis eines inneren Bildprozesses darstellt, formuliert es nicht den ursprünglichen Konflikt, sondern dessen (innere) Lösung. Gleichzeitig zeigt die kontrolliert-lineare Handhabung der Ausführung die eventuell doch noch latente Bedrohlichkeit der Situation. Erst die Erkenntnis der eigenen Kraft entschärfte letztlich, humorvoll, die Ängste.

Die Ebene des Bildes

Geäußerte innere Bilder ermöglichen eine bewusste Distanzierung vom emotionalen Geschehen. Zugleich berühren sie jedoch unmittelbar durch ihre Gegenwart. Bilder können Erinnerungen evozieren und ermöglichen verschiedene Interventionen, je nach therapeutischem Ansatz. Hier weckte das Bild des aktuellen Konfliktes und seiner Handhabung die Erinnerung an eine Familiensituation, in der die Klientin sich den Eltern gegenüber ohnmächtig fühlte. Diese neue Zeichnung ist zart und vorsichtig; die Erinnerung scheint vage und doch konzentriert. Die Protagonistin selbst erscheint klein, aber in einem kräftigen Rot: Die Erfahrung des ersten Bildes gab Mut für einen Blick zurück und Mut für das zweite Bild, um sich einem älteren Konfliktmuster zu stellen (► Abb. 33-2).

Als bildnerische kunsttherapeutische Intervention neben dem Gespräch könnten nun optisch wirksam die aktuell erwachsene Person und das Chamäleon dem kindlichen Ich hilfreich zur Seite gestellt werden. Dies wäre z. B. über Transparentpapierarbeit möglich oder durch ein Zusammenfügen beider Bilder. Auch kann das Chamäleon beide Bilder und Zeitbezüge verbinden, indem es als Bild gewordene, aktuelle Helferfigur die ehemalige Konfliktsituation (zeitlich) relativiert. (Die Interventionsmöglichkeiten wurden durch die Autorin nachgestellt).

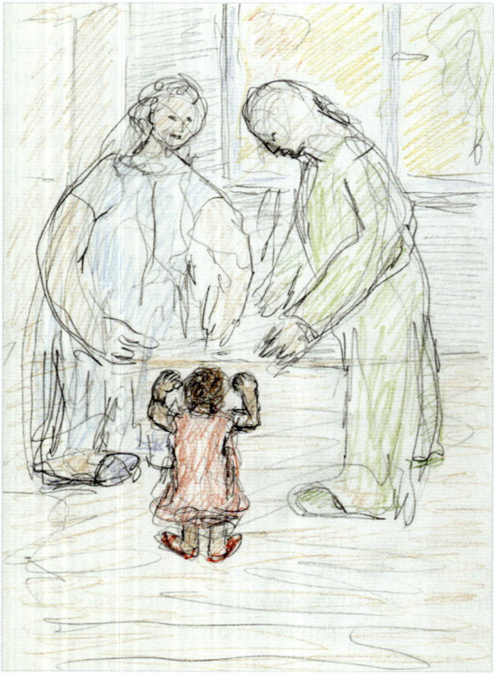

Abb. 33-2 Biografischer Bezug; Erinnerungsbild. Farbstift, 29,7 × 21 cm.

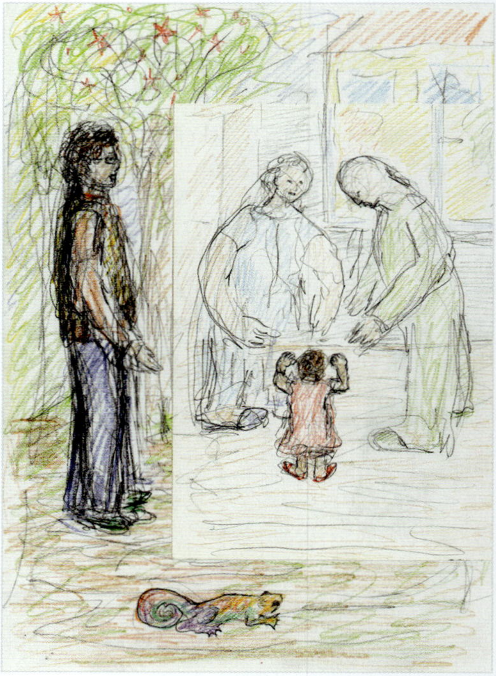

Abb. 33-3 Bildnerische Intervention, durch die Autorin nachgestellt Farbstift, 29,7 × 21 cm.

Zeitbezüge

Die oben beschriebene Intervention veranschaulicht den Zeitbezug: Die ursprüngliche Situation ist zwar innerlich noch wirksam, aber gehört zur Vergangenheit. Zum einen zeigen verschiedene Zeitebenen der Bilder sowohl erwachsene als auch kindliche Anteile der Klientin: Ein Bild kann, anderes als eine Erzählung, gleichzeitig verschiedene Zeit-Ebenen spiegeln. Zum anderen zeigte sich im zeitlichen Abstand der Betrachtung die visuelle Erkenntnis, die während des Zeichnens noch nicht möglich war. Zudem war die Klientin sehr erstaunt, wie klein das Chamäleon auf der Zeichnung war, als sie diese nach Jahren wiedersah. In ihrer Erinnerung hatte das Helfertier an Größe gewonnen, weil es wichtig für sie geworden war. Das ist Kinderzeichnungen ähnlich: Was wichtig ist, ist groß dargestellt. Das Chamäleon war ihr ein wertvoller, vertrauter innerer Begleiter geworden. So wirkt das äußere Bild wieder zurück auf die innere Erlebensebene und wächst dort weiter; gleichzeitig bleibt es ein Erinnerungskorrektiv (► Abb. 33-3).

Kompetenzen

Innere Bilder äußern sich, indem sie Zeit und uneingeschränkte Akzeptanz erhalten sowie das Vertrauen in ihre Ressourcen. Wir können an der Art und Weise unserer Gestaltung unsere generellen Verhaltensmuster ablesen und in den Alltag übertragen.

> Innere Bilder wandeln sich in dem Moment, in dem sie in Materie gefasst werden: Farbe, Linie, Fläche, Raum und Zeit sind daher formanalytische Qualitätskriterien kunsttherapeutischer Arbeit.

Die unterschiedlichen Sprachebenen, die in der kunsttherapeutischen Arbeit ebenfalls greifen, wurden hier nicht explizit untersucht, obwohl sie ein wesentlicher Bestandteil (kunst-)therapeutischer Arbeit sind. So sind in einem Artikel von Elisabeth Gülich mit dem Titel »Alltägliches erzählen und alltägliches Erzählen« Ansätze der Erzählforschung aufgeführt, die u. a. bezüglich der Erzählbarkeit und Gestaltungsorientiertheit, der kontextuellen Einbettung und der dramatischen Aspekte, der körperlichen und stimmlichen Ressourcen die Art und Weise des Miteinander-Sprechens untersucht. Ebenso müssen die Analysen der Wahrnehmungsforschung und der Tiefenpsychologie einbezogen werden, doch auch sie sind nicht Gegenstand der oben genannten bildnerischen Kategorien, denn sie weisen, so wie die Linguistik, eigene Forschungsgebiete auf.

Im vorliegenden Text wurde das Besondere der Bildnerischen Gestaltung hervorgehoben, ohne die vielfältigen therapeutischen Kenntnisse und Fähigkeiten innerhalb der kunsttherapeutischen Arbeit zu negieren, die grundsätzlich ebenfalls erworben werden müssen. Die Formanalytische Kunsttherapie (FaKT) ermöglicht in der Bildbeschreibung dessen, was ist, eine objektivierende Haltung, die neben der Aussage der Klienten, dem Wissen um das Krankheitsbild, dem Inhalt und der Symbolebene der Gestaltung sowie der psychotherapeutischen Kompetenz der Kunsttherapeutinnen die Erfahrung kunsttheoretischer Betrachtungen erfordert. Dies ist an sich nicht neu, doch möchte FaKT Kriterien der Vergleichbarkeit kunsttherapeutischer Prozesse und Produkte vermitteln.

Auch in der Musik-, Bewegungs-, Drama- oder Poesietherapie werden fachbezogene Kategorien zur Beschreibung der Gestaltungsprozesse erstellt. Künstlerische Therapien speisen sich aus den klassischen Psychotherapierichtungen sowie aus den Künsten selbst: dem Tanz, der Musik, der Poesie, dem Theater, der Bildenden Kunst. Die vielfältigen Wechselwirkungen zwischen Wahrnehmung, schöpferischer Handlung und therapeutischer Beziehung verknüpfen sich zu dem besonderen kreativ-therapeutischen Prozess. Dessen Vielschichtigkeit ist seine große Qualität, das jeweilige künstlerische Medium das Gefäß für die therapeutischen Herangehensweisen. In der Kunsttherapie mit bildnerischen Mitteln ist neben dem Prozess das Produkt ein Medium, das angesehen und mit dem gearbeitet wird, ähnlich der Aufzeichnung einer musiktherapeutischen Begegnung, einer Bewegungsstudie oder einer Inszenierung. Doch im Gegensatz zu mittelbaren Dokumentationen ist das selbstgeschaffene Produkt unmittelbar mit den Gestaltenden verbunden.

Eine Skulptur oder Plastik ist eine dreidimensionale Verkörperung einer Vorstellung. Ein Bild materialisiert ebenso eine Vorstellung, doch wesentlich abstrakter, da es die dritte Dimension in die Fläche schreibt und dort einen virtuellen Raum öffnet. Philipp Soldt verweist auf die Notwendigkeit, das Bild als ein anderes, nämlich als von einem selbst Getrennten zu sehen, um es sich letztlich aneignen zu können. Das Bild als ein Gegenüber zu sehen, ist möglich durch seine Begrenzung, seinen Rahmen. Er vergleicht das mit dem *Traum*bild, das für den Träumer erst am Morgen zu einem Traum*bild* wird, nachdem durch das Aufwachen ein Rahmen geschaffen wurde (Soldt 2009, S. 145). So entwickelt sich mit jeder Gestaltung, ob selbst- oder fremdgeschaffen, im Moment des bewussten Betrachtens ein Dialog.

33.8 Ausbildung

Wie lässt sich nun diese kunsttherapeutische Sehweise vermitteln? Der Aufbaustudiengang KunstTherapie der Hochschule für Bildende Künste Dresden bietet freien wie angewandten Künstlern die Möglichkeit, ihre eigene künstlerische Erfahrung in den therapeutischen Prozess einzubringen und die dazu notwendigen therapeutischen Methoden zu erlernen. Der Umgang mit formanalytischen Kriterien ist damit bereits ein (praktisch) vertrautes Terrain, das zunehmend differenzierter gehandhabt und (theoretisch) reflektiert sowie durch Analysen ästhetischen Ausdrucks bereichert wird. Künstler sind es gewohnt, eigene Bilder zu formulieren sowie Erfahrungen von Krisen und Blockaden zu überwinden; gleichzeitig wissen sie um das erfüllende Glücksgefühl, das kreativ-fordernde Arbeit schaffen kann. Insoweit untersucht die Ausbildung auch die Frage, inwieweit die eigene bildnerische Arbeit in die kunsttherapeutische Arbeit einfließen kann und wo sich beide voneinander abgrenzen müssen. Kunst selbst ist zweckfrei, jedoch sinnvoll; Kunsttherapie benötigt zusätzlich eine ethische Basis. Die Kenntnisse um seelische Zustände sowie psychologisch-medizinisches Wissen sind daher notwendige Voraussetzungen für verantwortungsvolle und achtsame therapeutische Arbeit. Fachtheoretische Module vermitteln den Studierenden Grundlagen in Entwicklungspsychologie, klinischer Psychologie und Psychosomatik, geben Einblick in verschiedene therapeutische Schulen sowie den Umgang mit unterschiedlichen Krankheitsbildern, besonders auch hinsichtlich salutogenetischer Ansätze und projektiver Verfahren, beleuchten ethische, bildtheoretische und historische Prämissen.

Der übergeordnete Gedanke Formanalytischer KunstTherapie begleitet als Grundlage des Unterrichts fortlaufend die einzelnen Seminare und verknüpft verschiedene therapeutische Ansätze innerhalb der Bildarbeit. Erprobt werden bildnerische Interventionen, d.h. therapeutische Impulse mit formalen Mitteln innerhalb der bildnerischen Arbeit. Kriterien der Gesprächsführung, der Ressourcen-, Handlungs- und Lösungsorientierung sind Gegenstand aller Semester. Im Zentrum der Lehre stehen die Parallelen, Differenzen und Synergien künstlerischer und therapeutischer Prozesse. Übungen mit eigenen Bildern enthalten sowohl Selbsterfahrungsanteile als auch theoretische Ansätze und schulendifferenziert die Selbst- und Fremdwahrnehmung; eine Studiengruppe von höchstens 20 Studierenden gewährleistet einen sehr persönlichen Austausch. Namhafte externe Dozentinnen und Dozenten bestreiten ca. die Hälfte des Unterrichts und vertiefen das breite Spektrum kunsttherapeutischer Methoden von psychodynamischer bis systemischer Ausrichtung, mit interdisziplinären wie interkulturellen Ansätzen sowie der Betonung nonverbaler Aspekte bzw. traumatherapeutischer Arbeit.

Der Aufbaustudiengang KunstTherapie beginnt alle geraden Jahre als viersemestriges Vollzeitstudium mit ca. 30 Wochenstunden pro Semester. Die Studieninhalte sind in aufeinander aufbauende Module unterteilt. Die methodischen und theoretischen Bausteine des Studiums werden durch mindestens 660 Stunden kontinuierlich supervidierte Praktika ergänzt, die es ermöglichen, methodisches Wissen direkt zu erproben und die eigene kunsttherapeutische Haltung zu hinterfragen (auch in der vorlesungsfreien Zeit). Diese Grundlagen befähigen die Künstlerinnen und Künstler letztlich, ein eigenes kunsttherapeutisches Selbstverständnis zu entwickeln.

Die Kunsttherapie wurde zu Beginn durch Künstlerinnen und Künstler geprägt – so von Edith Kramer oder deren Lehrerin und Freundin, der Bauhausschülerin Friedel Dicker-Brandeis, die wiederum bei Johannes Itten studierte, der Kunst und Leben zu einen suchte. Es ließen sich noch viele Beispiele hinzufügen und dazu jene, die die Kunsttherapie aus psychologisch-medizinisch-theologischer Sicht heraus entwickelten wie Ingrid Riedel, Gisela Schmeer oder Gaetano Benedetti. Alle waren bzw. sind fasziniert von der Verbindung von Kunst und Wissenschaft im Dienste des Menschen und überzeugt von der Kraft der Bilder. Diese Kraft gilt es zu sehen, zu verstehen, zu vermitteln und hilfreich zu nutzen.

Literatur

Berger J. Das Sichtbare & Das Verborgene. Essays. München u. Wien: Hanser 1990.

D'Elia M. Kunst-Therapie – mehr als die Summe ihrer Teile. Kunst & Therapie. Zeitschrift für bildnerische Therapien 2011; 2.

Hellinger T. Einführung. In: Titze D, Hellinger T, HfBK Dresden (Hg). Zeichen setzen im Bild. Jede Linie ist eine Weltachse. Dresden: Sandstein 2012; S. 9.

Homberg B. Die kunsttherapeutische Bedeutung des dreidimensionalen Gestaltens in Stein und Ton. Diplomarbeit Aufbaustudiengang KunstTherapie HfBK Dresden 2004.

Mields R. Dem Novalis folgend. In: Titze D, Hellinger T, HfBK Dresden (Hg). Zeichen setzen im Bild. Jede Linie ist eine Weltachse. Dresden: Sandstein 2012; S. 54.

Reddemann L. Imagination als heilsame Kraft. Zur Behandlung von Traumafolgen mit ressourcenorientierten Verfahren. Stuttgart: Klett-Cotta 2001; S. 25.

Riedel I. Farben. In Religion, Gesellschaft, Kunst und Psychotherapie. Stuttgart: Kreuz 2008.

Soldt P. Die Subjektivität der Bilder. In: Soldt P, Nitschmann K (Hg). Die Arbeit der Bilder. Gießen: Psychosozialverlag 2009; S. 145.

Titze D. Kunst an sich ist nicht heilsam. Formanalytische KunstTherapie: Zur Analogie künstlerischer und therapeutischer Prozesse. In: Titze D., HfBK Dresden (Hg). Die Kunst der Kunst Therapie. Kunstaustausch. Dresden: Sandstein 2005; S. 178–87.

Titze D. Überzeichnungen. In: Wild B (Hg). Humor in Psychiatrie und Psychotherapie. Stuttgart, New York: Schattauer 2011. S. 148–64.

Titze D. Die Linie im Bild. Zeichnungen im kunsttherapeutischen Kontext. In: Titze D, HfBK Dresden (Hg). Zeichen setzen im Bild. Zur Präsenz des Bildes im kunsttherapeutischen Prozess. Dresden: Sandstein 2012; S. 117–25.

Titze D. Wider den Stachel gebürstet: Kategorien kunsttherapeutischer Qualität. Kunst & Therapie – Zeitschrift für bildnerische Therapien 2014; 1.

34 »Archäologe sucht Hilfe«

Zur Bedeutung spezifisch künstlerischer Kompetenz und künstlerischer Projekte für die kunsttherapeutische Praxis und Lehre

Senta Connert, Andreas Mayer-Brennenstuhl

Ausgehend von der Überlegung, dass die konkrete kunsttherapeutische Praxis in einer gesellschaftlichen Situation, die geprägt ist von sich beschleunigenden Transformationsprozessen, sich verstärkt der Frage nach ihrem eigenen Entwicklungspotenzial stellen muss, soll im Folgenden ein Blick auf die Bedeutung der spezifisch künstlerischen Kompetenz sowie von künstlerischen Projekten für die kunsttherapeutische Praxis, Forschung und Lehre geworfen werden.

Der Problematik, dass die spezifischen Kompetenzen von Künstlerinnen, die dabei von Bedeutung sind, nur bedingt übersetzbar sind in die Begrifflichkeit und Vorstellungsart wissenschaftlich-medizinisch und psychologischer Diskurse, soll im Folgenden durch den Verweis auf systemtheoretische Theoriebildung begegnet werden. Sowohl soziologische als auch psychotherapeutische Theorie bedienen sich zunehmend dieser Beschreibungsmöglichkeiten und neuerdings auch die Bildwissenschaften. Was läge also näher als auch kunsttherapeutische Theoriebildung daran partizipieren zu lassen?

Handlungsintentionen, die formal das »Zeigen« gegenüber dem »Sprechen« favorisieren, sind nur bedingt in eine begriffsorientierte wissenschaftliche Sprache zu übersetzen und bringen die eigentlichen Protagonisten der Kunsttherapie die therapeutisch interagierenden Künstlerinnen nach wie vor in die diskursive Defensive. In dieser Hinsicht hat sich das Verweisen auf gelingende Praktiken als Möglichkeit erwiesen, ein Sprechen zu entwickeln, das im Medium der Bildhaftigkeit bleibt und dennoch oder gerade dadurch nachvollziehbar und überzeugend ist. Für die kunsttherapeutische Forschung und Lehre bedeutet dies auch, die Praktiken der Gegenwartskunst wie z. B. interventionistische und partizipative Aktionen in kunsttherapeutischen Praxisprojekten weiter zu erproben und sie dann in die Reflexion mit einzubringen.

34.1 Exakte Intuition

Ein zentraler Begriff in künstlerischen Lehrzusammenhängen, aber auch in der kunsttherapeutischen Praxis, ist der Begriff der Intuition. Was können wir uns unter diesem schwierigen Begriff vorstellen, vor allem, wenn wir ihn als Künstler mit dem Anspruch der Exaktheit verbinden und wie können wir uns diesem Phänomen sprachlich annähern, um unsere subjektiven Erfahrungen auch in Lehrzusammenhängen weiter zu vermitteln? Im pädagogischen Kontext der künstlerischen Lehre wird diese subjektive Erfahrung traditionellerweise über die direkte zwischenmenschliche Begegnung und das gelebte Vorbild vermittelt und weniger über den Umweg der sprachlich-theoretischen Vermittlung. Insofern unterliegt die künstlerische, und damit zumindest teilweise die kunsttherapeutische Lehre, anderen Bedingungen als die kunsttherapeutischen Bezugs-Wissenschaften.

> Künstlerisches Wahrnehmen und Handeln ist ein »Sprechen in Bildern«, ein Erschaffen von Vorstellungsräumen, Denken, Erkenntnis, das im Zusammenspiel unterschiedlicher Medien im Raum zum materiell fassbaren Ausdruck der produktiven Vorstellungskraft führt.

Das Zusammenbringen von Ungleichzeitigkeiten in eine Gleichzeitigkeit – in einer Skulptur, in einem Objekt, einer Zeichnung auf einer zweidimensionalen Fläche – darin ist ein Künstler kompetent, das ist seine Fachsprache. Die Kunstwissenschaftlerin Hanne Loreck schreibt in diesem Zusammenhang: »Denn sie [diese Kunst] kreist um eine Leerstelle, um etwas Unbezeichenbares, etwas, das sprachlich abwesend ist und plastisch umschrieben wird.« (Loreck 1996a) »Sinn entsteht durch die Art der Materialisierung (…) übersetzt ins Gegenständliche und Strukturelle, ordentlich (…) oder ziemlich verwickelt.« (Loreck 1997, S. 6)

Auf dieser Plattform findet dann die Kommunikation zwischen Kunsttherapeut und Patient statt, in der Auseinandersetzung von Finden und Erarbeiten dieser künstlerischen Ausdrucksdimensionen. Es ist ein Wechselspiel zwischen Bildvorstellungen, handeln, ausprobieren, miteinander sprechen und einer sich darin entwickelnden vertrauenden Beziehungsarbeit, in die dann Erkenntnisse aus anderen Fachwissenschaften wie z. B. der Entwicklungspsychologie, der Psychoanalyse und der Pädagogik als Modelle der Kommunikation einfließen. Entscheidend ist dafür aber immer die Erfahrung der konkreten künstlerischen Praxis am Material und im Prozess. Kunsttherapeutische Prozesse sind immer auch Werk-Prozesse, daher bedarf der Charakter des »Werkhaften« der Kunst hier auch einer besonderen Beachtung.

Die Praxis des Learning by Doing spielt in der Kunst eine ganz andere Rolle als in wissenschaftlichen Diskursen, darauf verwies schon Aristoteles in seiner Nikomachischen Ethik, als er dem künstlerischen Tun im Spannungsfeld zwischen Theorie, Poiesis und Praxis eine eigene Verortung zuwies (Aristoteles 2003). Während das praktische Handeln keine zweckhaften Absichten verfolgt, mündet das hervorbringende poietische Tun der Künstler (bei Aristoteles noch ununterschieden vom Kunsthandwerker) im Werk. Zwar wurden in den letzten Jahrzehnten auch innerhalb der bildenden Kunst, vor allem in den neueren Entwicklungen der Konzept-Kunst, auch »werkfreie« Formen künstlerischer Praxis möglich, dennoch ist die Bedeutung des Werkhaften in der bildenden Kunst nach wie vor nicht zu unterschätzen, gerade wenn wir Kunst als Handlungsform begreifen. Die Zweckhaftigkeit, wie sie Aristoteles im poietischen Tun der Kunsthandwerker verortete, ist in der modernen Kunstentwicklung damit zwar etwas relativiert, jedoch trotz der höheren Wertigkeit des Prozessgeschehens nicht gänzlich ausgeschlossen. Die Zieloffenheit der zeitgenössischen Kunstpraxis bezüglich ihrer Werke – die immer auch anders und nicht nur *so* sein können – ist keine relativistische Geringschätzung des Werkes an sich, sondern eine Neubestimmung bezüglich der »Zweckhaftigkeit« des poietischen Handelns.[71]

Die Paradoxie, dass künstlerische Prozesse zieloffen sind, aber nicht beliebig, und dass Künstlerinnen und Künstler zwar eine intuitive Intention verfolgen, aber zugleich nicht konkret definieren können, worauf ihr aktuelles Tun hinausläuft, hat in der Außenbeobachtung immer wieder zu dem Missverständnis geführt, Prozess und Werk seien unabhängige Entitäten, bis hin zu der gewagten Aussage, das Werk sei unwesentlich gegenüber dem Prozess.

Die Denkproblematik, die auch in der (auf die Natur bezogenen) Evolutionstheorie immer wieder zu einer unproduktiven Konfrontation zwischen Anhängern einer teleologischen Interpretation und Verteidigern eines »blinden Zufalls« führt, ist auch in den Diskursen über die Natur des schöpferischen Prozesses in der kulturellen Evolution eine Quelle permanenter Irritation. Solange wir gewohnt sind, lediglich in Kausal-Zusammenhängen

71 Mit »Werk« ist hier ausdrücklich nicht nur Objekthaftes gemeint, sondern auch performative Handlungsprozesse und Erkenntnisproduktion, die sich auf den handelnden Umgang mit »Material« jeglicher Art bezieht.

zu denken, bleibt es tatsächlich rätselhaft, wie ein undefiniertes Ziel einen zielführenden Prozess steuern kann. Für Künstler ist aber die Erfahrung, die Joseph Beuys in der paradoxen Formulierung »Die Ursache liegt in der Zukunft«[72] anspricht, eine zentrale Haltung und Handlungsanleitung. Unter Zuhilfenahme aktueller systemtheoretischer Sichtweisen kann sich dieses rätselhafte Verhältnis von Ursache und Wirkung im Begriff der »Korrelation« auflösen: im Sinne einer Gleichzeitigkeit von Ursache und Wirkung als ein Phänomen, das allen dynamischen Lebensprozessen und damit auch psychodynamischen und ästhetischen Prozessen zugrunde liegt.

Kausalitätsprinzipien, die in psychologisierenden Interpretationen gelegentlich auch auf bildnerische Praxis angewendet werden, entspringen einem deterministischen Denken, das den systemischen Konditionen ästhetischer Praxis nicht adäquat ist. Die »Ursachen-Suche« für spezifischen bildnerischen Ausdruck in »unbewussten« Erfahrungen, Traumatisierungen, individuellen Biografien, sozialen Verhältnissen usw. ist eine Herangehensweise, die die Erfahrungsdimension des nicht vollständig Determinierten sowohl in der Lebensgestaltung als auch in der Kunst vernachlässigt. Selbstverständlich gibt es benennbare Konditionen, unter denen wir handeln, selbstverständlich gibt es Bedingungen, die uns geprägt haben, selbstverständlich gibt es kulturelle Einflüsse, die einen Künstler und sein Werk mitbestimmen, sie können uns aber bezüglich unserer Zukunftsgestaltung ziemlich egal sein. Das Wesentliche ist das, was sich unabhängig von diesen Kausalursachen als »Neues« zeigt: sei es als Zufall, Unfall oder eben als künstlerische Intuition.

> In der Konfrontation mit der Dimension des unendlichen Raumes kontingenter Möglichkeiten überschreiten wir als Künstler – und in diesem Sinne potenziell jeder Mensch – unsere soziale und biografische Bedingtheit und lassen uns auf das ein, was wir mit dem etwas verdächtig klingenden Begriff der »künstlerischen Freiheit« meinen: Alles könnte anders sein. Dieser Freiheitsaspekt ist das zentrale Anliegen der Kunst, er realisiert sich durch die Fähigkeit der Intuition, die jedem Menschen potenziell zugänglich ist.

Künstlerinnen und Künstler sind also in gewisser Weise »Kontingenz-Experten«, sie haben die gesellschaftliche Aufgabe der Irritation des Bestehenden durch das Mögliche, sie weisen mit jedem neuen Werk wieder darauf hin, dass alles, was ist, nicht notwendig ist, sondern auch anders sein könnte – die klassische Kontingenz-Definition.

Im Leben macht es uns einerseits Angst, wenn wir das Bestehende, das wir als sicher und bequem erfahren, verlassen und weitergehen müssen, Kontingenz-Erfahrungen erleben wir dann als »Unfall«, der vermieden werden muss. Die andere Seite der Kontingenz ist aber die Erfahrung des Offenen als Möglichkeitsraum (in Anlehnung an Musils Begriff des »Möglichkeitssinns«; Musil 2000, S. 16). In diesem positiven Sinn hat der Raum der Kontingenz eine andere Bedeutung sowohl für Künstler als auch für die Kunsttherapie: Es ist der Raum der offenen Zukunft, in dem die Chancen eines anderen, vielleicht besseren Lebens liegen.

Die Erfahrung, dass sich das unbekannte Ziel, d. h. das potenzielle Werk, schon permanent im Prozessgeschehen strukturierend und steuernd ausgewirkt hat, ist nur in der konkreten künstlerischen (Lebens-)Praxis zu gewinnen. Diese Erfahrung, die Künstler schon immer machten, wurde in der Antike mit dem »Daimonischen« in Verbindung gebracht und ist heute systemtheoretisch und neurobiologisch begründbar. Mit diesen wis-

72 »… man könnte sagen, man bringt etwas ins Blickfeld, bevor es da ist. Während die andere Sache ja so ist, dass man sagt, es kann erst etwas ins Blickfeld kommen, wenn es da ist. Hier ist es umgekehrt. Hier kann man etwas sehen, bevor es da ist. Also das nenne ich: aus der Zukunft heraus bewegt sich etwas. Da gibt's auch eine Ursache, aber die Ursache liegt in der Zukunft …« (Beuys 1984, in: Jappe 1996, S. 244).

senschaftlichen Sichtweisen wollen wir uns im Folgenden dem annähern, was wir weiter oben als »exakte Intuition« angesprochen haben und was das Eigentliche des »künstlerischen Blicks« ausmacht.

34.2 Systemtheoretische Annäherungen an die exakte Intuition und den künstlerischen Blick

Die Vorstellung, dass Wahrnehmen, Denken und Vorstellen lineare Prozesse seien, die wie in einem zentral gesteuerten Computerprogramm nach formalen Regeln ablaufen, wie dies noch in frühen Modellen der Kognitionswissenschaften beschrieben wurde, ist inzwischen neueren Modellen gewichen, die unter dem Namen »Konnektionismus« verhandelt werden. Sie beschreiben Wahrnehmen, Denken und Vorstellen als das Ergebnis einer dynamischen Fluktuation in neuronalen Netzwerken im Sinne eines »autopoietischen Prozesses« (vgl. Mayer-Brennenstuhl 1994).

Die Tätigkeit des Gehirns wird dabei als eine Art »neuronales Netzwerk« interpretiert, in dem die Informationen nicht linear-seriell verarbeitet werden, sondern in dynamischer Wechselwirkung miteinander stehen. Die Informationsverarbeitung ist parallel organisiert, die Verrechnungsergebnisse sind über viele Einheiten des Netzwerks verteilt und beeinflussen sich ständig gegenseitig. Denken ist nicht gesteuert von einem Zentrum und in einer hierarchischen Ordnung organisiert, vielmehr arbeitet unser Gehirn erfolgreich, weil es nicht starren Regeln folgt. Die grundlegenden Prozesse können dabei als Entstehung neuer Ordnungsparameter aus einem »deterministischen Chaos« heraus beschrieben werden. In hochkomplexen Systemen fern vom Fließgleichgewicht können sich demnach neue Strukturelemente bilden – von Prigogine/Stengeres wurden diese als »dissipative Strukturen« beschrieben (zit. n. Briggs u. Peat 1990, S. 198 ff.), die dann, quasi als »Attraktoren«, neue Gedanken und Vorstellungen ermöglichen. Wahrnehmen, Denken und Vorstellen sind also in weitem Umfang kreative Akte, kreatives Handeln ist Improvisation in einer variablen Welt. Durch diese Interpretation wird auch deutlich, wie »Neues« gedacht werden kann und wie Kreativität aus systemtheoretischer Sicht funktioniert.

Der Hirnforscher Walter Freeman von der Universität Berkeley hat beispielsweise eine Theorie vorgelegt, die beschreibt, wie deterministisches Chaos Starrheit in der Wahrnehmung verhindern kann (Briggs u. Peat 1990, S. 252 ff.)[73]. Neue Eindrücke können demnach von neuronalen Netzwerken als solche erkannt werden, indem das deterministische Chaos das Gehirn davor bewahrt, in bereits gelernte Schwingungszustände zu verfallen. Er geht dabei soweit zu behaupten, dass wir ohne dieses »deterministische Chaos« im Gehirn schwer lernbehindert wären, zumindest wären neue Eindrücke und kreative Ideen kaum möglich.

Die grundlegenden chaotischen Prozesse in unserem Gehirn bilden in Freemans Interpretation sozusagen einen ständigen Hintergrund an Überschussaktivität, das erinnert uns an die Formulierung des »Freien Spiels der Vorstellungskraft« (Kant 1974, S. 50) in der philosophischen Ästhetik, z. B. bei Kant. Freeman erweitert und kritisiert die Denkmodelle der Konnektionisten dahingehend, dass ihre

73 Walter Freeman präsentiert Forschungsergebnisse über die Entstehung von Sinneswahrnehmung anhand der Untersuchung des Riechzentrums bei Kaninchen. Die Geruchseindrücke entstehen nach seiner Theorie durch eine hochgradige Rückkopplung der Nervenzellen im Riechkolben, quasi einem »deterministischen Chaos«. Dieses ist gezielt veränderbar, z. B. durch einen Sinneseindruck, wobei durch leichte Veränderung von Parametern ein neuer »Attraktor«, ohne langwieriges Suchen, blitzschnell angesteuert werden kann. Dieses Chaos ermöglicht es auch, einen Attraktor wieder zu verlassen, d. h. im Falle des Kaninchens einen empfangenen Geruch auch wieder zu relativieren und neue Eindrücke aufzunehmen.

»neuronalen Netzwerke« noch immer nach Regeln funktionieren, nach denen das einzelne Neuron auf empfangende Reize reagiert, und betont stattdessen die Bedeutung des chaotischen Hintergrundes in der Gehirnaktivität. Die Tatsache, dass es überhaupt qualitativ neue Gedanken geben kann, also das, was wir »Intuition« nennen, ist mit dem Bild des »deterministischen Chaos im Gehirn« plausibel zu erklären.

Ein anderes interessantes Erklärungsmodell für die kreative Funktionsweise des Gehirns wurde von den Systemwissenschaftlern William Gray und Paul LaViolette vorgelegt und ist für kunsttherapeutische Überlegungen ebenfalls aufschlussreich (Briggs u. Peat 1990, S. 257 ff.). Auch in diesem Modell steht die Nichtlinearität im Zentrum der Überlegungen. Ausgangspunkt ihrer Modellvorstellung ist ein rückgekoppelter Regelkreis zwischen der Gehirnrinde und dem limbischen System. In diesem Regelkreis beginnt das Denken als ein Chaos von diffusen Empfindungen, Nuancen und Gefühlstönungen, aus dem dann die Gehirnrinde einige Nuancen auswählt und verstärkt in die Rückkopplungsschleife zurückschleust. Dieser Prozess führt zu nichtlinearer Verstärkung und organisiert so eine Ordnung aus dem anfänglichen Chaos heraus. Verborgen hinter der Schicht der bewussten Gedanken und Wahrnehmungen liegen jedoch Schichten von Empfindungen und Gefühlen, die weiterhin in den Rückkopplungsschleifen unseres Gehirnes zirkulieren. Dadurch ergibt sich aber die Möglichkeit, dass sich aus diesem Reservoir neue organisierende Gedanken durch andere Verstärkungen herausbilden können. Der nichtlineare Rückkopplungsprozess zwischen limbischem System und Gehirnrinde ist es also, der nach dieser Theorie neues kreatives Denken ermöglicht. Diese Beschreibung könnte auch hilfreich sein, um die Erfahrung, dass wir vor allem in bestimmten Schlafphasen hoch kreativ sind – eine Erfahrung, die allen Künstlern geläufig ist – zu erklären.

Die Impulse, die dabei zu neuen Wahrnehmungen und Gedanken führen, können extrem minimal sein und sich über die genannten Rückkopplungsschlaufen zu tatsächlich wirksamen neuen Wahrnehmungen, Gedanken oder Empfindungen aufschaukeln – populärwissenschaftlich wird für diese Dynamik gern der Vergleich des »Schmetterlingseffektes« angeführt, nach dem bildlich gesprochen der Flügelschlag eines Schmetterlings am Amazonas einen Orkan in Japan auslösen kann. Tatsächlich geht es bei diesen Effekten um zunächst minimalste Veränderungen, die im Prinzip »Fehler im System« sind. Diese wirken sich dann über den Verstärkungsmechanismus von Rückkopplungseffekten auf das ganze System aus und geben diesem eine neue Entwicklungsrichtung. Diese Zusammenhänge spielen in allen evolutionären Systemen eine zentrale Rolle, sie ereignen sich oft im Zusammenhang mit »Copy and paste-Mechanismen«, bei denen eigentlich eine identische Reproduktion angestrebt wird, diese jedoch misslingt und im Anschluss der »Fehler im System« zum Ausgangspunkt einer neuen Entwicklung wird. Fehlerfreundlichkeit ist eine zentrale künstlerische Tugend – mehr davon ins Leben und in unserer Arbeitswelt zu integrieren, würde unserer Gesellschaft sicher nicht schaden.

Systemtheoretisch könnte man die Vorgänge, die für Intuition und Kreativität grundlegend sind, auch als Einbruch des Kontingenten in ein bis dato kohärentes System bezeichnen. Entweder gelingt es dann dem System, den »Fehler« durch Verstärkung der konservativen Tendenz mittels negativer Rückkopplung (vergleichbar dem Thermostateffekt) zu eliminieren und sich selbst wieder zu stabilisieren auf dem bisherigen Entwicklungsniveau, oder aber das System wird durch den Einbruch der Kontingenz nachhaltig perpetuiert, gerät in einen chaotischen Übergangszustand und kann erst nach einem Krisendurchgang durch den Mechanismus der positiven Rückkopplung von neuen Attraktoren auf einem neuen, höherwertigen Ordnungszustand wieder einen kohärenten Zustand erzeugen und sich so wieder stabilisieren.

Für die kunsttherapeutische Theorie- und Praxisentwicklung ist diese systemtheoretische Beschreibungsweise des kreativen Prozesses im Gehirn, wie er derzeit von den Neurowissenschaften geleistet wird, von besonderem Interesse, da auch Theoriebildungen bzgl. psychodynamischer Vorgänge mittlerweile in systemtheoretisch orientierten Beschreibungsweisen vorliegen, und ganz besonders interessant wird es, wenn wir darauf aufmerksam werden, dass auch die Beschreibungsweisen ästhetischer Artefakte und Prozesse in den neueren Bildwissenschaften auf systemisches Denken rekurrieren im Sinne einer »evolutionären Ästhetik«. Damit eröffnen sich Möglichkeiten zu einer Sprache, die dynamische Prozesse auf ganz verschiedenen Ebenen mit derselben Begrifflichkeit beschreiben kann und damit Bezugsebenen in den Blick rückt, die auch für die praktische kunsttherapeutische Handlungsebene von Relevanz sein könnten. Die Dynamik des kreativen Prozesses, der sich ganz offensichtlich im bildnerischen Prozess wiederspiegelt, kann über die gemeinsame Beschreibungsebene in Bezug gesetzt werden zu psychodynamischen Prozessen, woraus sich interessante Aspekte für die kunsttherapeutische Theorie- und Praxisentwicklung ergeben (vgl. Mayer-Brennenstuhl 2015).

34.3 Der künstlerische Blick

Die aktuellen neurowissenschaftlichen Beschreibungen über die kreative Natur der Wahrnehmung und des Denkens werfen auch ein neues Licht auf das, was wir gemeinhin als den »künstlerischen Blick« bezeichnen.

Der künstlerische Blick hat für Außenstehende zuweilen etwas Befremdliches an sich, er schweift umher, ist ziel- und planlos und richtet sich auf scheinbar Unwesentliches, Beiläufiges, Peripheres. Menschen, die es gewohnt sind, zielgerichtet zu denken, macht das assoziative Umherschweifen des künstlerischen Denkens gelegentlich fast wahnsinnig. Und in gewisser Weise ist darin tatsächlich ein Stück Wahnsinn beheimatet, jedoch eines mit Methode. Auch das »Wahnsinnige« z. B. des psychotischen Denkens folgt dieser scheinbar chaotischen Regellosigkeit, den emotionalen »Einfärbungen« des lymbischen Systems folgend, hier jedoch zwanghaft und subjektiv irritierend im Gegensatz zur freiwilligen, lebendigen und steuerbaren Assoziativität des künstlerischen Schweifens.

Das identifizierende Alltagsdenken funktioniert gewöhnlich erfolgreich, wenn es Nebensächlichkeiten ausblendet und möglichst schnell von der Wahrnehmung zum identifizierenden Begriff einer Sache übergehen kann. Ansonsten haben wir Probleme mit der Alltagsbewältigung. Künstler, Träumer und Kinder haben jedoch die Fähigkeit der »abschweifenden Wahrnehmung« bewahrt. Ein Baum ist in ihrer Wahrnehmung nicht einfach *ein* Baum, sondern *dieser* Baum: vielleicht eine fahle Birke, eine alte, schon etwas zerzauste, mit schrundiger Rinde und vielleicht einem Vogelnest im Geäst, die Blätter sind schon etwas gelblich und säuseln leise im Wind. Das alles ist nicht wichtig für die gewöhnliche Wahrnehmung, aber es macht das Wesentliche des künstlerischen Blickes aus. Er richtet sich nicht auf das Allgemeine, sondern auf das Besondere und folgt damit – auch ohne dass der Träumer oder das Kind sich dessen bewusst sind – der Definition des ästhetischen gegenüber dem wissenschaftlichen Erkennen. Und wenn wir bei dieser Art zu denken schlussendlich auf gar keinen Begriff mehr kommen, dann sind wir mitten in der Kunst gelandet.

Die Fähigkeit zu dieser Art des Denkens ist jedoch kein künstlerisches Privileg, wenn dem so wäre, dann gäbe es auch keine Möglichkeit der adäquaten Kunstrezeption sowie kunsttherapeutischer Praxis. Diese kann nur gelingen, weil auch jeder gewöhnliche Betrachter dieses Potenzial des nicht-identifizierenden Denkens hat. Damit kann er sich der permanent ins Unendliche verschobenen Identifikation eines Werkes der Kunst annähern in der ihr adäquaten begrifflichen Unbestimmbarkeit, wie dies in der grundlegenden Definition des ästhetischen Urteils von Kant schon vorformuliert wurde: »Eine ästhetische Idee ist diejenige Vorstellung der Einbildungskraft, die viel zu denken veranlaßt, ohne daß ihr jedoch ein bestimmter Gedanke, d. i. Begriff, adäquat sein kann, die folglich keine Sprache völlig erreicht und verständlich machen kann« (Kant 1974, S. 50), oder, wie dies in der Theorie der »ästhetischen Negativität« bei Adorno noch präziser ausgedrückt wird: »Wesentlich an der Kunst ist, was an ihr nicht der Fall ist, inkommensurabel dem empirischen Maß aller Dinge. Jenes nicht der Fall Seiende an der Kunst zu deuten, ist die Nötigung zur Ästhetik.« (Adorno 1970, S. 499)

Der falsche Versuch eines rationalen Erfassens künstlerischer Werke endet bekanntlich in der Sackgasse der verkürzenden begrifflich-symbolischen Interpretation, die prinzipiell am Wesentlichen vorbeigeht, auch und vor allem in der Kunsttherapie: Die dem Kunstwerk allein angemessene Annäherung ist der Weg der Intuition und des künstlerischen Blicks (vgl. Mayer-Brennenstuhl 2004).

Der (kunst)therapeutisch gebildete Leser erkennt in dieser Beschreibung vielleicht schon das Potenzial spezifisch kunsttherapeutischer Prozesse, die in genau dieser Dimension der intuitiven Wahrnehmung und imaginativen Assoziation sich abspielen, aber auch die Klippen des kunsttherapeutischen Prozesses, wenn es der Therapeutin nämlich nicht gelingt, auf der Bildebene zu bleiben und sie stattdessen im therapeutischen Gespräch in die Falle der vorschnellen sprachorientierten Begrifflichkeit geht.

> Dem künstlerischen Blick auch ein künstlerisches Sprechen über die Bilder zur Seite zu stellen, dies ist eine Aufgabe, die von der Kunsttherapie immer wieder neu geleistet werden muss.

Die Sichtweisen der neueren Kognitionsforschung können vielleicht hilfreich sein, das rätselhafte Phänomen der »Intuition« auch wissenschaftlich zu verstehen, das Wesen der Intuition wurde jedoch schon lange vor ihrer wissenschaftlichen Beschreibung von Künstlern in ihrer sehr eigenen Bildsprache reflektiert, so z. B. von Francis Picabia, der ganz nüchtern konstatierte »der Kopf ist rund, damit das Denken die Richtung wechseln kann« oder von Friedrich Nietzsche, von dem die wunderbare Formulierung stammt: »Man muss noch Chaos in sich haben, um einen tanzenden Stern gebären zu können. Ich sage euch: Ihr habt noch Chaos in euch.« (Nietzsche 1901, S. 283)

An der eigenen künstlerischen Praxis führt aber kein Weg vorbei, wenn wir diese Erfahrung anderen Menschen tatsächlich vermitteln wollen.

34.4 Zur Bedeutung künstlerischer Projektarbeit für die kunsttherapeutische Lehre

Hier setzt nun auch die Bedeutung von Projektarbeit für die kunsttherapeutische Lehre an. Projekte sind Begegnungsräume und Labore, in denen in Echtzeit und unter Realbedingungen konkrete Begegnung mit dem »Anderen« (gemeint in der ganzen Bandbreite der möglichen Wortbedeutung) stattfindet und damit auch die Arbeit am »Eigenen«. Begegnung und beispielhaftes, anschauliches künstlerisches Handeln in seiner ganzen Komplexität und Prozessualität, wie es nun mal künstlerischer Praxis zu eigen ist, kann in diesen »Laborsituationen« exemplarisch erfolgen. Die »Fehlerfreundlichkeit«, mit der Künstler jeden Prozess vorantreiben, kann eigentlich nur in der real-zeitlichen Mitbegleitung des künstlerischen Entwicklungsprozesses erfolgen.

> Es gibt in der Kunst, wie wir sie heute verstehen, prinzipiell keine verallgemeinerbaren und damit lehrbaren Regeln im Sinne der »Methode«, vielmehr ist Kunst geradezu die Methodik selbst, an der zu beobachten ist, wie Regelhaftigkeit sich bildet: an jedem Werk, in jedem Prozess neu.

Insofern kann eigentlich nur in einem jeweils aktuellen Werkbegleitungsprozess das Methodische der Kunst quasi als Meta-Reflexion vermittelt werden und dazu ist die künstlerisch erfahrene Prozessbegleitung die beste, bzw. einzige Möglichkeit. Die Lernenden haben dabei die Möglichkeit, ihrem »Meister« zu begegnen – und damit meinen wir nicht etwa nur die Person des Lehrenden, sondern in erster Linie das »Lehrstück«, d. h. das Werk und die Disziplin, die dieses abfordert. Gemeint ist aber auch der »Meister«, den wir immer in jeder konkreten Begegnung im Anderen, im Gegenüber, finden. Seine Konkretheit ist immer auch eine Herausforderung auf der Ebene der »Werkhaftigkeit« sozialer Bezüge, Beuys hat dafür den Begriff der »Plastik« aus der Kunst entliehen und ins Feld des Sozialen exportiert.

Der kunsttherapeutische Prozess ist das Musterbeispiel eines derartigen Prozesses, der mit diesen künstlerischen Intentionen korrespondiert, und zwar sowohl auf der Ebene der Werkentstehung als auch auf der Ebene des kunsttherapeutischen Prozessgeschehens und der daraus resultierenden Lebensgestaltung. Vermittelnd ist in dieser Dynamik – dem klassischen »Triadenmodell der Kunsttherapie« folgend – das Beziehungsgeschehen zwischen Patient und Therapeut. Dieses Prozessgeschehen adäquat beobachten und begleiten zu können, ist die Kompetenz der künstlerisch geschulten Therapeuten, sie zu vermitteln ist Aufgabe des kunsttherapeutischen Studiums.

Um das künstlerische Wissen therapeutisch zu »nutzen«, gemeinsam mit dem Patienten zu »üben«, diesen Handlungsraum mit den Patienten gemeinsam zu erfahren, versucht die Lehre Konzepte zu entwickeln, dieser Fähigkeit in einem experimentellen Labor Raum zu geben. Eine dieser Versuchsanordnungen innerhalb der Lehre ist das Projektpraktikum, in dessen Rahmen die Studierenden in einem offenen Raum, z. B. innerhalb der Psychiatrie, Projekte entwickeln können, die oft erst im Kontakt mit den Patienten entstehen. Diese erste Kontaktaufnahme ist hochsensibel, da sie vom Studierenden abverlangt, unterschiedliche Wahrnehmungsfelder zugleich in den Blick zu nehmen. So wird die Entwicklung des Projekts geprägt vom Balancieren zwischen Aufspüren von Bedürfnissen, krankheitsspezifischen Besonderheiten, tagesstrukturellen Gegebenheiten.

Methodisch bedeutet dies, dass die Studierenden in der konkreten Praxis erleben können, wie ein therapeutischer Prozess in Gang kommt, obwohl sie anscheinend »nur« »künstlerisch« mit dem Patienten »arbeiten«, der aber dem Patienten einen strukturierenden und haltenden Rahmen bietet, der auch therapeutisch wirkt. In dieser Erfahrung wächst die Erkenntnis, dass der Künstler(therapeut) dabei die Fähigkeit entwickelt, seine künstlerische Handlungsfähigkeit, bezogen auf die tatsächliche, aktuelle Situation hin, erfinderisch neu formiert und transformiert. Sein Gegenüber, der Mensch, mit seiner ganz persönlichen Geschichte, steht im Zentrum des gestaltenden Geschehens. So kann dennoch die z. B. im Gespräch stattfindende Interaktion einen künstlerischen Background/Grundton haben – im spielerischen Umgang mit der Art des Gesprächs – dem Zulassen des assoziativen Vorgangs, aus dem heraus der Patient durch die dienende Begleitung etwas für sich dabei entwickelt/entfaltet.

34.5 Beispiele künstlerischer Projektarbeit

Das Projektpraktikum nimmt im Aufbaustudium Bildnerisches Gestalten und Therapie an der Akademie der bildenden Künste München neben der klassischen Ausbildung, in der das Praktikum von Praktikumsanleitern in klassischen klinischen Settings angeleitet wird, einen besonderen Platz in der Lehre ein. Kunsttherapie hat hier die Chance, sich durch die jeweiligen Studierenden neu zu erfinden. Innovative Konzepte erproben sich modellhaft in der Praxis: Diese entwickeln sich durch die individuellen Herangehensweisen der einzelnen Studierenden oder durch in Gruppen gemeinsam entwickelte Projekte. Sie verzahnen die Lehre mit klinischen, kulturellen wie auch mit sozialen Institutionen, eröffnen Betroffenen neben der therapeutischen Begleitung eine Teilhabe an kulturellen Praktiken.

Am konkreten Beispiel eines Projektes in Zusammenarbeit mit dem »living-museum« in Wil in der Schweiz, sowie im Franziskuswerk Schönbrunn und bei einem Projekt mit Flüchtlingen in München sollen im Folgenden einige Aspekte erläutert werden, die das Potenzial der spezifisch künstlerischen Herangehensweise an Projekte in sozialen oder klinischen Kontexten aufzeigen.

Fallbeispiel

Beispiel 1: »Archäologe sucht Hilfe«[74]

Auf dem zunächst unbekannten Gelände einer Schweizer Psychiatrie lud der Künstler Michael Matthes zu einer Ausgrabungsstätte ein, die er für eine befristete Zeit im Freien aufgeschlagen hatte. Teilnehmer konnten Patienten der unterschiedlichen Institutionen sein, aber auch die täglichen Spaziergänger des weiträumigen historischen Areals. Er selbst betrat diese Bühne in der Rolle eines forschenden Archäologen, erfunden als jemand, der ausgräbt. Dies gab ihm die Möglichkeit, spielerisch mit dem neugierigen Besucher Kontakt aufzunehmen. Die Besucher waren eingeladen, mitzuspielen und zu den von ihnen selbst ausgegrabenen Fundstücken eine eigene Geschichte zu erfinden. Jeder Gegenstand wurde sorgfältig katalogisiert und mit einer ihm spontan zugeschriebenen Geschichte versehen, angesiedelt in der Vergangenheit, der Zukunft oder im Jetzt. Dieses kleine Ausgrabungsstück, z. B. eine belanglose Scherbe, wurde humorvoll zu etwas Großem und die spielerische Inszenierung bot die Gelegenheit eines Freiraums, seine neue Identität zu erfinden, aber auch mit seinen eigenen Gedanken und Erinnerungen zu verknüpfen. Sein künstlerischer Blick diente dem Künstler zur Kontaktaufnahme mit Menschen auf einem unübersichtlichen Gelände, dem Raum Psychiatrie, sodass darüber Andere, die Besucher, ihre eigenen Geschichten im Gegenstand am Grund der Erde finden konnten.

Das für unser Thema Interessante und Exemplarische bei diesem Projekt ist zunächst das Bild des Archäologen, der sich auf die Suche macht nach dem Verlorengegangenen, dem nicht mehr Sichtbaren, den verborgenen Zeugnissen aus fernen Zeiten. Dass dies ein sehr stimmiges Bild für therapeutisch arbeitende Menschen ist, braucht nicht weiter erläutert zu werden, es ist ein sehr klares und offensichtliches Bild.

Interessant für unsere Reflexion ist jedoch der Aspekt, wie sich der Protagonist mit seiner Projektarbeit im Kontext der Klinik positioniert. Er tritt dabei eben nicht in der Positionierung auf, die ein Therapeut normalerweise hat, sondern betreibt eine Art Mimikry. Der Künstler »spielt« eine erfundene Rolle und ermöglicht durch seine Interaktion den neugierigen Besuchern (die sich zunächst keinen Reim darauf machen können, was hier geschieht), es ihm gleich zu tun. Auch sie können »eine Rolle spielen« in diesem Stück.

Was erreicht der Künstler durch diese Strategie des Unterlaufens von Rollenzuschreibungen in klinischen Kontexten? Zunächst erzeugt er eine Atmosphäre der Überraschung und der Befreiung, er eröffnet einen komplett neuen »Spielraum«, in dem Hierarchien und Rollenklischees aufgehoben sind, es entsteht ein neutraler Raum des gleichberechtigten Agierens, die Protagonisten des erfundenen Spiels begegnen sich auf Augenhöhe.

Was hier geschieht, ist eine Art »Solidarisierung« in einem experimentellen Raum, der nach Foucault auch als Heterotopie bezeichnet werden kann. Foucault hat diese Art von Raum, der nach seinen eigenen Regeln funktioniert, beschrieben als »wirkliche Orte, wirksame Orte, die in die Einrichtung der Gesellschaft hineingezeichnet sind, sozusagen Gegenplatzierungen oder Widerlager, tatsächlich realisierte Utopien, in denen die wirklichen Plätze innerhalb der Kultur gleichzeitig repräsentiert, bestritten und gewendet sind, gewissermaßen Orte außerhalb aller Orte, wiewohl sie tatsächlich geortet werden können.« (Foucault 1993, S. 39)

74 Informationsflyer des Projekts von Michael Matthes: Ausgrabungsstätte Wil, 48° 28' 4" N, 9° 2' 15" O. Klinik Wil 2015.

Das Projekt »Archäologe sucht Hilfe« ist geradezu exemplarisch für diesen Raum der Heterotopie, wenn wir Foucaults Beschreibung weiter folgen wollen: Ausgangspunkt für Heterotopien sind zunächst institutionelle Orte, zumeist lokalisiert an den Rändern der Gesellschaft, die bestimmten Regeln unterworfen sind und zu deren Einhaltung ein umfassendes Kontrollsystem entwickelt wurde wie z. B. Psychiatrien und Gefängnisse. Foucault bezeichnet diese Orte als »Abweichungsheterotopien« (Foucault 1992, S. 40 f.). Durch ihr Anderssein ermöglichen aber gerade diese Orte die Möglichkeit zur Reflexion und Problematisierung gegebener Normen und zum Widerspruch.

Dadurch ergibt sich eine Öffnung hin zu utopischen Räumen des Andersseins, sei es auch nur als Illusions- oder Kompensationsraum. Die Wendung von der kontrollierten »Abweichungsheterotopie« zum utopisch aufgeladenen Möglichkeitsraum vollzieht der Künstler in seinem Projekt »Archäologe sucht Hilfe« exemplarisch.

Diese »anderen Räume« spielerisch als Möglichkeitsräume zu eröffnen, kann eine wertvolle therapeutische Funktion haben, und wer ist für die Eröffnung dieser Räume mehr prädestiniert als Künstler mit dem Hintergrund der zeitgenössischen interventionistischen und partizipativen Kunstpraxis?

Das Offenlegen der Regeln von Institutionen und das gleichzeitige Überwinden und experimentelle Erfinden neuer Regeln ist eine »klassische Strategie« aktueller Kunstpraxis seit den Übungen der »Institutionskritik« in den 90er-Jahren. Künstlerisch inspirierte kunsttherapeutische Praxis kann heute unbefangen auf diese Erfahrungen zurückgreifen.

In der Praxis bedeutet dies jedoch einen Spagat, der in Ausbildungskontexten guter supervisorischer Begleitung bedarf. Wenn Studierende in eine über viele Jahre bestehende, fest etablierte Einrichtung gehen, sind sie mit zweierlei gefordert: Sie müssen sich in die Gegebenheiten, Regeln und Kommunikationsformen im Team einfügen, gleichzeitig sollen sie darin zu einer ganz eigenen Arbeitsweise mit künstlerischen Mitteln finden, um darüber den Kontakt zu den Bewohnern herzustellen, der ihnen diesen neuen schöpferisch-therapeutischen Raum eröffnet.

Fallbeispiel

Beispiel 2: »B*such zu Hause«[75]

Ein Beispiel dafür ist ein Projekt im Franziskuswerk Schönbrunn bei München, bei dem sich Studierende selbst in eine Einrichtung für Menschen mit Behinderung am Rande eines Ballungsgebietes einluden. Hier leben über 1000 Menschen mit einer geistigen Behinderung. Der besondere Ort, der zur Verfügung stand, war eine zum Abriss freigegebene alte Kirche auf dem Gelände der historisch gewachsenen dorfartigen Einrichtung. Sie wurde von den Studierenden in ein Atelier umgewandelt, in dem sie künstlerische Projekte gemeinsam mit den Bewohnern der Einrichtung realisierten, und sie entpuppte sich als idealer Begegnungsraum. In ihrer Reflexion bezeichnete Christine Rosendahl diesen Raum als »einen anderen Ort«, »eine Kirche, die eigentlich keine mehr ist, eine Hülle, die nichts mehr verspricht, ein Vakuum, ein anderer Raum« (Rosendahl 2013, S. 16).

Auch bei diesem Projekt spielt der Gedanke der Heterotopie also eine zentrale Rolle.

Die Künstlerin zählt in ihrer Reflexion Foucaults Raumbeispiele auf: »Friedhöfe, Kinos und Theater, Gärten, Museen und Bibliotheken, Bordelle, Psychiatrien, kultische Stätten, Schiffe.« Sie verweist dabei auch auf seine These, dass diese »kulturellen Gegenräume, Gegenplatzierungen [sind], die eine Gesellschaft hervorbringt. Träume, Wünsche, Sehnsüchte und Leidenschaften werden in solchen Räumen sichtbar«. So wird für Rosendahl auch das Atelier in einem Kirchenschiff ein heterotoper Ort im Sinne von Foucault: »Ein temporärer Gegenort zum alltäglichen Leben« der Bewohner. »Das Atelier, ein Illusions- und Kompensationsraum gegenüber dem realen alltäglichen Raum (...) Ein Ort zum Träumen

75 Konzeption und Leitung: Katja Bonnländer.

und Spielen, für Versuche und Verwerfungen, zum sich ausprobieren und sich zeigen, Ziel und Zweck noch unbekannt«. (ebd.)

Hier wird deutlich, wie Vorstellungen des künstlerisch und philosophisch gedachten Raums produktiv werden können für das Entwickeln von bedeutungsfreien Denkräumen. Zu Beginn steht nicht eine Methode, sondern das Erproben und Experimentieren sowohl eines Denk- und Handlungsraumes als auch in einem realen laborartigen Raum, in dem neue Modelle erforscht werden, die durch die konkrete Zusammenarbeit der Menschen in diesem gemeinsamen offenen Raum entstehen.

Fallbeispiel

Beispiel 3: »Kunststation Bayernkaserne – ein interdisziplinäres Kunstprojekt«[76]

Vor dem Hintergrund der Frage nach den gesellschaftlich Ausgeschlossenen sind die Projektpraktika bedeutsam für die Lehre der Kunsttherapie. Sie bieten die Möglichkeit eines unmittelbaren Kontakts zu Menschen in einer spezifischen Umgebung und zugleich den Studierenden die Möglichkeit, eigene Projekte zu spezifischen Problemfeldern zu erproben, wie z. B. in Zusammenhang mit der akuten Flüchtlingsproblematik das Projekt Kunststation.

Die Kunststation befindet sich inmitten einer großen Erstaufnahmeeinrichtung. Sie ist ein offenes Atelier für Geflüchtete, Asylsuchende sowie Bürgerinnen und Bürger der Stadt. In ihm bieten Studierende »Anleitung und Begleitung bei der künstlerischen Arbeit und der zu entwickelnden Kommunikationskultur« (Bonnländer 2016, S. 2). Aufgrund des starken Anstiegs der Zahlen neu ankommender Menschen werden neue Formate entwickelt, um den Raum möglichst vielen Menschen zugänglich zu machen. Kontakte innerhalb der Erstaufnahmeeinrichtung und zur umliegenden Nachbarschaft werden erweitert (Bonnländer 2016).

Mit künstlerischen Mitteln soll hier die interkulturelle »Verständigung außerhalb von Sprache« (Bonnländer 2015, S. 3) angestoßen werden. »Modellhaft wird dieser Raum als Lehratelier der Kunstakademie verstanden« (ebd.), »in dem die Studierenden verschiedener Lehrstühle wichtige interkulturelle und praktische Erfahrungen sammeln und reflektieren können« (Bonnländer 2016). »Der Atelierraum bildet den Rahmen für ein Kennenlernen durch Zusammenarbeit, künstlerisches Arbeiten und seine Ergebnisse führen zu einem konkreten Verständnis von Gemeinsamkeiten und Unterschieden, ›Selbstverständlichkeit‹ – auch vor dem Hintergrund einander fremder Kulturen wird möglich.« (Bonnländer 2015, S. 3)

Der Foucault'sche Topos des Ausgeschlossenen spielt im Zusammenhang mit der aktuellen Flüchtlingswelle eine ganz neue und zentrale Rolle und zwar in unterschiedlicher Hinsicht. Zunächst sind die neu Ankommenden Ausgeschlossene aus ihrer eigenen Kultur, die sie unfreiwillig verlassen mussten. Dann sind sie Ausgeschlossene in der Kultur des Landes, das sie aufnimmt, einer Kultur, die ihnen in vielen Aspekten fremd ist und die sie zur »Integration« auffordert. In diesem Integrationsprozess sind nun Qualitäten der aufnehmenden Gesellschaft gefragt, die viel mit Toleranz gegenüber »dem Anderen« zu tun haben. Das Verstehen des Anderen, Fremdartigen erfordert von allen Beteiligten die Fähigkeit, sich auf das Unvertraute einzulassen ein exemplarisch kreativer Akt, wie wir ihn weiter oben in Zusammenhang mit kreativem Denken beschrieben haben.

Was sich hier als Herausforderung erweist, ist eine konkrete Kontingenzerfahrung: Nichts ist mehr, wie es war, sowohl bei den Ankommenden, als auch bei den Gastgebern. Wie schwer es ist, sich dieser Herausforderung zu stellen, zeigen die aktuellen Debatten zur Flüchtlingsproblematik, die derzeit hohe Wellen schlagen. Das Unbekannte, Fremdartige als eine Bereicherung wahrzunehmen und nicht als eine Bedrohung, die bekämpft werden muss, fällt einem Großteil der Bevölkerung sehr schwer. Die Entwicklung einer offenen Wahrnehmung und eines Toleranzpotenzials, das sich die Kunst des 20. Jahrhunderts auf die Fahnen geschrieben hatte, muss

76 Konzeption und Leitung: Katja Bonnländer.

sich nun einer konkreten Bewährungsprobe unterziehen. Daher sind künstlerisch denkende Menschen besonders herausgefordert, ihre Fähigkeit zum Umgang mit »dem Anderen« nun auch auf einer sehr konkreten sozialen Ebene wirksam werden zu lassen. Vorbildliche Projekte gibt es hier schon zahlreiche, vor allem aus dem Bereich des Theaters, aber auch die bildende Kunst nimmt sich dieses Feldes zunehmend an.

Konkret sieht das dann so aus, dass bei Projekttagen, die in der Flüchtlingsunterkunft stattfinden »Thementage entwickelt werden, die verschiedene Personengruppen in ihren jeweiligen Fähigkeiten und Bedürfnissen ansprechen« und darüber hinaus »eine Begegnung mit Bürgerinnen und Bürgern aus der Nachbarschaft anregen: z. B. sonntägliche Malcafés, Näh- und Sticktage, um erwachsene Frauen, u. U. Mütter der schon in der Kunststation aktiven Kinder einzubinden, oder handwerkliche Tage, an denen Männer/Väter neu angesprochen werden.« (Bonnländer 2015)

Projekte wie diese verzahnen den Studiengang mit der Kultur der Stadt und ermöglichen Kooperationen mit freien Klassen und Lehrstühlen, z. B. der Kunstpädagogik. Um das Studium der Kunsttherapie nicht von einer isolierten Berufspraxis aus zu erfahren, sondern im Dialog mit anderen Disziplinen: Abgleich von Spezifischem, Überschneidung und Differenz.

Da diese künstlerischen Interventionsprojekte ganz zu Beginn des Ankommprozesses nach einer oft dramatischen Flucht stattfinden, steht dabei oftmals das Thema des Umgangs mit traumatischen Belastungen im Raum. Um damit adäquat umgehen zu können, ist professionelle Supervision für die Studierenden hier von besonderer Bedeutung

Dieses konkrete kunsttherapeutische Engagement in der aktuellen gesellschaftlichen Herausforderung fördert nicht nur die Eigenverantwortlichkeit der Studierenden – sie üben, wie innerhalb des Berufsfeldes Kunsttherapie gedacht und immer wieder neu entwickelt werden kann, ausgerichtet am aktuellen therapeutischen Bedarf – vielmehr wird dadurch die Stellung von Kunsttherapie als Aufgabe in der Gesellschaft exemplarisch neu verhandelt, eine Chance, die wir gut nutzen sollten.

In den Projekten der Studierenden wird deutlich, dass gerade durch die Offenheit des künstlerischen Blicks vorgefundene Räume im Handumdrehen umdeutbar und so zu Orten unerwarteter Kommunikation und zu neuen Spielräumen für Patienten, Bewohner und Neuangekommene werden.

Literatur

Adorno TW. Ästhetische Theorie. Gesammelte Schriften (hg. v. Rolf Tiedemann), Bd 7. Frankfurt a. M.: Suhrkamp 1970.

Aristoteles. Nikomachische Ethik. Stuttgart: Reclam 2003.

Bonnländer K. Vorwort. In: Die Kunststation, offenes Atelier für Geflüchtete, Asylsuchende, sowie Münchner Bürgerinnen und Bürger. Infobroschüre. München: AdBK München 2015; S. 2.

Bonnländer K. Aktuelle Kurzbeschreibung KUNSTSTATION. Unveröffentlichtes Manuskript 2016.

Briggs J, Peat FD. Die Entdeckung des Chaos. Eine Reise durch die Chaos-Theorie. München/Wien: Deutscher Taschenbuch Verlag 1990.

Foucault M. Andere Räume. In: Barck K (Hg). Aisthesis: Wahrnehmung heute oder Perspektiven einer anderen Ästhetik. Essays. Leipzig: Reclam 1992.

Jappe G. Beuys Packen: Dokumente 1968–1996. Berlin: Lindinger + Schmid 1996.

Kant I. Kritik der Urteilskraft (1790). Werkausgabe in 12 Bdn (hg. v. Wilhelm Weischedel), Bd 10. Frankfurt a. M.: Suhrkamp 1974.

Loreck H. Zu den neueren Arbeiten von Senta Connert. Unveröffentlichtes Manuskript 1996.

Loreck H. Webstücke und andere Textturen. In: Wakayama S (Hg). Senta Connert. Ausstellungskatalog. Düsseldorf: Shiseido Deutschland 1997.

Mayer-Brennenstuhl A. Wie Wasser in der hohlen Hand. Versuch einer strukturellen Beschreibung schöpferischer Prozesse. In: Marburg F, Faust J (Hg). Zur Universalität des Schöpferischen. Münster u. Hamburg: Lit Verlag 1994.

Mayer-Brennenstuhl A. Die verschwiegene Sprache der Kunst. Auf den Spuren der ästhetischen Negativität bei Adorno. Kunst und Therapie 2004; 1: 11–22.

Mayer-Brennenstuhl A. Kohärenz und Kontingenz in Kunst und Therapie. In: Majer H, Niederreiter L, Staroszynski T (Hg). Kunstbasierte Zugänge zur Kunsttherapie. München: Kopaed 2015.

Musil R. Der Mann ohne Eigenschaften. Bd. 1: Erstes und Zweites Buch; Bd 2: Aus dem Nachlaß. Berlin: Rowohlt 2000.

Nietzsche F. Also sprach Zarathustra. Ein Buch für Alle und Keinen. Nietzsches Werke, Erste Abtheilung, Bd VI. Leipzig: Druck und Verlag C. G. Naumann 1901.

Rosendahl C. Der Raum, die Kirche, das Atelier, der Treffpunkt, das Spielzimmer – ein besonderer Ort für zwei Wochen. In: AdBK München (Hg). B*such zu Hause ein künstlerisch-therapeutisches Projekt in einer Einrichtung für Menschen mit Behinderung. München: AdbK München 2013.

35 Kunstkonzepte in der Kunsttherapie

Von den ersten Ansätzen bis zu den Entwürfen heutiger Ausbildungseinrichtungen

Karl-Heinz Menzen

35.1 Von Anfängen und Widersprüchen des Umgangs mit Bildern

Im Folgenden soll die Geschichte künstlerischer Produktion, des Bilder- und Musik-Herstellens in Europa beschrieben werden. Im Mittelalter geschah dies zunächst in kirchlichem Auftrag, mit dem Ziel, das christliche Weltbild darzustellen. Später waren Fürsten die Auftraggeber, mit Beginn der Neuzeit kamen auch die erstarkenden Stände hinzu, die Kunst verstand sich als zunehmend bürgerlich. Bis weit ins 20. Jh. hinein sollte es dauern, bis sich im Zuge der Deklaration der Allgemeinen Menschenrechte auch »psychisch Kranke« oder »Behinderte« in die Reihe dieser Kunst-Schaffenden einreihen konnten. Und es war nur eine Konsequenz der Geschichte, dass eine bildnerische Therapeutik entstand, die sich ihrer spezifisch annahm.

Die therapeutische Bildfunktion hat eine Vorlaufzeit von mehreren hundert Jahren:

1. Bis ins hohe Mittelalter haben Bilder eine idealisierende, heldenhaft-vorbildliche, mythologische, religiöse Funktion. Zur Erinnerung: Mythen sind vorbildhaft, zeiten- und raumübergreifend.
2. Ab dem 15. Jahrhundert spricht man von einer Neukonzeption, einer Wiedergeburt der Bilder, von einer Renaissance. Der Umbruch ist der neuen Wirtschaftsform geschuldet (Manufaktur). Die Bilder haben jetzt die Funktion, perspektivisch, räumlich-biografisch Personen- und Lebensansichten zu entwerfen. Die Personen treten selbstredend, wie es die gotischen Plastiken schon andeuteten, in den Raum.
3. Im 16. und 17. Jh. wird die Welt zunächst mit dem Blick der Renaissance, dann dem des Barock vermessen. Der Kosmos (Galilei, Kepler), das Zusammenspiel von Makro- und Mikrokosmos (Spinoza, Leibniz), das Verhältnis von Körper und Geist (Descartes), von neuen innerpsychischen Aspekten des Menschlichen in einer Welt des Warentauschs (Rembrandt, »Der Geldwechsler« 1533), von geometrisiert-vorschrifthaften Aspekten des Miteinanders (des Tanzens, Fechtens, Reitens), von einer Welt der Dinge, die geordnet und verglichen werden wollen, all dies gerät in den fokussierenden Blick.
4. Die Aufklärungsschriften Immanuel Kants um 1800 bringen es auf den Punkt: Sie suchen nach den transzendentalen, d.h. grundlegenden, begründenden Bedingungen unserer inneren Bilder, vornehmlich unserer Vorstellungen. Sie begründen eine Welle subjektiver Selbst- und Welt-Ansichten. Die Kunst ab 1800 kreiert eine Personen- und Landschaftsbildnerei, wie man sie vorher nicht gekannt hat (vgl. Caspar David Friedrich, Carl Gustav Carus, Philip Otto Runge). Der Mensch wird als Subjekt verstanden.
5. Auch die aufkommenden Wissenschaften der subjektiven Befindlichkeiten, Psychologie und Psychiatrie, profitierten von der neuen Bewegung: Patienten werden in die Lage versetzt, innere Vorstellungen, innerste Selbst- und Weltbilder aufs Papier, auf die Leinwand zu bringen. Das Bild vom sich selbst behauptenden Menschen im psychischen Gleichgewichtszustand leitet an. Dieses Selbst- und Weltbild erobert einen

Raum, der sich dem Blick öffnet, der vormals eine Vielzahl von visuellen, tonalen, haptischen Aspekten freisetzte (vgl. Johann Sebastian Bachs oder Johannes Brahms polyphonale Orgelmusik).

6. Es entstehen bildnerische Versuche, die Zerstörungen, Verwerfungen der nicht mehr reinen inneren Natur, die mit der beginnenden Industrialisierung aus dem »Gleichgewicht« zu kommen scheint, zu dokumentieren. Immer wieder werden romantisierend-harmonische Bilder auf die Leinwand gebracht.
7. Die aufkommende Psychiatrie profitiert von der um sich greifenden Innenschau, lässt Ateliers entstehen in Paris (1801) und Halle (1803), in denen Patientinnen und Patienten aus beschäftigungstherapeutischen Gründen malen, d.h. ihre Zerstörungs-/Krankheitsgeschichten dokumentieren.
8. Zu diesem Zweck fällt der Psychiatrie buchstäblich eine Methode in die Hände, die des sogenannten Animalischen Magnetismus: Mit dieser Vorform und der späteren Version der Hypnose als einer fixierten Bildvorstellungsform kann sie die zerstörerischen, abgespaltenen Vorstellungen, die den ganzen Körper bis zur Lähmung erfasst haben, hervorrufen und behandeln. Die Vorstellung von einem Menschen im Gleichgewicht, der seine innerpsychischen Abspaltungen zu integrieren in der Lage ist, wird Gesundheitsziel. Die beschäftigungs-/bildtherapeutische Befassung mit den Störbildern wird institutionalisiert.
9. Mit einem neuen Krankheitsetikett, dem des hysterischen Inszenierungsversuchs, verbinden sich jetzt in europäischen Kliniken vor 1900, genauer gesagt seit 1801 in der Klinik La Salpêtrière (Paris) Bemühungen, *das eigene Leiden ins Bild zu setzen*. Die Grundlagen einer neuen Therapierichtung – der mithilfe von Bildern arbeitenden Kunsttherapie – sind geschaffen.

35.2 Quasi-therapeutische Bildfunktionen auch in der Kunst

Seit der Aufklärung ist dezidiert ausgemacht und spiegelt sich im Raum der Psychiatrie wieder: Der Mensch bildet sich künstlerisch als entfremdeter, als zerrissener, als unmittelbar bedrohter, als fragmentierter Mensch ab. Goya radiert die äußerlich Verkrüppelten und führt den verletzten, zerstückelten, verstümmelten Körper vor, wie im Vorgriff auf die vielen neuzeitlichen Darstellungen eines den Harmoniesphären entrissenen, automatenhaft verfügten Menschenbildes: Collagiert, zusammenmontiert, fragmentiert, übermalt, so erscheint seit Goyas Zeiten der Mensch im Bild.

Angesichts der Veränderungen des Menschenbildes erleben wir, wie das entsteht, was wir »pädagogische«, »therapeutische Kunst«, »Kunstpädagogik« und »-therapie« nennen.

35.3 Eine Therapeutik im Widerstreit: Das Bild als Heilmittel oder Kulturausdruck

Ganz im Sinne einer Krankheitslehre wird um 1850 in dem ersten heilpädagogischen Institut in Liesing bei Wien, der Levana, bildtherapeutisch praktiziert. Das Ehepaar Jan-Daniel und Jeanne Marie Georgens und dessen Kollege Heinrich Marianus Deinhart formulieren das als »ästhetisch … notwendiges Heilmittel« (Georgens u. Deinhardt 1863, S. 363), was im Vorlauf bei Friedrich Fröbel und in Folge bei Maria Montessori ähnlich wiederzufinden ist und in der Psychiatrie des folgenden 19. und 20. Jahrhunderts zur Tradition wird. Maria Montessori (1870–1952) folgt der Anweisung: Wie bei den Levanern »eine unbestimmte Anzahl von Bauklötzen, verschieden in Größe, Form und Farbe, vor dem Kinde, das zum Bauen veranlasst werden soll, liegen« soll (vgl. Deinhart u. Georgens 1858, S. 68 f.), so will auch Montessori »dem Kind solche Lehrmittel in die Hand geben, die geeignet sind, die Entwicklung der Sinne anzuregen« (Montessori 1930, S. 217).

Dreißig Jahre nach diesem Statement zu Farbe und Form kritisiert ein die sogenannte Moderne Kunst initiierender Künstler, Paul Cézanne, diese Art des pragmatischen Umgangs mit den Farben und Formen. Und wiederum Jahrzehnte später bringt der Philosoph und Psychologe Merleau-Ponty im Sinne Cézannes diese Kritik auf den Punkt: Die bildhafte Wahrnehmung meiner Welt sei nicht eine Komplexion von Sinnesdaten, Summe von Sinnesdaten wie im impressionistischen Sensualismus (Merleau-Ponty 1984, S. 102), sie sei auch nicht stoff-form-mäßig aufzuteilen (ebd., S. 99), sie verlange nach einem Akt, der den Menschen leibhaftig einbeziehe: »... die Worte, die Pinselstriche, die Farben, die mich ausdrücken, kommen aus mir heraus wie meine Gebärden: sie werden mir entrissen durch das, was ich sagen will, wie meine Gebärden durch das, was ich tun will (...) Malerei legt (...) einen perzeptiven Sinn frei, der in der sichtbaren Gestaltung eingefangen, aber dennoch imstande ist, in einer immer wieder neu erschaffenden Ewigkeit in sich selbst eine ganze Folge von älteren, schon sedimentierten Ausdrucksweisen aufzugreifen«. (ebd., S. 106 ff.) Die Indienstnahme der Kunst für die Zwecke des Kulturellen oder Therapeutischen – das fordert einen Widerspruch heraus, der sich bis in die Ausbildungsrichtlinien der Kunsttherapie des 20. Jh. zieht. Eine »Malkunst als Heilkunst«, so der Wiener Künstler Schwarzkogler (Gorsen 1992, S. 364), ist am Ende dieses Jahrhunderts in ca. 60 Prozent aller deutschen Kliniken standardmäßig anzutreffen.

Ausgerechnet ein Mediziner, Sigmund Freud, ist es, der sich daranmacht, die »Kunstformbedingung« des psychodramatischen, übertragen: des therapeutischen Aktes zu entwerfen (Freud 1906, S. 164). Er legt die Grundannahmen für die Verwendung von Bildvorstellungen im therapeutischen Prozess fest (ebd., S. 167 f.). Freud versetzt den Leser in die pars-pro-solo spiegelnde Tätigkeit des Schausteller-/Patienten wie in die des pars-pro-toto arrangierenden Therapeuten und beschreibt die »stofflich«-situativ ineinsgesetzten formal- und inhaltsästhetischen Bedingungen des bildtherapeutischen Vorgangs.

Der Psychotherapeut müht sich um die »Kunstformbedingung« des therapeutischen Akts, der mit Bildern umgeht. Er sucht die vielfältigen Erfahrungen von Betroffenen zum Gegenstand der symbolisch-bildnerisch rekonstruierenden Therapie zu machen und tiefenpsychologisch und psychotherapeutisch mit inneren Bildern arbeitend (»erinnern, wiederholen, durcharbeiten« – so Freud), die krankmachenden räumlich-zeitlichen Fehlprogramme geschichtsrückläufig (oder zuweilen: vorläufig und auf kollektive Vorstellungsmuster durchleuchtend, so Jung) zu sezieren. Eine solche bildnerische Arbeit nimmt für sich in Anspruch, eingefahrene Vorstellungen, Bildmuster reflektierbar zu machen, den Klienten zu ermöglichen, die Einbahnstraßen ihres Verhaltens wieder nach allen Richtungen befahrbar zu machen.

Nüchtern und wenig prosaisch diagnostiziert gegen Ende des 20. Jh. der aus der experimentellen Gestalt-Forschung kommende Kunstwissenschaftler und Gestaltpsychologe Rudolf Arnheim: Es sei darauf zu achten, dass »Anschauungsbegriffe, die der unmittelbaren Erfahrung entspringen, dabei aber den Gegenstand höchst abstrakt mittels bezeichnender Form-, Beziehungs- und Funktionseigenschaften abbilden« (Arnheim 1972, S. 241), im Sinne von Förderung und Therapie zu gebrauchen seien. Er stellt fest, dass eine mit Bildern arbeitende Förderung und Therapie wie die »Kunsttherapie am besten immer zugleich auch Kunsterziehung und also nicht nur auf die Klärung des Inhaltlichen aus sein soll, sondern ebenso auf die visuelle Erscheinung« aus sein solle (Arnheim 1972, S. 246–248), also ähnlich der Kunsterziehung sich an die realen Vorgaben zu halten habe. Fragen wir uns, wie die Ausbildungen zum/r Kunsttherapeuten/in mit diesen Vorüberlegungen umgegangen sind.

35.4 Die Ausbildung: Eine Wechselgeschichte von Kunst, Pädagogik und Therapie

Betrachtet man die historische Entwicklung der kunsttherapeutischen Ausbildung, so waren die Anforderungen an den bildtherapeutisch Anleitenden zunächst an den Bildern des sozial normierten Verhaltens orientiert:

1. Phase: Äußere wie innere Verhaltensnormierung

Das Behandlungsziel war um 1800 von dem Psychiater Philippe Pinel (1745–1826) als »traitement moral« konzipiert, also auf die Wiederherstellung des sogenannten sittlich-moralischen Verhaltens ausgerichtet; wenig später von dem Hallenser Psychiater Johann Christian Reil (1759–1813) standes- und berufsspezifisch gedacht und an den gewohnten Beschäftigungen des jeweiligen Standes orientiert. Reil schreibt: »Seinen [des Kranken] Sinnen und der Phantasie werden Anschauungen aufgedrungen, die er als passiver Zuschauer beachten muss. Dann nöthigt man ihn zur eigenen Thätigkeit und übt endlich diejenigen Seelenvermögen besonders, die es am meisten bedürfen. Diese nach bestimmten Zwecken erregte Thätigkeit in den verschiednen Getrieben des Seelenorgans assimiliert sich allmählig die Kräfte, die ursprünglich gleichsam mit Gewalt durch die Stärke der Reizung geweckt wurden und stellt das Verhältnis in der Dynamik der Seele wieder her, von welchem der gesunde Menschenverstand abhängig ist.« (1803; zit. n: Fichtner 1980, S. 9)

Immer mehr geht der Blick, auch der des bildtherapeutisch Interessierten, auf die Psyche des Patienten:

2. Phase: Neuordnung der inneren Bildwelt des Psychischen

Pierre Janet schreibt und fasziniert damit um 1900 die neu aufkommende psychoanalytische Schule, dass die Hysterikerin stetig sich ändernden Ideen ausgeliefert sei (»une agitation perpétuelle de l'esprit, une idée fixe s'en va, une autre paraît«; Janet u. Raymond 1903, S. 357), geradezu genötigt sei, ihre Bilder intensiv zu erleben, ihre fixen Ideen auszuleben. Er kennt natürlich die Schrift Auguste Ambroise Tardieus (1818–1879), geschrieben im Rahmen von dessen Dokumentationsauftrag an der Klinik Salpêtrière in Paris (Tardieu 1872); auch die Schrift Fritz Mohrs »Über die Zeichnungen von Geisteskranken und ihre diagnostische Verwertbarkeit« (1906), in der er liest, dass die Zeichnungen »einen gewissen direkten Einblick in die Psyche« geben und »Erkenntnisse über das Anschauungsleben der Geisteskranken« ermöglichen (S. 99 f.).

Insofern liegt es nahe, dass nach 1900 sich der Blick, inzwischen psychoanalytisch geschult, auf eben diese anschaulichen Bilder richtet. Der aufkommende Surrealismus, vor allem Dalís dissoziative Bildsprache, erleichtert Janet den Zugang zu der irrealen Bildlogik seiner Patienten. Die neue Gattung wird von den Vertretern der Psychoanalyse aber nicht geschätzt. Vor allem aber inspiriert eine neue Methode, die Entdeckung der »écriture automatique« (1919), wie sie von André Breton und Philippe Soupault in der Art eines naturwissenschaftlichen Experimentes durchgeführt wurde und die die Erschließung innerer Vorgänge, die Fixierung psychischer Reaktionen, zum Ziel hat. Der Film »L'age d'or« von Luis Buñuel (1931) eröffnet diesen Blick einem großen Publikum. Was Freud schon um 1900 formuliert, dass die Traumarbeit durch ihre Hauptmomente die latenten Traumgedanken zum manifesten Trauminhalt verwandelt (durch ihre Verdichtungs- und Verschiebungsarbeit, die Rücksicht auf Darstellbarkeit und sekundäre Bearbeitung), wird aber erst langsam publikumswirksam. Freuds Hinweis auf die »andere Ausdrucksweise, deren Zeichen und Fügungsgesetze wir ... kennenlernen sollen«, animiert (Freud 1900).

Nach diesem Hinweis geraten ästhetisch-formaler und psychisch-konkreter Ausdruck in eine Analogie, die zu einem der Hauptthemen der bildnerisch orientierten Psychotherapie, aber auch der Kunstausbildung wird.

3. Phase: Therapie als bilddidaktische Entschlüsselung der Psyche

Die ersten explizit bildtherapeutischen Versuche gehen bilddidaktisch vor: C. G. Jungs Mitarbeiterin Jolande Jacobi konzipiert ihr therapeutisches Vorgehen quasi bilddidaktisch im Sinne einer Bildassoziationslehre. Nicht in der Tradition der Freudschen triebstimulierten Zeichenlehre der Psyche, eher in der Tradition der kulturorientierten Symbollehre Jungs wandelt sich bei ihr die Assoziations- in eine Amplifikationstheorie (Amplifikation: Erweiterung der Bedeutungen). Diese Theorie wird den ersten kunsttherapeutischen Aus- und Weiterbildungen ihre Grundlage geben. Ruth Cohn und Elisabeth Tomalin werden nach Jahren des kriegsbedingten Stillstandes die deutschsprachigen Fort- und Weiterbildungen auf dieser Basis organisieren. Aber sie kommen nicht umhin, ihre innerpsychisch-therapeutische Orientierung gegen ein bilddidaktisches Konzept abzugrenzen, das sich kunstpädagogisch und -gestalterisch versteht. Um den Zusammenhang von innerpsychischer Bildvorstellung und deren bildnerisch-ästhetisches Dokument streiten sich aber auch bildnerische Kunst- und Kunstpädagogik-Konzepte.

4. Phase: Kunstpädagogische gegen kunsttherapeutische Konzepte

Die Entstehung der Bildtherapie ist in den Jahren ihres Werdens durch ihre Nähe zur Kunst dem Wechselspiel der Kunstströmungen unterworfen: Die entscheidende, d. h. ihren Kanon mitbestimmende, ist nicht, wie man vermuten könnte, die surrealistische Kunst, die sich in ihren Exponenten von Breton bis Dalí der Psychoanalyse weitgehend entzieht; aber auch diese will mit der neuen Kunstrichtung nichts zu tun haben. Die in die Ausbildungsstandards der Kunsttherapie eher hineinwirkende Strömung ist die Pädagogik des Bauhauses, die nach den Jahren der Kunsterzieherbewegung ihre Zeichen-, Farb- und Formgeschichte an die der Theorie von der »Gestalt« anlehnt. Nach der tiefen- und psychoanalytischen Tradition Freuds und Jungs wird die Bauhaus- und Gestalttradition die Bild-Konzepte der kunsttherapeutischen Aus- und Weiterbildungen bestimmen.

In der Bauhaus-Bewegung ist die reine, ursprünglich typisierte Formhaftigkeit zentral, die zweckmäßige und dennoch zivilisatorisch unverstellte Ausdrucksgebung, solches steht zu Beginn und am Ende dieser Tradition. Diese heißt, das Wesen der Dinge zur Form zu bringen, künstlerische und seelische Form aufeinander zu beziehen, gestalterisch dem Menschen zu Ausdruck in seiner eindeutigsten Form zu verhelfen. In der Gestaltlehre ist die Erkenntnis zentral, wenn auch nicht unumstritten, dass das unserer Empfindung unmittelbar Gegebene eine Qualität besitze, welche nicht chaotisch sei, welche durch unser Vorstellen sich strukturiere; dass das was wir wahrnähmen, geformt sei; und sofern es komplex und zusammenhängend erlebt würde, es ein »Ganzes« spiegele (vgl. zur Geschichte der Ganzheits- und Gestalttheorie Menzen 1990, S. 160 f.). Der Bauhauslehrer Boris Kleint (1903–1996) vereinigt als Künstler und Psychologe beide Ansätze und hat einen enormen Einfluss, bleibt aber in den Nachkriegsjahren ohne Widerhall in der kunsttherapeutischen Rezeptionsgeschichte (vgl. Menzen 2016, Kap. 5.1).

Der eher zögerliche Umgang der deutschen Kunsttherapiebewegung mit ihrer eigenen Kunst- bzw. Bildrezeption, der sich in ihrer unentwegten Suche nach einem ästhetisch-bildnerischen Standpunkt kundtut, ist bemerkenswert: Man kann in dieser Geschichte geradezu nachlesen, wie Anleihen gemacht werden, Referenzen gebildet werden

- einerseits auf die elementar-empfindungshaften Prozesse, mit denen Kunsterzieher- und Bauhausbewegung experimentieren,
- andererseits auf die übergreifend-sinngebenden, gestalt- und ausdruckverleihenden Pro-

zesse, mit denen Ästhetik-, speziell Gestalttheoretiker experimentieren und die künstlerischen Herangehensweisen der kunsttherapeutischen Prozessabläufe prägen.

Als die psychoanalytische Bewegung sich der Bildprozesse annimmt (z. B. Jolande Jacobi, Hans Prinzhorn), scheinen deren Vorläufer vergessen. Mayer-Brennenstuhl (2014) nennt deren innerpsychische Bildaneignung und -verwendung »romantisierend«. Auch scheint vergessen, was die Geschichte der deutschen Formalästhetik bereits im 19. und 20. Jh. in ihren Positionen – nach Mayer-Brennenstuhl jene der »modernen« bzw. »post-modernen Kunst« vorbereitend – vorformuliert hat.

Die ursprünglichen Denkbewegungen, besonders die der Gestalt- und Bauhauslehre, erst recht deren formal-ästhetische und schließlich neurologische Vorüberlegungen, gehen relativ unreflektiert in die Konzepte der kunsttherapeutischen Ausbildungen ein, die sich zu Beginn der 80er-Jahre des 20. Jahrhunderts zunächst als maltherapeutisch (in der Anthroposophie), dann zunehmend als explizit bild- und kunsttherapeutisch (in der Folge der humanistischen Psychologie) verstehen und wenig hinterfragt ihre Anleihen in bauhaus-orientierten kunstpädagogischen und eher tiefenpsychologisch-jungianisch-psychotherapeutischen Ansätzen suchen.

- Hermann von Helmholtz hat in »Über das Sehen des Menschen« (1855) davon gesprochen, dass wir aus den Einzelempfindungen heraus unbewusst Schlüsse tätigen.
- Konrad Fiedler erklärt in »Über den Ursprung der künstlerischen Tätigkeit« (1887), dass wir in diesem Akt unbewusst – analog dem künstlerischen Formungs- und Gestaltungsvorgang – das sichtbare Phänomen wirklich werden lassen.
- Heinrich Wölfflin unterstreicht in den »Kunstgeschichtlichen Grundbegriffen« (1915) diesen Akt als unbewusstes Interpretament.
- Arnold Gehlen beschreibt in »Der Mensch« (1940), wie entlastend angesichts der täglichen Reizflut dieser unbewusste Bewältigungsvorgang ist.
- Hans Lenk arbeitet in seinem Buch »Interpretationskonstrukte« (1993) heraus, wie diese Bewältigungsleistung als Interpretationsleistung in ihren Unterscheidungs-, Identifizierungs-, Strukturierungs- und Formierungshinsichten sowohl sinnesempfindungs- als auch gestaltgebungsorientiert ist; bis schließlich die neurologische Forschung sich dieses Themas annimmt.
- Wolf Singer und Andreas K. Engel weisen in ihrem bahnbrechenden Beitrag über die »Neuronalen Grundlagen der Gestaltwahrnehmung« (1993) darauf hin, dass der Bildvorstellungsakt ein Synchronisierungsakt ist, in dem die Elemente unserer Wahrnehmung Form und Gestalt annehmen (vgl. Wiesing 2009, S. 43 f.; Menzen 2013b, S. 128; Menzen 2016, Kap. 5.1).
- Semir Zeki erarbeitet in seinen vielfältigen Forschungsarbeiten zur visuellen Wahrnehmung durch das Gehirn (1999) die neurobiologischen Grundlagen für Kunst und Ästhetik und ermöglicht damit den wissenschaftlichen wie therapeutischen Zugang für die Bilder sowohl kognitiv wie psychisch gestörter Patienten mithilfe der Kunsttherapie.
- Thomas Fuchs (2013) verortet den neurologischen Vorgang der Synchronisation (synchronisierter neuronaler Erregungsmuster, Reize zerlegend, verarbeitend, synthetisierend) im Gesamtvorgang einer phänomenologisch-intentional begriffenen, unbewusst angeleiteten Wahrnehmungs- und Bilderstellung.
- Emmanuel Alloa (2011a) formuliert daraus zusammenfassend eine Bildtheorie, die sich formalästhetisch, phänomenologisch, psychoanalytisch und neurologisch im Wechselfeld des Ikonografischen und Ikonologischen begreift.
- Hubert Damisch (2011) stellt schließlich den Bezug her, benennt »die formale Regression, die … in Freuds Traumdeutung selbst ausdrücklich in Bezug auf die Malerei gedacht wird« (Damisch 2011, S. 215).

Den meisten Ausbildungsstätten kunsttherapeutischer Studiengänge ist seit den ersten Entwürfen und curricularen Umsetzungen entgegen allen Vorwürfen einer »Romantisierung« gemein (eine romantisierende Ganzheitslehre ist durchweg in diesen Anfangsjahren vorzufinden), dass sie die ästhetisch-bildnerischen Formausdrücke im individuellen wie gesellschaftlichen Zusammenhang sehen. Die folgenden Beispiele illustrieren dies:

- Der Fokus eines hier nur pars pro toto für andere Studiengänge stehenden Weiterbildungsgangs hat seit den frühen 80er-Jahren des letzten Jh. explizit seine Wurzeln in der Kunsterzieherbewegung, im Bauhaus, in der Kinderpsychologie Melanie Kleins und Donald Winnicotts, aber auch in den »symbolisch-gestalterischen Ausdrücken« der Erwachsenenanalyse. Der Weiterbildungsgang bezieht sich auf die ästhetische Befindlichkeit, die alltagsästhetischen Ausdrücke von Patienten und reklamiert einen »neuen Kunstbegriff mit sozialinstrumentarischen Charakterzügen« (Menzen u. Hartwig 1984, S. 264–266).
- Der Fokus einer anthroposophisch-orientierten Hochschule ist – zumindest in künstlerischer Hinsicht – ähnlich gelagert: Die »künstlerische Ausbildung als Atelier- und Projektstudium in Kunstpraxis« betont die sozial ausgerichtete Intention: »Im künstlerisch-therapeutischen Prozess, als Dialog zwischen innerer und äußerer Welt, übersetzt der kranke Mensch seine Lebensrealität, seine Erfahrungen und Beziehungen mittels der bildnerischen Gestaltung in einen ästhetischen Kontext.«
- Und auch der Fokus einer weiteren kunst- und kunsttherapeutisch orientierten Hochschule verweist auf eine an künstlerischen Vorgehensweisen orientierte Form der Gestaltung von Lebenszusammenhängen. In den künstlerischen Fortbildungen wie in fast allen Aus- und Weiterbildungsgängen wird ein Bemühen betont, die innerpsychische Orientierung der frühen psychoanalytischen Theorie um ihren sozialen, ästhetischen Aspekt zu erweitern.

5. Phase: Explizit künstlerisch orientierte Aus- und Weiterbildung

An fast allen zitierten Hochschulen werden in der Folge besonders die künstlerisch-psychosozialen Aspekte der Ausbildung betont. Und in den Studiengängen, die entstehen, scheint sich die seit ca. 1900, seit der sogenannten »Kunst der Moderne« zurückzuverfolgende Abgrenzung der Kunsthochschulen von den psychologischen Affektlehren, explizit vom Fach Psychologie und analog von der Praxis der Psychotherapie, nicht abzubilden. Wohl aber halten viele staatliche Kunsthochschulen bis in unsere Tage diese Abgrenzung durch und sehen sich seit dem Diktum Cézannes gegen »die Zurschaustellung seiner Gefühle vor dem Publikum« (Brodskaya 2011, S. 18) durchaus im kunsthistorischen Recht; sehen eine Gefährdung der künstlerischen Ausbildung, wie sie durch eine jedem Kunstausdruck unterlegte psychologisierende Kunstpädagogik um 1900 mit Hinweis auf die Kunsterzieherbewegung jener Jahre gegeben schien, noch immer am Werk. (Stichwort: Kinderzeichnung) Sie propagieren im Sinne einer »Kunst der Moderne« eine »reine Kunst«, wie sie in der »Arts and Crafts-Bewegung« vor 1900 (William Morris, 1834–1896), danach allenfalls in der Bauhaus-Bewegung als reine, ursprünglich typisierte Kunstform garantiert schien.

So verwundert es schließlich nicht, dass einige künstlerisch-therapeutische Ausbildungen, selbst wenn nicht an Kunsthochschulen angesiedelt, sich in einem Dilemma sehen und in ihrer Kunstauffassung zuweilen einem Rigorismus folgen, der ihren inneren Widerspruch zwischen Kunst-/Kultur- und Gefühlsausdruck nur verstärkt. So schult eine Ausbildungsinstitution ihre Auszubildenden an dem elementaren Material, speziell »in der therapeutischen Bearbeitung des Materials in seiner Unmittelbarkeit«, und folgt damit den Praktiken des Bauhauses, unterrichtet z. B. mithilfe der psychodynamischen Formlehre Wassily Kandinskys. Eine der ersten Weiterbildungen an einer Kunsthochschule bekennt sich durchaus zu solchem Standpunkt (vgl. Menzen u. Hartwig 1984, Anhang).

Die oben genannten öffentlichen wie privaten Ausbildungsinstitutionen stehen jedoch durchweg – wiewohl zwischen kunstpädagogischem und -therapeutischem Denken jonglierend – zu der beschriebenen Tradition, die sowohl in künstlerische wie psychotherapeutische Inhalte einübt. Voraussetzungen an vielen der Hochschulen wie Privatinstitutionen ist die Einreichung einer Mappe, anhand derer die künstlerische Befähigung geprüft wird.

Ein Blick in die Ausbildungsrichtlinien zeigt, wie immer wieder ein künstlerischer Standpunkt gesucht wird: Wenn hier ein Überblick über die Rezeptionsgeschichte künstlerischen Arbeitens von Menschen mit intellektueller Beeinträchtigung und/oder (chronisch) psychischer Erkrankung gegeben wird; wenn hier Art Brut und Outsider Art vor dem Hintergrund historischer und aktueller Diskurse beleuchtet werden; wenn wichtige, damit zusammenhängende Fragestellungen, wie z. B. die Kontextgebundenheit der Werke, deren Positionierung, Idealisierung und Pathologisierung in der Kunstgeschichte des 20. Jahrhunderts kritisch erörtert werden, deutet es sich an, dass Grundsatzpositionen für die künstlerisch-therapeutisch Auszubildenden gefragt sind.

Wenn an einer Hochschule die Studierenden mittels der kunstpädagogischen Formlehre Paul Klees in den ersten Semestern angeleitet werden (zweites Bauhausbuch), wenn hier das Buch Paul Klees zur Farben- und Formenlehre als Vorlage dient (Pädagogisches Skizzenbuch), scheint sich eine grundlegende Positionierung anzubieten. Und auch in einem neu eingerichteten Studiengang, wo Modulveranstaltungen wie »Ikonologie und Ikonografie in der Kunsttherapie« oder »Kunsttheorie – Kunstgeschichte – Kunsttherapie« angeboten werden, scheint sich gleichermaßen anzudeuten, dass hier Anleihen an künstlerische Grundlehren gemacht werden. Hiernach ist auf bildbeschreibender Grundlage die Einfühlung in den Bildausdruck, in bildkonzeptueller und -kompositioneller Hinsicht, ist die Verortung dieses Bildausdrucks gefragt.

An zukünftige bildtherapeutisch Praktizierende gerichtet heißt dies: Die kunsttherapeutisch orientierten Aus- und Weiterbildungen haben gelernt, einen Schwerpunkt auf die analytische Beschäftigung mit Semantik, Syntax oder Pragmatik eines Bildes im Verlauf einer Bildarbeit mit Patienten zu legen (vgl. Menzen 2016, Kap. 5.2.2). Dies ist im Grunde ein Anklang an die Praxis Jolande Jacobis, die die Bilder ihrer Patienten formal-ästhetisch »durchbuchstabiert«; auch ein Hinweis darauf, dass die ehemalige Bauhaus-Orientierung der deutschsprachigen Kunsttherapie nicht aufgehört hat.

35.5 Zusammenfassung

Kunst, betrachtet als kulturelle Errungenschaft und wie es in der Erklärung eines der ersten Studiengänge heißt: als »Sozialinstrument« (Menzen u. Hartwig 1984, S. 264), bedarf offenbar der besonderen Reflexion, wo sie als bildnerischer Ausdruck individuell-psychische Muster des Ausdrucks kreiert. Zu dieser Reflexion zählt selbstredend die künstlerisch-, bildnerisch-ästhetisch geschulte Hinsicht, wie sie in vielen Ausbildungsgängen gepflegt wird.

Aber Kunst hat da einen besonderen Platz der diagnostisch veranlassten Betrachtung, wo sie als symbolisch-bildnerische Ausdrucksform und als Ausdrucksmuster einen Rückzugsraum definiert, den der Taskforce-Leiter dreier Londoner Psychiatrien, Norbert Andersch, als mentalen, kognitiven Funktionsraum bezeichnet, in den sich der psychisch schwer erkrankte Mensch immer wieder zurückziehe (Andersch 2014, S. 45). Symbolbildungen, sagt er, verwenden gerade im schweren psychischen Krankheitsfall bereits vorliegende Muster und Gestaltdynamiken aus Magie-Mythos-Kunst-Religion etc., bilden quasi kulturelle Kern-Membrane, strukturelle Schnittpunkte zum ehemals unbeschädigten Leben über ihre Bildvorstellungsmuster, die sie geprägt haben.

Wo die bildnerische Therapie solche Symbolbildungen analytisch-diagnostisch-therapeutisch benutzt, sollte sie kompetent darauf vorbereitet sein, die Auszubildenden einzuüben in das Spektrum der auf sie zukommenden Formausdrücklichkeiten und sie zu befähigen, in dem oft geringen Komplexitätsgrad eines bildnerischen Versuchs nicht vorschnell dessen Krankheitswert, sondern eher den Rückzug eines leidenden Menschen in einen mental sicher scheinenden Ort, einen kognitiv und gefühlsmäßig vertrauten Bildraum zu erkennen.

Literatur

Alloa E. Das Durchscheinende Bild. Konturen einer medialen Phänomenologie. Zürich: Diaphanes 2011a.

Alloa E (Hg). Bildtheorien aus Frankreich. Eine Anthologie. München: Fink 2011b.

Andersch N. Symbolische Form und psychische Erkrankung: Argumente für eine »Neue Psychopathologie«. Klinische und philosophische Überlegungen. Würzburg: Königshausen & Neumann 2014.

Arnheim R. Anschauliches Denken. Köln: Dumont 1972.

Brodskaya N. Paul Cézanne. Kindle Edition 2011.

Burke E. Philosophical Enquiry into The Origin of Our Ideas of The Sublime and Beautiful (1757). http://www.bartleby.com/24/2/ (letzter Zugriff 6.11.2015).

Damisch H. Acht Thesen für (oder gegen?) eine Semiologie der Malerei. In: Alloa E (Hg). Bildtheorien aus Frankreich. Eine Anthologie. München: Fink 2011, S. 203–20.

Deinhardt HM, Georgens JD, Gayette JM v (Hg). Medizinisch-Pädagogisches Jahrbuch der Levana für das Jahr 1858. Bd. 1. Wien: Levana 1858.

Fichtner G. Psychiatrie zur Zeit Hölderlins: Ausstellung anläßlich der 63. Jahrestagung der Deutschen Gesellschaft für Geschichte der Medizin, der Naturwissenschaften und Technik in Tübingen. Tübingen: Universitätsbibliothek 1980.

Freud S. (1900) Die Traumdeutung. GW Bd. 2/3. Frankfurt a. M.: S. Fischer 1960–68.

Freud S. (1906). Psychopathische Personen auf der Bühne. In: Freud S. Bildende Kunst und Literatur. GW Studienausgabe Bd. 10. Frankfurt a. M.: S. Fischer 1969; S. 163–68.

Georgens JD, Deinhardt HM (1861/1863). Die Heilpädagogik mit besonderer Berücksichtigung der Idiotie und der Idiotenanstalten. Bd. 1: Zwölf Vorträge zur Einleitung und Begründung einer heilpädagogischen Gesamtwissenschaft. Bd 2: Zwölf Vorträge über Idiotie und Idiotenerziehung in ihrem Verhältnis zu den übrigen Zweigen der der Heilpädagogik und zu der Gesundenerziehung. Leipzig: Fleischer. Neu hrsg. von W. Bachmann, Gießen: Institut für Heilpädagogik 1979.

Gorsen P. Rudolf Schwarzkogler und die Urphantasien der Wiener Aktionskunst. In: Badura E, Klocker H (Hg). Rudolf Schwarzkogler 1940–1969, Leben und Werk. Klagenfurt: Ritter 1992.

Janet P, Raymond F. Les Obsessions et la psychasténie. Bd 1. Paris: Félix Alcon 1903.

Lyotard J-F. Essays zu einer affirmativen Ästhetik. Berlin: Merve Verlag 1982.

Mayer-Brennenstuhl A. Einige Anmerkungen zur Kunst in der Kunsttherapie. http://www.ambweb.de/kunst_in_der_kunsttherapie.html; 2014 (letzter Zugriff 6.11.2015).

Menzen K-H. Kunsttherapie – Ansätze, Arbeitsfelder, Bilder. Wien: SF University Press 2013a.

Menzen K-H. Kunsttherapie in der Heilpädagogik. Wien: SF University Press 2013b.

Menzen K-H. Heil-Kunst. Entwicklungsgeschichte der Kunsttherapie. Freiburg: Alber 2016

Menzen K-H, Hartwig H (Hg). Kunst-Therapie. Berlin: Ästhetik und Kommunikation 1984.

Merlau-Ponty M. Die Prosa der Welt. München: Fink 1984.

Mohr F. Über Zeichnungen von Geisteskranken und ihre diagnostische Verwertbarkeit. Jahrbuch der Psychologie und Neurologie 1906; 8: 99–140.

Montessori M. Selbsttätige Erziehung im Kindesalter. Stuttgart: Julius Hoffmann 1930.

Prinzhorn H. Die Bildnerei der Geisteskranken: Ein Beitrag zur Psychologie und Psychopathologie der Gestaltung. Berlin: Julius Springer 1922.

Tardieu AA. Étude médico-légale sur la folie. Paris: Baillière 1872.

Wiesing L. Das Mich der Wahrnehmung. Eine Autopsie. Frankfurt a. M.: Suhrkamp 2009.

36 Die Künstlerischen Therapien: ein Kooperationsmodell?

Johannes Junker

Eine große und eine kleine Schlange schlängeln durch den Wald. Die Kleine fragt leicht lispelnd: »Sind wir giftig?« »Ja«, antwortet die Große. Die Kleine weiter: »Sehr giftig?« »Ja«, folgt prompt die Antwort. Die Kleine hakt nach: »Sind wir so giftig, dass man daran sterben kann?« »Ja«, erwidert die Große nochmals. Die Kleine: »Mist, ich habe mir eben auf die Zunge gebissen!«

Nun, auf die eigene Zunge beißen wir Künstlerischen Therapeuten uns regelmäßig. Unsere zwischenmenschliche Atmosphäre ist vergiftet, auch wenn wir das meist gut überspielen können. Da mich gerade niemand davon abhält, über dieses Thema zu schreiben, wage ich das auszusprechen, was sonst eher hinter vorgehaltener Hand unter Gleichgesinnten geflüstert wird. Leider führen die genannten Vergiftungen dazu, dass wir nicht aus unserem behüteten Wäldchen heraus in die große Weite der Prärien und Städte kommen. Unsere nächste Häutung ist allerdings unvermeidbar und ich möchte mit diesem kleinen Essay dazu beitragen, dass wir es wagen, aus der alten Haut heraus in eine neue hineinzuwachsen.

Absichtlich werde ich ein wenig »altbacken« und belehrend daherkommen, da ich mir sicher bin, wie sich ein nächster Entwicklungsschritt für unsere Berufsgruppen vollziehen wird. Jetzt hoffe ich auf neugierige Leser, die mir meine Arroganz verzeihen. Vielleicht sollte ich den Plural der »Berufsgruppen« in einen Singular wandeln. Auch das gehört zu den weiteren Schritten, die beschrieben werden sollen. Wie ich es künftig am besten nenne, wird sich am Ende zeigen.

Mit einem Grundproblem der Künstlerischen Therapien möchte ich beginnen: Handelt es sich um eine oder mehrere Berufsgruppen? Die »Bundesarbeitsgemeinschaft Künstlerischer Therapien« legte 2004 die Begriffe »Kunst-, Musik- und Tanztherapie und Bewegungs- sowie Theatertherapie« fest. Aber schon bei der Definition für Tanztherapie kommt es zu einer Abweichung, indem das Wort Bewegung hinzugefügt wird. Wollen wir uns nicht festlegen oder definieren lassen? Warum heißt der größte deutsche kunsttherapeutische Verband »Deutscher Dachverband für Kunst- und Gestaltungstherapie«? Gehören Psycho- und Poesietherapie oder Bibliodrama zur Theatertherapie oder nicht? Es ist wohl auch nur wenigen bekannt, dass die Künstlerischen Therapien nach dem Heilberufsgesetz gar kein geregelter Beruf sind: Sie werden dort schlichtweg nicht erwähnt. Die Begründung ist eindeutig: Es gibt weder ein einheitliches Profil noch inhaltlich oder zahlenmäßig einheitliche Ausbildungsstandards. Tatsächlich variieren sowohl die quantitativen als auch die qualitativen Kriterien stark. So können sich Interessierte schon nach wenigen Ausbildungsstunden an einem bestimmten deutschen Institut z. B. Tanz- oder Theatertherapeut nennen, ohne je auch nur eine derartige Therapie in der Praxis durchgeführt zu haben. So ist es naturgemäß ratsam, in unserem eigenen Wäldchen zu bleiben und uns immer wieder selbst zu fragen, ob wir eigentlich giftig sind oder nicht.

Das ist nicht einmal ironisch gemeint. Denn wer möchte schon von jemandem therapeutisch behandelt werden, der gar nicht wissen kann, wie sich Übertragungskräfte in einem künstlerischen Prozess entwickeln? Wie sie erkannt werden und wie sie sich in Bezugnahme zur vorliegenden Indikation,

Zielsetzung und intendierter Veränderung zuerst in der künstlerischen, dann wo möglichen narrativen Äußerung und später in der Situation vollziehen sollten, aus der die betreffende Person herauskommen möchte? So trocken und ernüchternd es auch erscheint, wir müssen wissen, wie viel Gift wir in unseren Anwendungsmitteln haben und wie wir es dosiert so einsetzen können, dass Heilungs- und Veränderungsprozesse in Gang gesetzt und gelenkt werden. Naturgemäß müssen wir ein Instrumentarium auf zwischenmenschlicher und künstlerischer Ebene einsetzen, das Veränderung initiiert, inszeniert und steuert. Wenn wir wissen, wie was warum wann funktioniert, oder anders gesagt, wenn wir aus dem lernen, was wir bisher ausgeübt, miteinander ausgetauscht, reflektiert und auf Basis guter Erfahrungen wiederholt angewandt haben und dabei zu ähnlichen, nachvollziehbaren Ergebnissen gekommen sind, dann lernen wir aus unserer bisher vereinzelt gelebten und doch heimlich gemeinsamen Geschichte.

Diese Geschichte wurde anfangs mündlich in Seminaren und Workshops tradiert, später mehr durch schriftliche Übertragungen erzählender Art. Die hier vorliegende Erzählung gehört in gewisser Weise auch dazu. Sie ermuntert zum Weitermachen in verschiedenen Stilarten und hält sich ebenfalls nicht an die Regeln der wissenschaftlichen Kunst. Im erweiterten Sinn entspricht das der Vorgehensweise der Künstlerischen Therapeuten: Regeln aller Art sind eher da, um bearbeitet oder umgangen zu werden, mit ihnen zu spielen oder sie kreativ zu erweitern. In ihrer Eigenart steckt gerade die Lust an der Unkonventionalität bis hin zur Notwendigkeit, die gegebenen Strukturen zu desensibilisieren, dekonstruieren, anders zu ordnen, mit ihnen solange zu spielen, bis sich neu entstandene Strukturmuster festigen können. Die Wiederholung ist eher die Tat des Handwerkers, nicht die des Künstlers. Und nun werden wir als Therapeuten regelrecht aufgefordert, historisch errungene Wiederholungen zu reproduzieren, um Beweismaterial für geleistete Qualität zu sammeln! Gefordert wird die Gleichschaltung der Ausbildungsstandards, die Nachahmung wissenschaftlicher Designs, die Überprüfung von kreativen »alten« Handlungen: ein Graus! Das widerspricht in der Tat dem Genius des künstlerisch Begabten.

Wie sollen wir uns miteinander vergleichen, wenn wir den Vergleich per se schon absurd finden? Naturgemäß erfahren wir nicht, ob wir giftig sind, wenn wir im Höchstfall qualitative Einzelfallstudien zur Wissensweitergabe an Auszubildende oder Kollegen geben. So bleibt die Aussage, ob eine bestimmte Vorgehensweise gewirkt hat, immer eine subjektive. Damit bleiben wir die kleine unsichere Schlange, die, nachdem sie bemerkt hat, dass sie trotz des eigenen Zungenbisses weiterlebt, auch ihre eigene Giftigkeit anzweifelt.

Was tun, wie können wir uns nun häuten? Aus meiner Sicht in zwei Schritten: zum einen durch Differenzierung in Wissenschaftsdisziplinen unter Einbeziehung wissenschaftlicher Untersuchungsmethoden, zum anderen durch Kooperation. In unserem Fachbereich wird die Differenzierung der verschiedenen Wissenschaftsdisziplinen zusehends notwendiger, um der bestehenden Neid- und Konkurrenzdiskussion mit Schläue und Wissen zu begegnen und sie so langfristig aufzulösen. Die dabei entstehende Energie kann dann in kooperative Projekte fließen. Durch die Vielfältigkeit der theoretischen Ansätze der Künstlerischen Therapien entstanden verschiedene, in sich schlüssige wissenschaftliche Positionen, deren Vertreter aber die Neigung haben, sich gegenseitig zu bekämpfen. Sie spiegeln gleichzeitig die Vielfalt, aber auch die Unschlüssigkeit der theoretischen Auseinandersetzung wider und tragen so dazu bei, dass es letztendlich keine gemeinsame theoretische Verankerung gibt. Geistes-, Sozial-, Natur- und Kunstwissenschaften stehen sich oft unversöhnlich gegenüber, da die jeweiligen Vertreter der eigenen Wissenschaftsrichtung in ihrem persönlichen Paradigma verstrickt sind. Natürlich ist das nachvollziehbar, besonders, wenn wir einen Blick auf die Geschichte der Wissenschaftsentwicklung werfen. Wie lange hat es gedauert – und es dauert immer noch an – bis sich die verschiedenen Wissenschaften differenzierten und sich dann, meist murrend, gegenseitig anerkannten. Dazu kommt der jeweilige gesellschaftspolitische Trend, wie der zurzeit aktuelle, einem materialistischen Wissenschaftsglauben zu folgen, der die naturwissenschaftlichen bzw. technischen Fächer bevorzugt. Das ist auch in unserer Disziplin z. B. an der Begeisterung zu erkennen, mit der die bildgebenden Verfahren der Neurowissenschaften aufgenommen werden. Das bloße Sichtbarmachen von Veränderungsprozessen im Gehirn mit relativ starren Untersuchungsmethoden wird geradezu gefeiert, auch wenn sie uns im Wesen noch sehr wenig Aufschluss über das Funktionieren unseres Denkens, Fühlens und Verhaltens geben. Und obwohl sie, mit Ausnahme der rezeptiven Musiktherapie, noch kein einziges künstlerisch-therapeutisches Verfahren untersuchen können.

Die Auseinandersetzungen im weltweiten Wissenschaftsbetrieb werden auch bei uns ausgetragen. Wir sind besonders davon betroffen, da unsere Disziplin ihr Wissen schon von Anfang an aus unterschiedlichsten Wissenschaftsbereichen schöpft. Zukünftig können wir unsere verborgenen Schätze ausschließlich durch die Verknüpfung der verschiedenen Wissenschaftsparadigmen erforschen.

> Jetzt ist die Zeit gekommen, dass wir sowohl mit der historischen und phänomenologischen Grundlagenforschung als auch mit den sozial- bzw. naturwissenschaftlichen Methoden arbeiten, um im Wettbewerb der therapeutischen Berufe erkennbar und vergleichbar zu werden. Die Kunstwissenschaften als unseren methodischen Quell dürfen wir dabei nicht außer Acht lassen. Denn egal aus welcher der Künste wir unser Denken, Fühlen und Handeln schöpfen, unabdingbar ist das gründliche Erforschen der Prozesse, welche die Künste im Individuum und in Gruppen erzeugen. Darauf aufbauend können wir anschließend sowohl eine theoretische Fundierung der Künstlerischen Therapien erarbeiten als auch die Effekte des therapeutischen Handelns stets besser messen und beschreiben.

In Bezug auf die angewandten wissenschaftlichen Methoden ist eine weitere Differenzierung notwendig. Auch hier herrscht Unstimmigkeit, nicht zuletzt, weil Begriffe und Vorgehensweisen ungenau verwendet werden. So kann z. B. eine in der Geisteswissenschaft verwendete empirische Studie im naturwissenschaftlichen Diskurs noch lange keine gültige Studie sein. Hier ist eine exakte und differenzierte Beschreibung notwendig. Aus welchem wissenschaftlichem Paradigma wird wie und warum argumentiert, wie werden angewandte Begrifflichkeiten definiert? So wird auch deutlich, aus welchem historisch geprägten Wissen heraus eine Studie betrachtet, wie sie beschrieben und letztendlich interpretiert wird. Hier könnte die Kunstwissenschaft in der direkten Auseinandersetzung mit einem anderen Paradigma neue Erkenntnishorizonte eröffnen und noch nie erkundete gemeinsame Wege gehen.

Eine Kooperation der vier Fachbereiche der Künstlerischen Therapie ist dringend angebracht. Ein Blick auf unsere kurze Geschichte zeigt, dass uns nicht viel anderes übrigbleibt. Wir sind eine kleine überschaubare Gruppe, die wenig Lobbyarbeit leisten kann, da sie in ihrer Totalität wenig gemeinsames Kapital erzeugt. In einer an Konkurrenz ausgerichteten pluralistischen Gesellschaft bedarf es der systematischen Einflussnahme in gesellschaftspolitisch relevanten Gruppierungen. Dann ist das Wohlwollen einer kleinen, idealistischen, ehrenamtlich fungierenden Gruppe nicht mehr erforderlich. Wir arbeiten fast ausschließlich mit Randgruppen der Gesellschaft, und zwar im meist unscheinbaren, ungeliebten, breiten Bevölkerungsschichten nicht zugänglichen Hintergrund. Andererseits sind wir ein weiterer Konkurrent im unter chronischem Kostendruck stehenden Gesundheitswesen. Wir haben nur geringes theoretisches Rüstzeug und können bisher nur wenige naturwissenschaftlich untermauerte Ergebnisse nachweisen, die wir aber bräuchten, um uns ein kräftiges Konkurrieren in unseren verschiedenen Arbeitsfeldern zu ermöglichen. Das zähe Ringen nach einer schon vor einem Jahrzehnt längst von außen gegebenen Einsicht, nämlich die erste Erhebung aller in Deutschland tätigen Künstlerischen Therapeuten, wurde gerade erst in diesem Jahr abgeschlossen. Aufgrund dieser Erhebung müssten wir uns zeitnah über einheitliche Ausbildungsstandards einig werden und die systematische theoretische Ergründung unserer Wirkweisen vorantreiben, um die notwendigen nächsten Schritte in der Etablierung der in Deutschland relevanten Systeme zu erarbeiten. Leicht geschrieben, schwer getan, da wir aus so unterschiedlich historisch gewachsenen Situationen heraus entstanden sind. Viele der idealistischen und aus Überzeugung gewachsenen Ausbildungsrichtungen haben mittlerweile ein eigenes Auskommen und einen Einfluss auf die Szene errungen. Sie sind mit ihrer ganz eigenen Prägung und Interpretation des jeweiligen künstlerisch-therapeutischen Ausbildungswesens zufrieden. So entstand eine lebendige Gemeinschaft, die als solche jedoch nie bewusst erlebt wurde und sich mit der Zeit eher als Konkurrent herausstellte. Schielende Blicke in die europäische und außereuropäische künstlerisch-therapeutische Landschaft können nur bedingt helfen, da die jeweiligen gesellschaftspolitischen Ausgangspositionen dort so unterschiedlich sind, dass sie als Modell schlichtweg nicht übernommen werden können. Nicht alle europäischen Errungenschaften der letzten Jahre sind übrigens erfreulich und sollten gerade deshalb nicht als Beispiel für eine bundesdeutsche Entwicklung dienen, können aber als Lernhorizont lehrreich sein. Wir brauchen also Kooperation, um diese Entwicklungen gemeinsam einschätzen zu lernen, Handlungsalternativen zu entwickeln sowie koordinierte Aktionen einzuleiten und zu moderieren.

Auch einer der schmerzlichsten Punkte unserer kollektiven Uneinsichtigkeit ist nur mit Kooperation zu meistern. Denn nach der 1999 erfolgten Ernüchterung, nicht im ersten Psychotherapeutengesetz Erwähnung zu finden, ist in dieser Hinsicht bisher noch nichts geschehen. Wir sind also weiterhin erfolgreich lernresistent. Weder die Aufnahme- noch die Ausbildungskonditionen wurden seitdem mit- bzw. aufeinander abgestimmt. Die Erfahrungen mit zugelassenen Berufen im In- und Ausland zeigen, dass es dann zu Veränderungen kommt, wenn eine Instanz von außen einen zwingenden Vorschlag abverlangt, der dann eingehalten werden muss, um zu einer bestimmten Gruppe von Berufen zugelassen werden zu können. Trotz dieses Wissens wird bei uns selbst die Notwendigkeit bestritten, dass ein eigener Vorschlag erarbeitet werden muss, durch den für uns eine Grundvoraussetzung zur Aufnahme in eine bestimmte Zunft geschaffen wird. Denn auch darüber gibt es verschiedene Meinungen und Kontroversen, deren Diskussionen ergebnislos im eigenen Wäldchen verhallen.

So bleiben die Künstlerischen Therapien stehen, schauen sich ab und zu gemeinsam an, um reaktiv bestimmten Grundanforderungen des Gesundheitswesens zu folgen und so nicht z. B. aus den Leitlinien, den Operationsschlüsseln oder dem Katalog der therapeutischen Leistungen in der Rehabilitation zu fallen. Diese von außen an die Künstlerischen Therapeuten herangetragenen Aufgaben müssen erfüllt werden, um in psychosomatischen, psychiatrischen und somatischen Institutionen weiter arbeiten zu dürfen. Diese Gremien, meistens von ehrenamtlich arbeitenden Akteuren nur so dünn besetzt, dass sie ständig am Rande ihrer Kapazitäten arbeiten, üben in gewisser Weise schon diese Kooperation aus.

Einerseits zeigt diese Arbeit, dass es strukturell eine äußere Notwendigkeit geben muss, um bestimmte Aufgaben erfüllen zu können, andererseits bestätigt sie, dass es gesellschaftspolitische Anforderungen gibt, die sich einer systematischen wissenschaftlichen Erschließung nicht entziehen dürfen. Auf alle Fälle werden wir in der für uns relevanten gesundheitspolitischen Öffentlichkeit langsam mehr als eine gemeinsam operierende Berufsgruppe gesehen und sollten viel daransetzen, um deutlich zu machen, dass wir die Künstlerischen

Therapeuten sind, die in den unterschiedlichen Sparten Kunst-, Musik-, Tanz- und Theatertherapie zusammenarbeiten.

Differenzierung schon vorhandenen Wissens ist zur Vertiefung der Diskussion der eigenen Wissenschaft(en) notwendig, Kooperation dagegen, um den gesellschaftlichen Ansprüchen zu entsprechen. Es sind konkrete Möglichkeiten, die langsam wachsen werden, die es ermöglichen, neue Häutungen anzugehen und zu entdecken, wie giftig das Mittel der Künstlerischen Therapien ist, wie neue Mittel gefunden werden und alte weiter dosiert werden können.

Übrigens ist die kleine Schlange nicht gestorben. Sie war aber neugierig, warum andere Tiere an ihrem Gift sterben können.

37 Supervision und Integration in der Kunsttherapie

Chancen und neue Herausforderungen

Peter Buchheim, Marianne Buchheim, Flora von Spreti

37.1 Einleitung

Die Kunsttherapie hat sich in den letzten Dekaden zusammen mit vielen anderen kreativen Therapien in der klinischen Behandlung von Patienten mit psychischen und auch körperlichen Erkrankungen als sehr hilfreich und effektiv erwiesen, wobei Supervision stets ein integraler Bestandteil dieser Therapieform war. Heute werden diese besonders zuwendungsorientierten Therapien jedoch auch durch die zunehmende Ökonomisierung im Gesundheitswesen beeinträchtigt. Personalabbau, Zeit- und Therapieplanungsmanagement mit Dokumentationspflicht üben auf die Mitarbeiter in den Institutionen in allen und somit auch kreativen Therapiebereichen erheblichen Druck aus. Die Gelegenheit und Zeit für freie und zeitnahe Kommunikation der Therapeuten mit den Patienten wird eingeschränkt, wodurch die Arbeit mit den Patienten im kreativen Bereich, selbst wenn sie in einem ausreichenden Umfang erhalten bleibt, in eine Isolation geraten kann.

37.2 Ziel von Supervision

Der Wunsch nach Supervision erwächst aus einem elementaren Bedürfnis nach Hilfe. Deshalb wird Supervision ähnlich wie Beratung und Psychotherapie nach den Gesetzmäßigkeiten helfender Kommunikation organisiert und durchgeführt. Ort, Raum und Zeit der Supervisionssitzungen sind im Sinne einer langfristigen, regelmäßig stattfindenden Begleitung und einer Leitung durch eine neutrale und kompetente Fachperson festgelegt. Zudem stellt Supervision eine Arbeitsweise dar, in der die professionellen Beziehungen von Personen reflektiert werden, die durch die spezifische berufliche Tätigkeit der Beteiligten in besonderer Weise bestimmt sind (Scobel 1991). Supervision ist ein fester und unabdingbarer Bestandteil der psychotherapeutischen Arbeit, unabhängig von der Institution und ihrem Setting. Im Sinne eines professionellen Qualitätsmanagements wird durch Supervision die eigene Tätigkeit kritisch und wohlwollend begleitet, korrigiert und unterstützt (Strauß et al. 2011).

37.3 Supervision in der Kunsttherapie

Die Supervision von Kunsttherapie hat das spezifische Ziel, mit den Therapeutinnen und Therapeuten über ihre Arbeit mit den Patienten und über deren bildnerische Gestaltungen zu reflektieren, neue Perspektiven zu erschließen sowie Beziehungskonflikte mit Patienten und Teamkonflikte unter den Mitarbeitern zu klären.

In unserem Beitrag beziehen wir uns vorwiegend auf einen gemeinsamen Erfahrungshintergrund der Implementierung und Durchführung von Kunsttherapie und der Supervision auf der Akutstation einer psychiatrischen Universitätsklinik (Spreti 1994; Buchheim u. Spreti 2012). Die dort gesammelten Erfahrungen können durch ihre Vielfalt Modellcharakter für die Durchführung von Supervision und für die Integration von Kunsttherapie auch in anderen klinischen Einrichtungen haben.

37.4 Rahmenbedingungen und Formen der Supervision von Kunsttherapie in klinischen Einrichtungen

Supervision ist aufgrund der hohen Komplexität, Differenziertheit und der dynamischen Veränderungen in der Kunsttherapie eine geeignete notwendige Beratungsform.

Im Allgemeinen gelten für die Supervision folgende Rahmenbedingungen:

- Einzelsetting oder Gruppen-/Teamsetting,
- regelmäßige Termine (wöchentlich oder 14-tägig) zu einem gemeinsam festgelegten Zeitpunkt mit einer Dauer von 60, 90 oder 120 Minuten über einen Zeitraum von ein oder zwei Jahren,
- Leitung der Supervision durch einen erfahrenen und mit diesem Arbeitsbereich hinreichend vertrauten Therapeuten mit eigener abgeschlossener Weiterbildung in Psychotherapie und Fortbildung in Supervision.

Für Kunsttherapeuten findet die Supervision vorwiegend als Teamsupervision und bei Bedarf zusätzlich auch als Einzelsupervision statt. In der Teamsupervision stehen der Umgang mit den Patienten und der Umgang der Teammitglieder untereinander im Vordergrund. Hier können klinische und beziehungsorientierte Fragen, Problemsituationen, Konflikte und Fallbeispiele aus der Arbeit mit den Patienten angesprochen und reflektiert werden. Konflikte, die sich mit schwierigen Patienten ergeben und zu Konflikten zwischen den Teammitgliedern führen, wie das häufig bei der Arbeit mit Persönlichkeitsstörungen der Fall ist, können wahrgenommen, identifiziert und vom Supervisor interpretiert werden.

Für die Ziele und den Ablauf der Supervision in der Kunsttherapie lassen sich im Allgemeinen folgende fünf Phasen beschreiben:

1. **Problemidentifizierung:** Welches Problem soll in der aktuellen Supervision angesprochen werden? Was ist der Supervisionsanlass?
2. **Sammlung von Information**: Welche Informationen benötigt der Supervisor, um sich ein Bild vom Anliegen des Supervisanden in der Supervisionsgruppe machen zu können?
3. **Wahrnehmen und Benennen von Interaktionsproblemen**: Intensive Wahrnehmung bei der Innen- und Außenschau der ablaufenden bildnerischen Prozesse und Interaktion zwischen Patienten und Therapeuten.
4. **Bearbeitung**: **Selbstreflexion und Reflexion über Beziehungen:** Introspektion und Selbstöffnung in Bezug auf die eigenen emotionalen Reaktionen der Therapeuten, die durch das Verhalten oder die Gestaltungen der Patienten ausgelöst werden;
   Selbstreflexion der Therapeuten auch unter den Aspekten der Übertragung und Gegenübertragung in Bezug auf die Interaktion mit dem einzelnen Patienten oder mit der Gruppe von Patienten;
   Reflexion über die Beziehung und Interaktion mit den Patienten, mit den Mitgliedern im therapeutischen Team untereinander und mit dem Supervisor.
5. **Integration und Auswertung:** Zu welchem Schluss sind Supervisor und Supervisanden gekommen?
   Welche Auswirkungen hat dies auf die Fortführung der Therapie?
   Was bedeutet es für den Supervisanden persönlich?
   Wie können die Ergebnisse mit den Bezugstherapeuten kommuniziert werden?
   Was kann zur Integration der Kunsttherapie in der Institution positiv beitragen oder sie erschweren?

Der Prozess von Supervision wird auf beiden Seiten vollzogen: Die Teilnehmer an der Supervision lernen, sich selbst und ihre Arbeit in kleinen Schritten zu verändern und der Supervisor lernt, sich von eigenen Soll-Vorstellungen und überhöhten Veränderungserwartungen zu trennen (Scobel 1991).

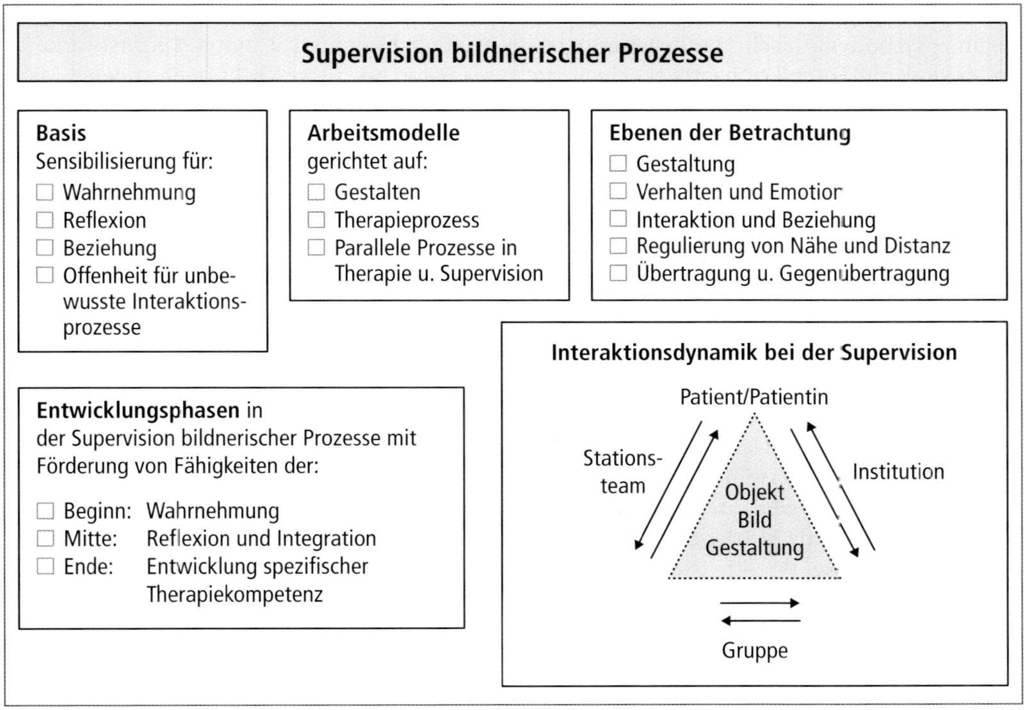

Abb. 37-1 Supervision bildnerischer Prozesse.

37.5 Die Komplexität der Supervision bildnerischer Prozesse

Die Supervision bildnerischer Prozesse findet in einem Interaktionsfeld statt, das um die Dimension des bildnerischen Gestaltens durch den Patienten erweitert ist und in dem die in der Interaktion mit der Kunsttherapeutin entstandenen Gestaltungen zum Gegenstand der Betrachtung in der Supervision werden. Im Unterschied zur Supervision von Einzel- und Gruppenpsychotherapie, erweitert sich die Supervision bildnerischer Prozesse auf die Interaktion bei der Gestaltung und auf das daraus entstehende Objekt, das in der Regel im Zentrum der Supervision steht. Das Objekt der Gestaltung entsteht primär in der Interaktion zwischen Patienten und Kunsttherapeuten, häufig auch in der Interaktion der Patienten in einer Gruppe mit anderen Patienten, z. B. bei einer Projektarbeit oder einem Gruppenbild. Weiterhin können sich auch Beziehungen zu Mitgliedern des therapeutischen Teams und zur Institution ergeben, die diese Arbeit durch Bereitstellung von Zeit, Raum und Material fördert oder einschränkt. Die Vielfältigkeit und Komplexität dieses Entstehungs- und Interaktionsprozesses soll das folgende Diagramm verdeutlichen (► Abb. 37-1).

37.6 Ablauf und Psychodynamik der Supervisionssitzung

Die Therapeuten bringen das vom Patienten Gestaltete als Bild oder Objekt in die Supervisionsgruppe ein und berichten über den Entstehungs- und den begleitenden Interaktionsprozess und ihre eigenen Wahrnehmungen und Interventionen. Dadurch werden in der

Supervision im Einzel- oder Teamsetting wiederum psychodynamische Wahrnehmungs-, Reflexions- und Interaktionsprozesse in Gang gesetzt, die der Supervisor zusammen mit der Therapeutin und den Teilnehmern der Gruppe betrachtet, reflektiert und interpretiert. Schmeer (2006) hat in ihren Arbeiten auf die möglichen »Fallen« hingewiesen, die in den Bildern für Therapeuten verborgen sein können. Schon die Besprechung eines Bildes ist ein therapeutisches Kunststück (Schmeer 1992). In »Das Ich im Bild« führt Schmeer aus: »Es kommt darauf an, Fragen so allgemein zu stellen, dass der Maler Lust bekommt, von sich (vom Bild) zu erzählen: Das Ich assoziiert zum Bild, macht Ausflüge, erweitert sein Spektrum in Bezug auf Vergangenheit, Gegenwart und Zukunft. Das Bild als Mittler bleibt ganz nah oder rückt weit weg. Wichtig ist, dass der Maler, nachdem er sich bildlich ausgedrückt hat, auch verbal kommuniziert. Auf diese Weise werden Bildelemente vom Ich integriert.« (Schmeer 1992, S. 166).

37.7 Kandels Konzept der interpersonellen Wahrnehmung und der emotionalen Reaktion beim Betrachten von Bildern

Eric Kandel setzt sich in seinem Werk »Das Zeitalter der Erkenntnis« mit der Erforschung des Unbewussten in Kunst, Geist und Gehirn und mit den Reaktionen auf das Betrachten von Bildern auseinander. Nach Kandel fordert, biologisch gesehen, die Reaktion auf das gemalte Abbild eines Menschen nicht nur unser Wahrnehmungsvermögen und die Emotionen der Betrachter heraus, sondern auch ihr Einfühlungsvermögen – die Fähigkeit, verschiedene Aspekte der Gedankenwelt einer anderen Person lesen zu können. Entsprechend können wir beim Betrachten eines Porträts für einen Moment das Gefühlsleben der dargestellten Figur nachempfinden, soweit der Künstler Kunst vermittelt. Wir erkennen es und können darauf reagieren. Diese soziale Fähigkeit ermöglicht uns nicht nur, auf Kunstwerke zu reagieren und diese Reaktionen anderen Menschen mitzuteilen, sie verschafft uns in einem weiteren Sinne auch Zugang zur geistigen Welt einer anderen Person.

Wenn wir, ob im wirklichen Leben oder in der Kunst, den Gefühlszustand eines anderen Menschen registrieren, aktiviert dies in unserem Gehirn automatisch und unbewusst eine Repräsentation dieses Gefühlszustandes, einschließlich der entsprechenden unbewussten Körperreaktionen. Wir benötigen eine Theory of Mind – ein intuitives Verständnis für den menschlichen Geist – damit wir uns vorstellen können, was andere Menschen denken und empfinden und damit wir in der Lage sind, mit ihnen mitzufühlen. Die Gehirne der Betrachter wie auch der Künstler schaffen empathische Modelle von der Gedankenwelt anderer Personen (Kandel 2012).

37.8 Praxis der klinischen Kunsttherapie und Supervision auf einer psychiatrischen Akut-Station

Dieser sehr komplexe Wahrnehmungs- und Interaktionsprozess soll an Beispielen der Implementierung und Durchführung von Kunsttherapie auf einer psychiatrischen Akutstation veranschaulicht werden. Die Kunsttherapiegruppe auf der Station ist ein tägliches Behandlungsangebot. Da die Gruppe in einem offenen, nur durch ein Regalsystem gegen die Station abgetrennten, Raum stattfindet, ist in diesen zwei Stunden am Vormittag »Kunsttherapie« für alle einsehbar. Diese räumliche Ausgangssituation gibt der Kunsttherapie und dem Klinikalltag auf der geschlossenen Station eine ganz besondere Struktur und Prägung (v. Spreti u. Förstl 2005). Ärzte, Pflegepersonal und auch Besucher werden Zeuge der Kunsttherapie und erleben »sichtbar«, dass die hier Gestaltenden neben ihrem Kranksein noch eine andere, schöpferische und autonome Seite entfalten. Auch die Zeit der Anwesenheit in der Therapiegruppe richtet sich nach dem jeweiligen Befinden der Kranken – von einem erst einmal nur von außen »Hineinschauen« der Akutpatienten, über ein »Mit-dabei-Sitzen« der leicht Gebesserten; von einer ersten »kurzen Gestaltung im Stehen« der nun schon Mutigeren, bis zur zweistündigen Anwesenheit der »alten Hasen«, d. h. der stabileren Teilnehmer.

Die Gruppe ist groß: 15 bis 23 Patienten nehmen täglich daran teil, deren Verweildauer in der Kunsttherapie ist unterschiedlich lang und liegt zwischen drei Wochen und drei Monaten. Die Kunsttherapie ist für alle Patienten der »Geschlossenen« offen, die Patienten, die schon auf die »Offene« verlegt worden sind, kommen von sich aus zum Gestalten wieder in die Akut-Station. Die Indikation zur Teilnahme ist erst einmal für alle Patienten gegeben. Die Kunsttherapie ist für die akut Kranken das erste psychotherapeutische Angebot neben der Intensiv-Betreuung des Pflegeteams, neben Arztgespräch und der Pharmakotherapie der medikamentös behandelten Patienten.

Fast alle Patienten der Akut-Station kommen zur Kunsttherapie und nur wenige lehnen dieses therapeutische Angebot ab. So gibt es hier gute Möglichkeiten für die Kunsttherapeuten, mit den Patienten Kontakt aufzunehmen und diese zum Gestalten zu »verführen«.

Der Ablauf der zweistündigen Gruppentherapie gestaltet sich stets gleich: Einer kurzen Gesprächsrunde, in der ein gemeinsames, möglichst wenig auf psychologische Inhalte eingeengtes, bildhaftes Thema erarbeitet wird (Stein, Feuer, Haus, Baum, Selbstbild, Hexe, Narr oder hell und dunkel, Tag und Nacht, groß und klein, hoch und niedrig, hässlich und schön usw.) schließt sich die 60-minütige Gestaltungszeit an. Danach werden die Bilder täglich zu einer kleinen Ausstellung auf einer der drei dafür vorgesehenen Bilderwände aufgehängt. An der Gestaltung dieser »Präsentation« beteiligen sich alle Patienten und erfahren dabei oft erstmals wieder, wie wichtig es ist, für sich, d. h. auch auf der Bilderwand für sich den »richtigen Platz« zu finden. Zum Abschluss folgt eine ca. 30-minütige Besprechung, in der jeder Patient über sein Bild, über die Bilder der anderen, über Befindlichkeit und Erleben sprechen kann – so viel oder so wenig, wie es gerade für ihn an diesem Tag bekömmlich und möglich ist. Der Kunsttherapeut hat dabei die Aufgabe, diese heterogene Gruppe klar zu strukturieren und die entstehende Gruppendynamik den Möglichkeiten der Teilnehmer entsprechend zu steuern. Immer wieder entsteht in dieser großen Gruppe mit manchen Patienten kunsttherapeutische Einzelarbeit, die sich manchmal über die gesamte Zeit des Klinikaufenthaltes fortsetzt. Der Austausch mit Pflegepersonal und Ärzten sollte eng sein und die Bilder werden regelmäßig zu dritt, mit dem behandelnden Arzt und dem Patienten, angeschaut und besprochen sowie – mit Wissen der Patienten –, wenn es angebracht ist, in den Visiten dem Gesamtteam gezeigt.

37.9 Bearbeitung des bildnerischen Prozesses in der Supervisionsgruppe einer Einzeltherapie mit einem psychotischen Patienten

Dieses Beispiel stammt aus einer kontinuierlichen Supervisionsgruppe, die die Arbeit der Kunsttherapeutin mit einem psychotischen Patienten der Akutstation der Psychiatrischen Klinik begleitete. Bei der Schilderung der vielfältigen Interaktionsprozesse zwischen Patient, Therapeutin, Supervisionsgruppe und dem Umfeld der Station geht es vor allem um patientenzentrierte Aspekte der Wahrnehmung, Reflexion, Interpretation und Neubewertung.

Problemidentifizierung

Die Kunsttherapeutin berichtet in der Teamsitzung, dass sie sich wegen des Verhaltens eines Patienten eine Supervision wünscht und sie schildert die Situation mit dem Patienten wie folgt: Ein schüchterner, wortloser Patient kommt eines Morgens kaum wahrnehmbar in die Kunsttherapiegruppe, malt und geht dann wieder.

Sammlung von Information: Beobachtung und Wahrnehmung des Patienten durch die Therapeutin

In der Supervisionssitzung beschreibt die Therapeutin zunächst die äußerliche Erscheinung und das Verhalten eines 36-jährigen, schmächtigen, knabenhaft wirkenden Mannes – nennen wir ihn »Martin« – mit schütterem, dunklem Haar und gestutztem Kinn- und Oberlippenbart. Über ihren Erstkontakt mit ihm sagt die Therapeutin, dass sie anfangs kaum bemerkte, als er zum ersten Mal den Raum betrat, in dem sie mit der Kunsttherapiegruppe arbeitete und dass er wortlos, ohne Kontakt aufzunehmen, mit einem Bleistift zu zeichnen begann. Als sie noch überlegte, wie sie ihm begegnen könnte, war er schon wieder im Begriff, den Raum zu verlassen und sein Bild auf das Regal zu den Bildern der anderen Patienten zu legen. Noch bevor sie das Bild des Patienten in der Supervisionsgruppe zeigte, kommentierte sie diesen Erstkontakt folgendermaßen: »Nach meiner Wahrnehmung wollte Martin mit seiner Zeichnung etwas von sich zeigen und er ließ das Bild zurück, gewissermaßen als Aufforderung an mich, auf dieses Bild zu reagieren.« Sie teilt der Gruppe ihre Assoziation zur inneren Befindlichkeit des Patienten mit: »So fühle ich mich zurzeit, fast unsichtbar und kaum berührbar, man muss vorsichtig mit mir umgehen, so wie ich vorsichtig das Material benutze.«

Bearbeitung: Reflexionen und Assoziationen in der Supervisionsgruppe

Die Teilnehmer der Supervisionsgruppe konzentrieren sich zunächst ganz auf das mitgebrachte Bild. Ihnen erscheinen die auf dem Bild dargestellten Personen noch wie hinter einem Schleier verborgen. Es entstehen in der Gruppe folgende Assoziationen:

- Die einzelnen Personen auf dem Bild haben noch keine Beziehung zueinander –,
- sie überschneiden sich höchstens ein wenig, ohne sich zu berühren –,
- sie stehen hintereinander und können sich nicht ins Gesicht schauen –,
- sie haben keine Arme und Beine –,
- sie können nicht greifen –,
- sie können nicht gehen –,
- sie sind statisch –,
- sie unterscheiden sich jedoch in ihrer Größe –,
- einige stehen mehr im Vordergrund, andere im Hintergrund.

Nun berichtet die Kunsttherapeutin, wie zurückgezogen sich der Patient auf der Station verhielt, wie überrascht alle waren, dass er von sich aus die Kunsttherapiegruppe aufgesucht hatte, denn bisher hatte er mit niemandem Kontakt aufgenommen, nicht gesprochen und sich nur in sein Bett verkrochen. Mit dem Arzt habe er sich bei der Aufnahme lediglich schriftlich verständigt. Weiter wird berichtet, dass Martin nach seinem ersten Besuch drei Tage nicht mehr in der Kunsttherapie erschien und die ganze Zeit wieder im Bett verbrachte.

Allgemein entsteht in der Supervisionsgruppe der Eindruck eines schwer depressiven und scheuen Patienten mit starker Neigung zum Rückzug, ausgeprägten Kontaktstörungen und Angst vor körperlicher Nähe, aber auch Bedarf an Zuwendung. Für die Therapeutin wird deutlicher, dass Martin durch das hinterlassene Bild und sein Weggehen und Nichtwiederkommen in ganz besonderer Weise auf sich aufmerksam machen will, indem er in ihr nicht nur Neugierde und Interesse, sondern auch Besorgnis und vielleicht sogar Schuldgefühle weckt, sich ihm zu wenig zugewendet zu haben. Der Supervisor würdigt die Assoziationen der Gruppenteilnehmer, weist aber auch auf ihren vorläufigen und hypothetischen Aspekt hin und rät der Therapeutin zu einer abwartenden und weiter mehr beobachtenden Einstellung.

Wahrnehmen von Übertragung und Gegenübertragung

In der nächsten Supervisionssitzung berichtet die Kunsttherapeutin, dass ihr beim dritten Besuch des Patienten im Kunsttherapieraum auffiel, wie isoliert und einsam Martin im Vergleich zu anderen Patienten beim Malen seines Bildes wirkte. Als innere emotionale Reaktion auf sein Bild und wie er es malte, empfand sie bei sich ein Gefühl von Einsamkeit und sie fühlte sich gedrängt, ihr eigenes Gefühl und was sich wohl dahinter verbergen mochte, in ein Bild zu fassen. Auf einem Nebentisch im Therapieraum aquarellierte sie kurz eine zunächst gegenstandslos wirkende Farbskizze, die sie, ohne sie näher anzuschauen, schnell wieder weglegte, um sich wieder den Patienten in der Gruppe zuwenden zu können.

In der Nachbetrachtung dieser Situation kommen wir auf den theoretischen Ansatz von Kandel zurück: »Wenn wir, ob im wirklichen Leben oder in der Kunst, den Gefühlszustand eines anderen Menschen registrieren, aktiviert dies in unserem Gehirn automatisch und unbewusst eine Repräsentation dieses Gefühlszustandes, einschließlich der entsprechenden unbewussten Körperreaktionen.« (Kandel 2012, S. 467)

Integration und Auswertung: Reflektieren und Interpretieren in der Supervisionssitzung

Die Kolleginnen der Gruppe sind beim Betrachten des dritten Bildes davon beeindruckt, dass Martin hier zum ersten Mal beim Malen eine einzelne Person darstellt. Zuvor hatte er sich auf einem Bild mit vier Gestalten selbst nur als eine graue Figur mit dem großen Kopf benannt. Die Gruppenteilnehmer äußerten, dass er dabei ganz vorsichtig einen Bezug zu sich selbst herstellen wollte und sich gleichzeitig – in zarten Grautönen – der Therapeutin als Person zeigt. Der Supervisor regt die Therapeutin an, über diese Einfälle in der Gruppe nachzudenken. Die Therapeutin hat ihr eigenes Bild nicht zur Supervisionssitzung mitgebracht und die Teilnehmer spüren auch ihre Zurückhaltung, das Bild zu zeigen. Sie assoziiert aber doch, dass sie sich möglicherweise unbewusst damit beschäftigte, wie intensiv sich ihre Beziehung zu dem Patienten schon entwickelt hatte und welche Rolle sie für ihn übernommen haben könnte. Gemeinsam beschäftigen sich die Gruppenteilnehmer und der Supervisor mit der noch hypothetischen Interpretation, dass es zum eigenen spontanen Malen der Therapeutin unbewusst aus einer Gegenübertragungsreaktion herausgekommen ist, die durch die Gefühle des Patienten von Isoliertheit und Einsamkeit, aber vielleicht auch durch seine Wünsche nach Nähe und Beziehung in ihr ausgelöst wurden.

Mit Kandel könnten wir in einer Nachbearbeitung diesen Interaktionsprozess vielleicht so interpretieren: »Entsprechend können wir beim Betrachten eines Porträts für einen Moment das Gefühlsleben der dargestellten Figur nachempfinden, soweit der Künstler Kunst vermittelt. Wir erkennen es und können darauf reagieren. Diese soziale Fähigkeit ermöglicht uns nicht nur, auf Kunstwerke zu reagieren und diese Reaktionen anderen Menschen mitzuteilen – sie verschafft uns in einem weiteren Sinne auch Zugang zur geistigen Welt einer anderen Person.« (2012, S. 466)

Der Supervisor empfiehlt, sich bezüglich weiterer Interpretationen abwartend zu verhalten. Die meisten Teilnehmer der Gruppe neigten zu der Annahme, dass im Verlauf des bildnerischen Prozesses und in der Interaktion zwischen der Therapeutin und dem Patienten eine Beziehungsqualität entstanden ist, die auch von der Therapeutin noch nicht bewusst genug wahrgenommen wurde.

Resümee für die Supervision einer Einzeltherapie in der Gruppe

In diesem Beispiel der Fokussierung auf einen einzelnen Patienten aus einer Gruppe von mehreren anderen sollte gezeigt werden, wie durch die Kunsttherapie auf der Station und durch eine engmaschige Supervision die Wahrnehmungs-, Reflexions- und Interaktionsprozesse besonders intensiv aktiviert werden. Gemeinsam konnte durch die Assoziationen und das Wahrnehmen der emotionalen Reaktionen aller Beteiligten ein Bild von der äußeren und inneren Welt des Patienten gewonnen und erfahren werden, wie sich das Verstehen, Mitempfinden und Mitreagieren der Therapeutin auf seinen psychischen Veränderungsprozess auswirkte.

37.10 Supervision der Kunsttherapie einer Borderline-Patientin auf einer Akutstation mit einer heterogen zusammengesetzten Patientengruppe

Die Betreuung der überwiegend schizophrenen, depressiven und oft hoch suizidalen Patienten fordert vom Team eine schützende, stützende und versorgende Haltung. Dieses versorgungsorientierte Konzept ist jedoch für die Borderline-Patienten mit häufig narzisstischen Persönlichkeitszügen nicht so geeignet. Borderline-Patienten sind aufgrund ihrer Instabilität in Beziehungen, ihrer Schwäche in der Emotionsregulation und ihren Größenvorstellungen auf eine klare Strukturierung und das Setzen von Grenzen angewiesen (v. Spreti u. Förstl 2005). Daher zeigt sich im Team häufig schon nach kurzer Zeit bei den Mitarbeitern eine durch diese Patienten ausgelöste Irritation auf der Beziehungs- und Kommunikationsebene. Diese Polarisierung von Borderline-Patientinnen kann sich auch auf den Erstkontakt und die weitere Beziehung mit den Kunsttherapeuten auswirken, indem sie zunächst idealisiert werden und manchmal von diesen Patienten hören: »Sie sind hier ja die Einzige, die mich versteht«

Problemidentifizierung

Eine junge Borderline-Patientin wurde nach einem schweren Suizidversuch mit einer fast tödlichen Selbstverletzung aus der Chirurgie auf die Akutstation der Klinik übernommen. Die Therapeuten und Mitglieder der Pflege waren einerseits irritiert durch die heftigen emotionalen Ausbrüche der zierlichen Patientin, andererseits verwundert über ihre ständig wechselnden Idealisierungen und Entwertungen. Es wurden sehr unterschiedliche Reaktionen in ihnen ausgelöst, wobei sich die einen von der jungen Patientin genervt und manchmal sogar bedroht fühlten, während die anderen sie trotz ihres häufig aggressiven Verhaltens ertragen konnten und ihre Schutzbedürftigkeit spürten.

Sammlung von Information

Schon in der ersten Kunsttherapiesitzung gestaltet sie ein drastisches Bild »Das Blut fließt«. Diese zarte, kindlich wirkende junge Frau malt während ihres gesamten ca. fünfmonatigen Aufenthaltes täglich stumm ausschließlich sorgfältige Darstellungen mit Themen wie »Wut und Gefahr« und »Schneiden«. Zum Thema Schneiden entstanden fast 40 Bilder. Es kam zwar nicht mehr zu Selbstverletzungen, aber zu klinisch dominierten Gefühlsstürme, Impulsivität und Stimmungsschwankungen mit schweren depressiven Verstimmungen, auch heftigem aggressivem Agieren.

Bearbeitung: Containing und Wahrnehmen von Übertragung und Gegenübertragung

In den Supervisionssitzungen mit dem Gesamtteam wurde herausgearbeitet, dass möglichst alle Teammitglieder versuchen sollten, sich an die Prinzipien von »Containing« und »Grenzensetzen« im Umgang mit der Patientin zu halten. In den zusätzlichen Einzelsupervisionen mit der Kunsttherapeutin und dem ärztlichen Therapeuten, konnte bearbeitet werden, dass sich in diesen dyadischen Beziehungen bei der Kunsttherapeutin eine Mutterübertragung und bei dem Arzt eine Vaterübertragung entwickelte. Nach und nach konnten von der Patientin eine Vertrauensbasis hergestellt und beide als stabile »Elternfiguren« erlebt werden. Das kam auch in einer neuen Dimension ihrer Gestaltungen zum Ausdruck und es entstanden Bilder mit anderen Inhalten, wie z. B. »Vogel im Nest« oder »Regenbogen«.

Integration und Auswertung

In den folgenden Wochen der Behandlung zeigte sich, welche tiefe Bedürftigkeit nach Schutz und Geborgenheit, die abgewehrt werden musste, hinter den gewaltigen Selbstverletzungen und den Suizidwünschen stand. In der abschließenden Supervisionssitzung vor Entlassung der Patientin kam der Supervisor mit den Kunsttherapeuten zu folgender Beurteilung: Durch »Containing« und »Grenzensetzen« konnte die Patientin klinisch stabilisiert werden. Im Gestaltungsprozess hatte die Patientin durch das sorgfältige repetitive Malen von Bildern zu den Themen »Gefahr« und »Schneiden« die Möglichkeit, über lange Zeit ihre innere Spannung und ihre Wut abzureagieren, ohne sich schneiden zu müssen.

Durch Wahrnehmen einer in diesem Fall positiven Mutter- und Vaterübertragung erwarb die Patientin zwischenmenschliches Vertrauen und damit interpersonelle Stabilität. In den sich aus dem neuen Beziehungserleben entwickelnden Möglichkeiten zu den Gestaltungen von »Vogel im Nest« und »Regenbogen« kam es zu einer Erweiterung des Blickwinkels. Abgespaltene, abgewehrte positive Teilaspekte konnten wieder ins »Blickfeld« gerückt und auf diese Weise für die Patientin integriert und spürbar gemacht werden.

Katamnestisch war zehn Jahre nach dem Klinikaufenthalt von dieser Patientin zu erfahren, dass sie ein Sozial-Pädagogik-Studium abgeschlossen hatte und in ihrem Beruf arbeitet. Außerdem ist sie Mutter von zwei Kindern. Ihre Partnerschaft scheiterte nach vier Jahren leider, doch lebt sie in einer Frauen-WG und kommt mit Kindern und Berufstätigkeit mit Hilfe ihres sozialen Netzes gut zurecht.

Resümee zur Supervision der Kunsttherapie einer Borderline-Patientin

Aufgabe des Supervisors war es, darauf zu achten, wie stark die Schilderungen und Einstellungen von verschiedenen Mitgliedern des Pflegeteams und den zuständigen Therapeuten über eine bestimmte Patientin voneinander abwichen. So fühlten sich einige Teammitglieder von der Patientin manipuliert und durch ihre fordernde Haltung, den unfreundlichen Ton und abwertende Bemerkungen provoziert. Andere erlebten dieselbe Patientin als kontaktfreudig, offen und schutzbedürftig. So teilte der behandelnde Arzt die Meinung dieser Teammitglieder und er war aufgrund seiner Erfahrungen in der Einzeltherapie, also der dyadischen therapeutischen Beziehung, beeindruckt von der Differenziertheit und Introspektionsfähigkeit seiner Patientin.

Der Supervisor hat in diesem Fall darauf hingewiesen, wie in den unterschiedlichen Wahrnehmungen und Reaktionen auf das Verhalten der Patientin die unterschiedlichen Seiten der in ihr repräsentierten und abgespaltenen Selbst- und Objektbeziehungen zum Ausdruck kommen und wie diese im Therapieverlauf verändert und integriert werden konnten.

Resümee aus Sicht der Kunsttherapie von Borderline-Patienten

Die langjährige Erfahrung von Kunsttherapeutinnen auf der Akut-Station der psychiatrischen Klinik zeigt, dass Borderline-Patienten in den meisten Fällen das therapeutische Handlungsangebot der Kunsttherapie gut annehmen konnten. Die Patienten finden hier den Raum, innere Dynamiken nonverbal im Bild auszudrücken und sich darüber mitzuteilen. Es scheint, als könnten sie sich durch das Gestalten von den destruktiven inneren Bildern und den damit verbundenen Affekten erleichtern und durch das bildnerische Handeln kann vermutlich ein Teil der negativen Energie in der Gestaltung gebunden werden.

37.11 Ausblick

Der Supervision von Kunsttherapie kommt heutzutage auch noch die Aufgabe zu, mit den Kunsttherapeuten Modelle und Kommunikationswege zu entwickeln, wie die in der Kunsttherapie gewonnenen Erfahrungen über bildnerische Prozesse von Patienten trotz Ökonomisierung und Personalabbau adäquat mit den zuständigen Bezugstherapeuten kommuniziert und in den gesamten diagnostischen und therapeutischen Verlauf integriert werden können. Für Teamsitzungen, in denen sich ärztliche und psychologische Therapeuten mit den Therapeuten aus Bereichen wie der Kunsttherapie regelmäßig treffen, um sich über ihre gemeinsamen Patienten auszutauschen, oder für Supervision findet sich heute in vielen Kliniken immer weniger Zeit und Raum.

In einem Artikel im Deutschen Ärzteblatt (Dohmen u. Fiedler 2015) betonen die Autoren u. a.: »Alle Arten der zuwendungsorientierten Behandlung verlieren zunehmend an Bedeutung. Stattdessen etabliert sich in atemberaubendem Tempo ein neues Unternehmensziel, dem sich alle Tätigen unterordnen müssen: der betriebswirtschaftliche Erfolg.« Die Integration der Kunsttherapie in die Institution ist somit an die unterschiedlichsten klinikspezifischen Ausgangssituationen gebunden und häufig eingeschränkt. Kunsttherapie kann aber durch ihr kreatives Potenzial und die integrativen Fähigkeiten und Zielvorstellungen von Kunsttherapeuten im Austausch mit ihren Supervisoren immer wieder kreativ ausgestaltet und ausgeschöpft werden.

Literatur

Buchheim P, Spreti F v. Kunsttherapie als therapeutischer Interaktionsprozess. In: Schottenloher G (Hg). Wenn Worte fehlen, sprechen Bilder. Bildnerisches Gestalten und Therapie. Bd 2: Reflexionen. München: Kösel 1994.

Kandel ER. Das Zeitalter der Erkenntnis. Die Erforschung des Unbewussten in Kunst, Geist und Gehirn von der Wiener Moderne bis heute. München: Siedler 2012.

Schmeer G. Das Ich im Bild: Ein psychodynamischer Ansatz in der Kunsttherapie. München: J. Pfeiffer 1992.

Schmeer G. Die Resonanzbildmethode – Visuelles Lernen in der Gruppe. Stuttgart: Klett Cotta 2006.

Scobel WA. Was ist Supervision? Göttingen: Vandenhoeck & Ruprecht 1991.

Spreti F v. Die Kunst mit der Kunst die Spaltung zu überbrücken. In: Damann G, Meng T. Spiegelprozesse und Kunsttherapie. Göttingen: Vandenhoeck & Ruprecht 2010; S. 217–42.

Spreti F v, Förstl H (Hg). Kunsttherapie bei psychischen Störungen. München: Urban & Fischer 2005.

Strauß B, Wheeler S, Nodop S. Klinische Supervision. Überblick über den Stand der Forschung. Psychotherapeut 2010; 6: 455–64.

38 Zur forschungsmethodischen Orientierung in der Kunsttherapie

Anforderungen und Perspektiven

Constanze Schulze

Die gegenwärtigen Entwicklungen im Gesundheitssystem und seinen Leitlinien stellen die Kunsttherapie als spezielle Therapieform mit wissenschaftlicher Anerkennung vor größere Forschungsaufgaben. Diese fordern ihre Profilbildung und Positionierung im Kontext der Künstlerischen Therapien heraus. Mit den Entwicklungsprozessen eröffnet sich aber auch die Chance, der kunsttherapeutischen Forschung selbst, insbesondere der Herausbildung und Validierung adäquater Forschungsmethoden und -designs neue Impulse zu geben. Angesprochen ist hiermit vor allem eine dem Gegenstand angemessene Evaluation und Dokumentation kunsttherapeutischer Interventionen, um ihre Wirksamkeit wissenschaftlich und praxisrelevant belegen und die weitere Modell- und Konzeptentwicklung empirisch fundieren zu können. Der charakteristische Einsatz sowie die Reflexion der verschiedenen Potenziale künstlerischer Strategien und Interventionen – auch zu Forschungszwecken im Sinne der künstlerischen Forschung (vgl. Kein 2011) oder der Art-based research (vgl. McNiff 2009) – sind hierbei innovativ.

Vor dem Hintergrund des Bedarfs eines ausreichenden Nachweises der Wirksamkeit nicht nur in klinisch-medizinischen, sondern auch in psycho- und sozialtherapeutischen sowie in weiteren sozialen Bereichen ist es für Kunsttherapeuten wichtig, mehrere Forschungsansätze anzuwenden und miteinander in Beziehung zu bringen: evidenzbasierte und kunstbasierte (vgl. Dannecker 2013, S. 35). Darüber hinaus scheint für die weitere Etablierung und Professionalisierung kunsttherapeutischer Angebote in den unterschiedlichen Praxisbereichen der Ansatz praxisbasierter Evidenz interessant. Demgemäß werden aus den Strukturen, Kontextbedingungen und Logiken der Praxis Nachweise über die Wirksamkeit von Interventionen erbracht und formuliert, wobei die Wissenschaft eher eine begleitende Rolle einnimmt. Gerade für die bessere konzeptionelle Einbindung und belastbare Fundierung kunsttherapeutischer Interventionen in junge soziale und multimodale Anwendungsfelder bietet sich dieser forschende Zugang an, wie z. B. in Bereichen der Schmerztherapie, der Sozialtherapie sowie der Gesundheitsförderung und Prävention.

Im Rahmen des Beitrages sollen nun einzelne Überlegungen zur forschungsmethodischen Orientierung der Kunsttherapie in Referenz auf aktuelle Entwicklungen von Mixed-Methods-Ansätzen aufgezeigt werden. Die modellhafte Einnahme von drei verschiedenen Perspektiven soll dabei einerseits die Eigenart und Komplexität kunsttherapeutischer Untersuchungsgegenstände und anderseits den davon abgeleiteten Bedarf der Entwicklung mehrdimensionaler und multimethodischer Forschungsdesigns herausstellen.

38.1 Anforderungen anschlussfähiger Forschung der Kunsttherapie

Forschung ist grundsätzlich auf Erkenntnisgewinn und Verbesserung der Praxis ausgerichtet. Zum Erreichen dieses Ziels liegen für die Kunsttherapie eine Vielfalt an Ansätzen,

Tab. 38-1 Für die Künstlerischen Therapien relevante Erkenntnissysteme und zugleich moderne interdisziplinäre Wissenschafts- und Forschungsbereiche

Systemwissenschaft	beschäftigt sich (universell) mit komplexen Prozessen der Musterbildung, mit den (Umwelt-)Bedingungen, funktionalen Zusammenhängen und dynamischen Wechselwirkungen innerhalb und zwischen unterschiedlichen Systemen
Neurowissenschaft	beschäftigt sich übergreifend mit Aufbau, Funktionsweise und Veränderung neuronaler Netzwerke (Nervensysteme) und Prozesse in Bezug zum gesamten Vollzug von Lebensvorgängen und auch Psychotherapie (Untersuchung insbesondere der Funktion des Gehirns und seiner Plastizität sowie höherer Funktionen wie Lernen, Gedächtnis, Emotionsverarbeitung etc.
Bildwissenschaft	beschäftigt sich fachübergreifend mit dem ästhetischen Phänomen Bild in jedem Medium und in jeder Form, in Herstellung und Rezeption (Fokussierung der Dimensionen »Erfahrung« und »Wahrnehmung«), unter Berücksichtigung der jeweiligen Kontextbedingungen (Milieu)
Interdisziplinäre Gedächtnisforschung	untersucht Gedächtnisentwicklung und -leistung, die interdisziplinär prädestiniert scheinen, z. B. welche Rolle Emotionen und Kommunikation von Erinnerung für das autobiografische Gedächtnis spielen (Vernetzung von u. a. Kunst-, Kultur- und Kommunikationswissenschaften, Neurobiologie, Sozialpsychologie und Soziologie)
Embodiment-Forschung	untersucht die Entwicklungsdimensionen des körperlichen Selbst sowie der Körperlichkeit des Selbst (u. a. Relevanz von Körperrepräsentationen) und thematisiert die Bidirektionalität zwischen Körper und Geist/Gehirn, Affekt und Ausdruck, kinästhetische Empathie und Resonanz (Aufmerksamkeit auf Störungen des verkörperten Selbst, Körpererleben und körperbezogenes Handeln)

Modellen und Theorieentwürfen sowie interdisziplinäre Wissenschafts- und Forschungsbereiche als Bezugs- und Referenzrahmen vor (► Tab. 38-1).

Außer Frage steht zunächst, dass die Kunsttherapie im Hinblick auf ihre weitere wissenschaftliche Anerkennung der Anforderung folgen muss, ihre Wirksamkeit (empirisch) fundiert und aussagekräftig nachzuweisen (vgl. Gruber 2011). Hierbei liefert die Evidence-based Medicine (EBM) die maßgeblichen Standards; sie formuliert die methodischen Ansprüche an vergleichende Studien und deren Qualität (RCT-Studien als »Goldstandard«), von der Durchführung über die Auswertung bis hin zur Publikation.

Primär zu erfüllende Forschungsaufgaben liegen zunächst im Bereich der Erfassung aktueller Evidenz (vgl. Lauschke 2015) und der empirisch fundierten Konzeptentwicklung (Oepen u. Gruber 2014) für ausgewählte Diagnose- und Zielgruppen. Diese umfassen im Anschluss an die Vorgaben der Psychotherapieforschung die Explizierung theoretischer Grundlagen, Analogiestudien, Kasuistiken, Modell- und Manualentwicklung (vgl. Schumacher u. Schulgen 2012). Denn für die »Freigabe« einer Intervention für die verantwortungsvolle Anwendung in der Praxis bedarf es des wissenschaftlich ausreichenden Nachweises (»Evidenz«) für die Wirksamkeit. Erst dann können kontrollierte Studien zur Überprüfung einer Intervention bezogen auf ihre (signifikante) Wirkung bei speziellen Diagnose/- Zielgruppen oder Gesundheitsproblemen sowie zur Erfassung des Ausmaßes dieser Wirkung durchgeführt werden (im Rahmen verschiedener Studientypen).

Die Zunahme der Aufgaben evidenzbasierter Forschung und der wachsende Anspruch an sie konfrontiert die Kunsttherapie unaufhörlich mit Fragen, weshalb es so schwer ist, kunsttherapeutische Interventionen vermittelbar zu beschreiben, systematisch zu beobachten und entsprechend ihre Wirksamkeit zu überprüfen. Die provozierende Kernfrage lautet also: warum ist die Kunsttherapie noch nicht gut wissenschaftlich etabliert? Eine naheliegende Antwort dazu ist, dass ihr Gegenstand vielschichtig ist und sie sich als komplexe Intervention einordnen lässt. Vorliegende Studien auch mit größeren Stichproben (vgl. Crawford et al. 2010) zeigen darüber hinaus, dass es der Kunsttherapie an adäquaten Forschungsmethoden bzw. mehrperspektivischen Zugängen und multimethodischen Designs fehlt, die der Komplexität ihrer Interventionen angemessen Rechnung tragen. Parallel wirft die evidenzbasierte Praxis im herkömmlichen Sinne diverse Fragen hinsichtlich des Doppelanspruchs der Therapeuten- und Forscherrolle (Elbing u. Oster, ► Kap. 39), der Einordnung nach Evidenzlevels und schließlich der Zweckbestimmtheit von Forschung auf, denen sich jüngste Trends der Entwicklung von Mixed-Methods-Ansätzen in verschiedenen Forschungsbereichen widmen (vgl. Gläser-Zikuda et al. 2012; Kuckartz 2014).

38.2 Untersuchungsgegenstand der Kunsttherapie als komplexe Intervention

Zur Veranschaulichung der Charakteristik der Kunsttherapie mit ihrem vielfachen Anspruch als komplexe Intervention und der offenkundigen Vielfalt an Interaktionsfeldern und -beziehungen (► Abb. 38-1) bietet sich die modellhafte Einnahme von drei unterschiedlichen Perspektiven. Das Verständnis der Komplexität kunsttherapeutischer Interventionen umfasst dabei vor allem die Wechselwirkung zwischen den einzelnen Interventionskomponenten, die Flexibilität des Einsatzes, die große Bandbreite der Zielgrößen sowie die jeweils verschiedenen Rahmenbedingungen und möglichen Settings. Die folgende Skizzierung der drei Perspektiven soll der Konkretisierung des Untersuchungsgegenstandes der Kunsttherapie dienen, um sowohl verschiedene Schwerpunkte und Spannungsfelder als auch wichtige Anhaltspunkte für forschungsmethodische Entwicklungen zu thematisieren: die personen- und produktbezogene, die prozessorientierte und die kommunikationszentrierte Perspektive.

Die personen- und produktbezogene Perspektive

> Die systematischen Beobachtungen des bildnerisch-ästhetischen Ausdrucksverhaltens eines Patienten im Verhältnis zum bildnerisch-künstlerischen Ergebnis (Werk, Produkt, Bild) sind fundamental für Behandlungsberichte, dokumentarische Evaluationen sowie differenzierte Analysen kunsttherapeutischer Verläufe.

Diese lassen sich bekanntlich auch diagnostisch nutzen (vgl. Sehringer 1999, 2006). Dabei sind die individuelle Befindlichkeit, Erfahrungen im Umgang mit dem künstlerischen Material sowie der jeweilige Situationskontext (inkl. der Settingform) notwendig zu berücksichtigen. Das heißt, mindestens drei Ebenen sind differenziert zu erfassen und miteinander in Beziehung zu bringen:

- die künstlerisch-gestalterischen Handlungen,
- die begleitenden Äußerungen bzw. Kommentare des Gestalters und
- der rezeptive Umgang mit dem eigenen Werk.

Ausgehend von der Mehrdimensionalität und Interpretationsoffenheit des ästhetischen Mediums können jedoch weder formale noch inhaltliche Beurteilungskriterien isoliert vom Gestalter betrachtet werden. Eine Studie zur Kunsttherapie mit Kindern in der Kinderkardiologie (vgl. Kortum 2013), die den Einsatz kunsttherapeutischer Interventionen theoretisch und empirisch begründet, verweist forschungsmethodisch auf Grenzen im Hinblick auf die vollständige Erfassung kunsttherapeutischer Interaktionen, unter besonderer Berücksichtigung der vielschichtigen Werkfunktion sowie des unterschiedlichen Gebrauchs von Werk und Werkschaffen aus Patientensicht.

Prozessorientierte Perspektive

Kunsttherapie lässt sich wie andere Therapien auch als Prozess betrachten. Hiermit ist zunächst der therapeutische Verlauf auf der Zeitachse gemeint. In besonderer Weise ist die Kunsttherapie auch in der Lage, den Prozess des Werdens und Gestaltens und damit die Entwicklungen im künstlerischen Tun als aktive Auseinandersetzung mit Selbstbildern zum impliziten Inhalt bzw. zum Gegenstand der Therapie zu machen. Hier interessieren aus Sicht neurowissenschaftlicher Forschung die verschiedenen Interaktionsebenen (interpersonal und intersubjektiv) und deren Zusammenspiel für das Verständnis von Repräsentation und Resonanz (vgl. Damasio 2010).

> Das künstlerische Gestalten wird in der Kunsttherapie grundsätzlich als erlebnisbezogen, ressourcen- und lösungsorientiert angesehen.

Es bietet besondere Möglichkeiten, um gegenwärtigen Belastungen, Problemen, Bedürfnissen, Anliegen und emotionalen Befindlichkeiten, aber auch (biografischen) Erinnerungen oder Zukunftswünschen einen Ausdruck zu geben und mit ihnen aktiv gestaltend umzugehen (vgl. Schütz 2002, S. 22). Dabei werden Fähigkeiten der Selbstregulation mobilisiert, indem das Erleben von Selbstwirksamkeit intensiviert und interaktive Prozesse stimuliert werden. Bedeutsam sind die Vielfalt und der flexible Einsatz verschiedener künstlerischer Medien bzw. Gestaltungsmittel. In Bezug auf ihre therapeutische Relevanz unterscheidet Wichelhaus (u. a. 2007) vier primäre Erfahrungsebenen anhand des Materialgebrauchs:

- Sinneserfahrungen,
- Realitätserfahrungen,
- Interaktionserfahrungen
- ästhetische Erfahrungen.

Exemplarisch bietet sich das narrativ-systemtherapeutische Externalisieren an, um Problemen eine visuell wahrnehmbare Form zu geben und sie distanzierter betrachten zu können. Bereits während des Gestaltungsprozesses entwickeln sich oftmals neue Perspektiven, Lösungs- und Veränderungsmöglichkeiten, die »probehandelnd« erlebt, wahrgenommen und verinnerlicht werden können. Dieses Potenzial begründet sich vor allem durch die Eigenart künstlerischer Schaffensprozesse. Dazu gehören gerade die Unbestimmtheit, die Vieldeutigkeit und die Möglichkeiten des »offenen« und »synkretischen« Umgangs mit dem ästhetischen Material nach Richter (2011). Im Fortgang der Therapie können also anhand der entstandenen Werke vollzogene und erfahrene Veränderungsprozesse reflektiert und evaluiert werden. Darüber akzentuiert die prozessorientierte Perspektive die Wichtigkeit einer differenzierten Sicht auf Aspekte der Mitgestaltung aller Beteiligten (inkl. der Gruppenmitglieder und deren Werke) am künstlerisch-therapeutischen Geschehen. Sie verweist auf den Bedarf erweiternder methodischer Zugänge der Kunsttherapie im Horizont der Prozessforschung. Erste adäquate Dokumentations- und zugleich Forschungsinstrumente hierfür liegen zur stringenten Weiterentwicklung vor (vgl. Oster et al. 2010; Kasper et al. 2013). Geeignete wissenschaftliche Anknüpfungspunkte für die Generierung angemessener mehrdimensionaler Methoden bietet die Embodiment-Forschung (vgl. Koch 2011). Diese hebt die zentrale Rolle des Körpers in seinem Verhalten (Motorik) und Erleben (Selbstwahrnehmung) in Bezug zum affektiv-kognitiven System mehrperspektivisch hervor.

Kommunikationszentrierte Perspektive

Der kommunikativ verbale, nonverbale und künstlerische Austausch zwischen Patient und Kunsttherapeut bzw. zwischen den einzelnen Gruppenmitgliedern ist konstitutiv für die

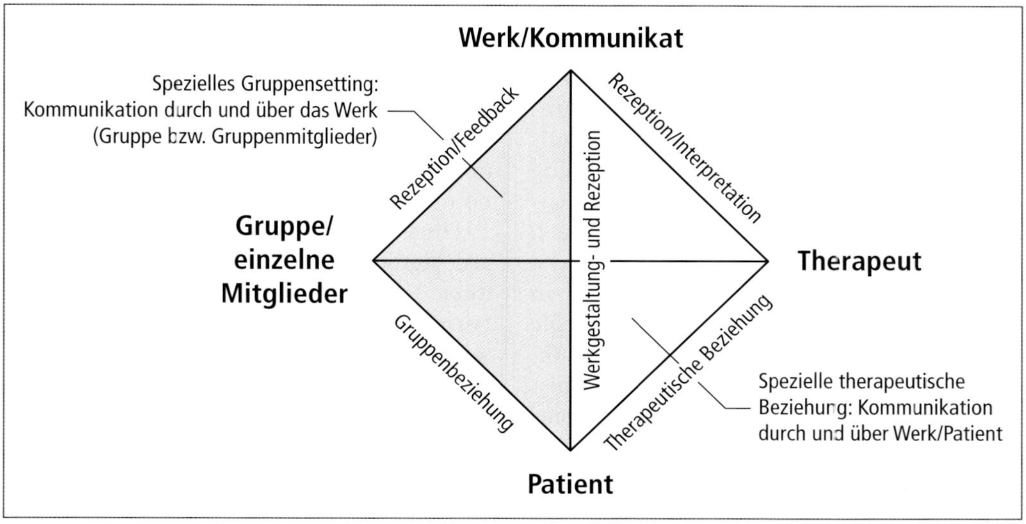

Abb. 38-1 Modell zur Veranschaulichung der Interaktionsfelder und -beziehungen innerhalb der Kunsttherapie im Gruppenkontext.

Entwicklung jedes kunsttherapeutischen Systems (vgl. Schulze 2013). Hier rückt die Vielzahl der verschiedenen, sich innerhalb des Kunsttherapiesystems entwickelnden Interaktionsformen und -muster, wie z. B. zwischen Gestalter und Gruppe bzw. einzelnen Mitgliedern oder zwischen Therapeut und Gestaltung in die Aufmerksamkeit (► Abb. 38-1).

> Das künstlerische Gestalten gewinnt also eine zentrale therapeutische Position, indem es sich als Kommunikat im Sinne eines anschaulichen kommunikativen Dritten anbietet. Es wird nicht nur zum subjektiven Objekt, sondern in besonderer Weise zum Anlass und Träger von Kommunikation.

Aus dieser Perspektive erhält das Werk sowie das künstlerische Gestalten als Medium und als spezifische Form der Kommunikation eine doppelte Funktion und Bedeutung innerhalb kunsttherapeutischer Interventionen. Durch und über das Werkschaffen kann kommuniziert werden. Es potenziert die Teilhabe und Möglichkeiten der Kommunikation und Interaktion für den Einzelnen, die Klientengruppe und den Therapeuten. Die Synthese von Sprache und Werk bzw. künstlerischem Gestalten ist vor diesem Hintergrund im Kontext biografischzentrierter Forschung bereichernd (vgl. Schulze 2011). Die interdisziplinäre Gedächtnis- und Biografieforschung liefert reichhaltige Anhaltspunkte für mehrperspektivische und multimethodische Forschungszugänge.

Kommunikation ist auch eines der zentralen Prinzipien qualitativer Sozialforschung (vgl. Mey u. Mruck 2010). Der Wert qualitativer Studien ist abhängig von der Beteiligung auch externer Forscher (Fremdrater), die sowohl den Forschungsprozess als auch die Ergebnisse und deren Interpretationen kritisch (eventuell auch korrigierend) überprüfen. Dafür können verschiedene Überprüfungsmethoden verwendet werden, wie z. B. die kommunikative Validierung.

Systemisch-orientiert forschen?

Kunsttherapeuten sind aus systemischer Sicht nach Ludewig (2002, S. 38) in ihrer beruflichen Tätigkeit mit einem »paradoxen Auftrag« konfrontiert: »Handle wirksam, ohne je im

Voraus zu wissen, wie, und ohne zu wissen, was dein Handeln auslösen wird!« Diese Paradoxie gilt für alle Interventionsformen in psychische und soziale Systeme und begründet die Formulierung des »Therapeutendilemmas« als entscheidende Herausforderung (ebd.). Es lohnt sich, dieses Dilemma nicht als Störgröße abzutun, sondern vielmehr auch als Ideengeber für forschungsmethodische Überlegungen zu nehmen. Im Anschluss an die Grundauffassung systemischer Konzepte richtet sich die Aufmerksamkeit auf Strukturen und Funktionsweisen von Systemen unterschiedlichster Art. Systemisch-orientiertes Forschen versucht die Wechselwirkung zwischen relevanten »Teilen« (einzelnen Elementen und Subsystemen) eines Systems (z. B. des kunsttherapeutischen) und deren Umgebungsbedingungen zu erfassen, um vor allem daraus resultierende Dynamiken und Prozessverläufe (Selbstorganisationsprozesse, synchronsierte Musterbildung etc.) besser zu verstehen (vgl. Ochs u. Schweizer 2012). Das heißt, eine systemisch ausgerichtete Forschung zielt darauf, den vielschichtigen Wirkungen von Interaktionen, intersubjektiver Resonanz und der Verschränkung von Perspektiven nachzuspüren. Sie thematisiert in besonderer Weise den Zusammenhang von Erkenntnis und Forschungsinteresse(n) im Sinne auch der Beachtung subjektiver Motive und/oder interaktiver Dimensionen (vgl. ebd.). Deshalb ist systemisch-orientiertes Forschen stets feldbezogen und sollte bereits in Ausbildungskontexten sowie in Prozessen kollegialer und professioneller Supervision ansetzen.

Entwicklung von Mixed-Methods-Ansätzen

Zum jetzigen Zeitpunkt scheint es für die Kunsttherapie nicht nur dringlich, die aktuellen Forschungsaufgaben aus berufspolitischer Sicht produktiv aufzugreifen und zu nutzen, sondern auch an der Zeit, eine (kritische) Klärung methodischer Ansätze bzw. Schärfung forschungsmethodischer Ansätze vorzunehmen. Diese Herausforderung ergibt sich sowohl aus der interdisziplinären Grundlegung der Kunsttherapie – im Spannungsfeld von Kunst und Therapie – als auch aus der zumeist interprofessionellen Zusammenarbeit in Praxis und Forschung.

Hintergrund für die Entwicklung von Mixed-Methods-Ansätzen sind zahlreiche Faktoren. Dazu gehören u. a. die Komplexität von Forschungsfragen und -gegenständen, die inter- und transdisziplinäre Ausrichtung junger Forschungsbereiche, sowie die Entwicklung qualitativer Forschungsmethoden und deren fortschreitende Anerkennung im Vergleich zu quantitativen Methoden. Grundvoraussetzungen für die Modellierung von Mixed-Methods-Ansätzen und entsprechender Designs ist im Kern die »Kompatibilitätsannahme«, dass quantitative und qualitative Methoden »tatsächlich miteinander vereinbar sind, sich ergänzen und unterschiedliche Perspektiven liefern« (Kuckartz 2014, S. 35).

Die Verwendung verschiedener Forschungszugänge und Methoden bietet erweiterte Funktionen schon zu Beginn einer Untersuchung. Folglich wächst das Interesse an Mixed-Methods-Studien und der Validierung entsprechender Designs auch in der kunsttherapeutischen Forschung. Die Kombination qualitativer und quantitativer Verfahren in einem einzigen Forschungsvorhaben gilt vor allem in der Versorgungsforschung als wertvoll (vgl. Creswell u. Plano. 2007). Die komplementären Stärken bieten sich besonders dann, wenn es um die Charakterisierung und genauere Untersuchung komplexer Phänomene geht. Dazu gehören die kunsttherapeutischen Interventionen. Die zusätzliche Berücksichtigung auch künstlerisch-basierter Wissensgenerierung neben der evidenzbasierten Erfassung von Wirksamkeiten wird gegenwärtig zwar noch kritisch betrachtet, doch bereits auf breiterer interdisziplinärer Basis innovativ diskutiert (vgl. Cahnmann-Taylor u. Siegesmund 2008; Leavy 2009; Kapitan 2010; Tröndle u. Warmers 2012).

38.3 Diskussion

Für die Kunsttherapie bleibt die Aufgabe, sich im Rahmen von Grundlagenforschung um eine eigene Gegenstandsbildung und die Modellbildung von Wirkungszusammenhängen zu bemühen, unter Berücksichtigung auch neuerer wissenschaftlicher Positionen und interdisziplinärer Forschungsansätze.

In der empirischen (Anwendungs-)Forschung geht es um die Erfassung von spezifischen Wirkfaktoren für ausgewählte Indikations- und Zielgruppen und den Evidenznachweis auf der Basis geeigneter generischer Modelle. Auf dem weiteren Weg der wissenschaftlichen Fundierung kunsttherapeutischer Interventionen mit dem erforderlichen Nachweis der Evidenz sind zwei Forschungsaufgaben zu unterscheiden:

- einerseits die Konzeptentwicklung im Rahmen junger Anwendungsbereiche und
- anderseits die genauere Explikation und systematische Evaluation bereits umschriebener und in der Praxis erfolgreich eingesetzter Interventionsprogramme.

Beide Aufgaben sind auf dem Weg der Professionalisierung der Kunsttherapie – unterstützt durch den gesundheitspolitischen Druck – nicht einfach zu trennen, obwohl sie in der Psychotherapieforschung als gegensätzlich im Sinne gestufter Forschung und steigender Evidenz (nach Campbell et al. 2000) anzusehen sind.

Parallel ist forschungsmethodisch herausfordernd und sicher auch interdisziplinär von Interesse, die künstlerischen Strategien und Interventionen auch als erweiterte Instrumente in zukünftige forschungsmethodische Entwicklung von Mixed-Methods-Ansätzen und die Validierung entsprechender Designs stärker als bisher einzubeziehen. Hier gilt es genauer zu beforschen, inwiefern einerseits die künstlerisch-basierte Forschung gerade zur wichtigen Schnittstelle evidenzbasierter Forschung und deren Methodik werden kann. Anderseits bleibt zu untersuchen, welche konkreten Funktionen künstlerische Interventionen zur Wissensgenerierung aber auch zur Archivierung von mehrdimensionalen Erfahrungs- und Resonanzprozessen aus der Sicht als Therapeut, Künstler und Forscher erfüllen können.

Literatur

Becker R, Wunderlich HP (Hg.). Wie wirkt Psychotherapie. Forschungsgrundlagen für die Praxis. Stuttgart: Thieme 2007.

Bohnsack R, Nentwig-Gesemann I (Hg). Dokumentarische Evaluationsforschung. Theoretische Grundlagen und Beispiele aus der Praxis. Opladen: Verlag B. Budrich 2010.

Cahnmann-Taylor M, Siegesmund R (Hg). Arts-based Research in Education. Foundations for Practice. New York: Routledge 2008.

Crawford MJ, Killaspy H, Kalaitzaki E et al. The MATISSE study: a randomised trial of group art therapy for people with schizophrenia. BMC Psychiatry 2010; 10: 1471–244X.

Creswell J, Plano B. Designing and Conduction Mixed Methods Research. Thousand Oaks, CA: Sage 2007.

Damasio A. Selbst ist der Mensch. Körper, Geist und die Entstehung des menschlichen Bewusstseins. Berlin: Siedler 2010.

Dannecker K. ArteFakte – Forschung in der Kunsttherapie. In: Rössler W, Matter B (Hg). Kunst- und Ausdruckstherapien. Stuttgart: Kohlhammer 2013; S. 35–51.

Fuchs T. Das Gehirn – ein Beziehungsorgan. Eine phänomenologisch-ökologische Konzeption. Stuttgart: Kohlhammer 2011.

Gläser-Zikuda M, Seidel S, Rohlfs C et al. (Hg). Mixed Methods in der empirischen Bildungsforschung. Münster: Waxmann 2012.

Gruber H. Ausgewählte Aspekte zu Forschungsansätzen in der Kunsttherapie unter besonderer Berücksichtigung der systematischen Bildanalyse. In: Petersen P, Gruber H, Tüpker R (Hg). Forschungsmethoden künstlerischer Therapien. Wiesbaden: Reichert 2011; S. 179–94.

Kaplan FF. Art, Science and Art Therapy. Repainting the Picture. London: Jessica Kingsley Publishers 2000.

Kächele H, Pfäfflin F (Hg). Behandlungsberichte und Therapiegeschichten. Gießen: Psychosozial-Verlag 2009.

Kapitan L. Introduction to Art Therapy Research. New York, London: Routledge 2010.

Kasper J, Klees S, Schulze C. Interaction in Group Art Therapy. Das Interaktionsgeschehen in der Kunsttherapie im Gruppensetting – ein Manual für Kunsttherapeuten zu Reflexion und Dokumentation. Hamburg: Unimak 2013.

Klein J. Was ist künstlerische Forschung. In: Stock G (Hg). Gegenworte 23, Wissenschaft trifft Kunst. Berlin: Berlin-Brandenburgische Akademie der Wissenschaften, Akademie Verlag 2010; S. 25–28.

Koch S. Embodiment. Der Einfluss von Eigenbewegung auf Affekt, Einstellung und Kognition. Empirische Grundlagen und klinische Anwendungen. Berlin: Logos 2011.

Kortum R. Kunsttherapie in der ambulanten Kinderkardiologie. Entwicklung, Erprobung und Evaluation eines Behandlungskonzeptes zur Ressourcenförderung und Krankheitsbewältigung bei chronisch herzkranken Kindern. Logos 2013.

Kriz J. Kritische Reflexion über Forschungsmethoden in den Künstlerischen Therapien. In: Petersen P, Gruber H, Tüpker, R (Hg). Forschungsmethoden künstlerischer Therapien. Wiesbaden: Reichert 2011; S. 63–88.

Kuckartz U. Mixed Methods. Methodologie, Forschungsdesigns und Analyseverfahren. Wiesbaden: Springer 2014.

Lauschke M. Untersuchung aktueller und historischer Entwicklungen der klinischen Kunsttherapie in der stationären/teilstationären Behandlung essgestörter Patienten: Ein systematischer Literaturüberblick 2015 (Dissertationsschrift im Druck).

Leavy P. Method meets Art. Arts-Based Research Practice. New York: Guilford Press 2009.

Marotzki W, Niesyto H (Hg). Bildinterpretation und Bildverstehen. Methodische Ansätze aus sozialwissenschaftlicher, kunst- und medienpädagogischer Perspektive. Wiesbaden: VS Verlag 2006.

Leuzinger-Bohleber M, Emde RN, Pfeiffer R (Hg.). Embodiment: Ein innovatives Konzept für Entwicklungsforschung und Psychoanalyse. Göttingen: Vandenhoeck & Ruprecht 2013.

Ludewig K. Leitmotive systemischer Therapie. Stuttgart: Klett-Cotta 2002.

McNiff S. Art-Based Research. London and Philadelphia: Jessica Kingsley Publishers 2009.

Mey G, Mruck K (Hg). Handbuch qualitativer Forschung in der Psychologie. Wiesbaden: VS Verlag 2010.

Moser AS. Die Wirksamkeit und Wirkungsweise der Kunsttherapie in ambulanten Gruppen. Dissertation Medizinische Fakultät der Universität Ulm 2012: http://vts.uni-ulm.de/docs/2013/8752/vts_8752_13038.pdf (Letzter Zugriff 5.1.2015).

Ochs M, Schweitzer J (Hg.). Handbuch. Forschung für Systemiker. Göttingen: Vandenhoeck & Ruprecht 2012.

Oepen R, Gruber H. Ein kunsttherapeutischer Projekttag zur Gesundheitsförderung bei Klienten aus Burnout-Selbsthilfegruppen – eine explorative Studie. In: PPmP 2014; 64: 268–74.

Oster J, Elbing U, Wietersheim J v, Hölzer M. Weiterentwicklung eines Instrumentes zur Dokumentation kunsttherapeutischer Prozesse. Psychologische Medizin 2010; 21: 76–7.

Petersen P, Gruber H, Tüpker, R (Hg). Forschungsmethoden künstlerischer Therapien. Wiesbaden: Reichert 2011.

Richter HG. Pädagogische Kunsttherapie (Schriftenreihe Erziehung Unterricht Bildung). Hamburg: Verlag Dr. Kovač 2011.

Rössler W, Matter B (Hg). Kunst- und Ausdruckstherapien. Stuttgart: Kohlhammer 2013.

Schulze C. Interdisziplinäre Ansätze in der Biografie- und Erinnerungsforschung: Methodische Herausforderungen für die Kunsttherapie. In: Hampe R, Stadler PB (Hg): Multimodalität in den Künstlerischen Therapien. Berlin: Frank & Timme 2011; S. 271–80.

Schulze C. Wissenschaftliche Grundlagen der Kunsttherapie – die forschungsbasierte Perspektive. In: Rössler W, Matter B (Hg). Kunst- und Ausdruckstherapien. Stuttgart: Kohlhammer 2013, S. 125–35.

Schumacher M, Schulgen G. Methodik klinischer Studien: Methodische Grundlagen der Planung, Durchführung und Auswertung. Heidelberg: Springer 2012.

Schütz N. Im Explorationsraum der Bilder. Emotionszentrierte Kunsttherapie. Psychologische Grundlagen und Perspektiven. Fahretoft: Books on Demand 2002.

Sehringer W. Zeichnen und Malen als Instrumente der psychologischen Diagnostik. Ein Handbuch. Heidelberg: C. Winter 1999.

Sehringer W. Mit Kinderzeichnungen kommunizieren. Theorie und Taxonomie. In: Brög H, Foos P, Schulze C (Hg). Korallenstock. Kunsttherapie und Kunstpädagogik im Dialog. München: Kopaed 2006; S. 11–39.

Siegmund S. Die Evidenz der Kunst. Künstlerisches Handeln als ästhetische Kommunikation. Bielefeld: Transcript 2007.

Sinapius P. Ästhetik therapeutischer Beziehungen: Therapie als ästhetische Praxis. Aachen: Shaker 2010.

Tröndle M, Warmers J (Hg). Kunstforschung als ästhetische Wissenschaft. Bielefeld: Transcript 2012.

Wichelhaus B. Formative Evaluation. In: Sinapius P, Ganß M (Hg). Grundlagen, Modelle und Beispiele kunsttherapeutischer Dokumentation. Frankfurt a. M.: Peter Lang 2007; S. 179–86.

39 Kunsttherapie-Forschung im Spannungsfeld zwischen Gegenstandsangemessenheit und Wirkungsnachweis

Ulrich Elbing, Jörg Oster

Das gleichermaßen theoretische und praktische Ringen um angemessene Zugänge und Vorgehensweisen in der Kunsttherapie-Forschung ist gekennzeichnet durch einige zentrale Spannungsfelder und Attraktoren, denen das vorliegende Kapitel gilt. Es sind dies das Verhältnis von Forscher- vs. Therapeutenrolle und Grundlagen- vs. Anwendungsforschung, die Forderung nach der Gegenstandsangemessenheit kunsttherapeutischer Forschungszugänge sowie im Zusammenhang mit dieser Forderung die Frage nach dem Verhältnis von Kunst und Forschung als Wegen der Erkenntnis. Ziel dieses Beitrages ist es, zu den genannten Themen eine Position zu beziehen, die bereits gesetzten Positionen kritisch in den Blick zu nehmen und zu ergänzen, um auf diese Weise einen produktiven Diskussionsbeitrag zu leisten.

Als Ausgangspunkt für dieses Unternehmen dienen v.a. die Positionen von Tüpker (2011a, 2011b) und Kriz (2011). Grundlage der Argumentation ist die Begriffsbestimmung von Wissenschaft als spezifischer Fortentwicklung der sozialen Koordination individueller Erfahrung, als Vertiefung und Differenzierung (allgemeiner) gesellschaftlicher Erfahrung, als Kumulation und Synchronisation von Erfahrungen und Handlungen durch Sprache, bei der Kommunikation, Handeln und Erfahrung eine »unlösliche Trias« bilden (Kriz 1981, S. 28 f.). Dieser Definition zugrunde liegt ein diskursives Wahrheitsverständnis mit einem untrennbaren Bezug zur Gesellschaftskultur, in der Wissenschaft stattfindet. »Als wesentliche Konsequenz ergibt sich daraus, dass Fragen der Forschungsmethodik nicht isoliert gesehen und behandelt werden können. Vielmehr sind sie als *ein* Aspekt in einem kognitiv-sozialen Netzwerk als Basis von Wissenschaft zu sehen, zu der das Welt- und Menschenbild, die inhaltlichen Anliegen, Fragen und Hypothesen, die Methodologie und letztlich die Methodik im engeren Sinne gehören.« (Kriz 2011, S. 65) Das Herz dieses Wissenschaftsbegriffes ist der Austausch und die Weitergabe von Erfahrungen und Erkenntnissen, die über die Erfahrung einer einzelnen Person hinausgehen. Die Kernaufgabe von Wissenschaft ist es, dies nicht nur zu ermöglichen, sondern zu gewährleisten. Diese Garantenfunktion ist die kulturelle und gesellschaftliche Existenzberechtigung von Wissenschaft und Forschung und gleichzeitig ihr höchster Wert. Die Humboldt'sche Einheit von Forschung und Lehre als Grundfeste der Universität reflektiert genau dieses Wissenschaftsverständnis und seine gesellschaftliche Aufgabe. Die intersubjektive Vermittelbarkeit des Erkenntnisgewinns ist damit Aufgabe und Prüfstein jedes forschenden Vorgehens, wenn es sich dem Anspruch stellt, ein wissenschaftliches zu sein.

39.1 Das Spannungsfeld von Forscher- und Therapeutenrolle

Petersen (2011a, S. 22 f.) versteht Therapie als Forschungsprozess und setzt somit Therapeuten- und Forscherrolle in eins. Indem Petersen bei der »Wahrheitssuche« von der persönlichen Expertise des Therapeuten in die Allgemeingültigkeit der Grundlagenforschung und ihrer Erkenntnisse springt (Petersen 2011a, S. 17), bleibt ein Wesentliches dazwischen ungenannt: Nämlich die Anwendungsforschung. Ihr hat sich jedoch unseres Erachtens die Kunsttherapieforschung in jedem Falle zu widmen. Die lakonische lateinische Feststellung »medicus curat, natura sanat« – der Arzt sorgt, die Natur heilt – darf als Beschreibung der Therapeutenrolle heute sicher noch Gültigkeit beanspruchen.

> Die Sorge des Therapeuten gilt dem Patienten und ihm gilt auch jeglicher Erkenntnisgewinn und alles auf die Therapie bezogene Lernen des Therapeuten. Der Patient soll von den Auswirkungen des therapeutischen Erkenntnisgewinns profitieren.

Das Lernen und der Erkenntnisgewinn des Therapeuten selbst darf jedoch subjektiv bleiben und es ist keineswegs das integrale Anliegen des therapeutischen Lern- und Erkenntnisprozesses, den Patienten an diesen Erkenntnissen teilhaben zu lassen und sie ihm zu vermitteln. Der Therapeut steht eben nicht in der Pflicht, die inhaltliche und methodische Weitergabe seines Erkenntnisgewinns zu gewährleisten. Auch der Austausch z. B. in einer kollegialen Intervision gilt in erster Linie dem subjektiven Erkenntnisgewinn. Die Schwelle zu einer wirklichen Wissensweitergabe überschreitet ein Therapeut erst in dem Augenblick, in dem er seine Erkenntnis anderen lehrt, z. B. an einer Hochschule für Kunsttherapie.

Die erste Pflicht des Therapeuten gilt also dem Patienten und dessen Wohl, die erste Pflicht des Forschers gilt dem Erkenntnisgewinn für die soziale und Kulturgemeinschaft. Mit der *Forscherrolle* nicht zu verwechseln ist jedoch die *forschende Haltung* des Therapeuten. Diese Haltung äußert sich zum einen im unbedingten Respekt vor dem Gegenüber als unverfügbarem, eigenen seelischen Universum, im genuinen Interesse des Therapeuten, dieses Universum im Dienste des Patienten kennenzulernen und mit ihm gemeinsam zu erforschen, und in der grundsätzlichen Bereitschaft, sich dabei vom Patienten ständig aufs Neue überraschen und belehren zu lassen. Verhängnisvoll ist es unseres Erachtens jedoch, eine in diesem Sinne forschende Haltung mit Rolle und Aufgabe des Forschers zu verwechseln.

Möglicherweise hat Petersen mit seinen Ausführungen diese forschende Haltung im Sinn; seine Wortwahl begünstigt jedoch die hier herausgearbeitete Verwechslung. Wie konflikthaft es ist, wenn Forscher- und Therapeutenrolle in einer Person zusammenfallen, spiegelt sich nicht nur in den methodologischen Überlegungen der Fachliteratur (Rosenthal-Effekt; Gollwitzer u. Jäger 2009), sondern auch in den vielen Klärungsversuchen und schwierigen Kompromissbildungen, die eine Reihe von Dissertationen von Kunsttherapeutinnen und Kunsttherapeuten in der jüngsten Zeit deutlich zeigen (Hopf 2014; Widdascheck 2012). Dass beide Rollen gleichzeitig und in einer Person zu ihrem guten Recht kommen, darf sicherlich nicht als Regelfall, sondern eher als glücklicher Umstand angesehen werden. Die forschende Haltung als hohes Gut in der therapeutischen Praxis zu kultivieren und die Rollen von Therapeut und Forscher nach Möglichkeit getrennt zu halten, ist bis auf weiteres wohl die beste pragmatische Empfehlung. Tüpkers Forderung (2011a) nach *kontrollierter Subjektivität* und *Intersubjektivität* für die Methoden Kunsttherapeutischer Forschung lässt sich auf der Basis der vorgestellten Überlegungen so verstehen, dass die kontrollierte Subjektivität der Domäne der Therapeutenrolle in ihrer forschenden Haltung, deren Grenzen Tüpker skizziert (2011a, S. 29), ohne sie unmittelbar zu benennen, und die Forderung nach der Intersubjektivität der Domäne der Forscherrolle zugeschrieben werden kann.

Unseres Erachtens übt Tüpker (2011b) aus einer medizin- und wissenschaftssoziologischen Perspektive über weite Strecken berechtigte Kritik an den Herrschaftsmechanismen in der Forschung. Missglückte Realisationen von Forschungsprojekten, die z. B. in Therapievergleichsstudien zum gegeneinander

Ausspielen einzelner Therapieformen oder sogar der Therapeuten führen, dürfen jedoch nicht grundsätzlich der empirisch-naturwissenschaftlichen medizinisch orientierten Forschungsmethodik angekreidet werden. Vielmehr sind sie ein Argument für eine fundierte Ausbildung in der Methodik. Die Reflexion der Verantwortung als Forscher und ethischer Relevanzen ist dabei ein genuiner Teil dieser Ausbildung.

Aus der unscharfen Trennung in der Argumentation bezogen auf die Therapeuten- und Forscherrolle ergibt sich noch ein weiteres Problem: Für ein wissenschaftliches Experiment wird Wiederholbarkeit gefordert. Bei der Wiederholung unter ähnlichen Bedingungen sollten die Ergebnisse ebenso wie bei der ersten Durchführung für oder gegen die Hypothesen sprechen. Dem gegenüber steht die Einmaligkeit der therapeutischen Situation als eine Begegnung zwischen Individuen mit ihrer Geschichtlichkeit in einem kulturellen Kontext und einer offenen Zukunft. Wiederholbarkeit im experimentellen Sinn ist hier kaum sinnvoll denkbar. Hieraus zu folgern, experimentelles Design und Therapie seien inkompatibel (vgl. Tüpker 2011b, S. 91 f.), ist jedoch nicht gerechtfertigt.

> Auch in der Einmaligkeit der therapeutischen Situation ist die Wahrnehmung der Therapeuten mit dem Entdecken und Nutzen von Mustern, d. h. Wiederholungen, beschäftigt – spätestens dann, wenn er seine Erfahrung zur Anwendung bringt. Nicht die Forderung nach Wiederholbarkeit als solche ist also zu diskutieren, sondern Umstände und verantwortliche Ausgestaltung einer absichtsvoll herbeigeführten Wiederholung.

Dies gilt im Grunde für jeden Praktiker, der eine Intervention zum zweiten Mal einsetzt, in der Hoffnung auf ähnlich gute Wirkung wie zuvor. Zudem bildet das Wissen, dass sich experimentell in der Forschung bestätigt hat, eine Grundlage für das Handeln des Therapeuten in der jeweiligen einmaligen therapeutischen Situation. Dies steht mit intuitivem Vorgehen in der Therapie nicht in Konflikt, im Gegenteil: Es existieren ausreichend Befunde, dass intuitive Entscheidungen umso treffender sind, je mehr Wissen, das auf empirischen Belegen fußt, vorhanden ist (vgl. z. B. Kahneman 2012). Auch impliziert diese Argumentation keineswegs, dass alles, was in der therapeutischen Situation von Relevanz ist, mit dem experimentellen Design erschöpfend untersuchbar sei. Vielmehr geht es darum, die Möglichkeiten, die sich aus der Trennung von Forscher- und Therapeutenrolle ergeben, für die Erkenntnis und den Gewinn in der Therapie zu nutzen.

Wissenschaft schließlich arbeitet inkrementell, d. h. keine Erkenntnis ist endgültig, vielmehr sind diese aufeinander aufbauend. Zeigt sich im oben skizzierten experimentellen Design bei der Wiederholung ein anderer Befund, kann dies zu einer Modifikation der Theorie und neuen Hypothesen führen, die empirisch zu überprüfen sind. Und: Machen Therapeuten in ihrer Praxis Erfahrungen, die in der Forschung keine Abbildung finden, ist die Kommunikation zwischen Praktikern und empirischen Forschern eine notwendige Voraussetzung, um die Forschung und schließlich auch die therapeutische Praxis weiter zu entwickeln. Dass dieser Diskurs häufig nicht einfach ist und nicht immer glückt, sei unbenommen. Dies muss jedoch nicht an der verwendeten Forschungsmethodik liegen, wenn die Beteiligten sich der Möglichkeiten und Limitationen der Ansätze und Rollen bewusst sind.

39.2 Das Spannungsfeld von Grundlagenforschung und Anwendungsforschung

Die Klärung der wissenschaftlichen Grundlagen ist für die Frage, weshalb Therapie überhaupt wirken kann, eine notwendige, jedoch keine hinreichende Begründung. Therapie wirkt jedoch nicht naturgesetzlich deshalb, weil wir ihre Prozesse verstehen. Die Frage der

Anwendungsforschung oder, fokussierter, der Therapieforschung geht einen Schritt weiter: Was ist es, ohne das keine relevante Veränderung erfolgt? Oder, bedingungslogisch als Umkehrschluss formuliert: Wenn die relevante Änderung nicht erfolgt, welche Therapie hat gefehlt? Damit wird die Frage nicht nur nach der notwendigen, sondern auch nach der hinreichenden Bedingung für relevante Veränderung gestellt. Diese Frage hat eine andere Qualität und Zielrichtung als die Frage nach dem grundsätzlichen Wirkpotenzial von Kunst und deshalb stehen beide Fragen in ihrem eigenen Recht und dürfen nicht verwechselt oder in eins gesetzt werden.

Um der sprachlichen Klarheit willen ist die oben genannte Frage sehr kurz formuliert; im Licht der modernen Psychotherapieforschung verbergen sich hinter der Chiffre »Therapie« die komplexen Wirkungen und Wechselwirkungen der Bedingungen und Einflüsse auf therapeutische Prozesse. Bolle (2014, S. 33) bricht mit Verve eine Lanze dafür, dass die Hervorbringungen von Patienten gern Kitsch sein dürfen und zielt damit genau auf den hier getroffenen Unterschied. Ihm geht es um die signifikanten Eigenschaften der Methode für die relevante Veränderung der Patienten und nicht darum, einem Kunstanspruch in der Kunsttherapie gerecht zu werden. Daraus einen Angriff auf die Kunst in der Kunsttherapie abzuleiten hieße, den Unterschied zwischen Grundlagen- und Anwendungsforschung und ihre logische Unterschiedenheit im Blick auf Therapie zu verkennen. Bolles wie auch unsere Position stehen damit in einem diametralen Gegensatz zu Petersens Position (2011b, S. 345) der für Kunsttherapieforschung den »künstlerisch therapeutischen Gegenstand« im Zentrum sieht. Damit zielt er eben auf die Beschaffenheit der Methode selbst und im Grunde genommen auf die schon oben erwähnte grundlagenwissenschaftliche Fragestellung.

39.3 Die Frage nach der Gegenstandsangemessenheit in der Kunsttherapieforschung

Legt man die eingangs genannte Definition von Wissenschaft zu Grunde, so ist klar, dass Forschung immer interessengeleitet ist. Wer will, kann oder soll von ihren Erkenntnissen lernen? Insofern vertritt Forschung immer das Interesse einer sozialen Gruppe, Gemeinschaft oder Kultur. Hat man das konstituierende Moment der Gemeinschaftlichkeit für Wissenschaft und Forschung im Auge, so bedeutet die Frage nach der Gegenstandsangemessenheit sofort die Frage danach, *wer* den Gegenstand und dann die Angemessenheit einer Forschungsmethode definiert. Die Frage danach, was genau nun die angestrebte relevante Veränderung (und also der Gegenstand der Anwendungsforschung) ist, muss hier für den grundsätzlichen Gang der Überlegungen nicht weiter präzisiert werden; sie wird in jedem therapeutischen und forschenden Unternehmen zur (Kunst-)Therapie im Abgleich mit den Realitätskonstruktionen der beteiligten Personen und sozialen Gruppierungen immer neu zu bestimmen sein.

Abgesehen davon, dass Gegenstand und Angemessenheit jeweils von den Akteuren und den beteiligten sozialen Gruppen, Gemeinschaften und (Sub-)Kulturen immer neu zu verhandeln sind, lässt sich aus den bisherigen Überlegungen schlussfolgern: Der genauere Gegenstand und mithin ein angemessener Zugang zu ihm bestimmen sich daraus, ob es sich um eine Fragestellung vonseiten der Grundlagenforschung oder um eine vonseiten der Anwendungsforschung handelt.

Interessiert die Beschaffenheit der eingesetzten Methode oder einer ihrer Aspekte, so handelt es sich um eine Frage der Grundlagenforschung. Hier können auch die vielfältigen Aspekte von Kunst, künstlerisch-ästhetischen und interdisziplinär ausgerichteten Forschungsmethoden ihren Ort haben (Schulze 2013). Die Forderung nach der Kunstgerechtigkeit des forschenden Zugangs kann dann im Kontext der Grundlagenwissenschaften mit dem Reichtum ihrer Forschungszugänge auch entspannt beantwortet werden. Handelt es sich jedoch um eine Frage der relevanten Veränderung und ihrer notwendigen und hinreichenden *Bedingungen*, so ist die Frage in der Domäne der Anwendungsforschung angesiedelt, und hier geht es nicht um Wesen und Beschaffenheit der Kunst oder der Kunsttherapie, sondern um ihre bedeutsamen bzw. signifikanten Eigenschaften und Wirkweisen für und auf die relevante Veränderung.

Damit ist für die Anwendungsforschung in der Kunsttherapie das gesamte Methodenrepertoire der Sozial- und Humanwissenschaften prinzipiell von Relevanz. Aus der Kenntnis dieser Methoden kann dann, wie unten dargestellt, das jeweils geeignete Vorgehen gewählt werden. Dagegen findet sich in der Diskussion zur Gegenstandsangemessenheit auch die Position, dass qualitative Forschung angemessener sei (vgl. z. B. Limberg 2006; Sinapius 2011). Oben wurde die Frage der Angemessenheit aus der Perspektive der Beteiligten und der Art der Forschung fokussiert. Hier ist nun wichtig, das *Erkenntnisinteresse* in den Blick zu nehmen. Richtet sich das Erkenntnisinteresse z. B. auf das Verstehen des Erlebens von Therapeut und/oder Patient, ist ein qualitativer Ansatz die Methode der Wahl, wobei der Forscher mit seinem subjektiven Erleben Teil des Forschungsprozesses ist. Andererseits sind quantitative Ansätze angezeigt, wenn es darum geht, zu erfassen, wie viele Kunsttherapeuten in einem definierten klinischen Bereich tätig sind, wie es z. B. in der Berufsgruppenanalyse (Oster et al. 2014) erfolgte. Eine Klärung des Erkenntnisinteresses ist folglich eine notwendige Voraussetzung, zu entscheiden, ob qualitative oder quantitative Methoden angemessen sind. Häufig werden es auch Kombinationen sein (Plecity et al. 2009; Oster et al. 2014). Diese pragmatische Grundhaltung mag vor dem Hintergrund der o. g. einfachen Beispiele aus wissenschafts- und erkenntnistheoretischer Perspektive unreflektiert erscheinen. Bereits Wilhelm Dilthey hat jedoch betont, dass sich beide Erkenntnisweisen ergänzen (Dilthey 1974, S. 139–175). Diese Offenheit setzt unseres Erachtens fundierte Kenntnisse in den Methodiken voraus. Die Kunsttherapieforschung braucht dabei nicht die (Irr-)Wege der psychologischen (Therapie-)Forschung nachzugehen, sondern kann daraus ihre Lehren ziehen und die Möglichkeiten der Ansätze im Zusammenspiel mit den beteiligten Akteuren, den Forschungsfragen und dem Erkenntnisinteresse in einem reflektierten Setting nutzbar machen. Das Postulat, dass sich die Forschungsmethode nach dem zu erforschenden Gegenstand richten muss, wie Petersen, Gruber und Tüpker (2011b) es thesenartig am Ende des Sammelbands »Forschungsmethoden künstlerischer Therapien« zusammenfassen, braucht zumindest die hier skizzierten Ergänzungen.

Die Erweiterung der herkömmlichen Forschungsmethoden um künstlerische Weisen der Erkenntnisgewinnung führt zur Grundsatzdiskussion, ob Kunst Forschung ist oder sein kann. Dies ist nicht der Ort, um diese Diskussion zu rekapitulieren. Dennoch seien einige Aspekte von Relevanz für unsere Thematik skizziert: Im Sinne unseres Gedankengangs ist der Prüfstein jeglicher Forschungsmethode ihre *Lehrbarkeit*, das heißt nicht nur die Vermittelbarkeit der durch sie gewonnen Erkenntnisse, sondern auch der Methode selbst. Hingewiesen sei hier auch auf den Unterschied zwischen der Erforschung der Anwendung von Kunst und angewandter künstlerischer Forschung. Die Frage stellt sich: Taugen die Methoden künstlerischer Forschung, die »meist weniger rational zielgerichtet …« (Petersen et al. 2011b, S. 367) sind, zur Erforschung der Anwendung von Kunst zu therapeutischen Zwecken? Im Sinne des Verstehens, das heißt grundlagenwissenschaftlicher Fragestellungen, sicher, aber auch im Sinne des Klärens hinreichender und nicht nur notwendiger Bedingungen für das Eintreten relevanter Veränderungen?

Fest steht indes: Solange Kunsttherapie als Leistung bezahlt sein will und verordnet werden möchte, kommt sie um die Klärung ihrer Notwendigkeit und ihres hinreichenden Beitrages zur Linderung der Not nicht herum. Dies führt abermals zur Frage nach der relevanten Änderung, in die Menschenbild, Fragen vom Umgang mit Leid, Scheitern, Wandeln, der zugrunde liegende Gesundheitsbegriff usw. je nach Diskurspartner und Adressatengruppe der Erkenntnis einfließen. Vielleicht ist die Erforschung der Anwendung von Kunsttherapie den Künstlern in den Kunsttherapeuten dann weniger fern, wenn die relevante Veränderung als Ziel gemeinsam klarer gedacht wird.

Wenn man die bisherigen Überlegungen zusammenschaut, ergeben sich bestimmte Weichen für die Wahl von Forschungsstrategien. Eine klare eigene Rollendefinition als Forscher oder Therapeut scheint unabdingbar. Weiterhin ist zu fragen, ob das Vorhaben der Grundlagenforschung oder der Anwendungsforschung im obigen Sinne zuzurechnen ist. Die Frage des Erkenntnisinteresses ist vorab zu klären, ebenso wie die Frage, wessen Interesse in der Forschung realisiert werden soll. Wenn zudem breite und fundierte Kenntnisse von Forschungsmethoden vorhanden sind, kann eine differenzierte *gegenstandsangemessene* Wahl getroffen werden. Auch wenn die Aufzählung sicherlich nicht erschöpfend ist (so wurde die Frage der vorhandenen Ressourcen für Forschung außen vorgelassen), ist sie dennoch hilfreich im Vorfeld eines Forschungsunternehmens. Pauschalisierende Bewertungen von Forschungsstrategien sind dann freilich ebenso obsolet wie grundsätzliche Postulate nach einer bestimmten Methodik.

Die Rezeption der Publikationen zu kunsttherapeutischen Forschungsprojekten, die vielfache Begleitung von solchen Projekten von der Bachelor-Thesis bis zur Dissertation und nicht zuletzt unsere eigenen Forschungsbemühungen haben es uns gelehrt: Die Mühe lohnt sich, um die oben herausgearbeiteten Weichenstellungen in jedem Projekt aufs Neue zu ringen und sich und das Projekt immer neu zu klären.

39.4 Forschende Haltung und kontrollierte Praxis als Schnittstelle zwischen Therapie und Forschung

Das Ausüben von Kunst oder auch die Anleitung zur Ausübung von Kunst kann billigend in Kauf nehmen, dass dabei therapeutische Wirkungen auftreten. Dies qualifiziert jedoch das Ausüben bzw. das Anleiten nicht als Kunsttherapie. Der Unterschied liegt im absichtsvollen Herbeiführen relevanter therapeutischer Veränderungen durch das Einsetzen künstlerischer Mittel. Im letzteren Fall ist das absichtsvolle Herbeiführen sowie sein Gelingen und Misslingen gegenüber dem Adressaten zu verantworten, im ersten Fall nicht.

In ähnlicher Weise verhält es sich mit der forschenden Haltung von (Kunst-)Therapeuten. Die in forschender Haltung unternommenen Erkundigungen, Untersuchungen und Evaluationen nehmen billigend in Kauf, dass die erzielten Erkenntnisse wissenschaftstauglich sein können. Der Fokus liegt hier jedoch auf dem eigenen Lernprozess im Interesse eines vertieften Verständnisses für den Patienten, seine Probleme und seinen Änderungsprozess, ähnlich wie in der Kunst der Fokus auf ihrer Ausübung und nicht auf ihrer therapeutischen Wirkung liegt. Wissenschaftliche Forschung dagegen führt durch den Einsatz ihrer Methoden absichtsvoll neue wissenschaftliche Erkenntnisse herbei, die sie genauso wie das Gelingen oder Scheitern ihres methodischen Zuganges verantworten muss.

In diesem Zusammenhang ist kontrollierte Praxis ein Konzept, das die forschende Haltung konkretisiert und sich dabei der Erkenntnismethoden aus Wissenschaft und Forschung bedient, ohne dabei in der Pflicht zu stehen, im oben definierten Sinne wissenschaftliche Erkenntnisse zu generieren und zu verantworten (Petermann 2005). In der Pflicht steht die kontrollierte Praxis gegenüber dem Patienten und seinem Wohl. Weil kontrollierte Praxis wissenschaftsfähig, aber nicht wissenschaftspflichtig ist, eignet sich dieses Konzept als integrierendes Dach auch für die Verwendung künstlerischer Mittel zum Erkenntnisgewinn und die Möglichkeiten künstlerischer Recherche. Eine so verstandene kontrollierte Praxis hebt die oben herausgearbeitete Konkurrenz zwischen Therapeuten- und Forscherrolle und den dahinterstehenden grundsätzlichen Wertekonflikten nicht auf; mit ihr bildet sich jedoch eine weitere Schnittstelle zwischen den beiden Domänen.

Literatur

Bolle R. Kunst.Psycho.Therapie. In: Junker J, Elbing U, Bader R (Hg). Zeitsprünge Vergangenheit, Gegenwart und Zukunft der Kunsttherapie. Nürtingen: Verlag und Galerie für Kunst und Kunsttherapie 2014; S. 24–51.

Dilthey W. Ideen über eine beschreibende und zergliedernde Psychologie. Gesammelte Schriften, Bd. V. Stuttgart: Teubner 1974; S. 139–175.

Gollwitzer RS, Jäger M. Evaluation kompakt. Weinheim: Beltz 2009.

Hopf AM. Wer gestaltet mein Leben? Die kurze strukturierte Kunsttherapie (KSKT®): Entwicklung und Evaluation einer auf Collage basierenden kunsttherapeutischen Intervention in der Psycho-Onkologie (CD-Rom). Witten-Herdecke: Universität Witten-Herdecke 2014.

Kahnemann D. Schnelles Denken, langsames Denken. München: Sieder 2012.

Kriz J. Methodenkritik empirischer Sozialforschung: Eine Problemanalyse sozialwissenschaftlicher Forschungspraxis. Stuttgart: Teubner 1981.

Kriz J. Kritische Reflexion über Forschungsmethoden in den Künstlerischen Therapien. In: Petersen P, Gruber H, Tüpker R (Hg). Forschungsmethoden künstlerischer Therapien. Wiesbaden: Reichert 2011; S. 63–88.

Limberg R. Evaluation in der Kunsttherapie: Die Objektivierung des Subjektiven? Musik-, Tanz- und Kunsttherapie 2006; 17: 117–23.

Oster J, Melches J, Hamberger C. Berufsgruppenanalyse Künstlerische Therapeutinnen und Therapeuten (BgA-KT) Erste Ergebnisse. Musiktherapeutische Umschau 2014; 35: 314–26.

Oster J, Poetsch S, Danner-Weinberger A, Wietersheim J v. Patientenerfahrungen und Bildverläufe in der Kunsttherapie einer psychosomatischen Tagesklinik. Psychother Psych Med 2014; 64: 70–5.

Petermann F. Kontrollierte Praxis. In: Petermann F, Reinecker H (Hg). Handbuch der Klinischen Psychologie und Psychotherapie. Göttingen: Hogrefe 2005; S. 168–77.

Petersen P. Künstlerische Therapien – Vorreiter einer zukünftigen Heilkunde. In: Petersen P, Gruber H, Tüpker R (Hg). Forschungsmethoden künstlerischer Therapien. Wiesbaden: Reichert 2011a; S. 13–28.

Petersen P. Wie lässt sich Künstlerisch-Therapeutische Forschung gestalten? Lebensrückblick eines »Zwölfenders«. In: Petersen P, Gruber H, Tüpker R (Hg). Forschungsmethoden künstlerischer Therapien. Wiesbaden: Reichert 2011b; S. 343–66.

Petersen P, Gruber H, Tüpker R (Hg). Forschungsmethoden künstlerischer Therapien. Wiesbaden: Reichert 2011a.

Petersen P, Gruber H, Tüpker R. Ausblick und Zusammenfassung. In: Petersen P, Gruber H, Tüpker R (Hg). Forschungsmethoden künstlerischer Therapien. Wiesbaden: Reichert 2011b; S. 367–68.

Plecity DM, Danner-Weinberger A, Szkura L et al. Die Auswirkungen der Kunsttherapie auf das körperliche und emotionale Befinden der Patienten. Eine quantitative und qualitative Analyse. Psychother Psych Med 2009; 59: 364–69.

Schulze C. Wissenschaftliche Grundlagen der Kunsttherapien – die forschungsbasierte Perspektive. In: Rössler W, Matter B (Hg). Kunst- und Ausdruckstherapien. Stuttgart: Kohlhammer 2013. S. 125–35.

Sinapius P. Das Dritte in der therapeutischen Beziehung. In: Petersen P, Gruber H, Tüpker R (Hg). Forschungsmethoden künstlerischer Therapien. Wiesbaden: Reichert 2011; S. 129–42.

Tüpker R. Forschen oder Heilen. In: Petersen P, Gruber H, Tüpker R (Hg). Forschungsmethoden künstlerischer Therapien. Wiesbaden: Reichert 2011a; S. 29–62.

Tüpker R. Auf der Suche nach angemessenen Formen wissenschaftlichen Vorgehens in kunsttherapeutischer Forschung. In: Petersen P, Gruber H, Tüpker R (Hg). Forschungsmethoden künstlerischer Therapien. Wiesbaden: Reichert 2011b; S. 89–106.

Widdascheck C. Phänomenologie Migration Kunsttherapie. Das Potenzial kunsttherapeutischer Arbeit für Asylsuchende aus leibphänomenologischer Perspektive. Eine qualitative empirische Forschungsarbeit nach der Grounded Theory [CD-Rom]. Witten-Herdecke: Universität Witten-Herdecke 2012.

40 Kunsttherapie aus der Sicht von Patienten und Angehörigen: eine empirische Untersuchung

Josef Bäuml, Johanna Eberl, Flora von Spreti

40.1 Kunsttherapie in der psychiatrisch-psychotherapeutischen Versorgung

Kunsttherapie wird heute nahezu bei allen medizinisch-therapeutischen Maßnahmen mit einbezogen (Mayer-Brennenstuhl 1997; Mechler-Schönach 2005), den größten Stellenwert besitzt sie aber nach wie vor bei der Versorgung von psychischen Erkrankungen (Health NCCfM 2009; Petersen 2002; Menzen 2001; v. Spreti et al. 2012; Riedl-Heller et al. 2013). Nach Schottenloher steht in »der Kunsttherapie der *Prozess* des Gestaltens im Vordergrund« mit der Überzeugung, dass dieser Prozess selbst therapeutischen Charakter hat (2008, S. 14). Eine Aufgabe der Kunsttherapie ist es daher, den sicheren Rahmen zu schaffen, in dem die Patienten angstfrei und ohne Leistungsdruck ihre gestalterischen Fähigkeiten und damit ihre kreativen Ressourcen entdecken können.

> In der Kunsttherapie gibt es keine Wertung des Dargestellten (v. Spreti u. Rentrop 2001; v. Engelhardt 2012). Alles, was entsteht, ist wertvoll und authentischer, unverwechselbarer Ausdruck der inneren Bilderwelt des Patienten.

Bäuml vergleicht die Kunsttherapie mit einem Katalysator, der »die blockierten Ressourcen der Patienten über die krankheitsbedingte Paralyse hinweg rettet und allmählich wieder zum Vorschein bringt« (2012, S. 389).

Um einen Überblick zu erhalten, welche Erwartungen die Patienten selbst an die Kunsttherapie haben und inwiefern die Erfüllung dieser Erwartungen abhängt von ihren eigenen künstlerischen Vorerfahrungen und dem Ausmaß ihrer künstlerischen Fähigkeiten, wurden die Patienten der Klinik und Poliklinik für Psychiatrie und Psychotherapie des Klinikums rechts der Isar der TU München vier Wochen vor und vier Wochen nach der Teilnahme an der Kunsttherapie befragt. Das gesamte Forschungsvorhaben wurde bei der Ethikkommission der Fakultät für Medizin der Technischen Universität München vor Beginn der Forschung eingereicht, begutachtet und zugelassen.

Diese wissenschaftliche Fragestellung soll auch der zunehmenden Bedeutung der Kunsttherapie im Rahmen der psychiatrisch-psychotherapeutischen Behandlung Rechnung tragen. Hierbei kam es im Rahmen der medizinischen Promotionsarbeit von Johanna Eberl zu einer idealen Kombination von persönlichem künstlerischen Interesse (eigene künstlerische Betätigung mit zur Diskussion stehendem Studium an der Akademie der Bildenden Künste in München) und der medizinisch-wissenschaftlichen Neugier, die Wirkkräfte der Kunsttherapie genauer zu erforschen. Ein Teil der Studienergebnisse wird in dieser Arbeit zur Diskussion gestellt.

40.2 Fragestellung

Nach Erhebung der künstlerischen Vorerfahrungen und der Erwartungen der Patienten an die Kunsttherapie vor Beginn der Behandlung wurden vier Wochen später die Zufriedenheit mit der Kunsttherapie sowie der persönlich empfundene Gewinn abgefragt. Diese Ergebnisse wurden in Beziehung gesetzt zu den künstlerischen Vorerfahrungen der Teilnehmer sowie der Einschätzung der künstlerischen Kreativität durch die Kunsttherapeuten. Dadurch sollte eine Aussage möglich werden, inwiefern die Zufriedenheit und das Gefühl, von der Kunsttherapie zu profitieren, mit den bildnerischen Vorerfahrungen und dem eigenen gestalterischen Potenzial in Zusammenhang stehen.

40.3 Methodisches Vorgehen bei der empirischen Untersuchung

Durchführung der Untersuchung

Die Datenerhebung erfolgte von März bis Oktober 2011. Einbezogen wurden die Patienten von drei offenen und einer beschützten Station der Klinik und Poliklinik für Psychiatrie und Psychotherapie des Klinikums rechts der Isar der Technischen Universität München. Ausschlusskriterien waren ein Alter unter 18 Jahren, schwere kognitive Beeinträchtigungen, eine schwere psychotische Symptomatik sowie mangelnde Deutschkenntnisse.

Auf der beschützten (7/1) und einer offenen Station (7/3) fand die Kunsttherapie während dieser Zeit täglich, auf den beiden anderen offenen Stationen (7/2 und 9/2) viermal wöchentlich jeweils für zwei Stunden durch drei examinierte Kunsttherapeutinnen statt. Eine Doktorandin, Joahnna Eberl, Mitautorin dieses Beitrages, war auf jeder der Stationen mehrmals wöchentlich anwesend, um neu aufgenommene Patienten persönlich anzusprechen, aufzuklären und zur Teilnahme zu motivieren. Soweit vorhanden, wurden die gesetzlichen Betreuer schriftlich informiert. Den Patienten wurde ausführlich erklärt, dass alle Daten pseudonymisiert erhoben und verarbeitet würden. Außerdem sei ein Widerruf der Einverständniserklärung und damit ein Ausstieg aus der Studie jederzeit möglich.

Nach Abgabe der Einverständniserklärung wurde der FKK (Fragebogen zu Kunst und Kreativität) ausgeteilt. Ungefähr einen Tag später, um die Patienten nicht zu überfordern, folgte dann der FKT prä (Fragebogen zur Kunsttherapie). Zeitgleich wurde dem behandelnden Arzt der Fragebogen »Fremdbeurteilung« ausgehändigt. Nach ca. zwei Wochen wurde mit den Patienten ein Gespräch zur Soziobiografie und Krankheitsvorgeschichte anhand eines in der Klinik erstellten Anamnesebogens (Brönner et al. 2013) durchgeführt. Nach insgesamt vier Wochen Kunsttherapie folgte die post-Erhebung mit dem FKT. Zusätzlich wurde der ZUF-8 zur Beurteilung der globalen Behandlungszufriedenheit ausgeteilt. Die Ärzte wurden erneut um ihre Fremdbeurteilung gebeten. Die jeweilige Kunsttherapeutin füllte schließlich nach Ablauf des vierwöchigen Beobachtungsintervalls den TNKT (Fragebogen zur Teilnahme an der Kunsttherapie) aus. Zur Eingabe und Analyse der Daten diente das Programm IBM SPSS Statistics Version 20 für Windows. Mittels Faktorenanalyse wurde aus den selbst entwickelten Fragebögen ein Kunsttherapie-Zufriedenheitsscore entwickelt.

Stichprobenbeschreibung

Wie ► Tabelle 40-1 zeigt, waren die Studienpatienten im Durchschnitt 41 Jahre alt. 52 % waren ledig, 45 % hatten Abitur oder FH-Reife. Mit 49 % litt fast die Hälfte an einer Psychose aus dem schizophrenen Formenkreis, 41 % waren affektiv erkrankt. Der CGI (Clinical Global Impression) betrug bei Studieneinschluss 4,84, was einer »deutlichen« Erkrankungsschwere entspricht; nach vier Wochen sank der Wert mit 4,04 auf »mäßig schwer«. 79 % erhielten bei Studieneinschluss Neuroleptika, 54 % Antidepressiva und 29 % bzw. 25 % Moodstabilizer oder Benzodiazepine. Ein nach klinischen Gesichtspunkten leichtes Parkinsonoid wiesen prä bzw. post 10 % der Untersuchten auf, ein deutliches EPMS (Extrapyramidalmotorisches

Tab. 40-1 Stichprobenbeschreibung.

Item			Gesamt	%
N			104	100 %
w/m			59/45	57 %:43 %
Alter in Jahren			41,0	
Familienstand	ledig		50	52 %
	Ehe; feste Beziehung		37	39 %
	getrennt, verwitwet		9	9 %
Schulbildung	kein Abschluss/Hauptschule		20	20 %
	Mittlere Reife		36	36 %
	FHS, Abitur		45	45 %
Familiäre Anamnese	psychische Erkrankungen allgemein		50	51 %
Diagnosen	F2, schizophrene Psychosen		51	49 %
	F3, affektive Erkrankungen		43	41 %
	F4–6, Persönlichkeitsstörung, andere		10	10 %
CGI, 1–7 (1: nicht krank; 4: mäßig krank; 7: sehr schwer krank)		prä	4,84	
		post	4,04	
Medikamente bei Einschluss in Studie	Neuroleptika		82	79 %
	Antidepressiva		56	54 %
	Moodstabilizer		30	29 %
	Benzodiazepine		26	25 %
	nicht psychiatrische Medikation		23	22 %
Parkinsonoid vorhanden (klinischer Eindruck)		**Ausprägung**	**Prä**	**Post**
		nicht	86 (86 %)	71 (89 %)
		leicht	10 (10 %)	8 (10 %)
		deutlich	4 (4 %)	1 (1 %)

Symptom) wurde mit 4 % zu Beginn und 1 % am Ende der vierwöchigen Beobachtungsphase sehr selten festgestellt.

40.4 Ergebnisbeschreibung

Künstlerische Vorerfahrungen

Wie ► Tabelle 40-2 verdeutlicht, gaben drei Viertel der Befragten an, dass sie in ihrer Kindheit gern kreativ tätig gewesen seien und fast zwei Drittel fühlten sich in ihrem gestalterischen Schaffen sowohl vom Elternhaus als auch der Schule unterstützt. Ebenso viele berichteten von einem positiven Effekt der künstlerischen Betätigung auf ihre Stimmung.

Bei den künstlerischen Freizeitbeschäftigungen (► Tab. 40-3) rangierte bei zwei Dritteln der Befragten das Lesen oder Beschäftigen mit Literatur an erster Stelle. Basteln und Tanzen wurden von 42 % als bevorzugte Freizeitbeschäftigung genannt, ein Drittel malt oder zeichnet gern, während etwa nur ein Viertel der Stichprobe gern singt oder ein Musikinstrument spielt.

Tab. 40-2 Vorerfahrungen mit Kunst und kreative Interessen (FKK, Item 1–14).

(»überwiegend/ausgesprochen zutreffend«)	Absolute Häufigkeit	Relative Häufigkeit
Als Kind habe ich mich gern kreativ betätigt (malen, basteln, ...).	75 (von 101)	**74,3 %**
Meine Eltern haben mich bei meinem gestalterischen Schaffen stets gefördert und anerkannt.	62 (von 102)	**60,8 %**
Während der Schulzeit ging ich gern zum Kunstunterricht.	65 (von 100)	**65,0 %**
Kunst oder künstlerische Betätigung wirken sich positiv auf meine Stimmung aus.	66 (von 100)	**66,0 %**

Tab. 40-3 Künstlerische Freizeitbetätigungen (FKK, Item 1–14).

In meiner Freizeit mache ich gerne ... (»überwiegend/ausgesprochen zutreffend«)	Absolute Häufigkeit	Relative Häufigkeit
Malen und/oder Zeichnen	33 (von 101)	32,7 %
Tanzen	42 (von 100)	42,0 %
Basteln (Handarbeiten, Heimwerken, Schmuckherstellung, ...)	43 (von 102)	42,2 %
Singen (z. B. im Chor)	27 (von 101)	26,7 %
ein Instrument spielen	23 (von 100)	23,0 %
Beschäftigung mit Literatur (Lesen, Schreiben, ...)	67 (von 101)	66,3 %

Zufriedenheit mit der Kunsttherapie

Um abschätzen zu können, inwiefern sich durch die reale Teilnahme an der Kunsttherapie evtl. auch deren Beurteilung ändert, wurden diese Fragen auch bereits vor Beginn der Untersuchung in Form eines »Erwartungsfragebogens« (► Tab. 40-4) vorgelegt. Bei der Befragung nach der Zufriedenheit mit der materiellen Ausstattung wie auch die Betreuung durch die Kunsttherapeutin und die allgemeine Zufriedenheit mit der Kunsttherapie rangierten prä und post im 80 %-Bereich. Die Nachbesprechung selbst wie auch die Zufriedenheit mit den eigenen Werken wurde von etwa zwei Drittel der Untersuchten sowohl vor- als auch nachher als zufriedenstellend eingeschätzt. Die nur geringfügigen Veränderungen im prä/post-Vergleich zeugen von einer grundsätzlich positiven Erwartungshaltung der Befragten mit der Tendenz einer weiteren Verbesserung.

Aus den Items 1, 2, 3, 4, 5, 6, 8, 9, 10 und 11 der Langform des hier nur verkürzt dargestellten Kunsttherapie-Zufriedenheits-Fragebogens (KTzuf-Score) wurde ein Gesamtscore berechnet. Der KT-Score kann Werte zwischen 0 und 30 annehmen. Durchschnittlich ergab sich prä ein Wert von 20,79 ($n = 90$, $SD = 5,713$) und post von 20,94 ($n = 79$, $SD = 5,473$).

Tab. 40-4 Zufriedenheit mit den verschiedenen Aspekten der Kunsttherapie (FKT prä/post).

(»zufrieden/sehr zufrieden«)	Prä		Post	
	Absolute Häufigkeit	Relative Häufigkeit	Absolute Häufigkeit	Relative Häufigkeit
Ausstattung mit Material	81 (von 90)	90,0 %	69 (von 79)	87,3 %
Betreuung durch die Kunsttherapeutin	76 (von 90)	84,4 %	67 (von 79)	84,8 %
Nachbesprechung	64 (von 89)	71,9 %	54 (von 79)	68,4 %
Zufriedenheit mit den eigenen Werken bei der Kunsttherapie	58 (von 90)	64,4 %	51 (von 79)	64,6 %
Allgemeine Zufriedenheit mit der Kunsttherapie	70 (von 90)	77,8 %	64 (von 79)	81,0 %

Die Kunsttherapie erfreut sich bei vielen Patienten bereits im Vorfeld einer hohen Wertschätzung, was sich auch bereits in der retrospektiv sehr positiven Beurteilung des Kunstunterrichts während der Schulzeit widerspiegelt. Dass es zu keiner weiteren Steigerung der Beliebtheit kommt, hängt vermutlich auch mit einer realitätsorientierten Ernüchterung vieler Teilnehmer zusammen, da sie nur zu zwei Drittel mit ihren Werken ausreichend zufrieden waren. Inwiefern sich dahinter eine den tatsächlichen Kompetenzen entsprechende Selbsteinschätzung abbildet oder die noch immer von Insuffizienzgefühlen dominierte Psychopathologie der Teilnehmer kann an dieser Stelle nicht genauer entschieden werden. Unabhängig davon zählt die Kunsttherapie zu einem grundsätzlich positiv besetzten Therapieverfahren, das sich in der Klinikroutine recht allgemein durchgesetzt und etabliert hat.

Auswirkungen der Kunsttherapie

Um auch bei der Abfrage der positiven Auswirkungen der Kunsttherapie die vorbestehende Einstellung zu erfassen, wurden die folgenden Fragebögen ebenfalls bereits vor Beginn der Intervention in Form eines »Erwartungsfragebogens« ausgegeben. Die meisten Einschätzungen zu den einzelnen Items wurden prä wie post von etwa der Hälfte der teilnehmenden Patienten positiv eingeschätzt. Bei der Befragung zu den Auswirkungen der Kunsttherapie (► Tab. 40-5) gab es eine bemerkenswerte Steigerung bei den Items »Gefühle ausdrücken« und »sich meiner eigenen Fähigkeiten bewusst werden«, die jeweils um fast 10 % zunahmen. Erwartungsgemäß wurden die als Kontrollfragen eingesetzten Items »weniger ängstlich sein« und »Medikation besser akzeptieren können« nur von einem Viertel bejaht, was für die Offenheit und Ehrlichkeit der Befragten spricht. Denn es wäre tatsächlich eine ungebührliche Erwartungsüberfrachtung, wenn die Kunsttherapie auch einen spezifischen Beitrag zur Angstreduzierung und Krankheitskonzeptbildung leisten sollte.

Bei der Globalbeurteilung der Kunsttherapie (► Tab. 40-6) ergab sich ein ähnliches Ergebnis, etwas mehr als die Hälfte attribuierten einen »bereichernden« und »entspannenden« Effekt, während nur etwa 15 % die Teilnahme als eine »lästige Verpflichtung« empfanden.

Erstaunlich bejahend mit etwa 75 % waren sowohl prä als auch post die Aussagen zu den günstigen Auswirkungen der Kunsttherapie auf die »eigene Symptomatik« und die »Akzeptanz des stationären Aufenthaltes«

(► Tab. 40-7). Während sich die Antworten zur »Zufriedenheit« und »Förderung der meditativen Konzentration« mit steigender Tendenz prä/post um die 50 %-Marke bewegten, spielten »Ärgergefühle« mit knapp 8 % eine sehr untergeordnete Rolle.

Tab. 40-5 Auswirkungen der Kunsttherapie (prä/post).

(»überwiegend/ausgesprochen zutreffend«)	Prä		Post	
	Absolute Häufigkeit	Relative Häufigkeit	Absolute Häufigkeit	Relative Häufigkeit
Durch KT-Bilder kann ich meine Gefühle ausdrücken	50 (von 89)	56,2 %	51 (von 79)	64,6 %
Während der KT denke ich kaum an meine Krankheit	58 (von 89)	65,2 %	52 (von 79)	65,8 %
Durch KT werde ich mir meiner eigenen Fähigkeiten bewusst.	41 (von 88)	46,6 %	44 (von 79)	55,7 %
Durch die KT fühle ich mich innerlich ruhiger.	50 (von 88)	56,8 %	41 (von 77)	53,2 %
Durch die KT fühle ich mich weniger ängstlich.	25 (von 88)	28,4 %	23 (von 78)	29,5 %
Durch die KT kann ich Medikamente besser akzeptieren.	23 (von 87)	26,4 %	21 (von 78)	26,9 %

Tab. 40-6 Einstellung zur Kunsttherapie.

Empfinden Sie die KT als … (»überwiegend ausgesprochen zutreffend«)	Prä (n = 89)		Post (n = 79)	
	Absolute Häufigkeit	Relative Häufigkeit	Absolute Häufigkeit	Relative Häufigkeit
Bereicherung	46	51,7 %	47	59,5 %
Entspannung	47	52,8 %	43	54,4 %
eher lästige Verpflichtung	11	12,4 %	13	16,5 %

Tab. 40-7 Was empfinden Sie während der Kunsttherapie?

(»überwiegend/ausgesprochen zutreffend«)	Prä (n = 89)		Post (n = 79)	
	Absolute Häufigkeit	Relative Häufigkeit	Absolute Häufigkeit	Relative Häufigkeit
Verbesserung der individuellen Symptomatik	63	72,4 %	54	69,2 %
Durch KT stationärer Aufenthalt erträglicher	66	75,0 %	59	74,4 %
Zufriedenheit	46	51,7 %	44	55,7 %
Stolz	13	14,6 %	21	26,6 %
Förderung der meditativen Konzentration	42	47,2 %	47	59,5 %
Ärger	8	9,0 %	6	7,6 %

Zusammenfassend lässt sich zur Einschätzung der subjektiv empfundenen Auswirkungen der Kunsttherapie festhalten, dass sowohl prä und noch stärker post etwa die Hälfte bis drei Viertel der Teilnehmer von »überwiegend« bis »ausgesprochen« positiven Effekten berichten, während negative Attribute wie »lästige Verpflichtung« oder »Ärger bereitend« nur von einer sehr kleinen Minderheit berichtet werden.

Stellenwert der anderen Therapieverfahren

Um beurteilen zu können, welcher Stellenwert der Kunsttherapie im Rahmen der anderen Therapieangebote attestiert wird, sollten die Patienten auf dem Boden ihrer bisherigen Erfahrungen einschätzen, wie hilfreich sie die einzelnen spezifischen Therapie- und Beschäftigungsangebote sowie die psychiatrisch-psychotherapeutische Behandlung sowohl vor- als auch nachher empfanden (► Tab. 40-8).

Tab. 40-8 Beurteilung der spezifischen Therapie- und Beschäftigungsangebote sowie der psychiatrisch-psychotherapeutischen Behandlung.

(»hilfreich/sehr hilfreich«)	Prä		Post	
	Absolute Häufigkeit	Relative Häufigkeit	Absolute Häufigkeit	Relative Häufigkeit
Kunsttherapie	62 (von 88)	70,5 %	56 (von 77)	72,7 %
Morgengymnastik	53 (von 82)	64,6 %	44 (von 72)	61,1 %
Beschäftigungstherapie	35 (von 48)	72,9 %	39 (von 56)	69,6 %
Musiktherapie	11 (von 17)	64,7 %	13 (von 21)	61,9 %
Organisationsbesprechung in Patientengruppe	26 (von 74)	35,1 %	22 (von 62)	35,5 %
Psychoedukationsgruppe	30 (von 38)	78,9 %	32 (von 42)	76,2 %
Medikamentöse Behandlung	59 (von 82)	72,0 %	59 (von 71)	83,1 %
Gespräche mit dem Arzt	68 (von 84)	81,0 %	66 (von 76)	86,8 %
Gespräche mit dem Pflegepersonal	61 (von 83)	73,5 %	59 (von 73)	80,8 %
Gespräche mit den Psychotherapeuten	46 (von 54)	85,2 %	51 (von 58)	87,9 %
Gespräche mit Sozialpädagogen	36 (von 53)	67,9 %	28 (von 41)	68,3 %
Stationäre Behandlung allgemein	65 (von 79)	82,3 %	55 (von 62)	88,7 %

Die Kunsttherapie wurde von etwa 70 % der befragten Patienten als »hilfreich/sehr hilfreich« eingestuft, sowohl bereits vorher als auch nach Abschluss der Interventionsphase. Während sich die meisten der Beschäftigungsangebote um einen Akzeptanzrange von etwa zwei Drittel bewegen, fällt die Bewertung der Organisationsbesprechung in der großen Stationsrunde mit nur einem Drittel Zustimmung deutlich ab. Das heißt, die Patienten realisieren durchaus, welche Tätigkeiten als »lästige Verpflichtung« wie der Tischdienst und das Sauberhalten der Gemeinschaftsräume einzustufen sind und was mehr der persönlichen Entfaltung innerhalb der einzelnen Therapiestunden dient.

Die Abfrage von Medikation, Gesprächen und der stationären Behandlung ganz allgemein ergab erstaunlich hohe Werte um 80 % und mehr. Generell konnte festgestellt werden, dass sich die sprechende Medizin großer Anerkennung erfreut! Das zeugt davon, dass sich die Patienten aktiv um ihre Krankheitsbewältigung kümmern möchten und den Austausch mit kompetenten Gesprächspartnern sehr schätzen.

Die Kunsttherapie nimmt hierbei eine sprichwörtliche Mittelstellung ein, da sie sich sowohl nonverbaler als auch dezidiert verbaler Elemente bei der Reflexion über die entstandenen Werke während der Nachbesprechung bedient.

Akzeptanz der Kunsttherapie durch die Patienten und positive Auswirkungen auf die Teilnehmer aus Sicht der Kunsttherapeuten

Am Ende der vierwöchigen Interventionsphase beurteilten die Kunsttherapeuten die »KT-Compliance« der Teilnehmer anhand klar operationalisierter und gut messbarer Kriterien. Wie ► Tabelle 40-9 zeigt, arbeiteten 80 % »sehr konzentriert« an ihren Bildern; zwei Drittel der Untersuchten schienen auch »sehr gern« mitzumachen, brachten eigene Vorschläge ein und beteiligten sich an der Nachbesprechung. Eine »besondere Kreativität« wurde allerdings nur knapp der Hälfte der Teilnehmenden zugeschrieben. Dieser Sachverhalt verdient eine besondere Erwähnung, da offensichtlich auch weniger kreativ eingeschätzte Patienten mit Hingabe und Begeisterung an der Kunsttherapie teilnehmen.

Bei der Beurteilung der unmittelbaren Auswirkungen der Kunsttherapie sollte eingeschätzt werden, bei wie viel Prozent der Patienten die in ► Tabelle 40-10 genannten Entwicklungen zu beobachten waren. Zwei Drittel der Untersuchten wirkten »selbstbewusster« und »ruhiger«, konnten »ihre Gedanken besser ausdrücken« und wirkten in »ihrer Selbstwahrnehmung verbessert«. Eine »Entlastung von ihrer Symptomatik« war nur bei einem Drittel erkennbar, was auch in keinem höheren Maße zu erwarten war angesichts von schwer kranken Patienten auf einer Akutsta-

Tab. 40-9 Wie ist die Mitarbeit der Patienten aus Sicht der Kunsttherapeuten?

Der Patient/die Patientin… (»überwiegend ausgesprochen«)	Absolute Häufigkeit	Relative Häufigkeit
… arbeitet während der KT sehr konzentriert an seinen/ihren Bildern.	74	80,4 %
… scheint gerne an der Kunsttherapie teilzunehmen.	62	67,4 %
… bringt auch eigene Bildvorschläge mit ein.	57	62,0 %
… beteiligt sich an den Nachbesprechungen.	61	66,3 %
… fällt durch die besondere Kreativität seiner/ihrer Bilder auf.	45	48,9 %

Tab. 40-10 Welche Auswirkungen hat die Kunsttherapie Ihrer Meinung nach auf die Patienten? Beurteilung durch die Kunsttherapeuten.

Durch die KT … (»trifft überwiegend/ausgesprochen zu«)	Absolute Häufigkeit	Relative Häufigkeit
… können Patienten Gedanken besser ausdrücken.	58 (von 92)	63,0 %
… wirken Patienten selbstbewusster.	59 (von 91)	64,8 %
… wirken Patienten ruhiger.	63 (von 92)	68,5 %
… wird die Selbstwahrnehmung verbessert.	49 (von 85)	57,6 %
… wirken Patienten entlastet von ihrer Symptomatik.	35 (von 92)	38,0 %
… wirken Patienten oft aufgewühlt und unruhig.	3 (von 92)	3,3 %

tion. Und erfreulicherweise war nur bei 3 % der Patienten zu beobachten, dass sie durch die Teilnahme an der Kunsttherapie »aufgewühlt und unruhig« wurden.

40.5 Korrelation von künstlerischen Aktivitäten im Vorfeld der Untersuchung und dem Profit von der Kunsttherapie während des Indexaufenthaltes

Zur Untersuchung dieser Fragestellung wurde die Einschätzung des Profitierens in der Kunsttherapie durch die Kunsttherapeutin (TNKT) sowie die Frage nach kreativer Betätigung vor diesem Indexaufenthalt (FKK) verwendet. Bei insgesamt 81 Patienten konnten beide Items erhoben und in diese Korrelation einbezogen werden. Patienten, die sich bereits vor diesem Klinikaufenthalt kreativ betätigt hatten, wurden von der Kunsttherapeutin auf einer Skala von 0 bis 10 (gar nicht bis sehr stark profitiert) mit einem durchschnittlichen Wert von 7,23 (SD: 2,577, n = 41) bewertet. Patienten, die sich zum ersten Mal kreativ betätigten, erzielten einen durchschnittlichen Wert von 6,24 (SD = 2,684, n = 40). Die Daten sind nicht normalverteilt, folglich wurde eine Rangkorrelation nach Spearman durchgeführt. Es zeigte sich ein signifikanter positiver Zusammenhang (r = 0,239, p = 0,31, n = 81) zwischen früherer künstlerischer Betätigung und aktuellem Profit von der Kunsttherapie.

Zusätzlich wurde überprüft, ob die von den Kunsttherapeuten als »besonders kreativ« eingestuften Patienten entsprechend zufriedener mit der Kunsttherapie waren. Hierzu wurden aus dem mittels einer Likert-Skala in vier Kategorien eingestuften Teilnehmerfeld die beiden Extremgruppen »besondere Kreativität trifft gar nicht zu« (n = 15) und »trifft ausgesprochen zu« (n = 25) vergleichend gegenübergestellt. Während die als »nicht kreativ« eingestuften Patienten einen Zufriedenheitswert von 21,58 erzielten, lag er bei den »ausgesprochen Kreativen« nur bei 19,75. Dieser Unterschied war jedoch nicht signifikant.

40.6 Zusammenfassung

Vor und nach einem vierwöchigen Beobachtungsintervall wurden die Erwartungen an bzw. die spätere Zufriedenheit mit der Kunsttherapie mit den künstlerischen Vorerfahrungen und der von den Kunsttherapeuten festgestellten Kreativität in Beziehung gesetzt. Dadurch sollte unter anderem überprüft werden, ob die spätere Zufriedenheit der Patienten mit der Kunsttherapie vorhergesagt werden kann.

Patienten, die sich bereits vor dem Indexaufenthalt kreativ betätigt hatten, profitierten nach Meinung der Kunsttherapeuten signifikant mehr von der Kunsttherapie als die anderen Patienten, die keine oder nur wenige künstlerische Vorerfahrungen besaßen. Jedoch haben künstlerische Vorerfahrungen keinen förderlichen Einfluss auf die Zufriedenheit eines Patienten mit der Kunsttherapie.

Besonders kreativ bezeichnete Patienten schienen tendenziell etwas unzufriedener zu sein, als die eher »unkreativen« Patienten. Dieser Trend nimmt jedoch kein signifikantes Ausmaß an. Das heißt, die »weniger Kreativen« sind möglicherweise auch »weniger anspruchsvoll« und im Rahmen der eher kunstpädagogisch ausgerichteten Kunsttherapie besser zufriedenzustellen als die »kreativen Künstler«, die vermutlich höhere Ansprüche an sich und auch an die Settingbedingungen stellen. Inwiefern sich diese höhere Anspruchshaltung durch eine gezielte Perfektionierung der Rahmenbedingungen in Form einer professionellen Atelierausstattung therapeutisch entsprechend nutzen ließe, oder ob es sich bei dieser »Unzufriedenheit« nicht doch mehr um eine Projektion von aktuellen krankheitsbedingten Insuffizienzgefühlen handelt, die es therapeutisch behutsam aufzufangen gilt, muss in weiteren Untersuchungen noch geklärt werden.

Abschließend kann festgestellt werden, dass die Kunsttherapie von zwei Drittel der Befragten als sehr positiv und für den eigenen Behandlungserfolg sehr vorteilhaft bezeichnet worden ist. Künstlerische Vorerfahrungen erleichtern die Akzeptanz des kunsttherapeutischen Settings, wohingegen besonders kreativ eingeschätzte Patienten sich tendenziell schwerer tun, bei sich positive Auswirkungen wahrzunehmen. Dies sollte als Anregung verstanden werden, sich besonders intensiv und individuell auf die etwas »anspruchsvolleren« Patienten mit ausgeprägtem kreativem Potenzial einzustellen.

Literatur

Bäuml J. Praxis: Klinische Bedeutung der Kunsttherapie. In: Spreti F v, Martius P, Förstl H (Hg). Kunsttherapie bei psychischen Störungen. München: Urban & Fischer Verlag 2012; S. 389–95.

Brönner M, Baur B, Bäuml J, Jahn T. Anamnesebogen. SEEWOLF-Studie. Psychopathologische Untersuchung. (in Vorbereitung)

Dukat U, Piesbergen C. Psychologische Kreativitätsforschung und schöpferische Arbeit in der Kunst: eine psychometrische Untersuchung. Department Psychologie, Klinische Psychologie und Psychotherapie, Ludwig-Maximilians-Universität München 2009.

Eberl J. Der Stellenwert der Kunsttherapie in der stationär-psychiatrischen Behandlung aus Sicht der Patienten und Kunsttherapeuten. Ein Vergleich von schizophren und affektiv erkrankten Patienten. Medizinische Promotionsarbeit TU München 2016.

Engelhardt D v. Zur therapeutischen Wirkung schöpferischer Prozesse aus historischer Sicht. In: Spreti F v, Martius P, Förstl H (Hg). Kunsttherapie bei psychischen Störungen. Verlag Urban & Fischer 2012; S. 3–8.

Falkai P, DGPPN (Hg). S3-Leitlinie Psychosoziale Therapien bei schweren psychischen Erkrankungen (Redaktion u. Projektsteuerung: SG. Riedel-Heller, S. Weinmann, T. Becker). Heidelberg: Springer 2012.

Health NCCfM. Schizophrenia core interventions in the treatment and management of schizophrenia in adults in primary and secondary care. In: Excellence NIfHaC (ed). NICE Clinical Guideline 82 Schizophrenia. London 2009.

Mayer-Brennenstuhl A. Das Heil der Kunst. Zur Relevanz künstlerischer Handlungsstrukturen für die Kunsttherapie. In: Baukus P, Thies J (Hg). Kunsttherapie. Stuttgart: Gustav Fischer Verlag 1997; S. 115–29.

Mechler-Schönach C. »Kann aber Kunst verschrieben werden?«. In: Spreti F v, Martius P, Förstl H (Hg). Kunsttherapie bei psychischen Störungen. München: Verlag Urban & Fischer 2012; S. 9–22.

Mechler-Schönach C, Spreti F v. »Freiraum« – Zur Praxis und Theorie der Kunsttherapie. Psychotherapeut 2005; 50: 163–78.

Menzen K-H. Grundlagen der Kunsttherapie. München: Reinhardt Verlag 2001.

Petersen P. Künstlerische Therapien – Vorreiter einer zukünftigen Heilkunde. Zur Bedeutung Künstlerischer Therapien heute. In: Petersen P (Hg). Forschungsmethoden Künstlerischer Therapien. Grundlagen – Projekte – Vorschläge. Stuttgart, Berlin: Mayer 2013; S. 13–29.

Schmeer G. Psychoanalytische Kunsttherapie. In: Baukus P, Thies J (Hg). Kunsttherapie. Stuttgart, Jena, Lübeck, Ulm: Gustav Fischer Verlag 1997; S. 187–95.

Schottenloher G. Kunst- und Gestaltungstherapie – eine praktische Einführung. München: Kösel-Verlag 2008.

Spreti F v, Rentrop M. Das Selbstportrait im Verlauf psychischer Erkrankungen. In: Spreti F v, Förstl H, Breindl K, Martius P (Hg). Selbstbilder in Psychose und Kunst: Portraitgestaltung als Spiegel psychischer Befindlichkeit. München: Akademischer Verlag 2001; S. 65–82.

Spreti F v. Kunsttherapie mit schizophrenen Patienten. In: Spreti F v, Martius P, Förstl H (Hg). Kunsttherapie bei psychischen Störungen. München: Urban & Fischer 2012; S. 63–80.

Titze D. Es ist der eigene Weg, der allen gemeinsam. Ein Kunst (Therapie-)projekt in der Psychiatrie. In: Baukus P, Thies J (Hg). Kunsttherapie. Stuttgart, Jena, Lübeck, Ulm: Gustav Fischer Verlag 1997; S. 130–46.

41 Behandlungserwartungen und Behandlungszufriedenheit

Ein Forschungsprojekt der Kunsttherapie und der psychiatrischen Krankenpflege in der Akutpsychiatrie

Carolina Schindler

41.1 Thema der Forschung

In der hier vorgestellten Forschung geht es um die Darstellung von Behandlungserwartungen und Behandlungszufriedenheit auf der akutpsychiatrischen Station in der Klinik für Psychiatrie und Psychotherapie im Klinikum rechts der Isar der Technischen Universität München. Die Forschung richtete sich auf die Untersuchung von Beziehungs- und Selbstwirksamkeitsaspekten in der Kunsttherapie und der psychiatrischen Krankenpflege. Die Verbindung »Pflege und Kunsttherapie« ergibt insofern Sinn, da die Patienten der Akut-, beschützenden oder geschlossenen Station, wie auch immer man diese Station benennen mag, in der akuten Phase ihrer psychischen Erkrankung unbedingt auf eine akzeptierende, wohlwollende und wertschätzende Haltung der Therapeuten und des Pflegepersonals angewiesen sind. Psychotherapeutische Behandlungsmöglichkeiten sind wegen der psychotischen Problematik oft noch nicht möglich; so finden die ersten und oft einzigen mitmenschlichen »normalen« Beziehungen in der täglichen Begegnung mit Kunsttherapie und Pflege statt.

Das Interesse an der empirischen Auseinandersetzung mit dieser Thematik ist durch konkrete Beobachtungen im Arbeitsalltag auf der Akutstation 7/1 entstanden. Bei Neuaufnahmen von Patienten in die beschützte psychiatrische Station ist häufig wahrzunehmen, dass diese zunächst schockiert und verzweifelt darüber sind, sich auf der geschlossenen Station zu befinden. Nicht selten haben betroffene Patienten zusätzlich zum akuten psychischen Krisenzustand eine negative Einstellung zur Behandlung in der Psychiatrie. Oft fällt auf, dass sich zum Ende der Behandlung jedoch die anfängliche Abwehr und Angst gegenüber dem geschlossenen Setting zum Positiven hin verändert hat: Patienten geben an, sich angenommen gefühlt zu haben, und empfinden das geschützte Setting im Nachhinein meist als hilfreich. Etliche Patienten sind selbst überrascht über die Wandlung ihrer Einstellung zur Behandlung auf der geschlossenen psychiatrischen Station. Diese überraschende Veränderung wurde im Arbeitsalltag häufig und unabhängig vom Krankheitsbild des Patienten beobachtet. Dies regte die Autorin dazu an, diese Beobachtung unter folgender Fragestellung systematisch zu erforschen: Die Studie sollte zur Klärung der Frage beitragen, ob, und wenn ja, in welchem Maße die geleistete Beziehungsarbeit und die Stärkung der Selbstwirksamkeit in der Kunsttherapie und in der Krankenpflege eine tragende Rolle in der Bewertung der Behandlungszufriedenheit spielen könnte und ob erkennbare Zusammenhänge zwischen den anfänglichen Erwartungen und der späteren Zufriedenheit festzustellen sind. Das gesamte Forschungsvorhaben wurde bei der Ethikkommission der Fakultät für Medizin der Technischen Universität München vor Beginn der Forschung eingereicht, begutachtet und zugelassen.

41.2 Forschungsdesign und Forschungsmethodik

Aus ethischen und praktischen Gründen war das Arbeiten mit einer Kontrollgruppe, welche die Gruppe der Unbehandelten darstellen würde, im Setting der Station 7/1 nicht möglich. Alle Patienten haben rund um die Uhr Kontakt mit dem Pflegepersonal und können ab dem ersten Behandlungstag an der Kunsttherapie teilnehmen. Es wurde daher ein *einfaktorielles Prä-post-one-group-Design* mit einer Messung zu Behandlungsbeginn (Erwartungen) und einer Messung am Behandlungsende (Zufriedenheit) verwendet. Es wurde eine *Mixed Method* eingesetzt, in welcher sowohl quantitative als auch qualitative Daten erhoben wurden: Die eingesetzten Patientenfragebögen enthielten somit sowohl Ankreuzmöglichkeiten als auch freie Kommentarfelder und bezogen sich auf die zu untersuchenden Bereiche Behandlungserwartungen und Zufriedenheit hinsichtlich Beziehungs- und Selbstwirksamkeitsaspekten in der Kunsttherapie und Krankenpflege. Die ermittelten Erwartungen und die Zufriedenheit wurden über die Darstellung von Antwortverteilungen mittels Säulendiagrammen analysiert und einander gegenübergestellt. Die Frage nach möglichen Zusammenhängen zwischen den Erwartungen und der Zufriedenheit wurden mit der *Spearman-Korrelation* und dem *Exakten Test nach Fisher* analysiert. Die in den freien Kommentaren erfassten qualitativen Daten wurden mit dem *Analysemodell nach Baarda* (2009) ausgewertet.

41.3 Forschungspopulation und Forschungsstichprobe

Die Forschung richtete sich an alle akut erkrankten psychiatrischen Patienten die zwischen Mitte Januar bis Mitte Oktober 2014 in Behandlung waren und an der Studie teilnehmen wollten. Auf der akutpsychiatrischen Station gibt es insgesamt 18 Belegbetten für Patienten unterschiedlichster psychiatrischer Krankheitsbilder. In Abhängigkeit von der Schwere der Erkrankung kann die Behandlung unterschiedlich lange dauern. Die durchschnittliche Verweildauer der Patienten umfasst ca. 6–8 Wochen, aber auch kürzere oder längere Aufenthalte sind möglich. Eine hohe Fluktuation von Patienten ist kennzeichnend für die Akutstation. Durch das Befragen aller Diagnosegruppen sowie den Einbezug von Patienten mit unterschiedlich langer Verweildauer war das Erreichen einer größtmöglichen Stichprobe im anberaumten Untersuchungszeitraum möglich. Innerhalb des neunmonatigen Datenerhebungszeitraumes wurden von insgesamt 91 neu aufgenommenen Patienten 31 Probanden prä/post befragt. Die weiteren 60 Patienten der Gesamtstichprobe konnten aufgrund unterschiedlichster Aspekte (u. a. Ausschlussdiagnosen, frühzeitige Verlegung, krankheitsbedingte Unfähigkeit) nicht an der Erhebung teilnehmen.

41.4 Forschungsablauf

Im Ablauf der Datenerhebung gab es eine klare Arbeitsteilung. Die Kunsttherapeutin, gleichzeitig Studienleitung, war für die Information über die Studie sowie für das Aushändigen der Fragebögen zu Beginn der Studie zuständig. Das Pflegepersonal achtete auf die Aushändigung der Entlassungsbögen und gab, falls nötig, Hilfestellungen beim Ausfüllen. Die geplanten Untersuchungszeitpunkte jeweils am Anfang sowie am Ende der Behandlung waren in der Praxis ohne großen Mehraufwand umsetzbar und in den Arbeits- und Stationsalltag integrierbar. Auch die Rücklaufquoten der Fragebögen waren zufriedenstellend. Die Zusammenarbeit zwischen der Kunsttherapie und der Krankenpflege erwies sich als fruchtbar und tragfähig.

41.5 Forschungsergebnisse

Ein wichtiges Hauptergebnis ist die limitierte Stichprobengröße (n = 31), welche die besondere Schwierigkeit aufzeigt, auf einer akutpsychiatrischen Station zu forschen.

Die quantitativen Hauptergebnisse gestalten sich wie folgt: Laut der ermittelten Antwortverteilung (► Abb. 41-1) haben die Patienten zu Beginn der Behandlung bezüglich Beziehungs- und Selbstwirksamkeitsaspekten an die Kunsttherapie und die Krankenpflege insgesamt hohe bis sehr hohe Erwartungen.

Am Ende der Behandlung sind sie durchwegs sehr zufrieden bezüglich der befragten Beziehungs- und Selbstwirksamkeitsaspekte, sowohl in der Kunsttherapie als auch in der Krankenpflege. Es wurden im Vergleich zwischen dem Anfang und dem Ende der Behandlung pro Fachbereich sowohl konstant hohe Bereiche als auch sich nach oben verändernde Antwortverteilungen deutlich. Bei den konstant hohen Bereichen kann man vermuten, dass generelle Vorstellungen zum jeweiligen Untersuchungsbereich (in der Kunsttherapie kann man selbst entscheiden, wie und was

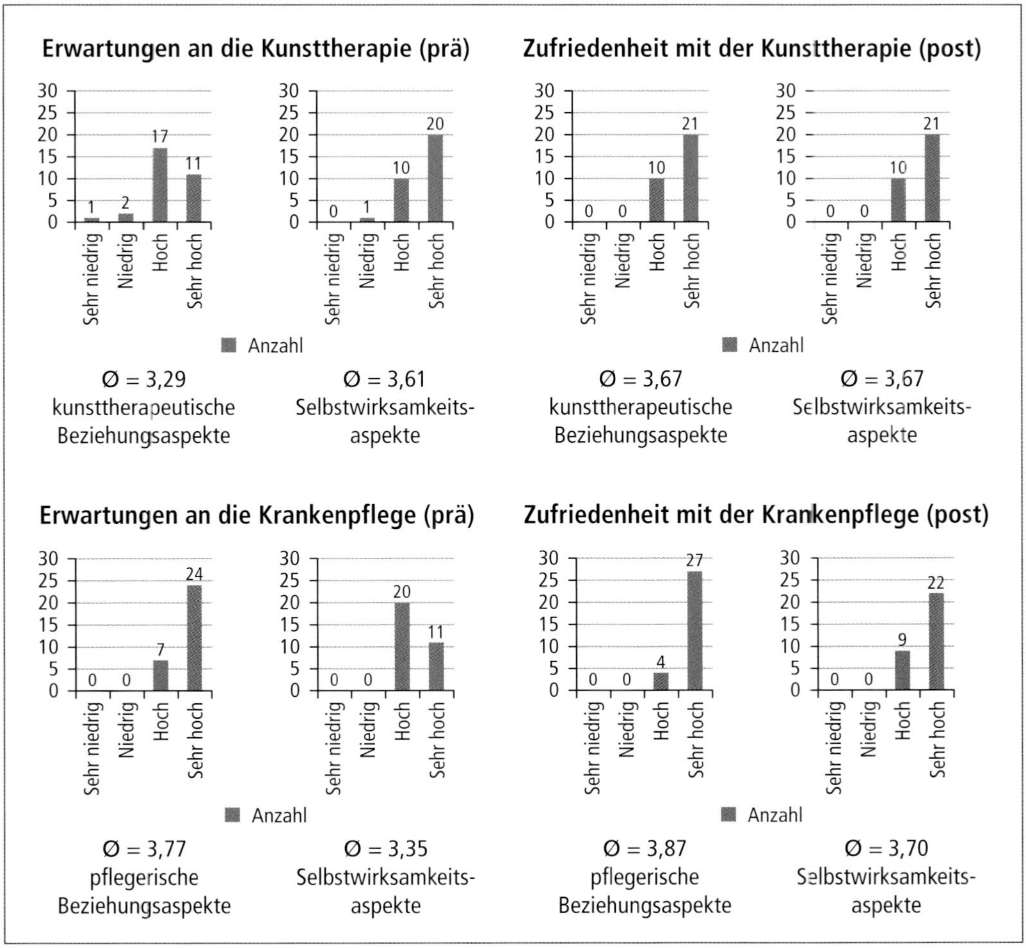

Abb. 41-1 Antwortverteilung Erwartungen und Zufriedenheit hinsichtlich Beziehungs- und Selbstwirksamkeitsaspekten an die Kunsttherapie und die Krankenpflege.

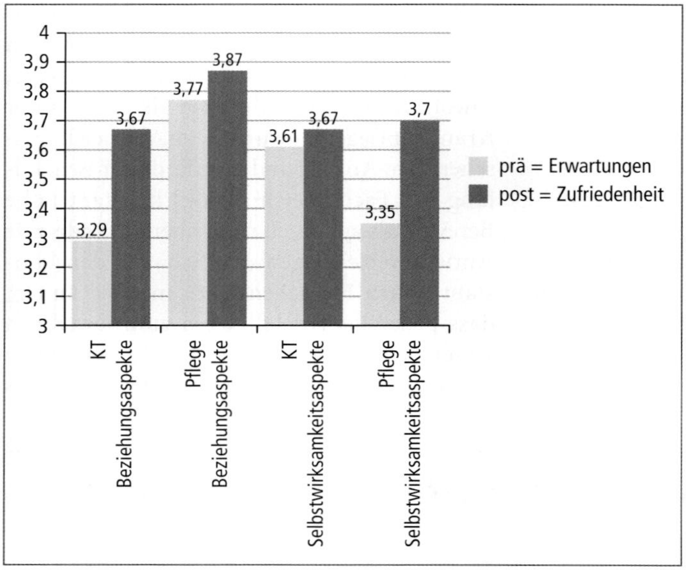

Abb. 41-2 Der reziproke Zuwachs von Beziehungs- und Selbstwirksamkeitsaspekten in der Kunsttherapie und der Krankenpflege im Prä-post-Verlauf.

man macht, und in der Krankenpflege wird es viel direkten Kontakt und Beziehungsarbeit geben) die Erwartungen und die Zufriedenheit geprägt haben. Folgendes Fazit lässt sich ziehen: In der Kunsttherapie kommt es im Prä-post-Vergleich zu einem Anstieg der Beziehungsaspekte (von 3,29 auf 3,67) bei gleichbleibendem hohen Selbstwirksamkeitserleben (3,61 vs. 3,67). In der Krankenpflege kommt es umgekehrt zu einer Zunahme der Selbstwirksamkeitsaspekte (von 3,35 auf 3,70) bei anhaltend hoher Wertschätzung des Beziehungserlebens (3,77 vs. 3,87) (► Abb. 41-2).

Hinsichtlich der Frage nach dem Zusammenhang zwischen Erwartungen und Zufriedenheit konnte in der Spearman-Korrelationsanalyse bei einer Untergruppe (Patienten ohne Kunsttherapievorerfahrung, $n = 10$) aus der Gesamtstichprobe eine statistisch relevante Korrelation (Spearman-Korrelationskoeffizient $\rho = 0.70$) herausgefunden werden. Das Ergebnis zeigt, dass Patienten, die keine Vorerfahrung mit kunsttherapeutischer Behandlung hatten und zu Beginn der Behandlung eine hohe Erwartungshaltung in Bezug auf die (kunst-)therapeutische Beziehung hatten, sich während des Behandlungszeitraumes auf diese gut einlassen konnten. Am Ende zeigten sich die gleichen Patienten sehr zufrieden mit diesem therapeutischen Angebot. Die Ergebnisse hinsichtlich der Erwartungen aus den freien Kommentaren stimmten in ihrer inhaltlichen Gewichtung mit den ermittelten quantitativen Daten überein: Zu Beginn der Behandlung spielten vor allem die Wichtigkeit der Freiwilligkeit und die autonome Handlungsfreiheit in der Kunsttherapie (Selbstwirksamkeitsaspekte) eine Rolle. Die Erwartungen an die Krankenpflege beinhalteten in erster Linie eine freundliche Haltung und die aktive Unterstützung im Stationsalltag (Beziehungsaspekte). Die Zufriedenheit am Ende der Behandlung wurde in den freien Kommentaren professionsübergreifend beschrieben und zeigte, dass die unterstützende, freundliche und hilfsbereite Haltung von Kunsttherapeuten und Pflegepersonal (Beziehungsaspekte) sowie das angenehme Stationsklima als insgesamt hilfreichste Kriterien während der gesamten Behandlung wahrgenommen wurden.

41.6 Schwierigkeiten in der Forschung

Auffallend war die große Zahl an Nichtteilnehmern, die zeigt, dass es besonders schwierig ist, auf einer akutpsychiatrischen Station zu forschen. Hinsichtlich zahlreicher krankheitsbezogener Gründe und unter anderem auch aufgrund der unbeeinflussbaren Stationsbelegung auf der Akutstation (Diagnosen aller Art, auch Ausschlussdiagnosen) wurde nur eine limitierte Stichprobengröße während des Untersuchungszeitraumes erreicht. Sicherlich besteht bei einer hohen Zahl von Nichtteilnehmern eine potenzielle Verzerrung von Studienergebnissen, da tatsächlich zwei Drittel der Gesamtpopulation nicht befragt werden konnten. Auch sollte der Unterschied zwischen akuter, noch unbehandelter Erkrankung bei Aufnahme auf die Station und gemäßigterer, bereits behandelter Erkrankung bei Entlassung oder Verlegung bei der Interpretation der Daten berücksichtigt werden. Die ermittelten Ergebnisse sind aufgrund der kleinen Gesamtstichprobe als Orientierung zu verstehen und müssen in einer Folgeuntersuchung mit einer größeren Gesamtstichprobe erneut überprüft werden. Der Schwerpunkt lag in der Masterforschung deutlich auf der Entwicklung eines geeigneten Ansatzes und geeigneter Messinstrumente. Bei weiterführenden Forschungsansätzen sollte der Schwerpunkt auch darauf liegen, eine ausreichend große Stichprobe zu erhalten.

41.7 Erfolgreiche Aspekte der Forschung

Für die Kunsttherapie und die Krankenpflege sind die aus dieser Forschung gewonnenen Erkenntnisse äußerst relevante Orientierungspunkte. Sie zeigen an, dass die Patienten von vornherein hohe Erwartungen an diese beiden Behandlungsbereiche haben und dass sie am Ende der Behandlung sehr zufrieden damit sind. Die Ergebnisse können der behandelnden Kunsttherapeutin und dem Krankenpflegeteam rückmelden, dass aus Patientensicht während der Behandlungsphase sowohl von der Krankenpflege als auch der Kunsttherapie eine qualitativ sehr zufriedenstellende Arbeit geleistet wurde. Die in dieser Forschung ermittelten Ergebnisse geben aufschlussreiche Informationen über die eingesetzten Behandlungsaspekte *Beziehung und Selbstwirksamkeit*. Dieser Forschungsansatz setzt die subjektive Wahrnehmung der Kunsttherapeutin und des Krankenpflegeteams mit der von den Patienten subjektiv wahrgenommenen Behandlungsrealität in Beziehung und trägt zur internen Qualitätssicherung der Klinik bei. Sie ist daher von großem Nutzen für die Praxis und stärkt den Stellenwert der Kunsttherapie und der Krankenpflege in der Akutpsychiatrie mittels empirisch erhobener Daten.

Literatur

Baarda B, de Goede M, Teunissen J. Basisboek kwalitatief onderzoek. Handleiding voor het opzetten en uitvoeren van kwalitatief onderzoek. Groningen: Noordhoff Uitgevers 2009.

42 Forschung und Kunsttherapie: ein Überblick

Philipp Martius

42.1 Was will kunsttherapeutische Forschung?

Die Beforschung der Kunsttherapie folgt im Wesentlichen den Etappen der Psychotherapieforschung. So formuliert Jadi (2002, S. 149): »Soweit wir die kurze Geschichte der künstlerischen Therapien rekonstruieren können, kommen (die Theorien) von Praktikern mit verschiedenstem Verallgemeinerungsniveau in der entsprechenden Empirie-Reflexion. Sie waren von der Nützlichkeit ihrer Taten und Untaten überzeugt (...).« In der Folge aber wird auch in der Kunsttherapie wahrgenommen, dass es eine »gesetzlich verordnete Öffentlichkeit« (Kächele 2005), wie z.B. durch den »Wissenschaftlichen Beirat Psychotherapie« gibt, der die Angebote in diesem Bereich kritisch begutachtet und auch darüber entscheidet, ob mit solchen Verfahren im Gesundheitswesen Geld verdient werden darf. Daher haben die Bemühungen um eine Evaluation von kunsttherapeutischer Arbeit in den letzten Jahren deutlich zugenommen. Das Ziel der klinisch orientierten Forschung ist dabei, Erkenntnisse über die Indikation und Wirksamkeit zu gewinnen, das Ziel der systematischen Forschung, diese Annahmen zu überprüfen. Diese Forschungszweige werden zuletzt zunehmend ergänzt durch die Debatte über die möglichen Nebenwirkungen psychotherapeutischer Methoden (Linden u. Strauß 2013), während in der Grundlagenforschung die Untersuchung neurobiologischer Wirkmechanismen an Fahrt aufnimmt (vgl. Schubert ► Kap. 8, Menzen ► Kap. 35).

Nicht zu vergessen ist auch ein berufspolitischer Aspekt: Positive Forschungsbefunde verhelfen nicht nur dem Verfahren, sondern auch der ganzen Berufsgruppe zur Anerkennung. So werden in den Reha-Therapiestandards der Deutschen Rentenversicherung zur Depression die kreativen Therapieformen mit dem Evidenzgrad II (DRV Bund 2011) aufgeführt. Dies wird auf absehbare Zeit dazu führen, dass auch die dazu gehörige Berufsgruppe endlich in der Rehabilitation als eigenständige Berufsgruppe der Kunsttherapeuten in Abgrenzung zu Ergo- oder Beschäftigungstherapeuten anerkannt wird. So kann Forschung indirekt, aber wirkungsvoll zum Vehikel der Akzeptanz im Therapie- und damit im Therapeutenkanon werden.

42.2 Befunde kunsttherapeutischer Forschung im klinischen Kontext

In seiner kritisch-wohlwollenden Bestandsaufnahme der kunsttherapeutischen Forschung verweist Kächele (2012) darauf, dass das Grundmaterial für Forschung aus Behandlungsberichten, aus Stundenprotokollen des Therapeuten bzw. Aufzeichnungen des Patienten, durch Veränderungsfragebögen oder Prä- und Post-Session-Fragebögen, mittels Video- und Tonbandaufzeichnungen bzw. deren Verbatimprotokollen, sowie durch Bilddokumente im weitesten Sinn gewonnen werden kann.

Behandlungsberichte sind in der Kunsttherapieliteratur weit verbreitet. Neben dem Lob über den schier unerschöpflichen Fundus an Fallberichten muss auch die Sorge benannt werden, dass zu oft noch »dilettantische Bildbeschreibungen, kreatologische Rekonstruktionen und psychologisierende Verallgemeinerungen auch bei einfachen Bildern« zu finden sind (Jadi 2002, S. 163). Kächele (2012) zitiert in diesem Kontext den Hamburger Psychotherapie-Forscher A. E. Meyer: »Das Beunruhigendste ist, dass praktisch alle Beurteiler [= Autoren, PM] beanspruchen: a) dass ihre Vision die wahre sei, b) dass sich dies bei entsprechender anderer Technik auch zweifelsfrei so herausstellen würde und c) dass deswegen die Patientin bei ihnen auch rascher mehr Fortschritte erreicht hätte.«

Veränderungsfragebögen, die den Patienten nach Ende der Behandlung in freier oder strukturierter Form für eine Bestandsaufnahme und Bilanz des therapeutischen Prozesses gegeben werden, gehen auf den Therapieforscher H. H. Strupp zurück (Kächele 2005). Es gibt heute dafür auch Optionen wie die sogenannten qualitativen Interviews aus dem Fundus der Sozialforschung (Mayring 2010), die mittels sprachlicher Analysen zu objektivierbaren Befunden kommen können.

Katamnesefragebögen messen nach einem mehr oder weniger langen therapiefreien Intervall die mittel- oder längerfristigen Effekte der Behandlung. Aktuell sind dabei im Rahmen der Therapieforschung diejenigen Untersuchungen bemerkenswert, die belegen, dass Psychotherapie im Vergleich zu psychopharmakologischen Ansätzen verzögert, aber stabiler wirkt (Huhn et al. 2014).

Systematisch dokumentierte Psychotherapien werden seit vielen Jahren z. B. in der Ulmer Textbank (UTB, Kächele 2012) gesammelt und zur Auswertung aufbereitet. In der Kunsttherapie verfügen wir ebenfalls über Sammlungen von Gestaltungen psychisch kranker Künstler, z. B. in der berühmten Prinzhorn-Sammlung der Psychiatrischen Universitätsklinik in Heidelberg (Prinzhorn 1922/1997). Die sorgfältige Sammlung eines »Kunsttherapie-Korpus« zu wissenschaftlichen Zwecken (Kächele 2012) muss aber mehr beinhalten als mehr oder weniger umfangreiche Bildserien didaktisch ausgewählter Einzelfälle und klinischer Gruppen, sie müsste auch die zugehörigen Stundenberichte und diagnostischen Erhebungen umfassen. Die Schulung an solchen Materialien könnte eine Plattform bilden für die Hypothesenbildung bezüglich der Gemeinsamkeiten und Unterschiede kunsttherapeutischer Konzeptionen (vgl. Behrmann et al. ► Kap. 48). Die Nürtinger Forschungsstelle für Kunsttherapie plant immerhin, ein solches Dokumentationssystem zu implementieren (Elbing et al. 2009).

Eine kontroverse, teilweise erbittert geführte Debatte gibt es über die »rechte Methodik« und den »richtigen Weg« der Kunsttherapieforschung (Petersen 2002). Dabei geht es nicht nur um die Frage von quantifizierender versus qualitativer Forschung. Auch wie eine »kunstbasierte« Forschung aussehen könnte oder welche Form der »Übersetzungsarbeit« für psychotherapeutische Forschungsmethoden zu leisten ist, ist bisher nicht abschließend geklärt. Die Gestaltung als Fokus, mit der Begutachtung von Formelementen, Farbgestaltung usw., die Beziehung zum Therapeuten als Schwerpunkt – Künstler oder Therapeut? –, der meist multimodale Ansatz (Kunsttherapie als eine von mehreren gleichzeitig angewandten Behandlungstechniken), all das eröffnet viele Möglichkeiten der Erforschung, aber auch viele Unschärfen in der Bewertung. Von Kriz (2002) stammt der Vorschlag für einen kunsttherapiespezifischen Kanon von Kategorien, der anthropologische Begriffe der Vertrauenswürdigkeit, der Individualität, der Geschichtlichkeit, der Nicht-Linearität und der Bezogenheit umfasst. Dadurch ergäben sich Bezüge zu den Prinzipien der humanistischen Psychotherapien und zur Systemtheorie. Durch diese Perspektive wandle sich die naturwissenschaftliche Maxime der retrograden Kausalität in eine Finalität und imaginative Zukunftsperspektive. Damit »(…) ließen sich hier sehr viele Forschungsfragen anknüpfen – etwa, ob und wie die Förderung imaginativer Kräfte und Prozesse im Rahmen der Disziplin einer Künstlerischen Therapie auch die Entwicklung, Flüssigkeit, Beachtung von sinnhaften Lebens-Imaginationen unterstützt und wie dies im Zusammenhang mit der Entwicklung von anderen Prozessaspekten steht« (Kriz 2002, S. 92).

Verdienstvoll sind jedenfalls für den klinischen Platz der Kunsttherapie die Publikationen der Ulmer Gruppe, die darauf fokussieren, in sogenannten Fallkontrollstudien die Auswirkungen der Kunsttherapie auf das körperliche und emotionale Befinden von Patienten zu erfassen (Plecity et al. 2009; Oster et al. 2014). In der 2014 erschienen Studie wurden z. B. mit großem methodischem Aufwand die Erfahrungen von Patienten mit der Kunsttherapie während einer ganztägig ambulanten psychosomatischen Behandlung untersucht. Als Material für die Untersuchung lagen 15 transkribierte Interviews vom Ende der Behandlung vor, die mit Vorlage der Bilder aus der Kunsttherapie geführt worden waren, und zusätzlich die digitalisierten Bilder. Ausgewertet wurden einerseits die Interviews mit der qualitativen Inhaltsanalyse (Mayring 2010) und andererseits die Bilder selbst nach einem hierfür entwickelten Kategoriensystem. Als Ergebnisse der Interviews zeigte sich, dass sich die meisten Patienten in der Kunsttherapie mit eigenen Konflikten auseinandersetzten. Fast durchwegs gaben sie an, die Kunsttherapie hilfreich erlebt zu haben. Die Analyse der Bildverläufe zeigte, dass zu Beginn des Prozesses eher Wünsche dominierten und vertraute Techniken verwendet wurden. Durch Veränderungen der verwendeten Formate ließen sich Bilder markieren, die einen Wendepunkt in der Therapie anzeigten. Die Kunsttherapie wurde von den Patienten als integrativer Teil der Gesamtbehandlung angesehen, in dem Therapien aufeinander bezogen waren. Die Abschlussinterviews selbst wurden als hilfreich zur weiteren Reflexion erlebt.

Für demenzielle Syndrome, für den schizophrenen Formenkreis und für affektive Störungen gibt es inzwischen übrigens Empfehlungen zur Anwendung künstlerischer Therapien in den Leitlinien der Fachgesellschaften (www.awmf.de).

42.3 Grundlagenforschung mit kunsttherapeutischer Relevanz: Kreativität und Neurobiologie

Nach Carson (2011) haben kreative Menschen ein höheres Risiko, an einer bipolaren Störung, Schizophrenie und Alkoholismus zu erkranken. Auch einige neurologische Störungsbilder, wie frontotemporale Demenz, Epilepsie und Parkinsonismus können mit erhöhter künstlerischer Schaffenskraft einhergehen (Flaherty 2011). Damit finden sich Hinweise dafür, dass die neurobiologischen Grundlagen kreativer Prozesse in ein komplexes intrapsychisches Geschehen eingebunden sind.

Man kann z. B. davon ausgehen, dass basale psychotherapeutische Techniken wie Fokussierung bzw. Achtsamkeit oder freie Assoziation auch bei der Kunsttherapie Grundlage der Wirksamkeit sind und dass es in diesem Bereich neuroplastische Effekte gibt (Martius u. v. Spreti 2013). Dies gilt insbesondere für die Dimensionen der Konzentration und Fokussierung, für Aspekte der Achtsamkeit und des Flow sowie im Sinne einer stressreduzierenden Wirkung. Hier ist vorstellbar, dass sich die Befunde aus der Psychotherapieforschung auch bei kunsttherapeutischen Forschungsdesigns erfolgreich wiederholen lassen (Martius u. v. Spreti 2013)

Auf der Ebene der Botenstoffe scheint Kreativität vorrangig an serotonerge und dopaminerge Neurotransmittersysteme gebunden zu sein. Diese Systeme stehen wiederum im Fokus der psychiatrischen Hypothesen bezüglich der neuronalen Funktionsstörungen als Basis der psychischen Störungen (s. o.). Noch sind wir von einer schlüssigen Hypothese über den Zusammenhang neurobiologischer Funktionen, corticaler oder subcorticaler Hirnstrukturen, Kreativität und psychischer Vulnerabilität weit entfernt. Aus den bisher vorliegenden Befunden kann jedoch geschlossen werden, dass es neuronale Strukturen gibt, die sowohl für die Kreativität als auch bei psychischen Störungen bedeutsam sind. Daraus ließen sich evtl. Techniken und Konzepte ableiten, durch die künstlerische Aktivitäten des Musizierens, Tanzens und Gestaltens protektiv wirken können. Möglicherweise werden durch diese Tätigkeiten vulnerable Funktionen und dadurch mittelbar auch labile neuronale Strukturen stabilisiert. Als ein konkretes Beispiel für diese Annahme mag dienen, dass im kunsttherapeutischen Gestalten spezifische Hirnfunktionen im visuellen Cortex und seinen Verbindungen im Bereich des biografischen Systems aktiviert werden und vermutlich den psychotherapeutischen Prozess intensivieren. Diese Annahme stützt sich auf klinische Beobachtung, dass das Gestalten von Szenen, die auf wichtige Kindheitserlebnisse oder wichtige Bindungspersonen der eigenen Biografie verweisen, kathartische Wirkung haben kann.

Interessant für das Verständnis des kunsttherapeutischen Prozesses kann auch das Embodiment-Konzept werden (Henningsen ► Kap. 16; Koch 2009). Embodiment besagt im Wesentlichen, dass die Einbettung und Vermittlung der individuellen Subjektivität zwingend an einen zwischenmenschlichen, biopsychosozial zu beschreibenden Prozess gebunden ist. Die damit gegebene enge Verbindung zwischen der Selbstwahrnehmung, den eigenen ausgeführten Handlungen und der Beobachtung solcher Handlungen bei anderen findet im kunsttherapeutischen Prozess des Gestaltens und Bezogenseins eine direkte Entsprechung (Martius u. v. Spreti 2013). Es ist jedenfalls bemerkenswert, dass die Interaktion in der Kunsttherapie aus klinischer Perspektive immer wieder unmittelbarer und deutlich schneller als auf einer sprachlich-kognitiven Ebene zur Darstellung innerer Konflikte und Nöte führt.

42.4 Zusammenfassung und Ausblick

Zusammenfassend können die als noch lückenhaft zu bezeichnenden wissenschaftlichen Befunde zur Kunsttherapie folgendermaßen beschrieben werden (Martius u. v. Spreti 2013):

- Kunsttherapie umfasst Therapieverfahren, die psychotherapeutische Ziele mit künstlerischen Mitteln umsetzen. Sie kommt in allen psychotherapeutischen und psychiatrischen Settings zum Einsatz. Erste systematische klinische Studien zeigen Effekte jenseits des Evidenzgrades einfacher Fallberichte.
- Künstlerische Gestaltungen wirken ähnlich wie die Psychotherapie auf neuronale Strukturen, die dem unmittelbaren Bewusstsein entzogen sind, vermutlich insbesondere im Kontext mit dem visuellen System.
- Die Grundlagen der Wirksamkeit liegen vermutlich in den künstlerischen Prozessen selbst und in der Beziehungsgestaltung. Erste wissenschaftliche Ergebnisse dazu sind ermutigend. Kunsttherapie ist bei einigen psychischen Störungen Teil der wissenschaftlichen Behandlungsleitlinien der medizinischen Fachgesellschaften.

Literatur

Deutsche Rentenversicherung Bund. Reha-Therapiestandard. Depressive Störungen. Berlin: DRV 2011.

Elbing U, Hölzer M, Danner-Weinberger A et al. Reliabilität und Validität des Instrumentes »DoKuPro – Dokumentation kunsttherapeutischer Prozesse«. Musik-, Tanz- und Kunsttherapie 2009; 20: 1–7.

Huhn M, Tardy M, Spineli LM et al. Efficacy of pharmacotherapy and psychotherapy for adult psychiatric disorders. JAMA Psychiatry 2014; 71(6): 706–15.

Jadi F. Gibt es eine Grundlagenwissenschaft der Kunsttherapie? In: Petersen P (Hg). Forschungsmethoden künstlerischer Therapien. Stuttgart: Mayer 2002; S. 148–77.

Kächele H. Kunsttherapie und Forschung – wie Hund und Katz. In: Spreti F v, Martius P, Förstl H (Hg). Kunsttherapie bei psychischen Störungen. München: Elsevier 2012; S. 25–30.

Kriz J. Kritische Reflexionen über Forschungsmethoden in den Künstlerischen Therapien. In: Pe-

tersen P (Hg). Forschungsmethoden künstlerischer Therapien. Stuttgart: Mayer 2002; S. 69–94.
Linden M, Strauß B (Hg). Risiken und Nebenwirkungen von Psychotherapie. Berlin: MWV 2013.
Martius Ph, Spreti F v. Reiz und Responsivität – neurobiologische Aspekte Künstlerischer Therapien. Rössler W, Matter B. (Hg). Kunst- und Ausdruckstherapien. Stuttgart, Kohlhammer 2013; S. 94–100.
Mayring P. Qualitative Inhaltsanalyse – Grundlagen und Techniken. Weinheim, Basel: Beltz 2010.
Oster J, Poetsch S, Danner-Weinberger A et al. Patientenerfahrungen und Bildverläufe in der Kunsttherapie einer psychosomatischen Tagesklinik. Psychother Psychosom Med Psychol 2014; 64: 70–5.
Petersen P (Hg). Forschungsmethoden künstlerischer Therapien. Stuttgart: Mayer 2002.
Plecity DM, Danner-Weinberger A, Szkura L et al. The effects of art therapy on the somatic and emotional situation of the patients – A quantitative and qualitative Analysis. Psychother Psychosom Med Psychol 2009; 59: 364–69.

VIII Kunsttherapie in existenziellen Settings

43 Theorie und Praxis der Kunsttherapie

Juliane Melches

Das Wesen der Künstlerischen Therapien liegt in ihrer Dualität. Kunst *als* Therapie, Kunst *in* der Therapie: Immer wieder werden Kunst und Therapie ins Verhältnis zueinander gesetzt, werden Synergien aufgespürt. Die theoretische Fundierung ist entsprechend multidisziplinär und in der Praxis steht mal die künstlerische, mal die psychotherapeutische Haltung im Vordergrund. Die Vielfältigkeit kann belebend, anregend und auch verwirrend sein.

43.1 Die Theorie bereitet den Boden, bietet Halt und Orientierung

Kunsttherapeutische Theorien sind zum einen mit den psychotherapeutischen Bezugs- und Grundlagenwissenschaften verbunden. Insbesondere sind Bezüge zur psychoanalytischen Erkenntnislehre (z. B. Naumburg 1987; Schrode 1995; Dannecker 2010) hervorzuheben, aber auch zu humanistischen und verhaltenstherapeutischen Ansätzen (Überblick bei Rubin 1991) sowie zu den allgemeinen Wirkfaktoren nach Grawe (2004), zu den traumatherapeutischen Ansätzen (z. B. Reddemann 2005) und auch der Einbezug neurowissenschaftlicher Erkenntnisse (z. B. Hampe et al. 2008).

Zum anderen leitet sich die künstlerisch-therapeutische Theorie aus den Kunst- und Bildwissenschaften, der Kunstpsychologie sowie der philosophischen Ästhetik ab. Die Wirkung von Kunst, sinnlicher Erfahrung, Erkenntnis und Sinngebung durch schöpferische Prozesse steht hier im Mittelpunkt (z. B. Kramer 2004; Titze 2014; Spreti 2012). Boehm (2010) verweist auf die den Bildern eigene Qualität, die sich über die sinnliche Wahrnehmung vermittelt. Die Natur des Bildes beruht auf dem Zeigen und »Zeigen geht mithin nicht in Sagen auf und Sagen nicht in Zeigen« (ebd., S. 20).

> Eine eigenständige kunsttherapeutische Theorie in Abgrenzung zur den psychotherapeutischen Theorien rückt die klinische Relevanz der ästhetischen und künstlerischen Konzepte in den Mittelpunkt.

So stellt Doris Titze (2014) anhand der Kategorien Farbe, Linie, Fläche, Raum und Zeit die spezifischen Potenziale eines kunsttherapeutischen Ansatzes heraus, der sich wesentlich auf seine künstlerischen Wurzeln beruft (▶ Kap. 33).

Für eine Theorieentwicklung mit hoher Allgemeingültigkeit scheint die Einnahme einer Metaposition über die verschiedenen künstlerisch-therapeutischen Disziplinen hinweg fruchtbar. Zum Beispiel verknüpfen Eberhard-Kaechele und Aldridge (2011) in einem integrativen Modell die polaren Eigenschaften künstlerisch-therapeutischer Wirkprozesse, wie z. B.

d) Vitalisierung/Aktivierung versus Beruhigung/Regulation der Sinne/Affekte oder
e) Dekonstruktion/Chaos/Scheitern versus Strukturierung/Ordnung.

Ein fundierter Überblick zum Stand der kunsttherapeutischen Theoriebildung ist bei Mechler-Schönach (2012) zu finden. Exemplarisch sei auf die Reihen »Wissenschaftliche Grundlagen der Kunsttherapie« (Sinapius et al. 2007–2011), »Die Kunst der Kunsttherapie« (Titze u. HfBK Dresden 2005–2011), die Lehrbücher zur Kunsttherapie bei psychosomatischen bzw. psychischen Störungen (Spreti et al. 2008; Spreti et al. 2012) sowie »Kunst & Therapie – Zeitschrift für bildnerische Therapien« (Menzen et al.) verwiesen.

43.2 Die therapeutische Kraft entfaltet sich in der Praxis

Komplementär zur Theorie vereint auch die **kunsttherapeutische Praxis** die beiden Pole Psychotherapie und Kunst. Auf der konkreten Handlungs-, Kommunikations- und Beziehungsebene finden sich einerseits Methoden und Grundhaltungen aus einem breiten Spektrum der psychotherapeutischen Techniken und andererseits die künstlerischen Herangehensweisen. Die Gewichtung der künstlerischen und psychotherapeutischen Anteile variiert in Abhängigkeit von Therapeutenpersönlichkeit und Setting. Grundlegend ist der Wechsel der verbalen und nonverbalen Kommunikationsebenen sowie von einer Kommunikation *über* und *mit* dem Bild (und anderen künstlerischen Medien).

> Das Zentrum der kunsttherapeutischen Praxis bildet das sinnliche Erleben des materialbezogenen, schöpferischen Prozesses. Damit erfolgt der therapeutische Dialog in einer Sprache, in der sich auch die Symptome des Patienten ausdrücken: körperlich, wahrnehmungs- und handlungsgebunden (s. a. Eberhard-Kaechele et al. 2011).

Die kunsttherapeutische Handlungskompetenz erwächst aus der aktiven künstlerischen Praxis des Therapeuten. »Um ihr Einfühlungsvermögen in das künstlerische Bestreben ihrer Patienten zu erhalten, brauchen Kunsttherapeuten Kontakt mit ihren eigenen künstlerischen Bestrebungen« (Edith Kramer in einem Brief vom 10.3.2004, zit. nach Wendlandt-Baumeister 2014a).

43.3 Theorie und Praxis im Dialog

Der Dialog von Theorie und Praxis erfordert eine Übersetzung von handlungsbezogenem Wissen in sprachlich gefasste Information und umgekehrt (s. a. Wendlandt-Baumeister 2014b). Dabei gilt es auszuhalten, dass zwischen dem Denken in Bildern und der Erkenntnisgewinnung nach wissenschaftlich-rationalen Prinzipien immer ein Teil bleibt, der nicht übersetzt werden kann.

Im Rahmen der Reflexion der kunsttherapeutischen Lehre im Aufbaustudiengang KunstTherapie an der Hochschule für Bildende Künste Dresden wurden die Studierenden des Abschlusssemesters aufgefordert, die Beziehung zwischen Theorie und Praxis bildnerisch und im Resonanzbildformat darzustellen.

In den sechs Zeichnungen (► Abb. 43-1) werden *Theorie und Praxis der Kunsttherapie* jeweils in einem Bild dargestellt. Die Praxis bildet sich z. B. als lebendiges Durcheinander, als verschlungene Linien, als gewichtige Masse ab, die Theorie als Ordnungssystem oder als Stützpfeiler. Bei längerer Betrachtung treten Polysemie (Vieldeutigkeit) und Wechselbeziehungen in den Vordergrund: Steht das Herz im oberen linken Bild für die Praxis oder die Theorie?

Sachse betont die Gleichwertigkeit der praktischen Erfahrung und der theoretisch-wissenschaftlichen Beschäftigung als Grundlagen der psychotherapeutischen Fachkompetenz. Viele therapeutische, so auch künstlerisch-therapeutische Ansätze, werden in der

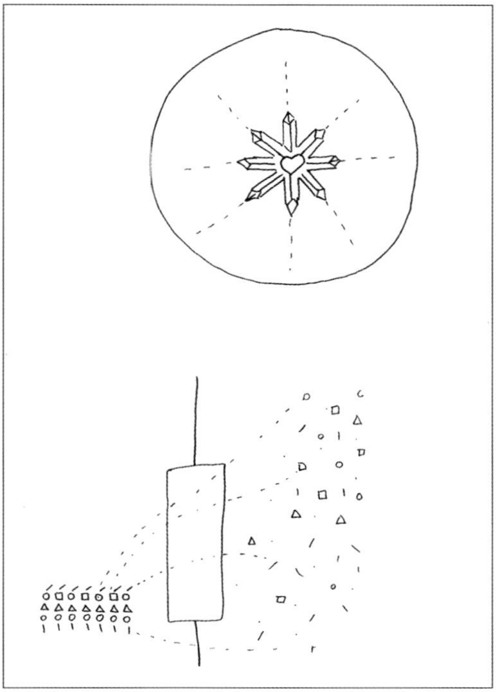

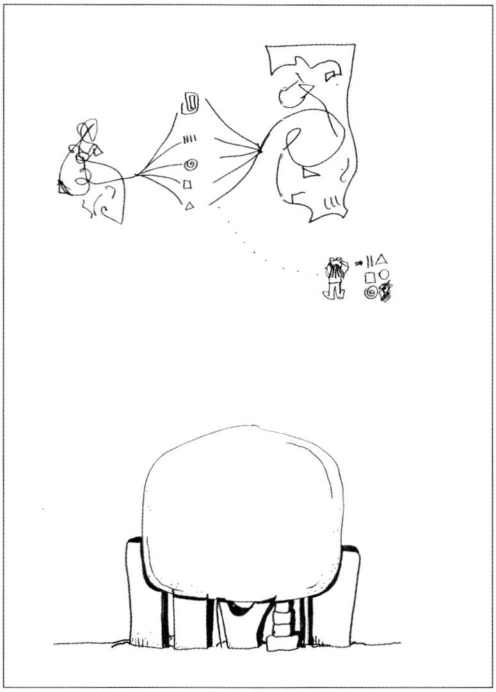

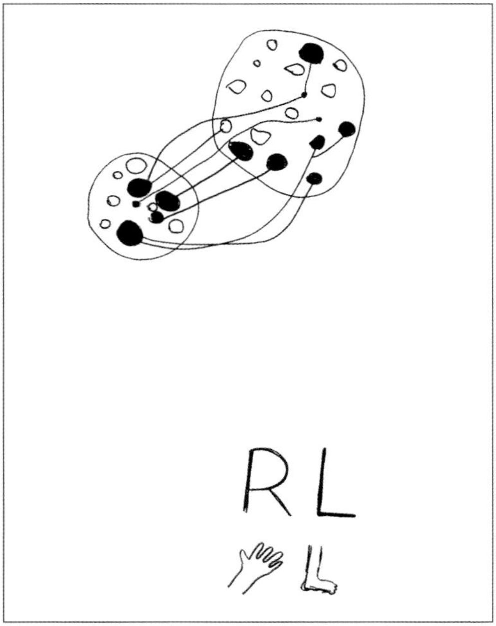

Abb. 43-1 Bildnerische Resonanzen zum Begriffspaar »Theorie und Praxis« der Studentinnen des Aufbaustudiengangs KunstTherapie, Hochschule für Bildende Künste Dresden, 2010.

Praxis entwickelt. Wissenschaftliche Theorieentwicklung und Evaluierung benötigen viel Zeit. Die Praxis eilt oftmals voraus. »Täte ein Therapeut nur das, was die Wissenschaft validiert hat, könnte er nur sehr wenigen Menschen helfen« (ebd., S. 361).

43.4 Die Kunst der Verbindung von Theorie und Praxis

Nach Smikalla-Weier (2004) ist die Entwicklung psychotherapeutischer Theorien nicht nur eng mit dem praktischen Handeln verwoben, sondern sie entspricht selbst einer künstlerischen Leistung. Freuds Fallbeschreibungen können als Einzelfall, als verallgemeinerbar und auch als Literatur verstanden werden. Das damit begründete Genre wird als *klinische Erzählung* bezeichnet (ebd.). Auch zeitgenössische Psychotherapeuten wie Yalom (2003) loten die Übergänge zwischen fachlich orientierter Fallbeschreibung und literarischem Text aus.

In der Entstehungsgeschichte der Kunsttherapie lässt sich ebenfalls eine enge Verbindung der Dimensionen Praxis, Theorie und Kunst erkennen. Der Film von Margit Pabst »Ich. Du. Er. Sie. Es ... Wollen – Können – Müssen« (2010) berichtet von den individuellen Wegen dreier Pionierinnen der Kunsttherapie: Elisabeth Tomalin, Gisela Schmeer und Edith Kramer. Diese hatten Mitte des 20. Jahrhunderts aus unterschiedlichen Triebkräften und Motiven heraus begonnen, künstlerisches Handeln und therapeutische Praxis zu verbinden und wissenschaftlich zugänglich zu machen.

> Die therapeutische Kraft, die in der Begegnung von Kunst und Kunsttherapie liegt, entfaltet sich am stärksten in einem Zustand des *absichtslosen Wartens* jenseits therapeutischer Überlegungen, psychologischer Kategorien und Gestaltungswillen (Schmeer 2014).

Wenn es dem Künstler-Therapeuten gelingt, eine spirituelle Position, eine Metaposition einzunehmen, kann in der Stille des Hier und Jetzt *Kunst* entstehen (Schmeer 2014).

43.5 Die Forschungsmethode bringt Bild und Fallbericht mit

Das Zusammenspiel von Theorie und Praxis berührt die Frage der Forschungsmethoden ebenso wie das Verhältnis von Kunst und Wissenschaft. Peterson et al. (2011) rufen zur Entwicklung eigener, den Künstlerischen Therapien angemessener Forschungsstrategien auf. Ein vielversprechendes Beispiel liefert Elbing (2008) mit dem Instrument zur Dokumentation kunsttherapeutischer Prozesse, mit dem z. B. gezeigt werden konnte, dass sich Veränderungen im Arbeitsprozess früher darbieten als in der verbalen Kommunikation mit dem Patienten.

Das Bild in der künstlerisch-therapeutischen Forschung

In der Kunsttherapeutischen Forschung kommt dem Bild (im Sinne einer Metakategorie) als Basis, Träger und Ort des künstlerisch-therapeutischen Prozesses eine besondere Rolle zu. Aber in der Welt der Forschung und Theorie herrscht ein tief verwurzeltes Primat der Sprache (Boehm 2010). So bleibt trotz der seit dem 19. Jh. aufkommenden Bilderlust (ebd., S. 42) und dem *iconic turn* gegen Ende des 20. Jh. der Stellenwert des Bildes im Vergleich zum Wort in den meisten Forschungsansätzen weiterhin marginal. Das Interesse an Bildern ist zwar in vielen Wissenschaften gewachsen, aber in ihrer Funktion werden Bilder häufig auf Veranschaulichung reduziert. Daraus folgt, dass für den Einbezug des Bildes in die Erforschung des kunsttherapeutischen Prozesses kaum Instrumente zur Verfügung stehen. Eine methodische Hürde liegt auch in dem sogenannten erweiterten Bildbegriff. Herstellungszusammenhang, technisch-mediale Beschaffenheit, Funktions- und Bedeutungsebenen divergieren sowohl innerhalb der zeitgenössischen Kunst als auch außerhalb. Im Bereich der Sozialforschung entwirft Bohnsack (2011) einen methodischen Zugang zu stillen und bewegten Bildern, die von einer Verständigung *über* das Bild zu einer Verständigung *durch* das Bild führen soll (S. 28). »Erst wenn auch Bilder als selbst-referenzielle Systeme zum Gegenstand der Analyse werden, (...), werden wir hier ähnliche Fortschritte zu verzeichnen haben wie im Bereich der Textinterpretation, sodass wir dem vielbeschworenen ›iconic turn‹ auch in der qualitativen resp. rekonstruktiven Sozialforschung zumindest in Ansätzen näherkommen werden.« (ebd., S. 53)

Der Fallbericht als Brücke zwischen Theorie und Praxis

In der kunsttherapeutischen Forschung stehen bisher eine Vielzahl an Fallberichten vereinzelten Wirksamkeitsstudien (randomisiert-) kontrollierten Designs gegenüber (Gruber 2011). Auch in der psychotherapeutischen Literatur liegt der Anteil an Fallberichten mit knapp 50 % recht hoch (Krampen et al. 2007).

Im quantitativen Paradigma und in der Hierarchie der evidenzbasierten medizinischen Forschung (EBM) konnten sich Einzelfallstudien zwar etablieren, ihre wissenschaftliche Beweiskraft wird allerdings als gering eingestuft. Zweifelsohne sind in der künstlerisch-therapeutischen Forschung quantitative Studiendesigns nicht nur für eine berufspolitische Positionierung von großem Wert.

Die Wahl der Methode hängt vom Untersuchungsgegenstand und der Fragestellung ab. Vielleicht ist der Grund für die zahlreichen Fallberichte nicht nur in mangelnden zeitlichen und finanziellen Ressourcen oder personellen Kompetenzen zu suchen, sondern auch in ihrer Eigenschaft, der Komplexität der therapeutischen Situation gerecht zu werden (vgl. Peterson 2003; Tüpker 2006).

> Im qualitativen Paradigma, so Lamneck (2010), stellen die Einzelfallstudien einen Forschungsansatz mit vielschichtiger methodischer Vorgehensweise dar. Die Funktion von Fallberichten geht über die Generierung von Hypothesen und die Vorbereitung quantitativer Studien hinaus. Die Beschränkung auf einen oder wenige Fälle macht eine mikroanalytische Prozessbeobachtung aus verschiedenen Blickwinkeln heraus möglich. Dabei sind sie auf das Zusammenwirken einer Vielzahl von Faktoren sowie das Herausarbeiten *typischer* Vorgänge ausgerichtet.

Eine deutlichere Orientierung an den Gütekriterien der qualitativen Forschung wie intersubjektive Nachvollziehbarkeit, Kohärenz und reflektierte Subjektivität etc. (Flick et al. 2007) könnte auch den künstlerisch-therapeutischen Fallberichten zu mehr Gewicht verhelfen.

Der künstlerisch-therapeutische Fallbericht kombiniert Text und Bild

Im Unterschied zu psychotherapeutischen Fallstudien enthalten künstlerisch-therapeutische Praxisberichte meist sowohl Text- als auch Bildmaterial. Das Bild, verstanden als selbst-referentielles System, ist nicht nur in der Praxis, sondern auch in der Theorie Träger von Erkenntnissen, die sich über die wissenschaftliche Sprache nicht vermitteln lassen. Künstlerisch-ästhetische Strategien sollten einen festen Platz in der Forschung erhalten. Damit einhergehende Irritationen sind intendiert, motivieren diese doch zu weiterer Auseinandersetzung.

Die Praxis verbindet sich mit dem Projekt

Die Künstlerischen Therapien zeichnen sich gegenüber anderen therapeutischen Verfahren in ihrer verbreiteten *Projektpraxis* aus, die auch in zahlreichen Projektberichten ihren Niederschlag findet (s. a. Wendlandt-Baumeister 2005). Projekte definieren sich als singulär, innovativ und zeitlich begrenzt. Im Sinne der Forschung sind sie eine Variante des *Einzelfalls.*

Die Projektpraxis in den Künstlerischen Therapien rückt die Kunst in das Zentrum des Geschehens. Auch das künstlerische Tun ist als idiografisches Phänomen gekennzeichnet. Im zeitgenössischen Kunstbetrieb hat der Begriff (Kunst-)*Projekt* den Begriff (Kunst-) *Werk nahezu* verdrängt. Insbesondere durch den hohen künstlerischen Anteil sind künstlerisch-therapeutische Projekte besonders öffentlichkeitswirksam. In temporären Ausstellungen, dauerhaften Installationen, Theater- oder Musikaufführungen etc. werden sie präsentiert und dokumentiert. Im Rahmen von Projekten werden therapeutische Routinen räumlich und zeitlich wie auch inhaltlich und formal verlassen. Der Frei-Raum ist wörtlich zu verstehen und bildet ein wesentliches Merkmal der Künstlerischen Therapien (vgl. Mechler-Schönach u. Spreti 2005; Titze 2014).

Literatur

Boehm G. Wie Bilder Sinn erzeugen. Die Macht des Zeigens. Berlin: Lizenzausgabe für die Wissenschaftliche Buchgesellschaft 2010.

Bohnsack R. Qualitative Bild- und Videointerpretation. Regensburg: Barbara Budrich 2011.

Dannecker K. Psyche und Ästhetik. Die Transformationen der Kunsttherapie. Berlin: Medizinisch Wissenschaftliche Verlagsgesellschaft 2010.

Eberhard-Kaechele M, Aldrigde D. Das Spezifische der Künstlerischen Therapien: Anregungen für eine Theoriebildung aus der Tanztherapie. Musiktherapeutische Umschau Band 2011; 32 (3): 193–205.

Elbing U. Die Entwicklung eines neuen Instruments für die Dokumentation kunsttherapeutischer Prozesse. In: Institut für Weiterbildung im Deutschen Arbeitskreis Gestaltungstherapie/ Klinische Kunsttherapie und Katholische Hochschule für Sozialwesen Berlin (Hg). Konvergenzen Divergenzen Transformationen. Freiburg: Druckwerkstatt im Grün 2008.

Flick U, Kardorff E v, Steinke I (Hg). Qualitative Forschung. Ein Handbuch. 5. Auflage. Reinbek bei Hamburg: Rowohlt 2007.

Gruber H. Kunsttherapeutische Forschung im Spannungsfeld von klinischer Evidenz und wissenschaftlicher Anforderung. In: Gruber H, Wichelhaus B. Kunsttherapie mit Kindern und Jugendlichen. Aktuelle Bezüge aus klinischen und sozialen Anwendungsfeldern. Berlin: EB-Verlag Dr. Brandt 2011; S. 93–106.

Hampe R, Martius P, Spreti F v, Stalder PB, Ritschl D. KunstReiz: Neurobiologische Aspekte künstlerischer Therapien. Berlin: Frank & Timme 2009.

Kramer E. Kunst als Therapie mit Kindern. München, Basel: Ernst Reinhardt 2004.

Krampen G, Schui G, Wiesenhütter J. Evidenzbasierung in der Psychotherapieforschung. Wissenschaftliches Poster, präsentiert während des 5. Workshops für Klinische Psychologie und Psychotherapie/25. Symposium der Fachgruppe Klinische Psychologie und Psychotherapie der DGPs, 17.–19. Mai 2007, Tübingen.

Lamneck S. Qualitative Sozialforschung. Basel Weinheim: Beltz 2010.

Mechler-Schönach C. InSzene Kunsttherapie. In: Spreti F v, Martius P, Förstl H (Hg). Kunsttherapie bei psychischen Störungen. München: Urban & Fischer 2012; S. 19–24.

Mechler-Schönach C, Spreti F v. FreiRaum. Zur Praxis und Theorie der Kunsttherapie. Psychotherapeut 2005; 50 (3): 163–78.

Menzen K-H, Rech P, Wendlandt-Baumeister M. Kunst & Therapie – Zeitschrift für bildnerische Therapie. Claus Richter Verlag.

Naumburg M. Dynamically Oriented Art Therapy: Its Principles and Practice. Chicago: Magnolia Street 1987.

Petersen P, Gruber H, Tüpker R. Forschungsmethoden Künstlerischer Therapien. Wiesbaden: Dr. Ludwig Reichert 2011.

Peterson P. Forschungsmethoden Künstlerischer Therapien (unter Berücksichtigung von Wirksamkeitsstudien). Aufruf zur Besinnung auf die eigenen Quellen. In: Hampe R et al. Trauma und Kreativität. Therapie mit künstlerischen Medien. Bremen: Verlag Universität Bremen 2003; S. 385–94

Reddemann L. Imagination als heilsame Kraft. Zur Behandlung von Traumafolgen mit ressourcenorientierten Verfahren. Stuttgart: Pfeiffer/ Klett-Cotta 2002.

Sachse R. Psychotherapie als Wissenschaft und Anwendungsfeld. Report Psychologie. 2014; 9: 360–361.

Schmeer G. Dass »er den Sinn ändern und von vorn anfangen müsse«. Reflexionen zur Kunst in der Kunsttherapie. Kunst & Therapie – Zeitschrift für bildnerische Therapie 2014; 1: 13–7.

Schrode H. Klinische Kunst- und Gestaltungstherapie. Regression und Progression im Verlauf einer tiefenpsychologisch fundierten Therapie. Stuttgart: Klett-Cotta 1995.

Schuster M. Wodurch Bilder wirken. Psychologie der Kunst. Überarbeitete Neuausgabe. Köln: DuMont Buchverlag 2011.

Sinapius P, Gruber H, Wendlandt-Baumeister M (Hg). Wissenschaftliche Grundlagen der Kunsttherapie. 4 Bde. Frankfurt a. M.: Peter Lang Verlag 2007–2011.

Smikalla-Weier B. Psychotherapie als künstlerische Herausforderung. Ein Brückenschlag zwischen Kunst und Psychotherapie. Berlin: Quercus Verlag 2004.

Spreti F v. Die kunsttherapeutische Gruppe auf der Akutstation. In: Spreti F v, Martius P, Förstl H (Hg). Kunsttherapie bei psychischen Störungen. München: Urban & Fischer 2012; S. 248–58.

Spreti F v, Martius P, Henningsen P (Hg). Kunsttherapie bei psychosomatischen Störungen. München: Urban & Fischer 2008.

Spreti F v, Martius P, Förstl H (Hg). Kunsttherapie bei psychischen Störungen. München: Urban & Fischer 2012.

Titze D, Hochschule für Bildende Künste Dresden (Hg). Die Kunst der Kunst Therapie. 6 Bde. Dresden: Sandstein 2005–2012.
Titze D. Wider den Stachel gebürstet: Kategorien kunsttherapeutischer Qualität. Kunst & Therapie – Zeitschrift für bildnerische Therapie 2014; 1: 18–28.
Tüpker R. Wissenschaftlichkeit in der kunsttherapeutischen Forschung. Warum Wissenschaft und Kunst befreundet sein können oder auch nicht. Vortrag, 19. Oktober 2006, Fachhochschule Ottersberg.
Wendlandt-Baumeister. Editorial. Projekte. Kunst & Therapie – Zeitschrift für bildnerische Therapie 2005; 1: 5–8.
Wendlandt-Baumeister. Editorial. Das Spezifische. Reflexionen über die Kunst in der Kunsttherapie I. In: Kunst & Therapie – Zeitschrift für bildnerische Therapie 2014a; 2: 6–9.
Wendlandt-Baumeister. Editorial. Das Spezifische. Reflexionen über die Kunst in der Kunsttherapie II. In: Kunst & Therapie – Zeitschrift für bildnerische Therapie 2014b; 2: 6–9
Yalom ID. Was Hemingway von Freud hätte lernen können. München: btb 2003.

Film

Margit Pabst. Ich.Du.Er.Sie.Es … Können – Sollen – Müssen. D 2010. Agentur T. A. F. Text. Art. Film.

44 Ein Bild von Dir …

Porträtmalerei im Justizvollzug

Alfred Haberkorn

44.1 Einführung

In der Justizvollzugsanstalt Zeithain gibt es seit 2007 ein Kreativzentrum für Inhaftierte, in dem verschiedenste künstlerische und kunsttherapeutische Angebote stattfinden. Derzeit arbeiten dort vier festangestellte Kunsttherapeuten. Die hier vorgestellte Porträtarbeit ist eines unter mehreren Gruppenangeboten, die sich mit dem Thema Familie auseinandersetzen.

Viele Inhaftierte leiden unter enormen persönlichen und sozialen Problemen. Diese Probleme treiben sie oft in alte Muster und Verstrickungen zurück, denn das Absitzen einer Haftzeit bedeutet nicht, dass man dadurch ein neuer Mensch wird. Jedoch muss sich »etwas ändern«, das sieht jeder ein, das ist offensichtlich. Die Haft macht vielen schmerzlich deutlich, dass man nicht allein im Leben steht, dass man angewiesen ist auf die Hilfe und Zuneigung von anderen, auch wenn mancher das »draußen« nie so formuliert hätte. Es ist immer riskant, sein Herz an jemanden zu hängen, für Inhaftierte gilt das ganz speziell. Und gleichzeitig ist die Haft auch ein Ort, an dem die Sehnsucht Blüten treibt, denn die wirkliche Situation mit all ihren zu bewältigenden Schwierigkeiten ist weit weg. Vieles fühlt sich in der Erinnerung ganz anders an: »Ich war doch immer da, ich habe alles gemacht, ich bin immer nachts aufgestanden und habe alles erledigt.« Andere Inhaftierte hingegen stellen bestürzt fest, dass sie sich während ihrer Haftzeit im Rahmen der angebotenen Familienmaßnahmen mehr mit ihren Kindern beschäftigen als in der Zeit, als sie noch zu Hause waren.

44.2 Idealisierung

Die Partnerin, die Kinder, die Haustiere und gelegentlich die Eltern oder Großeltern werden in der Haft sehr idealisiert. Nach der Haft wird alles gut werden: Kein Drogenkonsum, keine Straftaten mehr, ein geregeltes Leben und das Meiden der alten Kreise. Offen bleibt, wie sich die Realität diesen Wünschen fügt, denn das eigene, verletzte Leben zu teilen, ist weitaus komplizierter als es scheint. Mit der Porträtarbeit docken wir an diese Sehnsucht nach Stabilität an. Die Inhaftierten porträtieren ihre wichtigste, schmerzlich vermisste Person mit dem Ziel, das Porträt zu verschenken. Diese Arbeit wird somit zu einer ganzheitlichen Auseinandersetzung mit sich selbst: Die Inhaftierten begegnen (im geschützten Rahmen der Kunsttherapie) den eigenen Fähigkeiten wie auch den subtilen Vermeidungsmechanismen, der geringen Frustrationstoleranz und der Frage der Verantwortungsübernahme.

44.3 Wie es beginnt …

Wir beginnen in der Regel mit Kennenlerngesprächen. Die Porträtarbeit findet in der Gruppe statt, wenn aber alle Beteiligten ihre Arbeitsmaterialien ausgehändigt bekommen haben und das allgemeine Arbeiten an den jeweiligen Porträts begonnen hat, lassen sich solche Einstiegsgespräche durchaus auch in einer angemessenen Form der Intimität führen. Das Thema sind hierbei weniger die Straftaten, sondern vielmehr die familiären Umstände, die Herkunft, etwaige künstlerische Interessen

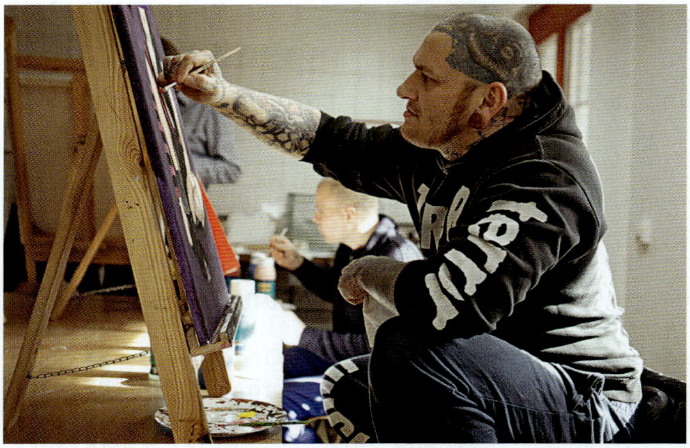

Abb. 44-1 Ein Blick in die Arbeitsatmosphäre des Malateliers.

und dergleichen. Hierbei legen wir die ersten Nähe-Distanz-Verhältnisse fest. Ich versuche zu zeigen, dass ich mich weder durch mangelnde künstlerische Kenntnisse, noch schwierige Begleitumstände einschränken oder erschrecken lasse: Alles ist möglich, solange die Entscheidung zu einem Projekt klar genug ist. Oftmals beginnen wir mit verschiedenen Übungen, seien es einfache Kritzeleien, um räumliche Illusionen herzustellen, ein paar einfache Experimente rund um den Farbkreis oder ganz einfache Zufallstechniken mit flüssiger Farbe, die dazu einladen sich auszuprobieren, zu vergleichen und zu staunen, ohne dass ein Leistungsdruck aufgebaut wird. Die Teilnehmer sollen erleben, dass sie durchaus in der Lage sind, schöne Sachen herzustellen, auch wenn sie in diesem Bereich noch keine Erfahrungen haben. Darüber hinaus legen wir in diesen ersten Schritten viele kleine Regeln fest:

- Keiner hat das Recht, sich über jemand anderen lustig zu machen.
- Jeder hat das Recht, ungestört arbeiten zu können.
- Jeder hat das Recht, sich Rat oder Hilfe zu holen.

Um neue Schritte zu lernen, braucht es viel Sicherheit und Unterstützung. Dazu zählen allerlei technische Hilfestellungen, aber auch Regeln, die garantieren, dass man sich ohne Gesichtsverlust ausprobieren und ungestört konzentrieren kann (► Abb. 44-1).

44.4 Beziehungsgespräche

Wir reden über die vermisste Person: Wie ist derzeit der Kontakt? Was hängt in der Luft? Wie geht es der Person derzeit und wie soll es nach der Inhaftierung weitergehen? Notwendig ist auch ein entsprechendes Foto. Dieses muss nicht einer klassischen Porträtvorlage entsprechen, hier geht es vor allem darum, dass eine authentische Bildquelle vorliegt, auf die wir uns beziehen können. In der Regel bitte ich die Inhaftierten, mehrere Fotos mitzubringen, sodass wir eine Auswahl haben. Der gemeinsame Blick auf die Fotos ist in der Regel eine sehr behutsame Angelegenheit. Hier geht es einerseits um technische Kriterien, andererseits ist das auch ein schöner Anlass, mehr über die Beziehung zu erfahren und die Not(-wendigkeit), das Porträt zu erstellen. Schwierig wird es, wenn eine Partnerin porträtiert werden soll, die gerade dabei ist, sich zu trennen. Oder wenn es um die eigenen Kinder geht, zu denen der Kontakt seitens der Mutter verwehrt wird. Dann muss die Frage geklärt werden, für wen dieses Bild angefertigt wird, denn für sich selbst etwas zu tun, ist für Inhaftierte schwerer als man denkt.

44.5 Die Leinwand

Sind diese Rahmenbedingungen geklärt, geht es darum, den Bildgrund herzustellen: Die Leinwand. Wir vermeiden gekaufte Leinwände, einerseits aus Kostengründen, andererseits wächst die Wertschätzung der eigenen Arbeit, wenn wirklich alles daran selbst herstellt ist.

In der Regel füllt der Leinwandbau etwa zwei Stunden (inkl. Rauchpausen). Gut ist, dass es sich hierbei um einen rein technisch-handwerklichen Prozess handelt. Man muss kein Künstler sein, um sich eine Leinwand zu bauen, aber wenn sie erst gebaut ist, erleichtert das auch den nächsten Schritt: die Zeichnung.

44.6 Die Zeichnung

Die Erstellung einer Porträtzeichnung ist nicht einfach. Wenn dies aus freier Hand heraus versucht wird, also ohne technische Hilfsmittel, dann braucht es in der Regel einen kleinen Umweg über das Papier, um genau diesen ersten Schritt zu üben, denn auf der Leinwand muss die Zeichnung gelingen, zumal das Radieren auf der grundierten Leinwandoberfläche nicht wirklich gut geht. Meist aber helfen wir uns hier mit einer Projektion: Ich kopiere das Foto auf eine transparente Folie und per Overhead-Projektor wird es auf die Leinwand projiziert.

Nun kann der Inhaftierte verschiedene Einstellungen testen: Wie sieht mein Bild aus, wenn ich nur einen Ausschnitt des Fotos projiziere, wie wenn das ganze Foto projiziert wird? Oftmals hilft das Experimentieren an dieser Stelle bereits, die anfängliche Fixiertheit (Ich mache genau das Bild, mit allem, was hier zu sehen ist und nichts anderes) etwas zu lockern, da es augenscheinlich sinnvoll ist, das Eigentliche (in der Regel das Gesicht) zu fokussieren. Am Ende dieser Übertragung steht meist ein Bleistiftporträt aus wackeligen Linien, mit einigen groben Ungenauigkeiten, aber dennoch einer zumindest prinzipiell strukturellen Ähnlichkeit und die Feststellung, dass man sich das doch viel leichter vorgestellt hätte.

44.7 Die »tragende« Gruppe

Der nächste Schritt besteht darin, die Zeichnung anhand des Fotos zu verbessern. Hierzu stelle ich etwas weichere Bleistifte (2B) zur Verfügung und zeige den Unterschied zwischen einer groben Skizze und einer Zeichnung, indem ich z. B. ein Auge exemplarisch verbessere. Ich zeige und formuliere genau, was ich beobachte und was ich auf welche Art übertrage. Man kann feststellen: Einige Verbesserungen der Zeichnung sind völlig einfach, andere schwer. Manchmal springen hier auch etwas geübtere Inhaftierte ein und erklären, was ich zu sagen versuche in ihrer Sprache. Es ist schön dies zu beobachten, weil hier bereits Erlerntes mit Stolz, aber auch mit einer gewissen Fürsorglichkeit wiedergegeben wird.

Erst wenn die Zeichnung steht, wenn entschieden ist, wie der Hintergrund des Porträts gestaltet werden soll, wenn alle Fragen bezüglich der Anatomie geklärt sind, kommt die Farbe ins Spiel.

44.8 Die Farbe

Die Farben müssen sparsam und in den richtigen Mischverhältnissen eingesetzt werden. Dunkle Farben sind dominanter als helle, deshalb braucht man davon im Verhältnis weniger. Wenn der Platz zum Farbmischen auf seinem Teller nicht ausreicht, nimmt man einen zweiten Teller dazu. Der erste Kontakt mit Farbe gehört dem Hintergrund. Details werden hier nur gemalt, wenn diese von Bedeutung sind. Nicht alles, was sich auf einem Foto befindet, ist bildwürdig. Wir können

Schwerpunkte setzen, manches vereinfachen, manches dramatisieren.

Dabei sprechen wir über die nächsten Schritte: Die Gestaltung der Kleidung unter dem Verzicht auf überflüssige Details, Licht und Schatten im Faltenwurf eines Pullovers, die Qualität von harten Kontrasten und weichen Übergängen, die Nichtexistenz von reinen, ungemischten Farben in der Natur, den Unterschied zwischen einer Comicfigur und dem Porträt, welches als Aufgabe vor einem liegt.

44.9 Die Fehlerkultur

Das Gute an der Sache ist, dass bereits viel Arbeit investiert wurde und dass sich auf einer Leinwand auch grobe Fehler stets korrigieren lassen. Immer wieder müssen wir gemeinsam einschätzen, wie weit wir gehen können. Ich habe hier gute Erfahrungen damit gemacht, den Anspruch recht hoch zu hängen. Der Werkstattcharakter, die Gruppe der teilnehmenden Inhaftierten und die hohe Beziehungsqualität schaffen eine Stimmung, die scheinbar Unmögliches möglich werden lässt. Eine Fehlerkultur entsteht. Die Gespräche gewinnen an Intensität und Intimität, neben der Ratlosigkeit in technischen Details tauchen viele Fragen auf, die das Leben vor und nach der Haft betreffen, vor allem im Beziehungsbereich. Die Anwesenheit der halbfertigen Porträts schafft eine Achtsamkeit, die von der gesamten Gruppe geschätzt und getragen wird. Je weiter sich das Porträt entwickelt, desto subtiler werden die notwendigen Abstraktionen, denn ein wirklicher Fotorealismus ist nicht durch eine genaue Wiedergabe aller einzelnen Details möglich. Viele Inhaftierte gehen extrem kritisch mit sich selbst ins Gericht und sehen zunächst vor allem die eigenen Fehler. In der Arbeit der anderen jedoch schätzen sie das, was überzeugt und strahlt. Hier ist es sehr hilfreich, Gruppenbesprechungen zu machen, denn letztlich geht es jedem ganz ähnlich. Jeder braucht Bestätigung, um durchzuhalten und seine Zielvorstellungen so zu entwickeln, dass die eigene Leistung eine Chance hat, zu genügen.

44.10 Das Bild als Versprechen

In der Regel dauert die Arbeit an einem solchen Bild (bei einem Termin von zweieinhalb Stunden die Woche) drei bis sechs Monate. Irgendwann bleiben nur noch letzte Feinheiten und Korrekturen und es kommt der Punkt des Loslassens, des Entscheidens, dass das Bild nun fertig ist. Im Idealfall hat der betreffende Inhaftierte jemanden, dem oder der er das Bild schenken kann, der oder die bereit ist, das Geschenk anzunehmen und in der Lage, damit umzugehen. Dieses Bild ist ein Versprechen: Ich habe es für dich gemacht, ich habe alles gegeben, du bist mir so wichtig, dass ich das für dich tue.

Üblicherweise bin ich nicht mit dabei, wenn diese Bilder übergeben werden. Ich bekomme es nur im Nachhinein erzählt. Die Reaktionen sind in der Regel überwältigend. Durch diese Arbeit sind sie in der Lage, eine Seite zu offenbaren, die neben all dem Chaos und neben allen Fehlern auch existiert: Eine sehr sensible, demütige und ehrfurchtsvolle Seite.

Das hier abgebildete Porträt ist ein gutes Beispiel dafür, wie die Kunsttherapie – im günstigsten Fall – Potenziale zutage fördern kann, die bisher unentdeckt waren. Es entstand etwa ein halbes Jahr nach der Inhaftierung (► Abb. 44-2).

Der junge Mann, der es gemalt hat, hat seiner Frau und sich selbst fest versprochen, sein kriminelles Leben zu beenden, nachdem er schon bei der Geburt seines ersten Kindes nicht dabei sein konnte. Die beiden heirateten noch während seiner Haftzeit und er tat etwas für ihn sehr Ungewöhnliches: Er besuchte die Kunsttherapie und fertigte dieses, sein erstes Bild überhaupt, an. Ermutigt durch sein offensichtliches Talent und durch die überwältigende Reaktion seiner Familie malte er im Laufe seiner Haft noch zwei weitere Bilder

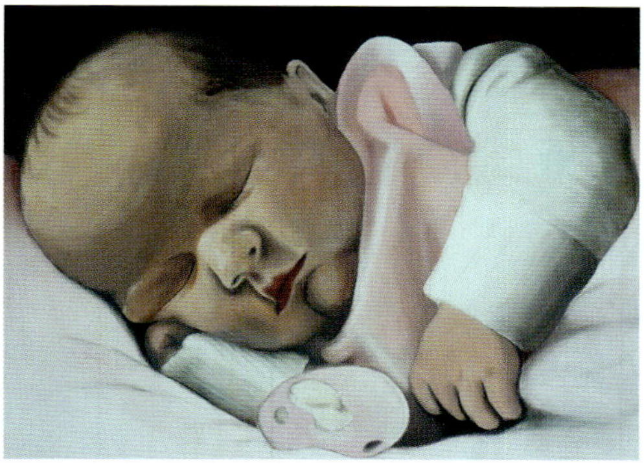

Abb. 44-2 Ungeahntes Potenzial: Erstlingsporträt eines Kunsttherapie-Teilnehmers.

(seine Nichte und seine Mutter) und ist seither zumindest in unserem Gefängnis nicht wieder aufgetaucht. Er beschrieb diesen Prozess folgendermaßen: »Es ist besser, als wenn man ein Foto irgendwo stehen hat. Die Familie findet es auch übelst schön. Die hätten nicht gedacht, dass ich so etwas draufhätte, dass ich so etwas machen würde. So kennen die mich gar nicht. Ich bin durch die Kunsttherapie ruhiger geworden. Da braucht man viel Ruhe beim Bildmalen. Und da kann ich abschalten.«

44.11 Es lohnt nicht, aufzugeben …

Nach wie vor: Es ist wesentlich schwieriger, ein geordnetes Leben zu führen, als im geschützten Rahmen einer therapeutischen Sitzung ein Bild zu malen. Wer weiß, wie das Leben weiter verlaufen wird, und wer weiß, inwiefern der Betreffende es schafft, tatsächlich zukünftig ein verlässlicher und fürsorglicher Partner/Vater zu sein. Für manches Kind wird dieses Bild ein Beleg dafür sein, dass es einen Vater hat, auch wenn es ihn nicht oder nur wenig kennenlernen konnte, und dass dieser Vater sein Kind liebte, auch wenn das im Alltag wenig spürbar blieb.

Diese Bilder zeigen vor allem, dass nicht alles egal und verdorben ist. Dass es sich lohnt, nicht aufzugeben, sich anzustrengen und zu investieren, weil es die einzige Möglichkeit ist, das Leben zu meistern.

Literatur

Grüner A, Haberkorn A. Land in Sicht? Die übergreifende Wirkung von Theaterprojekten im Justizvollzug. In: Titze D, HfBK Dresden (Hg). Zeichen setzen im Bild. Zur Präsenz des Bildes im kunsttherapeutischen Prozess. Dresden: Sandstein 2012.

Haberkorn A. Äußere und innere Gefängnisse. In: Titze D, HfBK Dresden (Hg). Resonanz und Resilienz. Dresden: Sandstein 2008.

Haberkorn A. Kunsttherapeutisches Arbeiten mit Strafgefangenen der JVA Zeithain. In: Spreti F v, Martius P, Förstl H (Hg). Kunsttherapie bei psychischen Störungen. München: Urban & Fischer 2012.

Haberkorn A, Hemmann M et al (Hg). Räume öffnen – Kunsttherapie im Justizvollzug. Dresden: Hille 2016.

Links

www.kunstimgefaengnis.de. Letzter Zugriff: 19.01.2016.

45 Das Kunstprojekt UNART: Mehr Kunst als Therapie?!

Jens Hölmer

Das Kunstprojekt UNART wurde 1984 auf Initiative von Dr. Paul Schwer (damaliger Student an der Kunstakademie Düsseldorf und Assistenzarzt an den Rheinischen Kliniken für Psychiatrie und Psychotherapie des Kindes- und Jugendalters in Essen) und mit Unterstützung des ehemaligen Klinikdirektors Prof. em. Dr. med. Christian Eggers ins Leben gerufen. Acht ausgebildete Künstler bilden aktuell den festen Kern der UNART-Mitarbeiter.

45.1 Was ist UNART?

»UNART ist eine Flucht aus dem Alltag. Drei wertvolle bunte Stunden, bis das graue Klinikleben weitergeht. Hier kann ich loslassen, mich in die Kunst verlieren und Spaß haben. UNART ist etwas ganz Besonderes, man sollte seine Erinnerungen hieran im Herzen bewahren.«

(Ein UNART-Teilnehmer [14 Jahre] aus der Jugendgruppe im Oktober 2014)

UNART ist ein Ort im »Dazwischen«, zwischen Kunst und Therapie, zwischen Kunst und Musik, zwischen Selbst und Objekt, zwischen Normalität und Abnormität, zwischen Krankheit und Gesundheit, zwischen Kunst und Nicht-Kunst und zwischen »artig« und »unartig«. UNART ist »Unkunst« und kann daher weder in der Kunst noch in der Therapie verortet werden. Das UNART-Atelier kann in Anlehnung an den französischen Philosophen Michel Foucault auch als ein »heterotoper Ort«, als ein »wirksamer Ort, gewissermaßen (...) außerhalb aller Orte«, gesehen werden (Foucault 1998, S. 39). In seiner Abhandlung über die Beziehung von Wahnsinn und Gesellschaft nennt er hierfür beispielhaft das »Narrenschiff«, ein »schaukelndes Stück Raum«, ein »Ort, ohne Ort«, welches die »irren Passagiere« in eine andere Welt beförderte (Foucault 1973, S. 26 f.). Foucault zufolge sind *Heterotopien* so etwas wie »Gegenplazierungen«, die in Gesellschaften oder Kulturen als »Imaginationsarsenale« oder »tatsächlich realisierte Utopien« fungieren (Foucault 1998, S. 39).

Winnicott bezeichnet einen Ort zwischen den Orten als einen Raum der Möglichkeiten, als einen potenziellen, *»intermediären Raum«* (Winnicott 1997). Der Zwischenort zwischen Kunst und Therapie verschiebt sich im Kontakt mit den Patienten, also den UNART-Künstlern, mal mehr in Richtung Kunst, mal mehr in Richtung Therapie, so wie in der Atelierarbeit der »Schnittpunkt« zwischen Außen und Innen, zwischen Kunst und Nichtkunst, bei jedem Projektteilnehmer individuell ausgelotet werden muss. Auch wenn bei der Beziehungsarbeit der künstlerische Prozess im Vordergrund steht, spielt die Kommunikation, auch wenn sie nonverbal stattfindet, eine wichtige Rolle in der künstlerischen Äußerung. Im schöpferischen Prozess kann Inneres nach Außen dringen, und die Person selbst zeigt sich oft viel deutlicher und spontaner. Die Unterstützung des eigenen künstlerischen Ausdrucks, als auch die Suche nach der ICH-eigenen Ausdrucksfähigkeit, sind primär eine künstlerische Vorgehensweise und haben therapeutisch gesehen selbstheilende Funktion.

Die UNART-Teilnehmer erlernen durch die kompetente und achtsame Betreuung der UNART-Mitarbeiter einen künstlerischen Weg zu beschreiten, der es ihnen ermöglicht, in einer erneuten Krisensituation das Erlernte zu nutzen. Sie finden hier ihr persönliches, künstlerisches Handwerkszeug, um ihr Selbst zu stärken und neue gestalterische Wege zu beschreiten. Bei UNART lernen sie, auf sich und ihre Gestaltungskraft zu vertrauen. Viele entdecken eine bisher unbekannte schöpferische Seite an sich. Sie entwickeln neue Hobbys oder trauen sich durch die gemachten Erfahrungen, ihre Fähigkeiten anderen zu zeigen. Oft sind die Teilnehmer nach dem Atelieraufenthalt voller künstlerischer Begeisterung und stolz auf das Erschaffene. Die aktive Beteiligung an einer Ausstellung, sei es mit einem Bild, einem Objekt, performativ oder manchmal auch nur als geladener Gast, wertet die neu gewonnene (künstlerische) Ich-Identität zusätzlich auf. Die Geschichte dieses Ateliers schreibt viele solcher Wandlungsprozesse. Auch wenn psychisch Kranke durch die künstlerische Tätigkeit nicht geheilt werden, bleiben die gemachten künstlerischen Erfahrungen den UNART-Teilnehmern als wertvolle Ressource. Viele Erwachsene sind der einst befremdlichen Welt der Kunst durch die »Kunstprofis« von UNART näher gekommen und hatten so die Möglichkeit, die Schwelle zu einem bisher unbekannten »Kunst-Ort«, zu überschreiten.

Die künstlerische Komponente wird durch die häufig projektbezogene Ausrichtung, die in Kunstausstellungen oder Aufführungen mündet, regelmäßig verstärkt. Dies liegt darin begründet, dass alle Mitarbeiter ausgebildete, professionelle Künstler sind und den Ausstellungsbetrieb gut kennen. Ausstellungen werden hier thematisch ausgerichtet und konzipiert und dadurch entwickeln sich auch immer wieder neue Methoden und Projekte.

Zudem ist es die Aufgabe der Kunst, sich im öffentlichen Raum zu präsentieren. Für die UNART-Künstler ist es eine Möglichkeit, sich in einer anderen gesellschaftlichen Realität und einem neuen Rollenverständnis zu erproben. Bei Aufführungen und Performances mischen sich oft die aufführenden Mitarbeiter mit den Künstlern, sodass die Unterscheidung von »krank« und »gesund« kaum möglich ist.

45.2 Schatten meines Selbst: Beispielhafte UNART-Therapie

Das von UNART konzipierte und in allen Gruppen (Kinder, Jugend, Erwachsene und Ambulanz) durchgeführte Projekt »Schatten meines Selbst« kam im Mai 2013 mit der Ausstellung »Schattenbilder« im Foyer der Lichtburg in Essen zum Abschluss. Bei der Vernissage gab es eine Schatten-Klang-Performance von UNART-Künstlern und UNART-Mitarbeitern.

Welche künstlerisch-therapeutische Bedeutung UNART hat, soll beispielhaft anhand des Schattentheater-Projektes erläutert werden. Mithilfe eines selbstgebauten Schatten-Projektionstisches und einer mobilen Leinwand konnten Schattenbilder rückprojizierend abgebildet und digital aufgezeichnet werden. Die Teilnehmer experimentierten an dieser merkwürdigen Apparatur mit Licht und Schatten. Ateliergegenstände, Selbstgebautes, Gefundenes, aber auch Körperfragmente, wurden durch den Schattenwurf zu Schattenbildern. Aus einer kleinen »Schattenspur« entstand allmählich eine sich ausbreitende Schattenbild-Wand, an der immer mehr Teilnehmer mitmachten. Das Prinzip, durchs Machen und die dabei entstehenden ästhetischen Ergebnisse auch andere in künstlerische Aktion zu bringen, ist eine UNART-typische Qualität.

Der Schattentisch entwickelte sich zur Bühne vieler Schattentheater-Szenen. Die Klangobjekte des vorangegangenen Projektes wurden nun zu Schattenfiguren und der Klang kam mit ins Schattenspiel. Mit den zahlreich entstandenen Objekten, Holz-Silhouetten, Fotos und Videos entstanden mehr und mehr Ausstellungsobjekte und die Idee einer Schatten-Klang-Performance (► Abb. 45-1; ► Abb. 45-2).

Die untrennbare Verbindung zwischen Kunst und Therapie wird anhand des Schattenprojektes besonders deutlich und es entsteht ein reizvoller Wechsel zwischen diesen beiden Polen. Die Projektmitarbeit ist frei-

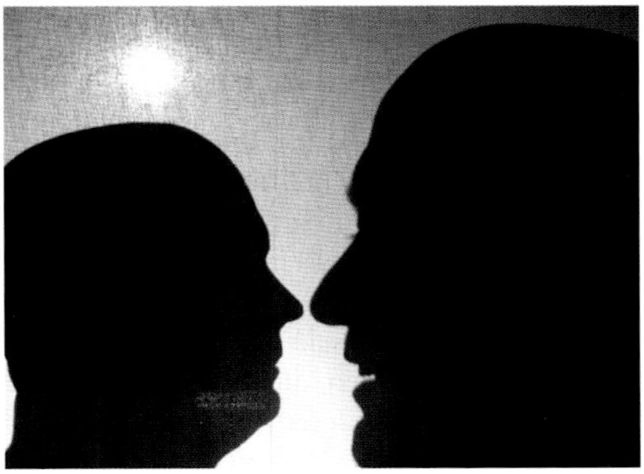

Abb. 45-1 Schattenbildprojektion aus dem UNART-Projekt »Schatten meines Selbst«.

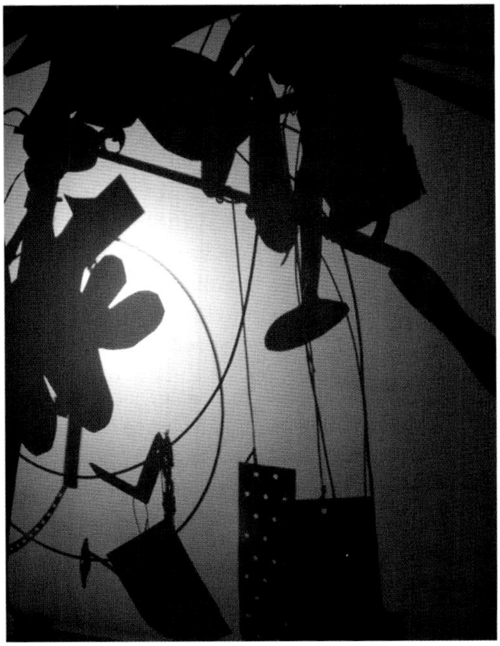

Abb. 45-2 Schattenbildprojektion aus dem UNART-Projekt »Schatten meines Selbst«.

willig und eher als ein zusätzliches, themenorientiertes Angebot zu sehen. Dies eröffnet einen einfachen Einstieg für diejenigen, die Schwierigkeiten haben, Selbstständigkeit und eine eigene Thematik zu entwickeln.

Die Umgebung, hier also der Atelierraum, dient auch zur Minimierung der Hemmungen, in einen künstlerischen Prozess einzusteigen. Die Maskerade im Allgemeinen, wie bei diesem Beispiel, der Schatten, gewährt Anonymität und reduziert ebenfalls Hemmungen und Ängste. Angstreduzierend und therapeutisch von Vorteil ist dabei auch, dass viele Materialien im multimedialen Atelierraum nicht primär künstlerisch besetzt sind. Die zahlreichen, unterschiedlichen Objekte im Atelier, die teilweise von früheren Besuchern zurückgelassen wurden, spiegeln Heterogenität, Ambivalenzen, Scheitern, Destruktion, Konstruktion, Schönheit und Hässlichkeit und vieles mehr wider und ermöglichen eine spielerische Herangehensweise. Die Teilnehmer finden im Raum daher viele Möglichkeiten der Auseinandersetzung mit ihrem Ich und der »ästhetischen Umgebung«. Selten bleiben sie unberührt und verweigern sich einem »Trialog« mit sich selbst, der ungewohnten Umgebung und den Mitarbeitern. Selbst Phobiker und Menschen, die unter Zwängen leiden, agieren hier häufig symptomfrei.

Es darf mit allen Materialien gearbeitet werden, die nicht mit Namen beschriftet sind. Eine installativ-skulpturale Deckengestaltung mit an den Plafond geschleuderten Teebeuteln scheint sich im Gedächtnis des Ateliers festgeschrieben zu haben und taucht als Aktion immer wieder auf, auch wenn alle Teebeutel entfernt und die Decke neu gestrichen wurde. Das UNARTige, Unangepasste, das im Atelier nicht nur erlaubt, sondern im künstlerischen Prozess häufig auch erwünscht ist, befreit die Teilnehmer oftmals von ihrem gesellschaftlichen Stigma. Ihre Unangepasstheit, »Abnormität« und Andersartigkeit gilt es hier nicht zu bekämpfen, sondern sie auszuleben und schöpferische Kraft aus ihr zu ziehen. Auch das destruktive Verhalten muss, bevor es in ein konstruktives überführt werden kann, zunächst einmal zugelassen werden. Ein Tonklumpen, der voller Wut gegen eine Wand geschmettert wird, verformt sich zu einem Zufallsobjekt und kann sogar als Wutskulptur im Brennofen gebrannt werden. In diesem Atelier darf auch wütend und aggressiv gestaltet werden, was im Klinikalltag nicht möglich ist. Natürlich gilt auch hier dies nur, solange die Aggression nicht gegen sich selbst oder andere gerichtet ist. Eine besondere Qualität einer permissiven und das künstlerische Werk annehmenden Haltung fördert bei den Teilnehmern die Bereitschaft, über die in der emotionalen Verdichtung entstandene Arbeit auch zu reflektieren.

Die Tonklumpen sind vielleicht so hässlich oder so kraftvoll wie die Emotionen, die der Teilnehmer nicht mehr willentlich steuern kann. Diagnostisch ist der »Tonschleuderer« in seiner Impulskontrolle gestört und er weiß damit, dass er »krank« ist. Er weiß auch, dass er daran arbeiten muss, um in der Gesellschaft akzeptiert zu werden. Die negativen Emotionen, die ihn »ausrasten« lassen, kennt er und ihm ist bewusst, dass er seinen »Emotionsschwall« unterdrücken muss. Doch an diesem Ort darf er mit Wut gestalten und erfährt, dass er seinen unangenehmen Gefühlen Gestalt geben kann. Das Entstandene ist ein Ausdruck der Wut, also eine Manifestation der emotionalen Instabilität und doch zusätzlich ein künstlerisches Produkt. Als künstlerisches Produkt wird es bei UNART nicht eliminiert, sondern wertgeschätzt. Auch der Prozess des Geschehens, kann sehr ausdrucksstark sein und das Dokument, d. h. der kreative Prozess eines schöpferischen Umgangs mit destruktiven Energien kann per Video festgehalten werden.

Durch die Kunst wird ein Betrachtungswechsel möglich und negativ besetzte Anteile können progressiv umgedeutet werden. Das strikte Verbannen des Negativen hingegen verhindert auch ein positives Umdeuten. Im Atelier, außerhalb der Klinik, kann UNARTiges ausgelebt werden, können Dinge ausprobiert werden, die im familiären und klinischen Umfeld an klare Grenzen stoßen. So wird in der UNART-Kunst, das »Verrücktsein« im übertragenen Sinn metaphorisch umgedeutet und als Potenzial begriffen.

45.3 Wie viel Kunst verträgt die Kunsttherapie?

Es wird deutlich, dass mehr Kunst in der Therapie, die kunst-therapeutische Arbeit innerhalb der Klinik enorm erweitern kann, aber auch einen Spagat zwischen künstlerischen Konventionen und gesellschaftlichen Normen darstellt. Die Kliniken, die eine künstlerische Kunsttherapie installieren, werden durch eine wechselseitige Beeinflussung, das Bild der Psychiatrie verändernd in das Zentrum der Gesellschaft hineinführen. Denn die Kunst ist stets ein Bindeglied zur Gesellschaft und trägt gleichzeitig die Hoffnung in sich, Veränderungsprozesse anzustoßen.

Die »Therapeutisierung« der Kunst hat bereits im großen Umfang stattgefunden. Sicherlich ist es nur eine Frage der Zeit, wie künstlerisch sich die Kunsttherapie in Zukunft zeigen kann! Solange die Kunst wie auch die Kunsttherapie durch derartige Wandlungsprozesse eine Erweiterung erfahren, verschieben sich die Normierungsprozesse zugunsten der Patienten, die wie bei UNART von Kranken zu Künstlern werden, sobald sie das Atelier betreten.

»Ich finde, mit Kunst kann man viele Dinge persönlich ausdrücken. Außerdem kann man seine Gefühle ›aufmalen‹.«

(UNART-Künstlerin [13 Jahre] aus der Jugendgruppe im Oktober 2014)

Literatur

Foucault M. Wahnsinn und Gesellschaft. Eine Geschichte des Wahns im Zeitalter der Vernunft. Frankfurt a. M.: Suhrkamp 1973.

Foucault M. Andere Räume. In: Barck K et al. Aisthesis. Wahrnehmung heute oder Perspektiven einer anderen Ästhetik. Leipzig: Reclam 1998; S. 34–46.

Kunstprojekt UNART e. V. UNART – 26 Jahre Kunstprojekt in der Psychiatrie. Essen 2010.

Ließem H, Stähli P. Seitenwechsel vom Bild zum Klang vom Hören zum Sehen. Basel: Werner Grieder 2007.

Winnicott DW. Vom Spiel zur Kreativität. Stuttgart: Klett-Cotta 1997.

46 Kein Ort nirgendwo

Kreative Prozesse in der Therapie von Kindern und Jugendlichen mit Verwahrlosungs- und Gewalterfahrungen

Monika Breuer-Umlauf

46.1 Einführung

Während meiner mehrjährigen Tätigkeit als Kunsttherapeutin in einer psychiatrischen Praxis für Kinder- und Jugendliche in Niedersachsen lebten ca. 30 % der Kinder, die zu mir kamen, in Heimen, Pflegefamilien oder Wohngruppen. Sie alle hatten frühkindliche Misshandlungen erfahren, manche von ihnen sexuellen Missbrauch oder schwere Formen von Verwahrlosung. Diese Kinder empfanden Erwachsene als unzuverlässig und potenziell gefährlich. Jedes Gelingen zwischenmenschlicher Kontaktaufnahme ist hier eine besondere Leistung, denn diese Kinder müssen mit ihren Ängsten vor weiteren Enttäuschungen große Risiken eingehen. Bei dem therapeutischen Auftrag, traumatische Erfahrungen aufzuarbeiten, darf jedoch nicht riskiert werden, dass es zu einer Überforderung für die Kinder kommt. Nach Gahleitner (2005) dürfen Alltagsfähigkeit und Entwicklungsaufgaben nicht gefährdet werden.

Die Haltung von Therapeuten, Pflegeeltern oder Lehrern spielt eine zentrale Rolle für positive Entwicklungschancen: Statt sich auf defizitäre Verhaltensweisen zu konzentrieren, sollten sie sich immer bewusstmachen, was diese Kinder als Überlebende von lebensbedrohlichen Situationen bisher schon bewältigen mussten. Viele traumatisierte Kinder entscheiden innerhalb von Sekunden, ob ihnen fremde Erwachsene gefährlich werden können, indem sie sie geradezu »abscannen«. Sie haben gelernt, jedes noch so kleine Anzeichen des/der Täter/-in zu deuten, was zu einer Übersensibilisierung und einem ständig erhöhten Erregungsniveau führt (Gahleitner 2005).

Fischer und Riedesser (2009) gehen davon aus, dass ein misshandeltes Kind die Fähigkeit verliert, zwischen freundlichen und feindlichen Menschen und zwischen sicheren und unsicheren Orten unterscheiden zu können. Obwohl die Menschen, die es schützen sollen, ihm seelische, körperliche oder sexuelle Gewalt antun, idealisiert es seine Eltern weiterhin und sucht die Schuld bei sich selbst. Nach Nienstedt und Westermann (2007) zeigt sich das Ausmaß der traumatischen Erfahrungen erst, wenn die Kinder sich in Sicherheit wägen. Dann entstehen Übertragungsbeziehungen zu den Pflegeeltern und anderen relevanten Personen. Nach ihrer Integrationstheorie ist dies eine wichtige Phase, die korrigierende Erfahrungen und Regression ermöglicht, wenn die negativen Reaktionen auf die neuen Bezugspersonen von diesen angenommen werden können. Das Kind braucht Zeit, Geduld und eine Anerkennung seiner Nöte, um die neue Lebenssituation und die neu entstandenen Beziehungen von seinen alten Erfahrungen unterscheiden zu können.

46.2 Die heilsame Beziehung

Herman (1992) betont immer wieder die zentrale Bedeutung einer *heilsamen Beziehung* für die traumatherapeutische Begleitung. Stephen Porges »polyvagale Theorie« unterstützt die Wichtigkeit der Beziehungen in der Traumaheilung mit neuen neurophysiologischen Erkenntnissen. Menschen in Notsituationen haben laut seiner Theorie nicht nur die Adaptationssysteme Mobilisierung oder Immobilisierung, sondern auch ein »System soziales Engagement« zur Verfügung. Der dafür verantwortliche Hirnnerv, der *soziale Vagus*, fördere ruhigere Verhaltensweisen und unterdrücke somit das ursprünglichere Notfallprogramm. Nach Porges hat der Mensch ein inneres System, welches auf Kontakt und Kommunikation im Zusammenspiel mit den Gesichtsmuskeln, dem Ton der menschlichen Stimme, der Atmung und der Herzratenvariabilität ausgerichtet ist.

Ein In-Beziehung-Treten zu einer ruhigen Therapeutin kann Kindern ein Erleben von Sicherheit und heilsamen Erfahrungen ermöglichen. In diesem Zusammenhang ist es für die Therapeutin wichtig, zu den Pflegeeltern ebenfalls eine gute Beziehung aufzubauen. Deren Erwartungen an die Therapie, z. B., dass sich das Kind in naher Zukunft weniger verhaltensauffällig benimmt, entsprechen nicht immer den Therapiezielen der Therapeutin. Diese sind u. a., das Kind immer im Kontext seiner Geschichte zu sehen, geduldig eine vertrauensvolle therapeutische Beziehung aufzubauen und die emotionalen Bedürfnisse des Kindes anzuerkennen. Teil der Zusammenarbeit mit den Pflegeeltern ist es, wie eine Dolmetscherin die Verhaltensweisen des Kindes zu übersetzen, wenn es sich um Traumafolgeerscheinungen handelt und nicht um Versuche, die Erwachsenen zu provozieren, zu manipulieren oder im Mittelpunkt zu stehen.

Gespräche über unverfängliche Themen, wie sportliche Aktivitäten, Hobbys oder Haustiere (unbedingt die Namen der Haustiere merken!) helfen dem Kind, die Angst zu verlieren. Traumatisierte Kinder können oftmals schlecht Wünsche äußern, trauen sich nicht, etwas zu initiieren, haben keinen Zugang zu ihrer Fantasie und eine eingeschränkte Fähigkeit, zu spielen. Die Kreativität und das Spielvermögen der Therapeutin können dem Kind zeigen, was im therapeutischen Setting möglich (bzw. erlaubt) ist, und ermutigen es zur Nachahmung. Kreative Aktivitäten und Spiele sind hilfreich, da sich das Kind und die Therapeutin auf etwas Drittes, statt aufeinander beziehen und konzentrieren. Bei schwersttraumatisierten Kindern sollte die Therapeutin sich langsam bewegen und ihre Handlungen ankündigen.

In der Kunsttherapie kann die Therapeutin über ihren Umgang mit den künstlerischen Werken des Kindes zeigen, dass sie es wertschätzt, ernstnimmt und in der Lage ist, es zu beschützen: Ein behutsamer Umgang mit Bildern und dreidimensionalen Werken des Kindes steht stellvertretend für einen behutsamen Umgang mit dem Kind selbst. Zu Beginn jeder Therapiestunde sollten Bilder und Objekte, sicher verstaut in einer Mappe und einem Karton mit dem Namen des Kindes, bereitstehen, um so an die vorherige Therapiestunde anknüpfen zu können. Nach Ablauf der Therapie soll das Kind selbst entscheiden können, welche Werke es mitnehmen und welche es bei der Therapeutin hinterlassen will.

Ein **nondirektiver Ansatz** trägt dazu bei, dem Kind die Freiheit zu geben, auszuwählen, wie es die Angebote im Therapieraum nutzen möchte. Auch Nähe und Distanz zur Therapeutin kann es selbst regulieren. Dazu gehört auch, dass das Kind das Verhalten der Therapeutin beeinflussen darf (vgl. Nienstedt u. Westermann 2007). Daraus entwickelt sich für die feinfühlige Therapeutin das eigene Vorgehen in der Stunde.

Dass ein Kind neue Situationen durch die Brille seiner frühen Erfahrungen erlebt, darf die Therapeutin nie vergessen (Nienstedt u. Westermann 2007). In der direkten gemeinsamen Interaktion lernt sie, was das Kind geprägt hat.

In meinen Therapien habe ich oftmals Kinder zusammenzucken sehen, wenn ihnen etwas hinunterfiel oder Farbe neben das Papier tropfte. Sie erwarteten, dass ich sie bestrafen würde. Ich erklärte, dass Künstler gar nicht kreativ sein können, ohne sich schmutzig zu machen, und dass sie nicht verhindern können, dass Farbe auf den Boden tropft, während sie malen. So konnte der Kunsttherapieraum zu einem Freiraum werden, in dem andere Regeln galten als zu Hause oder in der Schule. Es war nicht meine Aufgabe, den Kindern etwas beizubringen oder sie zu erziehen. Erst wenn die Kinder davon überzeugt waren, dass ich keinerlei Druck ausüben würde, begannen sie, sich spielerisch und kreativ auszudrücken, wobei der Prozess und die gemeinsam verbrachte Zeit im Vordergrund standen, nicht ein kreatives Ergebnis.

Positives Feedback hilft dem Kind, seine eigenen sozialen Stärken, Fähigkeiten und Besonderheiten zu erkennen und zu benennen. Es soll die Erfahrung machen, unabhängig von Leistungen, so angenommen zu werden, wie es ist.

Zu einem behutsamen Umgang mit dem Kind gehört auch, es auf das Ende jeder Therapiestunde und Veränderungen (Urlaube, Feiertage usw.) vorzubereiten. Das nahende Ende der therapeutischen Beziehung nach einer Langzeittherapie sollte mit mindestens sechs Therapiestunden eingeleitet werden.

46.3 Alina

Das folgende Fallbeispiel beschreibt eine dreijährige Langzeittherapie mit einem Mädchen, das frühkindliche sexuelle Gewalt überlebt hat.

Alina war das zweite Kind einer jugendlichen Mutter, die ihren Sohn innerlich annahm, Alina jedoch ablehnte. Beide Kinder erlitten körperliche Gewalt und wurden zu sexuellen Handlungen genötigt, an denen die Kindesmutter und der Großvater beteiligt waren. Die Mutter selbst hatte keine gesunden Bindungen erleben dürfen; auch sie erlebte körperliche und sexuelle Gewalt in ihrer Kindheit. Sie selbst wie auch der Kindesvater wurden als Kinder »fremdplatziert«.

Im Kindergarten fielen Alina und ihr Bruder durch Anzeichen von Verwahrlosung und Deprivation sowie sexualisiertes Verhalten auf. Die Kinder wurden in zwei verschiedenen Pflegefamilien untergebracht. Alina war fünf Jahre alt, als ich sie zusammen mit ihrer Pflegemutter in der Praxis kennenlernte. Sie war so zart und klein, dass sie wie eine Dreijährige auf mich wirkte.

Therapiebeginn

Alina begleitete mich in den Therapieraum. Außer Gestaltungsmaterialien befanden sich dort auch Spiele und Stofftiere. Alina wählte zwei Handpuppen, eine weiße Katze für sich selbst und einen schwarzen Hund für mich. Katze und Hund, d. h. Alina und ihre Therapeutin, lernten sich kennen. Ich begann zu spielen, dass der Hund vor der Katze flüchtete und durch den Raum raste. Alina bekam einen Lachanfall, von dem sie sich lange nicht erholte. Sie verließ fröhlich ihre erste Therapiestunde. In den folgenden Wochen griff Alina das Katze-und-Hund-Spiel immer wieder auf.

Auf das Whiteboard zeichnete sie ihre Albträume von Hexen und gewann Kontrolle, indem sie die Hexen mit dem Schwamm wegwischte. So wurde ich Zeugin von Alinas Nöten. Sich noch nicht wirklich zu der neuen Pflegefamilie zugehörig fühlend, litt Alina unter der Angst, bestraft zu werden und ihr neues Zuhause wieder verlassen zu müssen.

Als Alina ein Stück Ton auf den Boden fiel, rief sie »Scheiße«, und blickte mich aus ängstlichen Augen an. Ich versicherte ihr, dass das hier in diesem Raum passieren darf und überhaupt nicht schlimm ist. Alina hielt es nicht aus, dass der feuchte Ton ihre Hände schmutzig machte. Abrupt brach sie die Arbeit mit dem Ton ab, um sich waschen zu gehen.

Der weitere Verlauf

Für eine ganze Weile wurden Versorgungsspiele Alinas Hauptthema in der Therapie. Diverse Stofftiere bekamen zu essen, zu trinken, wurden schlafen gelegt oder verarztet. Alina bezog mich in die Spiele mit ein. Wenn es die Tiere gut hatten und schliefen, malte Alina oder modellierte etwas aus Ton. Gegen Ende der Stunde wurden die Tiere wieder von ihr geweckt und umsorgt.

Alina sprach und verhielt sich immer noch wie ein Kleinkind. Weiterhin litt sie unter massiven Albträumen, in denen sich sogar gute Feen in böse Hexen verwandelten.

Großformatiges Malen und das Mischen von Farben begannen Alina Freude zu machen. Die Pflegemutter kam zum Ende einer Therapiestunde ohne anzuklopfen in den Therapieraum, sah Alinas Bild und bemerkte kritisch: »Wieder dunkle Farben, na, wenigstens diesmal kein Schwarz.«

Dies war eine Situation, in der ich das bisher Erreichte gefährdet sah. Denn Braun war die Farbe, die entstand, als Alina lustvoll alle Farben zusammen gemischt hatte, sie hatte sich nicht vorgenommen, ein dunkles Bild zu malen. Mit diesem Erlebnis endete die letzte Stunde vor den Sommerferien.

Nach den Ferien war Alina gewachsen, wirkte aber innerhalb einer einzigen Therapiestunde mal jünger und mal älter. Sie begann, eine größere emotionale Bandbreite zu zeigen. Zu den Stofftieren war Alina nun nicht mehr nur liebevoll, es kam auch vor, dass sie sie schlug und spielte, dass sie ihre Familien für immer verlassen mussten.

Nach den ersten zwanzig Therapiestunden begann Alina beim Spielen Lösungen für Probleme zu finden: Ein Teddy hatte Albträume von Hexen. Ich freute mich, als Alina eine Mädchenfigur auf das Whiteboard zeichnete, die dem Teddy im Traum erschien, um ihn zu schützen. Zusammen bauten wir aus Decken und einem Tisch eine Höhle für den Teddy. Zuerst versorgte Alina den Teddy von außen, dann verschwand sie für eine ganze Weile in der Höhle. Ich sagte laut, dass Erwachsene nicht in die Höhle hineindürfen. Dann verhielt ich mich ganz still, bis ihr Kopf wieder zum Vorschein kam. Bis dahin hatte Alina enge Räume gemieden, was zu vielen Problemen im Alltag geführt hatte. Zum Beispiel war es ihr nicht möglich, öffentliche Toiletten zu nutzen.

Alina initiierte Rollenspiele, die die Versorgungsspiele ablösten: Immer wieder musste ich mich mit ihr und einigen Kuscheltieren auf eine lange Reise begeben. Ich nutzte diese Gelegenheit und weitete das Spiel auf den Flur aus. Die Reisegruppe landete im kleinen Badezimmer und kehrte dann um. Nachdem sich Alina zum ersten Mal ohne Angst in diesen kleinen Raum begeben hatte, war sie in der Lage, während der Therapiestunden auf die Toilette zu gehen, vorausgesetzt, die Tür war nur angelehnt und ich wartete im Flur auf sie.

Einmal brachte sie einen Stofflöwen von zu Hause mit, der krank war und auch am Ende der Therapiestunde trotz ihrer Fürsorge nicht wieder gesund wurde. Das war für mich schwer auszuhalten, doch ich versuchte nicht, das Spiel zu beeinflussen oder eine Lösung vorzuschlagen. Ich teilte ihre tiefen Gefühle der Traurigkeit und Hilflosigkeit.

Alina versuchte wiederholt, Karten für die neuen Familienangehörigen zu basteln. Immer wieder kam sie durcheinander und brach ihr Vorhaben ab. »Ich muss ein Geschenk für meinen Papa oder Bruder machen, ich habe so viele Tanten, äh Omas ...«. Alina versuchte, ihren Platz im Umfeld ihrer Pflegefamilie zu finden, während es weiterhin Kontakte zur Kindesmutter gab.

Einmal sagte Alina zu mir: »Ich habe eine Freundin, ich habe Angst, dass du sie nicht leiden kannst und sie schlägst. Mich hast du auch schon geschlagen.« Ich erinnerte Alina daran, dass ich sie nie geschlagen hatte und auch nie schlagen werde. Diese Situation zeigt, wie misshandelte Kinder frühere Erfahrungen auf neue Situationen übertragen. Alina schlug vor: »Können wir uns wenigstens gegenseitig beleidigen?« Ich verneinte und teilte ihr meine Befürchtung mit, dass sich selbst scherzhafte Beleidigungen verletzend anfühlen können. Damit gab sich Alina zufrieden.

Abschied

Nach ihrer Einzeltherapie sollte Alina bei einer Kollegin eine Gruppentherapie beginnen. Bei unserem Abschied, bei dem wir uns all ihre kreativen Werke ansahen, hatten wir folgendes Gespräch:

Alina: »Ich hatte am Anfang Angst, Du könntest mich schlagen.«

Ich: »Meinst Du, ich hätte klarer sagen sollen, dass ein Kind bei mir im Therapieraum keine Angst haben muss?«

Alina (lachend): »Nein, das hätte ich Dir sowieso nicht geglaubt. Wann sehen wir uns wieder, nachdem wir uns verabschiedet haben?«

Ich: »Alina, wir werden einander Lebewohl sagen. Aber wenn wir uns noch mal im Wartezimmer begegnen oder auf der Straße, dann freue ich mich.«

Alina (ernst): »Versprichst Du mir, dass Du nie stirbst?«

Ich: »Ich hoffe, ich werde noch lange leben.«

Alina: »Ich werde Dich vermissen.«

Ich: »Ich werde Dich auch vermissen.«

Mit ihrem Versuch, viele Objekte aus dem Therapieraum mit nach Hause zu nehmen, drückte Alina ihren Zorn über den Abschied, aber auch ihre Sehnsucht nach einem Übergangsobjekt aus dem Umfeld der Therapeutin aus. Sie war enttäuscht, als ich ihr sagte, dass die Sachen im Raum bleiben müssten. Im Nachhinein frage ich mich, ob ich Alina nicht ein Objekt aus den von ihr ausgesuchten Dingen zum Abschied hätte schenken sollen.

Reflexion

Gahleitner (2005) betont die Wichtigkeit einer sicheren und *nachnährenden Beziehung* für emotional vernachlässigte Mädchen: Die Möglichkeit, Trauma zu verarbeiten, hängt von einer sicheren Bindungsbasis ab. Wichtig sind Alternativerfahrungen und die Überwindung des Misstrauens gegenüber sich und der Welt.

Obwohl Alina viel mit Farbe, Ton und anderen kreativen Materialien experimentiert hat und am Ende der Therapie eine schwere Mappe mit Bildern mit nach Hause genommen hat, war der therapeutische Verlauf vor allem durch Alinas Spiele geprägt. Fischer und Riedesser (2009) erklären, dass im **traumatischen Spiel** Kinder ihre traumatischen Erfahrungen in selbstdosierter Menge noch einmal durchleben und in ihrer Fantasie nach Auswegen suchen. Sie zitieren Streeck-Fischer (1997, S. 27), die es als einen wichtigen Entwicklungsschritt bezeichnet, wenn aus einer schrecklichen Erfahrung ein schreckliches Spiel wird. Nach Fischer und Riedesser sind Alinas Ideen, wie die Stofftiere richtig behandelt werden müssen, **Interventionsfantasien**, denn was ihr selbst gefehlt hat, konnte sie im Spiel erleben: die Wahrnehmung von Bedürfnissen, die Versorgung mit ausreichend Nahrung und die Versorgung bei Krankheit. Alina ging systematisch vor: Nach dem Thema Grundversorgung folgten die Themen Trennung von der Ursprungsfamilie und ihre Umzüge als ihre Reise an einen sicheren Ort in Begleitung der Stofftiere und der Therapeutin. Im wirklichen Leben trat sie diese Reise ganz allein an. Wenn Alina älter wird, wird sie das Thema sexualisierte Gewalt wieder einholen. Es ist zu hoffen, dass ihre vorhandenen Ressourcen, ihre neuen Bindungen und ihre bisher erworbene Stabilität ihr dabei helfen werden.

Literatur

Fischer G, Riedesser P. Lehrbuch der Psychotraumatologie. München, Basel: UTB 2009.

Gahleitner SG. Neue Bindungen wagen, Beziehungsorientierte Therapie bei sexueller Traumatisierung. München, Basel: Ernst Reinhardt 2005.

Herman JL. Trauma and Recovery. From Domestic Abuse to Political Terror. London: Harper Collins 1992.

Nienstedt M, Westermann A. Pflegekinder und ihre Entwicklungschancen nach frühen traumatischen Erfahrungen. Stuttgart: Klett-Cotta 2007.

Porges SW. Die Polyvagal-Theorie, Emotion, Bindung, Kommunikation und ihre Entstehung, neurophysiologische Grundlagen der Theorie. Paderborn: Junfermann 2010.

Streeck-Fischer A. Verschiedene Formen des Spiels in der analytischen Psychotherapie. Forum Psychoanal 1997; 13: 19–37

47 Ein Mann Frau

Kunsttherapie mit geflüchteten Jugendlichen

Maria Graf

47.1 Kunsttherapiegruppen bei Refugio München

Das Beratungs- und Behandlungszentrum für Flüchtlinge bietet bereits seit vielen Jahren Kunsttherapie in Schulen an. An einer Mittelschule im Münchner Osten finden Kunsttherapiegruppen mit geflüchteten Jugendlichen und Migranten im Alter von zwölf bis 18 Jahren statt, welche die Jugendlichen freiwillig und außerhalb der Unterrichtszeit besuchen. Mit Beratungs- und Klassenlehrerinnen und -lehrern wird im Vorfeld geklärt, welche Schülerinnen und Schüler therapeutischer Unterstützung bedürfen.

Die Mädchen und Jungen kommen aus dem Irak, aus Afghanistan, dem Kongo, Kenia, Kamerun, Angola, der Türkei, Syrien, Thailand und Vietnam, aus dem Kosovo, Polen, Rumänien und Bulgarien. Ihre Herkunftsländer haben die meisten aufgrund von Krieg, politischer Verfolgung, Vertreibung und fehlender Zukunftsperspektiven verlassen müssen. Davon ausgehend, dass viele der Jugendlichen durch Gewalterlebnisse traumatisiert sind, wird in der Kunsttherapie aufdeckende Arbeit an persönlichen Themen vermieden. Stattdessen orientiert sich die Kunsttherapie an den individuellen Ressourcen der Teilnehmerinnen und Teilnehmer und versucht im bildnerischen Gestalten, Selbstheilungskräfte zu aktivieren und Resilienz zu fördern. Der therapeutische Ansatz richtet sich auf die Stärkung des Selbstbewusstseins der Jugendlichen sowie die Förderung kreativer Kompetenzen. Die kunsttherapeutischen Interventionen fokussieren die Stabilisierung der Jugendlichen im gegenwärtigen Alltag und bieten Hilfestellungen bei der seelischen Verarbeitung von belastenden Erfahrungen.

Die Jugendlichen sehen sich nach der Flucht mit neuen Schwierigkeiten konfrontiert: Viele quält die Ungewissheit im Hinblick auf ihren Aufenthaltsstatus in Deutschland, sowie ihre prekäre Wohnsituation. Hinzu kommen die sprachlichen Hürden und die Unsicherheit, sich in einem unbekannten kulturellen Bezugsystem orientieren zu müssen. Durch eine offene Atmosphäre in der Kunsttherapiegruppe wird den Jugendlichen das Ankommen erleichtert. Im künstlerischen Gestalten und in sozialer Interaktion können erste Barrieren in der Kommunikation überwunden werden.

47.2 Setting

Das künstlerische Arbeiten wird an der Schule durch ein außergewöhnliches Setting begünstigt. Ein ehemaliges Klassenzimmer (► Abb. 47-1), das ausschließlich von den Kunsttherapiegruppen genutzt wird, fungiert als freies Atelier mit erweitertem Materialangebot, welches sich in der Verwendung von Alltagsmaterialien an der Gegenwartskunst orientiert (Dannecker 2010, S. 179 f.). In der Kunsttherapie wird den Jugendlichen kein Thema vorgegeben. Im Austausch mit der Kunsttherapeutin finden sie ihr gewünschtes Material, die bildnerische Idee und ihren Arbeitsrhythmus selbst.

Der gesamte Raum befindet sich in einem ständigen künstlerischen Wandlungsprozess und besitzt transithaften Charakter. In diesem Freiraum sind in jeder Ecke Spuren bildnerischer Prozesse zu finden, die erzählen, was

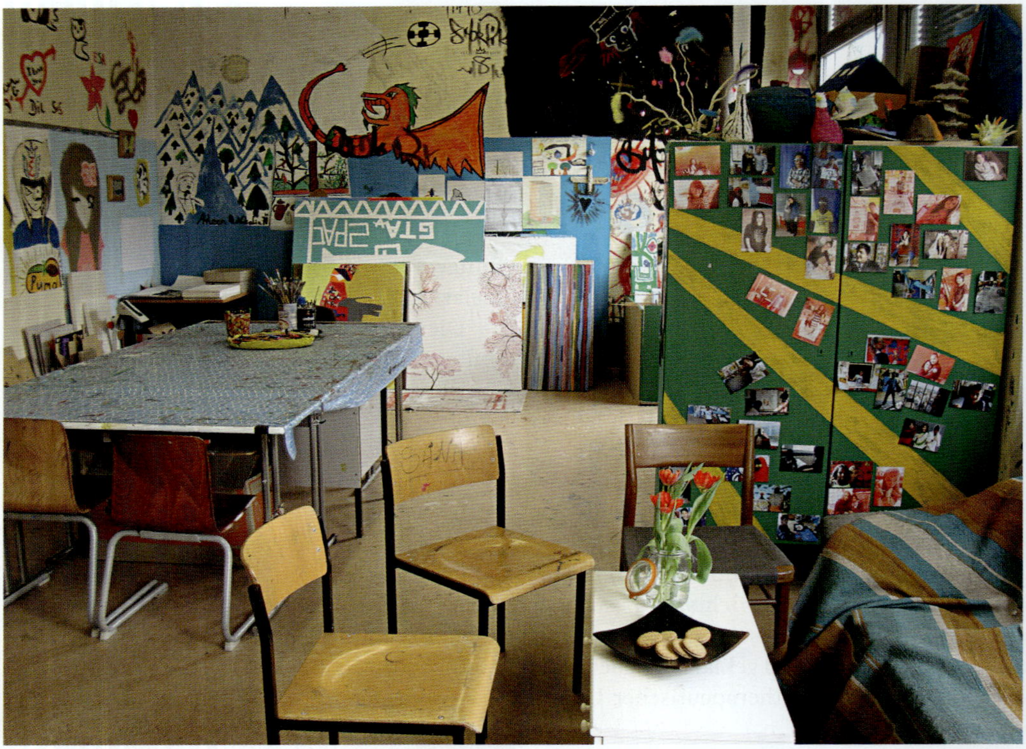

Abb. 47-1 Das zum freien Atelier umgestaltete Klassenzimmer.

die Jugendlichen im Inneren bewegt: Bunte Mangazeichnungen, große Landschaftsgemälde, Wunschzettel, Liebesbriefe, Taggs wie überdimensionale Visitenkarten, schöne bis skurrile Objekte und Fotografien, auf welchen die Jugendlichen ganz ernst oder als Spaßmacher posieren. Sie eignen sich den Raum der Kunsttherapie an und schaffen durch aktives Experimentieren neue Selbstbilder.

Gleichzeitig stellt der Raum einen klaren therapeutischen Rahmen und geschützten Ort für die geflüchteten Jugendlichen dar. Eine gemütliche Sitzecke mit Tee- und Suppenküche wird als Platz genutzt, um sich auszuruhen, gemeinsam zu essen und ins Gespräch zu kommen. Die konzeptuelle Offenheit der Kunsttherapie bietet die Möglichkeit, miteinander in Beziehung zu treten oder sich abzugrenzen, sich bildnerisch auszudrücken oder sich zu verweigern (Titze 2014). In diesem Zusammenhang setzt die Kunsttherapie einen wohltuenden Gegenpol zu Leistungsfokussierung und Funktionalität des alltäglichen Schulbetriebs.

47.3 Ayo

Der Jugendliche Ayo (Name geändert) besucht eine Übergangsklasse an der Mittelschule. Aufgrund psychischer Probleme kann er sich in den ersten Monaten im Unterricht schwer konzentrieren. In der Klasse steht er vor der Herausforderung, sich unter den Gleichaltrigen behaupten zu müssen. Er fühlt sich von Mitschülern schnell gekränkt und wehrt sich heftig gegen rassistische Beleidigung und Ausgrenzung. In Zuständen emotionaler Er-

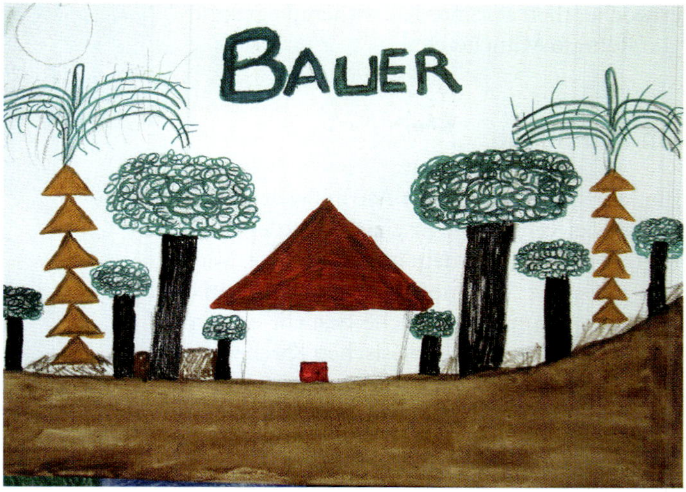

Abb. 47-2 Initialbild.

regung kann er sich sprachlich nicht mehr ausdrücken, fühlt sich ohnmächtig und verhält sich aggressiv.

Auch in der Kunsttherapie wirkt der an sich freundliche Jugendliche anfangs sehr belastet. Sein depressiver Ausdruck, die gebeugte, starre Körperhaltung und die teilnahmslose bis finstere Mimik spiegeln sich in seinen figürlichen Darstellungen wider. Zunächst spricht Ayo fast nur mit mir, der Kunsttherapeutin. Zu den anderen Jungen aus der Gruppe hält er Abstand und reagiert empfindlich, wenn ihn jemand beim Gestalten stört.

Nach einigen Wochen knüpft Ayo mit den anderen Jugendlichen allmählich freundschaftliche Bande. Bei gemeinsamen Spielen, z.B. einer Inszenierung im selbst gebauten Schattentheater, macht er ausgelassen mit. In der Gruppe entsteht langsam ein Zusammengehörigkeitsgefühl. Durch therapeutische Aufmerksamkeit und Wertschätzung fühlen die Jugendlichen sich gesehen und ernst genommen. Sie erzählen offen über ihre Probleme im Heim und in der Schule. Auch schmerzhafte Erlebnisse der Jugendlichen in ihren Herkunftsländern werden in der Kunsttherapie thematisiert.

Das Initialbild

Das erste Bild (► Abb. 47-2), das der Jugendliche Ayo in der Kunsttherapie malt, zeigt eine symmetrisch angeordnete Landschaft, über der sich der wacklige Umriss eines Himmelskörpers abzeichnet. In der Mitte ist ein einfaches Haus auf erdigem Boden zu sehen. Zwei hohe Palmen und mehrere Laubbäume im Garten überragen sein Dach. Noch fällt es Ayo schwer, sich auf deutsch auszudrücken. Doch er hat das Bedürfnis, etwas über seine Geschichte mitzuteilen. Er schlägt das Wort »Bauer« in einem Lexikon nach, schreibt es in deutlichen Buchstaben über die Darstellung und gibt damit einen Hinweis auf den sozialen Hintergrund seiner Familie.

Das Bild zeugt von der Suche nach Identität (Keupp 2006), welche gerade in der Pubertät im Mittelpunkt steht. Es erzählt von dem Zuhause im Kongo, das Ayo im Alter von 13 Jahren verlassen musste. Ohne Angehörige hat er den Weg nach Europa gewagt, um den unerträglichen Verhältnissen in seinem Herkunftsland zu entkommen, die von Armut und Gewalt geprägt sind. Heute lebt Ayo als unbegleiteter minderjähriger Flüchtling in einer Jugendhilfeeinrichtung der Stadt München. Zusammen mit vier anderen Jungen nimmt er wöchentlich an einer Kunsttherapiegruppe von Refugio München teil.

Ein Mann Frau

Ein Jahr später hat sich für Ayo auf vielen Ebenen etwas verändert. Er macht mittlerweile Fortschritte in der deutschen Sprache, was sich auf seine Schulnoten insgesamt positiv auswirkt. Einmal die Woche besucht er den Gottesdienst einer kongolesischen Kirche, wo er sich ein soziales Netzwerk aufgebaut hat. Außerdem berichtet er stolz in der Kunsttherapie, dass er regelmäßig Fußball spielt und ins Fitnessstudio geht. Auf Fotografien, die während der Kunsttherapie entstehen, zeigt er sich jetzt stark und selbstbewusst.

Auch beim Malen entwickelt Ayo eine schöpferische Kraft. In seiner Beschäftigung mit Porträtmalerei der klassischen Moderne faszinieren ihn besonders die Expressionisten. Ayo beginnt selbst Gesichter in leuchtenden Farben zu malen. In diesem Kontext entsteht das Gemälde »Ein Mann Frau« (▶ Abb. 47-3). Ohne eine Vorlage zu benutzen, entwirft er eine geschwungene Figur, deren Kopf und Oberkörper die Leinwand großflächig ausfüllen. Sie sitzt frontal dem Betrachter gegenüber und spreizt ihre Finger gegeneinander. Die etwas ungewöhnliche Haltung der Hände fällt ebenso auf, wie die Transparenz des Körpers. Trotz der kräftigen Farbgebung scheint die blaue Hintergrundfarbe durch die Figur hindurch, was am deutlichsten bei den Augen festzustellen ist. Dies verleiht ihnen einen maskenhaften Ausdruck. Der Mund der Figur steht fragend offen. Ayo gestaltet das Gesicht langsamer und vorsichtiger als den Körper, als ob er mit seinem Gegenüber in einen Dialog treten möchte. Er mischt die braune Hautfarbe aus seiner gesamten Farbpalette und wirkt dabei sehr vertieft und in sich versunken. Gegen Ende der Stunde umrandet er die Figur mit einem leuchtenden Gelb, das an Gemälde von Paul Gauguin erinnert, die sich Ayo in einem Kunstkatalog angesehen hat. Er malt der Figur langes schwarzes Haar. Auf interessiertes Nachfragen der Gruppe, wer die dargestellte Person sein soll, ein Mann oder eine Frau, lacht er und will sich nicht festlegen. Stattdessen integriert er zum Schluss den Schriftzug »Ein Mann Frau« in sein Gemälde und hält damit das Rätsel um die dargestellte Person offen. Stolz lässt er sich mit seiner Leinwand fotografieren.

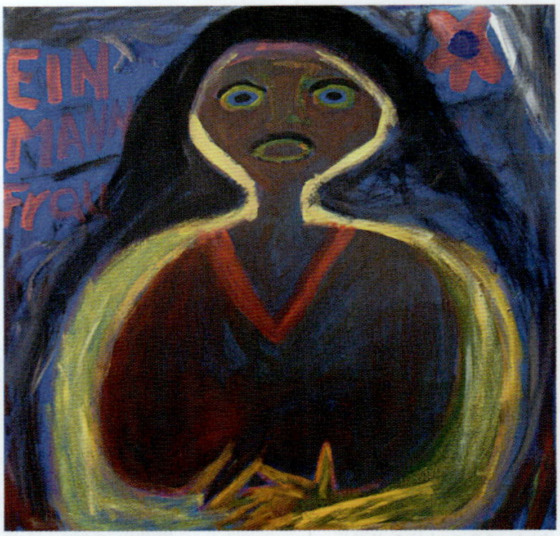

Abb. 47-3 Ein Mann Frau.

Das spontane, stark assoziative Arbeiten des Jugendlichen lässt schnelle Interpretationen über das Bild scheitern. Doch neben der therapeutischen Wirksamkeit, die der künstlerische Prozess selbst entfaltet, scheint auch das fertige Bild als Produkt den Jugendlichen zu bewegen. In Gesprächen mit der Therapeutin berichtet Ayo erstmals, dass er seine leiblichen Eltern kaum kannte und eigentlich bei seiner Großmutter aufgewachsen ist, die für ihn die wichtigste Bezugsperson darstellte.

47.4 Abschließende Betrachtung

Die Kunsttherapiegruppen von Refugio München bieten geflüchteten Jugendlichen und Migranten einen Ort der Inklusion. Hier können sie nach der Ankunft aus der Isolation heraustreten und Beziehungen aufbauen. Beim gemeinsamen Spielen, Träumen und Gestalten werden die Jugendlichen zu neuen Erfahrungen ermutigt und in der Entwicklung der eigenen Identität unterstützt. Im künstlerischen Schaffensprozess kann es gelingen, traumatische Erinnerungen distanziert zu betrachten und diese im besten Fall zu verändern. Durch das narrative Potenzial der bildnerischen Arbeiten können die Jugendlichen neue Selbstkonzepte entwerfen.

Die Auseinandersetzung um kulturelle Identität verlangt gegenseitigen Respekt und die Anerkennung von Differenz. In diesem Kontext ist die Kunsttherapie für alle Seiten eine Bereicherung und ein Erkenntnisgewinn. Ohne Zweifel ist es eine dringende Aufgabe der Gesellschaft und der Gesundheitspolitik, den Ausbau von weiteren interkulturellen Freiräumen für Jugendliche voranzutreiben.

Literatur

Dannecker K. Psyche und Ästhetik. Die Transformation der Kunsttherapie. Berlin: MWV 2010.

Keupp H. Identitätskonstruktionen. Das Patchwork der Identitäten in der Spätmoderne. Hamburg: Rowohlt 2006.

Titze D. Wider den Stachel gebürstet: Kategorien kunsttherapeutischer Qualität. Kunst & Therapie – Zeitschrift für bildnerische Therapien 2014; 19(1): 18–28.

48 Intimität und Kunsttherapie

Eine Begegnung in der ambulanten Jugendhilfe

Daniel Behrmann

48.1 Der Kreis

»Alles wirkliche Leben ist Begegnung.«
(Buber 1992, S. 15)

Mit diesem kurzen Satz zeigt Martin Buber, worauf es nach seiner Sicht im Leben ankommt. Konstitutiv für unser Wirklichkeitsempfinden ist ein dialogisches Prinzip, das jeder Begegnung innewohnt und wiederum neue Möglichkeiten von Begegnung hervorbringt. Weiterhin unterscheidet Buber zwischen Begegnung und Erfahrung. Begegnung beziehe sich auf den Menschen und beinhalte auch den Kontakt zwischen Menschen und anderen Lebewesen. Erfahrung beziehe sich demgegenüber ausschließlich auf die materielle Welt und ihre Dinge. Die Kunsttherapie ist so gesehen eine Therapieform, die ihren Patienten und Klienten beides anbietet: Begegnung im Dialog mit dem Therapeuten und mit sich selbst, und Erfahrung mit den Materialien der Kunst und dem künstlerischen Werkprozess. Die Stärke der Kunsttherapie liegt demnach weniger in der Tatsache begründet, dass sie mit speziellen Mitteln auf spezielle Störungen reagieren kann – etwas, was andere Therapieformen auch können –, sondern dass sie im Existenziellen Wirkung zeigt, weil sie sich wesentlich in den existenziellen Koordinaten von Begegnung und Erfahrung bewegt. Der Kunsttherapie geht es wie der Kunst um einen Prozess, in dem die »Seinsstellung des Menschen in der Welt (…) zur Erfahrung wird« (Gadamer 1977, S. 43). Dieser Ansicht möchte ich im Folgenden anhand eines Beispiels aus meiner Arbeit in der ambulanten Jugendhilfe nachgehen. Daraus wird sich wiederum der Begriff der menschlichen Intimität entfalten.

Fallbeispiel

Die Begegnung mit Svenja

Als mich die zuständige Sozialarbeiterin des Jugendamts über einen neuen Auftrag informiert, geschieht das in aller Kürze: Es geht um ein zehnjähriges Mädchen, bei dem aufgrund einer Suiziddrohung der Verdacht auf Kindeswohlgefährdung geprüft werden müsse. Eine kunsttherapeutische Maßnahme wäre geeignet, um zum einen herauszufinden, ob wirklich eine akute Gefährdung vorliegt, und um zum anderen Svenja – so der (geänderte) Name des Mädchens – die Möglichkeit zu geben, bei mir im Atelier ihrer künstlerischen Ader nachzugehen.

Beim Vorgespräch sitzen Svenja und ihr Vater mir gegenüber. Er erzählt, »das Kind« sei ein Einzelkind und etwas exzentrisch; die Schule habe vor Kurzem das Jugendamt eingeschaltet, weil »das Kind« dort auffällig geworden sei. Aber zu Hause wäre alles in Ordnung, nur, dass sie als Eltern ihre eigene Tochter des Öfteren nicht verstehen würden. Oft ginge die Fantasie mit ihr durch, dann versuche sie die unmöglichsten Sachen zu basteln, weshalb er als Vater die Kunsttherapie für eine gute Idee halte. Bei dem Gespräch fällt mir vor allem seine Distanz gegenüber seiner Tochter auf. Er hat kaum Körperkontakt zu Svenja und redet meistens über sie in der dritten Person. Sie selbst bleibt die ganze Zeit ruhig auf ihrem Stuhl sitzen und äußert erst ganz am Ende, dass sie sich auf die Kunsttherapie freue.

Während unserer ersten Therapiestunde gebe ich Svenja die Aufgabe, ein Kreisbild zu malen. Sie soll sowohl den Innen-, als auch den Außenraum des Kreises gestalten, wobei der Kreis den persönlichen und vertrauten Raum symbolisiert, in den sie sich auch selbst hinein malen kann. Auf dem fertigen Bild sind die Farben, Gegenstände und Personen wohlgeordnet und -platziert, aber auch isoliert. Die Farbflächen an den vier Rändern verleihen dem Bild dagegen Räumlichkeit, Tiefe und

VIII Existenzielle Settings

Zusammenhalt und lenken den Blick ins Zentrum, wo sich zwei Menschen – eine Frau und ein Mann – befinden. Unter den beiden ist eine kleine blaue Fläche gemalt. Die zwei Personen seien ihre Eltern, erzählt Svenja. »Und ich befinde mich im blauen Meer, genau hier unter den beiden.«

Dort möchte sie aber eigentlich nicht sein, obwohl sie das Meer mag. Der Ort, wo Svenja ihrer Meinung nach hingehört, befindet sich zwischen ihren Eltern. Ich bemerke eine Traurigkeit im Raum. Zwischen den beiden Eltern, die sich auf dem Bild in den Armen halten, ist kein Platz für sie.

Svenja war zu dieser Zeit zwar äußerlich gesehen Teil einer Familie, hatte aber keinen Anteil an der Welt der Eltern und ihrer Intimität. Das spiegelte sich sowohl in der Distanz und im Unverständnis des Vaters, als auch im Unvermögen Svenjas, sich selbst in das Bild zu malen. Aber sie stellte sich vor, im Wasser zu sein, in einem archetypischen, intimen Milieu. Was bedeutet Intimität? Das lateinische *intimus* ist der Superlativ von *intra* und meint einfach »das Innerste«. Bei Friedrich Hölderlin erscheint »das Innigste«, wie er es nennt, »als die Mitte einer Unendlichkeit, die ihrer Art gemäß kein Außen hat« (zit. n. Trawny 2013, S. 9). Und für den Philosophen Peter Trawny ist Intimität die Weise, wie sich das Innerste zeigt, und anhand der wir erkennen können, wie und was das Innerste ist (vgl. ebd., S. 8).

Doch wie verhält sich die Intimität in der kunsttherapeutischen Praxis? In einem Gestaltungs- und Formgebungsprozess wird Inneres nach außen transportiert und verdichtet sich dort zu etwas Neuem, zu einem Bild oder einer Plastik. In dieser Bewegung von innen nach außen gibt es immer etwas, was innen bleiben muss, was nicht gestaltet werden kann. Es kommt zu einer Trennung, einer Differenz. Diese Differenz ist für ein Kunstwerk essenziell, jeder Künstler erlebt sie immer wieder aufs Neue und muss durch sie hindurchgehen. »Die Tat umfaßt ein Opfer und ein Wagnis.« (Buber 1992, S. 14) Im Wagnis, in der Begegnung und Auseinandersetzung mit dem Material und der damit verbundenen Aufgabe kommt es zu einer Transformation. Das Innerste bleibt nicht erhalten, sondern es transformiert sich. Auf diese Weise kann selbst der schwierigste Durchgang als Bereicherung erlebt werden. Und dadurch wird das Werk überhaupt erst wahrnehmbar und erfahrbar, dadurch erscheint es als Gegenüber und lädt zum Dialog ein. Doch selbst das ist nicht die ganze Wahrheit. »Die unmittelbare Erfahrung des ›in mir‹ hat zwar eine Grenze, doch sie wandert. (…) Das Außen verwandelt sich in ein Innen, das Innen in ein Außen. Sogar dass alles innen ist, erscheint möglich.« (Trawny 2013, S. 14) Mit anderen Worten: Das, was außen ist, kann sich in umgekehrter Richtung in das Innerste bewegen. Es kann den Raum der Intimität mit aufbauen, mit gestalten. In Verbindung mit der Kunsttherapie heißt das, dass diese intim wahrgenommen und erfahren werden kann. Einen solchen Moment beschreibt Gertraud Schottenloher: »Es wird Stille. Ich bin total im Augenblick, total aufmerksam im Prozeß des Gestaltens, des Verwandelns von Form und Farbe. In dieser Stille, diesem Zustand von Aufmerksamkeit und Versenkung – jenseits der Gedankenmühle – steigt tiefes Wissen in uns auf, das sich im Gestaltungsprozeß formt, wobei es sich der Vernunft entzieht, da seine Sprache andere Dimensionen hat.« (Schottenloher 1989, S. 10)

Fallbeispiel

Das Malspiel

Svenja kommt ins Atelier und verwandelt sich ganz plötzlich in einen Hund. Auf allen Vieren vor mir stehend, bellt sie mich freudig an und gibt mir zu verstehen, dass sie gestreichelt werden möchte. Ich tue das und schlage ihr dann ein »Malspiel« vor: »Wir wollen auf einem großen Packpapier mit Fingerfarben malen und fangen einfach an, ohne uns vorher etwas auszudenken.« Svenja ist skeptisch und meint, man müsse doch eine Idee haben, um zu malen. Aber sie ist einverstanden, es auszuprobieren. Wir vereinbaren, dass wir dabei nicht miteinander sprechen. »In meinem Kopf herrscht oft so ein Durcheinander, deswegen rede ich immer so viel!«, gesteht sie mir. Doch schon nach kurzer Zeit gestaltet sie intuitiv und ohne langes Überlegen, großflächig und mit beiden Händen. Anschließend erklärt sie das Bild so: »Alles darauf hat eine Bedeutung und überall stecken Gefühle drin.« Auf dem Bild ist wieder ein Kreis zu sehen, doch diesmal befindet sich ein Tier darin.

48.2 Das Einhorn

Fallbeispiel

Svenja entdeckt ihr Krafttier

In der nächsten Sitzung schlage ich Svenja vor, eine Reise zu ihrem Krafttier zu machen. Sie ist neugierig und sofort einverstanden. Wir räumen die Tische beiseite, sie legt sich auf eine Decke am Boden und ich beginne mit einer Entspannungsübung. Dann führe ich Svenja in die »Welt der Krafttiere«. Das ist eine Imagination, in der ich ihr nur als Begleiter und Wegweiser diene, sie bis zu einer Schwelle bringe, nach deren Übertretung die Bilder ohne äußeren Impuls entstehen. Bei geschlossenen Augen berichtet sie mir, was sie sieht: »Ich gehe los, springe über Steine und über einen Bach und komme an einen Waldrand. Ich gehe in den Wald, dort glitzert es überall! … Nun sehe ich ein Licht. Ich laufe darauf zu, aber es entfernt sich, wenn ich ihm folge. … Ich setze mich auf einen Stein am Ufer des Baches, schließe die Augen und höre das Wasser rauschen. … Jetzt laufe ich mit geschlossenen Augen vorsichtig wieder los. Aber ich kann das Licht trotzdem sehen, durch meine Augenlider. … Nun erreiche ich es, ich strecke meine Hand aus und fasse hinein. Dort ist etwas sehr Weiches, wie Fell. Ich streichele es, weiß aber nicht genau, was es ist. Aber es erinnert mich an ein Pferd. … Ich frage nach seinem Namen und es verrät ihn mir. Das ist nun mein Geheimnis, dieser Name.«

In der nächsten Woche berichtet mir Svenja, dass das pferdeähnliche Wesen mit dem weichen Fell ein Einhorn ist. Ich frage sie, ob sie versuchen möchte, dieses Einhorn aus Ton zu gestalten. Sie ist von diesem Vorschlag anfangs begeistert, das Unternehmen erweist sich jedoch um einiges schwieriger, als unsere bisherigen Übungen mit dem Material Ton. Svenja kommt an eine Grenze, denn sie merkt, dass es zwischen ihrem inneren Bild und den äußeren Möglichkeiten einen Unterschied gibt. Als sie schließlich mit einiger Mühe ihr Krafttier fertiggestellt und angemalt hat, biete ich ihr an, das Einhorn ein zweites Mal zu tonen, diesmal allerdings »blind«. Sie setzt sich vor einen Tonklumpen und formt mit geschlossenen Augen den Körper, während ich Impulse dazu gebe. Der Formprozess geschieht durch Drücken der Tonmasse mit den Fingern, während das Tier imaginiert wird. Svenja geht tief in den Prozess hinein. Am Ende wird sie die erste Plastik, die ihr mehr Mühe bereitet hat, mit nach Hause nehmen; die »Blindarbeit« bleibt an einem sicheren Ort im Atelier.

Ein inneres Bild bewegt sich nach außen und zeigt sich in einem Werkprozess. Das bereitet Mühe. Indem ich in meiner Arbeit Imagination und Gestaltung verbinde, ist es jedoch nie völlig außen, sondern oszilliert zwischen innerem und äußerem Raum. Das schafft Intimität. Die Kinder wachsen nach innen. Da die ersten Phasen unseres Lebens von der Intimität geradezu unterwandert sind, eröffnet sich mir als Therapeut diese intime, kindliche Vitalität und ihr Schicksal auch auf einer anderen Ebene: »Die Intimität ist notwendig latent infantil. Ihr Begehren, die Grenzen zum anderen und zur Welt überhaupt zu öffnen, ruft die Kindheit in Erinnerung, in der die Enttäuschungen gerade aus der traumatischen Austreibung dieses Begehrens kommen. (…) Obwohl die Kindheit solche Traumata über sich ergehen lassen muss, verschwindet sie nie ganz, vor allem dann nicht, wenn wir uns selbst in unseren eigenen Kindern begegnen und nicht begegnen.« (Trawny 2013, S. 18) Die kindliche Intimität bietet eine Art Schutzraum, der Teil unserer Kindheit und unserer individuellen Erinnerungskultur ist. Trawny spricht von einer Kindheitserinnerung, in der dieser Schutzraum zusammenstürzt. Es geht um eine innere Katastrophe, es ist die Rede von einer »traumatischen Austreibung dieses Begehrens«, des Willens zur Grenzüberschreitung, die der kindlichen Intimität innewohnt. Der Autor meint, dass die meisten von uns nicht nur das Begehren, sondern auch die Austreibung kennengelernt haben. Gehen wir von dieser Annahme aus, dann hat das für die therapeutische Arbeit mit Kindern eine große Bedeutung. Es bedeutet, dass sich die Phänomene der Intimität oft innerhalb von Übertragungsprozessen – und hier vor allem in der Gegenübertragung – äußern, wo Erinnerungen und die damit verbundenen Gefühle wachgerufen werden. Die Kindheit verschwindet nie ganz. Das Wissen darum kann uns anleiten, die Intimität besser zu verstehen, ihr angemessen zu begegnen, sie zuzulassen und einzulassen in unser eigenes Inneres.

48.3 Die Höhle

Fallbeispiel

Die Schattentiere

»Diesmal ist es Nacht. Ich kann ein paar Sterne und einen Halbmond sehen. … Jetzt habe ich mein Krafttier gefunden! Es hat mich vor den Schattentieren gerettet, das sind Wesen, die verwandeln sich in Krafttiere, sind aber in ihrer wahren Gestalt ganz schwarz. … Wir gehen zusammen zur Höhle, wo das Einhorn wohnt. Dort drin liegen Äpfel, Karotten und Heu, es ist richtig gemütlich! Ich gebe dem Einhorn eine Karotte und es frisst mir aus der Hand. … Das Einhorn erzählt mir, dass es auch bei mir ist, wenn ich in meiner Welt Hilfe brauche. Es sagt, es ist im Himmel und wacht über mich. Wie Gott, nur persönlicher.«

Das erzählt Svenja während einer erneuten Imaginationsreise. Noch unter dem Eindruck der Erlebnisse berichtet sie mir anschließend, dass sie selbst oft keinen Hunger verspüre, aber dann ganz plötzlich Appetit auf etwas bekomme. Das würde an den Medikamenten liegen, die sie nimmt. Anfänglich habe sie sich geweigert, die Kapseln zu schlucken, und ihre Eltern hätten versucht, sie zum Einnehmen zu zwingen, aber Svenja habe sich durchgesetzt. Sie möchte zu nichts gezwungen werden und so begegnet sie auch ihrem Krafttier. Noch in derselben Sitzung gestaltet sie die Höhle aus Ton, wobei sie sich genauso viel Mühe gibt, wie bei dem Einhorn. Sie stellt dieses dann in die fertige Höhle, sodass wir alles eine Weile betrachten können.

Die Hilfe für Svenja dauerte ein knappes Jahr. In dieser Zeit ging sie nicht nur zur Kunsttherapie, sondern besuchte auch eine Tagesgruppe, außerdem wurde sie bei einem psychiatrischen Arzt vorstellig, der ihr die ADHS-Medikamente verschrieb, die er kurze Zeit später wieder absetzte. Es wurde keine akute Gefährdung des Kindeswohls festgestellt, aber trotzdem eine Familienhilfe installiert. Nachhaltigkeit ist mir auch in meiner eigenen Arbeit wichtig. Svenja war nicht depriviert, in ihr war das Gefühl für den eigenen Innenraum schon da, in dem der Wunsch nach Intimität und dessen Erfüllung in den vielfältigen Begegnungen, die das Leben bietet, wachsen kann. Diesen Raum brachte sie zu den Sitzungen mit und wir gestalteten ihn, sodass er auch unabhängig von der Kunsttherapie existieren konnte. So erzählte mir Svenja von einem Wochenende zu Hause folgendes: »Da lege ich mich auf meinen Teppich und stelle mir vor, was du so gesagt hast, und dann komme ich in die Krafttierwelt.« Dazu fallen mir die Worte von Violet Oaklander ein: »Kinder sind unsere besten Lehrer. Sie wissen bereits, wie man wächst, wie man sich entwickelt, wie man lernt, wie man sich entfaltet und entdeckt, was gut und schlecht für den Menschen ist und welches seine Bedürfnisse sind. (…) Alles, was sie (und die Kinder in uns) brauchen, ist der notwendige Raum dafür.« (Oaklander 1981, S. 397) Der Raum der Intimität als ein Ort der Wandlung.

Fallbeispiel

Svenjas Zeichen

In einer der letzten Sitzungen hat Svenja ihr Lieblingskuscheltier mitgebracht, einen Hund namens »Teddy«. Für die Imagination legt sie ihn neben sich auf eine kleine Decke, die sie extra dafür mitgebracht hat. Nachdem ich sie an ihren sicheren Ort geführt habe, rege ich an, dass sich dort eine Art Tunnel befände, der sich zu einer weiten, bergigen Landschaft öffnen würde. Svenja berichtet mir dann, was weiter geschieht: Sie gelangt zu einem dunklen Höhleneingang, fürchtet sich aber davor, in die Höhle zu gehen. Als ich ihr vorschlage, Feuer für eine Fackel zu machen, kann sie ihre Angst besiegen und die Höhle betreten. Als sie mit der Fackel an den Wänden entlang streift, entdeckt sie dort Malereien, die sie mir ausführlich beschreibt. Darunter fällt vor allem ein geheimnisvolles Zeichen auf, das in ihrer Körpergröße an die Höhlenwand gemalt ist und eine starke Anziehungskraft ausübt. Nachdem sie aus der Imagination zurückgekehrt ist, nimmt sich Svenja drei Farben aus dem Regal und malt dieses Zeichen. Als das Bild fertig ist, zeigt sie es mir voller Begeisterung. Auf einem goldenen Hintergrund ist ein in Violett und Braun gehaltener Schmetterling zu erkennen.

Von Georges Bataille stammt meiner Ansicht nach die eindrücklichste Sichtweise der Intimität: »In ihrer Intimität sind alle Menschen eins.« (Bataille 1985, S. 89) Das bedeutet: In meinem Innersten bin ich allen anderen Menschen gleich und diese sind es mit mir. Das Verlangen nach Intimität ist allen Menschen eigen und verbindet sie miteinander. Bataille sieht die Intimität als eine Existenzform an, die die Wahrheit in ihrer unmittelbaren Nähe findet und nicht an einem jenseitigen Ort. Intimität ist die »Immanenz von Mensch und Welt« (Bataille 1997, S. 39), die Matrix eines Urzustandes, die aber nicht in einem Goldenen Zeitalter eingeschlossen ist, sondern sich in verwandelter und reflektierter Form neu hervorzubringen vermag. Es tritt ein Dasein hervor, welches in der Intensität des Augenblicks und im Beziehungsgewebe der Welt neue Fülle verheißt und aus dem die Kunst wie auch die Kunsttherapie schöpft. Dabei – in der Begegnung mit dem anderen Menschen und mit uns selbst, im Dazwischen von Erinnerung, Imagination, Materialisation und Transformation – entsteht etwas, was als fragil und ausdrucksstark zugleich erfahren wird. Ich nenne es die *Ästhetik der Intimität.*

Literatur

Bataille G. Die Aufhebung der Ökonomie. München: Matthes & Seitz 1985.

Bataille G. Theorie der Religion. München: Matthes & Seitz 1997.

Buber M. Das dialogische Prinzip. Ich und Du. Gerlingen: Lambert Schneider 1992.

Gadamer H-G. Die Aktualität des Schönen. Kunst als Spiel, Symbol und Fest. Stuttgart: Reclam 1977.

Oaklander V. Gestalttherapie mit Kindern und Jugendlichen. Stuttgart: Klett-Cotta 1981.

Schottenloher G. Kunst- und Gestaltungstherapie. Eine praktische Einführung. München: Kösel 1989.

Trawny P. Ins Wasser geschrieben. Philosophische Versuche über die Intimität. Berlin: Matthes & Seitz 2013.

49 »Kunsttherapie – bitte nicht stören«

Handlung, Geste und situatives Geschehen statt Sprache

Katja Bonnländer

49.1 Rahmenbedingungen des Projekts

Das Projekt Kunsttherapie mit schwer und chronisch kranken Kindern und Jugendlichen ist ein Angebot für Patienten der Kinderklinik und Poliklinik im Dr. von Hauner'schen Kinderspital der Ludwig-Maximilian-Universität München. Es wurde 2005 von Dr. Karl Heinz Brisch, leitender Oberarzt der Abteilung Pädiatrische Psychosomatik und Psychotherapie, ins Leben gerufen. Die kunsttherapeutische Begleitung kommt für Patienten im Alter zwischen vier und 20 Jahren infrage. Erkrankungen, unter denen die jungen Patienten leiden, sind unter anderem: Mukoviszidose, pulmonale Hypertonie, Organtransplantationen, Strom- und Verkehrsunfälle mit Trauma- bzw. Behinderungsfolge, entzündliche Darmerkrankungen, Münchhausen-by-Proxy-Syndrom, Immundefekt, Epileptische Enzephalopathie, Organschäden nach Beschneidung, starke Magersucht. Inhaltlich kooperiert die Kunsttherapeutin mit dem psychosomatischen Konsiliar- und Liasondienst, der bindungsorientierte therapeutische Begleitung auf den somatischen Stationen der Kinderklinik anbietet, und mit dem psychosozialen Team, das (sozial)pädagogisch und ergotherapeutisch arbeitet. Finanziert wird das Projekt durch die Stiftung Omnibus und den Hauner-Verein. Im Jahr sind außerdem 180–230 Stunden kunsttherapeutische Einzeltermine im therapeutischen Angebot enthalten.

49.2 Vorgehen und theoretische Bezüge

Themen und Arbeitsformen richten sich, entlang der Grenzen einer somatischen Station, nach den Wünschen der Patienten. Während der Einzeltermine gestalten die Kinder und Jugendlichen »spielerisch« und die Therapeutin bezieht sich zugewandt und achtsam auf ihr Gegenüber und dessen Gestaltung. Damit entsteht ein gemeinsames Handeln mit dialogischem Charakter. Das situative Geschehen in seiner Gesamtheit betrachtet die Therapeutin als künstlerische Gestalt. Entwicklungspsychologisch bzw. therapeutisch betrachtet, entsteht eine Situation, die spiegelnde Kommunikation nutzt und dabei ein sehr frühes Entwicklungsstadium und seine Beziehungserfahrung anklingen lässt. Bezogen auf Theorien der Kreativitätsentwicklung wird der z. B. bei Winnicott beschriebene, intermediäre Raum genutzt, in dem Spiel und Übergangsobjekt psychisches Wachstum ermöglichen.

Kunsttherapeutische Methoden, die diese Möglichkeiten thematisieren und die Arbeit anregen sind z. B. das progressive therapeutische Spiegelbild (Benedetti und Peciccia), sowie das begleitende Malen (Schrode 1995; Schattmeyer et al. 1989).

Gaetano Benedetti entwickelte in der »Bildgestaltenden Psychotherapie« (1992, S. 214 ff.) den Dialog in Bildern, um Menschen, die aufgrund einer psychotischen Erkrankung Beziehung als Auflösungsgefahr erleben, zunächst innerhalb eines Bildraumes konstruktive Beziehungserfahrungen zu ermöglichen. Helena Schrode arbeitet mit ihrer Methode des begleitenden Malens ebenfalls mit Menschen mit Ich-Störungen. Junge Menschen mit schweren körperlichen Erkrankungen nehmen Kontakt zum unbegreiflichen Gegenüber des Todes auf. Ihre psychische Entwicklung richtet sich dagegen mit starker Entfaltungskraft auf das Leben. Ohnmacht und Ich-Auflösung stehen im Raum. Die Integration von Symbiose und Separation bekommt hierdurch eine starke Brisanz.

49.3 Die Patientin und ihre Erkrankung

Die Patientin ist 16 Jahre alt und leidet seit ihrer Geburt an einem schweren Immundefekt und einer Darmresorptionsstörung. Infolge zahlreicher Erkrankungen ist ihre Lungenfunktion eingeschränkt und ihr Allgemeinzustand labil. Die Erkrankung ist lebensbedrohlich, doch es besteht die Hoffnung, dass sich durch engmaschige medizinische Begleitung und eine dazu notwendige psychische Stabilisierung, der Verlauf beeinflussen lässt.

Die Mutter ist alleinerziehend mit fünf Kindern und lebt 90 km von München entfernt. Die stationäre Aufnahme erfolgt meist, wenn sich der Zustand der Patientin – ich nenne sie im Folgenden Sandra – stark verschlechtert. Regelmäßig notwendige Behandlungstermine werden oft kurzfristig abgesagt. Neben der körperlichen Erkrankung hat Sandra einen selektiven Mutismus entwickelt, sie spricht ausschließlich mit Angehörigen ihrer Familie. Krankenhausaufenthalte und der Schulbesuch sind dadurch stark behindert bzw. nur in Begleitung möglich. Eine Aufnahme in die psychosomatische Station des Dr. von Hauner'schen Kinderspitals scheiterte, da die Trennung von Mutter und Tochter nicht möglich war. Im Verlauf der zweijährigen kunsttherapeutischen Begleitung entwickelt Sandra ein Lungenemphysem und benötigt künstlichen Sauerstoff.

In der Kunsttherapie wird versucht, der Patientin einen Beziehungs- und Entwicklungsraum unabhängig von der Familie zu eröffnen. Ziel der kunsttherapeutischen Arbeit ist die Förderung der Autonomieentwicklung, im Sinne einer altersadäquaten Entwicklung. Denn eine der Voraussetzungen für eine angemessene Behandlung der körperlichen Erkrankung ist auch eine Veränderung im Familiensystem.

49.4 Setting

Berichtet wird von ausgewählten Situationen im Verlauf der kunsttherapeutischen Begleitung über einen Zeitraum von zwei Jahren. Die Termine werden wöchentlich angeboten und dauern jeweils zwei Stunden. Aufgrund der beschriebenen Schwierigkeiten, begrenzte Compliance bzw. kurzfristige Terminabsagen, kann Sandra statt ca. 140 nur 76 Stunden Kunsttherapie wahrnehmen.

49.5 Verlaufsdarstellung

Erste Begegnung: Ist Kontakt möglich?

Ich treffe Mutter und Tochter zusammen im Krankenzimmer an. Als ich mich vorstelle, blickt Sandra zu Boden, die Mutter schüttelt mir die Hand und stellt sich und ihre Tochter vor. Sie sagt, sie wolle gerade etwas für die Tochter kochen, und bittet darum, dass wir gemeinsam in die Küche gehen. Dort angekommen breite ich die mitgebrachten Materialien für die künstlerische Arbeit aus. Sandra schaut sich alles an, wobei sie nicht zu mir sieht. Ich spreche von möglichen Themen und Techniken. Beispielsweise habe ich Bilder von Pferden dabei. Ich frage, ob sie das interessiere, sie schüttelt den Kopf, lächelt und sieht dabei zu Boden.

Als ich ein Ölbild auspacke, an dem eine andere Teilnehmerin der Kunsttherapie malt, zieht Sandra den Keilrahmen zu sich heran. Ich frage, ob sie das Motiv interessiere? Kopfschütteln. Ob sie mit Öl malen wolle? Ein Nicken. Meine innere Spannung, die Sorge darum, wie ich mit Sandra in Kontakt kommen könnte, lässt nach, wir sind in Verbindung und es gibt einen gestalterischen Wunsch bei Sandra.

Jetzt schaltet sich die Mutter ein: Sie spricht davon, dass die Pferdemotive etwas für eine von Sandras Schwestern seien, denn die sei ein Pferdenarr. Der »dünne« Kontakt zwischen mir und Sandra wird dadurch unterbrochen, jetzt kommen außerdem Ärzte herein: Sie bitten uns, die Küche zu verlassen, da sie hier eine Besprechung abhalten müssten. Kurzerhand drücke ich der Mutter und Sandra die Arbeitsmaterialien, die ich ausgebreitet hatte, in die Hand. Beide greifen zu und wir gehen gemeinsam ins Spielzimmer. Eine kleine »Karawane« mit rollendem Infusionsständer, Hammer, Keilrahmen, Farbkästen und Tuben in den Händen. Diese erste gemeinsame Aktion fühlt sich verbindend an. Im Spielzimmer angekommen, setzen wir uns zusammen und ich nehme den Kontakt wieder auf: Es geht um das Motiv für die Arbeit mit Ölfarben. Sandra entscheidet sich mit Nicken und Kopfschütteln unter verschiedenen Angeboten für ein Selbstporträt.

»Um die Ecke« in die Augen blicken

Ich schlage vor, dass wir zur Vorbereitung auf die Arbeit an einem Selbstporträt mit Ölfarben auf Leinwand mit einer Zeichnung beginnen könnten. Ein Passfoto von Sandra wäre als Vorlage gut geeignet. Sandra ist einverstanden. Die Mutter verlässt das Spielzimmer und geht ins Patientenzimmer, um ein aktuelles Passfoto von Sandra zu holen.

Sandra und ich, vor einer halben Stunde noch unbekannt, sitzen zusammen und warten schweigend auf »unsere Vorlage«. Kurz darauf hat die Mutter das Bild auf den Tisch vor uns gelegt. Sandra und ich blicken direkt in die Augen des Kindes Sandra auf dem Foto. Ich bekomme ein »brenzliges« Gefühl, wie bei einem »visuellen Tabu«: Ich sehe ihr jetzt, durch das Bild in die Augen, wie bei einem

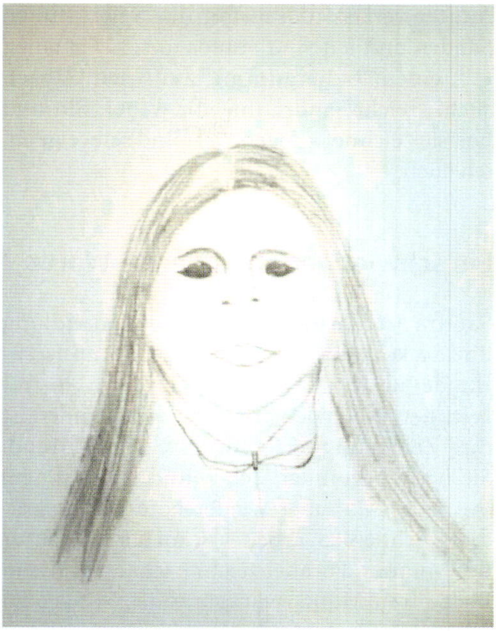

Abb. 49-1 Selbstporträt, Zeichnung.

Blickkontakt, dem sie doch vehement ausweicht. Ist der Kontakt zu intensiv?

Dann teile ich Sandra meine zeichnerischen Gedanken mit: wie und wo man anfangen könnte, z. B. mit dem Wahrnehmen der Proportionen und der Vorzeichnung (► Abb. 49-1). Die Mutter schaltet sich ein: Was es kosten würde, wenn ich sie porträtiere. Ich bin überrascht, ärgere mich etwas und nehme ihre eigene Bedürftigkeit, die mit der ihrer Tochter zu konkurrieren scheint, wahr. Ich erkläre der Mutter, dass ich keine »Auftragsporträts für Angehörige« mache, dass das Porträtzeichnen aber erlernbar sei, es erfordere Geduld und Konzentration, sei dann aber nicht sehr schwer. Ich frage weiterhin, ob Sandra ihr zeichnerisches Interesse eventuell geerbt habe, ob sie oder Sandras Vater gezeichnet hätten. Sie bejaht, der Vater sei künstlerisch begabt und zeichne sehr schön. Vater und Mutter sind getrennt, mir erscheint es positiv, dass die Mutter in der künstlerischen Tätigkeit eine förderliche Verbindung zu ihm anspricht. Die

Mutter verlässt daraufhin das Spielzimmer, Sandra und ich sind »unter uns«. Wir teilen uns einen Radiergummi, wenn ich danach suche, reicht Sandra ihn mir weiter, hin und her, sie zeichnet konzentriert und schweigend, ich auch.

Ein schwieriger Mund: erste Worte

Sandra ist gerade stationär in Behandlung und so kommen insgesamt drei Termine zustande, in denen wir beide an ihrem Porträt zeichnen. Nach den ersten beiden Stunden ist ihre Zeichnung fertig, doch fehlt der Mund. Sie hatte begonnen, den Mund zu zeichnen, ihn jedes Mal aber wieder komplett wegradiert. Schließlich arbeitet sie an der Korrektur des Mundes. Parallel zeichne ich auf meinem Blatt ihren Mund, wie er auf der Vorlage zu sehen ist: ganz leicht geöffnet. Bei ihr erscheint schließlich der Mund mit einer ganz feinen, fast nicht sichtbaren Trennlinie zwischen den Lippen. Es wirkt unklar, ob er offensteht oder ganz verschlossen ist.

Die Zeichnung wie auch der Prozess des Zeichnens zeigen eine Analogie zu dem Symptom, das sie entwickelt hat: einen selektiven Mutismus. Wenn man den Mund als biografisches Organ sieht, das in der frühen Mutterbindung eine wichtige Rolle spielt, bedeutet das vielleicht auch eine ambivalente bzw. für dieses Alter sehr enge Mutterbindung. In der Zeichnung bzw. während des Versuchs den Mund zu zeichnen, scheint Sandra in Distanz zu ihrem Symptom zu treten. Nachdem sie mir zunächst den Radiergummi weiterreicht, wenn sie sieht, dass ich ihn brauche, antwortet sie in den folgenden Stunden, ganz knapp verbal auf einfache Fragen von mir. Als ich z. B. frage, in welche Klasse sie käme, antwortet sie gut hörbar: »Achte«. Als ein kleiner Junge vorbeiläuft, frage ich, ob sie auch schon im Krankenhaus gewesen sei, als sie so jung war? Nicken. Ob ihre Mutter dabei war? »Manchmal«.

Einige aufeinanderfolgende Termine sitzen wir beide still zusammen, blicken dem kleinen Passbild von Sandra ins Gesicht und malen. »Der Blick des Anderen« wird zwar nicht erwidert, aber Sandra ist dabei, als sich mein Blick und ihr eigener dem Mädchen auf der Fotografie zuwenden. Der Blickkontakt, der, wie der verbale Kontakt, offenbar kaum aushaltbar für Sandra ist, wird dabei auf einem Umweg hergestellt.

In diesen Zeitraum fällt Sandras erster Satz: Als wir mit der Mutter den Flur entlanglaufen und ich mich nach dem Weg zur Toilette erkundige, kommt Sandra ihrer Mutter zuvor und erklärt mir in Anwesenheit ihrer Mutter, in der sie bisher mir gegenüber ganz schwieg, wo es langgeht!

Zu zweit »Halten oder Knallen«: unbelebter Abschied

Die Arbeit am Ölbild soll begonnen werden, ein Keilrahmen wird hergestellt. Nachdem wir, jede für sich, die Schenkel des Keilrahmens mit dem Hammer zusammengebaut haben, muss die Leinwand aufgespannt werden. Dabei ist es gut, zusammenzuarbeiten – eine hält fest, die andere befestigt die Leinwand mit dem Tacker. Meist arbeiten wir schweigend. Der Zusammenhang ergibt sich aus dem gemeinsamen »spiegelnden Tun« (► Abb. 49-2). Nachahmen, Sehen was die andere macht, Warten oder »Vorausgehen« ist möglich, wie in einem gemeinsamen Spielfeld. Als ich sie frage, ob sie die Leinwand halten oder den Tacker benutzen und »knallen« möchte, antwortet sie: »knallen«.

Während ich sie beim gemeinsamen Tun deutlich wahrnehmen kann – beim Zeichnen wirkt sie sehr konzentriert, beim »Knallen« lebendig und lustvoll –, ist sie zum Ende der Stunde still und ich kann sie gar nicht mehr spüren. Ich kann keine Mimik oder Gestik des Abschieds erkennen. Abschied und Trennung wirken emotional abgespalten. In einem positiven Bild, das während meiner Supervision zu

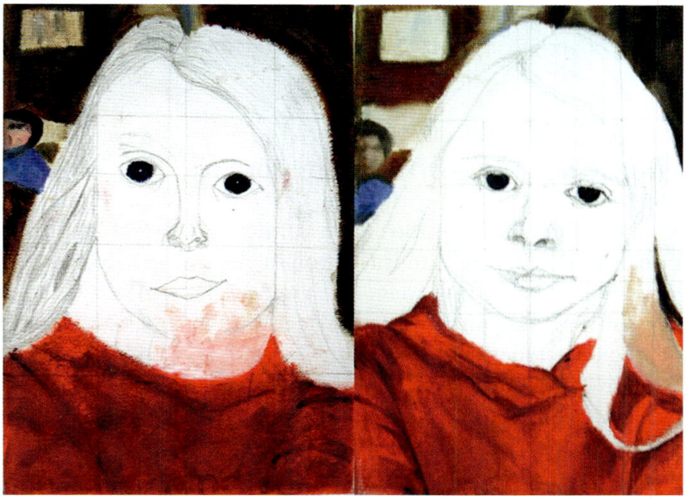

Abb. 49-2 Zu zweit, Selbstporträts, Öl auf Leinwand.

diesem Thema auftaucht, erscheint es, als ob Sandra sich verabschiedet wie eine Blume, die sich am Abend schließt.

Der Mund ist abgerissen

Als das Ölporträt fertig ist und sie es mit nach Hause nimmt, wird es dort versehentlich beschädigt, ein Riss schneidet den Mund ab (► Abb. 49-3). Wieder erscheint etwas auf dem Bild, zu dem es im Leben eine Entsprechung gibt. Sandra bringt das beschädigte Bild mit und bittet mich, es zu reparieren.

Mutter und Tochter bekommen eigene Ansprechpartnerinnen

Die Termine haben bis zu diesem Zeitpunkt mit einigen Unterbrechungen stattgefunden. Wie schon aus der Krankengeschichte bekannt, bekomme ich oft per SMS kurzfristige Absagen der Kunsttherapiestunden. Die Mutter unterschreibt dabei mit dem Anfangsbuchstaben ihres Vornamens, S., wie auch Sandra, obwohl wir uns nie geduzt haben. Zu Beginn oder Ende der Stunden spricht die Mutter manchmal mit mir vor Sandra über sie, wobei sie Sandras sprachlosen Zustand gleichsam »wiederherstellt«. Es scheint, dass Sandras Mutter selbst die Aufmerksamkeit und Zuwendung der Therapeutin braucht. Im psychosozialen Team findet sich eine Therapeutin, die ihr zeitgleich zu meinen Stunden

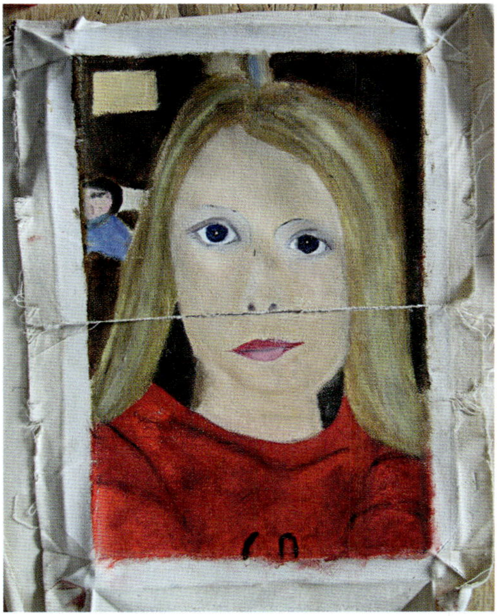

Abb. 49-3 Selbstporträt, Öl auf Leinwand (beschädigt).

ein gesprächstherapeutisches Angebot machen kann. Zögerlich nimmt Sandras Mutter dies an.

»Kunsttherapie – bitte nicht stören«

Einige ambulante Termine hatten vor der stationären Behandlung Sandras schon in einem Therapieraum stattgefunden. Doch in der Klinik kann oft nur im Spielzimmer der Station gearbeitet werden. Dieser Raum ist »offen«: Andere Kinder und ihre Eltern kommen herein. Ich frage Sandra in so einem Moment, ob sie sich gestört fühle – indifferentes Schulterzucken. Die Störungen und meine Nachfrage an sie wiederholen sich einige Male. Schließlich bejaht sie, dass die Unterbrechungen ihr nicht recht seien. Ich frage, ob wir die anderen Kinder rausschicken sollten, sie meint: »Das kann man nicht machen.«

Mir fällt auf, dass Sandra im Vergleich zu anderen Patienten nie direkt angesprochen wird, wenn wir zusammen gestalten, weder Krankenschwestern noch andere Kinder richten das Wort an sie. Ihre Stummheit ist entweder bekannt oder spürbar, sie dient ihr in gewissem Sinn als erfolgreiche Abgrenzung. Als ich anbiete, ein Schild an der Tür anzubringen: »Kunsttherapie, bitte nicht stören«, findet Sandra das gut. Die verbalisierte Forderung nach einer Grenze ist neu bei Sandra, und ist nun außerhalb des eigenen Köperraumes gezogen. Damit wird auch die erweiterte triangulierende Beziehung zur Kunsttherapeutin geschützt.

Stillstand – mit Musik

Mutter und Tochter kommen inzwischen relativ regelmäßig zu ihren parallelen Terminen. Sandra hat sich entschieden, als nächstes mit Ölfarben ihren Hund zu malen. Der nächste Termin ist wieder außerhalb der Klinik. Sandras jüngere Schwester trägt sie die Stufen zum Therapieraum hoch, da Sandra aktuell sehr schwach ist. Sie setzt sich, platziert ihren Discman auf dem Tisch, macht ihn an und schweigt.

Sie hat die Vorlage für das Bild ihres Hundes nicht dabei und reagiert auf meine Vorschläge, wie wir beginnen könnten, mit Schulterzucken. Ich bin unsicher, ob sie sich von etwas gestört fühlt, was sie nicht aussprechen kann. Ob ich sie überfordere? Ich horche nach ihrem Atem, der bei bisherigen Situationen, in denen ich das Gefühl hatte, es geht ihr nicht gut, schneller und flacher wurde. Ich kann nichts Ungewöhnliches an ihrem Atem feststellen, außer natürlich, dass der künstliche Sauerstoff, den sie momentan braucht, leise zischt. Vielleicht ist es nur mir unangenehm, so stumm dazusitzen, vielleicht ist es für Sandra wenig ungewöhnlich und sie lässt mich nur teilhaben an einer Stimmung, in der sie manchmal ist, verschlossen, unentschlossen, antriebs- oder lustlos. Vielleicht gefällt es ihr, mich zu verunsichern, oder ist sie trotzig oder wütend, dass ich sie nicht verstehe. Dieser innere Dialog ohne Worte schlägt eine Brücke von ihr zu mir und ich suche damit Verbindung zu Sandra. Rein äußerlich passiert nichts – oder doch: Wir hören gemeinsam poppige Musik zum stummen, für mich schwer aushaltbaren »Miteinander«. Nach einer Stunde etwa mache ich Sandra einen Vorschlag, den sie auch annimmt: Wir malen gemeinsam an einem Farbkreis der Ölfarben, der zur Orientierung beim Farbenmischen für unsere weiteren Bilder dienen kann.

Osterlämmer, Konturen, Verlust

Der dünne Kontakt zwischen uns, die Tatenlosigkeit, die mit Resignation, Schwäche, Hemmung, Trotz und Widerstand in Zusammenhang stehen könnte, begleitet uns auch in der nächsten Stunde. Auf Material oder Themenvorschläge antwortet Sandra nur mit Schulterzucken. Doch wieder hören wir ihre Musik. Plötzlich richtet sie ihren ersten Satz an mich, ohne dazu von mir vorher durch eine

Frage aufgefordert worden zu sein: »Meine Schwester backt schon Osterlämmer.« Ich bin sehr berührt von ihrer ersten eigenständigen verbalen Kontaktaufnahme.

Etwa nach der Hälfte der Stunde mache ich ihr den Vorschlag, eine Koralle abzuzeichnen. Ich hoffte darauf, mit einer interessanten Form und künstlerischen Aufgabe ihr Interesse wecken zu können. Sie nimmt ihn an. Sehr zögerlich zeichnet sie neben mir und wünscht sich dann, auf meinem Blatt die Konturen meiner Bleistiftzeichnung mit Tusche nachzuzeichnen. Doch ein Zufall bringt in dieser Stunde ein Familienthema zur Sprache: Ich trage einen Mundschutz, weil ich Schnupfen habe, und muss mich schnäuzen. Ich entferne mich aus dem Raum, um sie nicht anzustecken. In dem anderen Raum ist ein Bild in einem schönen alten Rahmen aufgehängt. Ich frage Sandra, ob ihr der Rahmen gefalle und ob wir ihr Porträt auch rahmen sollten? Der Rahmen gefalle ihr, zu Hause hätten sie auch so einen. Darin sei eine Fotografie der Familie ihrer Mutter mit deren Eltern, die beide gestorben seien, als ihre Mutter und deren sechs Geschwister noch sehr jung waren.

Freude am Malen

Telefonisch erfahre ich von der Mutter, dass Sandra Freude am Malen habe. Mir selbst waren die beiden letzten Stunden mit Musik, Osterlamm, Koralle und der von den Eltern verlassenen Mutter nicht leichtgefallen. Während des Korallenzeichnens hatte ich sie gefragt, ob sie im Urlaub schon mal eine Koralle gesehen habe. Sie erzählte von einer schönen Muschel, die ihr Vater ihr mitgebracht habe. In der nächsten Stunde bringt Sandra diese Muschel mit. Die Muschel vor uns, die Zeichensachen ausgebreitet, geschieht nichts mehr. Wieder höre ich auf Sandras Atem, er wirkt normal. Ich »verlangsame« mich innerlich, um die passive Situation nur wahrzunehmen und nichts zu tun, auch nicht meine Gefühle zu verscheuchen: die Sorge um sie, das Gefühl vor einer Mauer zu stehen, hinter der ich sie nicht fühlen kann. Eventuell spüre ich etwas von ihren Gefühlen in Bezug auf die Trennung der Eltern, die erst eineinhalb Jahre zurückliegt. Zwei Stunden lang sitzen wir schweigsam vor der Muschel, es läuft leise, poppig-romantische Musik.

Wie in der vorausgegangenen Stunde, in der sie von der frühen Verlusterfahrung ihrer Mutter berichtet hatte, scheinen Trennung und erstarrte Trauer thematisch im Raum zu sein. In der Supervision entsteht die Idee, unsere aktuellen kleinen »Trennungen«, die Abschiede zum Ende der Kunsttherapiestunde, mit einem Spiel zu gestalten: Therapeutin und Patientin wählen eine Farbe und malen »gegeneinander«. Auf dem Blatt versucht jede mit ihrer Farbe den meisten Raum einzunehmen.

»Sonst waren Sie immer schneller«: Abschiede gestalten – Ich und Du

In der nächsten Stunde hat Sandra auch eine Idee: Sie will ihre Schwester porträtieren. Eine Vorlage hat sie dabei, wir können gleich loslegen. Während des Malens erkläre ich ihr meine Spielidee für das Ende der Stunde; sie ist begeistert davon. Ein Blatt ist nicht genug, sie will es mehrmals ausprobieren und ist energisch bei der Sache. Wie schon beim Knallen, spüre ich ihre Kraft und Handlungslust. In der darauffolgenden Stunde überrascht mich Sandra gleich zu Beginn: Sie zeigt mir ihr Bild, das sie zu Hause weitergemalt hat und sagt: »Sonst waren Sie immer schneller!« Unsere Beziehung entwickelt sich, Wettstreit, Freude und das Thema, sich voneinander zu unterscheiden, prägen diese Stunde. Sandra variiert die »Gegeneinander-Bilder« (► Abb. 49-4), spritzt mit laufenden Farben und wünscht sich immer mehr Blätter, sodass unser »Abschiedsritual« fast die Hälfte der Stunde einnimmt.

Sandra hat noch einen Wunsch: Nach unseren »Gegeneinander-Bildern« möchte sie noch etwas »Gemeinschaftliches« zum Abschluss machen, wir könnten beide unsere Namen malen. Als wir gerade dabei sind, etwas außer

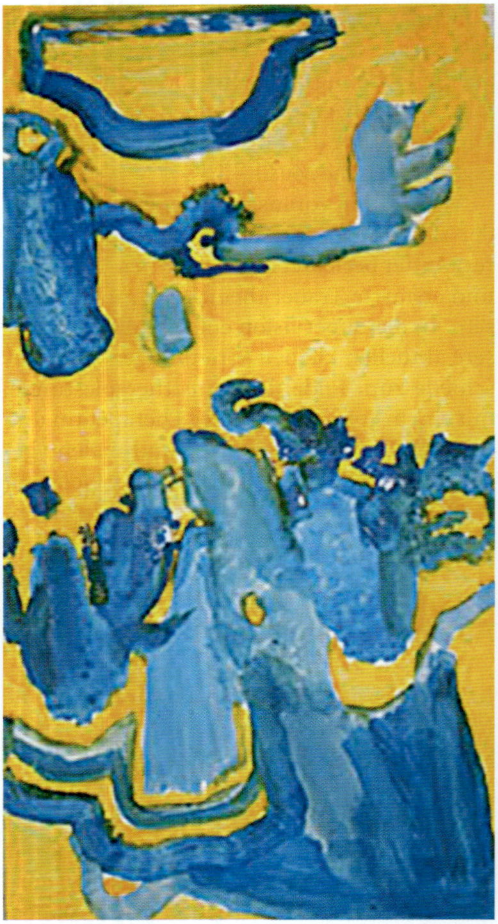

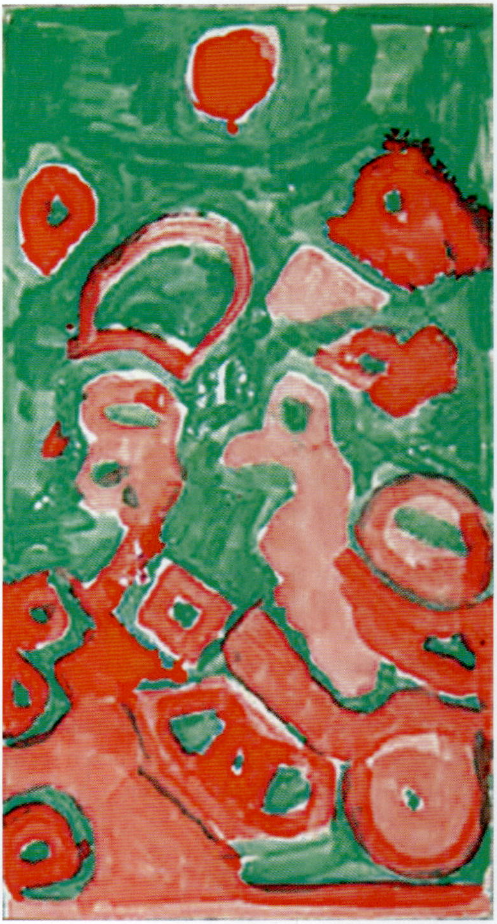

Abb. 49-4 Gegeneinander malen. Zwei Ergebnisse.

Atem von den »malerischen Abschiedskämpfen«, klopft es, die Mutter kommt herein zum Abholen. Eine Beziehung hat sich entwickelt, die vielleicht in diesem Augenblick auch für die Mutter spürbar ist: unsere Namen nebeneinander, doch jeder auf einem eigenen Blatt.

Rückschritt, Fortschritt, körperliche Grenzen

Sandras körperlicher Zustand verschlechtert sich zunehmend. Das Atmen fällt ihr trotz künstlicher Sauerstoffversorgung immer schwerer. Termine müssen wegen ihrer körperlichen Schwäche ausfallen. Schließlich wünscht sie sich von mir, dass ich während der Stunden ihre Mutter als Überraschung zum Geburtstag porträtiere. Dieser Wunsch erfreut mich nicht, war ich doch so froh, dass Sandra die Stunden zunehmend für sich nutzen konnte. Sandras Wunsch ist jedoch dringend. Das Porträt der Mutter soll vor dem gleichen Hintergrund wie damals Sandras Selbstporträt gemalt werden.

Aus personellen Gründen muss zu diesem Zeitpunkt die therapeutische Begleitung der Mutter unterbrochen werden. Ich habe das

Gefühl, dass Sandra in ihrer Therapiezeit der Mutter wieder Platz einräumt. Ich füge mich ihrem Wunsch, da Sandras Zustand inzwischen lebensbedrohlich ist. Dass genau in diesem Moment die therapeutische Begleitung der Mutter unterstützend fehlt, ist besonders dramatisch.

Eine Bedingung stelle ich Sandra, bevor ich ihren Wunsch nach dem Porträt der Mutter erfülle: Sie soll selbst ein Motiv wählen, an dem sie zur gleichen Zeit arbeitet. Sandra wählt den schwarzen Peter eines Diddlmaus-Kartenspiels: Diddlmaus hat ihre brennende Geburtstagstorte gelöscht, die nun völlig verkohlt ist. Sandra erzählt von ihrem Ärger über das Unverständnis ihr gegenüber: Sie sei häufig kritisiert worden, dass sie nicht regelmäßig genug in die Behandlung komme. Auch eine Psychotherapie habe sie begonnen, in der die Therapeutin sie kritisiert habe, wenn sie Termine absagte. Diese Therapeutin sei dann an Krebs erkrankt, hätte selbst auch keine Termine mit ihr mehr wahrnehmen können. Später sei sie dann gestorben. Sicher hätte sie erst dann verstanden, dass man manchmal zu schwach sei. Das ist das einzige Mal, dass Sandra mir gegenüber über ihre eigenen Gefühle spricht. Sandra kann das letzte Bild nicht fertigstellen. Sie kommt auf die Intensivstation, wo ich sie nur noch bei schwachem Bewusstsein antreffe. Ich besuche sie regelmäßig und erzähle von unseren gemeinsamen Erlebnissen oder sitze, wie es schon damals in manchen Stunden war, schweigend bei ihr.

Die Mutter nutzt die Zeit, in der ich bei Sandra bin, als Erholungspausen. Sie erzählt mir auf dem Gang, wie schwer die Sorge um die Tochter auf ihr laste. Die Situation erinnere sie zudem an ihre frühe Kindheit, als ihr Vater auf der Intensivstation verstarb. Er hatte zuletzt einen Luftröhrenschnitt bekommen und konnte deswegen am Ende nichts mehr zu ihr sagen. Dieser stumme und frühe Abschied habe sie als Kind schwer belastet.

Kurz darauf stirbt Sandra. Der Mutter gebe ich das von Sandra bei mir in Auftrag gegebene Porträt. Sandras Tod ist auch für mich schmerzlich. Später gehe ich nochmals mit der Mutter zu Sandras Grab. Es ist gut, sich gemeinsam liebevoll an Sandra zu erinnern.

Literatur

Benedetti G. Psychotherapie als existenzielle Herausforderung. Göttingen: Vandenhoeck & Ruprecht 1992.

Malinconico A, Peciccia M. Al di là della parola. Vie nuove per la terapia analitica delle psicosi. Roma: Edizioni Scientifiche MaGi 2006.

Schattmeyer K, Schrode H, Van Veen B. Gestaltungstherapie in der Psychotherapeutischen Klinik. Drei Mitarbeiterinnen der Psychotherapeutischen Klinik Stuttgart-Sonnenberg berichten über ihre Erfahrungen. Stuttgart: Verlag Deutscher Arbeitskreis Gestaltungstherapie 1989.

Schrode H. Klinische Kunst- und Gestaltungstherapie. Stuttgart: Klett-Cotta 1995.

Winnicott DW. Vom Spiel zur Kreativität. Stuttgart: Klett-Cotta 1995.

50 Menschen in Krisengebieten

Verloren zwischen Vergangenheit und Zukunft

Rita Eckart, Myrtha Faltin

Kriege und Naturkatastrophen zwingen zum Neuanfang. Das Weiterleben erfordert Initiative, Entscheidungsfähigkeit, seelische Stabilität und Durchhaltevermögen von Menschen, deren Gegenwart von Verlusten, Unsicherheit, Angst, Verzweiflung und Ratlosigkeit beherrscht wird. Ihnen in dieser seelischen Vakuumsituation künstlerisch-therapeutische Nothilfe anzubieten, mag verwegen erscheinen. Was sollen künstlerische Therapeuten in Ländern bewirken, die im Chaos eines Bürgerkrieges zu versinken drohen, nach Naturkatastrophen von Seuchen heimgesucht, ohne funktionierende Trinkwasser- und Lebensmittelversorgung, ohne ausreichende medizinische Hilfsmaßnahmen, ordnende Verwaltungssysteme, funktionierende Schulen und Geschäfte auskommen müssen? Welchen Nutzen können Menschen in Krisengebieten aus scheinbar so unnützen gestalterischen Beschäftigungen ziehen, wie Zeichnen, Malen oder Plastizieren, wenn ihr Leben im Zuge der Katastrophe aus den Angeln gehoben wurde? Ist es möglich über kulturelle Verschiedenheiten hinweg eine bildnerische Sprache zu finden, die dem Schmerz über die Verluste und den Ängsten der Gegenwart im Einklang mit der örtlichen Kultur gerecht wird?

Diesen und ähnlichen Fragen wird hier auf der Erfahrungsgrundlage der NGO »stART international e. V. emergency aid for children« nachgegangen, deren mit dem internationalen Hilfsnetzwerk abgestimmte künstlerisch-therapeutische Nothilfemaßnahmen eine fernab vom Schauplatz der Katastrophe entwickelte Fachkompetenz Menschen zur Verfügung stellt, die ohne therapeutische Hilfe kaum Ausdrucksmöglichkeiten für die erlebten Schrecken finden würden.

50.1 Kulturelle Verschiedenheiten überwinden

Es ist bei allen therapeutischen Bemühungen unerlässlich, über kulturbedingte Unterschiede hinweg bis zu den Menschen durchzudringen, deren Leben sich von dem der Therapeuten meistens nur auf den ersten Blick grundlegend unterscheidet. Bei der Arbeit im Ausland können weitgehende Zugeständnisse vonseiten der Therapeuten erforderlich sein, da Nothilfemaßnahmen keine Änderungen in gesellschaftlich-religiösen Kontexten zum Ziel haben. In muslimischen Ländern kann es erforderlich sein, dass sich Therapeutinnen verschleiern, ein Kopftuch und lange Gewänder tragen, auch ihr Verhalten in der Öffentlichkeit muss örtlichen Normen genügen. In politischen und religiösen Fragen verhalten sich die Nothelfer abstinent, ihre Hilfe gilt Kindern, Jugendlichen und ihren Bezugspersonen ohne Ansehen ihrer Volkszugehörigkeit oder religiösen und politischen Überzeugungen. *Interkulturell kompetent* kann in diesem Sinn eine Handlungsweise bezeichnet werden, die sensibel und weitgehend vorurteilsfrei andersartige kulturelle Konzepte wahrnimmt und in den eigenen Kommunikations- und Interaktionsstil möglichst authentisch integriert. *Interreligiöse Kompetenz* befähigt die Nothelfer, bei Respektieren örtlicher Glaubensvorschriften adäquate künstlerische Ausdrucksmöglichkeiten zu finden und glaubwürdige thematische Brücken zu schlagen durch Verbindendes ohne Konfliktpotenzial.

Kulturell bedingte Unterschiede können die therapeutische Arbeit erheblich beeinflussen. Einzelne Symbole, Formen, Farben oder auch Tätigkeiten können örtlich mit besonderen Bedeutungen verknüpft sein. Unverfänglich erscheinende Zeichen können im Voodoo-geprägten Haiti Geister anrufen, in einem muslimisch geprägten Land Anstoß erregen. Im muslimischen Kulturkreis muss das je nach Region unterschiedlich ausgelegte Bilderverbot beachtet werden, das die Darstellung von göttlichen Wesen untersagt und der Abbildung von allem Lebendigem, was einen durchgehenden Schatten wirft, vor allem Menschen, ebenfalls skeptisch gegenübersteht. Neben kulturell-religiös bedingten Einschränkungen müssen sich in der Nothilfe tätige künstlerische Therapeuten auch ungewohnten Lebens- und Arbeitsumständen stellen und mit begrenztem, vor Ort vorhandenem Material kreativ umgehen können.

Die örtliche Kultur mit ihren Glaubensvorschriften, Lebensrhythmen und Traditionen wirkt sich jedoch nicht nur einschränkend, sondern auch bereichernd auf die therapeutische Arbeit aus, offenbart sie doch die Gangart, die Färbung und den Duft des Lebens der Menschen vor Ort und bildet so eine authentische Inspirationsquelle für künstlerische Therapeuten.

50.2 Interdisziplinäre künstlerisch-therapeutische Nothilfe

Die künstlerisch-therapeutische Nothilfe ist häufig die einzige Form der psychosozialen Notversorgung, die Kinder und Jugendliche erreicht, wenngleich sie die Hauptleidtragenden in Katastrophenfällen sind. Sie sind körperlich und seelisch überfordert und mit ihren belastenden Erlebnissen alleingelassen, während Erwachsene sich eher stabilisieren können, indem sie sich aktiv handelnd für die Sicherung des äußeren Überlebens einsetzen.

Das Nothilfeangebot von stART international e. V. enthält neben der Kunsttherapie auch Eurythmietherapie, Musiktherapie und pädagogische Elemente. Alle Therapeuten verfolgen dieselben therapeutischen Ziele und vereinen ihr Angebot zu einem strukturierenden Gesamtprogramm.

Die Gruppe als therapeutische Gemeinschaft

Wegen der hohen Anzahl von Hilfesuchenden nach Katastrophenfällen erweist sich die Arbeit mit großen Gruppen als einzig realisierbares, wirksames Setting, selbst wenn ohne Räume und Mobiliar gearbeitet werden muss. Im Vakuum zwischen Vergangenheit und Zukunft ist die Arbeit einer therapeutischen Gruppe sinnstiftend. Sie füllt die von äußerster Not gekennzeichnete Gegenwart, hilft Kraft zu schöpfen, Hoffnung aufzubauen und die einseitige Opferrolle abzulegen durch eine aktive, schöpferische Tätigkeit, die Ausdrucksmöglichkeiten für belastende Erlebnisse bietet (► Abb. 50-1).

Vom Leid gezeichnet an Gestalt und Gestaltung

Interdisziplinär zusammenwirkende künstlerische Therapeuten beobachten in Krisengebieten akute Belastungsreaktionen sowohl an der Gestalt als auch an den Gestaltungen der Betroffenen. Eurythmietherapeuten fallen unter anderem Orientierungsstörungen auf, die sowohl die Links-Rechts-Orientierung betreffen als auch die Orientierung in Raum und Zeit, zwischen Hand und Fuß sowie zwischen Hand und Auge. Störungen in der Wahrnehmung des rückwärtigen Raumes, ein erhöhter Bewegungsdrang und nervöse Unruhe können ebenso vorkommen, wie eine Abneigung gegen jegliche Bewegungsanforderung. In bildnerischen Werken überwiegen zunächst gerüstartige, regressive Gestaltungen ohne eindeutige Oben-unten-Orientierung und Probleme beim Wiedererkennen des eigenen Werkes nach kurzer Zeit.

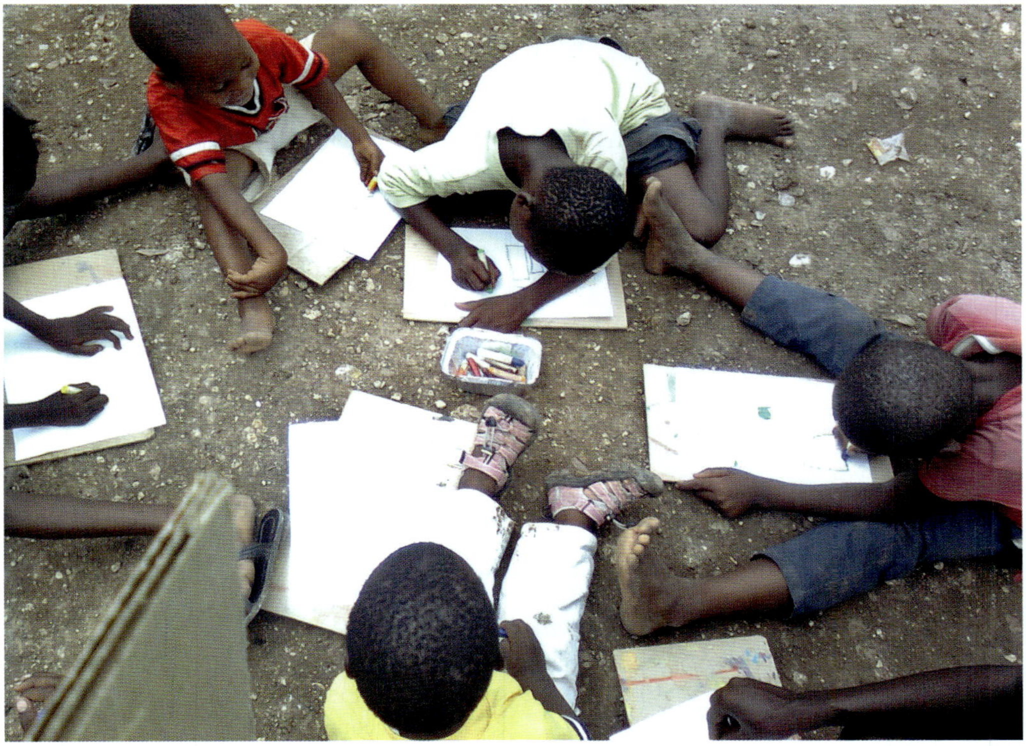

Abb. 50-1 Ins Zeichnen vertiefte Kinder in einem provisorischen Waisenhaus, Haiti 2010. Materialmangel kann durch das Bilden kleinerer Einheiten innerhalb einer großen Gruppe ausgeglichen werden.

Die Eurythmietherapie setzt gezielte, von emotionaler Beteiligung begleitete, Körperübungen ein, um die durch den Schock geschwächten Synapsenverbindungen und die Funktion des Corpus callosum wieder zu stärken. Hilfreich erweisen sich neben Geschicklichkeitsübungen zentrierende Maßnahmen wie das Jonglieren und alle spielerischen Übungen, die ein Schwingen zwischen einem Zentrum und dem Umkreis erfordern und die Aufgabe haben, die innere Schwingungsfähigkeit zu fördern. Sowohl die Kunsttherapie als auch die Eurythmietherapie setzen imaginative Bilder ein: Als Hase, Schnecke oder Elefant zu gehen belebt und verändert die eigene Körperempfindung, das innere Bild von einem Baum gibt Kraft sich aufzurichten und Wurzeln zu schlagen, Bilder von Wind, Regen, Donner, Sonne, Mond und Sternen helfen, sich wieder mit dem Leben zu verbinden und das Schöne in einer zerbrochenen Welt wiederzufinden.

50.3 Kunsttherapie in Flüchtlingslagern und Waisenhäusern nach einer Naturkatastrophe

Flüchtlingslager und Waisenhäuser sind von Enge, Lärm, Geschäftigkeit und allgegenwärtiger Not gekennzeichnet. Dennoch bieten sie gestrandeten Menschen nach Katastrophenfällen einen ersten dürftigen Ruheplatz. Kinder und Jugendliche erholen sich von den erlebten Schrecken in Flüchtlingslagern – oberflächlich betrachtet – schnell. Ihre Situation in Waisenhäusern ist jedoch durch den Verlust

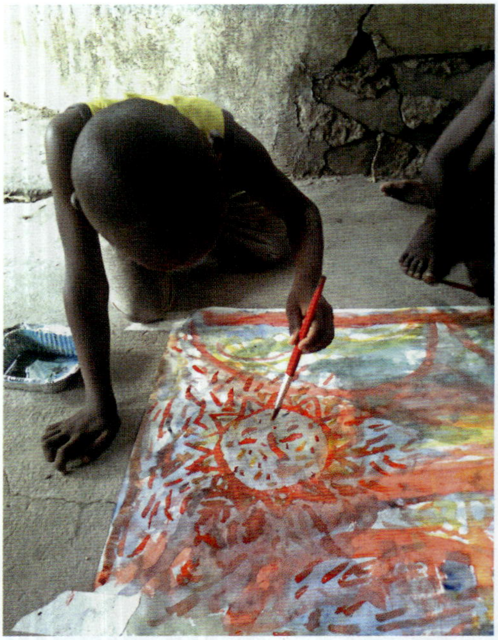

Abb. 50-2 Ein Kind in einem provisorischen Waisenhaus nimmt sich durch Malen eine »Auszeit« von seinen existenziellen Verlusten. Haiti 2010.

ihrer Familie, die Unterversorgung und die unsichere Zukunft weit prekärer. Manche von ihnen können sich trotz existenzieller Verluste nach kurzer Zeit auf Gestaltungsprozesse einlassen. Sie sind mehr als Erwachsene in der Lage, ganz im Augenblick zu leben, ihre Ängste auszublenden und erscheinen schon bald nach ihrer Ankunft vordergründig fröhlich (► Abb. 50-2). Gleichzeitig werden sie nachts von Albträumen geplagt, nässen ein, und stehen immer wieder mit leerem Blick abwesend da.

Bekommen die Kinder im Rahmen einer strukturierten Nothilfemaßnahme neben gezielten Bewegungsübungen und rhythmischen Übungen der Musiktherapie die Möglichkeit, sich bildnerisch auszudrücken, so bilden sie spontan und mit großem Gleichmut ab, was sie erlebt haben. Oft wirkt es beinahe so, als ob diese Erlebnisse gar nicht zu ihnen gehörten und sie sich mit dem Unfassbaren erst im Abbildungsprozess nach und nach vertraut machen müssten. Von Anfang an tauchen traumatische Inhalte in den Bildern von Kindern aus Krisengebieten auf. Das therapeutische Ziel ist in diesem Fall, den eruptiv auftauchenden Erinnerungen bildnerisch Raum zu geben und die Kinder bei gleichzeitiger Stärkung ihrer Ressourcen durch den Bewusstwerdungsprozess zu begleiten.

Der plastische Ausdruck von Tod und Zerstörung

Um dem traumatischen Erlebnis der Zerstörung durch das Erdbeben in Haiti im Jahr 2010 einen schöpferischen Aufbauprozess entgegenzusetzen, erhielten Gruppen von Waisenkindern im Alter von sieben bis zehn Jahren die einfache Aufgabe, aus einer kleinen Menge Ton ein kleines Haus zu bauen. Begeistert und zugleich ernst machten sie sich an die Arbeit und bildeten zunächst ihre zerstörte Umgebung mit Toten und Verletzten ab (► Abb. 50-3).

Die meisten Werke zeigten stark regressive Züge. Die Kinder waren bemüht, ihr Leid mitzuteilen, erklärten ihre Gestaltungen jedoch ohne emotionale Reaktionen. Nach wochenlanger Beschäftigung mit der Hausthematik erschienen ihre Häuser immer intakter und heiler und sie wandten sich anderen Themen zu. Mit ihren erschütternden Arbeiten legten sie Zeugnis ab von der Katastrophe und konnten sich im Laufe der Gestaltungsprozesse in einem geschützten Rahmen auch emotional des traumatischen Erlebens bewusst werden.

Das Leben mit Händen greifen

Seelische Stabilisierungsprozesse konnten auch in einem Zeitraum von mehreren Monaten anhand der Zeichnungen beobachtet werden. Allmählich überwanden die Kinder ihre dissoziativen Zustände und ihr inneres Angespanntsein wich einer deutlich spürbaren

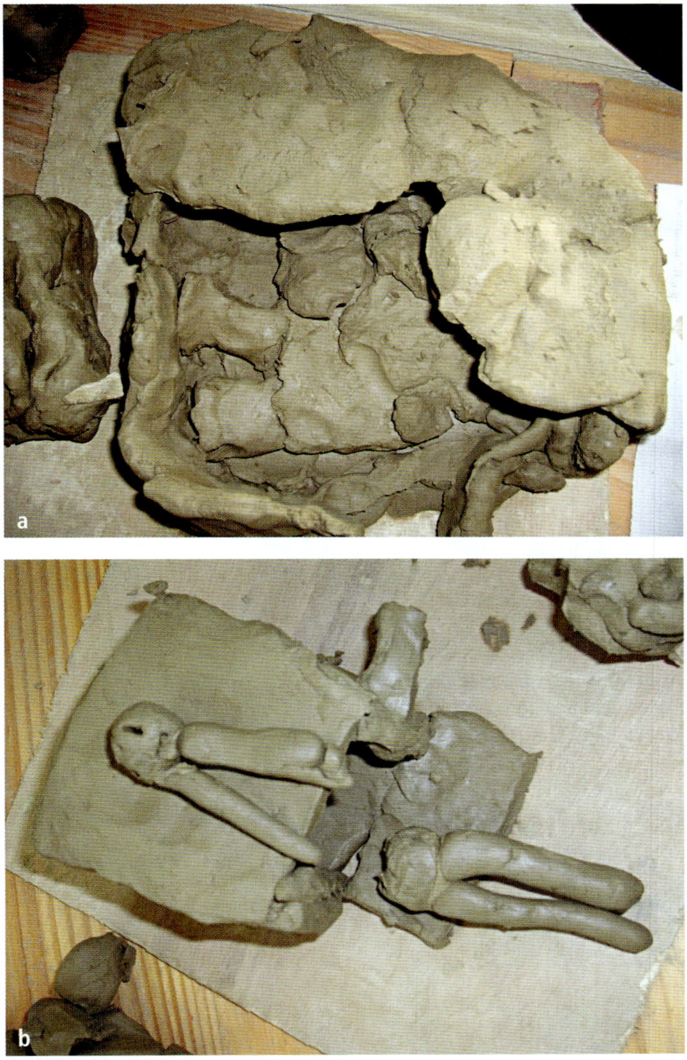

Abb. 50-3 **a)** Hausruine mit totem Menschen. **b)** Haus mit toten Kopffüßlern.

Entspannung. Um diesen Heilungsprozess zu unterstützen und eine engere Verbindung mit dem Körper herzustellen, wurden acht- bis zwölfjährige Kinder aufgefordert, mit einer Hand ihren Kopf und ihr Gesicht aufmerksam zu betasten, um mit der anderen das so Erfahrene in einfacher Form mit Kohle abzubilden. Die eine Hand vergewisserte sich, dass man selbst noch da ist, wenngleich dreihunderttausend Menschen das Beben nicht überlebt hatten, die andere zeichnete auf einem zuvor mit Kohle getönten farbigen Blatt oder wischte den Kohlestaub fort. Der Tod war noch greifbar in der Umgebung, aber die Kinder gingen daran, aus der geschwärzten Fläche mit der bloßen Hand ein schlichtes Gesicht herauszuarbeiten. Ihre Hände glitten empfindsam über die Fläche (► Abb. 50-4) des Papiers und schafften lebendige Antlitze von überdurchschnittlicher Reife.

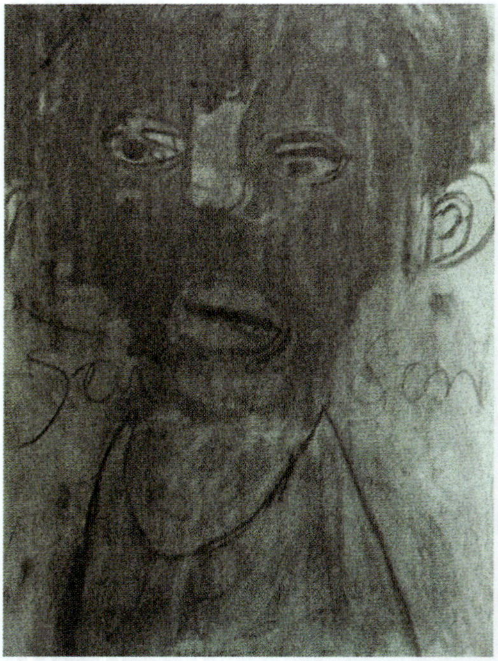

Abb. 50-4 Porträtzeichnung aufgrund von Tasterlebnissen am eigenen Gesicht, zwölfjähriger Junge im Waisenhaus, Haiti 2010.

Gemeinsam die Welt neu erträumen

Gemeinschaftsarbeiten, die in den überfüllten Lagern und Waisenhäusern mit großen Kindergruppen durchgeführt werden, erreichen selbst diejenigen Kinder, die sich auf Einzelarbeiten infolge der erlebten Schrecken noch nicht einlassen können.

Die großformatigen Bilder, die mit Pastellkreiden auf Papier entstehen, offenbaren zunächst eine durcheinander geratene Welt, später aber auch die Hoffnungen und Träume der Kinder. In einer ersten Phase wurde frei gearbeitet, jedoch ohne die Malerei der anderen zu zerstören. Vor dem zweiten Gestaltungsschritt nahmen die Kinder Abstand vom Bild und es wurde besprochen, was nun das gemeinsame Bild noch brauchen könnte. Gestalterische und soziale Prozesse greifen dabei selbst bei Gruppen, in denen die Kinder unterschiedlichen Alters sind, erstaunlich harmonisch ineinander (► Abb. 50-5).

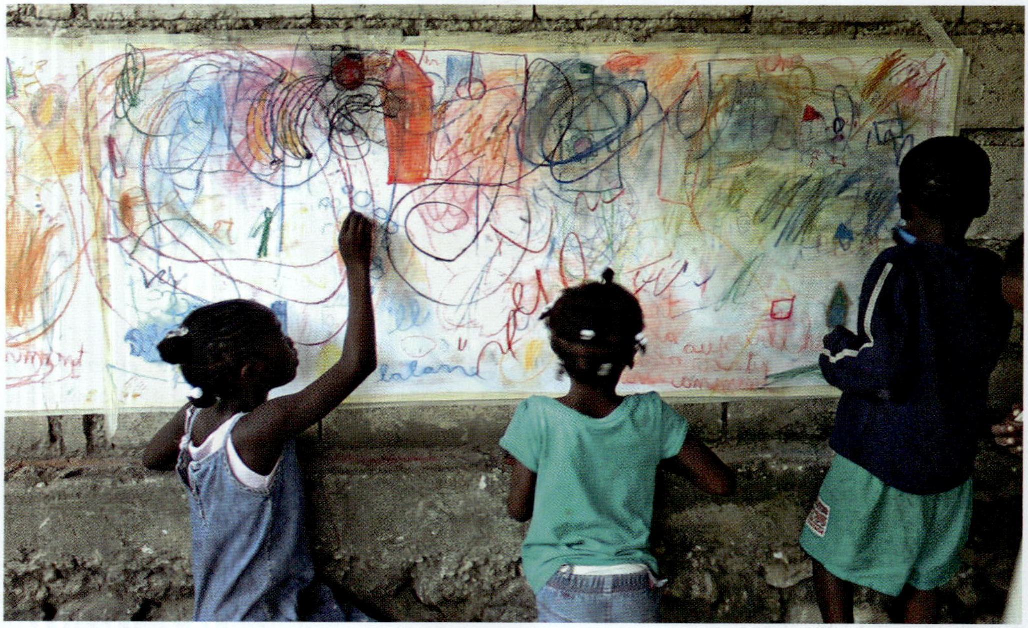

Abb. 50-5 Kinder bei Gemeinschaftsarbeit, Haiti 2010.

50.4 Kunsttherapie zur Befriedung nach einem Bürgerkrieg

Im Gegensatz zu einer Naturkatastrophe, die die Betroffenen zu einer Leidensgemeinschaft vereint, hinterlässt ein Bürgerkrieg verfeindete Gegner, die weiterhin zusammenleben müssen. Opfer- und Täterrollen sind nicht voneinander zu trennen. Im Rahmen der interdisziplinären künstlerisch-therapeutischen Nothilfe konnten Partner- und Gemeinschaftsarbeiten in Libyen vielerorts verhärtete Fronten aufweichen, Berührungsängste mindern und über anfängliche Scham und Sprachlosigkeit hinweghelfen.

Von Nestern, Vögeln und Flugversuchen

Libysche Pädagoginnen beklagten nach dem Bürgerkrieg im Jahr 2011, dass ihr Unterricht die untereinander verfeindeten Schülerinnen und Schülern nicht mehr erreiche. Der Riss, den der Bürgerkrieg verursacht hatte, ginge aber auch durch die Kollegien. Zu sich kommen, in sich Frieden erleben, waren ihre stärksten Bedürfnisse. Als Vogel in einem Nest sollten sich die Teilnehmerinnen der Gruppe imaginieren und das innere Erlebnis mit geschlossenen Augen nebeneinander an der Malwand stehend beidhändig zeichnend begleiten. Immer wieder sollten sie in die Sicherheit des Nestes zurückkehren und dann versuchen zu fliegen, anderen Vögeln zu begegnen. Im Raum breitete sich eine meditative Stimmung aus, während die Arbeit spontan weitergeführt wurde (▶ Abb. 50-6). Da die entstandenen Linien Spuren von Bewegungen darstellten und keine naturgetreuen Abbildungen von Vögeln, kollidierten diese Zeichnungen nicht mit dem Bilderverbot.

Üben, wieder miteinander zu leben

Die ersten Übungen an der Malwand dienten dazu, in sich selbst Frieden zu erleben. Einen Schritt weiter ging eine bildnerische »Nachbarschaftsübung« (▶ Abb. 50-7), in deren Vorfeld noch beobachtet werden konnte, wie Teilnehmerinnen an der Malwand die Nachbarschaft von Gesinnungsgenossinnen suchten. Durch eine Imaginationsübung eingeleitet, entstanden in einem meditativen Prozess das

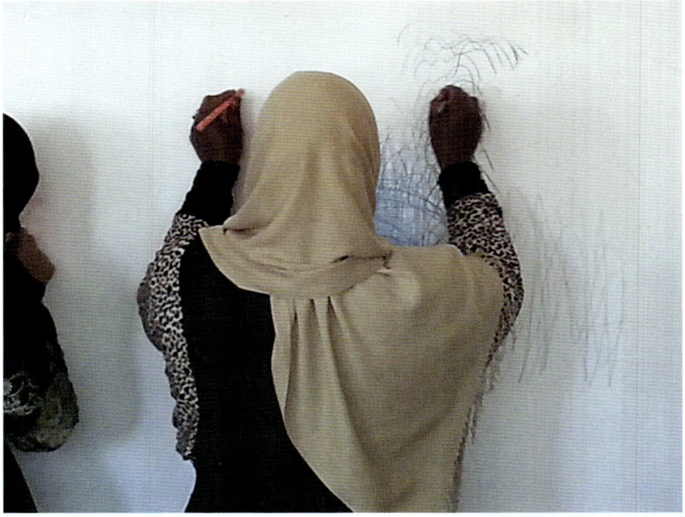

Abb. 50-6 Beidhändiges imaginatives Zeichnen zum Thema Nester, Vögel und Flugversuche, Libyen 2012.

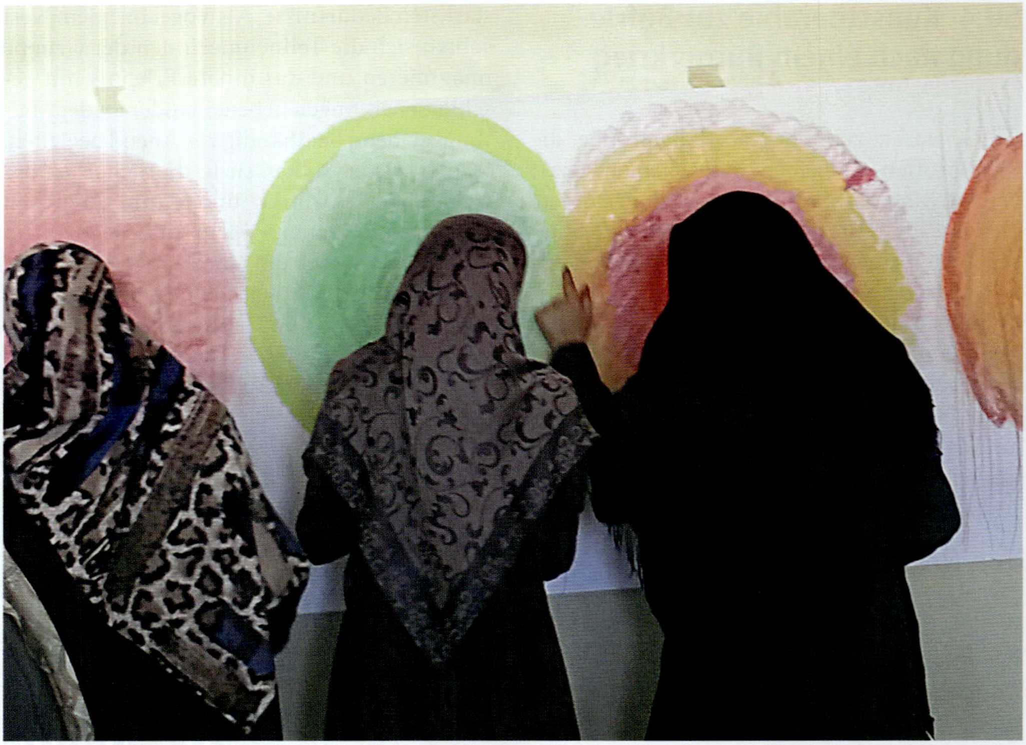

Abb. 50-7 Der Finger auf dem wunden Punkt. Bildnerischer Versuch, nach einem Bürgerkrieg zum Frieden zu finden.

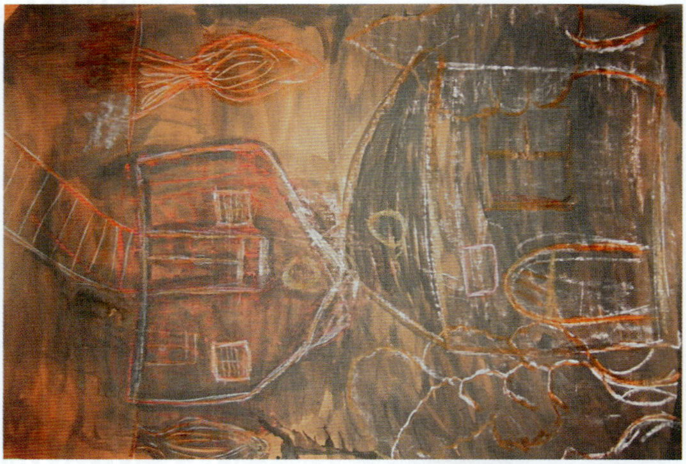

Abb. 50-8 Frauen erinnern sich gemeinsam an die Bombardierungen während der Kämpfe des Bürgerkriegs, Partnerarbeit, Libyen 2012.

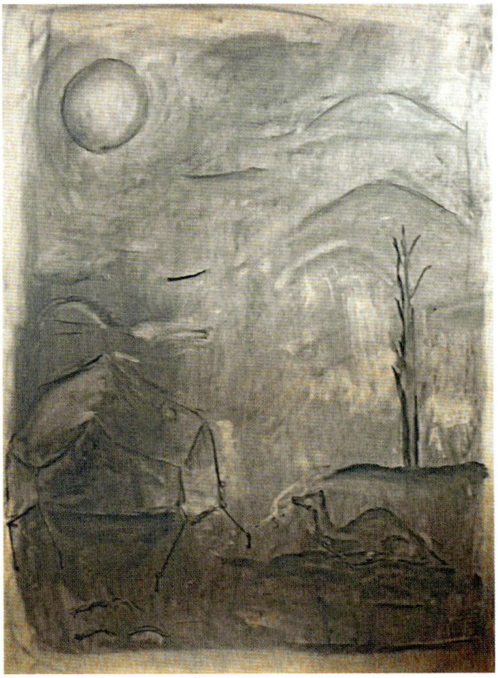

Abb. 50-9 Friedliche Wüstennacht, Libyen 2012.

»Eigene« als großer farbiger Kreis in der Nachbarschaft von »fremden« Kreisen; sie standen zunächst beziehungslos oder konkurrierend nebeneinander.

Nun sollten bildnerische Lösungen gesucht werden, um die Nachbarschaft beidseitig in gegenseitigem Einvernehmen zu gestalten, ohne das Bildganze aus den Augen zu verlieren. An den anschließenden Reflexionen konnte eine zunehmend aktive Beteiligung beobachtet werden. Die Teilnehmerinnen konnten sich anfänglich für die Sicht der jeweils anderen Seite öffnen und auch deren Leid anerkennen. Im Verlauf der Arbeit wurde es in einigen Fällen sogar möglich, in einer Partnerarbeit schmerzliche Verluste und Schrecken, wie die auf unterschiedlichen Seiten der Front erlebten nächtlichen Bombardierungen zu thematisieren (► Abb. 50-8).

In langsamen Schritten konnten die Teilnehmerinnen der Gruppe ihre Ausdrucksfähigkeit mithilfe von künstlerisch-therapeutischen Übungen entdecken, erste Wege aus ihrer zerbrochenen Welt heraus beschreiten und im Zuge der schwierigen Aufarbeitung ihrer Kriegserlebnisse sich nun auch in individuellen Bildern eine neue, friedliche Welt erträumen (► Abb. 50-9).

Dafür bot die künstlerisch-therapeutische Nothilfe ihnen nicht nur einen Rahmen ohne kulturelle Übermächtigung, sie war auch ein tröstendes Zeichen dafür, dass die Welt sie nicht vergessen hat.

Literatur

Eckart R. Bilderflut und Bilderverbot. Kunsttherapie in der internationalen Nothilfe für Kinder und Jugendliche. Kunst & Therapie – Zeitschrift für bildnerische Therapien 2013; 2: 11–25.

Eckart R. Begegnung ohne kulturelle Übermacht am Beispiel eines Nothilfeprojektes von stART international emergency aid for children in Libyen. In: Rolff H, Gruber H (Hg). Kunsttherapie und interkulturelle Verständigung. Berlin: EB-Verlag 2014.

Faltin M. Eurythmie als Traumatherapie in Krisen- und Kriegsgebieten. Masterarbeit, Alanus Hochschule für Kunst und Gesellschaft, Alfter u. Mannheim 2009.

Reddemann L. Imagination als heilsame Kraft. Zur Behandlung von Traumafolgen mit ressourcenorientierten Verfahren. Stuttgart: Klett-Cotta 2004.

51 Kunsttherapie in existenziellen Settings

Kunsttherapie der Borderline-Störung – eine besondere Kunst

Flora von Spreti

51.1 Von der Kunst zur Therapie

Künstler, manchmal Grenzgänger mit sensibilierter Wahrnehmung der Welt und der Wirklichkeit, verfügen oft über eine durchlässige, erweiterte Wahrnehmung, aus der eine besondere künstlerische Fähigkeit erwächst. Auch finden manche über die künstlerische Verarbeitung traumatischer Lebensereignisse psychische Stabilität und seelische Heilung (Reddemann 2006). Doch diese »Nebenwirkung« der Kunst greift, wie auch in der Kunsttherapie, nicht immer: Heinrich von Kleist, Robert Schumann, Ernst Ludwig Kirchner und manch andere sind berühmte Beispiele dafür (Niederland 1989). Doch haben viele von seelischer Krankheit betroffene Künstler bedeutende Kunstwerke hinterlassen und sind aus Kunst- und Kulturgeschichte nicht mehr wegzudenken.

»Kunst ist Betrachtung der Welt im Zustand der Gnade«, sagt Hermann Hesse. Auch ihm war Melancholie und das Leiden an der Welt nicht fremd und sein Leben lang war er auf der Suche nach innerer Einheit und Befriedung seines unruhigen und rebellischen Geistes. Mehr noch als in seinem dichterischen Werk, fand Hesse innere Ruhe und Ausgeglichenheit in der Malerei: »Aus der Trübsal, die oft unerträglich wurde, fand ich einen Ausweg für mich, indem ich, was ich nie im Leben getrieben hatte, anfing zu zeichnen und zu malen (…) für mich ist es neues Untertauchen in den Trost der Kunst, den die Dichtung mir kaum noch gab. Hingegebensein ohne Begierde, Liebe ohne Wunsch.« (Hesse in einem Brief an den Freund Felix Braun, 7. Juni 1917; zit. n. Bucher et al. 2014)

51.2 Kunst und »Borderline«

Aus der Praxis der Kunsttherapie mit Borderline-Patienten, beschreibt die Autorin das kunstherapeutische Setting und die Behandlunsschwerpunkte der Therapie mit den Grenzgängern zwischen Leben und Sterben, zwischen Liebe und Hass, Idealisierung und Verachtung. Die Borderline-Persönlichkeitsstörung ist zusätzlich mit einer hohen Komorbidität belastet und erweist sich daher als eine schwer zu behandelnde, psychische Erkrankung. Die in diesem Beitrag beschriebenen Vorgehensweisen der (Psycho-)Therapie mit bildnerischen Mitteln basieren im Wesentlichen auf langjährigen Erfahrungen mit BPS-Patienten der Akut-Station einer Psychiatrischen Universitätsklinik. Neben einer kompetenten Nutzung von progressiven Potenzialen der Bildenden Kunst wird die kunsttherapeutische Behandlung in wichtigen Bereichen, wie z. B. der therapeutischen Haltung, dem therapeutischen Rahmen und vor allem auch in Bezug auf die Verwendung der Sprache bei einer klärenden, verbalen Intervention, von psychodynamischen Konzepten der Psychotherapie der Persönlichkeitsstörungen getragen. Gerade im stationären Setting hat sich ein störungsspezifisch modifizierter Umgang mit BPS-Patienten für das gesamte Team einer Station als sinnvolle, stringente und entlastende Vorgehensweise bewährt (Clarkin et al. 2011; Lohmer 2013).

Doch gibt es in der bildnerischen Therapie mit Sicherheit Unterschiede zu einer psychodynamischen und analytisch geprägten Psychotherapie, denn Sprache tritt in der bildnerisch-therapeutischen Arbeit erst einmal in den Hintergrund. Auge und Hand, also Sehen und Handeln, haben in der Kunsttherapie

Vorrang vor dem Hören und Sprechen, also vor Ohr und Mund. An deren Stelle stehen neben der reflektierten inneren Resonanz des Therapeuten das achtsame, wertfreie Annehmen des Kranken und das aufmerksame Wahrnehmen eines bildnerischen Prozesses. Dies betrifft auch schwierige Patienten, wie etwa BPS-Patienten. Auch die akzeptierende, neutrale Annahme eines bildnerischen Werkes spielt eine bedeutende unterstützende Rolle. Die Gestaltung übernimmt in dieser Methode in großen Teilen die Funktion einer verbalen Mitteilung und bietet sich damit dem Patienten als, manchmal hoch willkommenes, manchmal abgewertetes oder – wenn auch sehr selten – als krankheits- und regressionsförderndes, bildnerisches Agierfeld an. Für den Kunsttherapeuten und das gesamte Behandlungsteam wird die Gestaltung, neben aller demonstrativen Darstellung, zum sprudelnden Quell hilfreicher bildnerischer Informationen über Stimmung, Befindlichkeit und Krankheitsverlauf. Diese Mitteilungen aus einem frühen, der Sprache (noch) nicht zugänglichen, bildnerischen Bereich in Sprache zu fassen, gelingt selbst dem um Erklärungen kaum verlegenen Borderline-Kranken nur selten.

In Verbindung mit der klinischen psychotherapeutischen und medizinischen Behandlung kann es Patienten mit schwerer Borderline-Pathologie auch ohne verbale Benennung dennoch gelingen, in ihrer Gestaltung Polarität und Abspaltung in ihrer Persönlichkeit als zu sich selbst gehörig zu erkennen. Im Laufe der Zeit haben sie die Chance zu lernen, im Spiegel der Bilder ihre eigene Geschichte wie auch ihre eigenen Ressourcen zu entdecken. Und manchmal kann es dank zunehmender Mentalisierungsfähigkeit sogar gelingen, das Defizitäre und das Traumatische in die eigene Lebensgeschichte zu integrieren.

Fallbeispiel

Fallvignette 1

Eine Anfang 40-jährige Frau wurde aufgrund eines Suizidversuches im Rahmen einer depressiven Episode – mit Verdachtsdiagnose einer narzisstischen Persönlichkeitsstörung – in die Klinik eingeliefert. Hintergrund der Depression war ein »Seitensprung« ihres Mannes vor über zwei Jahren. Trotz seiner ernsthaften Entschuldigung konnte sie ihm das nicht verzeihen. In ihrem Kommentar zu einem Bild, das sie in der Kunsttherapie malte (► Abb. 51-1), meinte sie erschreckt, dass sie ein »Doppelgesicht« dargestellt habe, mit einer sehr dunklen Seite, die sie an sich aber überhaupt nicht kenne. Ihre Aussage schien geprägt von einer ersten Ahnung des eigenen Minderwertigkeitsempfindens. Das Gefühl,

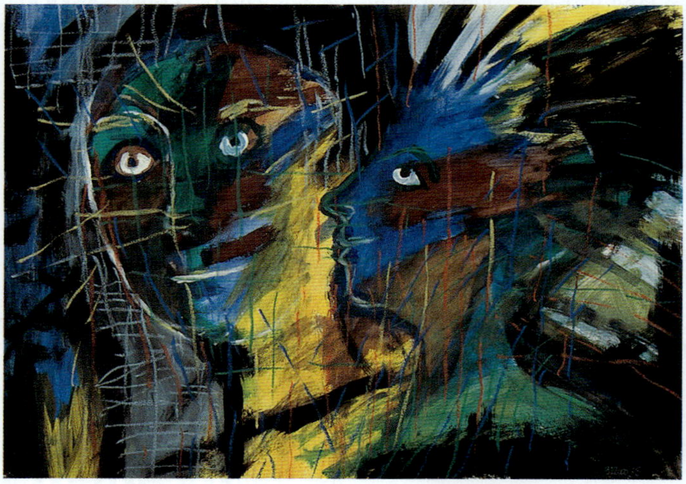

Abb. 51-1 »Wer bin ich?« Nach eigener Aussage der Patientin stellt ihr Bild die Suche nach einer verloren gegangenen Identität dar.

»eigentlich auf den Müll« zu gehören, hatte sie stets durch unzählige berufliche und private Aktivitäten versucht zu kompensieren. Eine pathologische Geltungssucht, die in ihrer extremsten Ausprägung von Hass, Neid und Missgunst dominiert wurde, drohte auf Dauer, jede tiefer gehende Beziehung zu zerstören.

Die Kränkung durch die Untreue ihres Mannes hatte ihr gesamtes bisheriges, fiktives Erfolgsgebäude zum Einsturz gebracht und sie mit einer von emotionaler Vernachlässigung und distanzierter Kälte begleiteten Kindheit konfrontiert. So hatte sie in dem Versuch, das traumatische Erleben zu regulieren, ihr frühes, defizitäres Erleben stets nach außen projiziert. Dazu gehörte die Überzeugung, dass die meisten anderen Menschen tief unter ihr standen und sich mit ihr in keiner Weise messen konnten. Ihr erstes Bild, das außer einer tiefen impliziten Erkenntnis über die abgespaltene Seite ihrer Persönlichkeit, ihre gestalterische Begabung zeigte, offenbarte einen Blick auf das Abgewehrte und bildete die Basis für einen intensiven, bildnerischen Prozess. Nach einer längerfristigen, psychodynamischen Therapie, die sie zusätzlich zur Kunsttherapie absolvierte, war nach ca. fünf Jahren von ihr katamnestisch zu erfahren, dass ihre Ehe sich auf einer partnerschaftlicheren Ebene stabilisiert hatte und sie nach einer Weiterbildung im sozialen Bereich in einer Einrichtung für sozial benachteiligte Frauen arbeitete.

Vom Patienten oft unbewusst gestaltet, werden abgewehrte Anteile der eigenen Person häufig im Bild sichtbar und zeigen im weiteren Verlauf eine stetige Entwicklung, auf die vom Patienten und/oder vom Therapeuten immer wieder zurückgegriffen werden kann (Rentrop 2012).

Die Abspaltung von destruktiver Macht und die dahinter liegende hilflose Bedürftigkeit, verdeutlichen uns auch die folgenden Bildbeispiele.

Fallbeispiel

Fallvignette 2

Patienten mit Borderline-Störungen nehmen, neben ca. 15 weiteren Kranken, die an unterschiedlichen psychischen Erkrankungen leiden, täglich ab 10 Uhr für zwei Stunden an der bildnerischen Gruppentherapie auf der Akutstation der Psychiatrischen Klinik teil. Die folgenden Bilder stammen von einer Ordensschwester, die nach einer suizidalen Krise mit der Verdachtsdiagnose einer endogenen Depression in die Klinik aufgenommen wurde. Doch stellte sich schnell heraus, dass sie unter einer depressiven Phase im Rahmen einer schweren narzisstischen Persönlichkeitsstörung litt.

Die fast lustvoll-sadistische Sorgfalt, mit der sich die Patientin im ersten Bild als mächtige Herrin über Leben und Tod, die verschiedensten Todesarten im wahrsten Sinne des Wortes, »ausmalte« und triumphal präsentierte (► Abb. 51-2), bestätigte

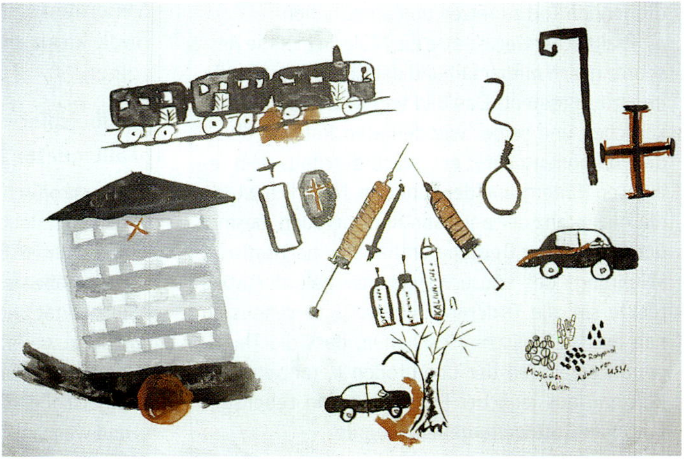

Abb. 51-2 Wie sterben? Macht

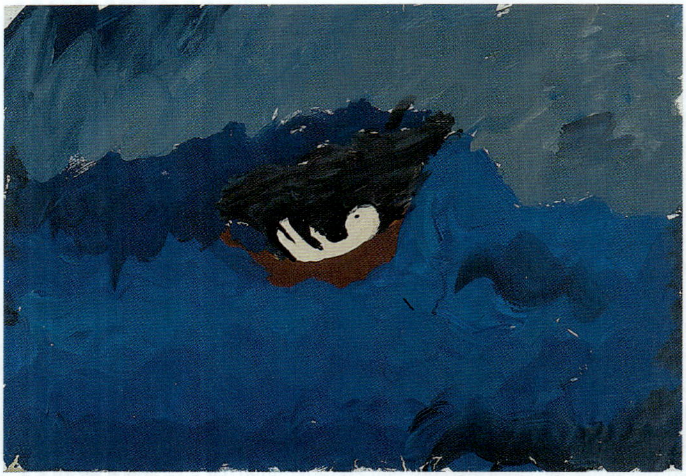

Abb. 51-3 Moses – Bedürftigkeit

die Diagnose und ließ die Kunsttherapeutin, trotz des heiteren Lächelns, das während des Gestaltens auf dem Gesicht der Patientin lag, doch zweifeln, ob die sorgfältig ausgeführten Suiziddarstellungen wirklich der Entlastung der Patientin dienten.

Bei ihrem nächsten Bild zielten die Bedenken der Therapeutin in eine andere Richtung, denn in den beiden Gestaltungen spiegelten sich deutlich die polaren Positionen zwischen Macht und Bedürftigkeit.

Das Bild zeigte einen hilflos den Wogen des Meeres ausgelieferten Säugling in einer »Nussschale« (► Abb. 51-3) und wirkte als deutlicher Appell an die Therapeutin, das winzige, hilflose Wesen aus der verschlingenden See und damit vor dem drohenden Tod zu retten und aufzuziehen.

Praktischerweise hatte die Malerin hier die Ressource gleich mitgemalt und damit der Therapeutin implizit mitgeteilt. Das Bild von Moses im Binsenkörbchen und seiner wunderbaren Rettung durch die Pharaonentochter entsprach durchaus dem religiösen Hintergrund der Patientin. Natürlich wurde die Akzeptanz der positiven Rückmeldung diesmal durch die in der Deutung enthaltene, narzisstische »Nahrung« des »Auserwähltseins« gefördert. Das rückte sie, die Ordensschwester, unversehens so nah an das biblische Geschehen, dass die Therapeutin einen Teil der übergroßen Verantwortung (Rettung aus jeglicher Bedrohung und Lebensgefahr) »an Gott weitergeben« konnte.

51.3 Bild und bildnerische Aussage

Dass ein Bild in der Kunsttherapie häufig als Demonstrationsobjekt genutzt wird, um die ganze grausame Ungerechtigkeit des Lebens inklusive Gewalt- und Suizidfantasien mitzuteilen, liegt nicht nur am Agieren der »Borderliner«, sondern hat immer auch mit der Funktion jeder Gestaltung als wichtigem Informationsträger zu tun. Über eine Gestaltung Zuwendung und Anteilnahme einzufordern, wird vielleicht die vordergründige Absicht des Malenden sein, doch beim genaueren, zweiten Blick kann sich eine weitere Aussage im Bild zeigen.

Fallbeispiel

Fallvignette 3

Eine chronisch-suizidale Patientin mit unzähligen Selbstverletzungen malt hingebungsvoll mehrere Tage an ihrem Bild »gefesselte Hände« (► Abb. 51-4). Damit habe sie ihr hilfloses Ausgeliefertsein an ihre Suizidalität und an den unentrinnbaren Druck, sich selbst zu verletzen, zeigen wollen, so die Patientin und streift dabei wie unbeabsichtigt die Ärmel ihres langärmeligen Shirts bis zu den Ellbogen hoch. Die Haut weist im Millimeterabstand sorgfältig gesetzte

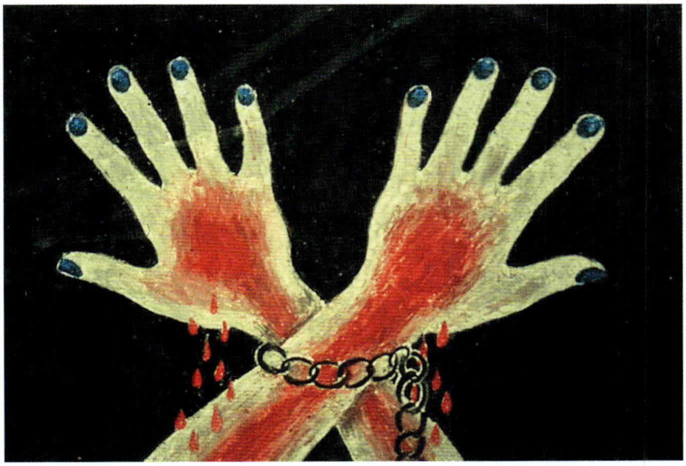

Abb. 51-4 Gefesselte Hände

Schnitte auf, die anmuten wie Zeichen eines schmerzhaften Rituals frühzeitlicher Stammeskultur.

In ihrer verbalen Intervention ging die Therapeutin nicht so sehr auf den Aspekt des demonstrativen Werbens um Aufmerksamkeit, also des offensichtlichen Agierens ein, sondern eher auf die Botschaft, die als Ressource im gestalterischen Handeln und im Bild selbst liegt.

Ohne die Aussage der jungen Frau infrage zu stellen, benannte die Therapeutin – unter Würdigung der geradezu perfekten Darstellung des für sie belastenden Erlebens – das Entstandene als den gelungenen Versuch, mit der Fesselung der Hände, weitere Selbstverletzungen zu verhindern. Immerhin sei es der Malerin gelungen, während der Stunden des Gestaltens dem Bedürfnis zu widerstehen, sich erneut zu schneiden. Diese Intervention weist auf einen der Unterschiede zwischen verbaler, psychodynamischer und bildnerischer Therapie hin: In der Kunsttherapie wird die sprachliche Aussage der Patienten zwar als Einstieg in die therapeutische Intervention genutzt, doch die Intervention bezieht sich hauptsächlich auf die Gestaltung selbst. Denn bei achtsamer Wahrnehmung bieten die Bilder meist auch eine progressive Entwicklungsmöglichkeit.

Doch, wie so oft bei Patienten mit einer Borderline-Störung, löste die würdigende Sicht auf ihr Bild und sie selbst erst einmal eine abwehrende Reaktion und spürbares Misstrauen bei der jungen Frau aus. Andrerseits schien die offensichtliche Zuschreibung von Kompetenz und Selbstfürsorge der jungen Frau vielleicht auch gut getan zu haben, da BPS-Patienten für Selbstfürsorge verständlicherweise wenig Anerkennung erhalten. Borderline-Störungen basieren zu einem hohen Prozentsatz auf erlittenen Traumata, weshalb die Betroffenen nicht lernen konnten, liebevoll und fürsorglich mit sich umzugehen. In einer frühen Lebensphase haben sie diese Fürsorge nicht erfahren und so kann eine Selbstverletzung oder Selbstschädigung als der Versuch gelten, über das Schmerzhafte, bereits Bekannte, sich vom Druck der destruktiven, inneren Instanzen zu entlasten, sich zu spüren und durch die nach dem Schneiden erlebte vitalisierende und entspannende Wirkung (Ausschüttung von Endorphinen und Adrenalin) auch zu stabilisieren. Schon in der nächsten Gestaltung zeigte die Patientin, wie sie sagte, ihre Hoffnung auf ein verlässliches und haltendes Objekt. Im Bild jedoch hatte sie unbewusst ihr tief gestörtes Vertrauen in eine tragende Beziehung dargestellt. In ihrer ganzen Ambivalenz beindruckt diese deutliche Bildbotschaft.

In dem auffälligen Größenunterschied zwischen »Gottes Hand« und der kleinen Person, die dem haltenden Objekt so völlig ausgeliefert ist (► Abb. 51-5), stellte sie, so könnte angenommen werden, unbewusst die frühe Erfahrung der absoluten kindlichen Wehr-und Hilflosigkeit dar. Bewusst aber wollte die junge Frau damit »erste Hoffnung« ausdrücken.

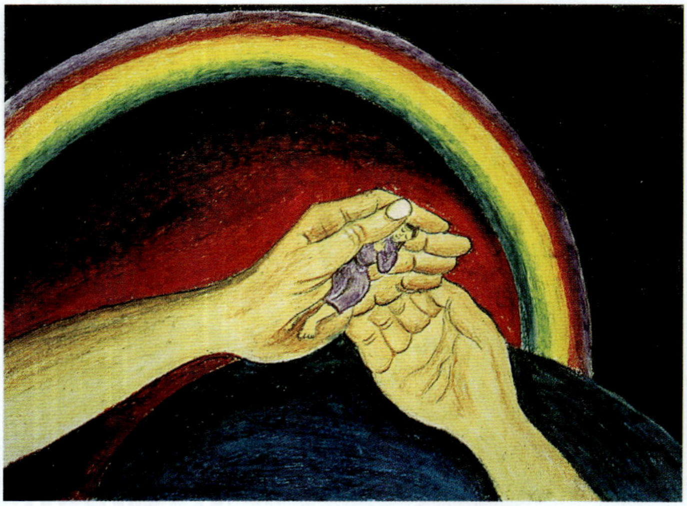

Abb. 51-5 In Gottes Hand

Im Bild gibt es zusätzlich an die Therapeutin eine wichtige, nonverbale Botschaft. »Wenn mir schon Gott keine Sicherheit geben kann, ist es doch ganz unmöglich, überhaupt zu einem Menschen, also auch zu Ihnen, Frau Therapeutin, Vertrauen zu haben.« Dennoch sendet diese, auch im Bild enthaltene Botschaft, die große Sehnsucht der Patientin nach tragender Beziehung aus und damit auch die an die Therapeutin gerichtete Hoffnung auf eine verlässlichere, akzeptierende und wertschätzende Begleitung.

51.4 Erweiterung des Lebensraumes

Grundsätzlich kann es in der Kunsttherapie nicht so sehr darum gehen, das Krankheitssymptom kunsttherapeutisch zu behandeln und allein mit der gestalterischen Handlung zu beheben. Das kann künstlerische Therapie wohl kaum leisten. Doch kann es oftmals gelingen, durch das Medium des Bildnerischen dem Patienten einen etwas »Ich-ferneren«, erweiterten und daher einer Reflexion besser zugänglichen Entwicklungsraum, gleichbedeutend damit, Lebensraum und eine vielleicht positivere Aussicht auf die Welt, zu schaffen. Das Wissen um psychodynamische Prozesse spielt auch in der Kunsttherapie eine bedeutende Rolle. Denn die bildnerische Darstellung wird im weiteren Verlauf der Therapie immer wieder auch Basis des verbalen therapeutischen Austauschs mit der Patientin und dem Team sein.

51.5 Die akute Krise

Neben dem oft provokanten Ausagieren der Störung in der akuten Krise besteht natürlich auch ein hoher Leidensdruck. Es geht hier um Patienten mit schwerem selbstschädigendem Verhalten wie Verstümmelungen von Gliedmaßen, Blutentnahmen, Trinken von WC- oder Rohrreiniger, dem Infizieren mit Krankheitskeimen, Schlucken von Glasscherben usw., die aufgrund der Gefahr für Leib und Leben in die geschlossene Psychiatrie eingewiesen wurden. Dabei steht das affektgeladene, destruktive innere Erleben ganz im Vordergrund und verhindert häufig das Annehmen entlastender therapeutischer Angebote. Diese werden von vielen Patienten mit den Worten: »Das bringt mir doch nichts!« als eine der schweren Krankheitsproblematik

»unwürdige« Maßname abgelehnt. Es wirkt so, als verhindere ein mächtiges, negatives Introjekt jede Hinwendung zum Positiveren und als dürfe die Zeit zum destruktiven Ausagieren der Störung in der klinischen Behandlung durch solche »läppischen« Angebote keinesfalls beschränkt werden.

Doch in der Kunsttherapie eröffnet sich, manchmal überraschend für die Patienten, der Raum, in dem innere Dynamik und Spannungszustände ausagiert und über das Bild nach außen kommuniziert werden können. »Borderliner« verfügen oftmals über ein beachtliches kreatives Potenzial. Da eine Gestaltung auch autoaggressive Impulse aufnimmt, können die Kranken Verletzungsfantasien in der Kunsttherapie an einem dazu geeigneteren Objekt außerhalb des eigenen Körpers ausagieren. Daher kommt der Gestaltung immer auch eine Brückenfunktion zur Auseinandersetzung mit eigenen Gefühlen und Gedanken zu (Rentrop 2012).

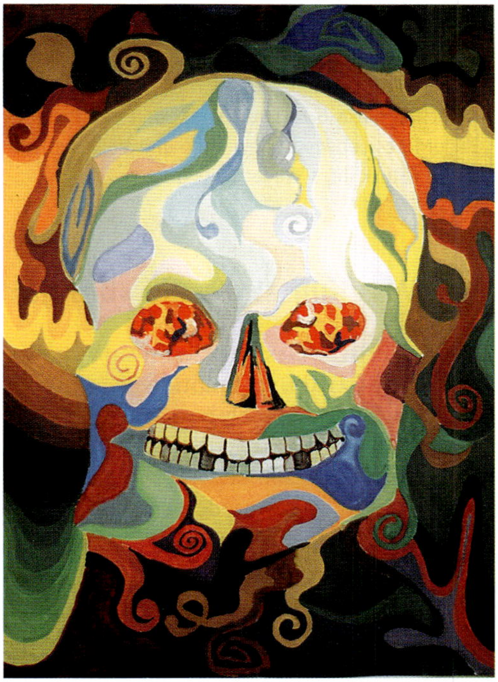

Abb. 51-6 Bunter Totenkopf

51.6 Triangulierung

Die dyadische Beziehung zwischen Patient und Therapeut wird in der Kunsttherapie um die Gestaltung erweitert. In der Behandlung darf ein Bild als Agierfeld dienen. Es bietet sich als Bühne für die sichtbare Darstellung der inneren Welt der Patienten an. Aber ebenso häufig wird das Spiel um die therapeutische Beziehung im Bild sichtbar. Dank des Bildes als distanzschaffendem Dritten ist für viele Patienten die bildnerische Auseinandersetzung mit bedrohlichen Introjekten eine von Spannung und Schneidedruck entlastende therapeutische Methode ähnlich den Skills.

Fallbeispiel

Fallvignette 4

Das Bild mit einem in allen Farben leuchtenden Totenschädel (► Abb. 51-6) stammt von einer sehr jungen Patientin mit einer schweren Borderline-Persönlichkeitsstörung, die aus einem strengen, von tiefer Gläubigkeit geprägten Elternhaus kam. Ihre aggressiv-destruktiven Suizidfantasien durfte sie, um nicht gegen die glaubensgeprägte »heile« Welt zu verstoßen, nur in »niedlichen Farbspielereien« ausdrücken, wie ihr Vater dies in seinem Kommentar zu ihrem Bild nachdrücklich formulierte.

Im Laufe der ca. dreimonatigen, täglich stattfindenden kunsttherapeutischen Gruppe konnte sie in »niedlichen« Farben und mit sichtlichem malerischem Können ihre Geschichte von Leistungsdruck, emotionaler Vernachlässigung und Unverständnis für die vitalen Bedürfnisse eines Kindes in ihren Bildern, begleitet von der achtsamen, freundlich-distanzierten Anwesenheit der Therapeutin, »erzählen«. Dem Vater wurde nach Rücksprache mit der Patientin und dem behandelnden Arzt der Zugang zu den Bildern verwehrt.

Ein verbaler Austausch über die Bilder war von der jungen Frau, auch mit der Therapeutin, nicht gewünscht, ihr genügte es, wenn sie dieser nach der Stunde die Gestaltung überreichen konnte. Jedesmal achtete die Patientin sehr darauf, ob ihr Werk von der Therapeutin wohlmeinend in Empfang genommen und sorgsam in einer von der Malerin selbst gestalteten Mappe verwahrt wurde. Kunsttherapie? Natürlich, so klein sind manchmal die Schritte. Heilung? Wohl kaum, aber das junge Mädchen hatte der Kunsttherapeutin erlaubt, die Bilder ihres Lebens zu bewahren und sie selbst ein kleines Stück ihres Weges zu begleiten.

51.7 Was Kunsttherapie »bringt«

Das bildnerische Gestalten kann auto-aggressive und destruktive Emotionen selbstverständlich nicht plötzlich zum Verschwinden bringen. In der Therapie der Borderline-Störung gehören Flexibilität, Geduld und Reflexionsfähigkeit zu einer jeden Behandlung, als eine der Vorausetzungen zum Gelingen. Zusätzlich fordert die Therapie dieser schweren Störung den offenen, reflektierten Austausch mit allen an der Behandlung beteiligten Therapeuten und genaue Absprachen über den jeweiligen Stand der Dinge. Ebenso bedarf es einer regelmäßigen Supervision des ganzen Behandlungsteams.

51.8 Das Bild – nur Ressource?

Die bildnerische Begabung wird sehr häufig als eine Ressource der Patientin gesehen. Aber auch das kreativste Bild kann immer nur einen Teil der negativen Energie binden. Bei der schweren Selbstschädigung des oben beschriebenen Falles sollte daher die »entlastende Containerfunktion« des Bildnerischen hinterfragt werden. So könnte das Gestalten der Patientin hier dazu dienen, aggressive und suizidale Impulse beim Malen lustvoll weiter auszuleben und den Suizidwunsch bildnerisch noch zu verfestigen.

Fallbeispiel

Fallvignette 5

Eine junge Frau, die bereits als Kleinkind permanenter familiärer Gewalt ausgesetzt war, malt einen roten Baum, von einem weißen Blitz gespalten (► Abb. 51-7). Sie selbst sagt, sie habe ihre »mörderische Wut« auf den gewalttätigen Vater gemalt. Diese aggressive Emotion droht aber letztendlich nicht nur den Baum als symbolisiertes Vaterintrojekt, sondern ebenso den Baum als Ich-Symbol – also sie selbst – zu zerstören.

Hier zeigt sich, wie so häufig bei Patientinnen mit einer BPS, im Bild die Wandlung von Aggression zu Autoaggression. Die Patientin hatte sich über viele Jahre an einer Vene an der Fußsohle immer wieder soviel Blut abgenommen, dass sie – jedes Mal am Rande des Todes – auf der Intensivstation notfallmäßig infundiert werden musste. Das führte in der Therapie zu einer fast ausweglosen Übertragungssituation. Die implizite »Drohung«, ihre Wut bei der kleinsten Unstimmigkeit in ihrem Leben, d. h. auch in der Therapie, sofort wieder am eigenen Körper auszulassen (im wörtlichen Sinne), machte jeden Versuch zunichte, zu der Patientin näheren Kontakt herzustellen. Im Versuch, die Übertragungsnähe abzuwehren, wird die Therapeutin entweder zur vernachlässigenden Mutter oder gar zum gewalttägigen Vater. Den schweren inneren Konflikt zwischen der Idealisierung, d. h. einer ersehnten Nähe (zur Therapeutin) und der Angst vor abermaliger Zurückweisung bzw. Gewalterfahrung, agierte die junge Frau sofort an sich selbst aus. Dieses Geschehen bedeutete aber für sie jedes Mal wieder den Verlust des idealisierten Objektes und bestätigte »ihre Überzeugung, Recht zu haben« mit ihrer Wahrnehmung der Verdammung durch den Therapeuten (Moser 2013). Und das löste erneute Selbstverletzung bzw. Suizidalität aus.

Dass der weiße Blitz auch eine Pflanzengestalt sein könnte, drängt sich ebenfalls beim Betrachten des Bildes auf. Wen symolisiert z. B. der mit Rot prall gefüllte Baum? Könnte dies der hilfreiche infundierende Arzt sein, der die zarte weiße »blutleere« Gestalt (die Patientin) wieder mit Blut, das heißt mit Leben füllt? Oder meint die Patientin mit dem roten Baum nicht nur den gewalttätigen Vater, der sie früher tatsächlich blutig geschlagen hat, sondern in Identifikation mit ihm – auch sich selbst? Wird die Therapeutin, in Umkehrung der Rollen, dabei selbst zum gequälten Opfer der implizit aggressiven Patientin? Das Bild zeigt die Vieldeutigkeit zwischen all diesen Polen und auch den zerstörerischen Anteil der Patientin, den sie in der Kunsttherapie bis zum Ende ihres Klinikaufenthaltes beibehielt.

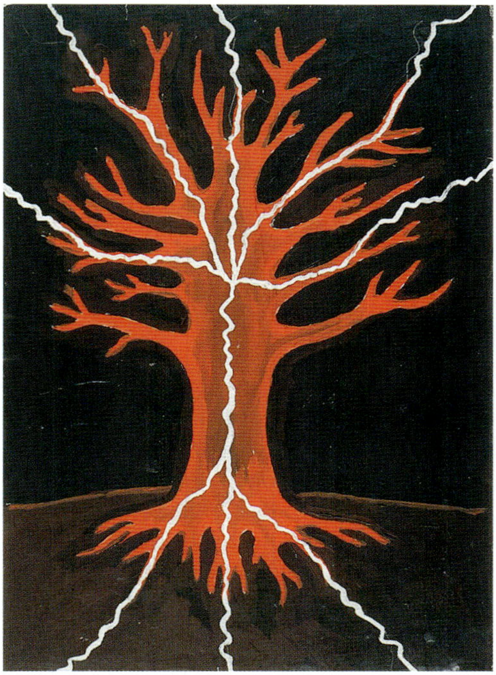

Abb. 51-7 Blitzschlag

51.9 Bild, Sprache und nonverbale Beziehung

Auf die drängenden Bitten mancher Patienten, ihnen doch zu erklären, was ihre Gestaltung wohl bedeute, wird der Kunsttherapeut eher zurückhaltend eingehen. Das gilt besonders für die Gestaltungen von BPS-Patienten, die sich dank ihrer ausgefeilten verbalen, negativen Argumentation sprachlich jedem wohlmeinenden Kunsttherapeuten überlegen zeigen. Häufig dient der Wunsch, sich die eigene Gestaltung vom Therapeuten erklären zu lassen, auch der Kontrolle über die erzielte Außenwirkung der oft sadistisch-aggressiven Darstellungen (Blutstropfen, Totenköpfe, Grabkreuze, Messer, Tränen, verletzte Körperteile, gebrochene Herzen) auf Gruppe und Therapeut. Eine technisch neutrale Haltung, bei der nicht gleich das gesamte Therapeutenwissen über Bildaussage, Psychodynamik und »psychologisch-archäologische Grabungen« bis in die frühe Kindheit – inklusive eines fraglichen Missbrauchs – aus dem »Zaubersack« gezogen wird, ist hier die richtige therapeutische Antwort.

Der Patient könnte vielmehr dazu angeregt werden, selbst über die Bildaussage nachzudenken und sich Zeit zum Betrachten und achtsamen Erforschen seines Werkes zu nehmen. Diese selbstsständige, sorgfältige Forschungsarbeit kann zu einer Unterbrechung der Borderline-Dynamik und damit zu einer »Entschleunigung« des Agierens führen und die mentale Kompetenz des Kranken stärken. Das wird ihm vielleicht auch helfen, selbst für negative Inhalte seiner Gestaltung im Laufe der Zeit Verantwortung zu übernehmen. Zu dieser Situation können vom Therapeuten Beispiele aus der Kunst genutzt werden, die – angelehnt an das Bildthema des Patienten – eine ähnlich destruktive, doch künstlerisch verarbeitete Problematik zeigen. Ziel ist es, dem Patienten zu helfen, sich durch kulturelle Zugehörigkeit innere Heimat zu schaffen, Distanz zu seinen destruktiven Impulsen herzustellen und eigene, individuelle Identität zu sichern.

51.10 Spaltung

Die Spaltung im Team, hervorgerufen durch die unterschiedlichen Verhaltensweisen unterschiedlichen Personen gegenüber, war lange Zeit wichtiger diagnostischer Hinweis für eine Borderline-Persönlichkeitsstörung. Das Agieren der Patienten führt, wie aus zahlreichen Supervisionsgruppen zu erfahren ist, auch heute noch in psychiatrischen und psychosomatischen Kliniken zum Tauziehen über den richtigen Umgang mit diesen Patienten.

Nach der anfänglichen heftigen Idealisierung ihrer Therapeuten erleben BPS-Patienten ihre Ärztin, ihren Kunsttherapeuten, die Bezugsschwester, Psychologin usw. regelmäßig und nach nicht allzu langer Zeit als enttäuschende, ungenügende oder sogar feindliche Personen. Ausgelöst wird die Umkehrung der positiven Übertragung in Entwertung und Abwehr oft durch marginale Unstimmigkeit mit der Therapeutin. Die Enttäuschung der Patienten ist unverhältnismäßig, wenn sie meinen, auch hier wieder feststellen zu müssen, dass die Behandler nicht stets gute, mächtige, ewig verfügbare Wesen sind, sondern genügend gute Therapeuten und normale Menschen mit angemessenen Reaktionen. So groß ist die Angst der »Borderliner«, von der Bezugsperson enttäuscht zu werden und in das Grauen der Frühzeit (ihrer Kindheit) gestoßen zu werden, dass die vorher idealisierte Beziehung als schädigend und zerstörerisch erlebt wird und abrupt abgebrochen werden muss. Nie hatten diese Patienten die Gelegenheit zu erfahren, dass Eltern, d. h. Mutter und Vater, gut und böse zugleich sein können und dass eine genügend gute Mutter ausreicht, um ein sicheres Überleben zu gewährleisten.

Natürlich wartet hier auch auf Kunsttherapeuten eine gut getarnte Falle. Nicht selten werden gerade sie, die in der Klinikhierarchie eine eher bescheidene Position einnehmen und daher nicht übermäßig an positiver Verstärkung »leiden«, heftig idealisiert. Mit dem verführerischen Angebot: »Sie sind wirklich der/die einzige, der/die mich hier versteht«, werden sie auf das Glatteis eines trügerischen Selbstwertgewinns gelockt. Vielleicht leisten sich die so Idealisierten daraufhin doch einmal kurz die heimliche Fantasie, therapeutisch kompetenter, also ganz einfach besser zu sein, als ihre Kollegen. Erfahrungsgemäß währt die Freude an dieser angenehmen Fantasie nicht lange.

51.11 Vom Sinn der Entwertung

Das Spalten darf aber keinesfalls ausschließlich als demonstratives Agieren gesehen werden, sondern ist auch Signal einer tiefen Bedürftigkeit, das allerdings zur falschen Zeit und am falschen Ort an die falsche Person gerichtet wird. Denn all die nicht integrierten, polaren Gefühle ähneln genau denen, die das Kind zu seinem eigenen Schutz damals keinesfalls wahrnehmen, d. h. auch nicht mentalisieren durfte und daher abspalten musste. Das kann ebenfalls als kreativer Rettungsversuch gewertet werden, da die damaligen Traumatisierungen ins Bewusstsein des Kindes gerückt, kaum ein seelisches Überleben erlaubt hätten.

51.12 Die Ressourcen des Schöpferischen

Progressive Entwicklung in der Kunsttherapie wird weniger durch das Gespräch gefördert, sondern – ohne dass wortloses Schweigen herrschen muss – mehr in einer wohlmeinenden, würdigenden Begleitung während des gestalterischen Prozesses selbst und – in vom Kunsttherapeuten zurückhaltend angeregten – ressourcenorientierten, bildnerischen Veränderungen im Bildraum. Der Bildraum bildet die Bühne, auf der sich das Drama dieser schweren Störung schöpferisch entfalten und sich zur Tragödie, aber manchmal auch zur Komödie entwickeln kann. Daher bietet das gestalterische Werk immer die Basis der therapeutischen Intervention.

So fordert die Arbeit mit diesen Patienten von den Therapeuten den Mut zum Experimentieren und ebenso den Mut, das Scheitern in der Therapie zuzulassen und immer zu reflektieren (Titze 2006). Gefordert ist der aufmerksame Blick auf all das, was im Bild leben und sich entwickeln möchte, und nicht primär nur auf die auffälligen Merkmale von Selbstdestruktion und Defizit. Da das Bild immer auch Selbstobjekt ist, gelingt es Patienten manchmal leichter, den eigenen, intakten Persönlichkeitsanteil in der Gestaltung als authentischen Ausdruck jenseits von Störung und Krankheit zu erleben und das bildnerische Werk und damit sich selbst, ein wenig mehr zu achten (zu lieben). Da jeder »Borderliner« eine einmalige Persönlichkeit ist, gehört es zu einer angemessenen therapeutischen Haltung, dem Patienten trotz des Wissens um die Behandlungsschwierigkeiten auch in der Kunsttherapie unvoreingenommen, vorurteilsfrei und neugierig im guten Sinne zu begegnen.

51.13 Kunst, Pädagogik, Therapie

Mit der vom Ansatz eher kunstpädagogischen Methode des »Lernens« am Bild, also der Stärkung der mentalen Fähigkeiten und ihres angemessenen bildnerischen Ausdrucks über die positiven, erweiternden und manchmal beglückenden Erfahrungen beim »Kunstmachen«, kann diese therapeutische Methode dazu beitragen, die von Chaos, Instabilität, überschießenden Emotionen und mangelnder Mentalisierungsfähigkeit geprägte innere Welt der Patienten ansatzweise zu strukturieren und zu stabilisieren. In einem viel Geduld und »Standing« erfordernden (kunsttherapeutischen) Prozess und einer zugewandten, aber stets reflektierten, therapeutischen Begleitung werden im Bild, neben den Anteilen des Destruktiven, auch die progressiven Veränderungspotenziale deutlich und für einen weiteren progressiven therapeutischen Prozess nutzbar.

Literatur

Clarkin JF, Yeomans FE, Kernberg OF. Psychodynamische Therapie der Borderline-Persönlichkeit. Manual zur psychodynamischen Therapie. Stuttgart: Schattauer 2011.

Hesse H. Mit Feder und Farbe. Werke aus dem Nachlass Heiner Hesse. (Hg. v. R. Bucher et al.). Berlin: Hatje Cantz 2014.

Lohmer M. Borderline-Therapie. 3. Aufl. Stuttgart: Schattauer 2013.

Niederland WG. Trauma und Kreativität. Frankfurt a. M.: Stroemfeld Nexus 1989.

Reddemann L. Überlebenskunst. (Unter Mitarbeit von Peer Abilgaard). Stuttgart: Klett-Cotta 2006.

Rentrop M. Borderlinestörung im psychiatrisch-klinischen Setting. In: Spreti F v, Martius P, Förstl H (Hg). Kunsttherapie bei psychischen Störungen. München: Elsevier 2012.

Rentrop M. Psychoedukation bei Borderline-Störungen. München: Elsevier 2013.

Spreti F v. Kunsttherapie mit Borderline-Patienten. In: Spreti F v, Martius P, Förstl H (Hg). Kunsttherapie bei psychischen Störungen. München: Elsevier 2012a.

Spreti F v. Die Vermessenheit des Kunsttherapeuten. In: Titze D (Hg). Kunst und Sprache. Dresden: Sandstein Verlag 2012b.

IX Handwerk Kunsttherapie

52 Wie kommt die Kunsttherapie zu ihrem Hand-Werk?

Sigrid Völker

Der Begriff »Hand-Werk« kann sehr verschiedene Assoziationen hervorrufen. Zum einen orientiert er auf die Hände, ihre Sinnlichkeit, ihre Beweglichkeit und die Möglichkeit mit ihnen zu gestalten, zu formen. Zum anderen verweist er auf die Produktion eines Ergebnisses, das Werk, welches bei Beachtung bestimmter Regeln erzeugbar ist – work in progress.

Wir können mit unseren Händen etwas nehmen, etwas halten. Wir können greifen, begreifen, etwas fassen, abwägen, handeln. Viele der Begriffe, mit denen wir die Tätigkeit unserer Hände beschreiben, sind inzwischen zu abstrakten Begriffen geworden und wir vergessen oft, dass die Bedeutung dieser Begriffe von der konkreten Bewegung unserer Hände abgeleitet wurde. Der Philosoph Vilem Flusser formuliert: »Um zu verstehen, wie wir denken, muss man unsere Hände anschauen: die Finger, und wie der Daumen sich den anderen Fingern entgegensetzt; wie die Fingerspitzen sich berühren, wie die Hand sich als Handteller öffnet und als Faust schließt, wie eine Hand sich der anderen entgegensetzt. (…) Wir haben zwei Hände. Wir umfassen die Welt von zwei entgegengesetzten Seiten und deshalb ist die Welt wahrnehmbar, begreifbar, fassbar und behandelbar.« (Flusser 1993, S. 50) Auch der oft für Therapie stehende Begriff der »Behandlung« hat hier seine Wurzeln. Er verweist darüber hinaus auch auf die soziale Dimension des »Hand in Hand«, die Aspekte des Miteinander-in-Kontakt-Kommens, des gegenseitigen Austausches und der Verständigung. Begegnung in diesem Sinn enthält dann neben dem Gegenüber als Miteinander und Ergänzung immer auch die Anteile des Gegen, des Gegners und impliziert die Möglichkeit, sich zu verfehlen.

Eine der größten Herausforderungen der Kunsttherapie ist nun, die (einander ergänzenden) Erkenntnisformen Kunst und Wissenschaft mit ihren unterschiedlichen Denkmodellen und Intentionen in der therapeutischen Praxis in Einklang zu bringen.

Künstlerisches Handeln ist ein Akt der Hervorbringung, der Poesie, in dem aus persönlichen Lebensgeschichten sinnlich wahrnehmbare Form entsteht; ein Bild, eine Melodie, ein Tanz. In der Subjektivität des gefundenen Ausdrucks, in der Einmaligkeit des künstlerischen Arbeitsprozesses eröffnet sich in der Kunsttherapie für Patienten und Therapeuten ein neuer Erfahrungsraum, der Zugang zu sprachlich nur schwer fassbaren Erlebnissen, psychischen Strukturen und Entwicklungspotenzialen ermöglicht.

Wissenschaftliches Handeln, hier als die systematische Anwendung therapeutischer

Vorgehensweisen und Regeln verstanden, bietet die Gewähr, dass Patienten in einer nachvollziehbaren und überprüfbaren Art und Weise Behandlung erwarten und erfahren dürfen. Wissenschaft zielt auf Intersubjektivität, auf Transparenz und Modellbildung. Die einem therapeutischen Verfahren zugrundeliegenden Parameter sollten benennbar und begründet sein.

Will eine am Künstlerischen orientierte Therapieform handhabbar sein, muss sie das therapeutische Geschehen als ästhetische Kategorie begreifen und den kreativen Freiraum, den die Kunst bietet als Entwicklungsimpuls initiieren sowie gleichzeitig das Geschehen so transparent wie möglich halten. Den schöpferischen Prozess selbst kann man weder in der Kunst noch in der Therapie erzwingen. Man kann nur Bedingungen schaffen, dass er sich einstellen kann. In der Umsetzung und der systematischen Beschreibung dieser Bedingungen (im Kontext unterschiedlicher Krankheits- und Leidenszustände) ergänzen sich Kunst und Wissenschaft. Sie sind gleichzeitig Teilnehmer und Beobachter des Geschehens. Kontrollierte und reflektierte Subjektivität nennt Peter Petersen (2011; 2006) diese Erkenntnisform mit unmittelbarem Bezug zur Praxis eines Therapieverfahrens und notwendige Voraussetzung seiner Lehrbarkeit (Tüpcker 2011).

Im Mittelpunkt der Kunsttherapie steht die Möglichkeit, über Farbe, Linie, Fläche, Raum und Bewegung zu sich und der Welt in Beziehung zu treten und dabei einen zunehmend authentischeren Ausdruck für eigene Themen, Problemlagen und deren Bewältigungsmöglichkeiten zu finden. Das jeweils gewählte künstlerische Medium gibt den Möglichkeitsraum der gestalterischen Arbeit vor. Ihre innere Dynamik folgt psychischen Gesetzmäßigkeiten. Dabei ist der künstlerische Prozess in der Therapie kein linearer Prozess mit vorhersehbarem Ausgang. Sein großes therapeutisches Potenzial besteht gerade in seiner Offenheit, Zirkularität und Widersprüchlichkeit.

»Die Malerei ergreift Besitz von der äußeren Welt, um die Innere besser zu behaupten«, formuliert Ernst Boesch in Anlehnung an René Huygue und ergänzt »ein Kunstwerk drückt nicht einfach eine Innenwelt aus, es offenbart nicht einfach die Persönlichkeit des Gestalters, es ist vielmehr Teil eines Prozesses der Auseinandersetzung zwischen Ich und Umwelt, ein Versuch der Reflexion, die immer das Bilden, Präzisieren und Korrigieren von Strukturen bedeutet« (Boesch 1983, S. 291). Ein Bild drückt z. B. nie einfach nur Angst aus, sondern es erfüllt eine Funktion in den Prozessen der Angstverarbeitung, indem es eine neue Wirklichkeit erschafft. Dieses Potenzial der Kunst, neue Wirklichkeit zu schaffen und damit immer in Differenz zum real Abgebildeten (Gefühlen, Gedanken, Fantasien) zu stehen, ist ein wesentlicher Wirkfaktor der Kunsttherapie. Das Bild wird zum Container für Psychisches, zwingt durch die Eigendynamik seines Entstehungsprozesses aber zu Bearbeitung und Formfindung. Eine ästhetische Distanz für Emotionales (Scheff 1983), eine ikonische Differenz im Sinne Gottfried Boehms entsteht, bei der das Bild zugleich Referenz, Prozess und eigene Realität ist. »Schon das einfachste Bild baut diesen Kontrast auf. Es verweist nämlich nach zwei Richtungen: auf sich selbst (seine Farben, Linien, das Repertoire der virtuellen Veranschaulichung) und von sich fort (auf Baum, Berg, Blume oder auf die Metaphorik primärer Farbflächen etc.). Zur bildlichen Darstellung gehört offenbar die Unterscheidung und zugleich Nichtunterscheidung von Darstellung und Dargestelltem« (Boehm 1993, S. 30), gut zu illustrieren an René Magrittes bekanntem Gemälde »Der Verrat des Bildes« (»Dies ist keine Pfeife«) von 1929.

> Aus der Differenz zwischen Erleben und Verkörperung entsteht eine besondere Wahrnehmungsqualität, die (in der Kunst und in der Therapie) Spielraum für neue Perspektiven der eigenen Selbst- und Weltsicht eröffnet.

Der Psychoanalytiker Jacques Lacan (1956/1957) spricht von der Spiegelfunktion des

Objekts, die dem Subjekterleben vorausgeht und hebt den Aspekt des Andersseins in und durch Sprache hervor, das Entwicklung und Erkennen ermöglicht. Dieses Sprachsystem (als kulturelles Symbolsystem) sollte man genauer kennenlernen, will man verstehen, was in Erscheinung tritt. Der von Lacan benannten Sprache entspricht in der Kunsttherapie die Eigendynamik der bildnerischen Medien (Materialqualitäten, Farb- und Formdynamiken, Raumgegebenheiten, Kompositionsprinzipien usw.) mit ihren spezifischen Anmutungen und Bedeutungsebenen, die ein ganz eigenes, die Wortsprache ergänzendes Sinnsystem konstituieren. Gottfried Boehm betont deshalb: Gerade weil Bilder anders sind als Worte, sind sie voller Sinn. Ihr Sprechen ist kein wirkliches Sprechen, sondern ein Zeigen. Bilder zeigen, wovon sie handeln (vgl. Boehm 2007, S. 36 ff.).

Was zeigt nun ein Bild? Zunächst ist ein Bild eine Ansammlung von Materie, von Farbpigmenten, Kreiden und Stiften, von Leinwand oder Papieren, die in bestimmter Weise miteinander in Kontakt gebracht, organisiert werden. Vielleicht wird dabei ein Werkzeug verwendet, z. B. ein Pinsel oder eine Schere, vielleicht sind auch mehrere Anläufe erforderlich, bis das Bild den Vorstellungen des Gestalters entspricht. Die Strategien des Geschehens können recht verschieden sein. Manchmal ist es dem Gestalter wichtig, ein inneres Bild so genau wie möglich nach außen zu bringen, manchmal ist etwas auf dem Tisch Vorgefundenes Ausgangspunkt für die Bildentwicklung. Auf jeden Fall beginnen Material und Gestalter in Wechselwirkung zu treten. Spuren der Begegnung entstehen. Etwas zeigt sich.

Aber was zeigt sich? Wie kann eine Annäherung an das sichtbar Werdende erfolgen? Betrachtet man zunächst den Prozess der Bildentstehung, **die Geste des Gestaltens**, so zeigt sich in ihr eine spezifische Form des In-der-Welt-Seins, die Vergangenheit, Gegenwart und Zukunft integriert. Künstlerisches Gestalten ist ein Schöpfungsakt. In der Auseinandersetzung mit dem Material wird etwas geschaffen, das vorher nicht war. In seiner Phänomenologie der Gesten (1993) untersucht Vilem Flusser diesen Akt und unterteilt die komplexe Geste des Machens in Teilgesten, die zum Verständnis des Geschehens beitragen können. Welches Material nehme ich? Welcher sinnliche Erfahrungsraum öffnet sich dadurch? Welcher persönliche Erinnerungskontext bildet sich heraus? Beherrsche ich die besonderen Eigenarten des Materials und wieviel Widerstand stellt sich mir im Prozess entgegen? Kann ich mit Widerstand und Hindernissen umgehen und sie für eine kreative Umgestaltung nutzen oder verliere ich das Interesse, zerstöre vielleicht sogar das Gegenüber? Die Dynamik dieser Geste zeigt viele Facetten auf, wie der (materialgebundene) Gestaltungsprozess beschrieben werden kann und interessanterweise auch die therapeutische Beziehung. Ein lesenswertes Buch, das hilft, Beobachtungskriterien für den praktisch-therapeutischen Prozess abzuleiten und in ihrer Dynamik zu erfassen. (Lesart: 1. alles was ist, verweist auch auf das, was nicht ist und gerade in der Therapie ist es wichtig, auch auf das Material zu schauen, das abgelehnt oder ignoriert wird; 2. eine Geste im Sinne Flussers ist keine Bewegungsanalyse an sich, sondern eine Annäherung an die der Geste zugrundeliegenden leib-seelischen Qualitäten, die sich in der Geste vergegenwärtigen).

Nun stellt auch der Bäcker aus seinem Material, dem Mehl, etwas her, das vor dem Backen noch nicht existierte, z. B. ein Brot. Was unterscheidet dann die Kunsttherapie vom Backhandwerk?

Vor rund 50.000 Jahren muss mit dem menschlichen Gehirn ein Entwicklungssprung passiert sein. Überall auf der Welt begannen die Menschen damit, sich selbst zu schmücken und zu bezaubern. Die ersten Schmuckstücke entstanden, Muster wurden in Steine geritzt und Darstellungen von Tieren tauchten auf. Die Menschen erzeugten Objekte, die nicht die Welt verändern sollten, sondern die Ordnung und die Strukturen, die sich in ihr erkennen lassen, erkundeten. Aus dem Werkzeugmacher der afrikanischen Steinzeit, dem Erfinder des Faustkeils wurden die ersten Künstler. Der Mensch hatte die Fähigkeit entwickelt, seine Welt abzubilden und sich ästhetisch (sinnlich gestaltend, formend, hervorbringend) zu artikulieren. Eine von Archäologen in Ulm 2007 entdeckte Mammutfigur gilt z. B. als das älteste plastische Objekt der Welt (35.000 Jahre alt). Auch die bekannten Höhlenmalereien in Frankreich oder Spanien sind beredte Zeugen dieser Zeit. Untersuchungen der frühen Artefakte zeigen auf, dass diese frühen Künstler bereits unterschiedliche Stilmittel ausgebildet hatten und sich mit großer Vorstellungskraft in die sie umgebende Welt versetzen konnten (vgl. MacGregor 2013, S. 50 ff.). Auf vielen Zeichnungen finden sich häufig besonders große Tiere und es ist anzunehmen, dass die Zeichnungen und Malereien auch dazu dienten, die Vitalität des Tieres unter Kontrolle zu bringen. Unbestimmtheit und existenzielle Unsicherheit bei der Übersiedlung von Afrika nach Europa waren vielleicht die Ursachen, dass das erwachte Bewusstsein der Menschheit diese neuen ästhetischen Formen des Selbstausdrucks und der Selbstvergewisserung entwickelte. Auf jeden Fall war der Übertritt nach Europa eine Schwellensituation, ein schöpferischer Sprung, der eine neue Qualität der Informationsverarbeitung ermöglichte, die bis heute zu den zentralen Kommunikationsformen des Menschen gehört.

Das Therapeutische (als institutionalisiertes Paradigma, wie es heute im Gesundheitswesen existiert) gehört nun nicht zu den öffentlichen Funktionen der Kunst. Als Spiegelbild gesellschaftlicher Entwicklungen transportieren Kunst und Ästhetik aber den jeweiligen Zeitgeist und die mit ihm verbundenen Denkhaltungen, Kommunikations- und Ausdrucksformen. Sie beeinflussen Werthaltungen und damit auch die jeweils historischen Vorstellungen von Persönlichkeitsbildung, einem guten oder richtigen Leben und die Grundfragen des existenziellen Gelingens oder Scheiterns. In der Antike war es z. B. Aristoteles (384–322 v. Chr.), der die abbildende bzw. nachbildende (mimetische) Funktion der Kunst in den Mittelpunkt stellte. Je näher ein Kunstobjekt dem Abgebildeten kam, desto besser war es. Kunst sollte Einheit verleihen, eine Bezugsetzung zwischen Abbild und Abgebildetem und damit eine Vertretung der Realität ermöglichen; allerdings nicht als äußerliche Kopie, sondern durch unterschiedliche Stilmittel geformt und verdichtet. So ist die von Aristoteles beschriebene Kunstform der Tragödie die Nachbildung einer guten und in sich geschlossenen Handlung, »die Jammer (*éleos*) und Schaudern (*phóbos)* hervorruft und hierdurch eine Reinigung (*kátharsis*) von derartigen Erregungszuständen (*pathémata*) bewirkt« (Aristoteles 1976, Kapitel 6, S. 50). Dieser Ansatz der Katharsis als einer Form der Spannungsregulation und Reinigung durch Kunst wird heute durchaus unterschiedlich bewertet, enthält für die Therapie aber zwei äußerst interessante Aspekte: die Bezugsetzung von Form und Inhalt und den Aspekt der **Emotionsregulation durch ästhetische Erfahrung**. Im antiken Pygmalionmotiv (Ovid: Metamorphosen, Buch 10, S. 243 ff.) findet sich darüber hinaus auch der Ansatz von Kunst als Illusion, Sublimation und Begehren (Idealisierung resp. Objektabhängigkeit).

Bis zum Mittelalter entwickelte sich die Kunst (sowohl die christliche, als auch die buddhistische und islamische) in starker Anlehnung an die Religionen. So stand die buddhistische Kunst im Zeichen der Kontemplation und des Verzichts auf materielles Begehren. Da man hinter die Dinge schauen wollte, war die konkrete Erscheinung eines Werks nicht so wichtig wie der spirituelle Gewinn, der aus dem Akt des Malens selbst gezogen werden konnte (z. B. das buddhistische Sandmandala). Auch die von Konfuzius geprägte chinesische Kunst sah im lebendigen Ausüben von Kunst einen Weg zu persönlicher Reifung und Vollkommenheit. Das Einüben des kalligrafischen Pinselstrichs (in der Regel zu philosophischen Texten) wurde zu einem Mittel der Meditation, der Selbstvervollkommnung und Anerkennung (vgl. Osborne et al. 2012, S. 20 ff.) Aus ihrem jeweiligen Gottesverständnis und

Wissenssystem heraus entwickelten die unterschiedlichen Kulturen eigene Sehweisen, Bildvorstellungen und bildnerische Praxen, wie auch Hans Belting (2008) in seinem Buch »Florenz und Bagdad: Eine westöstliche Geschichte des Blicks« eindrücklich aufzeigt.

Was Kulturen mit Bildern machen und wie sie Bilder sehen, führt zum Zentrum ihrer Denkweise. Der Glaube, dass Ikonen Ausdruck des Göttlichen seien, und die menschliche Hand nur ein Medium göttlicher Eingebung, führte im frühen Mittelalter zu der Frage, ob das Heilige von Menschen bildnerisch überhaupt umgesetzt und gottgleich angebetet werden dürfe (AT, 2. Mose, 20, 4). In der Folge kam es zu einem ernsten Bilderstreit und zerstörerischen Bilderstürmen in vielen Kirchen und Klöstern und erst die Synode in Konstantinopel regelte 843 mit ihrer Entscheidung, dass das Kirchenbild selbst nicht heiligen Ursprungs sei, sondern das Offenbarte zum Ausdruck bringe und künstlerisch interpretiere, den bis heute geltenden Umgang mit sakraler Kunst. Seitdem entwickelte sich eine facettenreiche Kirchenkunst mit einer Vielzahl von Allegorien und Bildsymbolen (christliche Ikonografie), die für die Gläubigen den Gottesbezug und damit die universale Ganzheit ihres Menschseins transzendierten.

Mit der Reformation, den bürgerlichen und industriellen Revolutionen im 18. und 19. Jahrhundert, dem Aufkommen der Städte und der damit einhergehenden Veränderung der Familien- und Sozialsysteme trat in der westlichen Welt zunehmend der Mensch als Individuum in den Fokus. Neue Idealbilder, was der Mensch sei und wohin er sich entwickeln solle, bestimmten das Geistesleben und beeinflussten natürlich auch die Auseinandersetzung mit dem Kunstbegriff. Das aus dem Griechischen *aisthesis* kommende Ästhetische (Baumgarten 1750) war nicht mehr nur das sinnlich Wahrnehmbare, sondern Ausdruck von Geschmacksurteilen wie schön, erhaben, komisch, interessant, hässlich oder kitschig und unterschied sich von anderen Urteilsstrukturen wie gut/böse (Ethik), heilig/profan (Religion) oder wahr/falsch (Logik). Baumgarten sah das Künstlerische als eine eigene, dem verstandesmäßigen Denken gleichwertige Erkenntnisform an. Nach seiner Auffassung stehe die künstlerische Erkenntnis dabei in der Komplexität des Sinnfälligen und erzeuge durch die künstlerische Form die Einheit des Mannigfaltigen. Gegenüber der Eindeutigkeit der Abstraktionsvorstellungen des Verstandes sei die sinnliche, das poetische Denken prägende Vorstellung »vielsagend« und als solche der Vernunft ähnlich. Das poetische Denken zeichne sich aus durch Fantasie und Einbildungskraft (*imaginatio*), die kombinatorische Fähigkeit, zu (ver-)dichten, und die ästhetische Urteilskraft. Das Ästhetische entspreche damit der Fülle der Wirklichkeit, die im wohlgeformten Material der Wörter, der Farben oder Töne erfahren und erkannt werden kann (Franke 1998).

Nach Immanuel Kant (1790/2006) ist das ästhetische Urteil als »interesseloses Wohlgefallen« und damit auch ohne begriffliche Aneignung eines Gegenstandes möglich. Gleichzeitig, so Kant, sei es zweckmäßig, trage also seinen Zweck in sich, ohne damit eine praktische Absicht zu verbinden. Als Geschmacksurteil sei es subjektiv (besonders) und verallgemeinerbar (universell) zugleich, da Schönheit überindividuell erfahrbar sei. In diesem Zusammenhang verweist Kant auch auf die besonderen Bedingungen ästhetischer Erfahrungsbildung. Es mache einen Unterschied, ob man etwas als furchtbar ansehe (aus sicherer Position, ästhetisch distanziert) oder ob man sich intensiv davor fürchtet. Im zweiten Fall sei das Urteilsvermögen eingeschränkt und die Erkenntnisfähigkeit beeinträchtigt, während das ästhetische Erleben angemessene Lust- und Unlustgefühle hervorrufe, die weitreichende kognitive Prozesse der Zu- und Einordnung in Bewegung bringen können. »Die *Verwunderung*, die an Schreck grenzt, das Grausen und der heilige Schauer, welcher den Zuschauer bei dem Anblicke himmelansteigender Gebirgsmassen, tiefer Schlünde und darin tobender Gewässer, tiefbeschatteter, zum schwermütigen Nachdenken einladender Einöden usw. ergreift, ist, bei der Sicherheit, worin er sich weiß, nicht wirkliche Furcht, sondern nur ein Versuch, uns mit der Einbildungskraft darauf einzulassen, um die Macht ebendesselben Vermögens zu fühlen, die dadurch erregte Bewegung des Gemüts mit dem Ruhestande desselben zu verbinden, und so der Natur in uns selbst, mithin auch der außer uns, sofern sie auf das Gefühl unseres Wohlbefindens Einfluss haben kann, überlegen zu sein.« (Kant 2006, S. 140)

Unterschiedliche ästhetische Kategorien tragen nun unterschiedliche Gesten in sich (das Schöne, das Tragische, das Langweilige oder auch das Erhabene), die in der ästhetischen Erfahrung zugänglich sind. Der Prozess der ästhetischen Urteilsbildung ermöglicht deshalb das Zusammenspiel von Form und Idee, Gefühl und Erkenntnisvermögen, Sinnlichkeit und Sinn. Darüber öffnet sich ein Freiheitsmoment für persönliche Entwicklung und Erkenntnis durch ästhetische Erfahrung oder Erziehung, wie es später u. a. von Friedrich Schiller (Kunst, Spiel, Lebenskunst), Georg Wilhelm Friedrich Hegel (»das sinnliche Scheinen der Idee«, 1986, S. 151) oder auch von Michel Foucault (Ethik der Selbstgestaltung: Werde, der du bist. bzw. Erfinde dich selbst) aufgenommen wurde.

Einheitserfahrung, die Sehnsucht nach Verbundenheit mit sich und der Welt gehört zu den Grundbedürfnissen des Menschen (Grawe 2004). Die zunehmende Industrialisierung, Arbeitsteilung und Beschleunigung des Lebens im 20. Jahrhundert ging jedoch mit einer Entfremdung des Individuums von sich und der Welt einher. Das Leben wurde schnell, zergliedert und intransparent bei gleichzeitiger Herausforderung, im Alltag funktionieren zu müssen. »Gott ist todt« (Nietzsche 1988, S. 481) und damit auch die moralische Instanz, die den neuen Weltbezug sinnvoll hätte vermitteln können. Die Entwicklung der Wissenschaften und neuer Technologien führte zu einer zunehmenden Aufspaltung von Körper, Geist und Seele. Das Individuum war fragmentiert und auf sich selbst zurückgeworfen. Als Seismographen gesellschaftlicher Prozesse entwickelten die Künstler der damaligen Zeit völlig neue Stilmittel und trugen damit dem veränderten Wirklichkeitsbezug Rechnung. Der seit der Renaissance anhaltende Versuch, »mittels Anschauung und Vernunft ein neues Weltbild zu schaffen, das sowohl den Sehnsüchten und Erwartungen des Menschen als auch den Kriterien seines Verstandes und Gewissens genügte« (Bocola 1987, S. 16), erschien gescheitert. Die Kunst wandte sich jetzt dem Verborgenen zu, dem was hinter der Erscheinung liegt und die Existenz des modernen Menschen bestimmte. Damit entwickelte sich eine neue Bildlichkeit, die der neuen Ungewissheit des Lebens entsprach und mit ihr umzugehen suchte; und die in ihren konzeptionellen Bezügen eine starke Synchronizität zu den Modellbildungen der sich entwickelnden Psychologie und Psychotherapie aufwies (vertiefend dazu: Bocola 2013; Kandel 2012). Sichtbares und Unsichtbares, Bewusstes und Unbewusstes, Universalität und Perspektivenvielfalt, Symbol und Narration, Erscheinung und Struktur, Sinnlichkeit und Sinn, Kreativität und Krankheit, Motiv und Energie, Chronos und Kairos und nicht zuletzt die Ebenen der Wirkung dessen, was passiert, beschäftigen Kunst und Humanwissenschaften auf jeweils spezifische Weise und verweisen doch auf eine **Analogie von künstlerischen und psychischen Prozessen**, wie sie in der Kunsttherapie zur Anwendung kommt. So hat die Moderne und Postmoderne des 20./21. Jahrhunderts nachhaltig Spuren im Setting, den Therapiezielen und auch in konkreten Interventionstechniken der Kunsttherapie hinterlassen. Bezüge des Messpaintings (Schottenloher 1994) zum Action Painting lassen sich herstellen, der Farbmeditation (Pütz 1991) und Maltherapie (Limberg 1998; Riedel 1992; Riedel u. Henzler 2008) zur Farbfeldmalerei, der Tonfeldarbeit (Deuser 2005) zur gestischen Malerei, der Collagentherapie (Kollmorgen 1989; Leutkart et al. 2010) zur frühen Avantgarde, der therapeutischen Körperbildarbeit zu den künstlerischen Artikulationen einer Maria Lassnig (Schwarz 2013) bis hin zur Konzipierung des therapeutischen Dialogs über die Intermedialität des Performativen (Sinapius 2010) und der Eröffnung virtueller Räume für therapeutische Fragen (Ehemann 2012) durch die Berücksichtigung der digitalen Bildmedien in der Therapie usw.

> Die Ungewissheit des Seins zu ertragen, sich in einer unüberschaubar gewordenen Welt neu zu verorten und die damit verbundenen Ambivalenzen und Spannungen in einen zukunftsorientierten Lebensentwurf zu transformieren, ist Gegenstand der Kunst wie der Therapie.

Mit Joseph Beuys (1921–1986) verschwimmen die Grenzen zwischen einem tradierten Kunstbegriff und dem alltäglichen Leben. Die aus dem Künstlerischen ableitbaren Erkenntnisformen werden zum Gleichnis für allgemeine Lebensprozesse. Sie finden zum einen Niederschlag in seinem Konzept der »sozialen Plastik«, zum anderen sind die existenzielle Dimension des Leidens und die darauf bezogene Geste des Heilens Gegenstand seiner künstlerischen Aktionen. Sein »erweiterter Kunstbegriff« ist dabei nicht so sehr als Theorie zu werten, sondern als Vorgehensweise zu verstehen. Im Zentrum stehe die Notwendigkeit, einen Aufbruch zu wagen. »Der Mensch habe nunmehr jene Kraftanstrengung selbst zu leisten, wie Christus durch die Materie hindurch zu finden und eine Auferstehung des Geistes als Wiederangliederung unbewusster Kräfte schon im Diesseits zu leisten.« (Leutgeb 1993, S. 245) Dieser Weg der Selbsterlösung ist die große Herausforderung des modernen Menschen und der schöpferische Weg der Künste scheint dabei ein guter Wegweiser zu sein.

Ein Bild, ein künstlerisches Objekt oder eine Inszenierung bilden das Leben ab und halten es gleichermaßen in Materie fest. Durch den Einsatz der künstlerischen Mittel, durch die Art und Weise wie ein Sachverhalt ins Bild kommt, wird es scheinbar neu belebt und erhält einen neuen Sinn. Insofern sind ästhetische Erfahrung und künstlerisches Gestalten immer auch Geistesbezug. Die Visualisierung von Erlebtem, das Er-Finden von bildnerischen Lösungen, die Auseinandersetzung mit sich selbst im gestalterischen Tun lässt unspezifische Ahnungen des Seins zu Form und damit zu Erkenntnis reifen. Arbeit zur Einsicht nennt der Psychologe Ernst-Dieter Lantermann den künstlerisch-kreativen Prozess, als dessen Ergebnis etwas neues Sinnvolles (als ästhetisches Objekt) steht und formuliert: »Unser gesamter Organismus ist auf Ordnungsstiftung, auf die Bildung von inneren Mustern angelegt, in denen höchst komplexe Informationsströme aus der Außen- und Innenwelt als komprimierte und bedeutungsvolle Zeichen, Bilder und Programme aufgehoben sind. Dabei werden ambivalente Reizlagen in eindeutige, ungeordnete in geordnete Strukturen überführt.« (1993, S. 15) … »Die Entstehung einer neuen Ordnung zerstört die alte. Unser Organismus ist zugleich auf Ordnungsstiftung und Zerstörung von Ordnung angelegt. Im Spannungsfeld zwischen dem Bedürfnis nach Wiederholung, nach Harmonie und Symmetrie und der Suche nach dem Neuen, Außergewöhnlichen, nach Symmetriebrechung entwickeln wir unsere Fähigkeit zur produktiven Aneignung der Wirklichkeit. Wir setzen auf das Bekannte, um uns dem Unbekannten stellen zu können und bilden so immer umfassendere Ordnungsstrukturen aus, die uns im Fluss der Veränderungen das Bleibende erkennen lassen und zugleich bis dahin Ungeordnetes, Unbekanntes in übergreifende Ordnungen zu integrieren verhelfen.« (ebd., S. 23) Auch jedes Bild, das in der Kunsttherapie entsteht, ist ein derartiger Prozess der Ordnungsbildung, in den Erfahrungen, Gedanken und Gefühle eingehen, wahrnehmbar werden und sich gegebenenfalls für Veränderungsprozesse öffnen.

Diese **Prozesse der Ordnungsbildung** im kreativen Prozess sind in den vergangenen Jahren zunehmend auch neuropsychologisch untersucht worden. Zum einen geht es um das ästhetische Empfinden und die damit verbundenen neuronalen Korrelate. Zum anderen geht es um die Prozesse der Gestaltbildung, wie aus Teilen ein Ganzes entsteht und kreative Prozesse in Gang kommen. Eric Kandel (2012, S. 437 ff.) referiert verschiedene Untersuchungen, die aufzeigen, dass Symmetrie in Gesichtern ein universeller Aspekt des Schönheitsempfindens sei, da sie Gesundheit und gute Gene anzeige. Gleichzeitig weist er darauf hin, dass Unregelmäßigkeiten in Gesichtern und proportionale Disharmonien – also Symmetriebrechung – von den Probanden als noch attraktiver erlebt werden. Sie lassen das Besondere einer Person in Erscheinung treten, stehen für Lebendigkeit und ermöglichen damit eine aktive Bezugsetzung zum Geschehen; ein Aspekt, auf den bereits die frühe Gestaltpsychologie hingewiesen hat, wenn es darum ging, die Aufmerksamkeit zu regulieren und kreative Prozesse in Gang zu bringen. Aus der Säuglingsforschung ist außerdem bekannt, dass die Art des Blicks einer Bezugsperson das Annäherungs- und Vermeidungsverhalten des Kindes regulieren kann, da die Blickrichtung von großer Bedeutung ist, wenn Gefühle entstehen und verarbeitet werden. Semir Zeki (2010) zeigt dieses Phänomen der Emotionsregulation auch für die Betrachtung von Bildern auf und kann nachweisen, dass ästhetische Erfahrung berührt und motivationale Bereitschaften und Handlungsimpulse aktivieren kann, die der sozialen Erfahrung ähnlich sind. In einer Studie legte er den Teilnehmern verschiedene Porträts, Landschaften und Stillleben vor und forderte auf, die Kunstwerke als schön oder hässlich zu kategorisieren. Während die Probanden die Bilder betrachteten, wurde ihre Gehirnaktivität erfasst. Dabei aktivierten die als hässlich empfundenen Bilder die motorischen Regionen des Gehirns stärker und schneller als die als schön erlebten. Zeki vermutete daraufhin, dass die als hässlich erlebten Bilder die Betrachter dazu mobilisierten, die Situation zu verändern bzw. sich aus der Situation zu entfernen. Ähnliches wurde auch bei der Betrachtung ängstlicher Gesichter beobachtet und kann mit der schnellen Reaktionsbereitschaft des Stresssystems in Zusammenhang gebracht werden. Es bleibt allerdings unklar, was von den Betrachtern als hässlich empfunden wurde und ob der Kategorisierung in »hässlich« und »schön« eine intensive Wahrnehmung der dargebotenen Bilder zugrunde lag. Zeki weist selbst darauf hin, dass die Verarbeitung visueller Informationen sehr wahrscheinlich in mehreren Phasen erfolgt und man die Eigenschaften eines Bildes beim ersten Anschauen anders verarbeitet als später beim erneuten Betrachten (vgl. Kandel 2012). Dieser Aspekt, dass das, von dem wir die Tendenz haben uns im ersten Moment abzuwenden, uns dennoch wieder hinsehen lässt, verweist auf die Komplexität und Vielschichtigkeit der ästhetisch geformten Wahrnehmung, in der Lust und Unlust oft gleichzeitig aktiviert werden können und einen zweiten Blick herausfordern.

Bereits Aristoteles schreibt in seiner »Poetik«: »(…) von Dingen, die wir in Wirklichkeit nur ungern erblicken, sehen wir mit Freude möglichst genaue Abbildungen, (…).« (1976, S. 44) Die Ästhetik spricht von »vermischten Empfindungen« (Liessmann 2009, S. 33), wenn es um die ästhetische Erfahrung geht und formuliert die These, dass es gerade nicht um eindeutige Gefühle und möglichst klare Eindrücke geht, sondern eher darum, im Auftauchen unterschiedlicher, teilweise sich widersprechender Wahrnehmungen eine besondere Erfahrungsqualität zu ermöglichen, die Ambivalenzen und Gegensätze in sich trägt und ausformt.

> Gerade für therapeutische Fragestellungen ist die oszillierende Gleichzeitigkeit unterschiedlicher Empfindungen im gestalteten Bild ein großes Potenzial, um innere Ambivalenzen in Erscheinung treten zu lassen und neu zu ordnen.

So hat auch das Schöne als Erlebnisqualität im Laufe der Zeit durchaus Verwandlungen erfahren. Das rein Schöne (gegebenenfalls auch das rein Freundliche), die gefällige Form, die allein dem Geschmackssinn schmeichelt, wird oft als langweilig empfunden. »Es muss etwas dazukommen, was nicht in der Form allein zum Ausdruck kommt, etwas, was das Gemüt und die Einbildungskraft weiter anstachelt, berührt, ein wenig auch das Reflexionsvermögen affiziert.« (Liessmann 2009, S. 57) Zunehmend wird das Schöne dann als das Authentische gefasst, das sich einstellt, wenn es gelingt, einen stimmigen Ausdruck für innere Befindlichkeiten und Erfahrungen zu finden. Ein schönes Bild lebt dann von der Übereinstimmung von Bild und Person und ist stark im Subjektiven verankert. Gerade in der Therapie, in der es darum geht, Menschen unter Krankheitsbedingungen eine angemessene Artikulation ihres So-Seins zu ermöglichen, ist es wichtig, dass Entwertung und Leidenserfahrung adäquat ins Bild kommen können und darüber Wertschätzung und Neupositionierung möglich werden. Das Bild, das sowohl Freude als auch Schmerz in sich aufnehmen kann, entspricht dann dem »evozierten Gefährten« im Sinne Daniel Sterns (2007, S. 162). Es ist ein guter Begleiter für Strukturentwicklung und die Neukonstituierung des Selbstempfindens im (psycho-)therapeutischen Prozess. Damit entwickelt sich im materialgebundenen Gestaltungsprozess ein intermediärer Raum, der das Potenzial hat, auf frühere (krankmachende) Beziehungserfahrungen zu verweisen und durch seine Präsenz und Verlässlichkeit als Beziehungspartner gleichsam Freiraum bietet, Beziehung neu und anders zu justieren. Besonders bedeutsam für die Kunsttherapie ist dabei der Aspekt, dass ein Bild (oder ein anderes gestaltetes Objekt) ein selbst erzeugter Begleiter ist, der in seinem Entstehungsprozess aktivieren und beruhigen kann, Ambivalenzen in sich aufnimmt und ordnet, Vertrautheit entstehen lässt, Anregung und Entscheidungsfreiraum gibt und auch dazu herausfordert, Widerstände im Gestaltungsprozess zu überwinden. Dem künstlerischen Material kommt dabei die besondere Bedeutung zu, Anreiz, Projektionsfläche und Medium zu sein, damit die stärkenden Erfahrungen der bildnerischen Arbeit sich auch wirklich entfalten können. Wenn die Gestaltungsmaterialien überfordern, die Themen uninteressant sind oder jeder gestalterische Schritt vorherbestimmt ist, wird sich das selbstregulatorische Potenzial des schöpferischen Prozesses nicht entwickeln. Genauso wenig wird es sich einstellen, wenn das Setting unklar ist oder die expressive Aktivität durch die anderen Personen im Spiel (Therapeuten oder Mitpatienten) nicht ausgehalten werden kann.

Die selbstregulatorische Funktion des Objektbezuges ist in der Psychotherapiegeschichte ein Kernbestandteil psychodynamischer Theoriebildung und hat konzeptionell Einzug in die deutsche Kunsttherapieliteratur gefunden (Dammann et al. 2010; Dannecker 2014; Egger u. Merz 2013; Limberg 1998; Menzen 2008; Schmeer 2006, 2007; Schottenloher 1994; Titze u. HfbK Dresden 2005, 2012; Spreti 2005, 2012). Die Begründung des Schaffensdrangs aus der Sublimierung (Sigmund Freud), das Konzept der Regression im Dienste des Ich (Ernst Kris), die Archetypenlehre und die Verankerung des Psychischen in der Kultur (C.G. Jung), die Differenzierung der Abwehrformen (Anna Freud), die Bedeutung des Übergangsobjekts und die Entwicklung der Symbolisierungsfähigkeit (D.W. Winnicott), das organismische Prinzip der Vernetzung und das Übergangssubjekt (Gaetano Benedetti) oder die Konzepte der Mentalisierung (Peter Fonagy) und Konsistenzregulation (Klaus Grawe) gaben und geben Impulse zur kunsttherapeutischen Theoriebildung. Mit der Resonanzbildmethode (Schmeer 2006) und der Methode des progressiven therapeutischen Spiegelbilds (Benedetti 1998; Peciccia 2010) sind darüber hinaus zwei Ansätze im Übergangsfeld von Psychotherapie und Kunsttherapie entstanden, die die Entwicklungsdynamik von intersubjektiver Affektregulation und Mentalisierung durch Anwendung auf konkrete Bildprozesse sichtbar werden lassen. Der visuelle Raum wird zum Begegnungsraum, in dem intersubjektiv Spiegelungsprozesse stattfinden und zu neuen Bildentwicklungen und Narrativen führen. So kann es gelingen, auch vorsprachliche Krankheitsprozesse in Erscheinung treten zu lassen, zu bearbeiten und neu einzuregulieren. Die Entwicklungspsychologie von Daniel Stern (2007) mit ihrer differenzierten Beschreibung der Organisationsformen des Selbstempfindens bietet dabei ein hilfreiches Modell an, um die im Prozess ablaufenden Dynamiken zu erfassen und einzuordnen. Aus ihr lassen sich Wirkfaktoren und Prozessebenen ableiten, Therapieziele bestimmen und das Zusammenspiel von Strukturentwicklung und/oder Konfliktbearbeitung (vgl. OPD-2, Arbeitskreis OPD 2006) in den Blick nehmen. Gerade die von Stern benannten Ausdrucksformen der Vitalität (2011) sind über ästhetische Prozesse gut zu erfassen und zu beeinflussen. Die von ihm benannte Affektintensität zeigt sich z. B. in der Art des Umgehens mit Farbe, Zeitmuster finden sich in rhythmischen Aspekten des Bildaufbaus oder der Musik, Gestaltqualitäten zeigen sich in Figur-Grund-Relationen usw. (siehe auch Titze ► Kap. 33 und Sinapius 2010). Damit wird ein Verständnis von **Krankheit als ästhetischer Geste** möglich, das für eine eigenständige Modellbildung der Künstlerischen Therapien äußerst sinnvoll erscheint.

Malen und Gestalten ist eine komplexe Geste. In ihr verdichten sich Material und Gestalter. Durch ihre Begegnung bauen sich neue Bedeutungsebenen und Sinnbezüge auf, die es im Zuge der Therapie zu verstehen und zu gestalten gilt. Vilem Flusser (1993, S. 91) bezeichnet die Geste des Malens (als allgemeines Bild für die künstlerisch-kreative Geste) auch als eine enigmatische Geste. Ein Bild, das entsteht, ist immer mehr als man aus den bereitgelegten Materialien und dem vorher Geplanten und Gedachten voraussagen kann. Im Wechselspiel von Ausdruck und Eindruck findet im gestalterischen Prozess ein Schöpfungsakt statt, der den Maler mit allen seinen Erfahrungen, Fantasien und Fähigkeiten ins Spiel bringt und gleichzeitig darüber hinausgreift. Die Spuren des Arbeitsprozesses zeichnen sich im entstehenden Bild ab und das Zueinander der Formen und Farben eröffnet neue Bezüge und Wahrnehmungsebenen. »Ein Bild ist nicht von vornherein fertig ausgedacht und festgelegt«, sagt Picasso. »Während man daran arbeitet, verändert es sich im gleichen Maße wie die Gedanken. Und wenn es fertig ist, verändert es sich immer weiter, entsprechend der jeweiligen Gemütsverfassung desjenigen, der es betrachtet. Ein Bild lebt sein eigenes Leben wie ein lebendiges Geschöpf, und es unterliegt den gleichen Veränderungen, denen wir im alltäglichen Leben unterworfen sind. Das ist ganz natürlich, da das Bild nur Leben hat durch den Menschen, der es betrachtet.« (Picasso 1985, S. 16) Aus dieser **Prozessoffenheit** resultiert auch das große Potenzial der kunsttherapeutischen Arbeit. Etwas tritt im Bild in Erscheinung. Es kann angeschaut, weggelegt, wieder hervorgeholt und verändert werden. Damit wird die bildnerische Arbeit zu einem Experimentierfeld der Selbstbegegnung im Tun. Wahrnehmungen ergänzen einander und eröffnen einen sich ständig erweiternden Assoziations- und Erfahrungsraum, der in die Fortsetzung der Bilder einfließt. Ein Bild geht aus dem anderen hervor und wenn der Prozess gelingt, führt er zu stimmigen Bildern und innerer Zufriedenheit.

Die bildnerische Arbeit in der Kunsttherapie ist aber auch eine große Herausforderung für viele Patienten. Die ungewohnte Anforderung, sich auf die künstlerischen Medien einzulassen und die jeweils spezifische Problemlage der Patienten bedingen höchst unterschiedliche Motivationen und Intensitäten, mit denen sich Patienten in die gestalterische Arbeit einbringen. Oft ist am Beginn des Prozesses der emotionale Zugang zu den eigenen Bildern verstellt. Das kreative Potenzial ist verschüttet und der Freiraum des weißen Blattes erzeugt eher Ängste und Abwehr. Eine gute therapeutische Beziehung kann dann erheblich das Fortschreiten des Prozesses beeinflussen und zur Bildvermittlung beitragen. Die Befunde der Psychotherapieforschung (vgl. Hermer u. Röhrle 2008, S. 75 ff.) für eine hilfreiche Beziehungsgestaltung lassen sich meines Erachtens auch auf die Kunsttherapie übertragen. Die Fähigkeit, ein Arbeitsbündnis herzustellen, Patienten mit Zuversicht und

Wertschätzung zu begegnen, ihren inneren Bezugsrahmen verstehen zu wollen und den Prozess auf ein gemeinsames Ziel hin auszurichten, sind dabei ebenso von Bedeutung wie Empathie, das Wissen um störungsspezifische Beziehungsmuster und die Fähigkeit mit Widerstandsphänomenen umgehen zu können. Speziell in der Kunsttherapie ist darüber hinaus ein Verständnis des kreativen Prozesses mit seinen unterschiedlichen Phasen und Dynamiken wichtig, um die verfahrensspezifischen Prozesse der Bildentstehung anzuregen, sinnvoll zu begleiten und im Kontext therapeutischer Fragestellungen patientenorientiert zu reflektieren.

Bildentwicklung und Beziehungsentwicklung zeigen dabei häufig komplementär organisierte Synergieeffekte auf. Unklare Problemlagen, fehlende Gestaltungsideen, handwerkliche Grenzen und Phasen großer Unsicherheit im Gestaltungsprozess erfordern meist ein hohes Maß an Sicherheit in der therapeutischen Beziehung, damit auch destruktive Gestaltungsimpulse zugelassen werden können. Beim zielorientierten Ausarbeiten einer Gestaltungsidee ist der Therapeut dann eher in der Rolle eines behutsamen Begleiters, der den bewertungsfreien Raum sichert, Zuversicht vermittelt und die autonome Entwicklung der Patienten unterstützt. Insofern ist die kunsttherapeutische Bildarbeit immer auch interpersonelle Beziehungsarbeit, ein **dialogisches Geschehen**, das stimmige Bilder ermöglicht und in ihren potenziellen Bedeutungsebenen dem Patienten nahebringt. Die dafür erforderlichen therapeutischen Kompetenzen (Fach-, personale und Beziehungskompetenz) stehen zum einen im Bezug zum Kompetenzprofil für Psychotherapie (vgl. Bundespsychotherapeutenkammer 2010) und müssen für die spezifische Bildarbeit in der kunsttherapeutischen Triade (Patient, Therapeut, Werk) konkretisiert werden. Zum anderen kann die therapeutische Beziehung selbst als eine ästhetische Geste beschrieben werden, was zu einer Neubestimmung des therapeutischen Dialogs aus der Begrifflichkeit der künstlerisch-kreativen Erfahrung führt. Patient und Therapeut beziehen sich dabei gemeinsam auf etwas »Drittes«, das ästhetische Werk, das ihrer Interaktion entspringt und sinnlich im Hier und Jetzt erfahren werden kann. Im Vordergrund steht dann das implizite Erleben im Prozess des Tuns und nicht so sehr das retrospektive Explizieren von Bedeutung. Das unmittelbare Erscheinen von bedeutsamen Objekten, Erfahrungen und Handlungen im Gestaltungsprozess ist relevant und das Gewahrwerden der Ereignisse führt zu einem therapeutisch wichtigen **Evidenzerleben** im Sinne eines Gegenwartmoments (Stern 2005). Dieser Ansatz wurde für die Kunsttherapie bisher am differenziertesten von Peter Sinapius (2010) ausgearbeitet, indem er verschiedene Formen des therapeutischen Dialogs (u. a. am Beispiel des dialogischen Malens) untersuchte und Schlüsselkategorien der Künste für die Beschreibung von Beziehungsphänomenen extrahierte. So spricht er vom *Tänzerischen*, vom *Musikalischen*, vom *Symbolischen* und vom *Poetischen* als Prozessparametern und öffnet über die diesen Künsten innewohnenden inneren Dynamiken einen Wahrnehmungsraum für die Vielfalt des Beziehungsgeschehens in der Therapie. Das Tänzerische beschreibt dabei am ehesten die Bewegungsdynamik innerhalb einer Beziehung, wie sie sich z. B. in der Nähe-Distanz-Regulation, der Bewegungsrichtung oder der Dynamik von Folgen und Führen im Kontakt zeigt. Das Musikalische beschreibt stärker die Intonation einer Begegnung, das sich aufeinander Einstimmen und die emotionale Melodie, die aus dem Zusammenspiel entsteht und von Harmonien und Disharmonien getragen sein kann. Das Symbolische stehe für das Thema der Therapie, ein Klang, eine Geschichte, ein Motiv, die sich im Rahmen der therapeutischen Interaktion entwickeln und aus dem Unbewussten zur Erscheinung gelangen. Hier kommt dem Werk, dem künstlerischen Objekt eine besondere Bedeutung zu, da dieses Therapeuten und Patienten ermöglicht, eine gemeinsame Perspektive bzw. Blickrichtung einzunehmen.

Exkurs

Was ist ein Symbol?

In seiner ursprünglichen Form war ein Symbol (gr. *symbolon*) eine Erinnerungsscherbe oder ein Ring, der bei der Trennung von zwei Freunden in zwei Teile gebrochen wurde. Ein Teil verblieb bei dem Zurückgelassenen, der andere wurde mit auf die Reise genommen. In der Ferne erinnerten die jeweiligen Teile dann an das frühere Zusammensein und ließen die damit verbundenen Erfahrungen und Sehnsüchte wiederaufleben. Bei der Rückkehr konnten die Teile wieder zusammengefügt werden und ermöglichten das Wiedererkennen. »Antikes Passwesen« schreibt Gadamer (1977, S. 41) sei der ursprüngliche Sinn von Symbol, etwas, an dem man Altbekanntes, aber Verlorengegangenes wiedererkennen und neu erfahren kann. Insofern kommt dem Symbolischen die Funktion zu, Fragmentarisches zusammenzuführen und getrennte Teile zu integrieren. Jedes persönlich bedeutsame Bildelement, jede ästhetische Geste kann dabei Symbol sein und zu einem Vermittler in einem innerpsychischen Integrationsprozess werden.

Wenn eine Gestaltung berührt, wenn die Intensität des gestalterischen Dialogs die Aufmerksamkeit bindet und ein stimmiges Gefühl, ein Evidenzerleben von »Ich bin« und »Ich kann« entsteht, erleben Patienten oft den Moment der Einsicht und Erkenntnis, der in der Kreativitätsforschung mit dem »Aha«-Erlebnis und in der Mythologie mit »Kairos« beschrieben wird und eine neue Qualität im therapeutischen Prozess anzeigt. Sinapius schreibt dazu: »Was als Neues unvermittelt auftaucht, verdankt sich den emergenten Eigenschaften von Gegenwartsmomenten, in denen sich eine Bedeutung in der phänomenalen Präsenz der Dinge oder Ereignisse selber zeigen kann. Sie bedeuten dann das, was sich zeigt. Materialität, Signifikant und Signifikat fallen zusammen. Sie tauchen plötzlich und unvermittelt auf. Sie ereignen sich, wenn wir der phänomenalen Präsenz der Dinge oder Handlungen gewahr werden.« (2010, S. 194)

> Dieser besondere Moment, in dem im therapeutischen Prozess (im Werk) unvermittelt etwas Neues, Unvorhergesehenes auftaucht, das geeignet ist, bisher Unverbundenes im Fühlen, Denken und Handeln zu einer neuen Daseinsweise zu integrieren, ist dann das Poetische, das bedeutsame Dritte, das in der therapeutischen Arbeit neuen Sinn generiert.

In diesem Ansatz kommt dem ästhetischen Werk (einem Bild, einer Melodie oder einer Performance) besondere Bedeutung zu, da es (wie in der Kunst selbst) nicht dazu dient, ein Innenleben nur zu illustrieren, um es dann sprachlich besser fassen und deuten zu können. Gestaltungsprozess und Werk werden zu einem eigenständigen Träger therapeutischer Veränderungsprozesse, was die Kunsttherapie sinnvoll von den tradierten psychotherapeutischen Ansätzen unterscheidet. Mit Blick auf den künstlerischen Prozess spricht Joseph Beuys deshalb von der Werde-Gestalt und davon, dass die Welt im Erschaffen erkennbar wird (vgl. Beuysnobiscum, S. 256 f.). Und Vilem Flusser bezeichnet die künstlerische Geste als eine Form des Weltergreifens, deren Sinn nicht allein im Bedeutung-Haben, sondern im Bedeutung-Geben besteht (vgl. 1993, S. 98).

Der Begriff des Zeigens, der Ursprung der Argumentation, gehört zu den zentralen Kategorien in der Philosophie Martin Heideggers und wird aktuell intensiv reflektiert. »Zeigen heißt: sehen lassen, zum Vorschein bringen« (zit. n. Wiesing 2013, S. 19) und bezieht sich nicht allein auf den Prozess des Sichtbar-Machens, sondern auch auf den Akt des Gesehen-Werdens. So wie das Bild im Museum sich an den Betrachter richtet, braucht das Bild in der Therapie die Aufmerksamkeit von Patient und Therapeut. Insofern ist jedes Bild, das entsteht, auch eine intentionale Geste, eingebunden in eine zweckgebundene Kommunikation und Interaktion.

Nun liegt in der Doppelfunktion des Bildes als Vorgang und Resultat von Wirklichkeitskonstruktion auch ein Problem, ein Verstehensproblem. Für den Gestalter (in der Regel der Patient) ist das Bild Teil und Resultat eines

Prozesses, für den Betrachter (in der Regel der Therapeut) ist das Bild des Patienten in erster Linie Objekt, zu dem er auf der Basis seines künstlerischen und therapeutischen Knowhows in Resonanz geht. Beide ordnen das Geschehen in unterschiedliche Kontexte ein, interpretieren aus ihrer jeweiligen Perspektive. Boesch schreibt dazu: »Nicht nur, dass bei beiden die gleichen Inhalte und Formen andere Konnotationen wecken, sondern überdies erhält das Werk einen völlig anderen Stellenwert im jeweiligen System des Handelns: Für den Beobachter kann es nur Anstoß, nicht aber Ergebnis einer Handlung sein und ordnet sich somit auch in andere Verläufe ein.« (1983, S. 291) Offen zu sein für die Bilder der Patienten setzt dann eine differenzierte Selbstkenntnis der Therapeuten voraus, damit gelerntes Wissen, diagnostische Kategorien und eigene Bedürfnisse in der therapeutischen Situation den Blick auf die Bilder der Patienten nicht verstellen. Die eigene künstlerische Erfahrung und Ausbildung, der Zugang zu den eigenen Bildern und deren Entstehungsbedingungen ist erforderlich, um die in den Patienten ablaufenden Prozesse verstehbarer werden zu lassen, sie kompetent zu begleiten und gegebenenfalls auch benennen zu können. Der persönliche *und* künstlerische Resonanzraum der Therapeuten wird damit zu einem die kunsttherapeutischen Bildprozesse erst ermöglichenden Wirkfaktor. Nur wer eigene Gestaltungserfahrungen gemacht hat, kann den Gestaltungsprozess aus seiner inneren Struktur heraus begreifen und auf der Ebene dieses Prozesses auch intervenieren. Wie Picasso beschreibt auch Per Kirkeby den Prozess des Bildermalens als einen offenen Prozess, als ein Ringen um eine stimmige Gestalt, die sich erst im Arbeitsprozess selbst entwickelt und nicht einfach ausgedacht werden kann. »Ich habe immer bestimmte Vorstellungen bei den Bildern (…), und die male ich (…). Und wenn ich dann das große Figurenbild gemalt habe, was ich malen wollte, wird es mir unerträglich, nach ein paar Tagen muss ich das dann übermalen, also weitermalen. Und dann kommen lange Phasen, in denen es chaotisch aussieht (…). Und dann kristallisiert sich langsam etwas heraus, eine Ecke hat irgendwie was, einen Teil dieser Urerinnerungen, mit denen ich arbeite (…), vielleicht ein Sonnenuntergang, aber ein ganz bestimmter, den ich erlebt habe, als ich vierzehn Jahre alt war, und der plötzlich da war. Dann geht es vorwärts mit dem Bild, mit dem Übermalen, und natürlich muss der schöne Teil des Bildes unter großem Leid (…) zerstört werden, damit das ganze Bild schöner wird (…).« (zit. n. Lantermann 2005, 189)

Therapeutische Intensität in der Kunsttherapie heißt dann, offen zu sein für die bildnerischen Suchbewegungen der Patientinnen und Patienten, sie entsprechend ihrer Möglichkeiten gestalterisch zu unterstützen und damit ein Fortgehen vom Vorgestellten und Vor-Gedachten der gewohnten Ausdrucksformen zu ermöglichen. Sich selbst und die eigenen (inneren und äußeren) Bilder im kunsttherapeutischen Prozess neu und anders zu erfahren, hat dann das therapeutische Potenzial, Leidenszustände und Konflikte neu ordnen zu können und einen sehr persönlichen, individuellen Weg zu Krankheitsverarbeitung und Bewältigung zu finden.

Die Eigendynamik des künstlerischen Arbeitsprozesses lässt sich wie beschrieben nur durch Erfahrungsbildung wirklich vermitteln. Mitunter entsteht dadurch ein Spannungsverhältnis zwischen der Kunsttherapie und anderen Therapieformen im Gesundheitssystem. Auf der einen Seite faszinieren die Bilder, die in der Therapie entstehen, Ärzte, Psychologen, andere Therapeuten und Angehörige. Ausstellungen werden gern besucht und im therapeutischen Team ermöglicht der gemeinsame Blick auf die Bilder der Patienten oft überraschend andere Perspektiven auf deren innere Wirklichkeiten. Auf der anderen Seite bleibt das Potenzial der Kunsttherapie für andere Berufsgruppen oft verschlossen, weil der unmittelbare Bezug zum Prozess der Bildentstehung fehlt und die notwendige, wahrnehmende Annäherung an Bilder mit anderen Begriffen arbeitet als die medizinisch und psychologisch ausgerichteten Diagnosesysteme. Nachvollziehbare Beispiele und Übersetzungsarbeit sind erforderlich, um die Einheit des therapeutischen Angebots und damit die Qualitätssicherung von klinischer Behandlung zu gewährleisten. Forschung als kontrollierte Subjektivität heißt dann, eine Reflexionsebene einzuführen, die beschreibt, was in der Kunsttherapie passiert und gleichzeitig versucht, das Geschehen in übergreifende Zusammenhänge einzuordnen; ein erster Schritt, um den Kriterien für die Anerkennung eines Therapieverfahrens entsprechen zu können, sozusagen aus der Praxis für die Praxis.

Als Grundannahmen für die Anerkennung eines Therapieverfahrens formuliert der wissenschaftliche Beirat für Psychotherapie vier Kriterien, denen sich auch die Kunsttherapie stellen muss.

- Der Einsatz eines Verfahrens erfolgt bei Personen, die unter einer Störung mit Krankheitswert leiden, und der beobachtete therapeutische Effekt stellt eine Heilung oder Linderung dieser Störung dar.
- Der beobachtete therapeutische Effekt ist intersubjektiv feststellbar und replizierbar.
- Der erzielte Effekt muss mit hoher Wahrscheinlichkeit auf die psychotherapeutische Intervention zurückführbar sein (interne Validität).
- Die untersuchte psychotherapeutische Intervention ist in der Praxis unter den Rahmenbedingungen des Gesundheitswesens effektiv durchführbar (externe Validität).

Wie kann es nun gelingen, die der Kunsttherapie innewohnenden therapeutischen Potenziale patientenorientiert in der Praxis zur Anwendung zu bringen? Welche Themen und Bereiche tangiert die Palette der kunsttherapeutischen Möglichkeiten? Hand-Werk als Auseinandersetzung mit grundlegenden methodischen Parametern der Kunsttherapie im klinischen Arbeitsfeld stellt dann auch die Fragen nach der Lehrbarkeit eines Therapieverfahrens und der Qualitätssicherung therapeutischer Praxis durch transparente Arbeitsvollzüge (► Kap. 53).

Literatur

Arbeitskreis OPD (Hg). Operationalisierte Psychodynamische Diagnostik OPD-2. Das Manual für Diagnostik und Therapieplanung. Bern: Hans Huber 2006.

Aristoteles. Poetik. Eingeleitet, übersetzt und erläutert von Manfred Fuhrmann. München: Heimeran 1976.

Belting H. Florenz und Bagdad – Eine westöstliche Geschichte des Blicks. München: C. H. Beck 2008.

Benedetti G. Botschaft der Träume. Unter Mitarbeit von Elfriede Neubuhr, Maurizio Peciccia und J. Philip Zindel. Göttingen: Vandenhoeck & Ruprecht 1998.

Beuysnobiscum. In: Bezzola T, Szeemann H (Hg). Joseph Beuys. Katalog zur Ausstellung vom 29.11.1993–20.02.1994. Zürich: Kunsthaus Zürich 1993; S. 237–89.

Bocola S. Die Erfahrung des Ungewissen in der Kunst der Gegenwart. Zürich: Waser 1987.

Bocola S. Die Kunst der Moderne. Zur Struktur und Dynamik ihrer Entwicklung. Von Goya bis Beuys. München: Prestel 1994.

Boehm G. Die Lehre des Bilderverbots. kunst und kirche 1993; 1: 26–31.

Boehm G. Wie Bilder Sinn erzeugen. Die Macht des Zeigens. Berlin: University Press 2007.

Boesch EE. Das Magische und das Schöne. Zur Symbolik von Objekten und Handlungen. Stuttgart-Bad Canstatt: frommann-holzboog 1983.

Bundespsychotherapeutenkammer. Approbationsordnung für Psychotherapeutinnen und Psychotherapeuten. www.bptk.de/uploads/media/20111010_BPtK_PsychThApprO.pdf (letzter Zugriff 26.04.2015).

Dammann G, Meng T (Hg). Spiegelprozesse in Psychotherapie und Kunsttherapie. Das progressive Therapeutische Spiegelbild – eine Methode im Dialog. Göttingen: Vandenhoeck & Ruprecht 2010.

Dannecker K. Psyche und Ästhetik. Die Transformationen der Kunsttherapie. Berlin: Medizinisch Wissenschaftliche Verlagsgesellschaft 2014.

Deuser H. Die Arbeit am Tonfeld®. In: Titze D, HfbK Dresden (Hg). Aus der Mitte. Die Kunst der KunstTherapie. Dresden: Sandstein 2005; S. 61–7.

Deuser H. Zur Phänomenologie der Haptik: Im Greifen sich begreifen – Einführung in die Arbeit am Tonfeld. In: Verein für Gestaltbildung e. V. (Hg). Der haptische Sinn. Beiträge zur Arbeit am Tonfeld. 2007. Zu beziehen über http://www.tonfeld.de (letzter Zugriff 5.4.2016).

Die Bibel oder die ganze heilige Schrift des Alten und Neuen Testaments nach der deutschen Überset-

zung Martin Luthers. Stuttgart: Württembergische Bibelanstalt 1930.
Ehemann R. Virtual Reality Therapie. Entwicklung, Durchführung und Evaluation eines Applikationsmodells für die kunsttherapeutische Arbeit mit psychiatrischen Patienten. Regensburg: Roderer 2012.
Egger B, Merz J. Lösungsorientierte Maltherapie. Wie Bilder Emotionen steuern. Bern: Hans Huber 2013.
Flusser V. Gesten. Versuch einer Phänomenologie. Bensheim: Bollmann 1993.
Fonagy P, Gergely G, Jurist EL, Target M. Affektregulierung, Mentalisierung und die Entwicklung des Selbst. Stuttgart: Klett-Cotta 2011.
Foucault M. Eine Ästhetik der Existenz. In: Defert D, Ewald F (Hg). Michel Foucault. Ästhetik der Existenz. Schriften zur Lebenskunst. Frankfurt a. M.: Suhrkamp 2007; S. 280–86.
Franke U. Alexander Gottlieb Baumgarten. In: Nida-Rümelin J, Betzler M (Hg). Ästhetik und Kunstphilosophie. Stuttgart: Kröner 1998; S. 72–9.
Freud A (1936). Das Ich und die Abwehrmechanismen. Frankfurt a. M.: Fischer Taschenbuch 2012.
Freud S (1910). Eine Kindheitserinnerung des Leonardo da Vinci. Frankfurt a. M.: Fischer Taschenbuch 2006.
Freud S (1930). Das Unbehagen in der Kultur: Und andere Kulturtheoretische Schriften. Frankfurt a. M.: Fischer Taschenbuch 2007.
Gadamer H-G. Die Aktualität des Schönen. Kunst als Spiel, Symbol und Fest. Stuttgart: Reclam 1977.
Grawe K. Neuropsychotherapie. Göttingen: Hogrefe 2004.
Hegel GWF (1835). Vorlesungen über die Ästhetik I. Werke Bd. 13. (Hg. v. Eva Moldenhauer u. Karl Markus Michel). Frankfurt a. M.: Suhrkamp 1986.
Hermer M, Röhrle B (Hg). Handbuch der therapeutischen Beziehung. 2 Bde. Tübingen: dgvt 2008.
Horn C. Ästhetik der Existenz und Selbstsorge. In: Kleiner MS (Hg). Michel Foucault. Eine Einführung in sein Denken. Frankfurt a. M.: Campus 2001; S. 137–52.
Jung CG, Franz ML v et al. Der Mensch und seine Symbole. Ostfildern: Patmos 2012.
Kandel E. Das Zeitalter der Erkenntnis. Die Erforschung des Unbewussten in Kunst, Geist und Gehirn von der Wiener Moderne bis heute. München: Siedler 2012.
Kant I (1760). Kritik der Urteilskraft. Beilage: Erste Einleitung in die Kritik der Urteilskraft. Hamburg: Felix Meiner 2006.
Kollmorgen C. Collagen-Therapie. Bildnerische Arbeit mit Herzinfarktpatienten in einer Rehabilitationsklinik. Bern: Huber 1989.
Kris E. Die ästhetische Illusion. Phänomene der Kunst in der Sicht der Psychoanalyse. Frankfurt a. M.: Suhrkamp 1990.
Krüger S, Roeske T (Hg). Im Dienste des Ich: Ernst Kris heute. Wien u. a.: Boehlau 2013.
Lacan J. Das Seminar, Buch IV. Die Objektbeziehung. 1956–1957. Wien: Turia + Kant 2003.
Lantermann E-D. Bildwechsel und Einbildung. Berlin: edition q 1992.
Lantermann E-D. Bild und Handlung. Annäherung an eine Bildwissenschaft aus psychologischer Perspektive. In: Majetschak S (Hg). Bild Zeichen. Perspektiven einer Wissenschaft vom Bild. München: Wilhelm Fink 2005; 179–91.
Leutkart C, Wieland E, Wirtensohn-Baader I (Hg). Kunsttherapie aus der Praxis für die Praxis: Materialien-Methoden-Übungsverläufe. Dortmund: verlag-modernes-lernen 2010.
Leutgeb D. Christus(impuls). In: Bezzola T, Szeemann H (Hg). Joseph Beuys. Katalog zur Ausstellung vom 29.11.1993–20.02.1994. Zürich: Kunsthaus Zürich 1993; 245–46.
Liessmann KP. Ästhetische Empfindungen. Wien: Facultas Verlags- und Buchhandels AG 2009.
Limberg R. Kunsttherapie bei frühen Störungen Strukturbildung und Identitätsentwicklung mit den Mitteln der Kunst. Aachen: Shaker 1998.
MacGregor N. Eine Geschichte der Welt in 100 Objekten. München: C. H. Beck 2013.
Martius P, Spreti F v, Henningsen P (Hg). Kunsttherapie bei psychosomatischen Störungen. München: Elsevier, Urban & Fischer 2008.
Menzen K-H. Grundlagen der Kunsttherapie. München: Reinhardt 2008.
Nietzsche F (1882). Die fröhliche Wissenschaft. KSA 3. Herausgegeben von Giorgio Colli und Mazzino Montinari. München: dtv 1988; 343–651.
Osborne R, Sturgis D, Turner N. Kunsttheorie für Einsteiger. München: Wilhelm Fink 2012.
Ovid. Metamorphosen. Lateinisch/Deutsch. (Übersetzt und hg. v. Michael von Albrecht). Stuttgart: Reclam 1997.
Pagel G. Jacques Lacan. In: Nida-Rümelin J, Betzler M (Hg). Ästhetik und Kunstphilosophie. Stuttgart: Alfred Kröner 1998; S. 477–83.
Peciccia M. Der Traum und das progressive therapeutische Spiegelbild. In: Dammann G, Meng T (Hg). Spiegelprozesse in Psychotherapie und Kunsttherapie. Das progressive Therapeutische

Spiegelbild – eine Methode im Dialog. Göttingen: Vandenhoeck & Ruprecht 2010; S. 29–68

Petersen P. Künstlerische Therapien – einige ihrer Prinzipien und mein wissenschaftliches Verständnis. Vortrag in der Reihe »Künstlerische Therapien« innerhalb des Forums Kunst, Medizin und Künstlerische Therapien der Medizinischen Hochschule Hannover, Hannover 29. November 2006. www.uni-muenster.de(Musiktherapie/Literaturdienst/downloads.html (letzter Zugriff 5.4.2016).

Petersen P. Wie lässt sich Künstlerisch-Therapeutische Forschung gestalten? – Lebensrückblick eines »Zwölfenders«. In: Petersen P, Gruber H, Tüpker R (Hg). Forschungsmethoden Künstlerischer Therapien. Wiesbaden: Reichert 2011; S. 343–65.

Picasso P. Denken mit Picasso. Gedanken über Kunst, Künstler und Kenner. Aus den Gesprächen zwischen Picasso und seinen Freunden, ausgewählt von Daniel Keel. Berlin und Weimar: Aufbau 1985.

Pütz RM. Kunsttherapie. Eine Alternative zur Regeneration des Menschen. Bd. 1: Die Maltherapie. Bielefeld: Bertelsmann 1981.

Pütz RM. Farbmeditation: Untersuchungen von potenzierten Verfahren meditativer Malabläufe mit Pflanzenfarben als Basiserarbeitung für maltherapeutische Maßnahmen. Bielefeld: Bertelsmann 1991.

Riedel I. Maltherapie. Eine Einführung auf der Basis der Analytischen Psychologie von C. G. Jung. Stuttgart: Kreuz 1992.

Riedel I, Henzler C. Malen in der Gruppe: Modelle für die therapeutische Arbeit mit Symbolen. Stuttgart: Kreuz 2008.

Scheff TJ. Explosion der Gefühle: über die kulturelle und therapeutische Bedeutung kathartischen Erlebens. Weinheim: Beltz 1983.

Schiller F (1801). Über die ästhetische Erziehung des Menschen, in einer Reihe von Briefen. In Schillers sämtliche Werke. Vollständige Ausgabe in vier Bänden, Band 4. Stuttgart: J. G. Cotta'sche Buchhandlung 1879; S. 558–634.

Schmeer G. Die Resonanzbildmethode. Visuelles Lernen in der Gruppe. Stuttgart: Klett-Cotta 2006.

Schmeer G. Das Ich im Bild. Ein psychodynamischer Ansatz in der Kunsttherapie. Stuttgart: Klett-Cotta 2007.

Schottenloher G (Hg). Wenn Worte fehlen, sprechen Bilder. Bildnerisches Gestalten und Therapie Bd. 1–3. München: Kösel 1994.

Schwarz H. Künstlerische Impulse des 20. Jahrhunderts und ihre Adaptation durch Interventionen der Kunsttherapie. Freiburg i. Br.: Albert-Ludwigs-Universität 2013 (Dissertation).

Sinapius P. Ästhetik therapeutischer Beziehungen. Therapie als ästhetische Praxis. Eine phänomenologische Studie. Aachen: Shaker 2010.

Spreti F v, Martius P, Förstl H (Hg). Kunsttherapie bei psychischen Störungen. München: Urban & Fischer 2005.

Spreti F v, Martius P, Förstl H (Hg). Kunsttherapie bei psychischen Störungen. 2. Aufl. München: Urban & Fischer 2012.

Stern D. Die Lebenserfahrung des Säuglings. Stuttgart: Klett-Cotta 2007.

Stern DN. Ausdrucksformen der Vitalität. Die Erforschung des dynamischen Erlebens in Psychotherapie, Entwicklungspsychologie und den Künsten. Frankfurt a. M.: Brandes & Apsel 2011.

Titze D, HfbK Dresden (Hg). Die Kunst der Kunst-Therapie. 2 Bde. Dresden: Sandstein 2005.

Titze D, HfbK Dresden (Hg). Zeichen setzen im Bild. Zur Präsenz des Bildes im kunsttherapeutischen Prozess. Dresden: Sandstein 2012.

Tüpker R. Auf der Suche nach angemessenen Formen wissenschaftlichen Vorgehens in kunsttherapeutischer Forschung. In: Petersen P, Gruber H, Tüpker R (Hg). Forschungsmethoden Künstlerischer Therapien. Wiesbaden: Reichert 2011; S. 89–106.

Wiesing L. Sehen lassen. Die Praxis des Zeigens. Berlin: Suhrkamp 2013.

Winnicott DW. Vom Spiel zur Kreativität. Stuttgart: Klett-Cotta 2012.

Wissenschaftlicher Beirat Psychotherapie. Methodenpapier, Version 2.8.2010. http://www.wbpsychotherapie.de/downloads/methodenpapier28.pdf (letzter Zugruiff: 25.02.2015).

Zeki S. Glanz und Elend des Gehirns: Neurobiologie im Spiegel von Kunst, Musik und Literatur. München: Reinhardt 2010.

53 Hand-Werk Kunsttherapie

Flora von Spreti, Diana Marten

53.1 Von Anfang an: Kunst und Therapie zugleich

In den vorangegangenen Beiträgen befassten sich Autoren aus unterschiedlichen natur- und geisteswissenschaftlichen Disziplinen mit den vielfältigen Perspektiven schöpferischen Handelns in Kunst und Kunsttherapie. Das vorliegende Kapitel versteht sich als praktische Ergänzung des Grundlagenteils und als Exkursion in die kunsttherapeutische »Werkstatt«. Darüber hinaus geben die Autorinnen einen von professioneller klinischer Erfahrung geprägten basalen Überblick über das notwendige »Handwerkszeug« der klinischen Kunsttherapie in Psychiatrie und Psychosomatik. Grundlagen psychotherapeutischer Verfahren und reflektierte Beschreibungen therapeutischen Handelns werden zunehmend in Manualen operationalisiert und damit einer wissenschaftlichen Auswertung zugänglich gemacht. In diesem Sinne kann sich das Kapitel »Handwerk« als notwendige Ergänzung bereits existierender »Handlungswegweiser« und narrative Annäherung an die komplexen Handlungsstränge der Kunsttherapie verstehen (Petzold 1989; Baukus u. Thies 1997; Menzen 2008; Dannecker 2012; Spreti et al. 2012; Rössler u. Matter 2013; Schuster 2014).

Wie es begann …

Klassische Orte künstlerischen Handelns finden sich seit Ende des 19. Jh. in den Irrenanstalten, den psychiatrischen Kliniken der damaligen Zeit (Lombroso 1872; Morgenthaler 1921). Die Erkenntnis, dass bildnerische Tätigkeit für die Patienten heilsam sein könnte, wurde vor allem durch Prinzhorns Werk »Die Bildnerei der Geisteskranken« bekannt und weiterverbreitet, sodass seit Anfang/Mitte des 20. Jh. das Bildnerische – damals als Teilbereich der Beschäftigungstherapie – in psychiatrische Institutionen Eingang fand (Prinzhorn 1922, 1997; Navratil 1965, 1999).

Ita Wegmann bezog bereits 1921 in der anthroposophischen Klinik Arlesheim/Schweiz Kunsttherapie in die therapeutische Behandlung der Patienten mit ein. Doch vornehmlich etablierte sich Kunsttherapie als wichtiger Baustein des therapeutischen Vorgehens im Kinder-, Jugend- und Erwachsenenbereich psychiatrischer Kliniken und später auch in der Psychosomatik (Jádi 1985; Fuchs 2002b; Röske u. Kraft 2005; Spreti et al. 2012). In diesen Feldern ist Kunsttherapie heute Standard des multimodalen klinischen Behandlungsspektrums und wird in Behandlungsleitlinien berücksichtigt. Als effektive bildnerische Methode wurde Kunsttherapie im Laufe der Zeit zunehmend in somatischen Kliniken wie z. B. in der Onkologie, Neurologie, Palliativmedizin und Kardiologie in die Behandlung mit einbezogen. Auch in der Betreuung geistig behinderter Menschen ist die »Kunst« unverzichtbar geworden und speist mit den entstandenen Werken eine lukrative »Kunstindustrie« (Menzen 1994, 2009). Im Besonderen bieten Behinderteneinrichtungen sinnvolle und dankbare Felder für studentische Projekte und Praktika und damit ein breites Arbeitsfeld für Kunsttherapeuten.

In diesem Kapitel beziehen wir uns schwerpunktmäßig auf die klassischen Felder der Kunsttherapie in psychiatrischen und psychosomatischen Kliniken. Doch sind die »Handlungsanweisungen« des folgenden Kapitels für viele klinische Felder der Kunsttherapie ebenfalls von Relevanz.

Klient oder Patient – Sie oder Er?

Wer aufgrund eines schweren körperlichen oder psychischen Leidens in einer Klinik behandelt werden muss, ist Patient. Diese Bezeichnung löst immer wieder eine gewisse Unsicherheit über die korrekte Bezeichnung einer Person im Zustand der Krankheit aus. Das »Herumeiern« zwischen den beiden Begriffen Klient und Patient entsteht vielleicht aus der irrigen Meinung, gerade in der Psychiatrie sei die Benennung »Patient« diskriminierend. Vielleicht könnte die Scheu vor der Bezeichnung Patient auch ein Relikt aus einer Zeit sein, in der Psychiatrie-Patienten einer menschenverachtenden, mörderischen Selektion ausgesetzt waren (Cranach 1999; Cranach u. Siemen 2012; Hohendorf u. Rotzoll 2012).

Dabei ist ein Patient per definitionem ein Leidender, der sich in einer akuten oder chronischen »leiblichen« Dysfunktion befindet. »Auch psychisches Kranksein ist kein Zustand im Kopf. Es lässt sich vielmehr als eine Einschränkung des Lebensraums eines Menschen auffassen, als eine Störung (…) seines Austauschs mit der Umwelt. Dabei wirken unbewusste, dysfunktionale Reaktions- und Verhaltensmuster als ›blinde Flecken‹ (…) im gelebten Raum, die zu charakteristischen Verzerrungen und Einseitigkeiten führen. Sie hemmen damit die Potenziale des Patienten und seine Entwicklung.« (Fuchs 2013, S. 129)

Unter Berücksichtigung eines methodischen Verständnisses der Kunsttherapie als klinische Behandlungsform wird in diesem Beitrag ausschließlich der Begriff »Patient« als die »männliche«, kürzere Form verwendet. Wie sich von selbst versteht, sind damit Frauen und Männer gemeint.

Krank und gesund und die Kunst

Ein Klinikaufenthalt aufgrund einer schweren Erkrankung wird häufig als spürbarer Einschnitt ins eigene Leben empfunden. Liegt der Klinikeinweisung gar eine psychische Erkrankung zugrunde, gilt dies verständlicherweise in besonderem Maße. Denn auch heute noch sind bei vielen Patienten Erkrankungen mit der Vorsilbe »Psych-« mit einem Tabu belegt und mit Scham behaftet. Trotz unzähliger Bemühungen von Betroffenen, Angehörigen, Ärzten und Anti-Stigma-Initiativen die immer noch bestehenden Berührungsängste eines Großteils der Bevölkerung gegenüber psychischer Krankheit (Spreti 2002) auszuräumen, haben viele Menschen Befürchtungen als nicht zurechnungsfähig oder wertloses Leben abgestempelt zu werden.

Innerhalb des »Reservates« der psychischen Störungen findet sich aber doch eine kleine Enklave, die die »normale« Bevölkerung mit staunender Neugier betritt: Es ist der Ort, an dem es »Kunst« zu sehen gibt und der all das Fremde, Ungewöhnliche, Berührende bietet, was »Kunst« im Allgemeinen – und Kunst psychisch Kranker im Besonderen – erwarten lässt (Röske ► Kap. 25). So kann das Bildnerische spätestens seit Dubuffet, der die »Außenseiterkunst« gesellschaftsfähig machte, für die »Gesunden« wie ein Passierschein in das manchmal geheimnisvolle und sonst unzugängliche Land der »Verrückten« wirken. Unzählige Künstler der Moderne profitierten, ebenso wie manche Kunsthändler und Sammler, von den Werken psychisch Kranker, die viele neuere Strömungen der bildenden Kunst, wie z. B. die Künstler des Dada inspirierten (Orchard u. Schulz 2006; Brugger et al. 1997). Vielleicht bewirkt hier das Kunstwerk als »Drittes im Bunde« mit seiner triangulierenden Wirkung auf dem neutralen Boden eines verbindenden Kulturverständnisses neue Begegnungsmöglichkeiten zwischen »gesund« und »krank«.

»Dieses Leben hat mich von tausend Toden losgekauft mit dem Malen …«

Dass sich bildnerisches Handeln als Rettungsanker in bedrohten und traumatischen Lebenssituationen erweisen kann, zeigt u. a. das

Wirken von Friedl Dicker-Brandeis im Ghetto von Theresienstadt und im Vernichtungslager Auschwitz. Auch wenn diese Geschichte immer wieder als vielzitiertes Beispiel für die Stärke eines Menschen erzählt wird, verliert sie nichts von ihrer ergreifenden Wirkung und dem Schrecken über die Beispiele menschlicher Grausamkeit, die nach über 70 Jahren immer noch aktuell sind. Daher ist die hoffnungsvolle Botschaft über Menschlichkeit und über die oft segensreiche Wirkung der Kunst auch heute noch von Bedeutung.

»Dieses Leben hat mich von tausend Toden losgekauft mit dem Malen …«, schrieb Friedl Dicker-Brandeis 1938 (zit. n. Chladkova 1991, S. 22). 1942 wurde sie nach Theresienstadt deportiert. Dort regte sie in ihren Kunstklassen die Kinder im Lager zur intensiven Beschäftigung mit dem Malen an, womit sie »zwar nicht deren Leben, aber deren Seelen bewahren konnte. Für die meisten im Lager gab es keine Zukunft, aber es gab eine Vergangenheit: An diese knüpfte sie in der Existenz zwischen Leben und Tod an. Mit ihr schufen die Kinder Werke, die keiner Beschreibung bedürfen.« (http://www.ghetto-theresienstadt.info/). Über 5.000 Bilder entstanden hier unter ihrer Anleitung. Eine ihrer Schülerinnen erinnerte sich an sie mit den Worten: »Sie war selbst die Medizin. Und bis heute ist mir das Geheimnis ihres Gefühls der Freiheit unfassbar. Es übertrug sich von ihr auf uns wie elektrischer Strom.« (ebd.) Den eigenen Tod vor Augen, gelang es ihr, die Kinder mit Malen und Zeichnen abzulenken vom Grauen des Ghettos.

Auch das Leben mancher bedeutender Künstler war geprägt von schicksalhaftem Geschehen und psychischer Belastung. Aus innerem Drang, dem Trauma die Kraft des Schöpferischen entgegenzustellen, sind bedeutende künstlerische Werke entstanden, wie die Arbeiten von Vincent van Gogh, Edvard Munch, Ludwig Kirchner oder Mark Rothko, um nur einige Beispiele zu nennen. Freud zitierte in seinem Aufsatz über Narzissmus (1914) Heinrich Heines Gedicht der »schaffenden Gottheit«: »Krankheit ist wohl der letzte Grund / Des ganzen Schöpferdrangs gewesen / Erschaffend konnte ich genesen / Erschaffend wurde ich gesund.« (zit. n. Freud 1914, S. 152)

53.2 Spielfeld und Spielregeln: Arbeitsfeld Klinik – Psychiatrie und Psychosomatik

Klinik für Anfänger: Patienten, Team, Hierarchie, Rahmen

Die Institution »Klinik« ist ein komplexes System aus unterschiedlichen Strukturen und verschiedenen Interessenslagen, die sich einerseits aus der Trägerschaft, den zuweisenden Instanzen mit ihren Zielvorgaben – Behandlungsaufträgen, Kostenzusagen/Tagessätzen, Behandlungszeiten und -inhalten etc. und andererseits aus den Erwartungen der Patienten, ihren Hoffnungen auf Gesundung und Verbesserung ihres momentanen Krankheitszustandes verstehen lässt. Aus all diesen Aufgaben, Vorgaben und Erwartungen ergeben sich die Behandlungsaufträge und die daraus resultierenden Therapieziele, an deren Erfüllung die Klinikmitarbeiter wesentlichen Anteil haben.

Eine wichtige Aufgabe einer Klinikleitung besteht daher in der weitsichtigen und konstruktiven Lenkung des Teams und der Beseitigung von Spannungsverhältnissen und »Stolpersteinen« im Umfeld der Klinik und des Personals. Denn die Erwartungen der Mitarbeiter an die Leitung, die u. a. auch die finanzielle und ideelle Anerkennung für die Arbeit am Patienten miteinschließen, prägen die Atmosphäre einer Klinik maßgeblich. Auf einer wertschätzenden Basis kann eine verlässliche Zusammenarbeit entstehen, die Motivation und Engagement des Personals für die gemeinsame Aufgabe fördert. Daneben wird die Einzigartigkeit einer jeden Institution, mit ihren besonderen Qualitäten, aber auch ihrer jeweils speziellen Dynamik immer Wirkung zeigen.

Daher ist es eine erste professionelle Herausforderung, den eigenen Platz im Gefüge der Strukturen und Hierarchien zu kennen und ihn im vorgegebenen Rahmen auch auszufüllen. Der Stand inmitten eines multiprofessionellen Klinikteams und die Effektivität der eigenen fachlichen Tätigkeit, fordert daher von jedem Teammitglied eine realitätsnahe, ehrliche und möglichst objektive (angstfreie) Reflexion des eigenen Tuns. Daneben nimmt im heutigen Klinikalltag das Qualitätsmanagement großen Raum ein und wirkt sich bis in die Details der täglichen Arbeitsleistung des einzelnen Mitarbeiters aus. Auch Kunsttherapeuten sind damit zeitaufwendig befasst und beklagen oft den Verlust an Zeit für die Betreuung der Patienten.

Hilfe, ich bin neu hier – wer macht was?

Zu einer Universitätsklinik gehören in der Regel alle medizinischen Fachbereiche. Um nur einige unter vielen zu nennen, sind da die Chirurgie mit all ihren unterschiedlichen Fächern, die Gynäkologie, Orthopädie, Augenheilkunde und innere Medizin, die Kardiologie, Dermatologie, Pneumologie, dann Neurologie, Psychiatrie und Psychosomatische Medizin – und viele andere mehr. Die Konzeptionen der Abteilungen sind durch unterschiedliche Faktoren mitbestimmt, wie allgemeine Forschungsschwerpunkte, indikationsspezifische Spezialgebiete, besondere Interessenslagen der jeweiligen Klinikdirektoren – in der Psychiatrischen Klinik ist dies z. B. häufig die Depressions-, Demenz- und Schizophrenieforschung mit Schwerpunkt auf pharmakologische Studien – und vieles andere mehr. In Psychiatrie und Psychosomatik unterscheiden sich bestimmte Behandlungsschwerpunkte von rein somatischen Abteilungen. Neben einer umfassenden medizinischen Versorgung und dem intensiven, ärztlichen Gespräch gehören hier Gruppen- und Einzeltherapien mit unterschiedlichen therapeutischen Schwerpunkten, wie z. B. Psychotherapie, Kunsttherapie, Musiktherapie, Ergotherapie, Bewegungstherapie, zu einer effizienten klinischen Behandlung.

Dagegen ist die Strukturierung einer Station/Abteilung in den meisten Kliniken ähnlich. Eine Abteilung wird in der Regel von einem Chefarzt geleitet; in Universitätskliniken sind die Leiter der Teilbereiche die ärztlichen Direktoren. Oberärzte sind leitend für die fachlichen, organisatorischen wie personellen Geschicke einer Station verantwortlich. Ihnen untergeordnet sind die Stationsärzte für die Belange jeweils einer Station zuständig. Neben Fachärzten und Assistenzärzten (das sind Ärzte in der Ausbildung zum jeweiligen medizinischen Fachbereich), die sowohl somatisch wie zusätzlich psychotherapeutisch ausgebildet sein können, arbeiten in psychiatrischen und psychosomatischen Kliniken in der Regel Psychologen, als psychologische Psychotherapeuten oder als klinische Statistiker. Psychologen im Praktikum (die sogenannten PIPs) leisten nach Abschluss ihres Psychologiestudiums mit Master- oder Diplomabschluss in vielen psychiatrischen und psychosomatischen Kliniken einen Großteil der psychotherapeutischen Versorgung der Kranken. Sie sind ebenfalls einem leitenden Psychologen unterstellt. Sogenannte »Fach- oder Co-Therapeuten« wie Ergo-, Bewegungs-, Musik- und Kunsttherapeuten sind ebenfalls einem leitenden Fachtherapeuten zugeordnet. Sie decken die tägliche therapeutische und soziotherapeutische Betreuung der Patienten ab. Nicht selten ist ein Kunsttherapeut im klinischen Kontext als einziger seiner Profession tätig und daher absoluter Einzelkämpfer. Überzeugungskraft, Teamfähigkeit, Experimentier- und Einsatzfreude sind dann gefragt sowie die Fähigkeit, mit allen Berufsgruppen adäquat, d. h. freundlich, interessiert und wertschätzend zu kommunizieren. Das erleichtert das Entstehen hilfreicher, klinisch-kollegialer Netzwerke (Spreti 2012b; Matter 2013). Der Stationsalltag selbst wird in vielen Bereichen vom Pflegepersonal gemanagt. Da das Pflegeteam oft die erste Anlaufstelle für die Patienten ist, kennt das Team sie in ihrem Alltagsverhalten am besten. Mit seinen hilfreichen Beobachtungen und Hinweisen zu jedem Patienten spielt das Pflegeteam auch in den Teambesprechungen eine wichtige Rolle. In manchen Kliniken übernehmen Pfleger zusätzliche co-therapeutische Aufgaben und sind für spezielle Angebote wie Entspannungstraining, Bezugspflege und andere Stationsaktivitäten geschult und zuständig. Das Pflegepersonal ist einer Pflegedienstleitung unterstellt, doch handelt es im klinischen Alltag nach ärztlichen Anweisungen. In vielen Kliniken stehen Sozialarbeiter den Patienten in sozialrechtlichen Fragestellungen als unterstützende Instanz und bei der Rückkehr nach »draußen« zur Seite. (Dies spielt eine besondere Rolle bei schwer psychisch kranken Patienten.)

Darf oder Muss?

Ob zum Beispiel die Kunsttherapie ein obligatorisches Muss für die Patienten ist oder ob sie aus mehreren Alternativen, wie etwa Kunsttherapie, Musiktherapie oder Tanztherapie, frei gewählt werden kann, wird in Kliniken unterschiedlich gehandhabt. Die große Entscheidungsfreiheit ist für Patienten mit psychischen/psychosomatischen Störungen nicht immer förderlich und überfordert oft. Denn viele Kranke leiden in ihrer störungsbedingten Einschränkung besonders darunter, sich nicht entscheiden zu können (Ambivalenz bei depressiven Patienten) und nicht mehr einschätzen zu können, was ihnen guttut oder was ihnen psychisch und physisch schadet.

Für die Verordnung von Kunsttherapie fehlen leider immer noch allgemeingültige Richtlinien für eine überprüfbare Indikation. Vielleicht wird aber – schmeichelhaft oder diskriminierend für die Kunsttherapie – auch davon ausgegangen, dass Kunsttherapie einfach jedem Patienten guttut oder jedenfalls nicht schadet (Kap. 53.8, S. 489). Immer aber verlangt es therapeutisches Geschick und Einfühlungsvermögen, mit Hemmungen und Ängsten der Patienten vor der Kunsttherapie umzugehen und der Ablehnung dieses »Kinderkrams« etwas entgegenzusetzen. Sind die Therapeuten dabei von ihrer Methode überzeugt und »Profis« in Empathie und Beruf, wird ihr Engagement auch die Patienten motivieren. Die Bedeutung von Hemmnissen und Widerständen wird im Abschnitt über die therapeutische Haltung (► Kap. 53.4) ausführlicher dargelegt.

Zum Setting: Wie, wo, wann, mit wem – alles, was alle schon wissen

Abhängig von der konzeptuellen Ausrichtung einer psychiatrischen/psychosomatischen Klinik werden unterschiedliche Gruppenkonzepte und Einzeltherapie angeboten:

- Geschlossene Gruppe
- Halboffene Gruppe
- Einzeltherapie
- Offenes Atelier

In der geschlossenen Gruppe beginnen und beenden die Patienten gemeinsam eine therapeutische Gruppe. Auch gibt es Kliniken – und dies speziell in der Psychosomatik –, in denen die Patienten alle Gruppentherapien wie z. B. Gruppenpsychotherapie, Kunst-, Körper- und Ergotherapie über die volle Zeit ihres Klinikaufenthaltes gemeinsam besuchen. Im Austausch mit den anderen Gruppentherapeuten kann hier das therapeutische Vorgehen unter den jeweiligen Fachtherapeuten zum Wohle des Patienten abgesprochen und gestaltet werden.

Die halboffene Gruppe hat, wie die geschlossene Gruppe, einen festen Gruppenrahmen, d. h. feste Gruppenzeiten, gleichen Raum und gleiche Teilnehmerzahl. Bei einem Wechsel in eine andere therapeutische Gruppe oder bei Entlassung eines Patienten kann wieder ein neues Mitglied aufgenommen werden.

Einzeltherapie wird in den meisten Kliniken eher weniger angeboten, was nicht nur – aber auch – ökonomische Gründe hat. Das dyadische Setting ist nicht in jedem Fall indiziert. Wenn es aber z. B. darum geht, einen besonders belasteten Patienten (bei schweren Traumatisierungen oder intensiven Trauerprozessen) in geschützter Atmosphäre behutsam wieder an das lebendige Geschehen zu »gewöhnen«, kann der haltende Rahmen einer Einzeltherapie anfangs hilfreich sein. Nur sollte sich der Therapeut immer auch fragen, warum und wie lange die Einzeltherapie einem Patienten Nutzen bringt und wann es sinnvoll ist, dem Kranken wieder die Gruppensituation zu ermöglichen. Die dyadische Beziehung bedarf immer einer sorgfältigen Reflexion (Supervision), da im Einzelsetting die Fallgruben der Solidarisierung, der Identifikation, der Abhängigkeit eher zu finden sind als in der Gruppensituation. Die Beziehung, besonders zu Patienten mit narzisstischer Persönlichkeits- oder Borderline-Störung, sollte daher stets gut durchdacht und reflektiert werden, damit sich durch eine Idealisierung des Therapeuten das übrige Team nicht subtil entwertet und ausgegrenzt fühlt und umgekehrt. (»Klassisch« depressive oder schizophrene Patienten verleiten eher nicht zur »Kollusion«, hier sind die Übertragungsphänomene von anderer Art.) Besonders wichtig ist in diesem Fall die kollegiale Absprache mit behandelndem Arzt, Psychotherapeut und allen weiteren Co-Therapeuten zur Klärung von Zuständigkeiten und therapeutischen Zielsetzungen. So können Spaltungstendenzen erkannt und mögliche Loyalitätskonflikte vermieden werden.

Das offene Atelier kann als dritter künstlerisch-therapeutischer Raum direkt in der Klinik, den künstlerischen Prozess und eine progressive Entwicklung im Befinden des Kranken unterstützen. Der Rahmen, den auch ein offenes Atelier braucht, betrifft erst einmal den Ort, in dem die »Kunst« sich auch im begrenzten Raum einer Klinik frei entfalten kann. Hier bietet sich ein Raum außerhalb der Station an, der den Patienten zu bestimmten Zeiten zu Verfügung steht, ohne dass es einer speziellen Verordnung bedarf. Eine Ausnahme sind Patienten, die sich noch auf der beschützten/geschlossenen Station einer psychiatrischen Klinik befinden. Die eher pädagogische Hilfestellung des Kunsttherapeuten im offenen Setting sowie die freie Entscheidung des Patienten, ob oder wann er das Atelier nutzen möchte (soweit es mit dem Behandlungsplan kompatibel ist) verlangt vom Kranken bereits eine gewisse Frustrationstoleranz, Eigenständigkeit und eine schon gefestigtere innere Struktur. Dabei fördert eigenständiges, künstlerisches Handeln Autonomie und Explorationsfähigkeit und eröffnet für manche auch nach der Entlassung aus der Klinik neue kreative Betätigungsfelder jenseits von stetiger therapeutischer Begleitung.

Ankunft und Abschied

Die Dauer des klinischen Aufenthaltes gehört unbedingt zu den Rahmenbedingungen, die in der Therapieplanung berücksichtigt werden müssen. Die zeitliche Dimension der Behandlung hat immer Einfluss auf die therapeutische Zusammenarbeit und die Beziehung zum Kranken. Vor dem Hintergrund der voraussichtlichen Zeitdimension des therapeutischen Kontaktes spielt das Thema Nähe und Distanz in einer therapeutischen Beziehung und auch der Umgang mit dem Abschied eine bedeutende Rolle. Dies alles ist von Anfang an mit dem Patienten zu thematisieren und bestimmt die Qualität und Intensität der kunsttherapeutischen Behandlung mit.

53.3 Von außen nach innen: Wissen und Können – Lehrjahre Kunsttherapie

Lehrjahre Kunsttherapie

Um im klinischen Alltag auf Dauer mit Zufriedenheit und kreativer Energie (kunsttherapeutisch) tätig zu sein und den Einstieg auch für Berufsanfänger in das neue Arbeitsfeld zu erleichtern, sind einige grundlegende Voraussetzungen nötig: So ist ein kunsttherapeutisches Studium in einem vom Berufsverband anerkannten Ausbildungsinstitut bzw. einer Hochschule für Kunsttherapie das absolute »Muss« und wird in den ersten Monaten der Professionalität auch dem Anfänger professionelles Selbstvertrauen und Sicherheit geben. Dazu gehört das Basiswissen über psychologische Schulen wie auch die Bereitschaft, sich bereits während der Ausbildung einer klassischen, tiefenpsychologischen Therapie zu unterziehen. Für die Kunsttherapie ist neben der zentralen Bedeutung des Bildnerischen auch eine psychoanalytische Denkweise von Bedeutung und »das Kennenlernen am eigenen Leib« der beiden zugrundeliegenden psychologischen Konzepte bildnerischer Therapie – Kunst und Psychoanalyse – ist bekanntermaßen Inhalt fast jeder anerkannten Ausbildung. Keinesfalls muss die Eigentherapie eine kunsttherapeutische Selbsterfahrung sein. Die Wirkweise der Methode wird in der Ausbildung, die einen bestimmten Selbsterfahrungsanteil im »Dienste der Lehre« beinhaltet, sowie im künstlerischen Grundstudium, das die Basis des kunsttherapeutischen Aufbaustudiums bildet, bereits erfahrbar. Die eigene bildnerische Erfahrung, die immer auch eine implizite Selbstreflexion sein wird, sollte eine zentrale Rolle in der persönlichen Entwicklung des zukünftigen Kunsttherapeuten spielen. Denn um in einer therapeutischen Beziehung die entstehenden psychodynamischen Prozesse einschätzen und vom Patienten »Öffnung« und »Vertrauen« erwarten zu können, sollte dieser auch sicher sein dürfen, dass der Therapeut über seine »dunklen Flecken« und Anteile bei therapeutischen Beziehungsverstrickungen in der eigenen Seele Bescheid weiß.

Aber auch in Sachen Gestaltung muss der Therapeut sein Handwerk beherrschen. Das Wissen um Komposition, Gestaltungstechniken, Farbwirkung und -aussage und eine professionelle gestalterische Kompetenz sind Voraussetzung für verstehende Bildbetrachtung und eine bildnerische Intervention, die stets an den gestalterischen Prozess anknüpft.

Kunstgeschichte oder Psychopathologie?

Das Interesse des angehenden Kunsttherapeuten für die medizinischen Hintergründe psychischer Krankheit schließt das Wissen über die verschiedenen psychiatrischen/psychosomatischen Krankheitsbilder mit ein. In Teamsitzungen und im Austausch über die Gestaltungen der Patienten mit ärztlichen/psychologischen Kollegen erleichtert die Fähigkeit, eine Gestaltung – bezogen auf das Krankheitsbild – sprachlich präzise in die Teambesprechungen mit einzubringen, die fachliche Kommunikation mit den Kollegen aus anderen Disziplinen. Dabei ist überzogene Deutungssucht oder ehrgeiziges »Aufspüren« der in der Gestaltung verborgenen »Geheimnisse« bzw. der unerkannten Traumata absolut fehl am Platz. Dagegen ist die »Übersetzungsarbeit« von Malerei in Sprache eine wichtige Aufgabe des Kunsttherapeuten. Die »Dolmetschertätigkeit« setzt die Fähigkeit der achtsamen Einfühlung in die bildnerische innere Welt des Patienten voraus und erfordert neben der grundständigen Kenntnis der medizinisch-psychologischen Fachsprache den geschulten künstlerischen Blick, ergänzt durch die sachliche, wertfreie und doch wertschätzende Beschreibung des Dargestellten.

Als Fundament ihrer Arbeit verfügen Kunsttherapeuten selbstverständlich über eigene bildnerische Erfahrungen mit ausreichender Praxis und technischem Können. Nur aus theoretischem Wissen und einer nicht selbst gelebten Erfahrung des Bildnerischen kann die entlastende, stabilisierende und autonomiestärkende Wirkung des Gestaltens einem Patienten kaum überzeugend vermittelt und vor allem »die Magie des Malens« nicht erfahrbar werden. Hermann Hesse bekennt 1924 in einem Brief an seinen engen Freund Rudolf Schott: »Die kleine Palette voll reiner unvermischter Farben, voll hellster Leuchtkraft, sie war mein Trost, mein Arsenal, mein Gebetbuch und meine Kanone, mit der ich nach dem Tode schoss. Mit ihr habe ich schon tausendmal Magie getrieben und den Kampf mit der blöden Wirklichkeit gewonnen.« (Michels 1987)

Neben der Bereitschaft zur Reflexion des eigenen therapeutischen Handelns ist die Fähigkeit, sich in manchmal ungewohnte – und manchmal auch ungewohnt enge – hierarchische, klinische Strukturen einzufügen für »freiheitsliebende« Künstler unter den Kunsttherapeuten sicherlich eine Herausforderung. Denn mit dem eigenen bildnerischen Medium therapeutisch zu arbeiten, bedeutet auch, nicht mehr nur allein dem künstlerischen Selbstverständnis zu leben, sondern bereit zu sein, diese Identität – ohne sie aufzugeben – zugunsten einer neuen Art sozialer Verantwortung zu erweitern und angemessen zu nutzen (Rech 1997). Der frühere Rektor einer renommierten deutschen Hochschule für Kunsttherapie – selbst Künstler und später Kunsttherapeut – antwortete auf die Frage, wie er damit leben könnte, neben seinen vielen Aufgaben als Leiter einer großen Institution nur noch wenig Zeit für seine eigene künstlerische Tätigkeit zu haben, wie folgt: »Ich verstehe mich selbstverständlich weiter als Künstler – die Hochschule ist in Zukunft mein wichtigstes Kunstprojekt!« Sein Verständnis der künstlerischen Identität imponiert – einmal Künstler, immer Künstler! Künstlerisch zu handeln, in einem erweiterten Sinn, trifft genau den Kern der Kunsttherapie (Schubert ► Kap. 8).

Beziehung und Krankheit: Tragödie und Komödie

Humor und wohlwollende Gelassenheit, sowohl im Hinblick auf die Zusammenarbeit im Team als auch in Bezug auf die Begegnungen mit den Patienten, sind wünschenswerte und unerlässliche Fähigkeiten für jeden Kunsttherapeuten. Das Wahrnehmen der manchmal unvermutet »komischen« Geschehnisse des klinischen Alltags kann den manchmal tragischen Aspekten einer schweren psychischen Erkrankung unvermutete Leichtigkeit und Entlastung für Therapeut und Patient schenken. Dem sollte sich auch der ernsteste Therapeut nicht verschließen. Das Überraschende dabei ist, dass die Patienten, als könnten sie Gedanken lesen, nicht selten die geheimsten Fantasien ihrer Therapeuten, ohne Rücksicht auf die klinische Hierarchie, in Wort und Tat umsetzen. So gab bei der Chefvisite ein wahnhafter Patient, der sich gegen das Abhören seiner Gedanken den Wischmob der Putzdamen als fast kleidsame Perücke auf den Kopf gesetzt hatte, der jovialen Frage des leitenden Oberarztes: »Na, wie geht es uns denn heute so?« eine durchaus nachvollziehbare Antwort: »Ja, Herr Doktor, mir geht es gut, aber wie es Ihnen wohl gehen mag, weiß ich natürlich nicht – ich kann doch keine Gedanken lesen, wie Sie das vielleicht meinen. Aber dass es Ihnen heut nicht besonders geht, das sieht man Ihnen einfach an!« Die dem Chef ergebene folgsame Meute der Assistenten, Pfleger, Therapeuten konnte ihre schadenfrohe Heiterkeit nicht verbergen und über die Station hallte ein befreiendes Gelächter, in das der Oberarzt – nur ein wenig gekränkt – klug miteinstimmte.

Erlebnis Gruppe

Die Gruppe bietet manche Gelegenheit, über Gestaltungsprozesse und Interaktionen im Sinne eines »Probehandelns« zu lernen und progressive Veränderungen anzustoßen. Die zwischenmenschliche Begegnung und die Resonanz innerhalb der Gruppe bergen das Potenzial neuer und erweiternder Beziehungserfahrungen (Spreti 2012b). Hier gibt es Raum für differenzierte Rückmeldung, Bestätigung und korrigierende Erfahrungen. Der Therapeut bietet der Gruppe den haltenden Rahmen und verlässliche Begleitung. Er muss die entstehende Dynamik unter den Patienten im Blick haben, um Machtspiele, Konkurrenz, aggressives und übergriffiges Verhalten in der Gruppe zu verhindern. (Dies ist manchmal notwendig bei akut manischen oder schizophrenen, Patienten und bei Kranken mit schwerer Borderline-Pathologie.) Das Eingreifen darf durchaus mit Humor geschehen und sollte trotz einer klaren und konsequenten Haltung nicht durch einen nur strengen und befehlenden Ton geprägt sein. Die eigene therapeutische Rolle ist auch in diesem Fall stets aufmerksam zu überprüfen und das gruppendynamische Geschehen wird immer auch Inhalt von Supervision und/oder Intervision sein. Der Therapeut steht in seiner Funktion als Leiter mit jedem Gruppenmitglied in einer besonderen Konstellation. Auch die Gruppenmitglieder finden sich in diesem – mehr oder weniger intensiven – Beziehungsgefüge, mit deutlichen Hierarchien und oft unausgesprochenen Platzkämpfen. Dies erklärt vielleicht, warum Gruppentherapie manchmal emotional – und hin und wieder auch physisch – für den Therapeuten so anstrengend sein kann. Dennoch fehlt es auch in der Gruppentherapie natürlich nicht an heiteren Situationen. Vor allem, wenn in der Psychiatrie der ein oder andere psychotische Patient während der Kunsttherapie seine Fantasien überraschenderweise in die Tat umsetzt und der Gruppe einen kleinen Augenblick der Leichtigkeit schenkt.

Ein Beispiel dazu: Eine Patientin schüttete dem Klinikdirektor, der die Kunsttherapiegruppe mit seinem Besuch beehrt hatte, einen mit stark farbigem Malwasser gefüllten Becher, wie sie ihm ernsthaft verkündete: »… zum besseren Wachstum«, liebevoll über den blütenweißen Arztkittel. Daraufhin erwachten die an diesem Tag besonders depressiven, halluzinierenden, hoffnungs-, affekt- und antriebslosen Patienten der Malgruppe überraschend zu neuem Leben. Das herzliche Gelächter der plötzlich gar nicht mehr so schwer Leidenden verhalf auch einem bis dato mutistischen Patienten überraschend zu einer positiven Nutzung von Sprache. Lobend wandte er sich dem »Begossenen« zu: »Ihre Lachtherapie, Herr Professor, ist hier doch die beste Therapie!« Diesen kleinen, scharfsichtigen Anteil kann man, trotz all ihrer wahnhaften Symptomatik, bei vielen Kranken finden. Sie geben einem solchen Ereignis einen zusätzlich doppelbödigen Charme, den Patienten und Therapeuten manchmal erleichtert, manchmal gekränkt genießen können. Diese kleinen, unbeschwerten »Freude-Inseln« bedeuten für alle immer wieder einen winzigen Landgewinn im grauen Sumpf der Krankheit.

Fast wie im wirklichen Leben

Drei wesentliche »Standbeine« der Kunsttherapie in der Gruppe sind das gemeinsame gestalterische Handeln: die prozesshafte Veränderung der Bilder unter den Augen der Mit-Maler, also der Gruppe, und das Wahrnehmen des Entstandenen durch Therapeut und durch die Gruppe. Im Probehandeln des Gestaltens erschließen sich für die teilnehmenden Patienten neue Lern- und Beziehungserfahrungen, die das Verlassen eingefahrener Wege erleichtern können. Auch in der Kunsttherapie bildet die Gruppe einen Mikrokosmos, in dem sich das Kontakt- und Beziehungsverhalten der Patienten, ihre Fähigkeiten zur Handlungsplanung, zu Konzentration und Antrieb und ihre individuelle Struktur fast wie im wirklichen Leben zeigt. Da sich im gemeinsamen kreativen Tun funktionale und dysfunktionale Verhaltensweisen deutlich abbilden, können sie als Ressourcen anerkannt und gefördert oder als hemmende Hindernisse und regressive Strebungen erkannt werden. Das kann vorsichtig verbalisiert und im weiteren Prozess bildnerisch bearbeitet werden und manchmal zu einem intensiveren, inneren Reifungsprozess führen. Dazu ein kurzes Beispiel aus der psychiatrischen Klinik.

Fallbeispiel

B., ein junger Patient, gerade 18 Jahre alt geworden, der nach Abbruch des Gymnasiums seit zwei Jahren in eine neue Peer-Group im Obdachlosenmilieu mit Alkohol- und Drogenabhängigen eingetaucht war, wird nach impulsiven Gewalthandlungen und zwei Suizidversuchen schwer alkoholisiert von der Polizei in die Psychiatrische Klinik eingewiesen. Auch auf der »Geschlossenen« ist er wegen seiner unberechenbaren, aggressiven Ausbrüche gefürchtet. Er nimmt an keiner Therapie teil, aber stürmt jeden Morgen mit brennender Zigarette laut schimpfend in die Kunsttherapie. Die Therapeutin wertet dieses Verhalten als einen etwas aggressiven Versuch einer Beziehungsaufnahme und lässt sich auf den »Kampf« um Macht und Grenzen mit ihm ein (Spreti 2008b). Vielleicht bewirkt das »Standhalten« der Therapeutin als ein »spür- und fassbares« Gegenüber, dass der junge Mann eines Morgens wie selbstverständlich in der Gruppe sitzt und sich, als sei es nie anders gewesen, auf das Gestalten einlässt. In der Gruppe, die nach anfänglichen Berührungsängsten die malerischen Produkte des jungen Mannes bewundernd kommentiert, erlebt er besonders bei älteren, depressiven Patienten eine Art »Nachbeelterung«. Sie kümmern sich liebevoll um ihn – gehen mit ihm im Klinikgelände spazieren und als er endlich Ausgang bekommt, führen sie ihn, der noch vor einigen Wochen ein solches Angebot hohnlachend abgewehrt hätte und der nun eine durchaus liebenswürdige Art im Umgang mit Älteren entwickelte, wie einen braven kleinen Buben ins Café zu Kuchen und Kakao. Und er, der »große, böse Bub«, lässt sich das ohne Widerspruch einfach gefallen.

Lebensgeschichte

B.s Eltern waren beruflich sehr engagiert. Von Anfang an blieb wenig Zeit für das Kind und schon als Baby wurde er von der Großmutter versorgt. Die Eltern sah er in den ersten Lebensjahren kaum, obwohl sie in der gleichen Stadt wohnten. Später gab es nur noch sporadische Begegnungen zu Feiertagen oder kurze Ferienreisen und zur Oma sagte er Mama. Vielleicht resultierte daher auch sein ausgesprochener Hang zu den Älteren in der Gruppe. B. war 13 Jahre alt und mitten in der Pubertät, als die Großmutter plötzlich starb. Die Eltern, die für ihn fast Fremde waren, nahmen ihn bei sich auf und versuchten durch materielle Zuwendung ihre elterliche Abwesenheit gutzumachen. Doch mit der Trauer über den Tod seiner einzigen frühen Bezugsperson blieb er allein und konnte sie mit niemandem teilen. Nach drei Jahren im elterlichen Haus, in dem ihm fast jeder materielle Wunsch erfüllt wurde, begann er sich im Drogen- und Obdachlosenmilieu eine neue Heimat zu suchen. Er verschaffte sich in diesen Kreisen durch großzügige Geschenke schnell Anerkennung. Genügend Geld dafür erhielt er weiterhin von den Eltern, die er jetzt massiv bedrohte und die sich als versuchte »Wiedergutmachung« nicht gegen seine Angriffe zur Wehr setzten. Erst als er ihnen gegenüber handgreiflich wurde und drohte, sich umzubringen, ließen sie ihren Sohn von der Polizei in die Psychiatrie bringen. Im Lauf der regelmäßigen Familiengespräche wurde den Eltern zum ersten Mal, wie sie selbst erschreckt feststellten, die Einsamkeit und die emotionale Vernachlässigung ihres einzigen Kindes bewusst. In der Kunsttherapiegruppe, die der junge Mann täglich über fast fünf Monate besuchte, fand er, wenn auch nur für die verhältnismäßig kurze Zeit, Beheimatung und Anerkennung – ebenso wie bei seinen klinischen Bezugspersonen. Ein guter Verlauf, in dem die Zuwendung der Gruppe im Sinne einer Nachbeelterung eine große Rolle spielte und einen ersten Schritt zur Reifung des jungen Mannes ermöglichte. Im Verlauf der Familiengespräche besserte sich der Kontakt zu den Eltern, die sich einsichtig und auch beschämt über ihr elterliches »Versagen« und das Schicksal ihres Sohnes zeigten (Spreti 2008b).

53.4 Die Entdeckung der schöpferischen Welt: Therapeutische Haltung, Beziehungsgestaltung und Triangulierung

Als fundamentalen Wirkfaktor für eine gelingende psychotherapeutische Behandlung bezeichnet Grawe (2009) auf der Grundlage umfassender Metaanalysen eine konstruktive, gelungene Beziehungsgestaltung zwischen Therapeut und Patient. Auch für die Kunsttherapie gilt, ebenso wie für alle anderen psychotherapeutischen Methoden, das übergeordnete Ziel, Wege zur seelischen Entlastung und Linderung des Leidens zu finden. Hierbei wird es eine zentrale Aufgabe des Therapeuten sein, eine vertrauensvolle, konstruktive Beziehung zum Patienten zu schaffen. Buland führt den Spielbegriff in Verbindung mit der therapeutischen Beziehungsgestaltung ein. »Es ist (…) eine Virtuosität gemeint, die aus dem Beherrschen des Handwerks und einem reichen Erfahrungsschatz besteht. (…) Therapeut und übrigens auch Patient spielen am Thema Heilung.« (Buland ► Kap. 10). Die Gestaltung einer Beziehung ist ein »Zusammenspiel« zwischen beiden und hat daher auch immer etwas Schöpferisches. Die Konstellation ihres Zusammenspiels ist immer einzigartig und jede Therapie damit eine einmalige Besonderheit.

Der Therapeut sollte dem Patienten in alldem, was dieser positiv oder negativ in ihm auslöst, mit Akzeptanz und reflektierter Achtsamkeit begegnen. Eine beispielhafte und immer noch aktuelle Schilderung der zwischenmenschlichen Beziehungsgestaltung findet sich z. B. bei Carl R. Rogers, auch wenn sie schon vor mehreren Jahrzehnten verfasst wurde: »Empathisch sein bedeutet, den inneren Bezugsrahmen des anderen möglichst exakt wahrzunehmen mit all seinen emotionalen Komponenten und Bedeutungen, gerade so, als ob man die andere Person wäre, jedoch ohne jemals die Als-ob-Position aufzugeben (…). Verliert man diese Als-ob-Position, so befindet man sich im Zustand der Identifizierung …« (Rogers 1991, S. 37). Das Einfühlen in die Person des Patienten und Verstehenwollen der Lebenswelt des Anderen, die Fähigkeit des Therapeuten, eigene Wünsche und Bedürfnisse in der Begegnung mit dem Patienten absolut zurückzustellen, ist eine grundsätzliche Voraussetzung für gelingende Beziehung.

Krankheit und Beziehung

Für eine befriedigende und sinngebende Lebensgestaltung bedarf es einer gewissen psychischen und körperlichen Stabilität, um die schwierigen und schicksalhaften Ereignisse des Lebens unbeschadet zu überstehen. Ist der Mensch aber in seinen körperlichen und/oder psychischen Funktionen wesentlich eingeschränkt, reicht das Vertrauen in die eigenen Lebensstrategien, das zu einer positiven Veränderung dieses unbefriedigenden Zustandes führen könnte, nicht mehr aus. Doch da der Patient in gesunden Zeiten schon manche belastenden Lebenssituationen meistern konnte, sollte das Wissen um diese Ressourcen dem Therapeuten Vertrauen in die kreative Kraft des Kranken geben.

Luise Reddemann fragt in ihren Therapien die Patienten oft direkt nach den früheren Strategien, die ihnen schon einmal zur Bewältigung von Krisen geholfen haben (Reddemann 2005). Das Vertrauen in die Fähigkeiten seiner Patienten darf der Therapeut auch zeigen, jedoch ohne deswegen mit unangemessenem Optimismus die offensichtlich schwierige Lebenssituation des Leidenden zu ignorieren und aus einem »Laissez-faire« heraus sinnvolle Unterstützung zu unterlassen. Die positive Grundhaltung wird sich dem Kranken meist ohne viele Worte vermitteln und ist in einer therapeutischen Haltung begründet, die neben der Akzeptanz auch die Würde des Patienten achtet (Reddemann 2009). Jeder Mensch – ob krank oder gesund – wird spüren, ob er mit Feingefühl und Wohlwollen in seinem gegenwärtigen So-Sein angenommen wird und ob sein Gegenüber sich in sein Leiden und seine

Sicht der Dinge einfühlen kann, oder ob er mit Ratschlägen überfallen, mit allgemeingültigen Lösungsstrategien abgespeist und im schlimmsten Fall wie ein handlungsunfähiges Kleinkind mit übermäßiger »Bemutterung« in tiefe Regression verfrachtet wird. Reflektierte Akzeptanz und grundsätzliche Wertschätzung des Menschen überhaupt – ob gesund oder krank – sind in jeder menschlichen Begegnung Voraussetzung für eine gelingende Beziehung.

Dazu gehört ebenso die Authentizität des Therapeuten, denn sie bietet ein fassbares Gegenüber, das in reflektiertem Kontakt zu eigenen Affekten steht und sich selbst nicht scheut, seine Handlungen – auch in Anwesenheit des Patienten, sachlich und kritisch zu hinterfragen. Der Satz des Therapeuten: »Kann es sein, dass ich unaufmerksam war und Sie sich daher vernachlässigt fühlten? Was hätte Ihnen in diesem Augenblick wirklich geholfen?« könnte dem Kranken z. B. zu einer Mentalisierung seines diffusen Unbehagens gegenüber dem Therapeuten verhelfen.

Medikament: Kunsttherapie

Eine erste therapeutische Annäherung an den Kranken ist der Versuch zu verstehen, dass der Patient in seinem Krisenerleben nicht als erstes an die Kunsttherapie als eine probate Behandlungsform denkt. Der Therapeut wird daher abwarten und Verständnis für die Unsicherheit des Kranken zeigen. Die Verweigerung der Kunsttherapie sollte erst einmal gelassen und verständnisvoll akzeptiert werden, ohne selbst den Glauben an die Wirksamkeit der Methode aufzugeben oder über die Haltung des Patienten gekränkt zu sein. Daher werden dysfunktionale Strategien des Kranken erst einmal als Lösungsversuch aus einer konflikthaften Situation akzeptiert. Selbst wenn dieser Kranke sich der therapeutischen Beziehung anfangs entzieht, bleibt der Therapeut dennoch, ohne sich zurückzuziehen oder gar den Rückzug des Kranken als eigene persönliche Niederlage zu werten, für seinen Patienten verfügbar.

Die Kunst zu motivieren

Im klinischen Setting, in dem eine feste Struktur obligatorischer Therapien vorgegeben ist, reagieren Patienten erst einmal nicht so besonders freudig auf die vom behandelnden Arzt verordnete Kunsttherapie. Der häufigste Satz, der von den Neuen zu hören ist, lautet fast immer gleich: »Aber ich kann doch gar nicht malen, schon in der Schule war ich schlecht in Kunst.« Stellvertretend für den »zur Kunst Gezwungenen« kann es wahrscheinlich sinnvoll sein, sich selbst zu fragen, wie »ich als Patient« in einer solchen Situation reagieren würde. Das könnte zum Verstehen des sogenannten Widerstandes beitragen. Die primäre therapeutische Aufgabe besteht nun darin, die Berührungsängste des Betroffenen mit Kunst und auch mit Therapie nicht zu übergehen, sondern verstehend darauf zu reagieren.

Um Motivation und Interesse am Gestalten zu fördern und Berührungsängste zu mildern, ist eine entspannte und annehmende Atmosphäre im kunsttherapeutischen Raum immer förderlich. Dazu gehört es, dem Teilnehmer Zeit zu lassen, der Einladung zum »gestalterischen Spiel« mit seiner eigenen Vorstellungskraft und dem von ihm selbst ausgesuchten Werkzeug und Material zu folgen. Vielleicht trägt dazu auch ein einfaches, nicht überforderndes Thema bei, wie z. B. »die Lieblingsfarbe«. Selbst wenn im klinischen Setting die Kunsttherapie, ähnlich wie Psychotherapie, eine obligatorische Behandlung ist, kann dieses »Muss« auch eine Chance für den Kranken sein, für sich etwas zu entdecken, was ihm vorher noch nicht bekannt war und ihm neue Erfahrungen vermittelt.

Auch Kunsttherapeuten haben hier einen weiten Handlungsspielraum: Sie werden sich z. B. – was ja sonst bei Verordnungen selten möglich ist – mit dem verweigernden Patienten erst einmal solidarisieren, denn es ist ja wirklich, aus der Sicht des Künstlers betrachtet, ausgesprochener Unsinn, einen Menschen zur Kunst zu zwingen. So wird selbstverständlich der Therapeut die Ablehnung auch verstehen und dem Patienten im Gestaltungsraum einen komfortablen Platz zum »Nichtstun« anbieten. Denn der Therapeut ist ja nicht derjenige, der die Verordnung widerrufen kann … Das wird der Patient natürlich auch verstehen! »Bleiben Sie einfach bei uns sitzen, Sie brauchen natürlich nicht zu malen; haben Sie es auch bequem; können Sie von hier aus gut sehen, was hier geschieht; nicht dass Ihnen langweilig wird; wenn Sie mögen, können Sie mir dann auch ein wenig zur Hand gehen« usw. Der Therapeut wird sich auch weiter um seinen »Nicht-Maler« kümmern, z. B. ihm, der zum Malen »gezwungen« wurde, ein Glas Wasser anbieten, ein freundliches Wort im Vorbeigehen an ihn richten, ihn fragen, ob er vielleicht ein Kunstbuch anschauen möchte, bis ihm oder ihr doch langweilig wird und er oder sie anfängt, ein wenig zu kritzeln auf dem kleinen Blatt Papier, welches der Therapeut dem Patienten mit einigen wenigen Stiften eigentlich nur »pro forma« hingelegt hatte.

Glücklicher Kunsttherapeut – glücklicher Patient!

Auf welche Art und Weise der Kunsttherapeut mit seiner eigenen Methode identifiziert ist, hat sicher Einfluss darauf, wie auch der Patient die Therapie annehmen kann. Falls der Therapeut immer ein wenig gekränkt ist über zu viel Arbeit, zu viele Patienten, zu wenig Gehalt oder über die eher marginale Bedeutung seiner Profession im Klinikgefüge, wird auch »sein« Patient seine Haltung unbewusst übernehmen. Durch die geheime Entwertung seiner Kollegen, eine mangelnde Leidenschaft für seinen Beruf und mit der Unter- aber auch Überschätzung seiner Rolle und Bedeutung im Klinikalltag, kann der Therapeut den Keim für Missstimmung und Konkurrenz unter seinen Patienten, aber auch unter den Kollegen erfolgreich pflanzen. Ist der Kunsttherapeut hingegen begeisterter Anhänger seiner Methode, kommunikationsfreudig und interessiert an Klinik und Patienten, kann selbst der gehemmte oder ablehnende Patient zum Schaffen ermutigt werden. Eine positive Einstellung des Therapeuten vermittelt sich immer auch ohne Worte, zumal ein überzeugter Kunsttherapeut sich ganz sicher ist, dass es nichts Heilsameres für gerade diesen Kranken gibt, als das Bildnerische, die schöpferische Gruppe, mit ihrer oft heiter-verrückten Stimmung und der akzeptierenden, nicht leistungsorientierten Gruppentherapie.

Diese Vorgehensweise gilt speziell für psychiatrische und psychosomatische Akut-Kliniken und muss in Reha-Kliniken manchmal anders gehandhabt werden. Dort geht es dem Träger neben der gesundheitlichen Wiederherstellung, vor allem um die Prüfung eines Rentenbegehrens und um die Wiederherstellung der Arbeitskraft. Dieser Auftrag betrifft Patient wie Therapeut und verlangt von beiden manchmal einen anstrengenden Spagat zwischen dem ethischen Ziel einer Therapie und den Anforderungen des realen Arbeitslebens.

Am Beispiel »Knopf«

Dennoch wird auch in einer solchen Situation der Therapeut seinem Patienten mit freundlicher Geduld begegnen und ihm alle Zeit zum Ankommen lassen. Hauptsache, der Kunsttherapie-Aspirant sitzt erst einmal mit in der Gruppe, beteiligt sich vielleicht sogar schon ein wenig an den Gesprächen, räumt eventuell mit dem Therapeuten die Farben auf, probiert den Stift aus und beginnt zu kritzeln, entdeckt im Farbkasten genau die blaue Farbe, die sein neues Auto schmückt, oder das Rosa, das seine/ihre Enkelin gerade so wunderbar findet und, und, und – es gibt unendlich viele Möglichkeiten des Einsteigens in die »Kunst«.

Ein älterer Herr, der nach einem gut behandelten Schlaganfall eine mittelgradige Depression entwickelte und von der neurologischen in die psychiatrische Klinik verlegt werden musste, konnte sich partout mit der Malerei und Kunsttherapie nicht anfreunden. Nachdem er einige Tage verächtlich die Zumutung dieser »Kinderei« verweigert hatte, entdeckte er im »Schatzkoffer« der Therapeutin einen ganzen Sack voller farbiger Knöpfe. Als er sie nach Größe und Farbe akribisch geordnet hatte, nähte er in fantastischen Formationen ungewohnte Knopfbilder auf ein ausrangiertes Leintuch. Dabei trainierte er zur Begeisterung seines behandelnden Arztes, ohne es selbst zu merken, durch den Umgang mit Nadel und Faden seine krankheitsbedingt eingeschränkte Koordinationsfähigkeit und Feinmotorik. »Mei, wenn des mei Frau seng dad, wos i da für an Schmarrn mach«, freute er sich sichtlich. Etwas zu tun, was in einer bewertbaren »Normalität« wohl sinnlos erscheinen musste, hingegen von Mitpatienten, Therapeuten und Besuchern als originelle, künstlerische Gestaltung anerkannt wurde, machte ihn, der Angst hatte, zu gar nichts mehr Nutze zu sein, sichtlich stolz (Spreti 2009).

Therapeutischer Kontakt

Menschen besitzen ein feines Empfinden für authentische Gesten und artifizielle Gestik (Flusser 1991). Ist eine Geste als Ausdruck einer Stimmung für den Adressaten im Kontext seines kulturellen Hintergrunds unangemessen, kann sie leicht als übertrieben und übergriffig wirken. Um angemessen auf die unterschiedlichen kranken Menschen zu reagieren und sie mit der Geste auch zu erreichen, sind auf der nonverbalen Ebene Sprache und kultureller Hintergrund des Gegenübers immer zu beachten. Welche große Bedeutung essenzielle Gesten für die Kunsttherapie und die Initiierung des therapeutischen Kontaktes zwischen Therapeut, Patient, Material und letztendlich dem entstehenden Werk besitzen, erschließt sich durch die zentrale Rolle, die dem Auge und der Hand in der Kunsttherapie zukommen. Gestisches Handeln hat als Bestandteil der Beziehungstriade daher in der Kunsttherapie eine maßgebliche, leider aber oft unterschätzte Bedeutung. In der kunsttherapeutischen Praxis wird dies immer noch nicht genügend reflektiert, wie auch folgende Begebenheit zeigt:

Eine junge, engagierte Praktikantin im zweiten Jahr ihres Kunsttherapiestudiums reagierte empört auf den Vorschlag ihrer Praxisanleiterin, die Patienten in der ersten Woche ihres dreimonatigen Praktikums nur aufmerksam wahrzunehmen und ihre Mimik, ihre Gestik und damit auch ihre Körpersprache achtsam in sich aufzunehmen. Den Gruppenteilnehmern bei der Auswahl des Materials sorgsam zur Hand zu gehen und ihnen, wenn notwendig, das Gewünschte achtsam zu reichen, gehöre in der ersten Zeit des Praktikums ebenfalls zu ihren Aufgaben. Ihre Antwort auf diese vermeintliche Zumutung: »... so habe ich mir das nicht vorgestellt, immerhin ist das nicht mein erstes Praktikum und so etwas kann jeder Anfänger machen. Das ist ja gar keine richtige Kunsttherapie, wenn ich nur einfachste Hilfsdienste machen darf und nicht mit den Patienten darüber sprechen darf, was ich in ihren Bildern sehe. Was Sie da vorschlagen, hat doch überhaupt nichts mit Kunsttherapie zu tun!«

Das Reden ist aber nicht die Essenz der Bildnerischen Therapie. Ohne das Wissen um die Wirkung der Geste ist Kunsttherapie nicht zu verstehen. Die Geste des »Gebens« ist in der menschlichen Entwicklung eine der zentralen, unverzichtbaren, frühen Handlungen, die das emotionale Überleben des Neugeborenen über die einfühlsame, sensible Berührung der Mutter sichert. Darüber hinaus erlangt bei schwerer Krankheit und im hohen Lebensalter abermals die gebende, haltende und unterstützende Geste ihre überlebenswichtige Bedeutung.

Triangulierung

Als »unübersehbares« Unterscheidungsmerkmal zwischen Kunsttherapie und den »verbalen« Psychotherapien kann das Bildnerische

Werk gelten. Dessen gespeicherte Botschaften über die innere Befindlichkeit des Malers und die stete Verfügbarkeit des bildnerischen Werkes erleichtern das Verstehen des Patienten und das Nachvollziehen des psychodynamischen Geschehens im Bild. Die primären Kommunikationsorgane zwischen Patient und Therapeut sind, anders als in der »sprechenden« Psychotherapie, nicht Ohr und Mund, sondern Auge und Hand – also nicht das Hören und Reden, sondern Sehen und Handeln (Spreti 2012a).

Die therapeutische Beziehung hat, wie in der psychodynamischen Psychotherapie, auch in der Kunsttherapie ihren wichtigen Stellenwert. Jedoch unterscheidet sich die Qualität der Beziehung aus bindungsrelevanter Sicht erheblich. Die Triangulierung, die mit dem Bildwerk ein drittes Element in die dyadische Beziehungskonstellation implantiert, verändert die therapeutische Beziehung zwischen Patient und Therapeut. Sie teilt sich durch drei und verliert dadurch etwas von ihrem manchmal regressiven und manchmal Abhängigkeit schaffenden dyadischen Potenzial. Auch der Blick von Patient und Therapeut trifft in der Kunsttherapie nicht direkt das Auge des Anderen, sondern der Begegnungsraum der Blicke ist hier das vom Patienten gestaltete bildnerische Werk. Somit eröffnet sich zwar ein besonderer intimer Begegnungsraum, der aber dennoch eine bekömmliche Distanz zu dem emotional schon früh besetzten Beziehungsgeschehen des intensiven Blickes aufweist (Wurmser 2004). Das kann zu einem von Anfang an erwünschten, eigenständigeren Handlungs- und Explorationsverhalten und damit zu einem Autonomiegewinn führen. Besonders gilt dies für die Einzeltherapie – Gruppentherapie besitzt bereits, neben dem bildnerischen Handeln und dem daraus entstehenden Werk, haltende, triangulierende Elemente. Das zeichnet die Kunsttherapie im multimodalen Behandlungskonzept einer Klinik – besonders im Gruppensetting – als eine handlungsorientierte, autonomie- und ressourcenstärkende Methode aus.

Gestalten als Lösungsversuch aus Konflikt und Krise

Ein Bild, ein Objekt kann bereits als eine Art gestalterischer Lösungsversuch des Patienten zur Bewältigung eines Konfliktes gewertet werden. Die gestalterische Handlung lässt ein Werk entstehen, welches das »Innere« mit dem »Äußeren« verbindet und dadurch all das sichtbar machen kann, was dem Gestaltenden so tief verborgen, so unverstehbar und daher auch unsagbar erscheint. In diesem Sinne ist dann in der Therapie eine Gestaltung von ihm und ausschließlich für ihn entstanden, denn ein Bild bewahrt nach außen immer sein Geheimnis. Der Begriff des »Werkes« beinhaltet folglich, dass jede authentische formale Darstellung stets nur das bergende Gefäß der inhaltlichen und implizit innerpsychischen Bedeutung der Bildaussage sein wird. Dennoch kann das Bemühen des Patienten um eine bildnerisch intakte, befriedigende Darstellung bereits wie ein progressiver Schritt – heraus aus einer frühen regressiven Gestaltungstendenz – auf viele Bereiche seiner Persönlichkeit wirken.

Die Beschäftigung mit dem Bildnerischen hat Einfluss auf mentale Fähigkeiten, stärkt Kognition und verarbeitet in der gestalterischen Auseinandersetzung oft symbolisch/metaphorisch das Erlebte und Erlittene. Der intensive bildnerische Prozess hat stets Einfluss auf die innere Gestimmtheit des Patienten. Das heißt, je intensiver der Maler sich mit seinem Bild und damit auch mit seinem inneren Thema beschäftigt und sich zusätzlich um eine entsprechende, äußere gestalterische Form bemüht, umso wirkungsvoller wird dies der Aktivierung von Selbstheilungskräften und Selbstwirksamkeit dienen.

Regression und Exploration

Die Aufforderung, in der Kunsttherapie handelnd aktiv zu werden und im gestalterischen

Prozess Handlungs- und Beziehungskompetenzen zu entwickeln, stärkt unter tiefenpsychologischen und entwicklungspsychologischen Gesichtspunkten den Patienten in seiner Ich-Struktur. Damit begrenzt bildnerisches Handeln das Niveau der Regression. Auf dem Weg zu einem »bekömmlichen« Explorationsverhalten unter der zurückhaltenden Begleitung des Therapeuten übernimmt diese(r) die väterliche, triangulierende Funktion. Denn in der Unterstützung von Entdeckerfreude und Explorationslust wird Selbstständigkeit und Unabhängigkeit mehr gefördert als in der Wunscherfüllung mütterlicher Versorgung. Insofern handelt es sich eigentlich um ein Paradoxon, denn die große Mehrzahl der Kunsttherapeuten sind Frauen. Vielleicht schlägt sich das bei den männlichen Patienten im Wunsch nach »männlichen« Werkstoffen wie Stein, Eisen/Stahl und Schweißgeräten nieder.

Individuation

Das übergeordnete Ziel eines (kunst-)therapeutischen Prozesses ist die Wiederherstellung der leiblichen Funktionalität, das bedeutet die Gesundheit von Geist, Körper und Seele (Fuchs 2002a). Ist das erreicht, wird der Therapeut nicht mehr gebraucht und der Patient ist im besten Fall nun fähig, sich im Leben wieder ohne therapeutisch-klinische Unterstützung zurechtzufinden. Rogers Modell der sogenannten »voll entwickelten Persönlichkeit« beschreibt eine gelungene Entwicklung folgendermaßen: »(…) ein Individuum (ist) offen gegenüber seinen eigenen Erfahrungen, die Selbststruktur (ist) kongruent (und) eine fließende Gestalt, die sich im Prozess der Assimilation neuer Erfahrung verändert. Das Individuum erfährt sich selbst als den Ort seiner Bewertung (…), es erlebt bedingungslose Selbstachtung. Jeder neuen Situation tritt das Individuum mit Verhalten gegenüber, das eine einmalige kreative Anpassung an das Neue des Augenblicks darstellt.« (Rogers 1991, S. 59) Das ist ein hohes Ziel und es zu erreichen, gelingt nicht nur den Kranken, sondern auch den sogenannten »Gesunden« nicht immer.

Widerstand – was ist das?

Die Frage nach dem sogenannten Widerstand mancher Patienten, die sich den Anregungen, Interventionen, Angeboten des Therapeuten entziehen, kann oft durch die genauere Betrachtung der Beziehung zwischen Patient und Therapeut und dessen therapeutische Haltung beantwortet werden. Erst einmal muss geklärt sein, was hinter der Verweigerung steckt. Hat der Widerstand mit dem Therapeuten zu tun oder muss die Frage gestellt werden, ob die angebotene Therapie für diesen Patienten zu diesem Zeitpunkt wirklich hilfreich ist?

Weiter ist es wichtig, gemeinsam nach den oft unbewussten Hintergründen der Ablehnung zu suchen und diese erst einmal zu akzeptieren, ohne aber die Flinte der Kunsttherapie – also Stift und Papier – gemeinsam mit dem Patienten gleich ins Korn zu werfen. Da »Widerstand« zu leisten für jeden Menschen eine zunächst schützende Funktion als kreative Überlebensstrategie haben kann, die manch kritische Situation zu überwinden half, sollte die Sinnhaftigkeit der augenblicklichen Verweigerung zusammen mit dem Kranken überprüft und eventuell auch bildnerisch ergründet werden.

In dieser Situation bedeutet die wohlwollend reflektierte Haltung des Therapeuten und das angstfreie Erkennen der eigenen Beteiligung die Rettung der therapeutischen Beziehung. Stellt der Therapeut sich dem Patienten als Resonanzfeld – jenseits von Kränkbarkeit – zur Verfügung, kann bei zunehmender Stabilisierung des Kranken gemeinsam über die Angemessenheit (hemmende Funktion) des Widerstandes und seine Bedeutung in der aktuellen Situation nachgedacht werden. Ein solcher Umgang mit dem Phänomen Widerstand wird zur Entwicklung einer tragenden therapeutischen Beziehung beitragen und damit manchem – auch berechtigten – Widerstand zwar genügend Raum geben, ihn aber dann auch ob seiner Sinnhaftigkeit mit dem Patienten überprüfen.

53.5 Kellerkinder oder Atelierbesitzer

Zu Chancen und Risiken klinischer Therapieräume

Da der Mensch in ständiger Wechselwirkung sowohl mit seiner sozialen wie auch dinglichen Umwelt steht, hat der Raum, seine Lage, seine Gestaltung und auch seine Funktionszuschreibung Einfluss auf die therapeutische Atmosphäre und auf das Geschehen in der Therapie. Somit ist der Arbeitsraum eine wichtige Komponente des klinischen Settings.

In vielen älteren Kliniken sind die Räume der Kunsttherapie häufig in Kellern oder Souterrains untergebracht. Dass in neueren Krankenhäusern die sogenannten Co- oder Fachtherapien von Beginn an einen Platz im Baukonzept haben und bereits im Bauplan Räume mit Ateliercharakter und Tageslicht eingeplant werden, kann vielleicht schon als Folge einer wachsenden Bedeutung der künstlerischen Therapien gewertet werden. Die Art der Innengestaltung und wie viel Raum und Bewegungsmöglichkeit dem einzelnen Patienten zugestanden wird, ob ausreichend Fenster vorhanden sind, sodass es tagsüber keine künstliche Beleuchtung braucht, wie viel Platz es für Tische und Stühle gibt und ob die Stühle für das lange Sitzen geeignet sind usw., hat Einfluss auf die Atmosphäre in diesem Raum und damit auch auf die Stimmung der Patienten. Ob dadurch auch die Bereitschaft zur künstlerischen Tätigkeit steigt, wurde leider noch nicht ausreichend erforscht.

Eine andere Art von Atelier

Doch es sei an dieser Stelle zur Gelassenheit aufgerufen, wenn die äußeren Bedingungen nicht so ideal sind, denn das Schlechte kann auch eine gute Seite haben. Ein kleines Beispiel aus der eigenen Berufspraxis mag dies vielleicht erläutern: Auf der geschlossenen Akutstation der Klinik war nach deren erstmaliger Etablierung in den frühen Achtzigerjahren des 20. Jahrhunderts für die Kunsttherapie kein anderer Raum zu finden als der offene, nur durch ein lockeres Regalsystem zu den Gängen hin abgegrenzte Speiseraum inmitten der Station. Durch lange bis zum Boden hängende Wachstuchdecken wandelte sich der Essensraum pünktlich um neun Uhr früh in einen Kunstraum, der ebenso pünktlich um halb zwölf mittags wieder zum Speiseraum mutierte. Die Kränkung der Kunsttherapeutin war anfangs unendlich, bis ihr klar wurde, dass dieser Raum für die Patienten sehr positiv besetzt war. Denn das tägliche Essen ist für die meisten eine sehr erfreuliche Abwechslung im langen Klinikalltag. Außerdem hatten alle Patienten von außen Einblick in den Raum und selbst sehr akut Kranke konnten dadurch die Kontrolle über das Geschehen behalten. Durch das Überprüfen der Situation war es ihnen möglich, manch depressive oder paranoide Ängste bezüglich dieser – damals vielen noch gänzlich unbekannten – Therapieform abzubauen. Das »in den Raum schauen« dauerte oft einige Zeit, aber danach nahmen die Patienten – manche schon ab dem ersten Tag ihres stationären Aufenthaltes – an der Kunsttherapie teil. So erwies sich der für eine therapeutische Gruppe scheinbar total ungeeignete offene Raum als ideales psychiatrisches Kunstprovisorium und die ganze Akutstation wurde plötzlich von der »Kunst« dominiert (Spreti 2005; 2012).

Ein Raum für Viele

Nutzen mehrere Fachkollegen gemeinsam einen Therapieraum, ergeben sich besondere Herausforderungen an die kollegiale Zusammenarbeit und die Teamfähigkeit des Einzelnen. Hier muss es einen intensiveren und offenen Austausch mit den Kollegen über die gemeinsamen oder unterschiedlichen Bedürfnisse und die konzeptionellen Vorstellungen zu einer sinnvollen Raumgestaltung geben. Dass ein Raum geprägt ist von den Produkten der vorhergehenden Therapie, wie z. B. ergotherapeutischen Objekten, Matten, Bällen, Musikinstrumenten oder Bildern aus vorhergehenden Kunsttherapiegruppen, beeinflusst die nachfolgende Gruppe. Sie wird überflutet mit Gegenständen, die nichts mit der gerade stattfindenden Therapie zu tun haben. Das nimmt den Freiraum, die Entfaltungsmöglichkeiten und die Eigenständigkeit der aktuellen Teilnehmer.

Der haltgebende Rahmen für eine Therapiegruppe, in dem sich gestalterische und innerpsychische Prozesse entfalten können, wird durch die Balance von einerseits klar vorgegebener Struktur und andrerseits von der Möglichkeit in einem »Raum der Freiheit« und des Experimentierens geschaffen. Strukturgebend sind u. a. die immer gleichen Bedingungen und Abläufe der kunsttherapeutischen Sitzungen, z. B. der stets gleiche, fast ritualisierte Beginn, die stets gleiche Zeit für das Gestalten, die ausreichende Zeit für Bildbetrachtung, Besprechung und Abschied oder der feste Platz für das Material. »Das verlässliche Wiederfinden des Vertrauten« nennt Limberg einen stabilisierenden Faktor in der Kunsttherapie (2012). Zum Hängen der bildnerischen Werke werden Wände oder dafür vorgesehene Flächen gebraucht; sie bieten den Bildern der Patienten einen neutralen und angemessenen Hintergrund.

Experimentieren lernen

Zum Experimentieren in der Kunsttherapie gehört das gemeinsame Lernen in der Gruppe. Dabei spielt es keine große Rolle, ob es jetzt um die Bildgestaltung geht oder um unvermeidliche Beziehungserfahrungen im Minikosmos der Gruppe. Die beiden starken Säulen des kunsttherapeutischen Settings – das künstlerische Handeln und die Beziehung – geben den Rahmen, in dem neue, vielleicht ungewohnte Formen des Umgangs mit sich selbst, mit den Anderen, mit der Gestaltung und damit vielleicht auch der Lebensgestaltung möglich werden. Das ungefährliche »Probe-Handeln« im Bild ermutigt zu einer angstfreieren bildnerisch-spielerisch-realen Exploration der Welt, deren sicherer Raum der Ort ist, an dem die Kunsttherapie stattfindet. Die »variable« Platzwahl und eine kleine, einsamere Ecke im Therapieraum bietet auch manchem krankheitsbedingt soziophobischen Patienten die Möglichkeit des symbolischen Rückzuges aus dem Getümmel der Gruppe. Gerade bei großen Gruppen (plus 15 Patienten) kann dies zu einer späteren, gelingenden Integration des ängstlichen, paranoiden und manchmal auch aggressiven Kranken beitragen.

Struktur

Vermeintlich kleine Unterschiede der gewohnten Struktur zu Beginn und zum Ende der Therapiestunde haben immer Bedeutung. Die in jeder Klinik unterschiedlichen Üblichkeiten schon vor Beginn einer Stunde – ob die Patienten z. B. aus einem Wartebereich vom Therapeuten abgeholt werden oder ob sie zur festgelegten Zeit selbst den Therapieraum aufsuchen – können im Empfinden der Patienten bereits Abneigung gegen oder Zustimmung zur Kunsttherapie auslösen. Den verschiedenen Reaktionsweisen könnten vergessene positive oder negative Erfahrungen mit Gruppen (Kindergarten, Schule, Berufsleben, Glaubensgemeinschaften) zugrunde liegen, die unbewusst wieder aktiviert werden. Und so geht es weiter: Wer setzt sich wohin, gibt es feste Plätze oder kann sich jeder dahin setzen, wo es ihm an diesem Tag gefällt? Ist das Material vorher bereits auf den Tischen verteilt? Suchen sich die Patienten selbst aus Schrank oder offenem Regal aus, was sie möchten oder übergibt der Therapeut das, was von ihm vorgesehen ist? Welche Bedeutung hat für den

Therapeuten die Übergabe des Materials oder auch der Umgang der Patienten mit Farbe, Stift und Pinsel usw. Daher spielt natürlich auch die Verabschiedung eine wichtige Rolle. Wird der einzelne Patient am Ende persönlich verabschiedet, findet der Therapeut noch Zeit, an jeden ein freundliches Wort zu richten oder strömen die Teilnehmenden nach »getaner Arbeit« ohne besonderes Ritual wortlos aus dem Raum? Jedes Geschehen im kunsttherapeutischen Raum – das Verhalten aller Beteiligten in Bezug zum Raum, sei es zu Mitpatienten, zum Therapeuten oder im Umgang mit sich selbst – bestimmt Atmosphäre und Akzeptanz dieses Ortes. Dazu gehört auch, dass die Patienten nicht im Hau-Ruck-Verfahren aus dem Raum gescheucht werden, weil aus verschiedenen Gründen keine Zeit mehr bleibt für eine ausreichende Verabschiedung.

Fürsorge für alle

Jede therapeutische Handlung sollte daher im Nachhinein reflexiv überprüft werden. Sich als Therapeut in seinen Handlungen authentisch zu zeigen und bereit zu sein, eigene Fehler zu erkennen und zu korrigieren, ist manchmal nicht einfach durchzuhalten, versteht sich aber im psychotherapeutischen Kontext dennoch fast von selbst.

Da jede Gruppen- und jede Einzelbegegnung mit Patienten von ganz unterschiedlichen Einflüssen geprägt ist, die häufig auch außerhalb der Kunsttherapie liegen, wird es in der therapeutischen Situation immer eine gewisse Unvorhersehbarkeit geben. Dies erfordert auch vom Kunsttherapeuten einerseits Flexibilität und andrerseits eine strukturierte und bestimmte Haltung.

Im Laufe eines jeden therapeutischen Werdegangs wird sich im klinischen Setting der eigene professionelle, kongruente Umgang mit dem jeweiligen kunsttherapeutischen Raum ergeben. Dass dazu auch die Ausgewogenheit zwischen Nähe und Distanz in der therapeutischen Beziehung gehört, versteht sich von selbst. Eine genügende Fürsorge des Therapeuten für sich selbst, ist hier genauso wichtig wie fürsorgliches, therapeutisches Handeln für die Patienten. Kunsttherapeuten sollten sich stets bewusst sein, dass in einer Gruppe zu manchen Patienten durch die oft tiefgehende, gestalterische Information und den verstehenden verbalen oder nonverbalen Austausch und über dadurch ausgelöste innere Prozesse unwillkürlich eine intensivere therapeutische Begegnungsebene entstehen kann. Das sollte nur Einem dienen und das ist die Wiederherstellung der befriedigenden Lebenswelt des Kranken. Eine kurze Reflexion nach jeder Gruppenstunde erleichtert es dem Therapeuten, die notwendige therapeutische Distanz zum Wohle des Kranken wieder zu erlangen. Ebenso schafft ein wiederkehrendes vertrautes Anfangs- und Endritual in der Gruppentherapie, unterstützt durch das Einhalten der Zeitstruktur, den sicheren, verlässlichen Rahmen für die Patienten.

Regelmäßiger Austausch mit Kollegen oder in der Supervision fördert bekanntermaßen die Einsichtsfähigkeit des Therapeuten in eigene Verstrickungen mit Patienten und Gruppe.

53.6 Feuerrot und Rabenschwarz, Erde, Stein und Abenteuer: Das Material in der Kunsttherapie

Kunsttherapie bedient sich der Materialien der bildenden Kunst. Im klinischen Rahmen kommen meist »klassische« Materialien zum Einsatz, wie z. B. als wichtigstes Element Farben in ihrer unterschiedlichen Beschaffenheit, Papiere, Pappen, verschiedene Collagematerialien, Ton, Stein und all das, was die Natur uns schenkt an Fundstücken, die sich zum Gestalten eignen. Manches »Gefundene«, lässt sich zur Freude der Patienten – nicht selten mit erstaunlichem Bezug zur eigenen Lebensgeschichte – in ein bildnerisches Werk integrieren.

Was ist gut für wen und warum?

Bekanntermaßen gehört es zur kunsttherapeutischen Tradition, unter verschiedenen Gesichtspunkten eine Katalogisierung von Materialien hinsichtlich ihrer materiellen Beschaffenheit, ihrer sensorischen Qualitäten und dem Grad ihrer Herausforderung für den Patienten bei der Bearbeitung, sowie ihrer vermuteten Einflussnahme auf den Therapieprozess, vorzunehmen (vgl. z. B. Leutkart et al. 2004). Beim Bemühen, die vom Patienten gewählten Materialien unter diagnostischen Gesichtspunkten zu deuten, dominiert in den entsprechenden Darstellungen ein eher auf die vermeintlichen Defizite gerichteter Blick (vgl. z. B. Schottenloher 1989). Daraus resultierend existieren Handlungsempfehlungen zum Einsatz oder der Meidung bestimmter Materialien bei bestimmten Krankheitsbildern. Ob der Versuch, Materialien im Sinne einer Intervention zu nutzen, zur positiven Einflussnahme auf den therapeutischen Prozess und den Genesungsprozess des Patienten tatsächlich sinnvoll sein kann, ist im einfachsten Fall zu hinterfragen, besser noch zu erforschen. Ansonsten bleiben all diese Überlegungen nur unbelegte Vermutungen.

Eine bis jetzt unbeantwortete Frage stellt sich hier: Begrenzt eine solche Vorgehensweise den Freiraum, den die vielfältigen Materialien für den Schaffenden bereithalten und wird der von der Krankheit sowieso schon enge Handlungsspielraum damit nochmals eingeschränkt? Den Kranken in der fremdbestimmten Situation eines Aufenthaltes in einer Psychiatrischen/Psychosomatischen Klinik selbstständig entscheiden zu lassen, welches Material er wählen möchte, bietet ihm Raum, sich im geschützten Rahmen der Therapie erstmals wieder selbst zu erproben. Entscheidungsmöglichkeit stärkt Differenzierungsfähigkeit. Der Mut, auch das Scheitern am Material zu erproben und vor allem auch auszuhalten, fördert Wachstum und Autonomie des psychisch kranken Menschen.

Das Material, das in der Kunsttherapie angeboten wird, transportiert über seine speziellen Eigenschaften und besondere Beschaffenheit fraglos sensorische Botschaften, die Rückbezüge zu körperlichen wie seelischen Empfindungen hervorrufen können. Damit verfügt alles, was angeboten wird, über synästhetische Qualitäten und könnte in seiner Wirkung vom Gestaltenden auch so beschrieben werden (vgl. Dannecker 2003, 2010). In der Regel hat nahezu jeder Mensch zu Farben, Lehm, Stein oder auch zu anderen Naturmaterialien in seiner Biografie eine bestimmte Affinität und hat dazu eventuell auch entsprechende Erinnerungen gespeichert. Insofern kann das Material – Grundlage jeden manifestierten Werkes – als Brücke zwischen Innen- und Außenwelt gelten. Im künstlerischen Prozess findet eine Wechselbewegung statt, zwischen den durch das Material ausgelösten Sinneswahrnehmungen und dem, was in der künstlerisch-bildnerischen Tätigkeit intuitiv entsteht. Die dominierenden Sinnesbereiche, die zunächst angesprochen werden, sind wieder einmal – wie beim zwischenmenschlichen Kontakt auch – der visuelle und der taktile Sinn. Der Tastsinn z. B. ergänzt, was das Auge allein nicht leisten kann. Die enge Verbindung zwischen diesen beiden Bereichen, die im bildnerischen Gestalten aktiviert werden und deren Wirkung auf das gesamte Nerven-Hirn-Synapsen-System, erscheint nun aufregend schlüssig.

Geben und nehmen

In der Gabe des Materials und dessen Übergabe an den Patienten durch den Therapeuten initiiert sich der Kontakt zwischen Patient, Material und Therapeut. Damit ist der erste Schritt zu einer triangulierten Beziehung getan. Die Geste des Gebens und des Empfangens mit gleichzeitigem erstem Blickkontakt zu Beginn der Therapie hat in ihrer beziehungsstiftenden Qualität eine wichtige Funktion und bedarf seitens des Therapeuten der achtsamen Wahrnehmung. Vilém Flusser schenkt der Bedeutung der Geste bei der Übergabe der Materialien viel Aufmerksamkeit. Die gestische Begegnung sei nicht nur der pragmatische Akt, sondern in der Triade eine wichtige Basis für die Initiierung des therapeutischen Prozesses (Flusser 1991).

Auch der Tastsinn, der durch das Gestische aktiviert wird, und seine immense Bedeutung für Schöpfung und Rezeption von Kunst rücken zunehmend ins Blickfeld von Forschung und Kunstbetrachtung. »Prière de toucher« ist der Titel eines Bildes von Marcel Duchamp. Er fordert den Betrachter auf, sein Bild zu berühren, ganz im Gegensatz zu den üblichen Hinweisschildern in Kunstmuseen »Bitte nicht berühren«. Im Basler-Tinguely-Museum fand 2016 eine Ausstellung mit gleichnamigem Titel statt, die dem Thema »Tastsinn der Kunst« gewidmet ist. Eng verwandt mit dem Ertasten der Gegenstände ist der Blick, also das Erschauen der Dinge, um sich damit, wie durch das Ertasten aller Gegenstände, die Welt zu eigen zu machen – eine frühe und prägende Erfahrung des Menschen. Ebenso, wie eine Berührung des Patienten in der Therapie sehr zurückhaltend »gehandhabt« werden sollte – ausgenommen bei der Begrüßung und beim Abschied – wird auch der Blickkontakt, je nach Krankheitsbild, sorgsam dosiert. Patienten mit akuter paranoider Psychose z. B. werden den Blick des Anderen krankheitsbedingt oft als eindringend und gefährlich empfinden; sie können sich bei einer zu direkten Kontaktaufnahme durch den Blick vom Anderen nicht abgrenzen. Das gilt nicht nur für psychotische Patienten. Auch in der psychoanalytischen Literatur wird die Bedeutung des Auges bei unterschiedlichsten Störungsbildern stets betont (Wurmser 1998, 2014; Spreti 2004).

Von der Muse geküsst

Doch niemand kann erwarten, sofort »von der Muse geküsst« zu werden und mit dem, was ihm da gegeben worden ist, auch sofort etwas anfangen zu können. Gestalten ist, wie bekannt, häufig mit Versagensangst und Hemmung verbunden und die Scheu vor unbekanntem Material kann eine hindernde Schwelle sein. Daher ist es immer angebracht, dem »Kunsttherapie-Neuling« zu zeigen, was es mit den vielen unterschiedlichen Stiften, mit Pinseln und Farben, Papieren usw. für Möglichkeiten gibt und welcher unerwartete Raum zum Ausprobieren und Experimentieren sich da eröffnen kann.

Dies bedeutet keinesfalls, dass eine Materialkunde im Sinne eines »Unterrichts« erfolgen sollte (was manche Patienten sich hin und wieder wünschen), es geht darum, mit welchem »Zug« das Spiel um Raum, Rahmen, Material und Beziehung in der Kunsttherapie eröffnet wird. Das hier die Authentizität des Therapeuten und seine Kenntnis des Angebotenen für den Patienten spürbar sein muss, wird den Fortgang der Therapie beeinflussen. Anschauliche Beispiele dazu finden sich in ► Kapitel 53.7.

Zu dritt mit Stift und Pinsel gegen den Rest der Welt

Gemeinsam mit den Patienten die verschiedenen Möglichkeiten der angebotenen Gestaltungsmaterialien und die unterschiedlichen Anwendungsarten einer materialgerechten Anwendung zu erkunden ist sinnvoll. In der Kunsttherapie darf der Therapeut dem Patienten auch mit praktischer Anregung zur Seite stehen und ihn nicht im Sinne einer falsch verstandenen, abstinenten Haltung sehenden Auges im verzweifelten Kampf mit Farbe, Papier, Stein, Ton, Holz oder was auch immer in den sicheren »Untergang« seiner schon immer befürchteten Unfähigkeit stoßen. Und um die Bosheit auf die Spitze zu treiben, sei die Fantasie erlaubt, dem Patienten, der dem Therapeuten ohnehin schon mit seiner ewigen Jammerei auf die Nerven geht, in der Krankendokumentation absolute Handlungsunfähigkeit zu attestieren.

Da es in der Kunsttherapie das Wunder einer positiven, ressourcenorientierten Diagnostik gibt, ist sich der Therapeut zwar der Not seines Patienten bewusst und wird die Schwere der Störung keineswegs herunterspielen. Doch wird er trotz der pathogenen Anteile des Kranken auf dessen intakte und gesunde Persönlichkeitsstrukturen fokussieren. Dies wird immer progressive Entwicklung und wachsende Autonomie wirksamer fördern als eine noch so einfühlsame, störungsorientierte Vertiefung des Elends. Aus diesem Grund ist wohldosierte Hilfestellung nicht als defizit-, sondern immer als ressourcenorientierte therapeutische Intervention zu verstehen. Dass jedoch dem Patienten in der Kunsttherapie auch die Erfahrung des bildnerischen »Schiffbruchs« zugestanden werden muss (Titze 2008b), ohne als Therapeut selbst sofort konfliktscheu einzugreifen, versteht sich von selbst. Alles kann auch der beste Kunsttherapeut dem Patienten nicht ersparen und die Abhärtung für das Leben draußen kann mit dem liebevollen, doch unerbittlichen Therapeuten im Sinne des Probehandelns in der Kunsttherapie besonders gut geleistet werden. Zu viel wohlgemeinte, aber nicht wohltuende, unreflektierte Unterstützung verhindert die selbstständige Überwindung des Widerstandes und das Auffinden eigener Lösungen.

Um aber dem verunsicherten und ängstlichen Patienten eine erste, für ihn akzeptable, bildnerische (innerpsychische) Äußerung zu ermöglichen, zu der er stehen kann, ohne sich wegen seiner mangelnden Darstellungsfähigkeit zu schämen, braucht es eine empathische Anleitung zum Umgang mit Material und dessen Anwendung. Dem Auge des Kunsttherapeuten wird – neben der authentischen, bildnerischen Darstellung und der verbalen oder auch nonverbalen Würdigung des Erreichten – auch das Konflikthafte und Problematische in der Gestaltung des Patienten nicht entgehen. Doch all das, was im Bild gelungen ist, bietet auch in der Realität die hoffnungsvolle Aussicht auf das Gelingen. Progressive Entwicklung im Bild kann vom Kunsttherapeuten auf eine verbale Ebene gehoben werden, um den Kranken dabei zu unterstützen, das Dargestellte auch mental zu entschlüsseln. Das bedeutet aber nicht, dass vom Therapeuten im Bild alles benannt, gedeutet und »totgequatscht« werden muss. Gefährdende und destruktive Darstellungen werden nicht »schöngeredet«, da es aber auch im schrecklichsten bildnerischen Szenario durchaus künstlerisch interessante Aspekte und daher intakte Bereiche gibt, kann dieses dem Gestaltenden durchaus als bildnerische Ressource mitgeteilt werden. Neben der vorsichtigen Anregung des Therapeuten, kompositorisches oder farbliches Ungleichgewicht im Bild gestalterisch neu zu formulieren, zu optimieren oder zu ergänzen, kann der Maler selbst auch destruktive Bildaussagen in eine manchmal durchaus überraschende, neue kreative Bildbotschaft wandeln, ohne dass der Therapeut diese sprachlich benennen muss. Doch bedarf es in der Regel keiner weiteren verbalen Interventionen, da der bildnerische Prozess selbst – und das ist eine der Stärken der bildenden Kunst – in der zurückhaltenden und achtsamen Begleitung des Therapeuten das eigentlich Wirksame in der Kunsttherapie ist.

Unser täglich Material gib uns heute

Der Weg vom Empfangen des Materials über den Gestaltungsprozess hin zum entstandenen Werk – und ggf. auch die Entstehungsgeschichte einer Werkreihe – bieten vielfältige und anschauliche Hinweise, wie der Patient in der Therapie mit dem Material, d.h. auch mit dem Material seiner gelebten Realität, in Kontakt ist und umgeht. Die entscheidenden Fragen zur Wirkung der unterschiedlichen Materialien können nicht heißen, wann, welches, für was und für welche Krankheitsbilder bzw. Patientengruppen oder für welche nicht, sondern: Was für Möglichkeiten bieten die verschiedenen Materialien? Welche Geschichte, welche Wertzuschreibung, welche Vorbehalte, Abwertungen und Wandlungen hat das Material unter kunsthistorischen und gesellschaftlichen Aspekten erfahren? Gibt es eine persönliche Materialgeschichte des Patienten und hat diese vielleicht Einfluss auf die Auswahl oder Vermeidung eines Werkstoffes? Wie sind Veränderungen im Umgang mit Material vor dem Hintergrund der Entwicklung in der Therapie zu sehen? Kann die Kenntnis von Geschichte und Kunstgeschichte für das Verstehen des Patienten und das Verständnis für ihn und seine Geschichte hilfreich sein?

Dannecker (2010) schreibt, dass aufgrund intrapsychischer Vorgänge/Konflikte/Pathologien manche Patienten nicht in der Lage seien, einen Zugang zu ihren inneren Bildern (Imaginationen) herzustellen. An dieser Stelle verweist sie auf das Potenzial der Kunst und ihrer Materialien und zitiert die Kunsthistorikerin Monika Wagner, die ein umfassendes Werk zur Materialgeschichte in der Moderne geschrieben hat. Dannecker schreibt treffend: »... um künstlerisches Material zu verwenden, bedarf es per se keiner konkreten inneren Bilder« (Dannecker 2010, S. 194). In der Auseinandersetzung mit dem Material findet der Patient im wahrsten Sinne des Wortes Berührungspunkte. Über diese meist taktilen und visuellen Berührungspunkte kommt der Mensch ins Spüren – auch seiner selbst. So kann der Gestaltungsprozess und das *Wie* des Entstehens über Persönlichkeits- und Entwicklungsstruktur des Patienten manches aussagen (ebd., S. 206).

In der Auswahl der vorgestellten Materialien beschränken wir uns im Folgenden auf die »klassischen« und bewährten Werkstoffe, die im klinischen Rahmen Verwendung finden. Hier sind Materialien häufig durch Faktoren wie Kosten, Räumlichkeiten, Sicherheitsbedingungen etc. bestimmt und sicherlich auch von der persönlichen Materialgeschichte und -erfahrung des jeweiligen Kunsttherapeuten. Gezielte künstlerisch-therapeutische Projekt- und auch Forschungsarbeiten zu bestimmten Fragestellungen erweitern in manchen Kliniken das Materialspektrum.

Der unverzichtbare Untergrund

Farben sind ohne einen Untergrund, auf dem das Material für die Kunst »in Szene« gesetzt wird, nicht denkbar. Da die sogenannten Trägermaterialien die Basis für das entstehende Werk bilden und mit ihrer Beschaffenheit auch den gestalterischen Prozess und das schöpferische Erleben mitbestimmen, kommt dem Papier, den Pappen und Leinwänden eine buchstäblich tragende Rolle zu, die hier ebenfalls kurz vorgestellt wird.

Papier

Spätestens seit der Erfindung des Buchdrucks ist Papier zum unverzichtbaren Trägermedium für Bilder und Schriften geworden (Wagner 2010). Bekannt waren unterschiedliche Arten von Papieren in den verschiedenen Zeitepochen und Hochkulturen (z. B. Papyrus bei den Ägyptern, geschöpftes Papier aus Pflanzenfasern und Stofffetzen im asiatischen Raum). Seit Gutenberg wurde Papier in Europa zur verfügbaren Ware und entwickelte sich in der Neuzeit und sodann im digitalen Zeitalter zum (wertlosen) Konsumgut. Wie dem Künstler, stellt sich auch in der Kunsttherapie die Frage, welche Papierqualität zu welchem Zweck zur Auswahl stehen sollte. Papier unterscheidet sich durch seine Tönung, die Struktur der Oberfläche, wie Rauheit, Glätte, Körnung oder Beimischung (bei geschöpftem Papier z. B. durch Rückstände von Pflanzenresten etc.) und seine Prägung. Dies alles wird sowohl visuell als auch haptisch von den Gestaltenden erfasst. Die Oberflächenstruktur wirkt sich auch auf das Bild selbst aus, denn sie steht in Wechselwirkung mit dem verwendeten Farbmaterial. In Abstimmung mit den Zeichen- und Malmaterialien genügen z. B. zwei bis drei verschiedene Farbtönungen wie Weiß, Chamois und Grau. Neben hochwertigen sollten ebenso einfachere Papiere (Papierreste) für Skizzen, Farbproben etc. angeboten werden. In der Bildenden Kunst wurde seit Anfang des 20. Jh. – initiiert durch Braque und

Picasso – Papier selbst, zunehmend als Gestaltungsmaterial genutzt. Tapeten, Zeitungspapiere, Plakate dienten als innovatives Material für »Collagen«. Das Collagieren ist bei den meisten Patienten sehr beliebt, da die Fantasie durch das bereits Vorhandene angeregt wird (Bildausschnitte aus Illustrierten, Kunstkarten oder aus verworfenen, eigenen Gestaltungen) und sich die Angst vor dem leeren Blatt durch die ausgesuchten Teile verringert.

Das Falten und Knicken von Papieren, wie z. B. die Kunst des Origami aus Japan, ist ebenfalls eine Methode, mit Papier umzugehen, die zunehmend auch in den europäischen Raum Eingang findet.

Leinwände

Leinwände bzw. bespannte Keilrahmen als Trägermedium stehen in der Hierarchie der Wertigkeiten bei manchen Patienten in hohem Ansehen. Viele verbinden mit dem »Ölbild« eine professionelle künstlerische Tätigkeit und damit drängt die »Kunst« das oftmals nicht so beliebte Wort »Therapie« etwas in den Hintergrund. Leinwände spielen im Kunsttherapiealltag im Allgemeinen keine herausragende Rolle (aufwendiges Prozedere, hoher Anleitungsbedarf, höhere Kosten), sondern werden eher im Rahmen von gezielten Projekten, wie zur Gestaltung der Stationen, repräsentativen Ausstellungen usw. eingesetzt.

Formate

Ein entscheidender Punkt, der im therapeutischen Alltag aus unerfindlichen Gründen oft in den Hintergrund tritt, ist die Bestimmung des Formats und seiner unterschiedlichen Wirkung. Quadrat, Rechteck, Kreis oder das Format DIN A4, A3, A2 oder gar A1 und die damit verbundene Wirkkraft auf das Befinden des Patienten und seine kreative Ausdrucksfähigkeit spielt in der Kunsttherapie eine therapierelevante Rolle. Das Format bildet den impliziten Rahmen für jedes gestalterische Geschehen. Zunächst sollte die Entscheidung welches Papierformat angeboten wird, durchdacht und bewusst, je nach Befinden des Patienten, getroffen werden. Dazu gibt es einige einfache und dennoch zu beachtende Kriterien:

1. Der Schweregrad der psychischen Störung (das gilt besonders für die Kunsttherapie in der Psychiatrie);
2. die Tagesverfassung des Patienten;
3. diese zu gestaltende Thematik bestimmt in manchen Fällen das Format;
4. die Fähigkeit des Patienten, eine große Papierfläche zu überschauen und zu strukturieren;
5. der Zeitrahmen für die Gestaltung.

Der Therapeut wird Patienten bei der Auswahl »ihres« Formates unterstützen und eventuell das Format auch bestimmen. Der Kranke braucht als sicheren Rahmen für seine Gestaltung ein Papierformat, das für ihn zu bewältigen ist. Ihm über einen bestimmten Zeitraum stets das gleiche Format anzubieten, macht es möglich, das Vertraute, schon Bekannte, das dem Patienten Sicherheit gibt, wiederzufinden (Limberg 1998). Das Format steht außerdem in Relation zu den Fähigkeiten des Gestaltenden und auch zu den wirtschaftlichen Gesichtspunkten der klinischen Institution. Teure und/oder große Papierformate waren noch nie eine Garantie für Gesundheit und kein Kriterium für eine gelungene Gestaltung.

Die Achtung vor der Realität und dem Wert des angebotenen Materials selbst sollte vielleicht auch vom Therapeuten vorgelebt und nicht der Realität einer vom Konsum geprägten Wirklichkeit angepasst werden. Es gilt einzuschätzen, wann ein großes Format angemessen sein und eine besondere Materialqualität dem Patienten – mit z. B. einer Selbstwertproblematik – besondere Wertschätzung vermitteln kann. Und dies nur, wenn diese Geste der speziellen Zuwendung vom Kranken auch angenommen, wertgeschätzt und verstanden werden kann.

Die Magie der Farben

Die Rohstoffe für Farben wurden früher ausschließlich aus Pflanzenextrakten und Mineralien gewonnen, heute werden hauptsächlich synthetische Stoffe zur Farbgewinnung genutzt. Der Rohstoff wird zu Farbpigmenten verrieben und dann mit unterschiedlichen biologischen und/oder chemischen Bindemitteln für den Auftrag oder Abrieb (z. B. gepresste Kreiden) auf unterschiedlichen Bildträgern gemischt. Als besonders edler Rohstoff für Violett- und Blautöne gilt Lapislazuli, der aus dem Stein gleichen Namens gewonnen wird. Die daraus extrahierte Farbe, das Blau und deren auffällige Verbreitung als Lieblingsfarbe vieler Patienten, hat wohl mit einer unbewussten Wertehierarchie der Farben zu tun. Blau ist – einmal etwas laienhaft betrachtet – die Farbe des Himmels und des Meeres (tragend oder verschlingend) und wird in der Farbsymbolik als königliche oder göttliche Symbolfarbe beschrieben. Dazu kommt die schützende und mit der »Mutter« assoziierte Bedeutung der Farbe Blau. In den christlichen Religionen wird über die Jahrhunderte auf Bildern und Skulpturen der Mantel der Gottesmutter stets in blauer Farbe gehalten.

Schon im 15. Jahrhundert wurden Farben zur möglichst naturgetreuen Darstellung realer Materialien benutzt (vgl. Wagner 2013). Die Bedeutung und Beschaffenheit einer Farbe trat völlig hinter der dargestellten Form zurück. Mithilfe der Farbe erschuf der Maler im Bild die Illusion einer realen Materialität. Das betraf die Darstellung von menschlicher Haut, von Textilien, Pelzwerk, Metallen, Pflanzen, Früchten, Tieren, d. h. von allem, was damals in Natur und Kultur als abbildbar und abbildungswert befunden wurde. Das erklärt unter anderem, warum die Malerei zu dieser Zeit ein hochprofessionelles und angesehenes Handwerk war. Eine grundlegende Wandlung des Materialverständnisses trat erst mit Beginn der Aufklärung ein: An dessen Stelle rückte die Bedeutung des Geistigen und die intellektuelle Auseinandersetzung mit der Welt und allem, was dazu gehörte. In der bildlichen Darstellung die künstlerische Idee zu verwirklichen, war nun das neue Ziel des Künstlers.

Mit der Moderne veränderten die Maler den Einsatz von Farbe. Sie erkundeten immer mehr das Material an sich und nutzten es als Mittler, um mit Farbgebung und Struktur des Auftrags, die teils von der Realität abwich (z. B. grünliche Gesichter bei Kirchner, starke Komplementärkontraste bei Seurat), emotionale Inhalte des Sujets zu transportieren bzw. bestimmte Wahrnehmungsprozesse zu initiieren. Der Aspekt des Handwerks »Malerei« trat zunehmend hinter eine Hinwendung zur sogenannten freien Kunst zurück. Nun wurde es möglich, alle Facetten des Materials Farbe auszuprobieren. Das führte dazu, dass z. B. auch die klassische Vorgehensweise mit Kombination von Farbe und Pinsel teilweise nicht mehr galt und Farbe direkt auf die Leinwand gegossen wurde, wie z. B. beim Action Painting.

Ebenfalls war das Interesse groß an »nicht akademischer Kunst«. Die Künstler entlehnten neue bildnerische Impulse in der Formsprache ihrer Darstellungen teils von primitiven Kulturen oder auch Geisteskranken (Prinzhorn 1922). Viele Maler der Moderne ließen sich von diesen Werken anregen und es gingen ganze Kunstrichtungen wie z. B. der Dadaismus und die L'art brut daraus hervor. Mit der Malerei der Moderne und der Überwindung einer realistischen Darstellung hin zu expressiven Gestaltungen traten die Strukturen des Malprozesses deutlich hervor und sagten in ihrem Ausdruck und Duktus manches über die Gestimmtheit des Malers aus. In den Reaktionen der Patienten in der Kunsttherapie zeigt sich oft noch etwas von diesem Wertekonflikt einer hohen Kunst (handwerklich offensichtlich aufwendig) und der (scheinbar weniger handwerklich anspruchsvollen) modernen Kunst, wie z. B. dem »Action Painting« oder der »art informe«. So drückt sich in dem häufigen Satz: »Ich kann nicht malen« möglicherweise das implizite Verständnis von handwerklich anspruchsvollen, weil realistischen Bildern aus. Die Patienten an die unterschiedlichen Möglichkeiten der Verwendung von Farben heranzuführen und mit ihnen das passende Material für ihre Vorstellungen zu finden, ermöglichen die heutige Freiheit des Ausdrucks. So zählen zu den Farben natürlich nicht nur die klassischen Ölfarben (die in der Therapie so gut wie nie genutzt werden, da sie teuer und aufwendig in der Verarbeitung sind), sondern Acryl-, Tempera-, Aquarellfarben und ebenso Pastellkreiden und Ölpastellkreiden sowie Farbstifte.

Was nichts mehr wert ist: Abfallstoffe

Die Trennungslinie zwischen Kunst und Alltag lockerte sich weiter und auch Alltagsgegenstände bzw. Abfall hielten im 20. Jh. Einzug in die Kunst. Marcel Duchamp in Frankreich, als einer der Vorbilder für Alltagsgegenstände in der Kunst, sorgte für Furore. Braque und Picasso brachten Materialien wie Tapeten und Holzstücke in ihre Collagen mit ein. Kurt Schwitters folgte mit seinen Materialbildern bzw. Assemblagen der Idee, Abfall und Alltag in der Kunst aufzugreifen und in neue Zusammenhänge zu bringen. So wurden der Alltag und damit auch die Gesellschaft in die Kunst mit einbezogen.

Abfallstoffe oder Industrieprodukte transportieren Informationen und Bezüge zur gesellschaftlichen wie individuellen Situation. Sie verweisen sowohl auf gesellschaftskritische als auch auf biografische Themen und Entwicklung. Von den Gestaltungen der großen Meister der Moderne wie z. B. Picasso und Braque, ließ sich auch die Kunsttherapie anregen und übernahm die Idee, gebrauchte Materialien wie Zeitungsausschnitte, alte Tapeten usw. als bereicherndes Material in Gestaltungen zu integrieren. Damit erweitert sich auch das Spektrum bildnerischer Darstellungsmöglichkeiten für Menschen, die Berührungsängste gegenüber z. B. den Farben oder Tonerde haben.

Die Papier- und Farbreste aus der kunsttherapeutischen Werkstatt regen die Fantasie der Patienten und die Lust zum Weiterverarbeiten an. Getrocknete Acrylfarbenpaletten z. B. bieten interessante Möglichkeiten zu einer neuen, gegenstandslosen Bildgestaltung. Genauso können entsorgte, aussortierte Bilder oder Farbversuche zu neuen Bildcollagen zusammengesetzt, dem Patienten überraschende bildnerische Ergebnisse und damit unerwartete Erkenntnisse bieten. Die Nutzung des Gebrauchten kann die Gewissheit stärken, dass es tatsächlich Dinge gibt, die scheinbar keinen Wert haben, aber dennoch durch die achtsame Wahrnehmung des Unbrauchbaren, Aussortierten, plötzlich zu kostbaren Versatzstücken der Gestaltung werden. Das knüpft nicht selten an manche selbstentwertenden Gefühle der Kranken an. Ein unendliches Feld, das viel therapeutisches Potenzial bietet.

Fallbeispiel

Ein junger Patient der Psychiatrischen Akutstation, von Beruf Florist, der aufgrund seiner Erkrankung seine Arbeit verloren hatte, vermisste auf der kargen »Geschlossenen« seine geliebte Tätigkeit des Blumenbindens. Doch fand er Abhilfe, indem er aus allem, was er auf der Station an Weggeworfenem fand, die schönsten Kreationen schuf und jeden, der ihm nahestand, regelmäßig mit einem kleinen »Blumen«-Strauß beglückte. Hingegen verloren alle Gummibäume, Zimmerlinden auf der Station und überhaupt sämtliche, jahrelang gegen Wassermangel und Staub resistent gebliebenen Pflanzen auf geheimnisvolle Weise ihre Blätter und verendeten. Auch die Reinigungsdamen auf der Station beschwerten sich über das plötzliche Verschwinden ihrer rosafarbenen, lindgrünen und hellblauen Putztücher. Dennoch machte die unbeschwerte Kreativität des jungen Mannes viele Mitpatienten fröhlich und all jene aus dem Behandlungsteam, die ebenfalls ihren Humor und die Freude am schöpferischen Handeln nicht verloren hatten.

Des Kaisers neue Kleider: Textilien

Textilien, die von jeher fest in der Tradition des Kunsthandwerkes verwurzelt waren, fanden als Gestaltungsmaterial seit Mitte des vorigen Jahrhunderts vermehrt Eingang in die Kunst. Da Textilien stets auch Informationen zum sozialen und ökonomischen Stand einer Person kommunizieren, verweisen sie auch auf alltags- und lebensgeschichtliche Bezüge ihrer Benutzer. Mit unterschiedlichen Bearbeitungstechniken – vernähen, verweben, verflechten usw. – lassen sich auch in der Kunsttherapie diese Materialien für Collagen nutzen und bieten ein breites Experimentierfeld der Verarbeitung und der Verbindungen zu unvermutet erinnerten, persönlichen Themen der Patienten.

Unsere irdische Heimat: Erde, Ton und Lehm

Lehm und Tonerde sind in vielen Kulturen eng mit dem Schöpfungsgedanken verknüpft. Im antiken Ägypten, in der Genesis des Alten Testaments und neben vielen anderen Bezügen zu archaischen Mythen, galt Lehm als nahezu heilige Substanz. In der Antike wurde das weibliche Geschlecht mit Erde, Lehm und Ton assoziiert. Ton ist ein Ur-Material und wurde schon in prähistorischer Zeit zum Formen von Figuren und Gefäßen verwendet. Aus welchem Material Adam geformt wurde, wissen wir wohl alle aus dem Alten Testament. In ihrer Bedeutungszuschreibung fanden Erde und Ton im Laufe der Jahrhunderte doch sehr unterschiedliche Bezüge. Tonerde wurde und wird noch heute zur Herstellung von Alltagsgegenständen, wie auch zum Schaffen künstlerischer und kunsthandwerklicher Objekte verwendet. Trotz seiner vielfältigen Nutzungsmöglichkeiten wird Ton im Zusammenhang der Wertehierarchie von Materialien erstaunlicherweise eher als wenig kostbar gewertet.

Bei der Bearbeitung von Ton kommt es in der Kunsttherapie zwischen Patient und Therapeut manchmal zu einem kleinen Gerangel um die gestalterische Funktion des darzustellenden Objektes. Viele Patienten möchten gern etwas Praktisches und Alltagstaugliches aus Ton herstellen (Aschenbecher waren in der Akut-Psychiatrie der Renner), der Kunsttherapeut aber favorisiert eher die ausdruckszentrierte, in der Werteskala »höher stehende«, figürlich-abstrakte Darstellung, die vielleicht zu gar nichts Nutze ist. Aber ist es vielleicht nicht entscheidender, in welchen Schritten etwas entsteht und wie der Patient das Material annimmt, wenn es ihm der Therapeut in die Hand gibt? Wie berührt die Hand den Ton? Was verrät vielleicht sein Gesicht, sein Blick beim ersten Kontakt mit dem Material? Wie entsteht die Form? Hat jemand gleich eine bestimmte Idee oder gibt er sich dem Tasten hin und die Form entsteht nach und nach? Lässt sich über die Motorik auch die Stimmung erkennen? Über welche Formbildungskräfte verfügt er? Nutzt er Ton zur dreidimensionalen Darstellung oder bleibt er im Zweidimensionalen und was bedeutet das? Fragen über Fragen, zu denen uns der Gestaltende allein durch sein Handeln Antwort gibt.

Du bist der Fels, mit dem ich baue: Stein

Stein wird hinsichtlich seiner Widerstandskraft, seines Härtegrades und, denken wir an Marmor, auch seiner Kostbarkeit bewertet (Raff 2008). Das Bearbeiten von Stein mit unterschiedlicher Festigkeit, seiner Oberflächenstruktur und Färbung ist variationsreich. Das Steinhauen ist in seiner Bearbeitung immer mit Materialverlust verbunden. Speckstein, in der Kunsttherapie am meisten eingesetzt, ist ein sehr weicher Stein und lässt sich auch leicht von bildhauerisch Unkundigen bearbeiten; die Kosten für diesen Stein sind außerdem überschaubar. Dennoch erfordert das Bearbeiten von Stein viel Geduld und Sorgfalt. Die Bereitschaft, sich mit dem Widerstand des Materials auseinanderzusetzen und sich ihm ggf. auch anzupassen, erfordert vom bildhauernden Patienten Flexibilität, Geduld, Frustrationstoleranz, und damit genügend Impulskontrolle.

Die innere Vorstellung über das, was entstehen soll, ist vor allem am Stein nicht leicht umzusetzen und verlangt vom Gestaltenden, sich den Gegebenheiten des Materials unterzuordnen und daher das innere Bild des fertigen Objektes immer wieder neu zu formulieren. Diese Fähigkeit ist in sozialen Alltagsbezügen von Bedeutung und kann in der künstlerisch-therapeutischen Tätigkeit besonders gut »probatorisch« eingeübt werden. In dieser Hinsicht unterscheidet sich der Anspruch mancher gestalterisch tätiger Patienten in der Kunsttherapie, die ein möglichst der Realität entsprechendes bildnerisches Werk schaffen wollen. Es sollte möglichst wenig auffällige Hinweise zur Persönlichkeit ihres Schöpfers zeigen und weicht daher, sehr deutlich vom »Credo« des modernen, professionellen Künstlers ab. Steine können aber auch wie wertvolle Fundstücke als Gestaltungsmaterial für die Kunsttherapie einfach nur gesammelt werden. Natürlich geht es beim Sammeln nicht um zentnerschwere Felsbrocken, sondern um kleine, bescheidene Kieselsteine, die es überall gibt. Ist der Stein nicht immer auch ein Symbol für unser Ich, unsere Seele? In der griechischen Mythologie warfen Deukalion und Pyrrha nach der Sintflut Steine hinter sich, um neue Menschen zu schaffen. Das Glück beim Sammeln hat jeder für die Geschenke der Natur empfängliche, kreative Mensch schon erlebt und die Freude beim Entdecken eines besonders geformten oder auch eines seltenen, farbigen Steines kann groß sein – viel größer, als es dem realen Wert eines kleinen, bescheidenen Kiesels entspricht. Der Stein als Fundstück, das im Sinne einer Reliquie mit einem Erinnerungsgehalt für eine bestimmte Gegend oder für eine besondere Zeit gelten kann, weist auch durch seine geologische Entstehungsgeschichte auf eine vergangene Zeit zurück. Ein Kieselstein kann mit eingeritzten Zeichen versehen, Träger einer geheimnisvollen Botschaft werden und manche fantasieanregende Information aus der Vergangenheit transportieren.

Was die Natur uns schenkt: andere Naturmaterialien

Suchen, Finden und Sammeln ist ein urmenschliches Bedürfnis und reicht bis in die Anfänge der Menschheitsgeschichte zurück. Für die Meisten ist daher die Suche nach Fundstücken aus der Natur nicht nur eine entspannende, sondern auch eine sehr beliebte Beschäftigung. Gesammelte Natur, seien es Blätter, Rinden, Gräser, Blüten, Sand, Moos, Zapfen, Kiesel etc., die wie ein gefundener Schatz sorgsam bewahrt und dann als zentrales Objekt in eine Gestaltung eingearbeitet oder zu eigenen dreidimensionalen Kompositionen zusammengefügt werden, schenken dem Patienten Anregung zum Spüren, Spielen und Weiterdenken und geben dem daraus entstandenen, bildnerischen Werk einen zusätzlichen erinnerungsträchtigen, visuellen und haptischen Reiz.

Die Geschenke von »Mutter Natur« in die Kunsttherapie mit einzubeziehen, kann im sterilen Rahmen eines Krankenhauses dem Patienten eine wohltuende Erweiterung seines momentan kargen Lebensraumes schaffen und ersten Zugang zum Experimentieren mit dem Ungewohnten bieten. Schon das Sammeln selbst kann wertvoll sein, denn die Patienten gehen mit offenen Augen durch die Landschaft, nehmen Dinge wahr, denen sie sonst keine Beachtung schenken. Für Kranke, die z. B. in der Akutstation der Psychiatrischen Klinik untergebracht sind und die sich noch nicht frei bewegen können, wird der Kunsttherapeut die Fundstücke mit in die Therapiestunde bringen und den Patienten einen Blick in das für sie gerade unerreichbare »Draußen« eröffnen. Der Therapeut wird durch das Mitgebrachte außerdem seine Erinnerungen und Assoziationen und die Freude, die er einst selbst beim Finden dieser Dinge empfand, an die da »drinnen« weitergeben.

Fast ohne Material: Kunsttherapie am Computer

Eine Technisierung künstlerischer und sozialer Prozesse könnte dem Potenzial einer handlungs-, werk- und beziehungsorientierten Therapieform, die sich über bildnerisches Handeln definiert, beim ersten Überdenken eher entgegenstehen. Wahrscheinlich würde eine eigenständige Beschreibung über die Basis, aus der diese Methode sich entwickelt hat, mehr Klarheit über die Kriterien ihrer Wirksamkeit schaffen. Der Beitrag eines mit der Kunst sehr vertrauten renommierten Psychiaters über Kunsttherapie am Computer, der dies im Sinne evidenzbasierter Wirkungsnachweise vorstellt (Hartwich ► Kap. 23), regt dazu an, die vielen Stränge dessen, was Kunsttherapie beinhalten kann, wahrzunehmen, interessiert und kritisch zu hinterfragen und neue Einsatzformen innovativer Methoden zu diskutieren.

Da der Computer in der heutigen Zeit als das Kommunikationsmedium überhaupt gilt, ist eine neugierige und experimentierfreudige Grundhaltung, die auch die Ströme der gesellschaftlichen und technischen Entwicklungen mit aufnimmt, sicher begrüßenswert. Sicher ist die Diskussion über Fluch und Segen dieser Entwicklung in keiner Weise abgeschlossen. Andererseits wirft die zunehmende Vereinnahmung aller Lebensbereiche durch digitale Medien die Frage nach der Sinnhaftigkeit und der Gefahr des zunehmenden Verlustes der Individualität auf. Vielleicht könnten bereits bestehende Forschungsergebnisse zur Lösung dieser Frage genutzt werden, um an die wichtige Unterscheidung von Funktionieren und (Er-)Leben zu erinnern und deren Auswirkungen auf eine positive, förderliche Entwicklung von Lebewesen überhaupt (Steger ► Kap. 14). Schon in den 1950er-Jahren hat Harry Harlow in seinen die Bindungstheorie stützenden, aber stark umstrittenen Experimenten nachgewiesen, wie wichtig nicht nur die Konditionierung auf die Grundbedürfnisse des Überlebens sind, sondern ebenso Beziehung und sozialer Kontakt (Harlow 1958).

Material und Geschichte

Material und wechselnde Stile in der Kunst sind immer in Wechselwirkung mit gesellschaftlichen Entwicklungen und Erfahrungen zu betrachten. Unter diesem Gesichtspunkt ließe sich vielleicht noch sagen, dass es wichtig für die kunsttherapeutische Profession ist, sich genügend kunstgeschichtliches Wissen anzueignen. Das erlaubt, historische und kulturelle Zusammenhänge zu erkennen und in Bezug zum therapeutischen Geschehen, zur Geschichte des Patienten und zum bildnerischen Prozess zu setzen. Das Hintergrundwissen ist für das Verständnis des gestalterischen Ausdrucks auch unter den Aspekten eines biografischen und systemischen Bezuges wichtig. Auch könnte es vielleicht sinnvoll sein, statt nach der therapeutischen Wirkung von Materialien zu fragen, sich der Überlegung nach der Art und Weise, wie Material vom Patienten gebraucht wird, zu stellen: Wie ist Veränderung im Umgang und in der Wahl des Materials vor dem Hintergrund seiner Entwicklungsgeschichte und seiner Störung zu verstehen. Das kann z. B. traumatisierte Patienten betreffen, die Ängste vor einem bestimmten bildnerischen Ausdruck und der dadurch ausgelösten Überflutung mit belastenden Bildern haben. Aber diese Überlegungen basieren noch nicht auf belegten Erkenntnissen und bleiben daher, wie manches in der Kunsttherapie, im Bereich der Vermutungen.

Egal, mit welchem Material der Patient tätig ist, der Therapeut sollte ein Meister der Beobachtung dessen sein, was sich im Tun mit dem Material abspielt. Der Therapeut speichert seine Sinneswahrnehmungen und setzt sie miteinander in Beziehung, relativiert und priorisiert sie nach ihrer Bedeutung. Dass jeder therapeutisch Tätige natürlich durch seine »eigene Brille sieht«, ist eine Binsenwahrheit, die in der Therapie dennoch nie aus dem Auge verloren werden darf. Die nonverbale Botschaft des Patienten und seines Werkes wird in dieser impliziten Kommunikation verstanden und erübrigt starre allgemeine Ausschlusskriterien für ein bestimmtes Material, eine bildnerische Thematik usw. – also einfach für die Kunst. Im Laufe der Berufstätigkeit wird der Kunsttherapeut lernen, die Bedürfnisse und Defizite, aber auch die Fähigkeiten und Ressourcen seiner Patienten zu »lesen«. Und ist er ganz am Anfang seiner therapeutischen Erfahrungen, hilft ihm seine Feinfühligkeit, seine aufmerksame Achtung vor dem Menschen, der sich gerade im Zustand der Krankheit befindet und mit ihm in Beziehung treten möchte.

»Weniger ist mehr!« ist eine einfache, doch überaus wahre Aussage. Das Einzige was wirklich schaden kann, ist das bei manchen Kunsttherapeuten beliebte, verbale Deuten des Bildinhaltes. Das Überstülpen gut gemeinter, aber unwirksamer verbaler Erklärungen und Interventionen dient ausschließlich dem eigenen Ego und dem Wunsch, mehr zu wissen, also mächtiger zu sein als der Patient. Das, was der Therapeut meint, in den Bildern seiner Patienten zu erkennen, sollte so lange »contained« werden, bis diese Anmutung durch das Erleben in der Therapie gemeinsam nachvollzogen werden kann. Allein das vom Therapeuten Erspürte und implizit – also nicht verbal – Mitgeteilte kann dem Kranken manchmal schon genügen, um sich von seinem Therapeuten verstanden zu fühlen.

Vieles, aber nicht alles

In den vorangegangenen Abschnitten zu den Materialien ist eine bewusste Auswahl getroffen worden, die für den Klinikalltag praktikabel erscheint. Neue Medien wie Fotografie, Film oder Computermalerei wurden, mit einer Ausnahme, nicht aufgenommen. Diese Medien kommen bis jetzt noch relativ wenig zum Einsatz. Doch gerade die Fotografie besitzt genügend therapeutisches Potenzial und wäre sicher eine Bereicherung im Methodenkatalog. Laut Dannecker greifen Kunsttherapeuten vornehmlich weiter auf »klassische« Materialien zurück, obwohl auch digitale Medien zunehmend Eingang in die kunsttherapeutische Werkstatt finden (Dannecker 2010). Mit der Materialbeschreibung wird kein Anspruch auf Vollständigkeit erhoben und vor allem kann es kein Gebot sein, was verwendet werden darf und was nicht. Der Freiraum sollte in der Kunsttherapie erhalten bleiben und dem fantasievollen Einsatz allem in der Kunsttherapie Verwendbaren sind (fast) keine Grenzen gesetzt. Vertrauen in den kreativen Erfindergeist und in die schöpferischen Kräfte des Patienten kann »der Beginn einer wunderbaren Freundschaft« – sprich therapeutischen Beziehung – sein.

Viel hilft viel oder ist weniger vielleicht mehr?

Zum Abschluss eine kontrovers diskutierte Frage: Wie groß sollte die Materialvielfalt im kunsttherapeutischen Setting sein und wie viel reichhaltige, unterschiedliche Angebote an Farben, Stiften, Kreiden, Papieren, Leinwänden usw. müssen in der klinischen Kunsttherapie den Patienten zur Verfügung stehen?

Die heutige große Materialfülle in kunsttherapeutischen Ateliers hätte manch bedeutenden doch mittellosen Künstler der klassischen Moderne vor Neid erblassen lassen. Doch zur »Materialität« gibt es verständlicherweise sehr unterschiedliche Positionen. Reduktionistische Ansätze, wie sie z. B. bei Limberg zu finden sind, begründen einleuchtend den Unterschied zwischen Kreativitätsförderung und therapeutischer Zielsetzung (Limberg 2008). Dabei verweist Limberg auf den Kreativitätsbegriff nach Winnicott. Sie betont, dass Menschen in einer krisenhaften Situation mit einer Vielfalt unterschiedlichster Materialien überfordert sein könnten. Kunsttherapeuten sollten ihre Erwartungen an das Material als unbedingt kreativitätsförderndes

Medium überprüfen und daran denken, dass die Animation durch das Allheilmittel der Materialüberschwemmung, vor allem sehr belasteten Patienten, eben gerade nicht wohltut. Vor allem können sie den Kreativitätserwartungen ihrer Therapeuten – nach dem Motto »Mehr wirkt auch mehr« – nicht entsprechen. Vielmehr bedarf es zum Aufbau einer tragfähigen therapeutischen Beziehung anfangs auch erst einmal eines einzigen Gestaltungsmaterials. So sei das »verlässliche Wiederfinden« des stets Gleichen – sowohl des Materials als auch dessen Verwendung – nicht selten die Basis einer gelingenden Therapie. Darauf aufbauend könnten sich im kunsttherapeutischen Prozess Impulse zu Veränderung und Progression entwickeln.

Was tut Patienten gut?

Die Entscheidung, welches Material für wen gut ist, kann auf Erfahrungswerten basieren. Doch auch die Patienten selbst wissen oft, was ihnen guttut, und diese Entscheidung sollten wir ihnen auch in den meisten Fällen vertrauensvoll überlassen. Ihre verbliebenen Kompetenzen anzuerkennen und zu fördern, verlangt vom Therapeuten, sein Vorgehen danach auszurichten, den Schritt zu Autonomie und Selbstachtung zu ermöglichen.

Für Materialvielfalt wiederum könnten die unterschiedlichen Sinnesreize sprechen, die unterschiedliche Materialien in Fülle bieten. Der Patient kann auswählen, wechseln, ausprobieren und verwerfen, was ihm und seinem Gestaltungsimpuls entspricht. Die Voraussetzung dafür ist eine ausreichende Stabilität und eine genügend strukturierte und reflektierte Persönlichkeit. Für die Zusammenstellung des Materialpools ist es sicher hilfreich, zu haptischen Grundqualitäten wie hart, weich, fließend, pastos, staubig-trocken, matschig etc. eine Materialauswahl anzubieten, die auch in der professionellen, bildenden Kunst Verwendung findet und die differenzierte und erweiternde Erfahrungsspielräume zulässt.

53.7 Rezeptblock oder Skizzenbuch: Methoden der Kunsttherapie

Die geheimnisvolle Herkunft der kunsttherapeutischen Methoden

Die lapidarste Antwort auf die Frage nach der Herkunft des Wassers ist bekannt: Aus der Wasserleitung natürlich! In der Kunsttherapie ist es manchmal ähnlich – der wahre Ursprung einer Methode liegt manchmal im Dunkel der Geschichte. Dadurch ist nicht immer nachvollziehbar, aus welcher Quelle diese spezielle Methode stammt. Denn da Viele schon Vieles entdeckt, ausprobiert und weiterentwickelt haben und ihre kunsttherapeutischen Methoden durch Supervision und kollegialen Austausch stets erweitern und weitertragen, wird jeder Profi über sein ganz eigenes vertrautes Repertoire verfügen. Mancher schon lang im Beruf stehende Kunsttherapeut sieht sich daher nicht selten bei Vorgehensweisen, die er schon seit Jahrzehnten in seinen Therapiestunden ganz selbstverständlich anwendet, plötzlich konfrontiert mit einem Hinweis auf den plötzlichen Erfinder dieser Vorgehensweise.

Genauso merkwürdig ist es, dass Pioniere der Kunsttherapie, die immer auch Schöpfer wesentlicher Grundlagen und einer Fülle hilfreicher Methoden waren, vergessen sind. Dadurch wird sich – ausgenommen ist die wissenschaftliche Literatur zur Kunsttherapie – das gewachsene, wertvolle Erbe im Laufe der Zeit, ohne seine historische Zuordnung, dem Zugriff professioneller Nutzer nicht entziehen können. Kunsttherapie könnte sich in Sachen »Methoden« vielleicht an der Medizin orientieren, die ihre genialen Pioniere über Jahrhunderte hinweg kennt und benennt. Doch dies hat in der Praxis der (kunsttherapeutischen) Disziplin eher wenig Tradition und ist stets eine Gratwanderung zwischen der Anerkennung von Gewachsenem und dem Autonomie- und manchmal auch Profitbestreben Nachfolgender. Da Kunst, und darauf aufbauend auch die Kunsttherapie, ein freies Experimentierfeld hinsichtlich des Materials und einer damit zusammenhängenden methodischen Vorgehensweise ist, wird in diesem Kapitel bewusst von einem Urheberschutz der jeweiligen Methode abgesehen. Sofern die Quelle bekannt ist und in der bestehenden Literatur Ähnliches zu finden ist, wird selbstverständlich darauf verwiesen. Da manches, aber auch nicht alles, bekannt sein kann, ist es möglich, dass die eine oder andere Herkunft eventuell unerwähnt bleibt. Doch der Ursprung der Vorgehensweise und deren Wert für die Veröffentlichung, wird von den Autoren dieses Beitrages dankbar anerkannt.

Evaluation und Relation

Die Evaluierung bestimmter Vorgehensweisen, die jederzeit wiederholbar und damit auch objektiv messbar sein könnten, ist für eine wissenschaftliche Forschung in der Kunsttherapie seit langem gefordert. So wird ein überprüfbarer Methodenkatalog wie bei anderen psychotherapeutischen Verfahren immer wieder angemahnt. Doch führen freie künstlerische Prozesse in der kunsttherapeutischen Praxis häufig zu Schwierigkeiten der Messbarkeit der beschriebenen Prozesse. Das erschwert die Anerkennung durch die zuständigen Gremien. Auf der anderen Seite handelt es sich in diesem ganzen Unterfangen um einen nicht so leicht zu überwindenden Konflikt, denn stehen nicht gerade freie, künstlerische und individuelle Prozesse konträr zu dem Versuch einer Manualisierung kunsttherapeutischer Vorgehensweisen?

Zu dieser Thematik gibt es seit geraumer Zeit lesenswerte und fundierte Beiträge, die wichtige Hinweise zu sinnvollen Forschungsansätzen geben können (Kächele 2008; 2012; Danner-Weinberger 2013; Wietersheim 2014; Sinapius 2015). In vielen Veröffentlichungen wird versucht, die Methoden und Möglichkeiten der Kunsttherapie nach Zielorientierung und dezidierten Vorgehensweisen systematisch darzustellen. Daher kann eine überprüfbare Methodenaufstellung eine hilfreiche Anregung und entlastende Unterstützung sein, um die ganze Vielfalt methodischer Möglichkeiten zu entdecken. Aus der Praxis und für die Praxis sind bisher eine Fülle von gut anwendbaren Methoden entwickelt und veröffentlicht worden. Sie bieten bereits ein breites Spektrum kunsttherapeutischer Zugangsmöglichkeiten (Leutkart et al. 2004; Wieland u. Keßler 2008; Vopel 2009; Kaster 2009; Dahm-Puchalla 2012; Trüg u. Kersten 2013; Baer 2014; Ameln-Haffke 2013; 2015). Eine Basis für die wissenschaftliche Evaluation wird in manchen Methodenbüchern mit unterschiedlicher Stringenz geschaffen. So hat Ameln-Haffke mit ihrem Buch zur emotionsbasierten Kunsttherapie, in dem sie auf qualitativen und quantitativen Studienergebnissen aufbaut, ein lesenswertes und für die kunsttherapeutische Entwicklung hilfreiches Werk herausgebracht. Methodenanleitungen tun aber im Allgemeinen gut daran – anders als in der kunsttherapeutischen Lehre – keine zu komplexen Denkprozesse in der klinischen Behandlung schwerkranker Menschen zu fordern. Die Formulierung impliziter Zielsetzungen läuft Gefahr, die im freien Gestaltungsprozess angeregte, emotionale und mentale Weiterentwicklung der oft schwerkranken Menschen zu begrenzen und zu hemmen!

Daher gelten auch in den Diskussionen um eine Manualisierung der Kunsttherapie die Studienergebnisse zur Psychotherapie von Grawe (1994) und weiteren Autoren (Hubble et al. 2001): Der entscheidende Faktor der Wirksamkeit von Psychotherapie ist laut Grawe nicht nur die Methode, sondern mindestens ebenso die therapeutische Beziehungsgestaltung sowie die Motivation, mit der ein Therapeut die Behandlung durchführt. Ein rein bildnerischer, durch bestimmte gestalterische Methoden strukturierter Prozess, ohne reflektiertes therapeutisches Beziehungsangebot, ließe sich nur schwer verstehen und als therapeutische Methode »verkaufen«.

Beziehung, Prozess und Methode

Eine Verknüpfung des Beziehungsaspektes als wichtigstes Fundament einer jeden Therapie mit einer sicheren Kenntnis der Methoden ist auch für den Kunsttherapeuten unumgänglich. In diesem Abschnitt versuchen wir, die Verbindung dieser unterschiedlichen Aspekte herzustellen. Aus diesem Grund beziehen wir uns hier auf ein durchschnittliches, klinisches Setting. Das betrifft Dauer, Patientenzusammensetzung und natürlich die Zielvorstellungen der Kostenträger und gleichzeitig das Gesamtkonzept.

In manchen Veröffentlichungen über kunsttherapeutische Methoden stehen Handlungsanleitungen erstaunlicherweise oft sehr isoliert vom therapeutischen Prozess und mit wenig Einbindung in den Kontext einer kontinuierlichen therapeutischen Entwicklung. Für die Beschreibung der kunsttherapeutischen Methodenvielfalt wäre es zusätzlich notwendig, konkrete Anhaltspunkte zu einem kontinuierlichen Vorgehen zur Initiierung und Gestaltung kunsttherapeutischer Prozesse zu geben, um so als Wegweiser der therapeutischen Zielsetzung zu fungieren. In klinischen Behandlungsstrukturen – sowohl in psychiatrischen wie psychosomatischen Kliniken – unterliegt die Behandlung der Patienten bestimmten Zielsetzungen, die auf unterschiedlichen Ebenen der systemisch-strukturellen Bezüge zwischen Patienten, Behandelnden und Kostenträgern erstellt worden sind. Der Patient als Leidender hat verständlicherweise das klare Ziel, dass es ihm bessergehen soll. In Kliniken erstellen die behandelnden Ärzte in Absprache mit Oberarzt bzw. Chefarzt den Behandlungsplan. In psychiatrischen Kliniken wird die pharmakologische Behandlung unterstützt durch die begleitenden Therapien, wie Psychotherapie – in den meisten Kliniken wird dies Verhaltenstherapie sein – Kunsttherapie, Ergotherapie, Bewegungs- oder Sporttherapie und eventuell Entspannungsverfahren. In psychosomatischen Kliniken hingegen wird im gemeinsamen Gespräch mit den psychologischen Psychotherapeuten sowie den Patienten in der Anamneseerhebung und durch diagnostische Verfahren eruiert, was in der Zielsetzung für den Patienten »besser gehen« konkret bedeutet und welche Schritte dafür unternommen werden müssen. Dazu gehört auch die Berücksichtigung der meist relativ kurzen Behandlungszeit und der realistischen Einschätzung hinsichtlich des Behandlungserfolges. Behandlungsziele können zur Stärkung und zum Schutz der Autonomie des Patienten, auch gemeinsam mit dem Kranken festgelegt werden. Eine Ausnahme bildet dabei die Behandlung von Patienten mit wahnhaften Störungen in der Akut-Psychiatrie, da diese häufig nicht krankheitseinsichtig sind. Daher sollte der Kunsttherapeut Diagnose, Prozedere und Zielsetzung für den Patienten kennen und die kunsttherapeutische Vorgehensweise zu Gunsten der Verträglichkeit und der größtmöglichen Behandlungseffizienz für den Patienten einsetzen.

Jedem Anfang, doch welchem Abschied wohnt ein Zauber inne?

Vertrauensbildung steht zu Beginn eines therapeutischen Prozesses immer an erster Stelle – sei es im klinischen oder auch ambulanten Rahmen. Dabei geht es in der Kunsttherapie zunächst darum, eine entspannte Atmosphäre zu schaffen, die eine psychische Stabilisierung des Patienten fördert. Erst dann kann über Rahmenbedingungen und die Wünsche und Vorstellungen des Kranken bezüglich seiner Genesung gesprochen werden. Ein weiteres wichtiges Thema ist der Zeitpunkt des Abschiedes von der Klinik, von Ärzten, Therapeuten und der Gruppe. Je nach Art des Gruppensettings kann Abschied für die Kunsttherapie ganz unterschiedlich gestaltet werden. Doch eines ist beim Abschiednehmen immer gleich – die Trennungssituation des Patienten muss ernst genommen werden. Außerdem sollte für den Abschied in der Gruppe, aber besonders in der Einzeltherapie, eine ausreichende Anzahl von Stunden eingeplant werden.

Trennungssituationen rufen bei manchen Kranken verletzende und manchmal traumatische Erinnerungen wach. Der Klinikabschied kann zur Wiederbelebung der schmerzlichen Erfahrungen beitragen und, trotz aller zur Schau getragenen Freude über die Entlassung, den Behandlungserfolg infrage stellen. Das gilt vor allem für traumatisierte Patienten und/oder auch für die Schwerkranken einer Akut-Psychiatrie. Geschlossene Gruppen haben den Vorteil, dass vor allem Beginn und Ende einer Therapie sehr bewusst mit allen Teilnehmern gestaltet werden können. Auch in »halboffenen« Gruppen wird der Abschied eines Patienten gewürdigt und ein feststehendes Ritual zu diesem Anlass erweist sich für die Gruppe, den Patienten und den Therapeuten als hilfreiches und tröstliches Prozedere.

In der Einzeltherapie sollte der Abschied in den letzten Stunden immer wieder Thema sein und die Gestaltungen und der verbale Austausch werden sich vordringlich mit innovativen Plänen und progressiven Schritten in »der Zeit danach« befassen. Regressionsfördernde Themen und schwerwiegende biografische Ereignisse werden in der ausgehenden Therapie möglichst nicht mehr angesprochen und noch schnell bearbeitet – das verlängerte den Klinikaufenthalt mit Sicherheit. Weiterentwicklung und optimistische Zukunftsgestaltung stehen ganz im Vordergrund der Abschiedsphase. Für Palliativ-Patienten gestaltet sich die Abschiedsphase in ganz besonderer Weise – dazu sei auf die Literatur hingewiesen (Keresztessy 2008).

Phasen des Behandlungsprozesses und ihre Methodik

In praxisnahen Beispielen, die eine sinnvolle Anwendung methodischer Vorgehensweisen ermöglichen, werden die einzelnen Phasen des Behandlungsprozesses und erste Begegnungen mit den Patienten beschrieben. Die hier in Verbindung mit den Zielsetzungen vorgestellten Methoden stellen eine überschaubare Auswahl dar, die vordringlich auf dem eigenen – in langer Praxiszeit erworbenen und auf ihre Wirksamkeit geprüften – Erfahrungsschatz basiert. Die Skizzierung der Erfahrungswerte aus der Praxis mit Anregungen für die eigene Haltung und einem sinnvollen Vorgehen ergänzen den Praxisteil. Zur »Komplettierung« der angebotenen unzähligen methodischen Möglichkeiten wird auf die hier erwähnte Literatur zu kunsttherapeutischen Methoden hingewiesen.

Ausgewählte Vorgehensweisen

1. Methode: Die Macht der Bilder – Kunstkarten und ihre kreative Rezeption

Material

Ausgewählte Kunstkarten mit Motiven aus unterschiedlichen Epochen der Kunst, die der Therapeut an einem zentralen Tisch des Gruppenraumes ausgelegt hat. Für die spätere Gestaltung: Papierformat ca. 7×7 cm, Ölpastellkreiden.

Kunsttherapeutische Zielsetzung

Aufbau einer therapeutischen Beziehung, Vertrauensbildung und psychische Stabilisierung, Minderung von Versagensängsten, Annäherung an das Verstehen der Kunsttherapie als Ausdrucksmittel innerer Befindlichkeit, erste Erfahrungen beim bildnerischen Gestalten mit therapeutischer Begleitung, Nutzung des Potenzials der Gruppe als beziehungsstiftende Kraft.

Vorgehen

Die Anregung des Therapeuten kann folgendermaßen lauten: »Suchen Sie sich bitte eine Karte aus, die Sie besonders anspricht.«

Jeder Patient sucht sich in Ruhe »sein« Motiv aus und die Patienten kehren mit ihrer Kunstkarte wieder zu ihren Plätzen zurück. Danach gibt es genügend Zeit für jeden, sich in die Bilder zu vertiefen (ca. fünf Minuten). Anschließend werden die Teilnehmer dazu angeregt, in der Gruppenrunde kurz zu äußern, warum sie sich gerade dieses Bild ausgesucht haben, was sie an dem Motiv angesprochen hat, und zu beschreiben, was sie auf dem Bild Besonderes wahrnehmen. (Hier zeigt sich oft schon der Bezug zur eigenen Persönlichkeit.) Falls jemand zu seiner Karte nichts sagen möchte, und das kommt in einer Runde mit schwerkranken, psychotischen Patienten oft vor, so wird das selbstverständlich akzeptiert. Denn Kunsttherapie hat immer den Vorteil, inneres Erleben auch ohne Worte in Gang zu setzen.

Dass jeder Teilnehmer mit der Wahl seines Bildes einen Aspekt von sich selbst gezeigt hat, muss vom Gruppenleiter nicht unbedingt verbalisiert werden. Doch wenn es sich im Gespräch ergeben hat, das manche Teilnehmer diesen Zusammenhang entdeckt und eine Verbindung zu sich selbst hergestellt haben, wird sich erfahrungsgemäß immer auch ein zusammenführendes, aufschlussreiches Gruppengespräch ergeben. Bringt der Kunsttherapeut die Geduld auf, die Mitteilung des Patienten aufmerksam aufzunehmen und dann verbal auf das vom Patienten selbst Formulierte einzugehen, kann erstes Vertrauen in die achtsame Wahrnehmung und in die einfühlsame Zurückhaltung des Therapeuten entstehen. Gleichzeitig kann sich dabei für den Patienten ein erster Weg zum impliziten Verstehen kunsttherapeutischer Wirkweisen bahnen. Da die Kunsttherapie aber keine verbale Therapie ist, sollten die verbleibenden 15 Minuten zu einer Gestaltung genutzt werden. An die Gruppenteilnehmer wird ein kleines, quadratisches Papier, ca. 7×7 cm, ausgeteilt und sie werden angeregt, eine Farbe auszuwählen, die nach dieser ersten kunsttherapeutischen Erfahrung zur momentanen Stimmung passt. Das Blatt wird mit der gewählten Farbe einfach nur ausgefüllt, ohne jede formale Darstellung. Diese farbigen Papiere werden dann von den Teilnehmenden mit Unterstützung des Therapeuten sorgfältig an der Bilderwand zu einem ästhetischen Mosaik geordnet. Eine Minute bleibt Zeit zur Betrachtung und die Patienten sind häufig überrascht über die vielfältigen, unterschiedlichen Farbnuancen und erleichtert über die Einfachheit dieser Aufgabe. Manche äußern ihr Erstaunen darüber, in dieser Stunde so vieles erlebt zu haben, obwohl doch gar nichts Besonderes geschehen sei.

Erfahrungswerte

Häufig wählen sich Patienten genau die Postkarte aus, die etwas von ihrer aktuellen Thematik spiegelt. In der Regel findet jeder Patient ein Bild, das ihn anspricht – vorausgesetzt, die Auswahl ist entsprechend vielfältig. Teilweise gibt es bereits intensiven Kontakt, wenn die Patienten zu ihren Bildern erzählen. Als Erleichterung wird es empfunden, dass von den neuen Gruppenteilnehmern nicht sofort malerische Aktivität verlangt wird.

2. Methode: Experimentieren – Farbenmischen

Material

Deckfarben und/oder Acrylfarben, Paletten zum Farbenmischen und Pinsel mittlerer Größe, kleines bis mittleres Papierformat (DIN A4/DIN A3); drei Grundfarben plus Schwarz und Weiß.

Kunsttherapeutische Zielsetzung

Korrektur überzogener Ansprüche an die eigene Leistung, Ermunterung zum Ausprobieren, Überraschungseffekte, Erweiterung der Gestaltungsfertigkeiten und Sicherheit im Umgang mit den Materialien, Annäherung an Möglichkeiten und Grenzen eigenen Handelns, Entscheidung für einen »wohltuenden« Ort und die Fokussierung auf den bildnerischen Prozess und das soziale Miteinander.

Vorgehen

Jeder kann frei mit den Grundfarben und den Zusatzfarben experimentieren und jede Farbe mit jeder mischen. Manche Patienten brauchen eine klare Struktur im Bild. Sie können Farbfelder in geometrischen Formen (Kreis, Dreieck, Raute, Stern usw.) anordnen. Das hat häufig Aufforderungscharakter, lädt zum ungegenständlichen Malen ein und kann die Furcht vor Matsch, Vermischung und Verschmelzung mindern. (Im übertragenen Sinn heißt das bei Patienten mit Zwangskrankheit, Ekel vor Schmutz und Beschmutzung und bei Patienten mit einer Ich-Störung die vermeintliche Gefahr einer Auflösung der eigenen Persönlichkeit.) Auch das Gefühl der Überforderung durch die gegenständliche Darstellung wird in dieser Methode umgangen. Nach Abschluss der Gestaltungszeit werden die »Mischbilder« mit Unterstützung des Therapeuten zu einem »Bilderteppich« zusammengestellt, in dem die Interaktion der Malenden eine große Rolle spielt. An der dafür vorgesehenen Bilderwand (dies sollte eine weiße, ausreichend große Fläche sein, die im Kunsttherapie-Raum/Atelier zu Verfügung steht) werden die Mischbilder wie eine gut gehängte kleine Ausstellung präsentiert. Dabei kommt das stützende Potenzial der Gruppe zum Tragen, bei dem jedes Bild bei kluger und sachverständig-ästhetischer Hängung zur positiven und »anschaulichen« Verstärkung des anderen, wie auch einer positiven Wirkung der gesamten Bilderwand beiträgt.

Erfahrungswerte

Manchmal empfinden es die Gruppenteilnehmer gerade zu Beginn als entlastend, wenn die Therapeutin sich am Gestaltungsprozess aktiv beteiligt – das mindert oft die Angst vor Beobachtung und Bewertung. Die Patienten sind dann erstaunt über die ästhetische Wirkung der einzelnen Bilder, aber auch der Zusammenstellung der Bilder, wenn dann alles zur allgemeinen Zufriedenheit aufgehängt ist. Eine spielerische Beschreibung dieser Anregung findet sich auch bei Leutkart et al. (2004) in dem Beitrag »Temperamente der Grundfarben«, der sich hauptsächlich an Kinder- und Jugend-Therapeuten wendet.

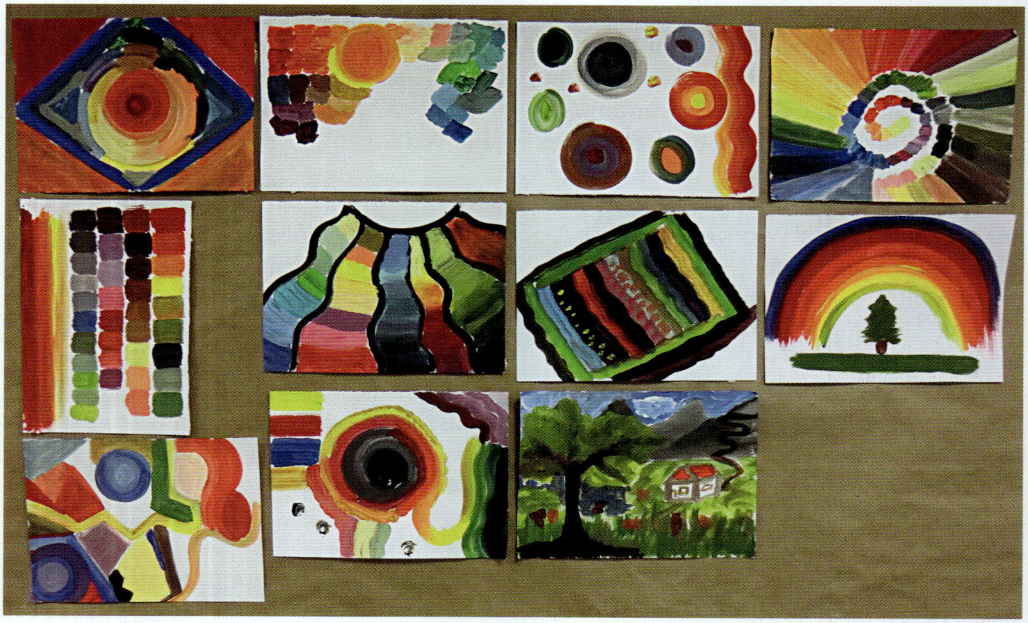

Abb. 53-1 Ein Platz für alle zum Auswählen.

Fallbeispiel

Die Gruppenteilnehmer erhielten die Anleitung, auf kleinen Formaten (17,5 cm × 25 cm) mit den drei Grundfarben (Rot, Blau und Gelb) so viele Farben wie möglich zu mischen und nur Farben und Formen zu malen (► Abb. 53-1). Nachdem die Bilder getrocknet waren, wurden die Patienten aufgefordert, sie aufzuhängen und in eine Ordnung zu bringen.

Im ersten Schritt gingen die Maler spontan vor, hängten die Bilder wie es gerade kam an die Wand. Die Therapeutin regte die Patienten dazu an, nachzuspüren, ob der Platz für ihr Bild der Passende sei oder ob sich vielleicht ein anderer Ort fände, an dem ihr Blatt noch besser zur Geltung käme. Nach längerem Zögern meinte eine depressive Teilnehmerin, sie würde sich tatsächlich mit ihrem Bild an dieser Stelle gar nicht so gut fühlen. Aber jetzt sei es ja zu spät und sie könne ja nicht einfach ihren Platz verlassen, für den sie sich nun einmal entschieden habe. Außerdem wolle sie ja niemanden kränken, wenn sie so einfach von ihrem Platz »abhaute«. Dass ein solcher Prozess sich wie eine Spiegelung der wirklichen Lebenssituation anbietet, wird schnell deutlich. Obwohl die Patientin implizit die Erlaubnis der Therapeutin zum Verlassen ihrer ungeliebten Umgebung hatte, fiel es ihr selbst im »Probehandeln« der Kunsttherapie schwer, den Ort zu verlassen, an dem sie offensichtliches Unwohlsein empfand und positive Veränderung zuzulassen.

Auch ohne sofortige Verbalisierung und Deutung durch den Therapeuten werden allein durch das Gestalten, aber auch während der anschließenden Gruppeninteraktion, tiefe Erfahrungen aus dem persönlichen Umfeld der Gestaltenden möglich. Ein dynamischer Prozess des Umhängens, Infragestellens und Veränderns entwickelt sich unversehens in der Gruppe und es dauert eine ganze Weile, bis jeder seinen Platz gefunden hat. Am Ende ergab sich eine stimmige Ordnung, die von allen Gruppenteilnehmern gleichermaßen erleichtert und staunend über die neue Erfahrung akzeptiert wurde. Zwei weitere Patienten fanden bei dem Prozess der »Platzsuche« zu wichtigen Lebensthemen: Das war der existenzielle Wunsch nach Zugehörigkeit, das Gefühl von Andersartigkeit und Außenseiterdasein und die tiefe Hoffnung, »draußen« ebenso zugehörig zu sein wie in dem ästhetisch-sozialen Ordnungsprozess der Gruppenarbeit. Am Ende zeigte sich die Gruppe geradezu begeistert über die hohe ästhetische Wirkung der Gesamtkomposition und empfand die gefundene Ordnung als passend. Eine Parallele zu der Dynamik innerer, aber ebenso sozialer Prozesse konnte von manchen nachvollzogen und von anderen vielleicht ein wenig erahnt werden.

3. Methode: Klecksbilder und einfache Drucktechnik

Material

Deck- oder Acrylfarben, kleine Papierformate, ca. 5×15 cm, Pinsel verschiedener Größen.

Kunsttherapeutische Zielsetzung

Abbau von Versagensängsten, Freude am Ausprobieren, Verbesserung der Stimmung, Reduktion depressiver Symptome, Steigerung der emotionalen Anteilnahme, Minderung von Schmerzerleben.

Vorgehen

Die Patienten werden dazu angeregt, verschiedene Farben auszuwählen und diese direkt vom Pinsel oder aus der Flasche auf das Papier tropfen zu lassen. Dann wird ein weiteres Blatt auf das erste, »bekleckste« Papier gelegt, mit der Hand durchgerieben und vorsichtig abgezogen. Der Abdruck vom Klecksbild lässt das Wunder des ungeplant Zufälligen, Überraschenden erlebbar werden.

Erfahrungswerte

Diese Methode bezieht sich auf das »Drip Painting« oder »Action Painting«, als dessen Vorreiter Jackson Pollock gilt. Mit der Fokussierung auf das freie Fließen und Spritzen der Farbe wurde der persönliche Anteil des Künstlers, wie z. B. der Pinselduktus minimiert und die Gestaltung dem »kontrollierten« Zufall überlassen. Durch die Abstraktion der Komposition trat alles zurück, was als persönliches Informationsmaterial in Bezug auf innere Befindlichkeit des Gestaltenden hätte schließen lassen können.

So ähnlich wird auch in der Kunsttherapie der scheinbar wenig aussagekräftige Gebrauch von Farbe genutzt. In der Übung geht es darum, die anfänglichen Versagensängste der Patienten, die häufig an einen hohen Selbstanspruch gekoppelt sind, zu mindern. Die Befürchtung, der Therapeut könne aus den Darstellungen sofort die jeweilige Problematik des Kranken erkennen, wird durch die Methode des »regressiven« Klecksens entkräftet und knüpft an kindliche Lebensfreude und erste autonome Strebungen an, die Dinge des Lebens so zu benutzen, wie es »Erwachsene« (in diesem Fall vielleicht der Therapeut) nicht vorgesehen haben. Das erfreut und entlastet die Patienten. Den Verzicht auf die Werkzeuge, mit denen Material »normalerweise« aufgetragen wird (z. B. Pinsel), empfinden manche Patienten als befreiend – sie können sich damit vom Anspruch der »hohen« Kunst, wie z. B. dem Respekt vor der – sowieso nur von »Profis« genutzten – Staffelei distanzieren. Anderen Patienten hingegen fällt es manchmal schwer, den Vorschlag einer gegenstandslosen, auf Farben- und Formspiel gerichteten Malerei anzunehmen, da sie mit »moderner Kunst«, wie die Patienten oft selbst sagen, nichts anfangen könnten. Für diese bietet eine kontrollierte gegenständliche bildnerische Darstellung mit klarem Auftrag dann die stärker schützende Funktion.

Ähnliche Methoden finden sich bei mehreren Autoren (Leutkart 2004, S. 41; Baer 1999, S. 45 ff.) und sind auch unter den Bezeichnungen »Zufallstechniken« bzw. »Kleckerbilder« zu finden.

Strukturierung des kreativen Chaos

Eine weiterführende Variante dieser »Methode des Zufalles«, die aber auch für andere von chaotischen und belastenden Inhalten geprägte Gestaltungen in der Kunsttherapie gilt, ist der Einsatz des Pauspapiers, als zeichnerische Brücke zu einer geordneteren, annehmbareren Bildstruktur. Der Gestaltende legt auf das eigene Zufalls- oder »Chaos«-Bild ein Pergamentpapier und fährt, unter Auslassung des Nebensächlichen, Störenden, achtsam die für ihn wichtigen Strukturen im Bild mit einem Stift (gut gespitztem Bleistift oder Feinliner) nach. Das Entstandene kann als Zeichnung belassen oder mit Buntstift sorgfältig farbig weitergestaltet werden. Der kontinuierliche Prozess der liebevoll wahrnehmenden Beschäftigung mit dem eigenen Bild löst immer auch Wertschätzung für das vorher Entwertete, Verachtete aus. In dieser beruhigten Atmosphäre ermöglicht die Selektion des Überflüssigen, Unwichtigen, Nebensächlichen die Auseinandersetzung mit persönlichen Themen. Patienten mit Depressionen haben im bildnerischen »Probehandeln« die Chance, belastende Überforderung im »wirklichen« Leben im gestalterischen Prozess zu bearbeiten. Verwirrende Darstellungen werden zeichnerisch geklärt, belastende Inhalte müssen nicht übernommen und können einfach weggelassen werden. Auch trägt die strukturierende Technik zu Entlastung und Minderung von Wahn und Überflutung bei schizophrenen und/oder affektiven Störungen, bei (Methode: v. Spreti u. Leneé).

4. Methode: Lieblingsfarbe

Material

Aquarell-, Deck-, Acrylfarben, Kreiden, Papier, DIN A4 bis DIN A2.

Kunsttherapeutische Zielsetzung

Anknüpfen an eigene Lebenserfahrung, Förderung der individuellen Vorlieben, Würdigung der unterschiedlichen, persönlichen Fähigkeiten und Erweiterung der Wahrnehmung in einem vorgegebenen, begrenzten Spielraum.

Vorgehen

Den Patienten wird vorgeschlagen, ein ungegenständliches oder gegenständliches Bild in den Lieblingsfarben und mit dem Material ihrer Wahl zu gestalten (► Abb. 53-2).

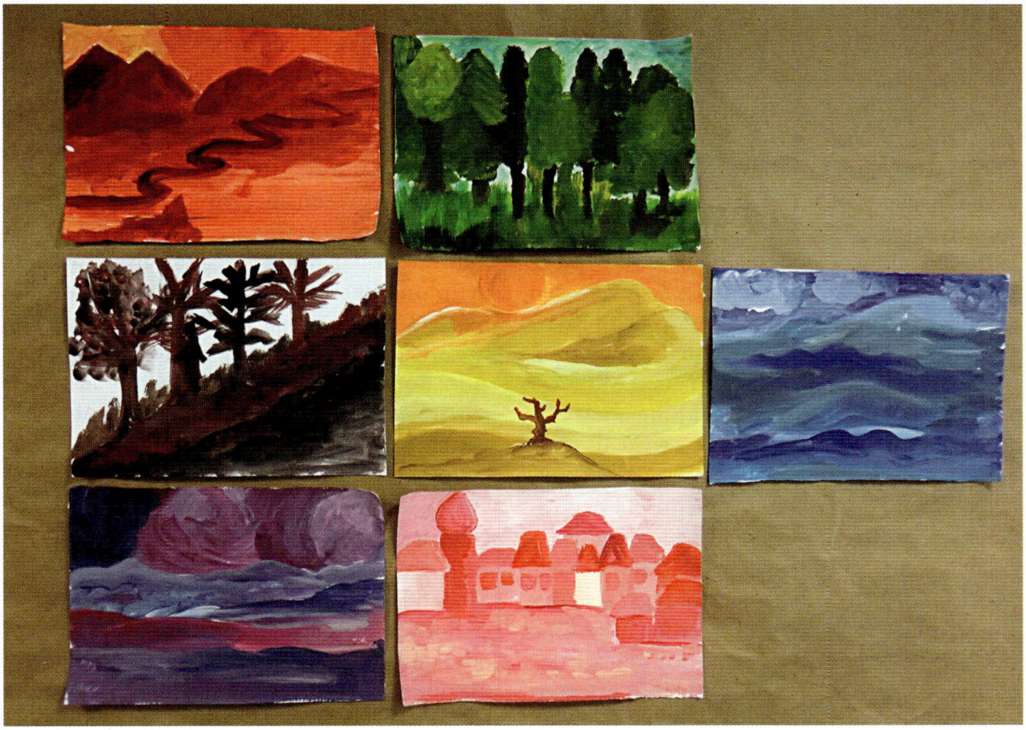

Abb. 53-2 Farblandschaften.

Erfahrungswerte

Das Malen mit der Farbe, die einem etwas bedeutet und die Freiheit des ungegenständlichen Malens werden meist als entlastend und angenehm empfunden. Erinnerungen an die eigenen farblichen Vorlieben, sind immer wieder auch verknüpft mit Lebensgeschichte und früher Prägung, die, je nach dem Bedürfnis des Patienten, behutsam verbal kommuniziert werden können.

Bei einigen Autoren (Aissen-Crewett 2002, S. 86; Ameln-Haffke 2015, S. 106) sind ähnliche Beschreibungen dieser Methode zu finden.

5. Methode: Die Farbwoche (anwendbar bei täglich stattfindender oder mehrfacher wöchentlicher Kunsttherapie)

Material

Deck-, Aquarell-, Dispersionsfarben, Ölpastellkreiden (keine Wachsmalkreiden, vom Material zu hart), Buntstifte, Papier DIN A3, DIN A2.

Kunsttherapeutische Zielsetzung

Ausprobieren der Grenzen, Beschränkung des krankheitsbedingten Überflutungserlebens, verlässliche, überprüfbare und »sichere« Wochenplanung, das Erleben von Vielfalt in der Beschränkung, die Erfahrung über die Wirkung von Farben auf die innere Befindlichkeit.

Vorgehen

Zu Beginn der Woche, also am Montag wird den Patienten das Thema »Die Farbwoche« vorgestellt, d. h. den Patienten wird vorgeschlagen, an fünf Tagen der Woche, jeden Tag ein Bild in einer der Grundfarben, Blau, Rot, Gelb und, obwohl die beiden Letzteren Mischfarben sind, Grün und Braun, in einer festgelegten Farbfolge, ohne Themenvorgabe und mit beliebigen Farben, zu gestalten. Als erstes werden die Gruppenteilnehmer gefragt, welche Farbe sie sich für den Montag vorstellen könnten. Da jeder schon einmal vom »blauen Montag« gehört hat, fällt die Entscheidung meistens schnell und das »Montags-Blau« wird als erste Farbe gewählt. Stets taucht dabei die Frage auf, woher der Begriff »blau machen« wohl stamme und es entsteht darüber eine lebhafte Diskussion. Die Lieblingserklärung vieler Patienten ist natürlich der »blaue Montag«, also der Tag, an dem »Blau« gemacht werden darf. Eine gewisse heitere Aufbruchsstimmung in der Gruppe signalisiert, dass manche Patienten durchaus im Hier und Jetzt das »Blaumachen« in die Tat umsetzten könnten. Doch belesenere Patienten retten die Situation und wissen über die Herkunft dieses Begriffes zu erzählen, dass von mittelalterlichen Stofffärbern überliefert sei. Nach der Erfahrung der Therapeuten ist das Blau eine sehr beliebte Farbe. Sie werden alle eigenes Wissen darüber haben, doch ist anzumerken, dass diese Farbe u. a. das Mütterliche – wie es auch für das Meer gilt (Tragen oder Verschlingen) – symbolisiert. Da wir es vor allem in der Psychiatrischen Klinik mit krankheitsbedingten, tiefen, regressiven Prozessen zu tun haben, ist der implizite Wunsch mancher Kranker nach der Mutter, manchmal auch nach einem fetalen, vorgeburtlichen Zustand, als letzte Regression in den Tod (Spreti 2008a) vorstellbar. Diesen Wunsch symbolisiert hier evtl. die Farbe Blau. Aber auch an eine Abkühlung des bedrohlichen inneren Feuers bei manchem Spaltungserleben in Psychose und schwerer Borderline-Problematik ist durchaus denkbar. So gibt es natürlich für jede Farbe eine spezielle Farbsymbolik, zu der auch die Analytikerin und Theologin Ingrid Riedel umfassend schreibt (Riedel 1983).

Die Gruppe weiß, dass nach der Gesprächsrunde die Unterhaltungen eingestellt werden und das Gestalten ganz im Vordergrund steht. Auch die Aufforderung des Therapeuten, die Farbe Blau bis an ihre Grenzen auszutesten, eröffnet einen erweiterten, flexiblen Spielraum der manchmal eingeschränkten Wahrnehmung der Farben und des Lebens. Zum Beispiel löst die Frage, wie lange die Farbe Blau noch als Blau erkennbar bleibt, wenn sie bis zum Rotviolett und zum Blaugrün erweitert wird, bei den Malenden oft Überraschung aus. Ist denn nicht blau einfach nur blau? Die Erlaubnis zur Grenzüberschreitung gegen das Gebot der Enge eines nur »monochromen« Gestaltens, regt jeden Maler in der Gruppe zum Experimentieren an und mindert die Kontrolle über das, was entstehen soll. Und die Gehorsamen, meist eher angepasste, depressiv oder auch zwanghaft strukturierte Patienten, die nur einen einzigen blauen Farbton benutzt haben, sind sehr erstaunt über die vielfältige, kreative Wirkung des Ungehorsams und etwas enttäuscht über die eigene »brave« Gestaltung und nehmen sich vor, morgen viel mutiger zu sein. So geht es am nächsten Tag mit dem »Rot« weiter und auch mit den anderen Farben, Gelb, Grün und Braun, also »den Farben der Erde«, wird auf diese Weise verfahren. Es kommt aber auch vor, dass Gruppenteilnehmer das Schwarz vehement einfordern. Häufig sind das keine depressiven Patienten, sondern oft junge Menschen, die an einer Borderline-Persönlichkeitsstörung leiden. Mit dem Schwarz wollten sie ihre abgrundtiefe Not und den drängenden Wunsch, sich selbst zu verletzen oder sich umzubringen, einmal so deutlich darstellen, dass man ihnen endlich glaubte, wie schlecht es ihnen geht, so ihr Kommentar. Im Fachjargon der Klinik heißt das lapidar, der Patient habe seinen Todeswunsch sehr plakativ dargestellt und die Suizidalität werde wohl demonstrativ dazu benutzt, die Therapeuten zu manipulieren. Das Agieren dieser Patienten ist sicher die eine Seite, die eine Behandlung so schwierig macht. Doch es gibt auch noch eine andere Ebene des Verstehens, die sich über das Werk des russischen Malers der Avantgarde, Kasimir Malewitsch, eröffnet. Durch seine Bilder erlangt der Wunsch nach dem Schwarz Legitimität und die Not hinter dem so offenkundig Demonstrativen wird sichtbar. Seine Bilder, in denen er zu Beginn des Ersten Weltkrieges, der Millionen Tote forderte, an unzähligen Varianten seiner berühmtesten Darstellung »Das schwarze Quadrat« (1914) die unterschiedlichen Facetten seiner auf das Schwarz reduzierten Gestaltungen bearbeitete, besetzt er mit geradezu visionären Aussagen. Zum Beispiel hängt er eines der schwarzen Bilder (Das schwarze Quadrat 1915) in die rechte obere Ecke des Ausstellungsraumes. An diesem Platz finden sich in orthodoxen russischen Häusern die heiligen Ikonen des Gekreuzigten oder der Muttergottes mit dem zum Kreuzestod bestimmten Jesuskind. Der Maler nennt sein schwarzes Quadrat geheimnisvoll den »heiligen Knaben«. Er sagt zu seinem Bild – und das trägt zum hermeneutischen Verstehen der BPS-Patienten bei: »Ich habe die nackte Ikone meiner Zeit gemalt.« (Malewitsch 1918, zit. n. Kipphoff 2007) Denken wir daran, dass Patienten mit einer Borderline-Störung zu einem hohen Prozentsatz unter schweren Traumata, das heißt Gewalt- und Missbrauchserfahrungen leiden, ist die Botschaft Malewitschs für diese Patienten geradezu visionär. So ist der Ausflug in die Kunstgeschichte also für Kunsttherapeuten immer ergiebig, denn der ganze Reichtum des künstlerischen Denkens und Empfindens, der für die Kunsttherapie eine wahre Schatztruhe sein kann, wird hier deutlich. Die bildnerische und verbale Aussage eines Künstlers, die häufig den Kern des Patienten-Bildes trifft, löst erweiternde Assoziationen im betrachtenden Therapeuten aus und eröffnet ihm somit einen sensiblen Zugang zu den Bildern der Kranken. Dies ermöglicht wiederum einfühlsame Interventionen und einen verstehenden Zugang auf einer ressourcengeprägten, künstlerischen Ebene. Manche Maler in der Gruppe sind darüber erstaunt, dass auch Bilder, die mit einer »gehassten« Farbe gestaltet wurden, oft die dynamischsten Gestaltungen ergeben. Daraus entsteht – natürlich immer nur bezogen auf die Bilder – häufig ein lebhafter Austausch in der Gruppe, dessen metaphorische Wahrheit sich an der folgenden Aussage einer der Maler zeigt: »Ja, das ist jetzt komisch, schon immer hab ich die Farbe Rot gehasst, aber beim Malen hab ich das ganz vergessen, bis ich plötzlich so eine Wut bekommen hab, dass ich das Papier richtig ›zermalt‹ hab und die Farben überall herumgespritzt sind. Dabei bin ich eigentlich der friedlichste Mensch überhaupt! Aber danach hab ich mich so richtig gut gefühlt, obwohl ich mich jetzt schon wieder sehr schäme, weil ich beim Malen so viel Platz gebraucht hab und so viel Dreck gemacht hab.« Den therapeutischen Hinweis, dass er gerade eine sehr persönliche Erfahrung einer frühen Entwicklungsphase erlebt habe, die vielleicht mit seinem Verhalten im »wirklichen« Leben und seiner Erkrankung zu tun hat, wird der Therapeut »im Hinterkopf behalten« und den Patienten nicht gleich preisgeben. Ein solches Erleben ist für manche oft sehr schambesetzt, da es ganz unerwartet nur durch das Malen ausgelöst wurde. Dass der Patient seine Erfahrung von sich aus zur Sprache brachte, ist allein schon eine Leistung, dies sollte vom Therapeuten auch berücksichtigt und gewürdigt werden. Im gemeinsamen, nonverbalen Erkennen seiner realen Lebenssituation fühlte sich der Patient vom Kunsttherapeuten verstanden und geschützt. Das, was der Kranke in dieser Situation für sich erfahren hat, wird im Laufe einer längerfristigen (Kunst-)Therapie auf jeden Fall weiterbearbeitet.

Erfahrungswerte

In Anknüpfung an das Farbenmischen fördert auch diese experimentelle Methode die Lust zum und am Gestalten und senkt Widerstände gegen das Malen. Häufig tauchen bei der Entscheidung für ein gegenständliches Bild in der »Lieblingsfarbe« überraschende Themen zur Lebensgeschichte der Malenden auf und lösen in der Gruppe manche Reaktionen zu eigenen biografischen Erinnerungen aus.

Die Einfachheit und vermeintliche Unverfänglichkeit des Themas »Farben« ermöglicht es den Patienten, ihr Bild mit weniger Kontrolle unbefangener und freier zu gestalten. Oft geraten die in das Spiel mit den Farben versunkenen Patienten in einen wahren »Flow«-Zustand und in tiefe Entspannung.

4. Methode: Geführte Nass-in-Nass-Technik

Material

Wasser- oder Aquarellfarben, Pinsel, saugendes Mal- oder Aquarellpapier in kleinen Formaten.

Zielsetzungen

Ablenkung von Schmerzerleben, gelassenerer Umgang mit überschießenden emotionalen Reaktionen wie Frustration, Ärger und Ungeduld. Förderung der Konzentrationsfähigkeit.

Anregungen des Therapeuten

Ein saugfähiges Papier wird von jedem Gruppenteilnehmer unter fließendem Wasser oder in einer flachen Wanne gewässert. Die Patienten erfahren, dass auf dem gewässerten Papier interessante Farbverläufe entstehen, wenn der mit Farbe vollgesogene Pinsel und das feuchte Papier sich begegnen und aus dem Zusammentreffen von Farbe und Papier unerwartete Bildmotive entstehen können. Auch Veränderungen lassen sich einfach durchführen – ein Hauch von Farbe und ein zartes Berühren des Papiers mit dem Pinsel, führen zu weiteren erstaunlichen abstrakten oder figürlichen Darstellungen. Die »Kraftmeier« unter den Patienten stellen überrascht fest, das auch eine sanfte Berührung große Veränderungen anstoßen kann und die »Zarten, Stillen« fühlen sich endlich in ihrem impliziten Wissen bestätigt, das auch sie »Gutes« bewirken können.

Erfahrungswerte

Manchmal genügen diese einfachen Anweisungen und es entstehen Gestaltungen, die Patienten positiv überraschen, vor allem, weil sie so mühelos entstanden sind und wie ein unerwartetes Geschenk empfunden werden. Das ist der Augenblick, in dem auch der Kunsttherapeut spürt, dass er den schönsten Beruf der Welt hat. Außerdem ist bei dieser Methode immer die Zeit für den Patienten-Ausspruch des Jahres gekommen: »Mein Bild ist ja viel schöner als die von Picasso!« Dieser Satz wird manchem Kunsttherapeuten bekannt vorkommen und die darin enthaltene Aussage kann als selbstbewusste Würdigung der eigenen Gestaltung gewertet werden. Doch warum gerade Picasso? Der einzige Grund: Er ist für nicht wenige Patienten oft der einzige bekannte Name der klassischen Moderne. Und weil vielleicht manche Kranke spüren, dass es in der Malerei nicht nur auf die glatte, perfekte Oberfläche ankommt, sondern dass auch in den Bildern der Moderne eine tiefe, innere Wahrheit steckt, die auch immer wieder in manchen Gestaltungen der Kranken zu finden ist.

Weiterführende Variante

Die Therapeutin malt bei folgender Anregung mit und zeigt durch die eigene Beteiligung, die einzelnen Gestaltungsschritte dieser Methode (► Abb. 53-3).

Die Patienten werden gebeten, nur gelbe Farbe auf ihren Pinsel zu nehmen, ihn am oberen linken Blattrand anzusetzen, zu versuchen, den Pinsel mit leichten, durchgehenden, ruhigen Bewegungen im Atemrhythmus zu führen und zwei Drittel des Blattes mit diesem warmen Gelb zu füllen. Sie können sich dabei vorstellen, wie helles warmes Sonnenlicht sich ausbreitet so wie sich auch dieses Gelb auf dem Papier ausbreitet. Der Pinsel wird dann gut ausgespült und anschließend in die blaue Farbe getaucht. Auch die blaue Farbe wird in möglichst gleichmäßigen Bewegungen aufgetragen und kann an sich ausbreitendes Wasser erinnern. Die Pinselbewegungen gehen dann langsam aus dem Kreisförmigen hinaus und in die Senkrechte nach oben – möglichst ohne abzusetzen. Die Farben Blau und Gelb mischen sich und daraus entsteht das Grün. Die senkrechten Bewegungen, von unten nach oben werden mit dem Pinsel weitergeführt, begleitet von der Vorstellung, dass hier eine Pflanze wachsen kann, die sich erst nach oben ausbreitet, dann aber auch nach unten, im nährenden Boden Halt findet. Solange das Papier die Farbe aufnimmt, sind der Fantasie keine Grenzen gesetzt. Auch der Hintergrund kann ebenso noch weiter ausgestaltet werden.

Erfahrungswerte

Das Zerlaufen der Farben wird von den Patienten sehr unterschiedlich erlebt, doch wird das Malen nach der ruhig geführten Anleitung von vielen als sehr angenehmes Tun empfunden. Überraschung weckt oft das ungeplante Ineinanderlaufen der Farben, das sich durch die Feuchtigkeit des Blattes immer weiter ausbreiten kann. Patienten, die an einer schizophrenen oder schizoaffektiven Psychose leiden, empfinden den unkontrollierten Farbfluss teilweise als bedrohlich oder aber, im Rahmen ihrer Symptomatik, als »göttlich verschmelzend mit der ganzen Welt« (entstrukturierend und symptomfördernd). Für Kranke mit einer Zwangsstörung ist diese Methode unkontrollierbar und daher im Akutstadium der Erkrankung ungeeignet. Dem Therapeuten gibt diese Vorgehensweise Einblick in die Psychomotorik und Koordinationsfähigkeit eines Patienten und wie und ob er das Gehörte in Handlung umsetzen kann. Ebenso werden Frustrationstoleranz (»Es wird nicht so, wie ich das wollte – es fließt mir alles immer weg …«) und toleranterer Entdeckergeist gefordert (»Das habe ich so gar nicht geplant – aber wie toll ist es trotzdem geworden …«). Das freie Ausgestalten am Ende eröffnet einen wahren Spielplatz für Fantasie und individuellen Freiraum in den engen Grenzen einer klinischen Behandlung.

(Ursprünglich entstammt diese methodische Anregung in etwa der anthroposophischen Kunsttherapie.)

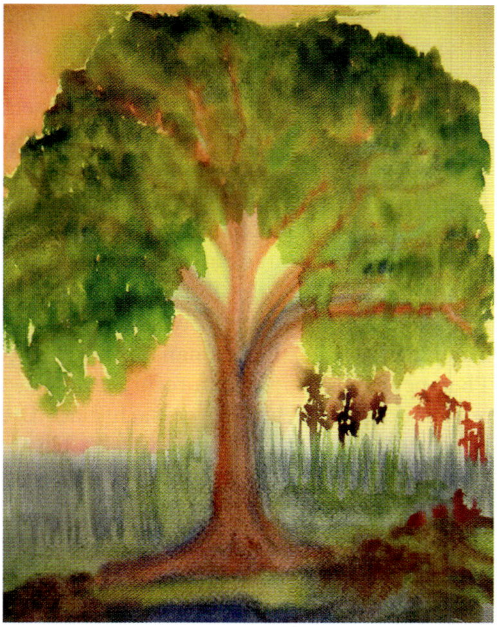

Abb. 53-3 Entfaltung.

5. Methode: Abschied – eine Bild-Postkarte an sich selbst gestalten

Material

Formate in Postkartengröße, alle Materialien, ggf. Collagematerial.

Zielsetzung

Steigerung des Selbstwertgefühls, Verbesserung der Selbstreflexion, Förderung von Ressourcen. Erhaltung und Förderung von gesunden Selbstanteilen, Entwicklung eines ressourcenorientierten, realistischen Selbstbildes. Verbindung zwischen Erfahrungen aus Klinik und Zuhause schaffen.

Anregung des Therapeuten

Einige Tage vor Entlassung regt der Kunsttherapeut die Gruppe dazu an, eine Bild-Postkarte zu gestalten. Die verbale Einstimmung könnte folgendermaßen lauten: Über welches Bild und welche Zeilen würden Sie sich besonders freuen, wenn Sie morgens in Ihrem Briefkasten eine Postkarte finden? Vielleicht könnten Sie sich jemanden vorstellen, der Ihnen diese Karte geschrieben hat, oder Sie möchten die Karte für jemanden malen, den Sie sehr gern haben. Doch könnten Sie diese Karte auch achtsam für sich selbst gestalten. Wichtig ist bei dieser Aufgabe, dass die Maler ihre Zukunft nicht in einem »sozialen Lernprozess« darstellen müssen – das erzeugt entweder von langen Überlegungen geprägte »Kopfbilder«, mit der Darstellung einer nur positiv, rosa und hellblau fantasierten Zukunft (man möchte es dem Therapeuten am Ende ja nur recht machen, wo er sich doch so viel Mühe gemacht hat). Die Folge der im Bild idealisierten, doch häufig eher angstbesetzten Begegnung mit familiärer und beruflicher Realität »draußen« sind dann die mageren Bildergebnisse einer der Methode zuwiderlaufenden kognitiven »Erziehung« in der Kunsttherapie. Eigentlich ist auch hier, wie in so vielen, von künstlerischem Handeln geprägten Stunden, das Eintauchen in schöpferische, erkenntnisstiftende und nicht selten freudige Augenblicke im Hier und Jetzt, das vordringliche kunsttherapeutische Ziel, das eine Erweiterung der durch Krankheit und Störung eingeschränkten Lebensperspektive befördert. Diese Veränderung stellt sich in der aufmerksamen und wertschätzenden Begleitung des reflektierten Therapeuten wie von selbst ein. Der Therapeut, der dieses Vorgehen verstanden hat und für sich selbst eigene kreative, entwicklungsfördernde Freiräume schaffen konnte, hat auch fast schon die Potenziale der schöpferischen Ressourcen jeder Kunst erkannt und damit fast schon das ganze Leben verstanden.

Erfahrungswerte

Viele Patienten reagieren positiv auf die Idee, für sich selbst eine willkommene Nachricht in Form einer Postkarte zu gestalten. Oft erscheint es ihnen anfangs vielleicht etwas schwierig, sich in diesen Symbolisierungsprozess einzulassen und sich in eine Person hinein zu versetzen, die sie schätzt und liebt. Sobald die Maler sich jedoch ganz in sich selbst vertieft haben, werden sie in einem unerwarteten Begreifen dessen, was sie sich im Leben so liebevoll immer selbst schenken könnten, einen vielleicht überraschenden beglückenden Moment erleben. Diese Methoden-Anregung, deren Ursprung den Autorinnen in dieser Art nicht bekannt ist, könnte ursprünglich aus dem psychotherapeutischen Kontext stammen. Dort wird diese Anregung als »Brief an sich selbst« betitelt.

Zum Ende

Der Abschnitt über kunsttherapeutische Methoden zeigt eine sehr kleine Auswahl kreativer Anwendungsmöglichkeiten, die sich noch dazu verhältnismäßig spröde gegen ihre methodische Einordnung wehren. Im Rahmen des Kapitels »Handwerk« erscheint es den Autorinnen angebracht, im Gegensatz zum heutigen, sich stets erweiternden, großen Methodenangebot, der inhaltlich breiteren Darstellung weniger einfacher Vorgehensweisen beispielhaft Raum zu geben. Neben der Beschreibung der Methoden, beschäftigen sich die Autorinnen hier mit der inhaltlichen Aussage und einem angemessenen therapeutischen Vorgehen bei der Anwendung. Auch die Wirkung der Methode auf die Patienten, ebenso wie psychodynamische Interaktionen und eventuell auftretende Schwierigkeiten (Widerstand) erhalten gebührenden Raum. So unterscheidet sich diese Herangehensweise von manchen hauptsächlich auf die Methode selbst bezogenen Darstellungen und wird damit einen ergänzenden Beitrag zum Thema Methoden bieten.

53.8 Mehrdeutiges Spiel oder eindeutiger Ernst?: Von der Schwierigkeit einer medizinischen Indikationsstellung in der Kunsttherapie

Karl-Heinz Menzen

Kunsttherapie – dies kann durchaus als Provokation gelesen werden – hat als eine der wenigen Therapien die Möglichkeit, in ein und demselben Ausdruck nicht nur eine, sondern mehrere Deutungen zuzulassen. Ihre Stärke ist die Mehrdeutigkeit des Bildnerischen, die sich vor dem empirischen Anspruch einer Evidenzbasierten Medizin (EbM) nicht zu verstecken braucht. Im Gegenteil: Sie bietet dem Patienten die Möglichkeit, die Suche nach dem Auslöser des Symptoms beinahe spielerisch zu betreiben. Er kann, wie Jacques Lacan, der analytische Psychotherapeut, einmal gesagt hat, eine Art des Kreisens um die leere Spur betreiben. Aber die Mehrdeutigkeit des bildnerisch Wahrgenommenen kann durchaus auch im Verlauf einer psychischen oder mentalen Erkrankung zur Eindeutigkeit gerinnen, für die zu klären ist, ob sie für das Handeln stabilisierende Eindeutigkeit oder einengende Beschränkung bedeutet.

Das Schema (► Abb. 53-4) will es verdeutlichen: Die Deutungshoheit des Patienten gerät nach seinen bildnerisch-vieldeutigen Äußerungen, auch seinen zu erweiternden Konnotationen, in den Ermessensraum der Therapie; lebt davon, sich dem »impliziten Beziehungswissen« (Stern et al. 2001) als einem Instrument der stillen Interpretation, einem Schnitt- und Treffpunkt mindestens zweier therapeutisch handelnder Personen auszuliefern; lebt davon, der sogenannten leeren Spur der Lacanschen Psychoanalyse zu folgen. Der Leser weiß es: Dies gelingt nur dann, wenn auch der Therapeut, »der Heiler (…) selbst Krankheit und das damit einhergehende Leid erlebt hat, grundsätzlich zwischen zwei Welten verortet (ist): der Welt der Krankheit und der

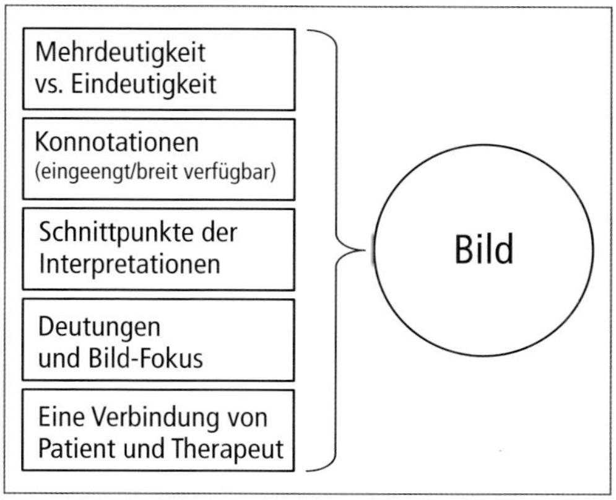

Abb. 53-4 Das Bild in der Kunsttherapie.

Welt der Gesundheit«; wenn der Heiler also die Möglichkeiten der Deutungen nicht begrenzt. Nach C. G. Jung wirken die »eigenen Wunden« als Erinnerung daran, dass nicht die Therapeuten die Heilung »machen«. Damit ermöglichen sie auch die Kooperation des bzw. der Unbewussten in der Therapie (Hofmann u. Roessler 2010). Wir haben diese Bemerkung vorangestellt, weil ohne sie der folgende Hinweis zur Indikationslage der Kunsttherapie mechanistisch gelesen würde – ebenso, wie manche Methodenbücher der Kunsttherapie es zuweilen anbieten. Bei aller Mehrdeutigkeit des Bildnerischen, das im therapeutischen Prozedere notwendig erscheint, ist die Indikationslage zuweilen geradezu verwirrend von ihr geprägt. Wir wollen dies an einem Beispiel, dem des Menschen mit Autismus, darlegen. Diese Erkrankung erfordert nicht nur eine klare Indikationsaussage, sie will entsprechend auch kunsttherapeutisch-methodisch behandelt sein.

Was kennzeichnet den »Menschen im Autismus-Spektrum« (so die sich durchsetzende Bezeichnung)? Der Mediziner Thomas Hülshoff (2005) geht davon aus, dass »es Autisten schwerfällt, die Reize unterschiedlicher Kanäle (Gehör, Geschmack, Geruch, Berührung) zu verknüpfen und zu einem sinnvollen Ganzen zu integrieren«. Und er beschreibt als Folgen, dass »die Schwierigkeit, Reize nach

Wichtigkeit zu selektieren, (…) zu einer Reizüberflutung und zu einem Zusammenbruch der verarbeitenden Instanzen führen (kann). Manchmal scheinen bestimmte Reizmodalitäten über- oder unterbewertet zu werden. Möglich ist auch, dass optische Reize plötzlich ihre Gestalt oder Intensitäten wechseln, dass also keine ausreichende Konstanz erlebt wird. Auch die Koppelung zwischen Wahrnehmung und emotionaler (stimmungsmäßiger) Bewertung kann gestört sein« (ebd.). Das DSM-5 spricht unter dem neuen Begriff des »autism spectrum disorder« von »hyper- oder hypoausgeprägtem Wahrnehmungs-Verhalten im Hinblick auf sensorische Reize« (zit. n. Theunissen 2014, S. 25).

Wir sehen, wie grundlegend uneindeutig und verwirrend die erlebnismäßig und sinnesphysiologisch eingeleitete sogenannte Objektwahrnehmung sein kann. Wir ahnen schon bei dieser diagnostischen Einschätzung, worauf möglicherweise eine bilddidaktisch orientierte Therapie sich ausrichten könnte. Was ggf. indiziert wäre, wird im Folgenden durch die neuere neurobiologische Forschung bestärkt.[77] Hiernach weist der Mensch mit autistischen Störungen eine Dysbalance zwischen den Neurotransmittern Glutamat und GABA an den informationsverarbeitenden Synapsen auf. Infolge der fehlenden bzw. gestörten Proteinbündelung der *Neurexine* und der *Neuroligine*, wie des postsynaptisch gestörten Proteins *Shank*, kommt es zu einem Informationsdesaster, wie wir es angedeutet haben.[78]

Was wir im Hinblick auf die Indikationslage ahnten, trifft tatsächlich zu: Der »Mensch im Autismus-Spektrum« benötigt Klarheit, Struktur, Eindeutigkeit der Bedeutung, wohingegen die von uns herausgestellte und die Kunsttherapie geradezu auszeichnende Mehrdeutigkeit verwirrend sein kann. Damit es nicht zu einem wie beschriebenen »Zusammenbruch der verarbeitenden Instanzen« (Hülshoff) kommt, ist das kunsttherapeutische Setting angesichts der gestörten Protein-Signale strukturiert auszurichten. Und solches Vorgehen rührt an das Selbstverständnis des Kunsttherapeuten. Damit die Wahrnehmungsgestalt-Bildung gelingt, muss zunächst etwas gewährleistet sein, was der Mensch mit Autismus von früh auf als diskrepant erleben kann – eine containende, bergende Situation, ohne das Gefühl des Ausgeliefertseins, das alle seine Objektaneignungen prägt. Was ihn, den Betroffenen, seit Beginn seines Lebens begleitet, heißt: Die Verlorenheit in der Objekt-Welt durch eine sichere Objekt-Bezugnahme zu kompensieren; heißt: Vor aller methodischen Indikation die Sicherheit und Geborgenheit der Beziehung zu gewährleisten. – Unerwartet in diesem Statement, das zu Beginn lediglich die Vieldeutigkeit des Bildnerischen als heilsam zu apostrophieren schien. Wo sichere sogenannte Objekt-Beziehung, da stellt sich in der Regel die Sicherheit im Umgang mit den Objekten ein; da wird die Objekt-Wahl des Mehrdeutigen zur Lust, die Welt zu erobern. Da kann – wie beim geistig behinderten Menschen – aus einer verstörenden Ein- auch Mehrdeutigkeit werden und dem Patienten schließlich indiziert sein, was ihm Not tut.

53.9 Gibt es eine medizinische Indikation zur Kunsttherapie?

Philipp Martius

Die Frage des Titels kann an sich ganz kurz und knapp beantwortet werden: Nein! Im Sinne eines evidenzbasierten Vorgehens stehen uns keine systematischen Veröffentlichungen zur Verfügung, die die Frage nach der Wirkung (und der möglichen Nebenwirkung) ei-

77 Beispiele, Indikationenlage und kunsttherapeutisches Herangehen werden ausführlich in meinem Buch »Therapie mit Bildern. Neurobiologische Grundlagen der klinischen Heil- und Sonderpädagogik« (Winter-Verlag: Heidelberg 2016) behandelt; die Zitate stammen aus diesem Buch.

78 Vgl. Stephen Scherer, Abb. »Gestörte Verbindung«, in: Rauch J. Fremd auf dieser Welt. Bild der Wissenschaft 11, 2007, 38.

ner kunsttherapeutischen Methode bei einer spezifischen seelischen (oder körperlichen) Befindlichkeit beantworten.

Da aber kunsttherapeutische Angebote in der Psychotherapie, in der Psychosomatik und in der Psychiatrie weit verbreitet sind (Martius et al. 2008; Spreti et al. 2012c), sieht sich zumindest der klinisch tätige Arzt oder Psychologe täglich vor genau dieser Frage aus seiner Praxis: Als erstes möchte nämlich der Patient in der Klinik wissen, warum er »zum Malen muss«, wo er doch »noch nie« malen konnte! Aber auch die von ihm angstvoll angesprochenen Kollegen und Mitarbeiter des Teams wissen diese Frage nicht anders zu beantworten als mit: »Das gehört hier zum Programm dazu!«, oder: »Schauen Sie doch erst mal!«, oder: »Das hat noch niemandem geschadet.« Bei dieser Sachlage verwundert es nicht, dass es im ambulanten Setting meist nur dann zu einer Zusammenarbeit zwischen Medizin und Kunsttherapie bei der Behandlung eines Patienten kommt, wenn dieser es selbst wünscht.

Woher kommt also eine *medizinische* Indikation zur Kunsttherapie? Begründen lässt sich dies vielleicht am ehesten mit dem Bezug auf ein wissenschaftliches Konzept der Psychosomatik: Die Medizin besitzt eine eigene Semiotik, eine Sprache der Zeichen. Thure von Uexküll brachte diesen Gesichtspunkt als Biosemiotik in den wissenschaftlichen Diskurs ein (Uexküll 2011). Demnach sollen auch biologische Prozesse mit Hilfe der Semiotik als kommunikative Prozesse verstanden werden können. Die Semiotik oder »Zeichenlehre«, die auf den Amerikaner C. S. Peirce (1991) zurückgeht, spricht von Kommunikation als dreigliedrigem Prozess, der die Verbindung zwischen einem Zeichen und einer bezeichneten Sache herstellt und dafür aus drei Komponenten bestehen muss: dem Zeichen, dem Interpreten und dem repräsentierten Objekt. Genau diese Konstellation finden wir in der Medizin durch die Trias von (seelischen oder körperlichem) Symptom, (psychotherapeutischem) Helfer oder betroffener Person und (psychosomatischem) Konfliktgeschehen. Auch der kunsttherapeutische Prozess nimmt zunächst ein Zeichen (die Gestaltung) auf. Dieses wird von einem oder mehreren Interpreten (Kunsttherapeut und Patient oder die Gruppe) angeschaut. Dabei richtet sich der Blick in der Regel auf seine stellvertretende Funktion: Das Zeichen kann als repräsentierendes Objekt in vielerlei Bedeutung (z. B. die seelische Befindlichkeit, den psychosozialen Konflikt, die Qualität der therapeutischen Beziehung) verstanden, erkannt werden. So ergibt sich der Anschluss an die Behauptung von Peirce, dass Erkenntnis eine Vermittlung oder Mediation darstellt, durch die eine konsistente Meinung über eine real wahrgenommene Tatsache entsteht.

Auf dieser sehr abstrakten Ebene ergibt sich demnach eine medizinisch gedachte Indikation zur Kunsttherapie, wenn über die Bildung von Zeichen ein kommunikativer Prozess über nicht verstandene oder verstörende »Themen« des Patienten unterstützt werden kann.

Was im engeren, konkreten Sinn die medizinische Indikation zur Kunsttherapie sein kann, ergibt sich im Rahmen dieses Buches aus vielen der diesem Beitrag vorangestellten Kapitel: Kunsttherapie knüpft an dem Menschen natürlich gegebene Bewältigungsstrategien an (► Kap. 1, 9); Kunsttherapie ermöglicht psychotherapeutische Zugangsweisen, diagnostische Einsichten und Erfahrungen der Selbstwirksamkeit (► Kap. 6, 10, 16, 21, 31); Kunsttherapie transzendiert die unmittelbare Lebenswelt und ermöglicht neue Bezüge zu sich und anderen auf verschiedenen Bezugsebenen (► Kap. 12, 19, 24, 32); Kunsttherapie ermöglicht konkrete »embodied cognition« (► Kap. 8); Kunsttherapie bietet spezifische Möglichkeiten, sich auf sich, den Therapeuten und (in einer kunsttherapeutischen Gruppe) auf die Mitpatienten zu beziehen durch den Kontakt, die Gestaltung, das Handeln (► Kap. 38; Themenbereich VI); Kunsttherapie bietet schließlich ein unerschöpfliches Repertoire, auf Wünsche und Bedürfnisse, Ängste und Schmerzen, Fähigkeiten und Beeinträchtigungen der Patienten einzugehen (► Themenbereiche IV–VI).

Literatur

Aissen-Crewett M. Kunst und Therapie mit Gruppen. Aktivitäten, Themen und Anregungen für die Praxis. Dortmund: Modernes Leben 2002.

Ameln-Haffke H. Emotionsbasierte Kunsttherapie. Methoden zur Förderung emotionaler Kompetenzen. Göttingen: Hogrefe 2014.

Ameln-Haffke H, Schuster M. Selbsterfahrung durch Malen und Gestalten. Göttingen: Hogrefe 2013.

Benedetti G. Psychotherapie als existentielle Herausforderung. Göttingen: Vandenhoeck & Ruprecht 1998.

Baer U. Gefühlssterne, Angstfresser, Verwandlungsbilder: Kunst- und Gestaltungstherapeutische Methoden. Neukirchen-Vluyn: Semnos 2014.

Baukus P, Thies J. Kunsttherapie. Stuttgart: Gustav Fischer 1997.

Brugger I, Gorsen P, Schröder KA. Kunst & Wahn. Ausstellungskatalog Kunstforum Wien. Köln: Dumont 1997.

Chladková L. Vom Bauhaus nach Theresienstadt. Katalog der Ausstellung des Jüdischen Museums Frankurt/M. 1989.

Chládková L. Ghetto Theresienstadt. Prag: Naše vojsko 1991.

Cranach MV, Siemen HL. Psychiatrie im Nationalsozialismus – die bayerischen Heil- und Pflegeanstalten zwischen 1933 und 1945. München: Ouldenburg 2012.

Dahm-Puchalla A. Mit Gefühlen kunsttherapeutisch arbeiten. Neukirchen-Vluyn: Semnos Verlag 2012.

Dammann G, Meng T. Spiegelprozesse in der Psychotherapie und Kunsttherapie. Göttingen: Vandenhoeck & Ruprecht 2010.

Dannecker K. Das Material in der Kunsttherapie. In: Hampe R et al. (Hg). Trauma und Kreativität – Therapie mit künstlerischen Medien. Dokumentation zur 13. Jahrestagung der IGKGT an der Universität Salzburg. Bremen: Universität Bremen 2003.

Dannecker K. Vom Sinn der Sinne in der Kunsttherapie. In: Hampe et al. (Hg). KunstReiz – Neurobiologische Aspekte künstlerischer Therapien. Berlin: Frank & Timme 2009.

Dannecker K. Psyche und Ästhetik – Die Transformationen der Kunsttherapie. Berlin: Medizinisch wissenschaftliche Verlagsgesellschaft 2010; S. 177–216.

Dannecker K. ArteFakte – Forschung in der Kunsttherapie. In: Rössler W, Matter B. (Hg). Kunst- und Ausdruckstherapien. Ein Handbuch für die psychiatrische und psychosoziale Praxis. Stuttgart: Kohlhammer 2013.

Deuser H. Bewegung wird Gestalt: Der Handlungsdialog in der Arbeit am Tonfeld®. Bremen: edition doering 2003.

Egger B. Kunsttherapie: Methoden. Basel: Zytglogge 2010.

Flusser V. Gesten. Versuch einer Phänomenologie. Düsseldorf: Bollmann 1991.

Frankl V. Die Psychotherapie in der Praxis. Wien: Franz Deuticke 1947.

Freud S (1914). Zur Einführung in den Narzissmus. GW X. Frankfurt a. M.: S. Fischer; S. 137–170.

Fuchs T. Leib, Raum, Person. Entwurf einer phänomenologischen Anthropologie. Stuttgart: Klett-Cotta 2002a.

Fuchs T. Der Raum in der Kunsttherapie. In: Hampe R et al. (Hg). Generationenwechsel – Aspekte der Wandlung und Innovation in den kreativen Therapien. Universität Bremen 2002b; S. 21–29.

Fuchs T. Das Bild als Spiegel. Phänomenologische Überlegungen zur Kunsttherapie. In: Martius P, Spreti F v, Henningsen P (Hg). Kunsttherapie bei psychosomatischen Störungen. München: Elsevier 2008a; S. 27–31.

Fuchs T. Reiz und Responsivität. In: Hampe R et al (Hg). KunstReiz- Neurobiologische Aspekte künstlerischer Therapien. Berlin: Frank & Timme 2008b; S. 77–90.

Fuchs T. Leib und Lebensraum – Das eingebettete Selbst in der Psychotherapie. In: Psychotherapeuten Journal 2013; 2: 124–31.

Grawe K. Psychotherapie im Wandel. Von der Konfession zur Profession. Göttingen: Hogrefe 1994.

Gromes B. Ressourcenorientierte Kunsttherapie mit traumatisierten Menschen. In: Martius P, Spreti F v, Henningsen P (Hg). Kunsttherapie bei psychosomatischen Störungen. München: Elsevier 2008; S. 93–102.

Günter M. Das Squiggelspiel in der therapeutischen Arbeit – Dialog und problemlösendes Denken. In: Dammann G, Meng T. Spiegelprozesse in der Psychotherapie und Kunsttherapie. Göttingen: Vandenhoeck & Ruprecht; S. 89–101.

Harlow H. The Nature of Love. Am Psychol 1958; 13: 673–85.

Hippius-Dürckheim M. Am Faden von Zeit und Ewigkeit. Das geführte Zeichnen. Münster-Schwarzach: Vier-Türme-Verlag 1999.

Hofmann L, Roesler C. Der Archetyp des verwundeten Heilers. Transpersonale Psychologie und Psychotherapie 2010; 16, 1: 75–90.

Hohendorf G, Rotzoll M. In der Anstalt – Einblick in die Psychiatriegeschichte im 20. Jahrhundert. In: Martius P, Spreti F v, Henningsen P (Hg). Kunsttherapie bei psychosomatischen Störungen. München: Elsevier 2008; S. 4–12.

Hubble MA, Duncan BL, Miller SD (Hg). So wirkt Psychotherapie. Dortmund: Verlag modernes Lernen 2001.

Hülshoff T. Das Gehirn. Huber: Göttingen 2005.

Jádi I, Brand-Claussen B (Hg). Vision und Revision einer Entdeckung. Katalog zur Eröffnungsausstellung. Heidelberg: Sammlung Prinzhorn 2001.

Junker T. Die Evolution der Phantasie. Stuttgart: Hirzel Verlag 2013.

Kächele H. Forschung in der Kunsttherapie? In: Martius P, Spreti F v, Henningsen P (Hg). Kunsttherapie bei psychosomatischen Störungen. München: Elsevier 2008; S. 9–14.

Kächele H. Kunsttherapie und Forschung – wie Hund und Katz? In: Spreti F v, Martius P, Förstl H. Kunsttherapie bei psychischen Störungen. München: Elsevier 2012; S. 23–29.

Kaster A. Stärkekarten, Glückssteine und Lebensbühnen. Neukirchen-Vluyn: Affenkönig Verlag 2009.

Keresztessy M. Lebensspuren – Abschiedsspuren. In: Martius P, Spreti F v, Henningsen P (Hg). Kunsttherapie bei psychosomatischen Störungen. München: Elsevier 2008; S. 85–193.

Kipphoff P. Schwarzer Stoff. Kasimir Malewitsch, das »Schwarze Quadrat« und seine Folgen – eine Ausstellung in der Hamburger Kunsthalle. DIE ZEIT 29.03.2007; 14.

Kollmorgen C. Collagen-Therapie. Bildnerische Arbeit mit Herzinfarktpatienten in der Rehabilitationsklinik. Bern: Huber Verlag 1989.

Kraft H. Grenzgänger zwischen Kunst und Psychiatrie. Köln: Deutscher Ärzteverlag 2005.

Kriz J. Zur Wirkungsweise künstlerischer Therapien – Systemisch-integrative Apsekte. In: Rössler W, Matter B (Hg). Kunst- und Ausdruckstherapien. Ein Handbuch für die psychiatrische und psychosoziale Praxis. Stuttgart: Kohlhammer 2013; S. 115–24.

Leutkart C, Wieland E, Wirtensohn-Bader I. Kunsttherapie – aus der Praxis für die Praxis. Dortmund: Verlag modernes Leben 2004.

Limberg R. Kunsttherapie bei frühen Störungen – Strukturbildung und Identitätsentwicklung mit den Mitteln der Kunst. Aachen: Shaker Verlag 1998.

Limberg R. Gesundheitsfördernde Reize in der Kunsttherapie. Zu den Bedingungen salutogenetischer Lernprozesse. In: Hampe R et al (Hg). KunstReiz – Neurobiologische Aspekte künstlerischer Therapien. Berlin: Frank & Timme 2008.

Lombroso C. Genie und Irrsinn in ihren Beziehungen zum Gesetz, zur Kritik und zur Geschichte. Leipzig: Reclam 1887.

Lücke S. Kunst- und Gestaltungstherapie im Prozess der Traumaheilung. In: Reddemann L. Imagination als heilsame Kraft. Stuttgart: Klett-Cotta 2007; 132–65.

Mann C, Schröter E, Wangerin W. Selbsterfahrung durch Kunst. Weinheim: Beltz.

Makarova E. Friedl Dicker-Brandeis. Ein Leben für Kunst und Lehre. Wien, München: Verlag Christian Brandstaetter 1999.

Martius P, Spreti F v, Henningsen P (Hg). Kunsttherapie bei psychosomatischen Störungen. München: Elsevier 2008.

Martius P et al. Kunsttherapie in der stationären Psychosomatik. Die Psychodynamische Psychotherapie 2012; 11, 3: 118–34.

Matter B. Ausbildungsinstitute für Kunst- und Ausdruckstherapien. In: Kunst- und Ausdruckstherapien. Ein Handbuch für die psychiatrische und psychosoziale Praxis. Stuttgart: Kohlhammer Verlag 2013.

Mechler-Schönach C, Spreti F v. FreiRaum. Zur Praxis und Theorie der Kunsttherapie. Psychotherapeut 50 (3): 163–178.

Menzen K-H. Heilpädagogische Kunsttherapie – Methode und Praxis. Freiburg: Lambertus 1994.

Menzen K-H. Grundlagen der Kunsttherapie. München: Reinhardt 2009.

Michels V. Hermann Hesse, sein Leben in Bildern und Texten. Frankfurt a. M.: Suhrkamp 1987.

Morgenthaler H. Ein Geisteskranker als Künstler. Adolf Wölfli. Bern: Bircher 1921.

Navratil L. Schizophrenie und Kunst. München: DTV 1965.

Navratil L. Art brut und Psychiatrie. Wien u. München: Brandstätter 1999.

Orchard K, Schulz I. Merzgebiete: Kurt Schwitters und seine Freunde. Sprengel Museum Hannover Ausstellungskatalog. Köln: Dumont Buchverlag 2006.

Peirce CS. Naturordnung und Zeichenprozess. Schriften zur Semiotik und Natur-Philosophie. Frankfurt a. M.: Suhrkamp 1991.

Petzold H, Orth I. Die neuen Kreativitätstherapien I und II. Paderborn: Junfermann 1998.

Prinzhorn H (1922). Bildnerei der Geisteskranken. Wien: Springer 1997.

Raff T. Die Sprache der Materialien – Anleitung zu einer Ikonologie der Werkstoffe. München: Waxmann 2008.

Rech P. L'art pour l'autre. Methodik der psychoanalytischen Kunsttherapie. Köln: Claus Richter 1990.

Rech P. Mündlicher Vortrag, Tagung der IGKGT (IAACT) anlässlich der Ausstellung »Kunst und Wahn«, Wien 1997.

Rech P. Soziologie der Kunsttherapie. Berlin: Medizinisch wissenschaftliche Verlagsgesellschaft 2007.

Rech P, Hein U. Theorie und Praxis der Kunsttherapie. Münster: Lit-Verlag 1985.

Reddemann L. Imagination als heilsame Kraft. Stuttgart: Klett-Cotta 2005.

Reddemann L. Mündlicher Vortrag, Jahrestagung der Deutschsprachigen Gesellschaft für Psychotraumatologie DeGPT 2009.

Riedel I. Farben in Religion, Gesellschaft, Kunst und Psychotherapie. Stuttgart: Kreuz 1983.

Rogers CR. Eine Theorie der Psychotherapie, der Persönlichkeit und der zwischenmenschlichen Beziehung (Personzentrierte Beratung & Therapie). München: Ernst Reinhardt 2008.

Röske T. Der Arzt als Künstler – Ästhetik und Psychotherapie bei Hans Prinzhorn (1886–1933). Bielefeld: Aisthesis 1995.

Röske T, Brand-Claussen B, Dammann G (Hg). Wahnsinn sammeln – Collecting Madness. Outsider Art aus der Sammlung Dammann. Heidelberg: Verlag das Wunderhorn 2006.

Rössler W, Matter B (Hg). Kunst- und Ausdruckstherapien. Ein Handbuch für die psychiatrische und psychosoziale Praxis. Stuttgart: Kohlhammer Verlag 2013.

Schmeer G. Kunsttherapie in der Gruppe. Vernetzung, Resonanz, Strategeme. Stuttgart: Klett-Cotta 2003.

Schmeer G. Zum Stellenwert der Sprache in der Kunstpsychotherapie. In: Hochschule für Bildende Künste Dresden, Titze D (Hg). Aus der Mitte. Reihe: Die Kunst der Kunsttherapie. Dresden: Sandstein 2005

Schmeer G. Die Resonanzbildmethode – Visuelles Lernen in Gruppen. Stuttgart: Klett Cotta 2006.

Schmeer G. Kunsttherapie im Gruppensetting. In: Rössler W, Matter B (Hg). Kunst- und Ausdruckstherapien. Ein Handbuch für die psychiatrische und psychosoziale Praxis. Stuttgart: Kohlhammer 2013; S. 244–56.

Schmeer G. Dass »er den Sinn ändern und von vorn anfangen müsse«. Reflexionen zur Kunst in der Kunsttherapie. Kunst & Therapie – Zeitschrift für bildnerische Therapien 2014; 1: 13–17.

Schottenloher G. Kunst- und Gestaltungstherapie – eine praktische Einführung. München: Kösel 1995.

Schulze C. Wissenschaftliche Grundlagen der Kunsttherapien – Die forschungsbasierte Perspektive. In: Rössler W, Matter B (Hg). Kunst- und Ausdruckstherapien. Ein Handbuch für die psychiatrische und psychosoziale Praxis. Stuttgart: Kohlhammer 2013.

Schuster M. Kunsttherapie in der psychologischen Praxis. Berlin: Springer 2014.

Spreti F v. Im Spiegel des Auges. In: Frick E, Huber R (Hg). Die Weise von Liebe und Tod, Göttingen: Vandenhoeck & Ruprecht 1998; S. 129–141.

Spreti F v. Zwei Staatsbürgerschaften: gesund und krank. Kunst und Therapie 2001/2002: 15–21.

Spreti F v. Künstler, Patient, Künstler. In: Hochschule für Bildende Künste Dresden, Titze D (Hg). Aus der Mitte. Reihe: Die Kunst der Kunsttherapie. Dresden: Sandstein Verlag 2005.

Spreti F v. Neue Wege neue Felder. In: Hampe R et al (Hg). KunstReiz – Neurobiologische Aspekte künstlerischer Therapien. Berlin: Frank & Timme 2008a; S. 331–336.

Spreti F v. Aggressivität, Alkohol und Adoleszenz. In: Martius P, Spreti F v, Henningsen P (Hg). Kunsttherapie bei psychosomatischen Störungen. München: Elsevier 2008b; S. 71–81.

Spreti F v. Suizidalität im Bild. In: Martius P, Spreti F v, Henningsen P (Hg). Kunsttherapie bei psychosomatischen Störungen. München: Elsevier 2008c; S. 256–63.

Spreti F v. Die Vermessenheit des Kunsttherapeuten, ein Bild in Sprache zu übersetzen. In: Hochschule für Bildende Künste Dresden, Titze D (Hg). Zeichen setzen im Bild. Zur Präsenz des Bildes im kunsttherapeutischen Prozess. Dresden: Sandstein Verlag 2012a; S. 208–14.

Spreti F v. Die Akutstation. In: Spreti F v., Martius P, Förstl H. Kunsttherapie bei psychischen Störungen. München: Elsevier 2012b; S. 293–308.

Spreti F v, Martius P, Förstl H (Hg). Kunsttherapie bei psychischen Störungen. München: Elsevier 2012.

Stern DN, Bruschweiler Stern N, Harrison AM et al. (Boston Change Study Group). The process of therapeutic change involving implicit knowledge: some implications of developmental observations for adult psychotherapy. Infant Ment Health J 1998; 19: 300–308.

Theunissen G. Menschen im Autismus-Spektrum. Verstehen, annehmen, unterstützen. Ein Lehrbuch für die Praxis. Stuttgart: Kohlhammer 2014.

Titze D. Wandlungsprozesse der Bilder. In: Institut für Weiterbildung im Arbeitskreis Gestaltungstherapie/Klinische Kunsttherapie und katholischen Fachhochschule für Sozialwesen Berlin (Hg). Konvergenzen Divergenzen Transformationen. Das Merken und Wirken im kunsttherapeutischen = gestaltungstherapeutischen Prozess. Berlin 2008a.

Titze D. Das gegenwärtige Produkt. Ein Plädoyer. Kunst & Therapie – Zeitschrift für bildnerische Therapien 2008b; 2: 11–19.

Trüg E, Kersten M. Praxis der Kunsttherapie – Arbeitsmaterialien und Techniken. 3. Aufl. Stuttgart: Schattauer Verlag 2013.

Uexküll T v. Psychosomatische Medizin. hrsg. von Adler R, Herzog W, Joraschky P et al. 7. Aufl. München: Elsevier 2011.

Vopel KW. Kunsttherapie für die Gruppe. Spiele und Experimente. Salzhausen: iskopress 2009.

www.ghetto-theresienstadt.info/ (letzter Zugriff 1.7.2016).

Wagner M (Hg). Lexikon des künstlerischen Materials. München: Beck 2010.

Wagner M. Das Material der Kunst – Eine Geschichte der Moderne. München: Beck 2013.

Watzlawik P. Man kann nicht nicht kommunizieren. Ein Lesebuch. Karlsruhe: Huber Verlag 2011.

Wieland E, Keßler W. Plastisches Gestalten in der Kunsttherapie. Dortmund: Verlag modernes Leben 2008.

Winnicott DW. Vom Spiel zur Kreativität. Stuttgart: Klett-Cotta 1973.

Winnicott DW. Therapeutische Arbeit mit Kindern. Die Technik des Squiggle oder Kritzelspiels. Karlsruhe: Geradi Verlag 2007.

Wurmser L. Die Maske der Scham. Stuttgart: Kohlhammer 2004.

Wurmser L. Scham und der böse Blick. Göttingen: Kohlhammer 2014.

Personenverzeichnis

Sachverzeichnis

A

B

C

D

E

F

G

H

I

J

K

L

M

N

Q

R

S

T

U

V

X

Z